U0177146

中国近现代中医药期刊续编

第一辑

卫生报（二）

王咪咪◎主编

2019年度北京市古籍整理出版资助项目

北京科学技术出版社

主編　丁濟萬
主幹　趙公尚

編輯　朱振聲　時逸人
　　　宋大仁　賈肖芸

衞生報

襄存

（第五十一至第五十六期）

上海衞生報館印行

總事務所　上海白克路珊家園人和里十八號
發行所　上海浙江路五馬路口七百八十號

衛生報五十一至五十六期要目

第五十一期要目

第五十二期要目

第五十三期要目

第五十四期要目

第五十五期要目

第五十六期要目

上海衛生報創刊紀念

衛生救國

蕭[illegible]題贈

醫界評壇

中醫爲什麼不進步？

〔葉勁秋〕

中醫確有存在之價值。中醫確有愈病之功能，中醫的學說是很精奧的。中醫的治療是很巧妙的。那麼。中醫爲什麼不進步呢。本篇能將其中所以然。一一寫出。對於近日之醫家與病家。下切實之警告。

現在普通醫生的心理，都以爲夠寫了光杏仁胡，象貝母、焦山梔，淡豆豉，這一類的方己子，就算完事了，只要不加病、不礙命，非亂的開了十幾味藥品、偶然見效、便引爲功，或是加劇，則諉之天命，病的生死，所計的。唉，中醫爲什麼弄到這樣糟呢，他的原因有二種，

一，爲着沒有知識胡亂批評家養成的，

二，爲着不長進的醫家養成的，相互爲因，相互爲果，倘想振作精神來整理中醫，那麼，一定要着眼在醫者病者兩者之間，不但中醫界一部分人負責，凡是中國人都要負責的，做醫生的，從他的勞力上，得着些診資，是不是非分的，是病家應有的酬報，但是現在的醫生，往往以行醫爲發財的捷徑，且診資爲利藪，於是欺詐騙奪，乘急巧取的手段，便層出不窮了，這一派醫生的產生，雖由於金錢的關係，但是一半是在於喪盡天良，被忘恩負義的病家製造出來的，當來請醫生的時候，苦苦哀求，百般可憐，一到了病愈之後，便無知無覺。麻木不仁了，（這並不是過甚其辭）因爲有這一種的病家，然後產生乘急巧取的醫生，是勢所必然的了，

做醫生的，或自菲薄些診資的定例，便引不起病家的尊敬和信仰，或有些醫生，很能用功讀書，倘被病家看見了，就以爲學問破產的表示，如謂這時候還要讀書，難道以前未曾讀過了麼？所以醫生遇著不很明白的地方，就不敢去翻書，詳細地指示病家，就不能不胡胡亂亂的造了一個不三不四的病名，再也不能不天花亂墜的說了幾句陰陽五行的話了！越使病家莫名其妙，越顯得醫生的博學多能，這些病家，非但不嫌頭痛，偏偏交譽於隣里鄉黨之間，所以醫生到了掛牌治病的時候！就是學問止境的時候了，醫生以賺錢做目的，要博人們的贊譽，就不能不放出江湖的伎倆，欺騙的手段，趨奉人意，多方應酬，所以一般醫生顧著病家的誹笑，就不敢再去讀書，二則爲著應酬的忽忙，又沒有閒工夫去研究了，所以具有學識品格高超的醫生，診務每每清淡，反之一定有特別的一種手段，什麼是特別的手段呢？大概就像洄溪氏所說的；

「熟形狀偉，剿說多時命通見機，便捷交遊；推奬則爲名醫，殺人而人不知也，知之亦不怨也，反之者則爲庸醫，有功則曰偶中，有咎則盡歸之」，

又像某醫報所說：

「醫者之開業也，必先知應世之術，而後能遂濟世之心，必先明待人之道，而後能成活人之志，蓋社會之心理，不能均一，而營業之目的，貴在通行酬酢，苟失其宜，未有不貽名譽之累也。吾國醫書，汗牛充棟，特於開業之術，未之講求，華陀以樸直而隕身，葉桂以懶惰而叢謗，大名不立，其道已危，醫界之不幸，無逾於此，吾爲此恨，故特舉極簡單之開業術，以與同業者，一研究之：

(一)饕緣術　論病不厭其諂，擬方務承其旨，危險之症，莫專責任，劇烈之藥，須慎應用，壞事亦不主獨尸其咎，成事或易以自居名，此等之術，於達官顯宦富商大賈行之，最易收效。

(二)籠絡術　交遊舊識，須察其性情，邂逅相逢，務占其體質，與之論病，則頭頭是道，對之言藥，要在在留神，信任之

心既堅，而疥痍之病斯愈，通人學士以此術待之最宜。

(三)施濟術　憫人在厄時，存慈善之心，見人遠來，暗施招待之計，愛惠及於一二人，而誦揚遍於千百里，寓介紹於施濟之中，一舉兩得，莫此爲善。

外此如持高尙態度，以免人黷貨物之嫌，倡公益事業，以起人欽仰之念，果能隨時留意，皆於其營業前途，有莫大之利益焉。

以上所言，皆業醫者所不能外之術，其用心甚長，而其用意亦甚深，非藉以斂財，特藉以行道也，非謀以利己，特謀以益人也，但世之爲醫者，或鄙此術不爲，而道以不行，學淺者雖慣用此術，而終不能有補於世，嗚呼華陀之見忌，乃在生前，葉桂之得名，必留身後，彼夫粗識湯頭之輩，略知劑症之流，轉得以招搖市井，炫耀一時，有志斯道者，其可不再三致意乎」！

顧氏亭林曰：「古之時庸醫殺人，今之時，庸醫不殺人，亦不活人，使其人在不死不活之間，其病日深，而卒至於死，夫藥有君臣，人有強弱，有君臣，則用有多少，有強弱，則劑有半倍，多則專，專則效速，倍則厚，厚則力深。大抵雜泛而均停，既見之不明，而又治之不勇，病所以不能愈也；而世但以不殺人爲賢！」這數語，很有見地。現在時候，庸醫不殺人，亦不活人。他的總因，只在於不殺人爲賢五個字上面。現在的醫生，很有不明醫藥常識，然而責望醫生的心很重，這個原因，那醫生就不敢獨負巨任，便不得不敷衍了事，以卸仔肩；況且各病有各病的病原，病原又是很不易辨別，但是現在的醫家病家，每每不肯去研究，偏偏矚目在藥名和病名上面，比如見了吐血音瘂，這一類的病症，莫不異口同聲的說着。虛症！虛症見了麻黃，就說是發汗藥，並不曉得麻黃在發汗外，再有開肺的功用。要知每病各有寒熱虛實的不同，有用涼藥的血症，有用溫藥的血症，有用大黃的血症，有用熟地的血症，有用瀉肺開痰的音瘂症，有用補土生金的音瘂症，一症不止一種病原，一藥不止一種功用：或取其寒，或取其熱，或取其毒以攻毒，或借用此藥以牽制彼藥，制方奇巧，病情萬變，所以病家每把藥品或病症衡斷醫者的優劣，最爲誤事，有不長進的藥者。也隨俗附和，中藥所以要不能進步，而反一落千丈了！吾所以說：「相互爲因，相互爲果，」倘使想振作精神來整理中藥，必須著眼於醫生病家兩方面，不但中醫界一部分人負責，凡是中國人都要負責的！　(完)

治病訣門　治痰當先治氣

(汪錦珍)

西醫每見病治病。所以藥難奏效。中醫則不然。症必探其原。藥必分其類。內經云。治病必求其本。旨哉斯言。

內經說：「治病必求其本」，這是醫界最應當注意的要語；所以治痰病的，必須先將痰的原因，研究明白，然後方可談到治法哩，倘使一見痰症，就把二陳湯呀，滾痰丸呀，亂去醫治，那必定受害的很多了，現在先要研究痰究竟是什麼呢？就是津液變成的，爲什麼要變成痰呢？因爲津液勿能行動的緣故，倘使津液能夠行動，便可以灌漑臟腑，濡潤經絡，那裏還有痰病呢！只因津液勿能行動停在一處，所以變成痰哩，但是津液不能行動的原因，完全是關於氣的作用啊！爲什麼呢？因爲津液的流動，全靠着眞氣輸送的，譬如河裏的水，他必定要風的鼓蕩那才可以流行，再像小河裏的水，經不着風的驅拂，那汚水就要蓄積了，人身的津液，就像河裏的水，人身的氣，却似天空的風，所以氣不運了，那津液也不知不覺的停留起來，成了痰哩！從前龐安常說道，「人身無倒上之痰，因乎氣也，天下無逆流之水，因乎風也」這也是痰關於氣的至理名言，所以我說善治病的醫痰，就應該先治氣，使氣順了，津液也可以順行哩，不過氣的爲病不一，痰的來源也不同，所以治氣的方法，也應當分別了，屬於實的，應當降肺氣，屬於虛的，應當納腎氣，有痰火的，當用良藥清其氣火，痰痰飲的，當用溫藥和其氣機，那末治氣而有可以自消，怎怕病魔不逃走呢！

社會衛生

從醫學上觀察脚踏街車

（吳羽）

各人自掃門前雪。那管他人瓦上霜。國人之缺乏公衆衛生。可以想見矣。海上自脚踏街車發明後。人皆以爲極合衛生。豈知不然。本篇對於其中利弊。詳爲說明。留心社會衛生者。幸注意及之。

滬埠創行脚踏街車以來，頗受社會人士之好評，車係合併脚踏與人力車之各一部分而成，代完全人力以半機械力，速率與人力車同而用力較省，一善也，不背人道主義，二善也，不碍人力車夫生計，三善也，養車及購置一具之費用，皆較爲經濟，四善也，有此四善，宜大有風靡全埠之概，余於社會學，經濟學，素乏研究，故有謂脚踏街車之合人道，不碍人力車夫生計，及費用比較經濟諸端，皆是有之，與一般人之意見無異，惟於體力之運用，較省一說，頗欲一爲研究，以供留心脚踏街車利弊者，作參考資料，從醫藥上觀察人力車夫之不合人道，不僅係於觀瞻形式，謂其役人如用牛馬也，蓋人力車夫之勞動過劇，違害生理衛生，實非常人體力所堪任，故其弊爲阻身體之發育，增罹病之機會，凡人力車夫，十有九皆罹心臟病腎臟病，及僂痳質斯症等，其顯證也，所謂勞動過度之意義，蓋不外身體勢力之消費過甚，與過度之筋肉作業，與體力不相應也，彼人力車夫負重百餘公斤，馳驅於烈日寒風之下，較之長距離競走，其障害心臟及血行，有過之無不及，且易陷於呼吸過勞，吾人常於偕友乘坐人力車之際，耳畔常聞吁吁喘息之聲，發於身後之人力車夫，其呼吸促迫之狀，至可憐憫，故人力車之不人道，已如上述，而脚踏街車則如何，是余所亟欲研究者，余嘗於途次見有乘脚踏街車吁嘈過市者，車夫雙足連續踏其齒輪，曾無一刻息，顏面之筋肉緊張，一若顯其用力之巨者，兩肩向上下聳，即下腿之升降相應，粗觀之幾與人力車夫呈同一之苦悶狀態，（指顏面色情），乃余詢之於一脚踏街車，車夫則云其疲勞幾與拉人力車相等，或且過之，於此可知其不合於人體也明矣，舉世之留心社會衛生者，注意及之，

青年衛生

結婚前後

毋我

結婚是人人必經的一回事。也是一回最樂意的事。然樂意雖樂意。往往有大意而防害了身體。這是不可不加以注意。所以特別對於這重大的問題。精詳的敍述牠的衛生方法。使得現在的青年。和已結婚的夫婦。不致防害身體。演出許多的慘劇。這便是披露這（結婚前後）的微旨。

▲第一講

△男的成年期▽ 在未結婚前。我們先講到成年期。男子成年大約在十五六歲。這時他的身體各部，五官，四肢。內臟，骨骼等等。都已經差不多發育完全。這時所要發育的。就在性器官。因爲在七八歲以前。松果腺之分泌液。可以抑制下體的。至十五六歲松果腺的能力已經薄弱。可讓下體的分泌液去進性器官的發育。（松果腺和下體的關係看註一）這器官的發育。也就是春情的發動期。也就是人生的一個大關鍵。青年人是應當特別注意的。要明白這個時期的衛生

應當先明瞭性器官的構造。男子的性器官。可以分做蕃殖器和交接器。蕃殖器是什麼呢。就是睪丸，輸精管，精囊，射精管等。交接器是什麼呢。就是攝護腺，陰莖等。這些在中國的醫學上是不怎樣分門別類的。若是在西醫的解剖學上講。幾十萬言還不能說完。我們姑且說個大略罷。

補品指南

冬令補品一覽表

（秦丙乙）

世之補品。指不勝屈。故病家每有無從選擇之苦。本篇將各種補品之性質。功能。詳述無遺。俾病家知某種補品。適合於已身。而後方可購服也。

人參 補五臟，通六腑，力足最爲偉大，服之易致納呆，是以肺氣不利，表邪內伏者忌之，此藥服後，甚爲奇特，有時功效立見，有時如石投海，甚或拒進不納，要在服之得法不得法耳，

山藥 補脾腎，固精氣，中正和平，最宜於虛損之人，可以之佐膳充飢，惟以淮產爲良，雖無近功，實有遠效也，食時不宜太多，但作隨常食品觀，

芡實 補脾益腎，開胃濇精，不易消化，不宜多食，力較山藥爲遜，二便不利者忌之，

於朮 補脾開胃，和中益氣，兼能理濕，可煎茶常服，宜於骨蒸潮熱泄瀉者。

參鬚 益氣生津，力較薄弱，宜於素患咳嗽吐血之人，惟降泄者忌之，

人乳 補五臟，益氣血，清熱潤燥，其功能堪與人參相埒，惟宜於身體枯焦之人，而不宜於脾胃虛弱之人，此其一。再供飲之人，宜擇身體康強，性情和順之人，乳汁宜濃白而忌清稀，否則益未見而害先得矣，

牛乳 補心肺，對於血枯便艱之人，頗爲相宜，蓋其性質之甘平微寒〔或謂熱性非是〕也，惟宜選擇汁質良佳者，且忌與酸物同食，

馬乳 滋陰散熱，於患口齒咽喉之病者則宜，功用較小，宜白馬，

牛肉汁 健脾強身，一時不能見功，大便結實者忌之，

魚肝油 功用同牛肉汁，以清者爲良，

鷄蛋 性微寒，清心補腎，白能益氣，黃能補血，治耳鳴哮喘欬嗽癲狂，頗效，惟不宜多食，痰黏肝鬱之人忌之，

龍眼 補心脾，治健忘怔忡胃呆等病，宜煎汁飲之，老年虛弱者尤宜，

人參再造丸 方中有五十餘味之多，專治步履艱難，中風癱瘓，半身不遂諸症，孕婦忌之，

龜鹿二仙膠 大補氣血，兼益陰陽，宜於高年之人，

鹿骨膠 強筋骨，壯腰髓，簡而功備，溫補元陽之妙品也，

兩儀膏 治眞元耗損，精氣不足，乃治陰虛中之良劑也，虛在陽分者忌之

（阿膠） 清肺，益腎，養肝，專治一切血症，爲婦科中滋陰清熱之要品，惟性質滋膩，難以消化，脾胃薄弱者忌之，且眞少假多，必山東濟南阿井泉所熬之眞黑驢皮，創克有濟也，

按今當冬令，世人進補，當加以選擇，其合於己體者取之，勿以爲凡百補品，肯可進服，致有害而無益也，

藥物專著

中國藥物新究研

趙公尙

藥物一書。汗牛充棟。然欲求一切合實用者。竟寥若晨星。有之亦人云亦云。不合科學化。本篇衷中參西。取長舍短。力去空談句句切合實用。可稱近日藥物學之善本。

麻黃

「釋名及性味」 亦名龍沙，又名狗骨赤根

產自吾國，特多野生於蒙古地方，屬麻黃植物科，莖形甚細小，味微苦，性溫，

「功用」　發表出汗，去邪熱氣，止咳逆上氣，（本經）解肌，通腠理，（別錄）去營中寒邪，洩衛中風邪，（元素（

「主治」　中風傷寒頭痛溫瘧（本經）目赤腫痛，水腫風腫，產後血滯（時珍）瘟疫壯熱，山嵐瘴氣，（甄權）

「有效成分」　爲愛夫得靈屬類鹽基性，形成針狀之結晶，日人長井氏之研究，謂此藥性之搆造類似副腎素，其藥物作用，注射入靜脉時，因末稍神經之收縮，起血壓之上升，故有發汗之用，其作用於氣管腸管等由交感神經末梢之刺戟，及肌肉之麻　，起弛緩散大，又能刺戟眼部交感神經，使瞳孔散大，此外對於筋肉及心臟等　，亦有相當之使用，

「利尿作用」　麻黃發汗之作用，人皆知之，其利尿之功，實有不可沒者，蓋有刺戟腎臟血管之作用，增加尿量之排泄故耳，受風水腫之症，金匱主用越婢湯，以麻黃爲主，取其袪風兼利小便也，日人三浦氏之試驗，不能收圓滿效果者，以慢性腎炎，小便不利，風水身腫等症，有寒熱虛實之不同，不加他藥輔佐，不足以盡其長也，譬如越婢湯附麻黃配石羔之辛寒，麻黃附子湯，配細辛之辛熱，明此加減之法，則善用古方者矣，

「鎮咳袪痰作用」　麻黃主治肺氣膹鬱，咳嗽胸滿，如傷寒論中，小青龍，及越婢等湯，皆有鎮咳袪痰之效用，惟麻黃爲發表之主效藥，非專治痰與咳也，其有因表邪不解而作痰咳者麻黃乃適用之，

「用量」　陸九芝氏，謂麻黃用數分，即可發汗，此以治南方之人則可，蓋南方氣煖，肌膚薄弱，其汗易出，故有用不過錢之諺若北方氣候寒冷，張錫鈍云，有用至數錢方能出汗者，

「醫療應用」配杏仁桂枝甘草，治頭項強痛惡寒無汗而喘者，配杏仁石羔治外感病，汗出而喘，肺有蘊熱者配干姜細辛半夏五味白芍桂枝治外感病心下有水氣，乾嘔發熱而咳者，此臨病配合，加減之法也，　（未完）

診斷入門　脈學概論

（時逸人）

脈學一道。最爲深奧。古人所謂神而明之是也。今之學者。每因其深奧。忽而不究。殊可惜也。本篇化深奧而爲簡略。删荒蕪而存精要。以古學爲經。以西說爲緯。實不可多得之作也

診斷之學，所以診察病情，判斷病症，應用之法，分普通診查法，經過症的診查，現在症的診查，自覺的病症，及斷病之定式，當陸續刊載，茲所言者，以中國固有之聞問切爲主體，參以科學之實驗，務求簡明切當，有裨實用，不爲玄遠之空談、而爲經驗之發揮，至先後之次序，亦所不拘，故茲編首先言脉，删其荒蕪，擇其精要，化艱深而爲簡略，諒亦閱者之所樂聞也，

脈學小引

脈之源，根於心臟，古今學者之所同也，惟中醫迭受玄學之影響，五行之名詞，不免溷入，整頓計劃，即將其實在經驗，加以生理病理發揮之，分條解釋，惟期不涉於理想之迷信云爾，

診脈遲數之分別

脈之運行、根於心臟，其張縮力甚強，脈波則跳動疾數，其張縮力弛者，脈波則跳動遲緩，普通呼吸，脉跳動一呼吸三至者爲遲，六至者爲數，遲則爲寒，數則爲熱，熱則氣血流通，寒則氣血凝滯，若以實際言之，細胞與神經得熱則興奮，得寒則沉淨，血液感受熱邪最高之溫度，心臟直接受其影響，張縮加疾，甚則心怦怔沖，故脈搏疾數，熱病之程度，常與脈搏相比例，職是故耳，若熱度雖高而脈反遲緩者，則因熱邪直接傳達，

迷走神經之中樞，使迷走神經興奮，而心之張縮力徐緩，蓋迷走神經與其他神經，其功用適成反比例，其他神經工作照常者，迷走神經則退處於無用之地，使迷走神經興奮，則其他神經皆受其影響，故心臟徐緩，神識昏糊，如是者，每易化爲痙　，最爲危候，此熱病而脈遲爲脈體之變化也，（未完）

病家須知 川貝半夏同一消痰功用各異

（朱振聲）

邇來天氣乾燥。咳嗽一症。患者甚衆。今之病家。每因略知藥性。不再延醫。於是不分「燥痰」「濕痰」。雜藥亂投。本篇將川貝半夏之功能。分述於後。病家讀之。可以恍然矣。

夫痰之生也，或由於熱耗肺陰而成，或由於濕積脾土而成，蓋肺爲貯痰之器，喜潤而惡燥，脾爲生痰之源，喜燥而惡濕，假如陰虛生熱，熱灼肺陰，而變爲痰者，此乃肺家燥痰也，宜川貝治之，因此證乃肺陰已虧，川貝寒潤。攻而兼補，寒能清熱，潤能滋燥，故可治之，假如脾虛生濕，濕留不去，而變爲痰者，此乃脾家濕痰也，宜以半夏治之、因此證乃濕阻中宮所致，半夏溫燥，能去濕痰，濕爲陰邪，所以溫能行濕，濕行則痰消矣，故可治之，總之川貝半夏之雖同一消痰，而一寒一溫，性質各不相同，一治肺家燥痰，故宜寒潤，一治脾家濕痰，故宜溫燥，設或誤用，貽害非淺，故凡風寒濕食諸痰，川貝非所宜也，宜用半夏南星等藥是也，凡熱灼津液之痰，半夏非所宜也，宜用川貝麥冬等藥是也，世之病家，有可不三注意乎，

婦女衛生 女子與醫學之關係

（陳澤江）

女子爲家庭中主要人物。爲家庭幸福計。女子固不可不知醫。爲自身健康計。爲兒孫強盛計。尤不可不知醫。本篇詳爲論及。可作女界之警鐘。

人身猶一部機器乎，外感諸病，若機器之染塵，內傷諸病，若機器之招損，塵易去而損難療，此治內傷之病，所以較外感爲難，若平時漫不經意，一旦至魚爛河決，志士興嗟之時，則草木之功，安能補人身之眞元，此醫學所以首重衛生也，況乎婦女者，性情好惡，偏乖於男兒，而經水胎產之事，又爲其所獨具，苟平日不能怡情養性，謹愼乎飲食，調節乎寒暑，其致內傷之疾，百倍於男子矣，此婦女衛生關於醫學者一也，洎乎已嬰疾病，服藥之時，更宜講究衛生，其道維何，即氣機之阻滯者，宜時時運動，以使活潑，神氣之浮越者，宜時時鎭靜，以資甯謐，鎭靜所以輔藥物之不逮，運動所以助藥物之流行，大凡婦女性情偏乖，徒恃藥物，恐難爲力，此婦女衛生關於醫學者二也。又方書謂母懷身，食菜物則兒缺唇，食某物則兒聲啞，使爲母者、徒貪一時之口腹，遺兒終身之缺憾，縱有神丹，補救難能，斯婦女飲食衛生最宜注意，古人於醫書之中，曾已垂爲深戒者，此婦女衛生關於醫學者三也，故欲研究婦女衛生者，應當常閱醫報，以謀家庭安泰之福也，

藥性必讀 車前子之功能

（涼月）

車前子功能利水。盡人皆知。而不知於利水之外。且能益精。本篇將其所以益精之理由。詳爲說明。且於治淋方面。又分虛實二種。不可并治。其有功於病家。豈淺鮮哉。

人之前陰，本有二竅，一爲精竅，通於腎經

，一爲溺竅、通於膀胱，精竅開則溺竅閉，溺竅開則精竅閉，二竅不能同時並開，平時之人，則溺竅常開，而精竅常閉，溺竅開則濕熱外泄，相火安甯，精竅閉則腎藏固守，精不外泄也，如濕熱留於膀胱，蘊久不去，則小溲點滴不爽，而莖中作痛、是謂淋症，車前子爲利水泄熱之品，能去膀胱濕熱，濕熱既去，則小溲通利，而莖中不痛矣，且其性下行，而能開竅，竅開則淋白通矣，然其既能通淋，而又能益精何也，蓋車前子氣味甘寒，入於膀胱，膀胱與腎爲表裏，膀胱之濕熱既去，則相火不再擾動眞陽，腎藏乃能封閉，而積水不外泄也，夫腎藏之水清，則能生精，水濁則不能生精今腎藏之水，無相火擾動，則清而不濁，水清乃能生精、故又能益精也，惟車前子雖能治淋，不過能治膀胱濕熱留連之實淋，而不能治腎虛生熱，脾虛生濕之虛淋也，

女界福音 龜板鱉甲能治子宮內膜炎

（丁濟萬）

白帶爲女子最纏綿。最難愈之疾病。時不論古今。醫不論中西。均無特效藥發明。以致患者日多。本篇將個人之心得。公開宣佈。從此女界同胞。均將脫離苦海矣。稱之謂女界福音。誰曰不宜

婦女之病。以白帶爲最多。故諺有十女九帶之說。昔扁鵲過鄲。卽爲帶下醫。是可證明帶下症之多也。發之者。經事不調。五心煩熱。骨蒸盜汗。心神不甯。或爲飲食少思。或爲胸脘痞滿。治之者。審濕熱之偏勝。熱重者。用地榆黃芩之屬。濕重者。用蒼朮苡米之屬。肝經濕熱用龍胆瀉肝之屬。虛寒之症。用四物湯。加炮姜艾葉之屬。是所謂官方藥者。夫人人而知之。惟收效與否。殊無把握。而醫用白濁病症、爲子宮內膜之發炎。愚常以龜板鱉甲。治之獲效。蓋其鹹寒之性。能清內熱。沉降之性。能達下進。其治子宮內膜炎。尤有特效。隨症加入用之。必能根治之成績也。

家庭常識 吞服生鴉片煙之急救法

（謝利恆）

因一時之忿。然生棄世之心。在今生活日高。經濟困難之時。每有吞服生鴉片煙以圖自盡者。本篇將簡易之急救法。盡情宣佈。病家讀之。自可按法施救。

初服人尙清醒，毒未發者鴉片尙在胃中，宜用吐法，或灌桐油，或灌蓉清，或以雞蛋清數十個頻灌之，嘔吐淨盡，其毒自去，服久身冷氣絕，似乎已死，而身體柔軟者，乃鴉片性烈醉迷之故，實未死也，急將其人放在潮濕陰地，撬開牙齒，或用竹箸，或用磁調羹撬之，或用烏梅擦，若用銅鐵等物，則反不能開，橫箸口中，使之常開，以冷水時時灌之或用白沙糖調冷水灌之，更妙，外用手巾二三條冷水浸透，放胸前輪換，再將頭髮散在冷水盆內，時時換水，使冷氣多侵入頭腦，如此做去，無論服毒輕重，雖手足已經青黑，俟三四日後，鴉片熱毒散盡，無有不活，萬不可認爲已死進行棺殮，並不可令見太陽，一見陽光，卽不救，又切忌灌醬油湯，免受鹽滷之毒，服藥雜亂，亦反誤事，是宜切愼，治後多服白沙糖水，及生綠豆末，冲水服，或菉豆湯亦可，又法生甘草膽礬，各三錢研細末，先以白蜜四兩，開水冲化，再將藥末攪勻灌之，一人於胸前，以手抹之，須臾嘔吐卽醒，醒後三日內忌飲茶，又法用蔴油灌之卽解，緣烟膏熱，凝滯腸胃，蔴油香涼潤最妙也，

藥名文虎（擬）

下面謎面每則打一藥名謎底下期披露

（一）君子居之
（二）正月初七午時宜言
（三）旱
（四）生於是居於是

餘興

（歡迎投稿）

衛生格言 天台山農

（仿朱伯廬治家格言）

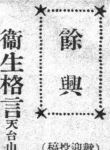

黎明卽起，呼吸空氣，在山巔水涯，星期休息，頤養性情，坐林間花下，青菜白飯，三餐不宜過飽，冬裘夏葛，四體莫使受寒，毋偃臥而蒙頭，宜眠臨而濯足，漱口自能固齒，澡身亦可洗心，器具滌而潔，黴菌無由生，茶水沸而清，炭氣可以免，勿居矮屋，勿立巖牆，喝雉呼盧，爲傷財之具，尋花問柳，實戕身之媒，嚴冬勿冒風邪，盛夏毋犯暑氣，人患疾病，門窗不可不開，家遇喪亡，棺木不可不出，食物務宜細嚼，行路切忌狂奔，勿打通宵之牌，勿飲過量之酒，在舟車往來，須要小心，與朋友應酬，勿存大意，倒行逆施，理無久享，俾晝作夜，立見消亡，風雨晦明，毋用心過度，寒煖燥濕，須加意調和，餓體膚，勞筋骨，豈是恆情，多嗜慾，好貨財，終非壽相，清道除垃圾，毋徇打醮，辟瘟用藥水，漫信求神，見鼠疫而能預防者，可免患，遇虎疫而不傳染者，爲知機，閒居戒妄想，想則勞形，對客戒多言，多言傷氣，毋貪口腹而大嚼魚肉，毋補精血而多服參茸，厚味常吃，油膩難消，古方亂開，湯頭易誤，妄投補藥，久或受其累，延請名醫，急則可相依，事宜吃虧，養到心氣之和平，可讓他三分，人貴知足，要使胸襟之寬暢，當退想一步，過去無念，未來莫談，遇事悉聽自然，處世斯無不適，境有順逆，不可存悲戚心，運有吉凶，不可存憂慮心，無病之日，須防有病，失意之時，權當得意，種花而愛蒲石，有益精神，茹素而戒葷腥，無傷脾胃，心懷恬定，雖功名不就，亦有餘歡，身體健康，卽經濟勿充，自然快樂，靜坐修得神仙，獨宿定登耄耋，達人知命，明哲保身，衛生若此，庶乎近焉，

★　★　★　★

長編小說　鴛鴦緣

（張慧時）

（第一回）風清月白祖明遇艷　酒綠燈紅派長受感

清山綠水。芳草鮮美。河中浮舟。隨風波浪。眞是一片天然佳景也。有王姓者。字祖明。杭州人士。他一向留學日本村田大學。剛畢業回國。因受了衢州中學校的聘約。前去充任教員。他在這條路上旅行。還是初次。這日風大浪急。他趁的船。中途阻滯了。不能一時前進。在別人是嘗慣滋味了。原不算什麼希奇。只是他祖明。却覺得異常愁煩。一連等了兩天。早已悶得他火冒起來。到了第二天晚上。風才定了。天也轉晴了。一輪皓月。從雲端裏湧現出來。照在河裏。月光波影。映出一片清光。眞是眼前佳景。取之不竭。用之不盡。祇可惜那些舟子不知道領略。祇管倒頭便睡。鼾聲四起。倒將個祖明鬧得眠不安當。便索興不眠了。披了一件袍子。推開艙門。獨自一個人坐在船頭上賞月。那時正是二月天氣。寒意未消。祖明望着這丸冷月。又勾起了思鄉的心。夜深人靜。不覺有些悽惶起來。正在呆呆出神的當兒。忽聽得一片簫聲。從水面上直送過來。那聲調非常幽雅。急忙回頭一看。祇見鄰近一隻大船的船頭上。有二個女郎。一個坐在那裏品簫。一個立在旁邊。凝神細聽。那立着的像是個丫環。相貌也很美麗。那坐着品簫的女郎。年紀不過十七八歲。却是豐神秀逸。意態嫻雅。眞是個絕世之姿。祖明這時從月光下看美人。自然格外覺得妍麗。所以便目不轉睛的祇管向他望着。那女郎却一毫也不注意。祇嫻雅地吹着簫。吹了一會。便對那丫環說道。夜深了。天很寒。我們也好安眠了。說罷。便跨進艙去。丫環也跟他進去了。祖明這時如有所失。沒奈何也祇好回艙去睡。却是翻來覆去。再也眠不沈着。到了明天。不但風靜。浪也平了許多。這些船隻便紛紛開行。祖明暗暗囑咐那船家。命他緊緊跟隨那大船行去。

（未完）

衛護羣生

何其鞏敬題

……北平特別市市長何其鞏先生題……

[redacted]

肺病與肝病

（丁濟萬）

肺之用。任呼吸排泄炭濁氣於體外。又能通調水道。下輸膀胱。（喻西昌曰。動物有肺者有尿。無肺者無尿。見腐意草）肝之用。在製造肝糖。爲發生溫體之要素。又能提淨血中毒汁。以分泌胆汁。二臟之功用。互爲因果。蓋肺失其職。炭濁氣未曾排洩外出。則歸併於內。肝失其職。血液毒汁。未經吸收分泌。則顯呈於外。肺之病。爲喘哮。爲咳嗽。爲寒熱盜汗。爲胸悶脇痛。肝之病。爲中消。爲胆石。爲嘔噁。爲痙攣。究其極互見因果。世醫不明此理。妄分金尅木。木侮金之盲說。西醫則見肺之病。概指爲肺癆。小題大做。誤人非淺。見肝之病。雖知治肝而惟投以對症療法。不知病情傳變。如剝蕉抽繭。層出不窮。立一定之法。所謂官方藥者。以應無窮之變。豈能扣絃合節、得桴鼓之效乎。然則治肺肝之道奈何。曰。求血液循環之理。肺肝二臟。所以失職之故。於此求之。思過半矣。

砂眼自療法

（錢靖波）

昨閱四十八期綺霞女士砂眼之預防法。不覺引起我一種治療心得。今不揣譾陋。就管見所及。披露於左。

眼胞內一種粒粒如砂之小刺。俗謂之砂眼。即審視瑤函所謂椒瘡是也。是證患者甚多。初起時。癢澀難開。睛珠疼痛。大都皆由於赤眼退後。餘邪未楚。鬱熱蒸遏。血滯凝結所致。若當初期不治。以難開而用手摩擦。必內急外弛。拳毛倒睫。而成翳障。變證痛生。令人可駭。然此證最難施治。藥力不易圖效。最善之法。莫如割術。是法以病者眼瞼反轉。左手按定。然後右手持小眉刀。輕輕割去粒粒紅硬之刺。少有血出。亦稠粘凝滯不行之瘀血。但不可太過。恐傷及眞血。割後。令眼胞復合。點以八寶眼藥。或硼酸水。其血即止。至割時。病者亦無甚痛楚。惟割後。必須內服行血涼血之劑。避風忌鮮辣辛燥之物。三四日後。即可復其開合之常度。輕者一次可愈。重者必須數次。若割得其法。無論年深日久之砂眼。耐心醫治。未有不全愈者。世有以燈芯麥芒。拖之出血。亦有奏效者。惟旋愈旋發。終不若割法之爲妙也。拳毛倒睫之證。十人之中。八九皆由砂眼失治所致。故欲愈此證。必先愈砂眼。然後用竹夾或銅夾。將睫毛夾向外生。庶點服兼治。雲翳漸消。可撥雲霧而重覩天日也。

眼胞內又有一種粟瘡。與椒瘡無異。醫者不可不察也。蓋椒瘡紅硬。卽是砂眼。劀之易愈。粟瘡者。胞內黃顆如金珠之粗粒是也。由風熱鬱於上焦。脾經濕熱凝聚所致。若誤用劀術。疼痛難堪。只須散風淸熱。病卽可愈。不可粗心一味從劀。使病者受無辜之痛楚也。以上之法。皆余臨證實驗所得。治愈多人。餘預防之法。綺飛女士已先我言之。不復贅述矣。

診斷入門 脉學概論（續二）

（趙公尙）

診脉浮沉大小緩急之分別

自古研究脉學者。以浮沉遲數爲綱。遲數已如上釋。浮沉則難言其理。然徵諸實驗。病在表者。脉必浮。病在裏者。脉必沉。以輕按顯然。重按反隱。如木浮於水面爲浮。重按始得。輕按不見。如物沉於水下爲沉。常聞生理學家言。脉管與肌肉。互相固定。何能因病。而變其位置。此不可解者也。然余以實驗參之。表病脉浮。裏病脉沉。此定理。決無疑義。譬如惡寒發熱。頭痛汗出。等症。此表病也。心腹疼痛。泄瀉脘悶等症。此裏病也。病在表者氣血抵抗外邪。多浮於軀殼之表。故脉應之而浮。病在裏者。氣血凝滯於裏。故脉應之而沉。（未完）

談遺精病理

（人逸）

遺精之病。有生理病理之分。生理遺精者。卽無故而遺。不關病狀。應於精滿而溢之現象。病理遺精者。分有夢與無夢之別。神經衰弱。實其主因。所謂先後天神經衰弱者。因貧血之故。中醫書中。則以陰虛陽虛包括之。此無夢而遺。屬之於腎。

西醫所謂脊髓神經衰弱。而促其遺精者。必有夢而遺。因心火妄動。思想不遂所致。中醫以病根於心。亦有至理存焉。

此外西醫以鄰近疾患。致發動遺精之病者。中醫以爲肝經濕熱下注。或小便短赤。而成五淋。或前陰生濕瘡。且痛且癢。如是者。濕熱傷及精囊。亦能發生遺精之病。卽鄰近疾患之戟刺是也。所當求其原因而治之。

以上對於遺精病理之大略。限於學識。總未能詳細發揮。至病狀治法諸項。容當分別論之。

藥性撮要

合歡皮又名夜合

（強壯劑）沈仲圭

（釋名）崔豹古今注云。欲蠲人之忿。則贈以青裳。青裳。合歡也。稽康養生論云。合歡蠲忿。萱草忘憂。緣此物服之。安和五臟。合人歡樂無憂也。至名夜合者。因其葉至暮卽合耳。

（製法）去粗皮。炒用。

（性質）甘平

（功用）補脾陰。安五臟。續筋骨。長肌肉。

（用量）四五錢

（配合）合阿膠爲膏。治肺痿吐血。合白蠟熬膏。長肌生肉。單用煎湯。治肺癰唾濁。研末生油調塗。治蜘蛛咬傷。

（編者意見）合歡皮時下醫工。輙用於失眠症。致失眠之病因不一。有由熱邪傳入胃經。神經受其蒙蔽（緣胃之迷走神經。上通於腦。）而致者。宜白虎湯（石羔知母甘草粳米）之淸涼。有由食積胃府而致者宜保和丸（萊菔子神麯山查陳皮半夏茯苓連喬）之消導。有由猝受驚恐而致者。宜安神定志丸（茯苓茯神人參龍骨菖蒲遠志）之甯心。有由思想太過。心血空虛而致者。

女子不孕之原因

共分三種

一經行不調
二身體羸瘦
三體質過肥

秦丙乙

素問上古天眞論曰。女子二七而天癸至。任脈通。太衝脈盛。月事以時下。故有子。七七任脈虛。太衝脈衰少。天癸竭。地道不通。故形壞而無子也。可見男女構精。萬物化生。生爲女子胥有孕育之機能。其所以不孕者厥分下列數端之原因。

一由乎經行之不調也　婦人以血爲主。男子之血海。運行不息。故無積而不滿。女子之血海。則停精一處。故應月而時下。卽所謂經者是也。苟經水應期而至。不失其信。卽爲無病之徵。否則無論超前落後。以及或來或斷。時痛時止。皆爲受孕之障礙。良以虛弱寒熱。氣血不疏。病症旣滋。胎亦何從而結耶。治宜各視其因。凡經來超前多者。宜清經散。少者宜兩地湯。經來退後者。宜八珍湯。經來無定者。宜定經湯。此就治療而言之也。（此外有數月一行。老年重行。等等。容俟異日詳論之。）

一由乎身體之羸瘦也。瘦弱之人。偏易動火。子宮無血。而精不聚。火多而又洩其精。則水益少。而火益燬。水雖能制火。然腎精空乏。而失其效能矣。治宜大補腎水。兼平肝木。蓋水旺則血亦多。血多則火自消矣。方用養精種玉湯。方中熟地當歸。白芍山萸。其爲用不特補血。兼可填精。精滿則子宮易於招精。血足則子宮易於容精。同氣相求。法固無有善於此者矣。

一由乎體質之過肥也。此種原因。適與上項相反。夫體胖之人。濕痰多盛。脾本濕土。又加痰多。其濕愈增。脾不受熱。日侵潤於胞胎。積累既久。則脂滿子宮。而不納精矣。又何能成妊哉。宜治以消痰利濕，啓宮丸主之。此方苟不應・宜加味補中益氣湯。蓋方中於洩水化濁之中。又大補脾胃。提脾陽而助胃氣。精自能攝。而稗自能受矣。何肥胖之足慮哉。

此外亦有女本無恙。而病實屬於丈夫者。如氣衰而精易洩也。痰多而精不純也。相火之過盛也。精氣之過寒也。凡此皆爲婦女不孕之要點。固非盡在爲妻之一方面也。

總之。不孕一症。並非難治。但在探其原。窮其委。審愼施治。服藥不岐。而清心寡慾四字。尤爲成孕至要之原則。蓋較之多進藥餌。眞不可以道里計也。顧世之求孕者。愼弗河漢視之。

宜歸脾湯（黃芪人參甘草白朮茯神遠志棗仁桂元當歸木香）之養血。震亨云。合歡補陰之功甚捷。血衰不寐。固可施用。然諸家本草。未言治不得臥。時醫用此。亦羼他藥。故本品之於失眠。是否有效。尚屬可疑。恐意不寐之症。最好以原因療法治本。以西藥臭素加里治標。則見效既速。又無讓成習慣性之弊。誠萬舉萬當之法也。

兒童衛生之要件

（知我）

（一）不可時常接吻。使口涎滿黏兒童之顏面。

（二）經過一次之接吻。須用熱水手巾拭其口頰。

（三）兒童玩具。喜置口內吮之。宜用棉軟之物。不傷口腔內皮爲妥。

（四）玩具宜時常洗滌。務須清潔。以防附帶病菌。而致傳染。

（五）頭部不可敲仆。以免震動頭腦。而成痴癲。

（六）食物必當謹慎。毋食難消之物。毋食生熟夾雜。致礙及消化。又小兒喜食。而不知飽足。喂食物時宜有限制爲妙。

溫症之五大要法

（朱振聲）

小引

病之大綱。不外乎二。曰傷寒。曰溫熱。傷寒之邪。自表入裏。溫熱之發。由裏達表。故治法亦因之而異。考溫病治療中之最重要者有五。即本篇所述之。『汗』『下』『清』『和』『補』是也。世之醫家。其可不三注意乎。

汗法　有不求汗而汗自解者四焉。一裏熱閉甚。用攻裏之法。由戰汗而解者。二裏熱燥甚。飲涼水而汗大出即解者。三平素氣虛。加人參於表藥中而汗出解者。四陰虛及奪血枯竭之極。用大滋陰潤燥生津藥數劑。而汗出解者是也。

下法　溫證下法有六也。一結邪在胸上。用貝母下之即解。二結邪在心胸及心下。小陷胸下之。三結邪在當臍及臍下。調胃承氣下之。四結邪在胸脇連心下。大柴胡湯下之。五結邪在臍上。小承氣下之。六痞滿燥實。三焦俱結。大承氣下之。

清法　清熱之要。視熱邪之淺深爲準。熱在營衛者淺。宜石羔黃芩爲主。熱在胸膈者深。花粉知母爲主。熱在腸胃者。下而兼清熱。入心包者。黃連犀角羚羊爲主。至熱而直入心臟。則難救矣。

和法　溫證和法有四。一寒熱並用者。溫邪夾有他邪也。二補瀉合劑者。邪實而正虛也。三表裏雙解者。表裏同病也。四平其亢厲者。餘邪未解也。

補法　補法分陰陽兩門。凡屢經汗下清和而煩熱加甚者。當補其陰。若熱退而昏倦痞利不止者。當補其陽。

藥名文虎（癡）

上期謎底揭曉

（一）蓮房　（二）人中白　（三）省頭草　（四）熟地

下列謎面六則每則打一藥名謎底下期披露

（一）亞細亞稱
（二）蕭相封侯賞
未白
（三）孤家用他去
也
（四）時有時無
（五）曾子廿一歲
（六）魚雁

名醫小傳　丁甘仁事略

〔王豐鎬〕

先生江蘇人。家於武進之孟河。蘇名醫多出孟河。始受業圩塘馬仲清先生。復從諸老宿遊。盡精醫家內外要術。隘鄉邑地僻。樸訥趨滬瀆。居有頃。道大行。同志咸推爲祭酒。歐風東漸以來。厭故喜新者。每譏中醫蹈於虛。非若西醫驗諸實。先生雅不以爲然。惟謂中醫良莠不能齊。且西醫院校徧滬上。中醫猶寂無所聞。亦未盡整齊鼓舞之方。於是擬設中醫專門學校。女子中醫專校以毓才。復建南北廣益醫院以施診。而延名師屬其任。學醫者業既日精進。而慕院校之裨益人民者。聞風相繼起。先生取人診資。於滬醫非至昂。惟以歷年久。應診廣。用度復有節。故歷計頻年所出。在外輔助善堂善會暨各善舉既不貲。家鄉則於建祠修地方公益外。置田以祀祖先者畝至百。建莊以贍宗族者畝盈千。宜乎其邀大總統博施濟衆之獎也。先生教人醫術。每以內難二經金匱傷寒論立其本。唐宋以後諸賢與近時醫說通其變。治疾不拘拘於經方。必視其氣體之強弱。時日之久暫。而隨症立方。出外赴診歸雖晚。猶必參考各書批閱學課。夜分不少倦。晚年名益重。道益行。不獨滬地紳商。爭相招致。即西商之僑居者。積資數千萬。出其百一。足以集盡諸西醫。而有疾必折衷先生。亦可見軒外輕中者之徒自輕矣。先生卒年六十二。墓葬於孟河鳳山新阡主穴庚山甲向兼申寅三度。著有藥性輯要脈學輯要喉痧症治概要診方輯要思補山房醫案。子三。長元鈞。次元彥。三元椿長孫秉臣。皆以家學名於世。今主編本報。風行海內。先生有知。亦將含笑於九泉矣。

冬不藏精

▲何以春必病温

（秦內乙）

內經云。冬不藏精。春必病温。何以言之。蓋腎爲先天之本。精乃人身至寶。冬令水冰地坼。萬物歛藏。井水温而堅冰至。陽內陰外。北方屬水。冬正水旺之時。當斯時也。果能順天時而固密。則腎氣內充。精水瀰漫。安患其來春之不康強。更何病温之有。獨天時不正。世人每因氣候倘暖。疏於檢點。大縱情慾。遂致孔竅開發。坎陽洩露。或大感外邪。深伏腎藏。及春一元復始。陽氣大泄。正一旣耗。眞元又損。重感外邪。淡襲自易。此温病之所由來。或曰。由子之言。則春温一症。全屬冬不藏精所致。獨不記冬傷於寒。春必病温之經語乎。再如童幼衰老之病温者。亦將謂爲失精之徵乎。曰否。冬於傷寒者。其意卽冬傷寒水之藏。乃冬不藏精之互詞。固一而二。二而一之謂也。王叔和以爲中寒而卽病爲傷寒。中寒而不卽病者。寒毒藏於肌膚。至春變爲温病。焉有凜烈寒邪。深伏生命之根。相安無事。必待春日而始發之理。此誠不通之論也。至於童老之爲病者。或因先天不足。或因後天失調。或起居失愼。或病後虛損。凡所以虧其元而傷其陰者。在在有病温之可能也。且精有有形無形之別。彼夫思其力之所不及。憂其智之所不能。縱情逞慾。妄費非分。其戕賊又何如耶。因感乎入秋以還。社會男女大率競作完婚。歡度蜜月。想燕爾之新婚。情酣正樂。深古聖之至論。垂訓孔昭。履霜堅冰。愼毋噬臍之恨。知足常樂。竊有期好逑之長。

水腫病之診斷法

（宋大仁）

腫病之原因。迴血管。必先有阻塞。然後水溢胞膜而爲腫。如心以上大迴管。於一處阻塞。腦頸手部之血。難返心房。上半身。卽見腫症。心以下大迴管。有一處阻塞。肝腎足部之血。難返心房。下半身卽現腫症。若水聚於週身皮膜間。則手足腫。或全體腫。若水聚於腹。則爲腹腫。以實際研究之。其種類約有七項。（一）心臟性水腫。皮現青色。呼吸困難。卽心臟衰弱。其力不足以逼血。血行阻礙。因而血中之水汁。妄從他處滲泄。泄於外膜則爲腫。泄於內膜則爲脹。此腫脹之屬於心臟者。（二）腎臟性水腫。先腫顏臉。尿含蛋白。因腎藏發炎。尿量變化。水分停滯。而爲腫脹。中醫書中。對於此二項水腫。列入陰水腫內。謂爲情志鬱勞。酒色過度而起。症雖屬虛。而有虛寒虛熱之不同。所當分別論治也。（三）炎症性水腫。寒戰發熱。頭痛惡心。皮色赤濁。溺短赤澀。（四）惡液質水腫。用力壓之。皮不凹陷。先腫於眼瞼唇鼻頰頸。後及於腰腹四肢。中醫書中，對此二項。列入陽水腫門。多因於六淫外感。飲食內傷。濕熱壅滯。而有風熱濕熱積熱瘀熱之各異。（五）血管神經水腫。起自血管神經運動障碍。用手壓之。不留痕迹。有硬度彈力性。吾國通稱氣腫。古醫謂之膚脹。（六）局部性水腫。多起於水血病。或惡液質。或偏腫左側。或偏腫右側。或偏腫上肢。或偏腫下肢，或但頭面腫。或但腎囊腫。中醫以此局部病狀。因所發之部。而易其名稱。不入水腫腫之列。（七）痲痺性水腫。多生於組織液缺。及筋肉援助之作用。或半側痲痺。或四肢全痲。中醫指此病爲痛風身腫是也。以上七法。分別研究之。對於水腫病症。得其大概矣。

醫方淺釋

（時逸人）

發汗劑小言

發汗之法。開表逐邪是也。調和營衛。疏達肌腠。通行經絡。温運衛陽。輕宣肺氣。生津清熱。理氣化痰。宣透毛竅。推及於調滯氣。化濕濁等法。凡生理上所起之變化。皆爲病理上之作用。不能順其生理之自然者。則謂之病。用方之道。順其生理自然之作用。而除其障碍。障碍旣去。病症立除。故用以上諸法。調其生理上自然之能力。比例化裁。必有左右逢源之妙。所謂超以象外。入其環中。無往而非醫學眞傳之妙諦。若不能知權衡規矩之道。而惟知方圓平直之工者。知麻黃之無汗。桂枝之有汗。輾轉抄傳。互相描摹。如螢火散。聖子方。無知妄作者。無論已。等而上之。活人之敗毒。元素之九味羌活。及大羌活。太無海藏之神朮。節庵之柴葛解肌。劉完素之桂枝羌活。局方之十神湯。各標私意。競欲以代麻黃桂枝二方。其依附門牆假託眩世之伎倆。徒供識者之噴飯而已。於醫學果何益哉。茲編所列。皆實用經驗之方。分辛溫發汗。辛涼發汗。理氣發汗。養血發汗。助陽發汗。滋陰發汗。和中發汗。溫下發汗。化飲發汗。等法。通其常。達其變。隨症取法。化而裁之。變而通之。擧一而三反之。則臨症施治。不致於無法矣。說者不用古方爲疑問。余告之曰。醫者用方以治病。猶黍稷之充飢。芻豢之適口。求其實用而已。中醫之特長。積數千年之經驗爲依歸。而成歷世之陳述。發揮而光大之者。以科學方法。整理其學說之荒謬云爾。毋屑屑如考古家。抱三代鼎彝。婆婆金石以自貴。是鄙人所厚望也夫。

噴嚏與呵欠

（直言）

（一）噴嚏即打嚏。鼻中作癢。發出劇烈之呼氣。從鼻中迸出。因受外界之刺戟於氣管。或陽氣不得伸張。脊髓神經中樞。發生反射之作用。故能噴出刺戟物。或伸發陽氣。

（二）呵欠。倦而伸腰。先張口。吸一深長之氣。纖卽收縮口腔。及顏面之肌肉。作一緩緩呼出。其原理。因肺內炭氣太多。工作久勞。不得休息。或缺睡眠所致。故作呵欠。等於運一深長之呼吸、能排泄肺內所積蓄之炭氣。使心房弛張。血液流行暢旺。易於眠睡也。

發汗劑

辛溫發汗法

荊防達表湯　加減俞氏經驗方

荊芥錢半　蘇葉錢半　橘紅一錢　赤苓三錢　炒建曲二錢　防風錢半　白芷錢半　杏仁三錢　生姜二片　葱頭二個

（主治）風寒感冒。頭痛。周身疼痛。惡寒發熱。脈緊無汗。或兼氣悶不舒。或小便不利。或夾有宿食者。

（方解）人身皮肉筋骨以成軀殼。皆謂之表。其中有臟腑以實之。則謂之裏。表裏相通之道。則謂之經絡。此傷寒論所謂傳經是也。方中用荊芥蘇葉。富發揮性。於激刺神經運動中樞之功能。使血管擴張。血液循環。運度加速。風寒之邪。搏束經絡。而致榮衛不和者。得辛溫透達之劑。自能腠理發泄，汗出湊湊矣。輔以防風白芷。散在表之風邪。祛在裏之寒濕。杏仁橘紅。以降其痰。而理其氣。建麯化其陳滯。赤苓利其濕濁。姜葱和其榮衛。通其經絡。立法周詳。故爲發汗之通劑。

青年衛生　結婚前後（續）

（毋我）

睪丸是男性生殖細胞精蟲的產生地。藏在陰囊的裏頭。左右各一。倘若一概除去。那人就失脫性慾的本能。從此就無生殖的希望。睪丸全體爲橢圓形。裏邊隔分着無數的小葉。每葉的當中。蜜密佈了無數曲直的細精管。互相結合着。形同魚網。睪丸的機能。是在產出精子。這種機能。直到老死還是存在着。牠產出精子的細胞。是一種上皮細胞。可分做三步。在睪丸機能靜止狀態時。是一種圓形細胞。在機能開始時。就形狀變大。並開始分裂成精原細胞。第一代精母細胞。第二代精母細胞。精細胞。在機能活動到極點時。精細胞就變成精子。（卽精蟲）營牠的生殖作用了。在睪丸的後側緣上。各有副睪丸。好像睪丸的帽子。上端有頭。下端有尾。頭鈍圓。尾狹小。向上行是輸精管。向下行是副睪丸管。他的機能是輸送精子的轉運公司。輸精管是輸送精子的空管。長約三十至四十公分。一端同副睪丸相連絡。一端向上進行

救急之方法

危急之事。家家有之。常因昧於急救故。以致臨危徬徨。不知所措。待醫者既至。不及救矣。若於常時。略加研究。豈致有臨渴掘井之難哉。救急之法。專書甚多。可購閱也。本篇不能細述。略舉數端。以為提綱挈要可耳。

（一）止血流。身體偶有損傷。流血甚驟。當一面催醫。一面止血。重者用潔布數重。按傷處。而後以手帕纏結絞之。若血色清紅。流出甚湧即知血由心出。當厭傷痕以上。（近心一端。）若血黑紅。其流滯。必是迴血。可壓傷點之下。（遠心一端。）

（二）避心毒。吾人周身皮膚。無處非細菌叢集之所。而所以不受其害者。賴有皮膚為保障耳。倘皮膚破裂。則細菌乘勢入體。是故傷無大小。務以藥水洗之。而後裹以潔布為宜。有赤足者。誤踐鐵釘。或破磁之類。雖已受傷。猶跣足蹀躞於污穢之土。若無所事也者。皆最危險。蓋土中有毒。專侵傷痕隱處。善毒神經。及其發也。雖有華陀扁鵲。不能救已。

（三）誤食毒物。毒物入腹。若能從速嘔出。猶可免害。迨其入血。則惟有待死而已。中毒者之欲嘔。猶熱者之欲濯也。出於良知。不待教勉。然近人所用引嘔之方。大都未安。倒懸者有之。灌糞者有之。此大不必。取鹽或芥末化水飲之。足矣。孟子云。「工欲善其事。必先利其器。」旨哉言也。救急亦然。邇來各藥房。出有救急藥箱。內貯家庭必需藥品。可購用也。夫一國之人。貧富不同。賢愚迴異。今鄙人所論者。識者恐笑其淺膚。欠當之處。或所難免。惟願讀者善取擇焉。（完）

女子月經

（燮眞）

經。常也。一月一行。循乎常道。舊者去而新者生。經不行。則反常而災殄至矣。方書以超前為熱。退後為寒。其理雖似。然亦有不盡拘者。如臟腑空虛。經水淋漓不斷。頻頻數見。豈可斷為熱。又如內熱血枯。經脈遲滯不來。豈可便斷為寒。必須察其兼症如現有熱象者。斯為有熱。如現有寒象者。斯為有寒。寒熱之間。於斯而別。

。和輸尿屎管交叉之後。到膀胱的底部。再到精囊。再向下經過攝護腺。一直通到尿道。至於射精管是合輸精管膨大的前端。和精囊而成。經過了攝護腺。腺的兩側葉。和峽間。益發狹小。不過取其為括精的門戶罷了。精囊呢。精囊是在膀胱的兩側。攝護腺的後方。常常貯存精液的。形稍帶長。尖端狹小。就達到射精管。牠的構造和機能。是和輸精管射精管一式無二的。

（未完）

起居之衛生

起居者。括操作嬉遊休息三者而言之也。最要者。勞逸合度。用力用心。不可偏廢。文人當略事體操。（有花園則以栽花種樹代之。）世家閨秀。亦宜稍任井臼之事。以壯筋力。夫終日伏案。與夫時時縫紉者。而以勞力之事為恥。則其體必弱。城市中人。所以弱於農夫野老者。實以此耳。大抵貧者過勞。富者過逸。過勞者飲食無時。睡眠不足。往往因勞成疾。壽數以減。過逸者則終日無事。鬱悶無聊。究之恣縱淫慾。失德敗名。害生命而背衛生。未有甚於閑逸者也。故曰勞逸貴乎合度。蓋勞逸合度。家庭衛生之要素也。嬉遊之事。為父兄者。多鄙視之。蓋知嬉遊乃出於人之至情。而不可廢乎。故孔子言志。獨取曾晳。文王樂囿。以娛其民。孟子引好遊以陳王政。良有以也。故家中無高尚之嬉遊。則男子將於罪惡中求娛樂。婦女亦寂寂無生人趣矣。是以西人家庭。常有同樂之舉。或奏琴。或歌唱。或田獵。或登山。或遊泳。相與笑話。共叙幽情。吾國人可效法也。

餘興

（歡迎投稿）

奇病二則（耘）

一個頭部爛落之怪症
一個眼中生稻之奇病

嘗閱某醫學雜誌。見有奇聞二則。衡之常情未必有。天下之大未必無。姑錄之爲茶餘酒後之談助。

道光年間。江西進賢縣司帳程某。年四十許。體質強健。每食必豚蹄疊饌。頃刻而盡。飯羅酒斗。食量兼人。日惟計較錙銖。煩勞殊無休息。後忽患頭疽。（即落頭疽）迭更名醫。百藥罔效。卒至頸骨斷折。頭部爛落。而程某非惟不死。且頭口結疤。居然皮肉完好。不過腦神經既去。舉凡聽覺視覺嗅覺已非其有。僅頸口部露出二管。氣管略細而低縮。食管則挺然猶立。飢餓猶能顫動。家人以夏布爲罩蒙其上。以阻蚊蚋。食時去罩。以銅管及長柄湯匙緩緩將湯菜汁灌下。起居無異常人。並可日穿鞋襪。摸索行動。年至五十許。示意欲向陽曝日。慮人之驚懼也。外衣加高硬領。覆以古毡帽。帽簷口下垂。若似有面目者。洪楊亂興。舉家不知所終。

日本德島縣浦郡勝占村。有嶋田某者。年十八。赴一眼科醫院就診。院長診察之下。在左眼窩中。發見有類如白膿之物。當即爲之施手術。詎知並非白膿。實係一稻粒所生之新芽也。取出後視之。較普通膨脹大有二倍。新芽長度約四分云。先是該嶋田者十四日前從事整理稻米，不意稻粒突飛入左眼。當日雖痛不可忍。第二日即不覺其苦。孰知竟藉此一小眼窩。居然能培植稻芽。奇已。

□上期本報所載之長篇小說。據讀者報告。乃係抄襲者。經本報調查屬實。已將酬金取消。並停止刊載。（編者）

醫藥小說　草木艷史

涼月

第一回　石決明初遊上海城　金銀花落難跳舞廳

却說世界愈文明。物質愈進化。人類一天一天的寫意。風俗一天一天的澆薄。直至中華民國一百十一年的時候。白天裏路上簡直沒有人行走。到了晚上。眞是車水馬龍。盛極一時。遊戲場呀。跳舞廳呀。電燈照得如同白日，各種音樂聲。跳舞聲。直達戶外。其中以西海路裸體跳舞廳的營業最爲發達。有一天。是他們的一週紀念。特聘全國最著名的金銀花女士登臺表演各種跳舞。預先在報上登了極大的廣告。却因此引起了南京一位富家子弟。姓石。名決明。他自從入世以來。不到二月。父親忽然去世。他母親菖蒲。本來身體很弱。因此一急。也就嗚呼哀哉。可憐石決明舉目無親。幸得他姊姊石斛。撫養長大。至於他的遺產。不知有多少。在父母喪事的時候。已被堂叔石蟹。用去不少。後來經他姊姊管理時。共有百萬之數。決明從小聰明伶俐。中西書籍。過目不忘。並且他有一種絕技。能於千軍萬馬中。一目之下。可知究竟有多少馬匹。多少軍人。與實在數目。絲毫無二。生平最恨的是官僚。他因爲南京官僚太多。久想游歷各地名勝。以曠眼界。這天恰巧見報上載着裸體跳舞廳的大廣告。不禁觸動遊思。就想束裝到滬。當時將此意告知姊姊。石斛因他尙屬初次。不便反對。也就允許了他。他見姊姊允許。心中很覺快樂。明天就乘了滬甯車。直達春中。當他未到之前。

迷信與醫藥（芸）

我們貴國人的神權學。實在比別個國家來得特別的迷信。求財求祿。添子添孫。祇要有件不容易解決的事情發生。便早燒香。晚求神。去巴結那不識不知泥塑木雕的偶像。假使能夠如願以償。那就一傳十十傳百的說得靈驗非凡。設若不中。泥塑木雕的土偶。固然不負責任。別的人還說你沒發誠心呢。那些求財求子的愚勾當。我以爲還不關什麼痛癢。單是生了疾病要救生命於俄頃的當兒。也去求神問卜吃仙方。問乩壇。那纔使人痛心呢。最近有個沈姓的鄰婦。夫婦兩口。生了兩三個男女。肚皮裏還懷着一個。在夏天。一個男孩生了不少的瘡結。並且有點暑濕的毛病。他便請了一個仙人。【在上海有種婦人專替人畫符治病每年在她手上送命的着實不少】又跑到廟裏求了不三不四的仙方。居然給治療好了。不到一個月。他自已又生病了。她以爲代她兒子治病的方法很靈驗。於是也請了仙人。求了仙方。因循坐誤的如法泡製。但是不到兩個星期。由微熱變成壯熱。壯熱變成囈語。再請醫生診治。已經沒有回生的希望。於是一個很健壯的婦人和一個未出胎的嬰兒。就此兩命嗚呼了。這種可慘的事實我恐怕隨處皆有罷。

試問一撮香灰一杯清水能治病嗎。一張不經過望聞問切胡亂寫着大黃甘草的仙方能治病嗎。這樣的能治病。藥店藥房可以不必開。中西醫藥也不必研究。單靠着迷信神權。就可以救治死亡。世界上恐怕絕對沒有這回事。所以一個不幸生了病。應當趕快請醫生診治。萬不可迷信的請仙人。求仙方。扶乩壇。病不能治療。一天一天的和死神携手。那纔噬臍莫及呢。尤其要緊的。家庭之中。必須備一種有價值的醫藥刊物。常常翻閱。可以預防。也可以自已治療。比了仙人方的靠得住。不知要多上幾千幾百萬倍呢。

衛生救國

上海衛生報新紀元

鈕永建題

時醫喜用涼藥之心理（英商劉）

傳云君子之過。如日月之食。人皆見之。小人之過。善於掩飾。罕能明瞭誠哉至哉。不獨人也。吾於藥亦然。藥之溫熱者屬陽。在人爲君子。寒涼者屬陰。在人爲小人。然醫者多偏用寒涼。憚於溫熱。斯不亦輕君子而重小人。用意果何在乎。謹將醫者心象。約略述之。蓋近時各地。習醫學者頗繁。其精通玄奥之士固多。而心田暗昧。不得登堂入室之徒。亦復不少。往往略識藥性之寒温。粗辨脈理之浮沉。輒思懸壺市上。遇有疑難之病。束手無策。則選十餘味清涼藥品投之。若係表裏俱熱之症。自能立功效。卽係傷寒發熱之人。誤投寒涼。則寒邪深入於裏。藥雖誤用。而在表熱度。暫時轉覺輕鬆耳。此亦猶小人之有過失。猶能巧言遮人耳目。人難得而知在醫者之意。對症固屬妙手。卽不然。人亦難明藥之錯誤。所以藥用而無忌憚焉。若溫熱之藥。施於寒厥之症固當。設或誤投於實熱之人。則暫時有昏厥衂血之虞。譫語發狂之狀。此亦猶君子之有過失。昭若日月。人人得而見之。在醫者之意。用涼藥縱有誤事。暫時尚可藏拙。用暖藥設有誤事。則如迅雷疾雨頃刻可至。所以不得不愼重而用也。然此輩庸碌之人。固不足道。而明達之士。亦有此種心象。其故何在。蓋朱丹溪陽常有餘之說以致之也。噫時醫治病。不特薑附不敢輕用卽微溫如厚朴。亦須愼重考慮。往往認旣明。又墨守廳不過七。辛不過五之說。致病難於速效。而於涼藥。則漫無限制此種風氣。不知始於何人。抑不知將何法挽回此惡習。曷亦明夫陽生陰長之理耶

呃逆症之研究

丁濟萬

呃逆者。卽呃忒也。金匱謂之噦。其聲自下逆上。有從少腹上衝胸上者。有從胸上上至咽喉者。致呃之源不一。治呃之法亦異。虛實寒熱。俱當詳細審察。非可以一概論也。故傷寒溫病雜症均有呃逆。隨其因而施治之。方可無誤。否則非惟寡效。又加甚焉。傷寒之呃。寒呃也。溫病之呃。熱呃也。此道其常也。傷寒不從表解。鬱伏化燥。或有熱呃。溫病服寒涼太過。寒濕停上焦。或有寒症呃。此道其變也。雜症則虛實寒熱皆足以爲呃。傷寒如陽明病不能食。攻其熱必噦此濕鬱陽明也。當寒之。又汗吐下後因得噦。此中氣受傷。厥氣上乘也。宜溫而降之。又若陽明中風。潮熱嗜臥。一身及面目悉黃。小便難。時時噦此濕遏熱伏也。宜寒熱並進。去其錯雜。又腹滿不能食。欲飲水。與水則呃。此飲邪聚於中焦。水氣上逆也。宜分利之。如理中吳萸丁香柿蒂覆赭二陳橘皮竹茹五苓散等。審逆施用。此治傷寒呃逆之大略也。若夫溫病之呃。陽明熱症也。痞滿實燥硬。熱結下焦。津液已傷。氣反上逆。三承氣湯下之。攻其積。下其熱。卽以治其呃。亦所以存其陰也。至於雜症之呃。其肺痺爲呃者。氣阻胸悶。枇杷葉玉金通草杏仁香鼓黑枝川貝等主之。其胃火爲呃者。脈數便燥。花粉知母蘆根竹茹等主之。其怒動肝火者。脇痛吐酸。左金丸加白芍山枝主之。其氣逆作呃者。肝邪乘胃。旋覆代赭湯加降香主之。其痰滯爲呃者。痰停氣阻。二陳湯合溫胆主之。其食滯作呃者。

酒與人體生理之關係

葉勁秋

怯士得酒。怒不避勇。以酒者水穀之精。熟穀之液也。其氣慓悍。其入於胃中則脹。氣上逆滿於胸中。肝浮胆橫。當時之時。比於勇士。氣衰則悔。——靈樞論勇篇。

酒果係食物否。此可與別種食物比較而知。牛肉一塊。或麵包一片。入人胃中。胃汁卽消溶之。以合身體之用。無數小管收吸而變化之。循環血內。以建造或培補百體。惟酒則不然。一滴入口。胃非惟不喜之。反視爲毒物。去之惟恐不速。胃汁急出而冲之。庶其力減。迴管吸之。速透百體。身體之排泄器。如肺如腎如汗管。皆竭力營作。以排去之。排出體外之醇。性質不變。百體之中。無有取而用之者。故其經行血液。遍歷諸經。而其性仍如舊。酒不能如牛肉或麵包之因消化而合身體之用。故不能視爲食物。無問何種酒所含之質。俱不能爲血肉腦髓之用。此生理學家所共信而無疑者也。

醉死者。腦中亦含醇。此曾剖驗而知之。取蛋清貯之盆中。加入醇或濃勃蘭第酒。則蛋白凝結變硬。酒使食物變硬亦然。因吾人食物內多含蛋白質也。故常飲酒者。飯量必減。人或以爲酒可代飯。而不知實大謬也。英國醫士繆恆羅多次實驗。知常人食細切之牛肉越十小時。盡溶如湯。不復可見。而飲酒者。則於同時所食之牛肉。仍未變化。斟醇於草木之上則枯落。注醇於昆蟲小動物之身。則不久卽死。強以醇飲家畜。則顯不願受此毒物之狀。久之。且病瘠無力。以淡醇一滴。滴於蛙之掌面。血管立卽漲大。卽細小難見之道。亦能擴張。血輪之行加速。次注純醇一滴。則血管驟縮。血輪之行漸緩。終則循環停止。肉萎而死。蓋醇殺之也。卽入胃後。徑入循環之血內。故數分時。卽徧行全體。如其量多。卽因其吸水之性。而奪取赤血輪之水氣。使之萎縮變狀。堅硬而失運送養氣之能。甚或使之黏連成塊。阻塞微血管內之路。醇既收水。故善渴。血受醇害。每充凝於微管內。往往使心肝肺諸經內之循環有阻。因生種種疾病。如在腦內。則爲癱瘓之原。或羅中風之疾。

飲酒之後。初覺偏身溫煖。蓋心跳增速。血管漲大。故熱血一時多至表面並非別加新熱也。血至表面。熱易發散。故凡酒後。都覺寒涼。如以精良寒暑表。置醉人舌下。則可見其熱度較尋常可低二度。必數小時之後。乃復常度。

子宮下墮自療法

李健頤

婦人產後經後。因勞動過度。以致子宮下墮。陰戶內如一物窒塞。尿意頻多。欲溲則無。或尿道紐痛。小便點滴如淋。若投與利水之藥。病必增劇。然子宮懸於骨盤裏。子宮口如布袋口之紐結。當產後經後。其口大開。瘀血盡溢。故子宮極虛。稍一不愼。或行動過甚。或坐立過久。每易使子宮墮下。所以產後及經後時。宜靜臥以防此患。誠爲上法。倘不知愼防。以致墮下者。宜與西洋參二錢。升蔴二錢。黃耆一兩。五倍子錢半。小茴香一錢。烏梅四枚。清水一區。煎半區。空心溫服連服數次。效驗如神。按子宮虛弱。氣不上升。故用蔴耆升參。補氣以升提之。則墮下之子宮。得補氣以上升矣。佐五倍烏梅。收斂其氣。再加茴香。薰香化氣。兼以止痛。然此症由於氣虛不能升攝。故專藉補氣升提之力。氣固。則不至再墮矣。

女子孕脈之研究

朱振聲

朱振聲脉學是中醫，書中最難研究的一科。從前惲鐵樵先生曾經說道。『脉學是說不清楚。書不出來。古書所說。不能懂得。』可見脈學一科・是很不容易研究的。在不容易研究的脈學中。要算女子的孕脈。最難辯別了以前的古書。雖有所載。但是都不易明瞭。此中奥妙。不要說讀者不明瞭。老實說吧。有些起碼的醫生。也都莫明其妙。據我所知。女子孕脈可分三種時期。現在將三時期的孕脈都分述於后。一方面更引證古書。想讀者一定很樂聞的。

▲第一時期之孕脈▲ 第一時期之孕脈。是女子得孕後之前三月。他的脈息。必定陰脈比陽脈小弱。而且還帶濇滯之象。爲什麼呢。因爲女子在知結胎的時候。其氣未盛。血既欲分養胎元。陰必受蝕。所以陰脈要見小弱。至於濇滯的原因。也是因爲血少的緣故。否則。柹必滑利。決沒有濇滯之象。引證金匱要略婦人妊娠篇。婦人得平脈陰脈小弱。名妊娠。於法六十日。當有此證。李瀕湖論濇脈曰。婦人非孕即無經。濇爲血少。即仲景小弱之義。此妊娠初期之脈也。第二時期之孕脈女子得孕三四月以後。他的脈息。又不同了。因爲女子自受孕之後。他的月經。就要停止。血既不再下行。專養其胎。至三四月後。脉子因蓄久而漸充。向之弱者。現在就可轉爲強了。陰脈既強。遂呈搏動之象。這就是女子第二時期的孕脈。引證素問平人氣象論。婦人手脈陰脈動甚者。任子也。又陰陽別論。陰搏陽別。謂之有子。千金方又謂三月脈數。蓋皆指第二時期之孕脈而言。第三時期之孕脈在女子懷孕後。將近臨產之脈息。必又轉平。因爲胎既成熟。那麼陰陽自然調和。猶如天地交泰。然後雲騰雨施。這是一定的道理。引證素問腹中論。何以知懷子之且生。曰身有病而無邪脈也。曰無邪脈。其脈之調和可知。

以上三種孕脈。依我個人的眼光看來。要算第一時期。最難辨別了。因爲女子的脈。並不但指孕脈而言。大凡女子不月。或血虛。血竭。敗血。積血等等。都見濇脈。所以醫生遇到此種症候。務要細心體認。不要誤孕爲病。誤病爲產。纔好呢。

結婚前後（續）

（卅我）

蕃殖器上面已經說過。那麼就要談到交接器。攝護腺。攝護腺在骨盤的底部。膀胱的旁邊。形狀如同栗子。有三五十條的分泌腺。分泌出一種透明黏液。這種液體。增加精虫運動力狠大。把他解剖起來。有廣大面向着上方的基底。狹小而直對尿道的尖頭。前面連着用骨盤的皺壁。後面連接着直腸。用指頭押直腸。就可以觸到這個腺體。還有一個穹隆接觸着舉肛筋。這是他的側緣。陰莖人人知道是一個交接主要器。他是一種海綿體。在兒童的時代。龜頭上包皮是包得很緊的。到成年期。因為性器官發育。往往容易勃起。這時最易犯的毛病。便是白濁遺精的手淫病了。圖了幾分鐘的快感。有的變成陽痿病早洩病。甚至陰莖短小。發育不全。常常手淫腦筋體力就受重大的傷害。或者頭痛暈眩健忘、失眠，夢遺，盜汗腰痠滑精，腿軟，神思恍惚。心悸怔忡。精神抑鬱。面色蒼白。不必到壯年。已經是垂死的人了。這是多麼可怕啊。所以要在成年期加意謹慎。不要染成手淫的惡習慣。不要到唱淫詞歌曲的場所。自已弄弄高尚的音樂。捺風琴吹簫笛，聽聽小鳥的歌聲。不要看猥褻的小說和圖畫。找些生理上的解剖學或醫學。或者別個忠義的小說。同有興趣的雜誌去讀閱。睡眠時應當側臥曲股。一手向上托顋旁。衣被宜乎寬大而柔軟。不宜太熱。最好對烟酒和各種有刺激性的辛辣品。多不要進口。談到了陰莖。便引伸到手淫的問題。拖沓的寫了這麼一大段。現在且言歸正傳。這包皮有的到春情發動期後。自行脫落。龜頭倘完全露出。有的是終不脫落。勃起時常常牽掣得狠難受。這叫做終身包莖。終身包莖最為危險。因為內皮倘若稍為染不潔之物。就要發炎而潰爛。並且醫生亦很費事。所以遇到這種包莖。最好請醫生割去。免得嚕囌。在我們中國是狠少割去包皮的。（現在已經不少）在歐美是不算一回什麼事。割的手術狠簡單。而無甚痛苦。一星期後就可痊癒了。龜頭的下端。凹然陷下。叫做龜頭頸。常常分泌一種異臭物質。叫龜頭垢脂。應當常常清潔。否則發生刺戟。引起陰莖勃起。頸的背面有一條縫裂。同陰莖相連絡。叫龜頭繫帶。

藥性撮要

沈仲圭

△杜仲（又名思仲）（強壯劑）

釋名　昔有杜仲。服此長壽。因以名之。思仲亦由斯義。

產地　出湖南兩廣。色黃皮薄肉厚者佳。

製法　宜生用。不宜酥炙或鹽酒炒。姜汁炒斷絲。

性質　辛甘而溫。

功用　補肝益腎。強筋壯骨。

主治　腰膝痛。固胎元。

用量及配合　一錢至二錢半。同斷續山藥治頻滑胎。同牡蠣治痞后虛汗。（按此方性溫補。必尺脈沉遲而小者方可服。）

方劑　青娥丸　治胃虛腰痛。

杜仲八兩補骨脂四兩胡桃四兩蒜頭一兩打爛蜜丸。每服四錢。

崔元亮海上集驗方治腎虛腰痛。用杜仲去皮炙黃一斤。分作十劑。每夜取一劑。以水一升浸至五更。煎取汁。以羊腎三四枚。（切碎）再煮。如作羹法。和以椒鹽。空腹頓服

禁忌　腎虛火熾（按黃宮綉曰。遺精由腎火亢盛而致。用此益見精脫不已。以其氣味辛溫。能助肝腎之气火也。胎因氣虛而血不固。用此益見血脫不止。以其气不上升。反引下降也。

診斷入門 脈學概論（續二）

（趙公尙）

診脈浮沉大小緩急之分別

自古研究脈學者。以浮沉遲數爲綱。遲數已如上釋。浮沉則難言其理。然徵諸實驗。病在表者。脈必浮，病在裏者。脈必沉。以輕按顯然。重按反隱。如木浮折水面爲浮。重按始得。輕按不見。如物沉於水下爲沉。嘗閱生理學家言。脈管與肌肉。互相固定。何能因病。而變其位置。此不可解者也。然余以因實參之。表病脈浮。裏病脈沉。此定理。決無疑義。譬如惡寒發熱。頭痛汗出。等症。此表病也。心腹疼痛。泄瀉腹悶等症。此裏病也。病在表者。氣血抵抗外邪多浮於軀殼之表。故脈應之而浮。病在裏者。氣血凝滯於裏。故脈應之而沉。張景岳謂。表病脈沉。裏病脈浮者。指表病在惡寒之時期。氣血鬱遏未伸。脈有沉伏。或鬱遏之象。裏病胃熱上蒸。目紅面赤。或痰濁挾胃熱上逆。發爲嘔吐氣喘等症。氣血凡、能寧靜者。脈得爲之浮滑而數。其實非多也。特躁耳。躁與靜。成爲反比例。靜則多沉。躁則多浮。究脈形所以有躁靜之別。仍當以心臟所運行之。血液行度中制之。明此理。則能明浮沉之道矣。其緩急大小者。或以緩急。爲遲數之互詞。其實緩急之道。即躁與靜之解釋。躁者多急。古人誤以數脈呼之。惟緩與靜。略有不同。古人訓緩脈之義有二。一爲和緩攸揚之態。即可名安靜之義。一爲遲緩之緩。即壅滯不能流利之象。爲氣血運行。發生障礙是也。宜直接除去其障礙。方爲根本療法。與遲脈。宜用強心劑者不同。又凡血旺者脈大。貧血者脈小。此指平人之身體言也。若久病以脈小爲順。若反脈大。即爲正虛邪實之象。古醫以大則病進者此也。以上分別浮沉大小緩急之大概。

求孕秘訣

〔沈濟人〕

客有以無子爲憂。而來求服食之方者。余曰。噫。過矣。子豈未嘗聞簡齋先生之說耶。先生答人問生子之言曰。昔者方望溪先生。有子弟某。年踰商瞿。戚戚然以無子爲慮。先生笑曰。汝能學禽獸則有子矣。先生素方嚴。忽作謔語。其人愕然問故。先生曰。男女構精。萬物化生。此處有人欲而無天理。今之人年過四十。便有爲祖宗綿血食之意。將天理攙入人欲中。不特欲心不熾。難以成胎。而且以人奪天。遂爲造物之所忌。子不見夫牛羊犬豕乎。其交也。如養由基之射。一發一中。百發百中。是何故哉。蓋禽獸無生子之心。但爲陰陽之所鼓蕩。行乎其所不得不行。止乎其所不得不止。遂生乎其所不得不生。又不見姦夫姦婦。偷期密約者乎。彼自知干名犯義。方惟恐生子。被人恥笑。而無奈發於情之不自禁。則姦生子往往獨多。此其明驗也。其人悚然而退。袁子曰。天地無心而成化。豈獨子嗣爲然哉。從來家出顯貴者。其祖宗必不擇吉地而後葬。獲得窖金者。其人必不先望氣而後掘。享高年者平生不服丸散。作名將者其人不讀兵書。此僕閱歷數十年悟道之語。但願足下此時無子。自視如有子。將來有子。自視如無子。則不但易生。而且易養矣。簡齋先生之言。愷切詳明。子亦可以悟矣。子平日誤信報上廣告之術。固精丸也。壯陽種子丸也。屢試不一試。其果有效否耶。前年之患瘦血。未嘗非此等藥之功也。即退一步言。果能壯陽矣。果能種子矣。則揠苗助長。矯揉造作。生子亦必諸恙百出。不能長成。又無益耶。全鹿丸爲溫補之品。久服尙有大害。況乎此等藥之燥烈熱毒。更有百倍於此乎。子奈何飲鴆如飴也。客聞言。首肯者再。囑余記之。以爲世之喜服壯陽藥者告。

醫方淺釋（續）　（時逸人）

葱豉桔梗湯、辛涼發汗法
加減肘派方
鮮葱白三枚
桔梗錢半　炒山梔錢半
生甘草八分　淡豆豉三錢
薄荷錢半　連翹殼錢半
鮮竹叶三十片

主治　溫熱之邪。現症發熱心煩。起初微覺惡寒。後乃不惡寒。但發熱。胸悶。口渴。小便赤澀者。

方解　何氏秀山曰。肘後葱豉方。本爲發汗之通劑。配合劉河間桔梗湯。薄荷連翹梔子竹葉之辛涼清熱。桔梗甘草之和中利膈。合成輕涼清散之良方。善治風溫風熱等。初起症候。歷驗不爽。惟劉氏原方。尙有黃芩一味。而此不用者。因溫熱之邪。未曾深入。山梔連翹。足以療治。病淺藥深。非治之善也。若血熱本重。風邪感受又深。風火互煽。黃芩亦當加入。仍須配以防風爲妥。

兪氏加減法、咽阻喉痛者。加紫金錠二片。大青葉三錢胸痞加只殼二錢咳甚痰多。加杏仁二錢牛蒡錢半如鼻衄加側柄葉茅根五錢熱甚者加黃芩一錢大熱汗出口渴甚者。加生石羔五錢知母三錢

參蘇飲　　益氣發汗法
元戎方加減
黨參一錢半葛根一錢半茯苓三錢
前胡錢半　生姜一片　蘇葉錢半
陳皮錢半製半夏錢半桔梗錢半大棗二個

主治感冒風寒。惡寒發熱頭痛無汗。咳嗽鼻塞。胸膈不舒。脈弱無力。屬心臟衰弱者。

方解　感冒風寒。屬傷寒病中之最清淺者。氣體強壯之人本可不藥而忽惟氣體衰弱之人。雖病感冒。乃現惡寒發熱頭痛無汗之表症。復現咳嗽。鼻塞胸膈。不舒之裏症。故用蘇葉葛根之散表前胡桔梗合二陳以治裏姜棗調和營衛加。黨參以助中氣鼓舞有權。自能托邪外出玉若寒邪重。而心臟注射力衰者。桂枝亦可加入。頭痛加川芎白芷痰多而黏。加牛蒡子玉金咳甚加象貝橘絡氣喘加附片杏仁此又爲活活也

七味葱白湯　　養血發汗法
王氏外台方加減
葱白三支全當歸三錢紫蘇葉錢五三七末五分冲淡豆豉三錢川芎生葛根錢半荆芥炭錢半日勞水煎服

主治　失血之後（如吐血下血咳咳血衄血等症）復經感冒。頭痛惡寒發熱無汗。經絡拘急。宜用此養血發汗法。

方解　失血之後。血虛之人經易受感冒一經感受外邪。血症復發新病舊病夾雜殊爲棘手本方注重養血活血。血得復行常道。自無外出之患矣。三七行瘀活血。當歸川芎養血中之液。行其滯而去其風葛根散風疏絡蘇葉活血祛寒葱白豆豉爲發汗通用之劑解其表。行其血。兩不相悖另斯所以爲可貴也。

參附再造湯　　助陽發汗法
方從陶氏參附再造散加減高麗參錢半淡附片八分羌活錢半細辛五分生姜一片棉黃芪錢半桂枝錢半防風錢半炙草八分大棗二個

（未完）

研究中國藥物性質之功用

時逸人

本草家之註解。大概以色味分配五行。如色向入肺。味辛入肺。色青入肝。味酸入肝之類。丁仲祜氏。以藥之入胃也。有色化爲無色。有味化其無味。斷無因色味不同。分入臟腑之理。又以中國舊說食猪腰則補內腎。食腦則補頭昏。腸可潤腸。與肺能益肺之說。全屬荒謬。夫食物之消化也。由胃至小腸。膽液會合。化爲糜粥。由乳糜管吸入。達於心臟。變爲血液。如所食之物。果爲有益。則全身皆受其益。斷無獨益一處之理。愚按。同類相感。同氣相求。此古今有識者之通論。亦中外學理之所同也。有形之質。西人化驗以知之。間有得相遺菁之處。學者且不能盡食其糟粕。若草木植物。中醫所取。根升梢降。葉散莖通有天然之特性。有斷非化學所能測者。彼不知而妄言。將以惑世也。我國學者。頗多瞑目索途。豈辨菽麥。吠影吠聲。良深浩嘆。

用藥之法

李健頤

用藥如用兵，操是權者、貴乎一心之駕馭耳，用兵之法、不外養制防守四者而已、如國家無事、宜先未雨綢繆、招募精兵、習兵法、學武藝兼以整頓地盤、積囤糧食、足食足兵、何患國不強民不富者乎、此即養兵之法也、邊疆海盜、日日猖獗、覬覦中國政府宜設善良策、與兵黷武、以制強鋒、擒獲匪首、其餘黨自可遁跡、後患不生、舉國太平、此即制止賊黨之法也、如鄰國強大、汚辱加臨、無如弱不敵強、寡不敵衆、則宜忍辱耐苦、臥薪嘗膽、建設學校、振興實業、省刑罰，薄稅斂、兼以興建工廠、鎔鑄軍械、視農隙之時講習武事、則民知義負勇、自修其國、強鄰懼服、乃坐視他國內亂、政事不修、人民怨聲載道、兵士紛紜、則乘其不備、一舉義兵伐之、民心歸服、庶幾可勝、若是者、雖有大國無不風聲鶴淚倒戟奔走矣此即善守操勝之法也、苟徒守其國、而不知設立防邊之法、則有守無謀、何足爲完備之策，夫禍常隱其所微、而起其所忽，邊疆要區，爲生禍之階，每多不覺、故邊疆要處、宜設立駐所專派心腹之人，防守邊匪，兼除黨派、則無亡國之患、然邊疆之釀禍、自秦漢以來、無世無之、雖屬附翼之地界、有爲全國之關係、邊地一失、全國皆傾、皮之不存、毛將安附、是防守二者、爲治國之上策、可不審哉、治國在於用兵、既屬如斯、而治病用藥之法、亦何莫不然、夫人當無病之時、能靜心養性、運動身體、節飲食、忌色慾、自然精神矍鑠、軀體康健、外邪不入、疾病不生、自可介壽無疆、猶如養兵有法、國富民強也、病邪當甚、熱勢當發、醫者宜辨寒熱虛實、或毒甚、或熱甚、取其相當之藥、以制止病邪、則病魔不祟、邪氣消滅、猶如海盜四起、設計擒除、後患不生、國內太平也、傷寒邪甚、誤藥罔效、醫者可令病者、寬心調養、節戒食慾、勿切亂投藥石、還生禍端、惟當待其邪衰正復、乘其病魔歸滅、即投方藥、以逐其餘邪、恢復正氣，則藥到病瘳、奏效如神、猶如自守自謀、行仁政、禮賢士、坐視他國之亂、乘機以攻之、可一舉而獲勝矣、若然者、傷寒邪甚、猶恐變生壞病、豈可坐視以待其變者哉、夫病之變，常隱於不覺之間、其來也無定時、其去也無日期，熱邪之發、如火燎原、蔓延叵測、醫者當防其變、如火甚者、防其傷陰熱甚者、防其裏實、倘不知防法、而亂施湯藥、陰液燒灼、熱毒猖獗、危證蜂起、方欲用養陰清熱之藥、以除其病、不亦難哉、猶如不先防守邊疆、盜賊四起、疆地先亡、國家亦繼之而淪亡矣、誠乎用藥如用兵、豈可不小心翼翼哉、假使不知兵法、徒亂軍心、猶不知藥性、殘害病人之身體耳、然用藥用兵、二者、關係最重、一負與邦定國之權、一任起死回生之職、古云、上醫醫國、下工殺人、此語不謬，余三復是言、故有用藥用兵之喻，

旅行衛生（一）

（克勤）

（一）衣服宜取適當爲是。不可過暖過寒以免受病。

（二）食物以自帶爲是。各站兜售之食物。原料決不新鮮。調製決不完全。以不食爲是

（三）大小便急時。覓廁所排泄。不可畏難强忍反致成病。

（四）飲料以開水適宜。新鮮之水菓。宜少食之。

（五）切勿伸首出車外以防危險。

（六）無益之書報宜少看。以省目力。

（七）在車內開窗閑眺。須背向車頭。以免煤灰吸入。

藥名文虎（癡）

上期謎底揭曉

（一）人中黃　（二）何首烏　（三）王不留行　（四）續斷　（五）參三七　（六）信

下列絕詩一首每句打一藥名

一幅花箋決不欺

相煩寄與異鄉兒

休圖自己營生計

須念高堂白髮稀

餘興

（歡迎投稿）

拒毒文

秦丙乙

精力有限。詎無窮盡之期。慾壑難填。終鮮滿盈之日。慨彌縫之術。寅借卯糧。誠無孔不鑽。羅雀掘鼠。原夫鴉片者。系出西戎。種爲芳草。初名罌粟。又號芙蓉。看豔麗之瓊姿。白華朱蕚。揚蓊勃於四野。紫氣翠氛。性善升提。入藥明載於醫籍。質含麻醉。或癖最易乎傷身。無非止渴飲鴆。漸趨孱弱。豈知俾晝作夜。終於荒亡。乃有巨賈貴人。達官騷客。或經營粟六。酬應紛紜。或烏巷嬾慵。青樓沈溺。或公務倥傯。任事徵覺不支。或吟哦潛深用心。每苦過度。精神不繼。特爲興奮之需。交際所資。藉作消閒之用。鼎彝初試。果奏效於須臾。進吸再三。遂上癮而膠滯。逮夫年深而月久。幾等糈品以資生。時刻少差。分量微寡。心灰意懶。魄散神馳。急急如轅下之駒。亡亡若喪家之犬。呵欠連接。魆企長樂之鄉。涕泗滂沱。競進華胥之國。於是燈蕊高剔。殘槍側擎。繚繞烟香。看兩肩之上聳。吞吐雲霧。樂一榻之橫陳，極人世之逍遙。膏進福壽。破帳幃之岑寂。聲發擠淒。其樂陶陶。其味醰醰。抽納既能。神氣徐洄。闊論雄談。興高百倍。但求舒情適志。倉足庾充。罔顧執業營生。拋財撇產。妄興夜息。歎黑藉之沈倫。荒志痿肢。竟年華之耗擲。泊乎山窮水盡。貧與俱空。生利無能。點金之術。體枯容槁。兼以貧病之交侵。眶出面黧。益覺尪羸之可駭。英雄才子悉變蠖屈而晦盲。家產田園。盡化烏有於灰燼。形單影隻。結局良亦堪憐。粥子典妻。徑行抑何尫尫。早知今日。悔不當初。中夜歸心。淚痕交睫。諸如此輩。言不盡宣。實有類於木蠹書蟫。更追論乎品行人格。回溯明之季世。鴉片東漸。禍國病民。更僕難數。有清中葉。遂釀深痛而鉅創。香港全城。遼輸版圖於異域、羞莫羞於割地賠款。傷莫傷於辱國喪師。含屈莫伸。留醜玷於千古。一蹶不振。播騰笑乎萬邦。厥後政體共和。民國肇造。歲無甯日。軍閥交訌暮四朝。用雖屬黃白之爲祟。爭城爭地。無非烟土之厲階。傾西江之流。何堪少滌。罄南山之竹。難以盡書。今者人望治平。天厭禍亂。革命一統。薄海懽騰。民仰來蘇。端賴生息之休養。國期永固。全恃憲政以維新。庶分燦爛有先。而瘡痍之得復。根本圖治。拒毒尤亟乎拒兵。釜底抽薪。禁吸更要於禁種。

醫藥小說 草木艷史（二）

涼月

第一回 石決明初遊上海城 金銀花落難跳舞廳

以爲上海一定是車水馬龍。十分熱鬧。那知大大不然。路上連黃包車也不多幾輛。各商店一律閉門。他心裏很覺奇怪。莫非又在大罷市嗎。但是報上並沒有這種消息。他正在想的時候。車子已到了上海大旅社門前。他付了車資。就有茶房來相幫拿行李。不多幾時。他已到了二百三十九號房間之內。他忽然覺得肚子很餓。就叫茶房去買一碗蝦仁麵。那知茶房說道。此刻太早。麵店還沒有開市。石決明向自己手表一看。已經下午三點多鐘。什麼還說太早呢。茶房知道他是初次到上海。不知道上海之風俗。所以就向他道。先生諒必初次來申。上海的風俗不十分明瞭。我們當日班的生意很清淡。起碼要到晚上八點鐘。方纔有市面。各商店也都開市了。越夜深越是熱鬧。直到明天朝上六點鐘纔止。日裏大家都要睡覺。所以各店都沒有開市。祇有我們旅館。不得不開。但是生意也很少。像先生的主顧。一個月裏不過四五個罷了。石決明聽了之後。方纔明瞭街上所見的。並不是罷市。既然如此。祇得叫茶房出去。幸得自已行李中。帶了幾包糕餅。就拿出來吃了一些。隔聽隔壁房內。鼾聲如雷。自己悶坐房中。很覺寂寞。不覺也有些倦意。就躺在牀上。休息一下。豈知眼睛一閉。就入睡鄉。等到一覺醒來。那電燈已點得如同白日。四面的人聲嘈雜不堪。他剛剛坐起身來。（待續）

缺页

呃逆症之研究（續）

丁濟萬

嚥腐吞酸、宜二陳加查肉厚朴萊菔子枳實神曲麥芽等主之、此雜症中之實呃也。如寒涼太過胃陽困頓。濁陰上逆。呃逆嘔吐。或腹痛下利、舌薄白脈微弱、宜人參附子丁香柿蒂茯苓乾姜主之、如發汗太過、胃中津液枯涸、木火上衝、呃逆嘔吐、內熱口渴、宜金水六君煎、或加北沙參麥冬柿蒂竹茹治之、如呃逆起自下焦、渾身振動者、乃屬下焦虛寒、陽氣竭而呃也、宜八味飲加熟附丁香吳萸胡桃肉溫以納之。不已則死、如六脈細數、面赤顴紅而呃者、乃少陰陰傷浮火上逆也、宜都氣飲加甘杞子眞坎炁胡桃肉柿蒂鎮攝之、不已亦危、如戴陽呃逆。足冷下利。六脈細弱、乃少陰陰陽兩傷腎傷發露、衝氣上逆也。更爲危殆。宜參附龍牡丁香胡桃肉五味子紫石英主之、並補陰陽、鎮納中氣亦無法中設法、此皆雜症中之虛呃也、內經治呃、以草刺鼻得嚏則已、大驚之亦已由是觀之、實呃易治、虛呃難療、能得辨別寒熱審治虛實、方爲上工、有司命之職者、豈可忽諸、

討論

改良證治學之提議

（折背叟）

今日中國醫學、受東西醫之反對、壓力如山、已成疊卵、常見事物之理、受一度之激刺者、必有幾番之經過、蓋抵抗能力、因激刺而增加也、中醫歷年來、所受激刺不爲不深矣、其進步果何在耶、然今日中醫之學、與泰西進步相比較、則望塵莫及、回視三十年前之夢夢、則相去遠矣、討論也、研究也、醫會之創設也、醫報之發行也、形式非不竭力整頓、其如實力不足何、余謂中醫之缺點、乃症治學不足供臨牀之實用。習醫者。深究此科、轉多疑義、不得已乃多讀經驗醫案。以資考證、殊不知歷代驗案、杜撰者、出大多數、或則眩奇或則鳴異。或爲子虛烏有之談。或爲淸淺庸常之症。讀之亂人心思。眩人耳目。迴不若症治學之淸晰切當也。中醫書籍。能奉爲症治學之規則。舍傷寒金匱而外。實不多覯。故欲振興中醫者。必自改良症治學始欲改良症治學者。必須先行設立中國醫院。以資實地驗習。夫然後將中醫固有之醫治學。及驗方驗案等書。互相編纂。以成大觀。期年之間。可以成事。使中國醫學。方法精明。臨牀實用。足以立於不敗之地而後可、妄參末議。欲成此巨峡。是所尊於大雅之提倡。

藥性撮要

（沈仲圭）

杜仲（又名思仲）（強壯劑）（續）

（編者意見）杜仲本經主腰脊痛。堅筋骨別錄主脚中痠疼大明主腰脊攣甄權云腰不利。加而用之。龐元英談藪載一少年新娶后。得脚軟病。且疼甚。醫作脚氣治不效。路鈐孫琳診之。用杜仲一味。寸斷片拆。每以一兩用半酒半水一大盞。煎服。三日能引。又三日全愈。琳曰此乃腎虛。非脚氣也。杜仲能治腰膝痛。以酒行之。則爲效容易矣。若世俗以杜仲豬腰煑食。治腰痛。亦屢用輒驗。據此。杜仲之爲治腰脚痛專藥。已得實驗之證明、而無可疑矣、今更研究其所以奏效之理、杜仲雖屬木皮、而質地極厚、膠汁甚富、試斷杜仲之橫面、必有許多絲相連續、是卽含有膠質之確據、是項膠汁、最能滋補肝腎、肝主筋、腎主骨、腎充則骨強、肝充則筋健、故屈伸利而痛楚除、或問杜仲之治腰脚痛、旣在補肝滋腎、則龜版女貞枸杞鱉甲、亦補肝腎、何以治腰痛之功、遠不若杜仲之可恃乎、曰治痛大法、輕則運氣、重則活血、杜仲甘而辛溫、能溫運氣血、富含膠質、堪塡補陰精、此其所以對於腰痛、有特

調經種子

殊之效力也、惟腰痛之因、不僅腎虧一端痛有定處者、屬死血、往來走動者、腎痰飲、腰冷身重、遇寒即發者、屬寒濕、或痛或止者、屬濕熱、必腰脊痠疼、綿綿作痛、按之稍瘥、或並腿足痠軟者、方爲腎虧的證杜仲方爲要藥耳、

讀者論壇

讀「與中醫學校當局商權書」後（張治河）

讀趙公尙君「與中醫學校當局商權改良中醫課程及加入學制系統事」一文。不禁拍案稱奇。其所主張應與應革辦法。盡善盡美。眞所謂不破壞不能建設之定論也。考古籍所載方藥。實在確有奇效。捉之得當。無不如嚮似應。即彼西醫。亦曾認爲有經驗也。不過古人生於哲學時代。其理論稍涉虛玄耳。今科學昌明。予我借鏡。正我輩吸彼之長以補我短之時也。治河盼愛護國學諸君。實行趙君主義。改造中醫。爭存於青天白日旗下。苟有化學不能考其功用如阮其燈君所云「人參在中醫言之。是有一種特別之效用。若在化學分淅之下其效甚輕。並無特別之效用。考其究竟。眞的人參確有奇特之大效」者。則根據神農本艸經。仲景傷寒論等書。從其所收之療效。用科學學理以解釋之。如姜蠶全蝎解抽。則可定爲弛緩神經作用。麻黃桂枝發汗則可。定爲刺激汗腺作用等類類。此類辦法似可輔佐化學分淅之不逮。

結婚前後（續）（毋我）

陰莖內部的空腔。就是尿道。尿道後部。有尿道球。那上面有尿道球腺。他的分泌液和攝護腺的功用相同。尿道的上端和膀胱的外尿道口相連接。膀胱的組織。本來是一種括約筋。排尿則開。尿止則閉。尿道上端後方。則有一處開口的地方。和攝護腺相連絡。排精的時候。精虫由睪丸製造成功後。經過副睪丸輸精管。直達精囊。過攝護腺再排出尿道。至於陰莖的勃起。原因是裏面的血管充滿了多量的血液。這勃起的主要動力是在第二薦首神經。或是陰莖的神經受着刺激。傳到脊髓的勃起中樞。再反射到神經。發生興奮。大概總因一經興奮。便發生勃起作用了。以上所說的。是男子至成年期性器管特別發育。而能行使作用不過在這時期應當謹愼不可濫用性交。一則使初發育的生體戕賊。再則不潔淨的性交。而引起白濁。下疳。橫痃。梅毒等。不但是自身受其害。並且結婚後的妻室兒女。和將來子孫。多要受更大的影響呢。

垂體傷害了。身體的發育就要不良。骨格也不發達。生殖器雖到了成年。還是同小孩子一樣。女的更沒有生育的希望。原來這下垂體的作用。是分泌出一種載刺素。去促進生殖器官的發育。倘若受了傷害。分泌液一定少或停止。生殖器官一定停止發育。反形成全身肥大脂肪過多的廢人。但是下垂體過分肥大。分泌液太多。那麼未到成年期發育得已經和成人一樣。及至成人後。他的手足及其他的部分。往往有突出的現象。這叫做肢端巨大症。至於松果腺呢。他是生在大腦裏四疊體的上面。如豌豆般大。也是一種內分泌液。這種液體的作用。恰恰同下垂體處於反對地位。他是抑制生殖器官的發育。防止他的早熟。倘若把他割除了。或者生了腫瘍。童年的生殖器官。即早熟。性慾頻頻發動。和異性發生性行爲。從前有人研究。說松果腺在七歲以前。非常發達。七八歲以後。才開始很遲緩的退行呢。照這樣說。性器官發育遲早的問題。和下垂體松果腺不是有重大的關係嗎。然而這兩件東西。卻都保存在腦殼裏面。常時看見一班人打小孩子。總是兜頭一下。這不獨損傷了他的小腦經。（未完）

百病辨似錄

(朱振聲)

我做這篇稿子。是因爲一個病人自已誤服藥品。直至每入膏肓。尙不覺悟。可憐他受了一知半解的醫學常識。自以爲能治巳病却不知失之毫厘。謬以千里。可歎孰甚。不過我想世界上像他的人。一定很多。要挽救這種流弊。惟有將那百病相似的地方。一一說明。開誠佈公打破賣關子的惡習。實行灌輸第二步的醫藥智識。這就是我做這篇百病辨似錄的宗旨。

(一)白苔　胃有邪。則生苔。譬諸地有濁。則生草。所以望苔一法。也很重要。現在先拿舌的部位來分別一下。然後可以辨症論治。講到舌的部位。可分四部。舌尖主心。舌中主脾胃。舌邊主肝胆。舌根主腎。那一經的病。就看那一部的苔。譬如舌尖紅降。就可以知道心火太旺。舌中黃。就可以知道脾胃有熱。諸如此類。不勝枚舉。至於白苔呢。當然是屬於寒了。但是其中却有分別。不可一概而論。要看他的白苔。是否白薄而帶潤。或者是白厚而乾糙無津。然後再拿他的脈息和病症來參考。假使脈象洪數。或者病的是溫熱症。那麼不但不可用溫散之品。而且還要服寒涼之劑。方能起沉疴於旦夕。這並不是故意矜奇。諸位如若不信。我可以拿一段書是來證明一下。

舌苔滿口如霜。在傷寒爲寒證的據。故當溫散。而疫證見此。舌必厚大。爲火極水化。宜清瘟敗毒飲增石膏犀地翹連加黃柏。誤用溫散。旋卽變黑。

於此可知白苔並不是一定屬寒。也有熱極而變爲白苔的。不過普通的病很少罷了。

(未完)

婦女須知

月經期內之衛生

(大仁)

我國女子。對於月經問題。素不研究。論者莫不歸罪於舊式女子。余獨以爲不可一概而論。蓋舊式與新派。各有流弊。本篇所述。完全對於新式女子而言。望讀者諸君。(指女子而言)有則改之。無則加勉。

新派女子對於衛生一道。固較舊式女子稍加注意。惟其所注意者。不在精神。而在形式。因此在月經期內每易發生疾病。如『痛經』『經阻』『崩漏』之類。不勝枚舉。今將最宜注意者四端。述之如下。

◻月經期內應忌之飲食

女子月經期內。最忌生冷及有刺激性之食物。服之每易釀成痛經。蓋胞宮受寒。則瘀血停留。凝結不下。然而新派女子。每置之不顧。如冰淇淋。汽水之類。于舞罷宴歡時。飲之如飴。毫不覺悟。此種妨碍衛生之飲食。爲新派女子所獨有。是不可不注意者一。

◻月經期內應忌之運動

今日之新派女子。每喜運動於操場。此舉固屬有益身體。每於月經期內。則當停止運動。而於劇烈之者。尤非所宜。因劇烈運動之後。血液之循環。每因之而增加速度。於生理上有莫大之妨害。是不可不注意者二。

◻月經期內應注意起居

月經期內。宜於休息。不得過於勞動。如終日應酬。深夜不睡。均非所宜。而所穿之衣服。亦不得過於單薄。際此冬令尤宜注意。蓋此時身體精力。較平時衰弱。易於受熱受寒。稍一不愼。卽釀疾病。

◻月經期內應注意清潔

我國女子。每喜清潔於表面。而於身體之清潔。則置之腦後。女子在月經期內。雖不宜於全身沐浴。但仍宜保持清潔。用局部抹拭法。最要者。浴水必宜沸透。或加少許消毒藥水。否則。使不潔之水入內危險孰甚。

〈藥物專著〉中國藥物新研究

麻黃 （續五十一期） （趙公尙）

「實驗報告」用麻黃之療治宜分下列數項。而研究之。

(一)發汗。 (二)利水。 (三)通陽氣。

(一)發汗。 麻黃發汗之作用。夫人皆知之。惟唐宋以來之學說。以麻黃爲大熱純陽之性。所產之地。冬不積雪。服至過劑。必令大汗亡陽等謬說。殊不知麻黃之性。最爲平妥。非但比羌活防風爲優。亦且比薄荷荊芥。猶爲味醇而效速。但困於世俗不知。致多誤會。

余於庚申年冬。患肺熱兼感冒風寒。用荊防薄荷等。外寒未去。內熱反熾。病狀爲凜凜投寒。發熱無汗。口渴目赤。乃處以麻杏石甘湯輕劑。一服而愈。

彬之王氏曰。用麻黃以發汗。其用在通陽氣。活血脈。宅心不謹之輩。服之每致漏泄。其入下焦。動衝氣。故婦女服之者。每致經事忽來。不知者疑爲怪事。其實即入下焦之證據也。金匱有誤服小青龍。而致動其衝氣者。則因麻黃之故。可深思矣。」

(二)利水 利水之作用甚顯。世人多漠然視之者。殆未深求其理耳。前篇所述其作用。已詳細言之。然雖言無徵。不足取信。戊辰之夏。余患足脛浮腫。飲食減少。形體怯寒。痿弱無力。脈沉軟弱。舌無多苦。用普通健脾利濕之法。毫無效果。後乃處以麻黃附子細辛湯。合五皮飲。連服數劑。即大爲獲效。由此足徵麻黃利水之效也。又治風水之症。一身悉腫。脈浮惡風汗出而喘。用麻黃石羔杏仁等味。加赤苓苡米。重用麻黃。正賴其利水之作用也。

(三)通陽氣 麻黃之作用。人所最易知之者。厥爲發汗。其利尿之功效。知之已夥。若通陽氣之功用。惟金匱返魂湯中用之。取其通氣道之閉塞也。(完)

汗之研究

〔孫連如〕

諸汗爲病。皆係於心。蓋心之所藏。在內者爲血在外者爲汗。心之液也。故其爲病。可槪之爲心。經雖有疾走恐懼。汗出於肝搖體勞苦汗出於脾。飲食飽甚汗出于胃。醉飽行房。汗出於脾諸證之異。然其原必由心腎。何也。心陽虛。不能衛外而爲固。則外傷而自汗腎陰衰。不能內營而退藏。則內傷而盜汗。故汗之病屬於心汗之根則由於心與腎。且腎陰既虛。心血必不足。精即是血。血即是精心虛必本於腎虛。腎虛必及於心虛也。宜五味子湯及天王補心丹治之然汗又有冷熱之分。因寒乘陽虛而發者。所出之汗必冷。因熱乘陰而發者。所出之汗必熱然火極則亢。兼勝已之化。而汗亦冷者。此又不可不細辨也。經曰。陽氣有餘。爲身熱無汗。陰氣有餘。爲汗多身寒。又曰陽氣少。陰氣盛。兩氣相感。汗出而濡。又曰。陰虛者時熱而汗出。又曰。陰勝則身寒汗出似以汗之爲病皆生於陰者。何哉。蓋陽氣有餘。陰必不足。陰不足。眞水已涸故身熱無汗。陰氣有餘。陽必不足。陽不足。則不能衛陰。故多汗身寒所謂各從其類也。然不獨陰勝有汗也。陽亦有之。經曰。風從外入令人汗出。又曰。身熱解墮汗出如浴。又曰。熱飲食下胃。汗則出風者。陽氣也。外熱也。陽受風氣則腠理開。營衛通。營衛通。熱之聚於皮毛者。則乘之而大泄。此皆自汗之證。所當詳察分治之。至若盜汗者。睡則汗出醒則倏收也。經謂腎病也者、寢汗出憎風。蓋腎傷則陽衰。陽汗則衛虛衛行陰分。當目瞑之時。無氣以固其表。則腠理開而盜汗出矣。醒則行陰之衛氣復於表。復於表。則盜汗止。此其候也。

(未完)

醫方淺釋（續）

（時逸人）

參附再造湯　助陽發汗法

（主治）感受風寒重症。惡寒發熱。體痛嘔逆或有汗或無汗脈象浮大無力。或沉軟無力或尺中沉遲皆爲陽虛現象。宜用此方治之。

（方解）陽虛者。下焦陰濁上逆。爲嘔吐。心臟注射力衰弱。爲心悸怔忡。精神困遏。脈或浮大。或沉遲。用桂附所以壯其陽。參芪所以益其氣。羌活細辛。疎其經絡。祛其表邪。炙草姜棗。和其營衛。調其中氣。回陽益衛。發表祛寒。並行不悖。何氏嫌其桂附羌防冗雜。然陽虛不運。不用興奮回陽。決無發汗祛邪之力。是足爲專用辛溫發汗。而汗不出者進一解。且無害溫陽於助衛之大旨。方義固高出前人。惟原方中有川芎白芍。是陶氏之學術不純處。加黃芩石羔是陶氏之識力不到處、當代爲改正。按本方即桂枝加附子湯之法。無汗不用白芍。如有汗。白芍仍可加入。（未完）

加減葳蕤湯　滋陰發汗法　局方加減

葳蕤三錢　玄參三錢東白薇錢半　牛蒡子錢半　桔梗一錢葱白三支　淡豆豉三錢　薄荷錢五　生草八分　杭菊花三錢

（主治）風溫春溫初起六脈浮。盛微寒壯熱。無汗頭痛。口渴心煩。舌赤。津液虛弱。陰分不足者。用此方治之。

（方解）風溫春溫之症。內有血熱壅遏。外受風邪搏束。或有汗。而熱不解。則爲風溫。或無汗。而壯熱神煩。則爲春溫。治宜清熱散風。生津液。宣肺氣。方名葳蕤。以陰潤燥爲主。葱豉發荷菊花。疏風散熱。開發肌腠。桔梗膀。宣肺利膈。通行經絡。玄參清熱生津。白薇鹹寒降泄。甘草調和諸藥。

宜養血者。皆要診斷病稿。投其當耳。助後葱豉湯。俞氏加粳米薄荷。爲胃氣虛弱者。感冒之通劑。內經所謂因其輕而揚之是也。加粳米同煎。與桂枝湯啜熱粥之義相同。治輕淺之感冒。投之輒效。勿以平淺而忽之。查王氏外台。有加升麻葛者。治中氣衰陷之感冒甚則有加麻黃者。有加梔芩石羔葛根者治內熱壅遏。兼感外邪之溫病。有加桔梗前胡冬花甘草麥冬生地者。治陰虛內熱之感冒。有加天冬百部幾菀川貝白前葛根廣皮生委者。治肺癆咳嗽之感冒有加生地丹皮玉金童便者治失血之症感冒對症選用使無不效

酒與人體生理之關係（續）

（葉勁秋）

一千八百五十年。美國施戛哥大城醫學士達維斯（美國醫學會會長）已屢次實驗飲食於人身熱度之關係。考得各種食物消化時。身體熱度皆升。惟飲酒時。則半小時後。熱度卽漸降至二三小時後始復。降下之多少。復原之遲速。以其所飲之多寡爲準。觀此。可見酒決不能禦寒。而常人於此。不免誤會。北冰洋探險家海士曾有言曰。遊北極等地者。以油脂爲必不可少之食品。若酒則不第無用。且反有毒害。體壯力強之士。每因飲酒成癖。不能任北地之嚴寒。是余所親見也。其後探北極者。語皆與海士合。醇不能生力。亦屢經實驗。且飲酒則精力衰。身體不復能任勞劇。凡競走賽船。及各種角藝之士。當預先習練之時。雖慣飲酒者。亦禁止不飲。北極探險家麥克萊曰。遊歷北極時。從人或飲酒。則其人是日不復能工作。故命同行諸子。一例忌酒。蓋在北方嚴寒之地操作。必酒不沾唇而後可。

硼砂之日常用途

（允義）

硼砂Borgx(B407Nd2)之用作醫藥以治喉痛。及治小兒鵝口瘡等。世人皆久已知之矣。至於其有防腐之功。及能供用於種種之日常家庭工作上則一般人尚未知之也。

(一)防腐　硼砂可用以保存肉類牛乳牛油。以及各種易於腐爛之動物食物。夏日酷熱。各種食物更易腐敗。則硼砂不可少。若溶少許硼砂於水中。能令水清潔變軟。可供飲料烹調洗滌。及各種日常用途。又用以洗麻。能使麻潔白。遠勝於蘇打Soda又能殺除害虫。然對於人類及家畜。則無害。又可用以洗。小兒之頭部及減除臭氣等又如溶化於水中以洗牙齒及齒齦。均得其益。

(二)擦洗　將硼砂溶化於熱水中。及冷。則取溶液可用以擦洗各種玻璃器具或磁器等。能令其光亮異常。決非尋常洗法所能及。又地板上如用硼砂水洗刷。能令各種有害之虫。觸之則斃。

(三)殺虫　將砂研粉。洒於有害虫之地。則此種可厭害虫可立即消滅。

(四)烹調　先加硼砂數格蘭Gram於茶葉未泡之前。能令茶味變美。用硼砂代蘇打或炭酸鈉C03Na2以烹調蔬菜等。能令味變美。又能保存其原色。及使之柔嫩。又如生食之菜。先用硼砂溶液浸過再食。則菜脆而味美。（未完）

盜汗之原因與治法

（沈仲生）

盜汗之症。方書僉云陰虛。蓋陰虛則陽亢。陽亢則逼液外出。然何以不出於晝。而必出於夜耶。是因人身之衛氣。日行於陽。夜行於陰。行於陰則腠理空疎。津液乃乘虛外泄矣。余嘗自製一方。名曰二牡丸。以牡丹皮清血熱。牡蠣斂汗腺。生地滋陰血。施諸臨牀。頗著功効。爰公佈之。以供試用。

〔發明〕月經非成胎之要素

（王葆琦）

月經為女子特殊生理。研究醫學者。莫不知之。但舊日醫家往往僅知為診女子疾病最要之點。而其原理眞相。從未有能道其所以然者。月經誤稱天癸。近人辨之者多。茲不贅述。其以月經為成胎之要素。辨之者尚少。茲就管見所及。約略言之。內經曰女子二七而天癸至。任脈通。太衝脈盛。月事以時下。故有子。舊時中醫。遂誤以為女子月經與男子精液。同為成胎之要素。殊不知月經非能成胎。卵珠乃能成胎者也。蓋女子當十四歲時。天癸水所化生之卵珠成熟。經輸卵管而至子宮。經血亦即充足而至胞中。任脈通通之候。即衝脈血液已盛之時。是即月經按月而下之時。即卵珠成熟之期。此時倘與男子交。則所成之胎。為男精與卵珠所化合。非由於月經焉。然則月經為何。月經者為子宮內之排泄物。非成胎之要素也。人身血液。總統於心。由心房經動脈管而外發者曰發血管。其血色鮮紅。經靜脈管而內迴者。曰迴血管。其血色暗紫。此靜脈管與動脈管。內而臟腑。外而肌肉。無乎不達。月經即子宮內迴血管之紫血。由毛細管滲漏而出之血。與子宮腺分泌之粘液混合而成者也。是以月經之質。是血而又非純血。可以徵也。至於中醫以月經稟於衝脈。衝脈為奇經八脈之一。起於胞中。上麗於胃。飲食入胃。奉心化血。血液充足。由衝脈導而下行。送入胞中。以與天癸會合而成經水。與西說尚無不合。惟以月經為成胎之要素。不知其為排泄物。並不知有卵珠。殊為中醫缺點。是以論之。

藥名文虎（癡）

上期謎底揭曉

信石　附子　獨活　知母

下列詩一絕每句打一藥名

江上乘騎赴早朝
不勝將軍棄甲逃
赤壁溪邊樓過夜
曉來帶露掛征袍

餘興

（歡迎投稿）

短劇　醫心理病

法國瑪利愛肪著（應梅一

醫　先生請你准我見你。我要貢獻一些小工作。這針治和清火。都是爲你很要緊的。

病　狠感激。

醫　你若願意我醫你這著名的病。你一定不吃虧。且你的病名遠播四方。諒必恕我的自由入見了。

病　僕隨尊意便了。

醫　我見你很注意我。你猜我可有幾歲了。

病　我猜你至多不過念六七歲罷

醫　哈哈哈……我已九十歲了

病　九十歲了。

醫　是。這是我藝術的祕訣。徒我這樣年壯力強的。

病　了。這是一個年壯力強九十歲的老臾。

醫　我是遊城遊省列國的名醫找奇異著名的病症以符我才幹我信任我的病人。俾可顯我醫術技能。我對於一切無關緊要的病症。如骨痛。血熱。寒熱頭痛等。都不甚注意。我最喜重症；如傷寒症。瘟疫。水臌漲。肺勞等。都是我歡迎贊成的。我願你有我方纔所說一切重病。諸醫束手。氣息奄奄。那麼顯我配藥得當和我極願救君的誠意咧。

病　我很感激你的盛情。

醫　讓我把把脈。是否如常人。我將使他納軌。奇了。此出軌。我知道你現在還沒有認識我。你的醫生是誰。

病　此迂共醫生。

醫　此人總不在我名醫册上。他說你什麼病。

病　他說我是肝病。別的說脾病

醫　這都是笨貨。你是肺病。

病　肺病。

醫　是。你覺得什麼。

醫藥小說　草木艷史（三）

涼月

第一回　石决明初遊上海城　金銀花落難跳舞廳

那茶房已將面水送進。並問先生早餐吃些什麼。唉。明明是晚上八點半。却反說早餐。眞眞奇怪之至。他想諒必此地的風俗如此。也不多問。就叫了一碗蝦仁麵。茶房去了不多之刻。那麵就來了。吃飽之後。剛想出去。忽聽見外面有人喊道。上海遊藝夜報。剛剛出版。石决明想我正要出去。可惜不知路徑。不免買一份來看看。就叫茶房去買。一摸身邊銅版不多。因爲出去要坐車子。所以拿壹角大洋。付給茶房。那知齊巧正好。一個銅元也不多。因爲當時的報紙。與現在大不相同。日報簡直沒有人要看。每期的銷數。最多二三百張。就是今日的申新二報。也都改爲夜報了。並且一種報就有一種報的宗旨。譬如談遊藝的不談政事大局。談商業的不談花界消息。所以那時的人。要看什麼事。就買什麼報。如今石决明因爲要白相。所以就買張遊藝報。閒話少說。言歸正傳。却說當時石决明由遊藝報的指導。不到片刻。就到了西海路裸體跳舞廳。但見萬頭鑽動。樂聲盈耳。一對對的舞者。像穿花之蝶。倏來倏去。那舞女身上的鑽光。映着幾百盞的電燈。一閃一閃。照得石决明眼花繚亂。當石决明正在看得出神的時候。那樂聲倏然停止。一對對的舞者。也各歸坐位。石决明心裏想。可惜我不會跳舞。否則也可以同一個舞女跳一下子。他正想到這裏。忽然自己的肩上。好像被人拍了一下。不覺嚇了一跳。心想我在上海。一無親戚。二無朋友。不知那個認錯了人。正想回頭來。忽然那人又面向入。發出嬌滴滴的聲音叫道。『石先生。你什麼一個人在此地。』

缺页

缺页

[redacted]

結婚前後（續）

（毋我）

萬一這兩種腺體稍微受着些防害。那就貽累不小哪。這是做父母應當特別注意的一件事。

■女子的成年期■ 女子的成年期比較男子要早。大約在十三四歲。至遲到十五歲。也就發生了。同樣先來說女子的性器官的一個大略。女子生殖器也同男子一樣的。分蓄殖器和交接器。卵巢。輸卵管。子宮。是女子的蓄殖器。膣。陰唇。陰核。前庭。和巴爾淋腺。是女子的交接器。卵巢是製造卵子的工廠和男子的睾丸。功能一樣。牠的形狀扁平而橢圓。兩側都有卵巢固有韌帶。附着在子宮外側緣的後上部，牠的顏色。有些像薔薇色。在月經未來以前。很是平清。月經來後。就變成粗糙不平了。牠的最外面的組織。叫皮質。是一種纖維結締組織成功的。含有大小無數水泡狀的濾胞。叫做格拉夫氏濾胞。內容有水狀的液質滿貯着。卵胞液。這無數的濾胞。每個都有發生卵子的可能性。因爲胞的內壁。附有顆粒層。他的中央有個大細胞。叫載卵立。卵子的發生。就在這個裏面。春情發動期以後的女子。每四個星期必有一種排卵機能。這就是濾胞漸漸發生一種黃色顆粒狀物質。將卵子包圍着。一方面又長出許多液體。等到濾胞膨脹到極度。就突然破裂。排出卵子。破裂口狠細。不過針頭大小。卵子直經約爲十分之二公釐。比精蟲大五十倍。平常的目力。可以認出一白色小點。這種卵子排出後。卽被輸卵管的剪採所吸收。到了輸卵管的內腔。再由那上面的纖毛細胞的推動。輸送到子宮去。輸卵管長約十二公分。是連接卵巢和子宮的器官。就是卵巢的輸出管。他的形狀好像喇叭。所以又叫做喇叭管。連接子宮的地方最狹窄。外端狠膨大。形狀如同漏斗。開口到腹腔尖端的邊緣。更分裂而成多數的小突起。叫做剪綵。管內面的上皮細胞。形如纖毛。有推運卵子的機能。子宮位置在膀胱和直腸間的骨盤中央。形狀如同黎子上大下小。長約七八公分。牠可以分做底部體部同頸部。底部是子宮的上部。最爲廣大的遊離部分。兩側附着輸卵管和卵巢韌帶地方。體部是在底部的下面。漸下也就漸狹。頸部是體部的下部。更要狹小呈圓柱形

「上期勘誤」 第五十四期第三頁第二格末行上應加「(註一)下垂體與松果腺：下」

百病辨似錄（續）

（朱振聲）

▣手足厥冷　手足厥冷一症。可分二種。大凡心下滿而煩。飢不能食者。仲景本有用瓜蔕散吐之一法。還有一種是少腹滿。按之痛的手足厥冷。仲景並沒有立方。因爲胸中是清陽之府。關元屬極陰之位。這病雖同有手足厥冷的見症。但是治法是絕然不同的。用瓜蔕散的。是由於陽邪逗留胸中。陽氣被其所遏。不能夠外達四肢。所以手足要厥冷。這種症候。祇要把上焦的邪。吐出之後。那麼滿就可消而厥就可回了。假使是少腹痛而手足厥逆者。這是由于陰邪阻遏關元。冷氣結在膀胱的緣果。從前仲景所以不列方。就是要後之學者。自已去隨機應變。因爲這種病•也有屬血屬水的不同。考膀胱爲藏津之器。關元是聚血之鄉。同在少腹部位。故按之疼痛。辨別的方法。全在乎小便的通利與否。若小便自利者。屬血結膀胱症。治宜溫通血路之品。（如肉桂。細辛。炮姜。桃仁。紅花之類）。若小便不利者。屬水結膀胱症。治宜祛逐水邪之劑。（如茯苓。芍藥。生姜。白朮。附子之類。）這是最簡明的辨別法。醫者在臨症的時候。猶其要留心辨似。

燕窩之研究（曹炳章）

專著

燕窩爲我國有名之補品。或作珍肴。或供藥用。大抵人皆知之。但其名稱科屬產地。形態。種別成因。培養。採製。成分。效用。配互。發明等。寶貴之學理。本草之所未詳。恐鮮有知之者。且近來人造燕窩充斥市廛。魚目混珠。猶不可不辨也。爰作斯篇。以告國人。

名稱係兩燕科中之金絲燕。食海生物所化之唾液。吐出所營造之窩。故名燕窩。有毛者曰毛燕。無毛者曰光燕。或曰暹邏燕。曰龍牙燕。科屬金絲燕爲脊椎動物。鳥類鳴禽類。兩燕科。金絲燕屬產地天然燕窩。產於南洋婆羅洲。蘇門答臘。紐幾尼亞。爲達加斯加。馬萊羣島。爪哇。西伯利斯、印度。及中國閩廣沿海等處。海島逸志云。海涯涯岸。石齒嵯峨。多洞壑。海濱千百成羣。巢於洞中。自萬丹。巴城。三寶壠。竭力石，南旺。馬辰。貓釐把。實不下數十處。皆荷蘭之有力者掌握焉。天然燕窩。營巢於海外斷崖絕壁。婆暹邏燕毛燕是也。近年南洋爪哇等處。以天然採取甚艱險。有築室培養營巢。如龍牙燕。大峙燕。是也。其色白嫩質鬆。因不見天日故也。其產額以婆羅洲爲最多。從來由此地方輸入我國。據十年前之統計。每年運入我國值銀有三百五十萬兩之多云。形態金絲燕。體如夜鷹。形似雨燕。其嘴足毛羽呈暗黑色。頰邊有褐色之斑點。背部帶綠色。間有金絲光。胸部現淺藍色。腹部間白色。足短。翼之尖端超過尾羽寸許。尾之大部分間白色、身材較小於普通之燕。此金絲燕之形態也。燕窩者。乃其唾液所營之窩也。

種別天然燕窩之品質不一。上品者曰頭水暹邏燕。質白光潔透明。囊厚內有網絲。蘇水膨漲力甚強。一錢能漲至一兩七八錢。此爲第一次營巢。故曰頭水燕。其精力最足。第二三次營巢。則囊薄。色白黃帶灰色。或間有紅斑。雖亦產暹邏。質性已薄弱。膨漲力亦大減。每錢剩發至七八錢。產南洋爪哇各島。巖穴者。曰洞燕。在飼養室營巢者曰厝燕。洞燕糙米色。質堅間有細毛。厝燕。色白質鬆毛少。落水漲力。雖亦有以一分至十分可漲。然一糞卽烊。其力不及天然頭水燕之強。厝燕產龍牙島者。曰龍牙燕。

研究中國藥物性質之功用（續）

（時逸人）

肺之體色白。而其用。在排洩炭濁。凡辛味之藥。多富有排洩力。是助肺之用也。肝之用。在分泌胆汁。製造肝糖。白芍山萸之類。力足以助肝之用。論其專長。故曰。專入本經。又凡色枯無液之藥。多入氣分。色赤多液之藥。必入血分。此定理也。揆之於古。徵之於今。厥效彰彰。歷驗不爽。雖古昔之遺言。卽千載之宗法。正不必因其近於五行而棄之。肺臟組織之細胞。與肝臟組織之細胞。迥然不同。治組織學者。類能言之。細胞原子。雖無二致。但隨各器官位置與體用。遂變其性質。食本臟相同之細胞所組織。在全體上。發生一部份之效力。理之本然。無足云怪。食鐵質則補血內之鐵。百弗聖之助消化。酸類之助酸。鹼性之反酸。以及興奮。麻醉。發汗。鎭痙。定痛。化痰。通便。等類。有在神經系。發生效力者有在呼吸器。發生功能者。有在腸胃中。發生作用者。舉世風靡。不聞有反脣相稽。起而議之者。豈藥物及食品。在全體上發生一部份效力之說。獨宜於西。而不能宜於中乎。何中說蒙譏。而西說通行也。今其言曰。所食之物。果爲有益。則全體皆受其益。斷無獨益一處之理。充斯意也。則食鐵汁不能補鐵。食酸不助酸。食硫不能益硫。燐質不能益燐。有是理乎。言之豈勝怪妄。藥物煎汁入胃。有色化爲無色。有味化爲無味。斷無因色味不同。分入臟腑之理。但藥物煎汁入胃。色味因不能存在。而其中所含之特性。果有磨滅否耶。如謂已經磨滅無餘。則阿司匹林不能發汗。必林不能退熱。奎甯不可以治瘧。汞劑不可以驅黴。雖三尺童子。亦知必無是理矣。由是可知。藥之特性。未經磨滅也。吾之所謂。麻桂之治表。承氣陷胸之攻裏。復脈之潤燥。五苓八正之利溼。在全體上。發生一部份之效力。正與入肺入肝之舊說。分道揚鑣。並行不悖。然則彼乃斤斤乎是。實爲求舶品之推銷。非研究醫學之道也。余有慨夫青年學子之盲從。特伸論以世告。

宿食症治驗談

〔丁濟萬〕

徐嵩山。家上海小東門。西醫也。九月中。赴友夜飲還。漏三下矣。同居者方左手持蟹螯。右手執酒杯飲方酣。見徐返。問曰。今夜清興何如。此固非王吉夢中之司馬相如。不至令蔡謨吐下。爲謝尙笑也。徐笑曰。諾。由是對杜康。呼郭索。頃盡其四。甚快意。歸寢後。無所苦。迨明日向午。陡然腹痛。脘膨膨。按之而堅。氣促不能語。因自服消食片阿司匹林燕醫生補丸等。二便全無。幷有來日大難口燥脣乾之歎。徐恍然曰。今而後知西藥之無濟也。於是改延某醫。進香燥理氣之品。如枳殼沉香等。甫一劑。神識並昏。乃由白君居間。求余往診。時病已將及一候。六脈俱伏。苔灰而腹堅。上氣而多汗。勢危甚。蓋其人素嗜阿芙蓉膏。腸胃本燥。加以宿食化熱。非大劑攻下。萬無回生之理。其所以脈伏者。中下不通。脈道爲之閉也。然攻下之劑。不參以養陰生津之品。恐膠滯之宿食不行。夫宿食。在腸胃。猶舟也。津液。猶水也。水大則舟浮。水涸則舟阻。莊生有言。覆杯水於坳堂之上。則芥爲之舟。置杯焉則膠。水淺而舟大也。以彼腸胃燥結之人。而強其宿食之下。是猶陸地行舟。必無濟已。因師陶節庵黃龍湯意。用生地八錢知母二錢天花粉三錢以生津液。用川軍元明粉甘草以通腑滯。不意服後。口燥略減。腑氣未通。隨悟承氣原方。本有厚朴一味以達氣分。氣機不利則變攻何益。乃於前方加川朴八分川軍三錢。服後。不及三時。失氣大轉。燥屎累下十餘枚。蓋不啻春潮帶雨。野渡舟橫矣。此時腹和痛止。舌潤汗收。鼻息紆緩。旋用調補氣陰理肝和胃之劑。數劑而安。徐每告人曰。吾不意大承氣湯。勝於補丸倍屣也。

青年之三大問題（續）

（秦丙乙）

弁言

青年之於人生。如一歲之春。一日之晨。蓬蓬勃勃。正大可有爲。而發軔之初也。苟能加意攝養。注重衛生。俾精神健全。身體康強。則一生之幸福。即於是乎基焉。職是故也。社會家國之所以寄望於青年者在此。青年之所以報社會家國之道者亦在此。然而環顧社會。青年氣象。非羸弱不堪。即委靡莫振。甚或藥爐相對。病痛終年。欲求艱苦卓絕。軀體壯強之人。實不容多得。言念及此。能毋痛心。此中國之所以江河日下歟。

（一）拘謹

此派青年。在社會上實佔少數。大都幼受家庭之束縛。長經父兄之訓誨。不任寬縱深居簡出。活潑無從。智識坐壅。其於世故潑滄桑。既蠢如鹿豕。而人生樂趣。復枯窘異常。雖謹愿有餘。而健康不足。畏縮不前。趦趄莫進。以之任事。實難勝任。是尤向榮之華。正在怒放之時。遽置之陰處。橫加遏止。又安望其生之得遂耶。復有素性固執。秉質峭靜之人。潛心壹志。不好游動。或終日埋頭。專攻文事。或經年伏閭。刻意女紅。或執業之外。心無旁及。或感懷國事。追昔撫今。凡此皆志行敦厚。戚鄙敬愛。無如過於窮研。每致失於衛生。焚膏繼晷。廢寢忘食。在心理上雖犧牲鮮傷。轉致安慰。在身體上則血肉之軀。戕賊難免。馴至面黃肌瘦。納穀不馨。種種病症。錯綜而起。肺癆虛損。即其末路。此無非過於拘謹之爲害。誠可惜也。

（二）浪漫

所謂浪漫之青年者。自幼不受約束。長而放浪不羈。嬉戲終日。任性爲懷。得過且過。無所事事。曾不識人生爲何物。或酷嗜摴蒲。卜晝卜夜。雖債臺高築。精神不繼。亦有所不悟。或沈溺煙酒。流連忘反。甘於暴棄而戕身。或情竇初開。任情縱慾。其穩於內者。則思想紛紜。妄冀非分。情火燄張。從事意淫。其宣於外者。則恣行交際。大肆非禮。胡天胡帝。醜身四播。如此之人。置人言於不顧。危生命而罔恤。年事未老。而先已外榮內枯。岌岌不久於人世矣。

接吻之研究

（譯）

「接吻之原始及本意」接吻爲人類極古之習慣。藉此以表示親愛。如接戀愛者之吻。慈母與嬰兒接吻是也。此外有所謂禮儀接吻者。在歐洲諸國通行之。俄國貧民中。行之尤濫。甚有因此而染成瘡毒者。現代衛生家。則毀斥之。美國法律禁接吻。以防其能傳染也。然欲辨別其物之滋味。使用神經之嗅覺。欲用嗅覺。必須以鼻端。着於物體以嗅覺爲探索辨別之動作。此義等於接吻。因古人。用接吻之原始。在辨其氣味。故也。

「人類嗅覺之退化。獸類嗅覺之進化。」人類以視覺。聞覺。觸覺。能察知所處環境之安危。於嗅覺之作用減少。故其發達之程度。亦日形退化。至其極。嗅神經及發育不全。獸之視覺聞覺觸覺。皆不如人類之敏銳。惟嗅覺乃克充分發育完全。獸類嗅覺之最靈敏者。莫如犬。犬有獵犬偵探犬之分。其能力足可輔佐人力之不逮。即利其嗅覺之靈敏也。

有痛皆靈

此丸藥性王道配合虔誠經數十名醫之試驗莫不萬口稱頌今人之請公開濟世歸人爲愼重民命起見復將原方請海上名醫

脉學淺說 （七）

夫醫之所以能治病。賴乎望聞問切也。而四者之中。不能缺一。故並行之後。方能決死生虛實百病。然今之醫士。大率輕視於脈。以爲據脈定症。乃欺人之談。豈知脈不但能定症。且能決病之易已難已。因人身之臟腑。全賴氣血之營養。而氣血之會聚。在於氣口。故按氣口之脈。卽知其病。如浮沉以定表裏。遲數以定寒熱。強弱以定虛實。其脈病相同者。謂之從。從者易已。脈病相反者。謂之逆。逆者難已。譬如外感脈浮。裏病脈沉。熱病脈數。寒病脈遲。是脉病相從者易已之症也。倘外感之症。本爲陽病。脈宜洪浮。而反見細弱。脫血之後。病屬陰症。脈宜靜細。而反見洪大。春夏木火當令。脈宜浮大。而反見瘦小。秋冬金水當令。脈宜沉細。而反見浮大。是皆脈病相逆。爲難已之症也。不觀乎舟行於水。從則易而逆則難乎。醫者之治病。亦猶是也。

小兒科大要 （趙公尙）

昔扁鵲至咸陽。聞秦人愛小兒。卽爲小兒醫。此爲兒科之始。世之人。未有不愛其兒者。故近世兒科。應時勢之需要。充斥於市。將以救兒疾苦。以盡其天職耶。抑利用時機。以謀私人之利益耶。夫醫爲仁術。吾知業兒科者。當知所務矣。治兒病者古稱啞科。因小兒神志未充。口不能言。內臟疾苦。全賴醫者。以神明度化。揣測得之。又小兒稚陽未充。稚陰未長。臟腑經絡柔弱。一經感受外邪。易於傳變。或神昏。或痙厥。不待終日。其勢已危。古稱無糧之師。貴在速戰。正爲兒病比喻也。六淫外感。小兒與成人同。飲食內傷。小兒且較成人爲甚。鬱怒躁急。尤爲小兒所易犯。蓋婦女之性多鬱。兒得其遺傳性故耳。治外邪者。達其表。治飲食停滯者。通其裏。治鬱者。舒其鬱。此爲其常者言也。若失外邪。搏其血熱。則發爲斑疹。滯於肌腠。則爲瘰癧。津液受傷。則爲痙厥。俗呼驚風。熱邪入腦則神志昏糊。俗稱內陷。治其變者。宜隨症消息之。近世業兒科者衆。其能神明變化。不逾規矩之外。而傳上古醫學之精神。則隔垣洞悉。吾何間焉。特恐輕描淡寫。卸過則有餘。治病則不足。而孟浪之輩。又以滾痰丸。爲肘後秘法。其誤蓋相等也。近世所通行之弊者。卽明見虛寒。不敢投以溫補。因思馮氏之錦囊集。莊氏之福幼編。審症精確。立投溫煦。其識見之獨得。當興先哲遺民之嘆也。

硼砂之日常用途 （續） （允義）

（五）洗濯　用半磅碎砂溶於拾珈倫(Callon)之熱水中。則此溶液可用以洗衣。先將欲洗之衣浸入此液中一夜。至次日晨。再略加碎砂而煮沸之。如衣上脂污不多。不再加硼砂亦可。如此則衣潔白矣。既省肥皂。又免人工也。如受傳染病者之衣服。以硼砂溶液洗之。可以消毒。又一茶匙之硼砂溶液。與每品脫 in 之小粉。混和。乘熱時用以漿刷麻布小。漿液再以熨斗熨之。則麻布增硬。光彩倍加。

（六）洗兒　用溶化少許硼砂之水洗兒。則於小兒之皮膚上。極有益。若用以洗髮及去垢。則以硼砂一小包。溶化於一品脫之熱水中洗之。洗後須再用冷清水洗之而拭乾。

汗之研究 （續） （孫連如）

法當益氣補陰降火。則病自愈。以上所論。皆虛症也。若陽明胃實。汗出頭額。氣不順者多汗。痰盛者汗自流。皆實症也。不明其根本而斤斤以汗爲虛病。但見發汗。動手使補夫不可補而補之。則未有不死者。蓋補者所以補不足也。然必察其邪之盛衰。元氣虛弱。設邪氣盛滿。將表散之不暇。而強補之。止其不得外出。則正氣未受滋補。而邪氣因之留滯。邪有內陷之虞矣。總之邪氣交爭於骨肉而得汗者。是邪却而精勝。所謂汗出而散也。表邪解而裏邪去。則實者活。汗出而輒復熱者。是邪勝也。正不勝邪。雖汗必死。所謂汗出而脈尙躁盛者死。汗出如珠。如油如膠。淋漓不止。而揩拭不逮者。死不治。汗多不止。眞陽亡脫者死是也。他如濕熱內變之黃汗。肺病之灌汗。水結胸無大熱之頭額汗。濕熱流注之手足汗。雖同名爲汗。而所根則大異。苟不能變而通之。烏能生死而肉骨哉。

無痛不止
代售處　白克路巢餘慶藥號　新開路廣德堂藥號　天后宮橋餘慶堂藥號

餘興

（歡迎投稿）

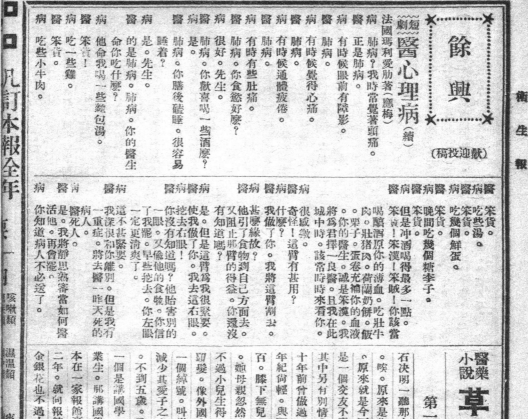

短劇　醫心理病（續）

法國瑪利愛肋著（應梅）

病　肺病？我時常覺著頭痛。
醫　正是肺病。
病　有時候眼前有障影。
醫　肺病。
病　有時候覺得心痛。
醫　肺病。
病　有時候通體疲倦。
醫　肺病。
病　有時有些肚痛。
醫　肺病。你食慾好麼？
病　很好。先生。
醫　肺病。你歡喜喝一些酒麼？
病　是。
醫　肺病。你膳後瞌睡。很容易睡着？
病　是。先生。
醫　的是肺病。肺病。你的醫生命你吃什麼？
病　他命我喝一些麵包湯。
醫　笨貨！
病　吃一些雞。
醫　笨貨。
病　吃些小牛肉。
醫　笨貨。
病　吃些湯。
醫　笨貨。
病　吃幾個鮮蛋。
醫　笨貨。
病　晚間吃幾個糖李子。
醫　笨貨。
病　但是沖酒喝得最多一點。
醫　笨貨！笨漢！笨賊！你該當喝醣酒原你的薄血。吃壯牛肉。壯猪肉。荷蘭奶餅。飯。栗子。蛋卷充補你的血液。你的醫生。誠是笨漢。我將為君擇一良醫。且我在此城中時。該常時時來看你。
病　很感激。
醫　奇怪！這臂有甚用？
病　什麼？
醫　我做了你。我將這臂割去。
病　甚麼緣故？
醫　他引了食物到自己方面去。又阻止那臂的得益。你還沒有知道嗎？
病　是。但是這臂為我很緊要。
醫　使我做了你。我去這右眼。
病　挖去右眼！
醫　你沒有知道嗎？他貽害別的一眼。又偷他的食物。你信了我罷。早些挖去。你左眼一定更清爽了。
病　這不甚緊要。
醫　我深很和你離別。但是我有一重症。將去醫一一昨天死的病人。
病　醫死人。
醫　是。我將靜思熟審當如何醫活他。再會罷。
病　你知道病人不必送了。

醫藥小說　草木艷史（四）

涼月

第一回　石決明初遊上海城　金銀花落難跳舞廳

石決明一聽那女子的聲音。覺得很熟。迨至抬頭一看。不覺脫口道。唉。原來是你。你怎樣也在此地呢。讀者諸君。你道那女子是誰。原來就是今天跳舞場中大名鼎鼎的舞星金銀花女士。但是石決明是一個交友不廣的人。而且是初次到申。如何能與金銀花認識呢。其中另有別情。原來金銀花並不是跳舞出身。她父親名叫金不換。在十年前曾做過一任外交總長。家裏就住在石決明隔壁。當時金銀花年紀尚輕。與石決明時常在一起游玩。金不換因為自己年紀已將半百。膝下無兒。所以對於金銀花。非常珍愛。在金銀花十歲那一年。她母親忽然有孕。居然生了一個老來子。老夫妻倆當然十分歡喜。不過小兒生得身材矮小。面貌醜陋。遠望之好比一只小狗。頭上的頭髮。像外國人一樣。與金子的顏色。不相上下。所以人家就稱他一個綽號。叫做金毛狗脊。不過他父母却並不因為面貌的醜陋。而減少其愛子之心。說也奇怪。金毛狗脊生得雖然醜陋。却天資聰敏。不到五歲。已能識字。家裏本來聘請了二位教員。一個是教英文一個是講國學。那教英文的祇有三十歲。姓白名石英。是個外國畢業生。那講國學的年紀已有四十幾歲。性杜單名一個仲字。他從前本在一家報館裏做主筆。學問雖然淵博。思想略覺陳舊。因此不在二年。就向報館辭職。到金家來教書。當金毛狗脊讀書的那一年。金銀花也不過十五歲。光陰迅速。

凡訂本報全年

者

〔醫評〕

對於醫界的罪言

葉秋勁

△忠實的批評　△當頭的捧喝

我在對醫界進我的罪言以前。先要把一般人批評做醫生者的話。批評一下。

有人說。『做醫生的和做別種生業有些不同。不應該孜孜於孔方兄。』說這話的人。大概嫌有些醫生的醫病。眼光射在孔方兄上。有時醫金稍微短少些。他便不肯盡力了。這樣。固然是那醫生的眼光太小。見識太差。但醫生拿他應得的醫金。是不可非難的。要知醫生也是一個人。他不是機器。也不是神仙。他要吃飯穿衣。他有他必要的開支。況且他們多不受地方上公款的補助。在現在經濟制度底下。醫生從他的勞力上取些酬報。不是很應該的嗎。

又有人說。『醫生的事業。是帶些慈善色彩。做醫生的應該以濟人為懷。』說這話的人。好像嫌有些醫生對於貧民階級。不肯盡些沒有酬金的義務似的。我以為醫生固然能夠以濟人為懷。盡些沒有酬金的義務。自然是很好的事。不過這種超乎金錢的事業。是少數非常人的行為。不能責之於一般常人的。並且這種事只能由那做醫生的自己發心去做才可。別人萬不能夠用任何方法來勉強他們的。要知醫生不盡是非常人。多是常人、埋怨貓兒不會作虎嘯的事情。究竟還是埋怨者的不當啊。

別人的話批評過了。我自己的話開場了。也請大家。尤其醫界諸位。給我一個批評。

(一)做醫生的人應該明白醫業的性質。古人說。『救兵如救火』。我說救病也如救火的。越是有關生死的重病。越與時間有關係。遲早一些時間。往往會影響到病症的有救與否的。有些醫生。喜歡擺架子。人家來請他診病。他明明是閒着。還說沒有起來。明明是在造萬里長城。還說正在看病。病家在火裏。他在水裏。弄得病家如熱石頭上的螞蟻一般的期待着。雖然他不是天醫神醫。一到就能夠起死回生的。

(二)有些醫生為擴張他的營業起見。不肯在他的學問上手術上和人競爭。卻喜歡不負責任的在病家面前。說別人壞話。(懂醫理的病家。自然在少數。並且像中國醫理。虛無縹渺。儘有就一個問題說出幾種道理來的餘地。）於是你攻訐他。他也攻訐你。明槍暗箭。煞是好看。其實你即使攻倒了別人。你要是不能夠治好那病家的病。人家也決不會相信你的本領。真是勝過於你所攻訐的那位醫生的。

(三)這是一樁很奇怪的事。越是本領比較稍微好些的醫生。他的臭架子。越是擺得足。(例外當然是有的。)人家要是請他看病。他先要看看請他看病的是誰。頭大的或是診金特豐的。他就親自出馬。否則就招呼他那沒有經驗的助手或學生敷衍一下。他自己情願躺籐榻。說笑話。造長城的。尤其是對於晚上的出診。要如此辦理。要知病家相信你的本領較好。深夜來飛請你。不消說一定是很棘手的重症了。你這麼辦。誤人生命。當然不是你願顧及。但至少於你的營業和名譽上。要發生不好的影響哪。

(四)我曾說醫生取他應得的醫金。是不可非難的事。不過我要請做醫生的人。明白這究竟不應該看作發財的捷徑。(事實上有許多人是做到的了。)有些醫生。因為他的發財心太切。對於稍微疑難的病症。往往先把病家恐嚇一下。再說要如何治法。要多少錢。一張不香不臭的膏藥。一瓶不鹹不淡的藥水。一包不黑不白的藥粉。便要大敲竹槓。這事在一般資產階級。自然不生問題。若在一

衛生報刷新紀念

醫國之聲

馮玉祥 題

馮煥章先生題字

請速來購

般貧困階級。那眞是左右爲難極了。可憐那爲富不仁的很心醫生。那裏知道這個。

（五）中國醫界。還有一個不好的習性。就是『秘密』。他發明了一種藥劑。或是一種治法。往往深秘嚴守。諱莫如深。以圖秘密傳家。不肯公開出來。雖然是很要好的朋友。很親近的親戚。很得愛的學生。也不肯稍示一二。往往弃到及身而斬。回想他發明時。要是公諸社會。那非但能垂之久遠。並且經過大家的研究討論。損益推衍。一定能夠日臻完善的。

我要說的話。已經說完了。我重把上文讀一遍。不禁嘆一聲『現代私有財業的經濟組織作祟。』醫生的要攻訐他人。要秘密。要敲竹槓。固然爲的是錢。就是那要體泰。要叫別人代勞。要擺架子。都不過是要抬高自己的身價。多騙幾個錢罷了。在現代經濟組織沒有根本改造以前。這種現象。是不會完全消滅的　我們不過希望做醫生的人。在不必要的範圍內。總要『心平氣和』『適可而止』纔好啊。

專著

燕窩之研究（續）

（曹炳章）

以囊厚色白有神。內有網絲綳滿者爲優。福建泉漳沿海產者。夾毛者多。名曰毛燕。（外國格里斯亦產之）。亦以肉厚色白有神。紅根毛輕。每隻有篠串眼者曰牡丹毛燕。爲最佳。其他囊薄毛重。色白帶灰黑者次。大抵採下之後。不加精製。亦不整齊。乃浸於水中。弛其結合。除去羽毛及其他夾雜物。再乾燥之。他如天然燕窩。與日本人造燕窩凡有經驗者。亦各有區別。若天然燕窩。色澤較潤。有神光。雖夾雜有毛。一出於自然。且有鯛魚味。人造燕窩。雖呆白無神。質粗略堅硬。有海藻氣。或全無氣味。以此分辨。一無遁形。凡天然燕窩。以帶紅紫色者爲最上品。白色者亦佳。帶黑色多毛者最下也。

（成因）天然燕窩。由海燕食海生物。化生唾液。及他種結合物質所釀成。此種海燕。名金絲燕。其所窠於巖礁絕壁之上。狀如兜。純粹囊由唾液製成者。則爲白色纖維質。其狀如海綿珊瑚之着生。排列無序。浸水則柔軟漲大。但普通多含有他種之物質。從來對於是物之學說甚多。茲就其有價值者分別錄之。以待考正。

一　泉南雜誌云。遠海近番處有燕。名金絲燕。首尾似燕而甚小。毛如金絲。臨期育子時。啄蠶螺而食。土番之螺背上肉有兩筋。如楓蠶絲、堅潔而白。可補虛損已勞瘵。燕食之肉化而筋不化。併津液嘔出。結爲小窩附石上。久之燕雛能飛。海人依時拾之。

二　嶺南雜記云。燕窩有數種。再海燕食海邊蟲。蟬背有筋不化。腹吐出而爲燕窩。綴山海石壁之上。土人攀援取之。春取者白。夏取者黃秋冬不可取之。則燕無所棲。凍餓而死。次年無窩矣。

三　湖海搜奇云。燕窩出廣東。乃海燕食小魚。吐涎液營巢於巖石。故名燕窩

四　崖洲志云。崖州海中石島。有玳瑁山。其洞穴皆燕所巢。大者如烏。啖魚。輒吐涎沫。以備冬月退毛之食。士人皮衣皮帽。秉炬採之。是爲之燕窩。

五　閩小記云。燕含取小魚。粘之於石。久而成窩。有黑白紅之色。黑最下。紅最難得。能益小兒痘疹。白色能愈痰疾。

六　庶物異名疏云。海燕拾海上無毒香蔬結巢。燕去巢後。人取而煮食之。

藥性撮要（沈仲圭）

金櫻子又名山石榴山雞頭子（收歛劑）

（釋名）金櫻當作金罌、因其形如小石榴而色黃赤恍如口小腹大之瓶、故名金櫻、石榴、雞頭、皆象形也．（產地）南中州都多有、而以江西劍南嶺所產者爲勝、

（製法）未全熟時、取汁熬膏、（沈存中云『金櫻子止遺泄、取其溫且濇也、世人待紅熟時、取汁熬膏、味甘不濇、全失本性、大誤也、當取半黃者、日乾搗末用之、』）

（性質）酸濇而溫、（功用）收歛精管、

（主治）蜀本草治脾泄下痢、止小便利、濇精氣、時醫僅用以濇精止遺、

（用量及配合）一錢至二錢半、同芡實、蓮子、兔絲子、茯苓、治久痢體弱

（方劑）水陸二仙丹、止遺精、

芡實爲末、以金櫻子膏和丸、

（主按）芡實金櫻、性俱收濇、功在固精、與金鎖固精丸（『沙苑蒺藜龍骨牡礪芡實蓮鬚共爲末以蓮子粉和丸』）相髣髴、祇宜於滑精之症、

（禁忌）泄瀉由于火熱暴注者、遺精因於陰虛火熾者、皆不宜用、

（編者意見）本品與龍骨，牡蠣、蓮鬚、芡實五味、雖同爲濇精之品『而効用各不相侔』龍骨性最黏濇爲吐血良藥『內服能止吐衄二便之血、外敷能止金創仆損之血』牡蠣性涼、能淸虛勞煩熱、內含沃度、善消瘰癧結核、五味在下歛腎、在上歛肺、故療咳喘、蓮鬚能烏鬚黑髮、芡實堪補脾濇腸也、

七　華夷鳥獸續考云。海燕大如鳩。春月巢於危巖絕壁。葺壘乃白海窠也。島夷伺其秋去。以修竿接鏟。而鏟之。

八　海島逸志。燕窩者。燕窠也。燕食海栗。吐而成窩。歲冬夏二收。譬如取蜂之蜜。多收則敗矣。

九　清稗類鈔云。金絲燕。燕之異種也。體小於燕。背褐色。尾腹間白色。產於我國及印度。恆居巖穴中。營巢即燕窩。

十　粵錄云。海濱石上。有海粉積結之苔。燕啄食之。吐出爲窩。纍纍巖壁之間。島人俟其秋去。以竹竿接鏟取之。海粉性寒、而爲燕所吞吐則暖。海粉味鹹。而爲燕所吞吐則甘。其形質盡化。故可以淸痰開胃云。

他如蠹餘錄。茶館客話。亦云產絕壁。或云窮巖邃谷。均言非著石壁或洞穴。不能移動。其間雖有云路蠶螺。或雲霞海邊蟲。或字食小魚。或云食無毒香蔬。或云採海栗。或云食海粉。然皆屬海產小生物。皆經過海燕胃中消化。而吐出。唾腺分泌一種黏液所造成。皆營巢於危崖絕壁。而爲天然燕窩之生成者無疑。然諸說中。猶以一二七八十。五說理由較爲詳實。

十一　威鉞窩臆之。海際砂洲生蠶螺。背有兩筋。堅潔而白。燕啄食之。肉化而筋不化。幷津液吐出。結爲小窩。啣飛渡海。倦則漂水上。棲其中。少頃。又含以飛。海人依時拾之以貨。王世懋閩部疏亦云。燕窩海燕所藥。啣之飛渡於海。翻倦則擲置海面。身坐其中。久之復啣以飛。查浦輯聞云。海燕南海歸。海外水邊難達。因啄小魚肉作窩。口啣之而飛。飛倦即投窩水中。棲止其上。少息復含之而飛。故東南風則瓢掠近岸。人就取之。

據上諸說。雖云海燕食蠶螺小魚作窩。與前條亦同。惟云作於海外。不著石上。燕飛渡海。而以此爲舟作棲息。此則孩稚之語。且燕窩具半月形。外邊剩半邊。內口平齊。貼石上處無邊緣。落小即遭沒頂。且入水不一時。即膨漲腐化。海外風濤。又不知幾千百里。豈此區區淺淺無邊之物所能浮海乎。

古釋

從病能病理上談魂魄

（宋大仁）

按內經云。隨神往來者謂之魂。並精而出入者謂之魄。左氏傳云。人生始化曰魄。既生魄。陽曰魂。許氏說文云。魄陰神也。淮南子主術篇。地氣爲魄。禮記祭義。魄也者。鬼之盛也。究之魂魂果爲何物乎。此所謂精神所集注。心靈所覺察。决非科學之法則所能說明。器械之精良所能試驗者也。玆篇從心理上立說。証之病能病理經驗而論之。本各舉所知之意。公開發表。歡迎討論。海內君子。幸賜敎焉。

人自有生以來　所恃以培養元氣者。曰水與穀。水入於胃。由脾陽運輸以上交於肺。肺朝百脈。輸精皮毛。是爲衛氣。穀入於胃。亦由脾陽運輸。淫精於肝。濁氣歸心。是爲營氣。衛氣行於脈外。所以泄水。故剽悍而近陽。陽則晝主之。營氣行於脈中。所以行血。故濡遲而近陰。陰則夜主之。設不明乎此。而欲求神魂精魄之所以連屬者。不可得矣。其在經曰。心藏神。肝藏魂。肺藏魄。腎藏精。又曰。隨神往來者謂之魂。並精出入者謂之魄。夫營與衛之不明。而欲求精神魂魄。其將何所依據乎。蓋心者主血之藏。營氣之所居也。肝者藏血之藏。營氣之所本也。血中之靜氣爲神。而動氣則爲魂。覺則神開。寐則魂交。故人常日所思。夜有所夢。日所思者神主之也。夜有所夢者。魂主之也。營氣夜行於陽。志之所至。氣亦次焉。故清夜所夢。與旦晝所思常相因。此隨神往來之明驗歟。腎者主水之藏。衛氣之所本也。肺者主氣之藏。衛氣之所出也。水稟坎藏中陽。化者爲精。氣稟兌藏微陰。化水者爲魄。魄居上源。精爲汚澤。故人嘗溺於醇酒婦人。多病消渴。醇酒婦人則傷精。病消渴則並及於魄。衛氣盡行於陽。汗液外世。內愈不支。故旦晝渴飲。與暮夜之耗損常相因。此非並精出入之明驗歟。顧經亦有言。心者。君主之官。神明出焉。歐陽子亦曰。有動乎中。必搖其精。似心爲主藏。非藏精之腎藏可與倫比。但西醫則專以思慮功用屬之於腦。其說似屬兩歧。不知腦爲髓海。由督脈下交於腎。爲腎藏之根據。人所有思。每仰首而沈吟者。心氣達於腦也。苦思不得。即頭爲之氣痛者。用心太過而腦氣傷也。由是觀之。心爲主體而腦奉使令。不既彰彰乎。此即腎之所藏志。即腎之所以爲作強之官而技巧出焉者也。是又精神交會之作用也。雖然。神不可以過勞。過勞則傷魂而臥寐不甯。精不可以輕耗。輕耗則傷魄而痰喘交作。養生者可以噬矣。

肥人變瘦法

（汪錦珍女士）

我時常看見肥胖的人。每每做了勞動的事。就要氣急。或走了幾里路。又是上氣接不着下氣的喘不過來。這是什麼緣故呢。因爲他的身上長了許多肥肉。即使一步不動。已經笨重極了。怎麼還能夠勞動行走呢。但是越勿勞動。越要壯滿。越不行走。越是肥胖。一天一天的肥大起來。好像患腫脹病的模樣。那就一些也勿能動了。眞是可憐得極呢。我現在來想個法子。把肥人變做瘦人。請肥胖的諸君不妨試試哩。那法子非常容易。就是每天的食物動作和眠睡沐浴。都去注意一點。那就好了。食物和睡眠應當減少。假使食物有脂肪質澱粉類和那糖類酒類等。千萬不要多吃。免得吃下去的食物。多生出沒有用的肥肉來。睡眠的時間至多以八小時爲限。使他憩休的時間減少。也可少生肥肉了。動作和沐浴應當增加。譬如平常每天動作八小時。那肥胖的人就要加添一小時。或者飯後散步一小時。使其增多勞動。那末可以氣血流利。排泄迅速。也不致多生肥肉了。還要天天沐浴。使他全身的皮毛疎通。將那脂肪質從毛孔裏排泄出去。倘使能夠照上面的法子、耐着心的做過去。那怕肥人勿變瘦人呢。

研究中國藥物性質之功用（續）

時逸人

「參考」時賢高思潛曰、西洋最近之新發明、有所謂經療學者「所以講動物之經」考其功用、採之入藥以療病者也、如蝶按櫥、胸櫥、脾櫥、胱底底、腎上櫥等、皆為動物體中之隱核、用以治人體該部失功之病、已卓著成效、現今西洋醫界之深思奇想、莫不注力於斯、若我中國、則於千百年前、已有道及之者、如雞矢消臟、胞胎療損、童便降火之類「本草綱目」所載牛羊等臍此皆中國最早發明、脾櫥之入藥者、非卽西洋所用之經療學耶、古代科學未具、無從化驗、先哲知其當然、而不知其所以然、以千百年之舊說、而與新發明之學理相符、此其爲特色、爲謬點、當不難分辨、攻擊其非、乃適以證明其美、曉曉者、亦可廢然返矣、

青年之三大問題（續）

秦丙乙

（三）普通

人非木石、誰能無情、一屆青年之時期見聞漸廣、智識漸充嚮之蟄處家庭厮混學校中者、今且厠身社會、合羣而居矣、嚮之青梅竹馬、爛慢而天眞者、今且萌愛生戀、嫌疑知避矣、其品性之邪正、衞生之合否、率於是而轉移焉、蓋普通一般青年、初出茅廬、固劃一而不二、然素絲易染、歧路易迷、當此千鈞一髮之危機、因意志薄弱而墮落者、蓋比比然也、必也不爲外誘、不締內惑，守身如玉、始終如一、庶嚴以束已、淡於虛榮、靜待其長育之蓬勃、形體之健全、而不自已也、

結語

青年在衞生上、乃最危險之一時期、此自古已然、而於今爲烈、前述三項、雖造因之爲情狀、各自不同、而結果之不衞生、殊無二致、宜外人之以病夫相誚也嗚呼、青年先著斯、壯歲又奚若、社會既如此、國家更何望哉、

生化湯與產後之關係

〔丁濟萬〕

世人以生化湯。爲產後通行之劑。醫家病家。胥視爲利劑。余以爲藥所以治病。非可以無故服之者。茲特分別舊方生化。與新方生化之功用。及與產後之關係。世之衞生者。幸垂敎焉。

□舊生化湯。　治產後瘀血停滯之症。

全當歸三錢。川芎錢半。砲姜炭五兩。桃仁七粒。炙草八分。陳酒一杯冲服。

□新生化湯。治產後瘀血停滯之症。或惡露不下。或腹中塊痛。

全當歸三錢、益母草三錢。丹參三錢。桃仁七粒。益元散二錢。白藕汁一杯。淸白童便一杯。

〔說明〕原方用當歸。砲姜炭。川芎。桃仁。益母草。之溫升。爲陽虛不運者立法。若陰虛火旺之體質。大非所宜。故古甯南氏。另訂新方以淸熱。活血。然余以臨症之經驗參合。知產後病症陽虛不運者。實居多數。舊方不可全棄。新舊兩方並行不悖可耳。於活血。行血。藥中。加益元散。童便之淸熱。利大便。藕汁之淸熱。生津液。不可謂非石氏之巧思神悟。若因陽虛不運。而見腕悶。嘔噁。肢涼。自汗。身熱。惡寒。瘀行不暢。等症。則舊方加化痰順氣藥品。大有殊功。非石氏新訂。之方所能及。但藥所以治病。無病不必服藥。世人以生化湯爲產後通行之劑。甚有無故而服之者。則誤之矣。

〔附解〕西醫以產後。子宮血管破裂。宜用收斂之劑。此大誤也。子宮血管。旣以破裂。必有瘀血停滯。不行其瘀。惟以收斂豈不誤事。況中醫治產後變生諸症。最爲合拍。惟無故服之。斯不可耳。

公衆衛生雜譚

（秦丙乙）

〔道路〕中國路政失修。習爲固然。卽以滬埠而論華界。之與租界較。其間奚啻霄之與壤。此眞可謂痛心者也。夫道路不僅爲觀瞻所繫。卽於民衆衛生。亦有密切之關係。良以路政修明，晝然井然。居民往來其間。有禆益呼吸之可能。無窒礙嗅覺之不樂。試觀東西列邦。對於道路。無不悉心講究。以臻美善。蓋深知道路之有關重要。而不惜力征經營之也。乃返觀吾國顧何如。街衢既仄隘異常。路面又阢隉不平。水溝則淤塞不宣。糞穢則狼籍滿地。晨則便車轆轆。木犀香無遠弗屆。夕則垃圾纍纍。汚穢物隨在而是。炎夏則驕陽直射。疫氣蒸騰。陰雨則泥潦陷足。崎嶇難行。綜此一切。已足爲公衆衛生之大障礙。負路政之責者。豈可恝然視之乎。夫改良路政非必欲一朝一夕。盡善盡美。悉彷外人之建設也。限於經濟之關係。所謂不求有功。但求無過。祇須循序徐進。力改舊觀。務合道途寬廣。適合衛生。辦事認眞。管理完善。當玆國事粗定。過渡時代。已爲民衆之萬幸矣。非然者竊頂因循。長此以往。匪特有損國家之體面。卽於公衆衛生之前途。亦有絕大之影響焉。

〔醫藥〕滬上人口滋雜。風尙澆薄。醫藥二業。尤充斥爲害。指不勝屈。大街六巷。鱗次櫛比。以如是之發達。宜居民之蒙其福利矣。地方之得其保障矣。而考之實際。則誠反是。蓋所謂今之醫家。大抵恃以謀生。作爲營業致富之捷徑。罕存古昔濟世之風。其生涯鼎盛者。固未必才識超羣。而學行兼優者。亦未必門庭若市。蓋全恃交際之手段以爲衛也。而反觀一般病家。率皆目光淺近。毫無智識。視彼診金昂貴。診務忙碌者。卽以爲可恃。而趨之若騖。反之則鄙夷固拒。一若眞無足取者。職此之故。醫家愈多而愈鮮才學。病家愈惑而愈無標準。此無新無舊無中無西其象一也。若夫藥業。則故步自封。不求改革。外表雖精修廣製。道地非常。內容則塵濁霉壞。删慣充。其因銖錙不準。頂冒膺訛。因而小恙化大。危疾立死者。往往而是。至於西藥。則腐敗尤甚。一切外表之精潔。雖較前者爲勝。而牟利之術。實黑幕重重。一瓶之値。一粒之價。動輒侈索盈累。究其成本實效。悉屬些微之至。試問如此現象。其於公衆衛生。危殆奚若。再如貧病之人。本無延醫服藥之能力。今乃處現今醫藥情狀之下。其有不退避三舍。束手待斃者乎。彼醫院善堂。施診給藥。規模狹小。腐敗敷衍。又安足嘉宏惠。施保障於多數之貧病者哉。

〔發明〕兩種血崩特效藥……牸牛蛋　老鴉睛

（張錫純）

一種爲宿根之草。一根恆生數莖。高不盈尺。葉似地膚微寬。厚則加倍。其色綠而微帶蒼色。孟夏開小白花。結實如杜梨。色如其葉。老而微黃。多生於宅畔路旁板硬之地。俗呼爲牸牛蛋。又名臭科子。然實未有臭味。初不知其可入藥也。戊辰孟夏。愚有事回籍。有縣治南關王氏婦。患血崩。服藥不效。有人教用此草。連根實剉碎。煮湯飲之。其病頓愈。後愚回津。言及此方。門生李毅伯謂。此方余素知之。若加黑豆一小握。用水酒各半煎湯。則更效矣。

一種爲當年種生之草。科高尺餘。葉圓而有尖。色深綠。季夏開小白花。五出黃蕊。結實大如五味。狀若小茄。嫩則綠。熟則紅。老則紫黑。中含甜漿可食。俗名野茄子。有山之處。呼爲山茄子。奉省醫者。多採此草。陰乾備用。若治血崩時。將其梗葉實共切碎。煎湯服之立愈。在津曾與友人張相臣言及此草。相臣謂此卽本草綱目之龍葵。一名天茄子。一名老鴉眼睛草者是也。而愚查綱目龍葵。言治吐血不止。未嘗言治血崩。然治吐血之藥。恆兼能治下血。若三七茜草諸藥。是明徵也。以偏地皆有之草而能治如此重病。洵堪珍哉。

缺页

餘興

（歡迎投稿）

情病（仿雜說四）

一夔

世有美女。然後有相思病。相思病常有。而美女不常有。故雖有想思。每迫於嚴父母之命。呻吟於牀第之間。不以相思稱也。病之相思者。一日或迴腸十二。醫病者。不知其爲相思而醫也。是病也。既有相思之實。朝不寢夕不眠。情深不外現。且欲與常病等不可得。安知我爲相思也。醫之不得其法。治之不能盡其長。藥之而不能對其症。診脈而告之曰。此人無病。嗚呼。其眞無病耶。其眞不知病也。

懸壺新解

笑鳩

客有問於余曰。醫士行道。人恆稱之曰懸壺。茶壺耶。酒壺耶。抑爲便壺耶。竊謂茶酒與醫。胥無重要關係。童便雖能醫吐血。未能統治百病也。懸之奚爲。余對曰否。壺乃葫之誤。葫蘆內有仙丹靈藥。服之可以起死回生。昔之懸於醫者。門懸葫蘆。以廣招徠。職是故也。迨後世多不學無術輩。往往將濟世爲糊口。遂糊裏糊塗。訛葫爲壺。幾至費解。惟在明者辨之。客乃唯唯而退。

〔按〕列仙傳所載。壺公賣藥。嘗懸一壺於肆。市罷。輒躍入壺中。此種事實。縱非託於寓言。亦認爲道中之玄妙。乃後世草頭郎中。開張應診。靡不稱爲懸壺。相習成風。雖屬司空見慣。然細繹之。能不唐突西施耶。於是作新解。「笑鳩附識」

醫蠢與醫貧（笑鳩）

髫歲游學蘇垣。曾見元妙觀中。駐一走方郎中。不知何許人也。亦不詳其姓字。猶憶樹彩幟。標明『專治一切疑難雜症』字樣。迎風颺颺。絢爛奪目。城鄉居民。趨之若鶩。遇症之疑難者。輒就治焉。咸奉之如神明。每日所獲無算。一般江湖術士。因妒成隙。覓一蠢童子。作學生裝。鼻架百力克鏡。兩手倒持書册。憨狀可掬。求益智慧。該郎中隨處一方。字彙一部。燒灰存性。京墨研汁一碗和服可愈。觀者靡不捧腹。一日。又有流氓欲敲詐之。踵請療貧。亦爲擬方。赤金百兩。明珠千粒。右二味煎湯服後。即愈。該流氓無隙可置。掉臂竟去。

醫藥小說　草木艷史（五）

涼月

第一回　石決明初遊上海城　金銀花落難跳舞廳

不覺又是五個年頭。有一天金毛狗脊在放學之後一個人出外購物。直到金烏西墜。玉兔東升。還沒有還家。老夫妻倆急得要命。東尋西找。毫無消息。你想上了年紀的人。本來好像風中之燭。如何能夠再經此種傷心之事呢。不多幾天。金不換就此一命嗚呼。可憐金銀花母女二人。舉目無親。勢必不能再住北平了。加以金不換遺產不豐。不得已祇得到上海來同娘的姨母商量辦法。那知福無雙至。禍不單行。一波方平。一波又起。金銀花的母親。因爲路上受了些風寒。一到上海。病就加重。冷起來比水澆還冷。熱起來比火燒還熱。身上一些汗都沒有。胸悶懊憹。咳嗽脇痛。小便黃得像濃茶一樣。大便亦有好幾天不解了。到了晚匕。就要神昏譫語。起初請了一個中醫。據說病的是太陽陽明合病。因爲太陽之表邪未罷。所以要怕冷。陽明的濕熱留戀。所以要發熱。非用桂枝白虎湯雙解表裏之法。是不能愈的。但是當時人多口雜。意見紛歧。有的說照此熱度。如何再吃桂枝。桂枝吃了要出鼻血的。熱度更要增加的。有的說他已在怕冷。石膏是不可吃的。弄得病家走頭無路。不知如何是好。這時金銀花雖已經有了二十歲。但是對於醫學一門。素不研究。也不知誰是誰非。這也是他母親命該不起。明明有了對症的良藥。不敢入口。却去請了一位外國醫學博士。吃了幾粒藥片。戴了一頂冰帽。就斷送了一條性命。人家還說是病入膏肓。不可救藥。（未完）

衞生報

袁存

THE HYGIENIC WEEKLY

18 Janualy Woo Lee, Burkill Road, Shanghai, China

館址上海白克路珊家園人和里十八號

主編 丁濟萬 主幹 趙公尙

編輯 朱振聲 時逸人 宋大仁 賈宵芸

戒煙專刊

本期要目

中華民國十八年十一月九號(星期六)

□第五十七號□

本報每逢星期六出版一大張售洋四分

自強之道

蔣中正

全年五十期連郵費二元四角(國外加半)

(郵票代洋九五折扣)

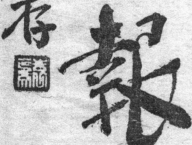

勸勸吸鴉片烟的朋友！

姚新吾投稿

吸烟的朋友們。看了我這個題目。不必看下文。就先要頭痛。不過處於現在嚴厲禁烟況之下。發表這篇文字。或者也是當務之急。請你不必頭痛。忍耐一下。請你看下去罷。

幸虧我也是吸上癮的一份子。（不過現在已經戒絕多時了。）說出來的話。大概總要親切一些。那時我所受的痛苦。實在有冤無處伸。不得不在此發洩發洩了。吸上癮的原因。一種是因爲幾個朋友在一起。你一筒。我一筒。吸着消遣。在花酒場中。拿來提精聚神。於是不知不覺。就一日不可無此君了。一種是因爲有了疾病。藉鴉片來治療。要曉得暫時緩解痛苦。或者可以。等到吸上了癮。疾病仍然暗藏在裏面。並未去得分毫。反而加上了不少的痛苦。現在且分出幾段來談談。

第一先以個人的身體說。吸上了癮。表面就掛了不少塊的招牌。手指蒼黃一塊。牙齒發黑兩塊。面色發白三塊。彎腰駝背四塊。還有臨時的招牌。呵欠、眼淚、鼻涕、等等。平時同你不相識的人。一望而知你只『認明商標庶不致誤』的個老槍。內裏呢。可就多哪。你覺着口裏沒味嗎。飲食減少嗎。精神不振嗎。腦經糊塗嗎。大便秘結嗎。心思狹隘嗎。睡眠不適嗎。生殖無能嗎。哼。我曉得你眞恨得甚麼似的。爲什麼一個人弄得這樣不濟事呢。這卻怪不得別人。給苦頭你吃的。就是你最親愛的鴉片啊。鴉片是最劇烈的麻醉劑。經過你的嘴。就苦燥了你的味覺。經過你的胃。把胃麻醉得消化力減少。經過了你的腸。就燥結你的排洩物。經過了你的血循環。就麻醉你的血液。殺滅了你的白血球。你天天吸。牠就天天給你麻醉。直弄得你『百孔千瘡』。不像個人。還不肯丟手呢。

第二從家庭方面說。本來是安居樂業。一團和氣的個家庭。自從吸上了癮。每天的黑飯費。先要在預算表上添一項。別人見你吸得起勁。家裏人不免也就『近墨者黑』的黑起來。一枝槍。而兩枝三枝。那就沒朝沒晚的吞雲吐霧。有錢的人家。吸得不理家事。女婢男僕。合起夥來搗你的鬼。中等的人家。吸得當盡賣光。窮的人家。典妻鬻女。甚而至於流爲叫化子。本來是融融洩洩。現在弄得七零八落。這種慘痛的事情。我已經習見不一見了。幸虧我回頭得早。不然。恐怕現在要寫這篇東西。也不能夠呢。

戒烟之大法

折背叟

注重因病成癮之理由 闢俗傳烟好戒疑難除之謬說

世人成癮之理由。大部份以因病而吸。烟戒絕之後。病症發作。治之非常困難。故雖知癮之害人。不肯戒也。俗傳烟好戒。疑難除。疑之不除。雖戒之後。終必有復食之一日。不知非疑之不除。實病之復作。余治因病吸烟成癮者。皆研究其病症。直接治之。俟其病霍然。而癮自能戒絕矣。譬如因咳嗽而吸烟者。宜治其咳嗽。因氣喘胸悶。或喉中有梅核氣。而吸烟者。宜平其喘。化氣而結。其他因氣痛者。因泄瀉者。因休息痢者。因疝氣者。病症之來源甚多。各隨其症而治之可也。茲以余所經驗者。分述於後。以資參考。

咳嗽

有李某。世家之後。處境小康。伊不務正業。冶遊無度。患咳嗽症。余勸其速爲延醫服藥。籌正當療法之[illegible]。伊因吸食阿片。飽吸之後。精神如常。毫無痛苦。恃阿片爲唯一治療之工具。迨期年以後。烟癮日深。咳嗽日深。後竟無法療治。顚沛以死。錄此。以爲恃阿片爲對症療法者鑒。

有某軍官。戎馬多年。患咳嗽症。久不愈。每一舉發。必至數日而後已。不勞不發。發則不能耐勞。頗以爲苦。平素恃阿片爲急救之法。經余勸導。迭用宣肺散風、清熱、化痰、之劑最奇者。咳嗽治愈。烟癮亦除。

氣喘及梅核氣

某甲患溼痰阻中。發氣喘症。發則數日不能眠。不能食。每吸阿片。則可暫安習以爲常。余謂此爲飲酖止渴。非治療之善策也。乃處以溫化溼濁。導痰降道之劑如三因白散。合苓桂朮甘。加厚朴杏子等。數服而安。不再復發。

里戚中有老婦。年將七帙。服食阿片。已經卅餘年。詢其所苦。不過因喉間之梅核氣耳。余雖竭力爲之舒其鬱。化其痰。行其滯。奈積習已深。竟不能挽其膏肓之痼疾。卒至骨瘦如柴。家貲用盡。（下文接第十二頁）

此君子如法行此
慈善家廣爲傳播

萬全之戒烟法

可早離苦海 誠濟世津梁

趙公尙

分預備戒絕休養三個步驟 刈除深根固蒂之萬惡煙癮

鴉片一物。在他國僅供醫藥上之應用而已。而在吾國。初時亦不過用以治病。繼便發明燒吸之法。視爲消遣之品。於是積之既久。成爲習慣。毒根日深。民族因之衰弱。財源因之外溢。國勢因之不振。而尤以搆成中英之戰。訂立南京之約。開吾國外交上之奇恥大辱。試讀往史。莫不令人痛心長太息也。然而一般嗜者。明知其害。而故犯之。而國家之禁令。自淸迄今。雖已數下。又皆一未收效。揆厥原因。實以內爲軍閥貪官汚吏土豪劣紳所包蔽。外爲帝國主義者所阻撓。故種者自種。運者自運。吸者自吸。根株終未淨絕。甚且蔓延益廣也。今者革命功成。政令統一。以黨建國。百度維新。對於烟禁。國府既有禁烟委員會之設立。民衆又有拒毒委員會之組織。將見通力合作。共剷毒根。數年之後。厥功告竣。財日裕而國日強。我黃帝子孫。誰復敢以東亞病夫相譏也耶。雖然。予以當此嚴行禁烟之時。要當妥籌戒烟之法。庶幾相輔而行。不生流弊。易竟全功。否則。烟雖禁絕。而癖未戒除。政府對於染此癖者。既不能聽其因斷煙而生變故。又將何法以善其後乎。予研究戒煙法。歷有年所。考證書籍。不下數十種。綜其所得。頗有種種經驗。玆爲贊助禁烟計。特發表如左。世之有志脫離黑籍者。其速試行可也。

余嘗考察多數吸烟者。非不知其爲損身耗財敗德犯法之事。然而戀戀不戒者。實以從前戒法。大都不甚完善。難免感覺痛苦。故多畏縮不前。玆予所述之法。約分三步。果能按步施戒。自得良好效果。而戒者精神上。身體上。亦必十分適意也。

預備時期 在未實行戒烟之前。戒者須給醫者極詳細之診察。醫者須明瞭戒者之體質如何。諸臟之機能及〃狀如何。初吸之原因如何。煙量如何。有無宿疾。並須令其行強身之衞生法。及與以相當之補養劑。如是者一二星期。使戒者體健而抵抗力強。然後再施行戒絕法。準是以行。戒者精神身體。及各臟器。自無妨礙。而各種流弊。斷不致發生也。

戒絕時期 採用緩戒法與急戒法之標準。當視戒者之年齡體質煙量。及吸煙時間而定。如年輕。體強。量小。時短者。可用急戒法。數日內使其斷絕。如年老。體虧。量大。時長者。惟有用△戒法。如小兒斷乳然。漸漸減少而停止。用藥方面。當以補中益氣爲主。淸熱解毒副之。蓋人身之元氣爲正氣。煙癮爲邪。

拒毒遺訓

鴉片之毒。甚於洪水猛獸。天下萬世之人。斷無有以鴉片爲不必禁者。……此禍不除。十年後。無可用之兵。無可籌之餉。……鴉片流毒內地。如癰疽流毒人身。癰疽生則漸以成膿。鴉片來則漸以致寇。……必須將鴉片烟銷除淨盡。乃爲杜絕病根。林公則徐

戒癮分速戒與緩戒及流弊

仁

戒癮之法。分速戒與緩戒二種。緩戒逐漸減少。以至於戒絕。但在戒之時間經過太久。立志不堅者。易於戒而復吸。反致前功盡棄。速戒用猛烈之劑。化其陳積。通其大便。然後用安腦養血諸法。補其虛弱。時間雖云短促。但在戒絕時期。易於發現虛脫之症狀。故緩戒者。防其立志不堅。戒而復發。急戒者。防其虛脫。甚則致死。

緩戒之弊。既如上述。急戒而發現虛脫。宜用士的年精。行皮下注射法。或用樟腦精酒。三滴至五滴。服之。以強心藏。而救虛脫。世醫用嗎啡注射之。最易變成藥癮。不可不愼。

氣。苟元氣得補而充足。則邪不敵正。煙癮自除矣。且嘗考察嗜煙成癮者。多爲虛弱善病之人。則市醫戒煙專用剋伐之品。非所宜矣。至於處方一節。可仿照林文忠公斷癮補正二方之法。（二方及加減法。附錄以後。）而視其體質症候加減之。蓋林公立此二方。以輕淸宣導之劑。一面疎滌煙毒。一面伸復營衛。其用意可謂至矣盡矣。古今戒煙之方。實無出其右者。惟煙膏一味。初服不妨照用。迨後宜漸漸減去。如爲迎合戒煙心理起見。則不必對其說明。以免生疑。更補充數方以供參酌同時並導之習運動。事娛樂。以移易其思想習慣。由是戒者必樂於從事。決不至有中道而止之弊。較之嚴刑峻罰。免強勸戒者。其收效多矣。

附錄林文忠公藥方

(甲)斷癮丸

東洋參 五錢 炒白朮 三錢
白當歸 二錢半 真川柏 四錢
川黃連 四錢 炙甘草 三錢
廣陳皮 二錢半 生柴胡 三錢半
天麻 三錢（無頭暈者輕用） 廣木香 二錢半 炙成芪 三錢半
綠升麻 三錢半 沉水香 二錢半
生附子 七分

右藥共爲細末。加鴉片膏五錢六分。入石臼搗和。以麵糊爲丸。如梧桐子大。秤準分量若干。如有癮一錢。計算吞丸內有煙膏一分爲度。在癮前半時吞下。初吞一二日。或照癮加吞少許。令微有醉意。則便不思吸矣。吞服三五日後。每日按減一粒。加入補正丸二粒。挨次遞減。減至純服補正丸十餘日或半月。則煙癮癮盡矣。

(乙)補正丸

東洋參 五錢 炒白朮 三錢
炙成芪 三錢 炙甘草 三錢
軟柴胡 一錢半 綠升麻 三錢
川黃連 四錢 川黃柏 四錢
全當歸 三錢 沉水香 二錢
煨天麻 一錢

右藥共爲細末。麵糊丸。如桐子大。

加減法

夢遺者。加花龍骨。牡蠣粉。
諸痛者。重用木香再加元胡索。
紅白痢者。加炒黃芩。水瀉者。加茯苓車前子。
咳嗽者。加紫菀款冬花枇杷葉。甚者加。加杏仁阿膠。
熱痰者。加川貝括蔞皮。寒痰者。加半夏南星。
下焦火旺。陽舉而壯者。重加知母黃柏。
目眩者。加丹皮白菊花。小便短者。加猪苓澤瀉。
氣短促而腎不納氣者。加破故紙蛤蚧尾。

肺陰虛弱者。去東洋參黃芪。加北沙參西潞黨參代之。無頭暈者。不必用天麻。身壯癮重者。補正丸不用亦可。

(丙)凡屬因咳嗽、骨痛、腰痛及女子月經或胎產。吸煙而成癮者。下列方藥。可以應用。蓋其補力偉大。凡有開胃、化痰之功。用法卽以下列藥味。侵入酒中。數日後取出藥酒一杯。每日飯前服下。再以同量淸酒傾入其中。隨吃隨添。待藥味無幾。而癮亦斷矣。

當歸身 三錢 細黃芩 一錢半
白朮 三錢 陳皮 一錢半 姜半夏 二錢 枳殼 一錢 五味子 五分 骨碎補 三錢 牛膝 三錢 杜仲 三錢 獨活 一錢半 甘草 一錢半 青煙膏 五錢 陳酒 八兩

(丁)凡因肝胃痛、食積、腹痛而成癮者。以下藥入酒。有癮一錢者。加淸煙膏五錢。煙量大小。依此類推。浸入十數日。（夏季祇浸十日。）癮前十五分鐘飲一杯。增酒法同前(丙)。酒淸則癮自斷。

炒杜仲 二兩 使君子 二兩
堅檳榔 五錢 炙甘草 五錢
蘿菜子 一兩 柯杞子 六錢
沉水香 五分 廣陳皮 三錢

休養時期

當烟癮新戒之一月內。戒者應注意下列幾點。

(甲)絕對遵守醫生戒約。不可私吞各種含有嗎啡或海洛因等麻醉之戒烟丸散。

(乙)飲食不可過飽。油膩生冷及酸味之物。宜暫禁食。

(丙)矯除夜眠晏起之舊習慣。改爲早眠早起。

(丁)大便須使順利。如有祕結。宜稍服瀉藥。並須多飲溫開水。學習運動。以助消化。

(戊)戒烟之後。百脈皆虛。惟陽物易舉。戒者宜淨心斷慾。以養精力。房事應暫時禁絕。

(己)氣血兩虛者。時服東洋參。西潞黨。炒白朮。浙茯苓。大熟地。全當歸。炙成芪。炒棗仁。遠志肉。炒杜仲。懷牛膝。甘草。生薑。大棗等藥。以資培補。大虛者。肉桂。附子。乾薑。鹿茸等藥亦可服。陰虛火旺者。可服大熟地。陳萸肉。建澤瀉。浙茯苓。懷山藥。粉丹皮。白當歸。炒白芍等藥。又雞蛋有補身解毒之功用。每早可用開水

（下文接第十三頁）

藍柏特氏對於烟癮之戒法

聲

藍柏特氏。主張戒烟速戒之法。曾證明其効果偉大。極可令人滿意。當患者。習慣服吸阿片。而突然停止。必有思吸之戀。以法以嚴格論之。並非治愈藥癮。乃以法消其思吸之戀者也。藍氏法。最要之點。先以「複方利導丸」五粒。及汞藍丸五厘。（〇、三）與患者服之。如六小時不奏瀉利之効。則再與鹽類下劑一服。如瀉鹽是。俟大便暢排三四次後然後用方調治。

「編者按」舊方「複方利導丸。」方劑太古。刻下且無法購買。既用普通之鹽類下劑。則「複方利導丸」當以不用為妥。

法以按照患者平日。在念四小時內。所吸之量。譬如每日平均。吸阿片。三錢六分。取其三分之二。或四分之三。又將此量分為三份。分三次與患者。令其照平日方法吸食。以三錢六分計算。三分之二。為二錢四分。若四分之三。則為二錢七分。照此量。又三分之。則每次服八分或九分是也。吸者仍吸。不過減少其量。外用藥物治之。以盡療之用。惟當戒烟之際。醫生須注意於患者。減少烟量。增加莨菪。及經用下劑。在病人身體上。可否起若何之變化。倘若飲食起居。皆能照常工作。即為施治戒法之完善。

戒烟方

莨菪丁幾　百分之十五者　二量兩
秦椒流膏　一量兩
鬧羊花流膏　一量兩
共和勻備用。

「編者按」既用莨菪。不必再用鬧羊花。而秦椒實為無用。單莨菪丁幾。較為純善。

「服法」用滴藥器取上方藥汁六滴。與患者服之。以後每一小時。即服六滴。直至連服六次之後。乃增加二滴。改為每服八滴。仍於每一小時服一次。此藥合劑。須日夜不斷。每一小時服一次。於治療之經過期中。均須繼續服之。且每連服六次後。即增加二滴。極量能每次服至十六滴為度。不可再行增加。但照原服用量。不必減少。繼續服之。惟發現中毒狀況。則停止其服食。

「莨菪中毒狀」為瞳孔散大。顏面潮紅。咽頭發乾。或有一種。特殊尖銳之聲音。及起重複錯雜之思想等。一見以上現狀。則莨菪合劑。須停止服食。必待以上之症狀消失。方可照常施用。以咽喉乾燥、為最易發現之特徵。一經咽喉乾燥。即當停止也。

「戒法說明」於第一次服用阿片。減少用量後。十小時。即投以「複方利導丸。」五粒。或用瀉鹽二錢。在服後六時至八時內。如得通暢之大便。第二日則取阿片。照第一日之用量。減半與之。每次其莨菪合劑。乃照上述。仍照加二滴。服之。第三日。仍照前例。阿片之用量。減去三分之二。大便如不通利。可加通便劑。如已通利。則不需用。其用莨菪合劑。仍照每次加二滴。惟發現中毒症狀時。則暫時停止之。期於三五日間。即可戒絕。

在第三日。施用阿片。極微之量後。其用通便劑亦如上法。施用莨菪合劑。用量當照例增加。以大便之色。發現胆計性之綠色為度。據藍氏說。在經戒六十小時後。當使患者

戒烟學說新思想

▲打破俗傳之誤謬▼

▲說明眞像之發揮▼

時逸人

世人謂烟之所以成癮者。為烟毒之凝滯。虫積之潛伏。非烟不足以資救濟。故癮發時。腰痠體困。呵欠涕出。甚則盜汗遺精。皆烟虫之為患。殊不知。人體內氣血運行之功用。本極自然。惟吸食鴉片之人。烟為空靈之氣。行動最速。烟在體內。鼓動氣血之運行。以增加速度。久之已成習慣。惟烟是賴。不吸烟。則氣血之運行停滯。體工失其自主之能力。又阿片有收濇性。服之習慣。體內收縮之能力減少。故鼻涕與汗液皆洩矣。此成癮之理由。非關虫積也。知其氣血運行之失常。以運行氣血為第一要義。其虛實寒熱之變化。隨病而施。戒烟之大要。不外是矣。

。服蓖麻油。以通其便。而葛蕾合劑。須繼續服者。必須經過一次或二次以上之瀉利為妥。在末期瀉利時間。患者極為不安。或發煩躁。或神經太敏。或筋骨疼痛。或夜眠不安。如神經太敏而煩躁者。可用古挃乙涅。五厘。(〇、三〇)行皮下注射法制止之。如心藏衰弱者。可用毛地黃。以興奮之。但毛地黃之藥力。存於體內甚久。不可繼續常用耳。如筋骨疼痛者。可用阿斯匹林及水楊酸鈉緩解之。不眠之症。以抱小格魯拉兒。治之最効。氏又謂經戒二三日後。心藏最易衰弱。故強心劑。必當取用。又凡一經戒絕。而運動太早者。必致肌肉疲倦。筋骨疲困。通常在一星期後。方可照常工作云。

戒烟用鹽水之發明

志堅

有癮之人。欲求戒絕者。先宜停止其吸烟。臥床休息。俟癮發時。注射生理的食鹽水。(百倍液)一千竓。每日最多能注射二次至四次。若大便不通時。可用瀉鹽三五分。輕瀉之。若夜患不眠時。可用抱水格魯拉兒十厘至十五厘。令其安眠。

鹽水射入靜脈。血壓雖卽略高。但其退亦速。血液色素。雖暫行減少。但並非異少。亦孔赤血球崩壞。乃因陡進多量鹽水。血液為其沖淡故也。惟血既沖淡。黏力乃大減。黏力既大減。毛細管之抵抗力亦弱。如是乃能減輕心藏工作之擔負。不致有心力衰弱之患。

據經驗者實地觀察之報告。凡用本法者。多半停烟一二日後或二三日間。發生精神不安之狀况。宜用安眠劑。行熱水浴。即可消滅。或有隔數日復發者。或有一日數發者。幸不甚重耳。至失眠症。可連服「格魯拉兒」四夜。或用加爾芪精皆可。每服十厘至五厘。通常二星期。即可戒淨矣。

以上之法。最為穩妥。有用「嗎啡」與鹽水和勻注射者。則烟癮戒絕之後。增加藥癮。非善治也。用方者宜審擇之。

最妥最效之戒烟祕方

燮卿

傳方來歷

友人某隨軍多年。足跡遍歷南北。曾目覩村老傳一戒烟秘方。癮小者。一星期卽可戒絕。癮重者。最多不過二星期。包可完全斷根。靈驗異常。救人無數。余好奇心切。自本無癮。乃仿其法而製之。普送貧苦親友。獲効甚宏。不顧自祕。特公諸衞生報端。以供世之癮君子。留心採擇焉。

製劑

用稻稭。即稻桿。取淨者。不拘多少。濃煎汁熬膏。加入杜仲牛夕五加皮黨參黃芪歸身白朮等。共熬成膏。每在癮將發時。先服此藥膏。例如每次吸烟有一錢者。則服此膏一兩。以後每天逐漸減少。則以一旬之後。烟癮脫離。藥膏雖不吸無礙。自能戒絕矣。又方中藥品。用量。必須詳細斟酌。故未曾註明。用方者。如欲實地試用。須請醫士診察。隨症加減為妥。

功效說明

烟癮既成之後。氣血運行。必生障礙。戒之者。以輔助生理上氣血速行之能力。稻稭得穀氣最全。故用最獨多。餘為強筋骨。益氣血之品。補其虛弱。恢復自然。自無癮累矣。

鴉片

黃花

鴉片本為一種睡藥劑。用得其當。確有治病之功能。惟嗜之過甚。反足傷身。茲以其性效詳述如下。

鴉片係白罌粟花之嫩芽割後所滲出之汁液。上等鴉片。百分中含有無水之嗎啡九分半。其化學之組織甚為複雜。約含鹽鹼十七種。茲姑不贅述。鴉片於生理作用。能安撫大腦。惟激刺脊髓。其對於

神經系統　小分劑於人類之主感。卽安撫神經系統。大分劑則有睡效。間有用成慣性反轆轉而不能睡者。至於

血循環　用小療病之分劑。於血循環無甚關礙。若用大分劑。則脈搏緩而力增。且增動脈血壓。蓋因其激刺迷走神經中樞及末梢。其脈搏故緩。且其激動心肌。故脈力增。因心力增。故血壓亦增矣。若用過量之毒分劑。則脈搏速而無力。蓋因血管舒縮中樞及心受阻。且窒息漸重之故也。

呼吸　小分劑略促進呼吸作用。縱或不然。亦不至有阻呼吸。第分量過大。延腦中呼吸中樞。則被癱瘓。可致於死。

體溫　大分劑溫度略增。毒分劑溫度則減。

排泄　過大之分劑。有變成嗎啡而由腸腎排除者。但大半於肝及組織內被氧化。曾有證明人中鴉片毒時。常有嗎啡排入胃內。故頻與之洗胃。或可救其生命。如此則

烟體鼻衄之治法

以清火滋陰治本　陳黑磨汁治標

仲圭

鄞南李紳。有阿芙蓉癖。素體陰虛。甲子冬。服龜鹿二膠。以資補益。其配合分量。鹿多龜少。翌年春王月。慈韓仙遊。治喪操勞。氣火上升。遂致衄血。邀愚診治。詢悉衄不甚多。而在晨興之際。大便祕結。數日一行。脈象弦數。口中覺乾。揆情察理。原宜開大劑玉女煎。而病者麤知醫理。畏忌石膏。只得處清火滋陰之方。數服然無功。而衄且大作。更招愚往。尋思前方對症。而鮮効者。非草木無靈。乃病重藥輕。如盃水之於車薪耳。爰告以松煙陳墨。磨汁飲之。仍服前方。以治其本。病遂瘳。按墨。本草云止血。所以飲汁而不點鼻者。以多量之血。自胃上升。內服能將胃中毛細管。密密蓋住。則血自止也。又法。用熱水沐足。冷罨顖上。亦良。

慢性中毒　久用嗎啡。或鴉片。則必成癮。此人類賴嗎啡或鴉片以度其平安之生活。且日增其分量。直至增至不可思議。其用法竟有用空針注射者。其分劑之所以能如此之增多者。因其身內使藥氣化之能日增也。凡有嗎啡或鴉片癮者。片應用缺之。則相繼顯出一種症狀。即欠活力。或力衰竭之標準狀也。如脈搏難捫。精神短少。並顯憂鬱症狀。婦人若有鴉片癮者。其產生之嬰兒。至二三日則顯精力虛脫之狀。此因其未能如常得鴉片也。

鴉片之功效　鴉片可治(一)疼痛(二)失寐(三)炎及激刺(四)分泌過多等等

痛疼　鴉片爲止各類疼痛。最有良效之劑。腎肝痠痛而痙攣者及痛經。與顛茄並用大效。平常有甚重之疼。以嗎啡與阿刀平注射皮下最有良效。若痛在小腹。可用灌腸法。或以鴉片彈劑納入直腸亦可。甚劇之坐骨神經痛。或肌痙攣。最善之法。即以嗎啡注射痛處皮下組織。或肌肉。惟注射之時宜注嗎啡不致重被吸收也。

瞳孔　鴉片能使人瞳孔縮小。有人謂係腦中瞳孔中樞之展大部分被阻。但毋甯謂其爲眼神經受中央性激刺所致。

腸胃及分泌　鴉片能阻腸胃運動。而致大便秘結。因內臟之制阻神經被激刺。其蠕動因以停止。若以大分劑與之。則可增其蠕動。因該神經已癱瘓也。

鴉片有急性中毒及慢性中毒兩種。所謂

急性中毒　若用過大之分劑。則顯睏倦沉睡。呼吸滿足。脈搏緩而有力。皮溫而乾。瞳孔縮小。未顯此狀之先。或覺滿意及慊心。惟片刻即逝。若分劑再大。則毫無愉快之狀。或一顯即過。此愉快之狀。爲急性中毒之第一期。上論乃第二期也。中毒者至第二期之睡。若近耳喚之。仍可醒覺。但喚聲一止。則仍睡如故。病者所顯之狀。多與腦充血者相似。即面紅。後或變紫。呼吸顯噴氣及病鼾之狀。若將其喚醒。則呼吸較速。面之紫色消退如常。至第三期。即死期。面色較第二期更紫。繼則白而青。呼吸先每分鐘十次或八次。此時則四次至五次。後則呼吸似已停止。其間歇之時極長。至人以爲不能再作呼吸。此等慢呼吸。其初最深。不久即淺。肌弛緩大爲顯然。先則皮乾。此時則有將死之冷汗。第三期瞳孔仍縮小。直至死時。全體弛緩。而瞳孔方見展大。

吸鴉片聯

仿雲南大觀樓長聯

五百兩烟泥。賒來手裏。價廉貨淨。喜洋洋興趣無窮。看粵誇黑土。楚楚紅土。黔倘青山。滇崇白水。估成辨色。不妨清客閒評。趁火旺爐燃。炙就了魚泡蟹眼。正更長夜永。安排些雪藕冰桃。莫辜負四稜響斗。萬字香盤。九節老槍。三鑲玉嘴。

數千金家產。忘却心頭。癮發神疲。嘆滾滾錢財何用。想名類巴菰。膏珍福壽。種傳罌粟。花號芙蓉。橫枕開燈。足盡平生樂事。儘朝吹暮吸。那怕他日烈潮寒。縱妻怨兒啼。都裝做天聾地啞。只剩下幾寸囚毛。半扛肩膀兩行涕淚。一副枯骸。

意者。即一不愼。每易成癮也。失寐 除有鴉片之特性用後而顯不睡之狀態。少有不顯睡效者。非疼痛所致不寐。不宜用之。若必欲用之。當與他類睡劑互相替換。如哥拉、即度麻、等。腸熱病或格布性肺炎。而久不能安睡者。及各種急性病因不睡而精力衰竭者。若以鴉片嗎啡注射皮下。有大效。

炎及激刺 此藥似有解炎之功。如漿膜炎、腦膜炎、及心包炎、等病。無論鴉片大小分劑。俱效。吐血後而神經受激刺及作嗽者。用鴉片能止之。痘症若皮受激刺。鴉片亦能治之。激性咳嗽。若因喉內作癢。以鴉片樟腦酒一或二量錢。加於一盃沸水內。而吸其氣。多有止嗽之功。咳嗽過度。用小分劑之嗎啡有效。膀胱炎之尿淋瀝。或直腸炎。以水製鴉片膏一厘之四分之一至二分之一製成彈劑。用之有效。嘔吐不止。除因鴉片而起者。可以無臭鴉片酒三十滴。加澱粉水四量兩。臭化鈉四十厘。灌腸大效。捩傷及挫傷。敷下醋酸鉛水劑與鴉片酒最效。若皮已破。可只敷鴉片酒。內外燒傷。用鴉片則有益。因其止痛。並減輕其激苦也。

分泌過多 漿液性瀉腹。尿崩、或他類分泌過多。此藥有效。惟汗過多則無數。粘液性瀉腹。當先服蓖麻油或硫酸鎂瀉盡腸內之粘液。後服鴉片有効。切不可先服鴉片。鴉片樟腦酒爲治腹瀉之特効藥。因其不但有鴉片。且另有一種發揮性油之樟腦也。

戒烟簡效方法一

清白

(一)將吸烟時。先舐食鹽於舌上。則雖吸之。不易成癮。即已成癮者。但令舐鹽而吸之。漸次減少煙量。一月可斷煙癮。毫無痛苦。並無後患。(熬膏時試以食鹽撮入和之即不成膏)

戒烟脞言

秦丙乙

凡百事物。皆有心理之作用。而於戒烟爲尤甚也。人皆知戒絕烟癮。事關重要。且極困難。因鴉片之爲物。麻醉毒害。上癮極易。至於戒除。談何容易。每有戒而復上。上而復戒。纏綿無盡。終難擺脫者。亦有戒除甫始。疾病乍起。因而病骨支離。淹然物化者。投鼠忌器。曾一籌之莫展。是說也。似非而是。深中人心。尤爲有烟霞之癖者。知所戒懼與藉口。雖明知其足以喪身亡家。然事已至此。言之匪艱。行之維艱。依環境則非戒不可。論身體則不戒猶難。騎虎勢成。進退維谷。結果爲情況所驅迫。不得已毅然實行。當懸懸於念。懍懍於懷。固未嘗須臾釋也。呵欠一伸焉。則曰老癮之來矣。精神稍疲焉。則曰不支象呈矣。恐恐焉。皇皇焉。疑雲疑雨。草木皆兵。顧慮紛集。寢食不甯。一若大禍之眞將不旋踵而立至者。夫思傷心。慮傷脾。憂傷肺。恐傷腎。載在經籍。垂示昭昭。如此庸人自擾。在常人尙難保無恙。而况當戒烟時之吸烟人哉。一旦內亂外患。交乘迭起。變生肘腋。生命堪虞。更遑論乎戒絕。此戒烟之所以終不可能歟。語曰。畏首畏尾。身其餘幾。果能毅然決然。不撓不屈。抱定宗旨。勇往直前。則背城借一。事在人爲。無論對方如何沮逆。如何威嚇。而勒馬懸崖。回頭有望。人定亦可以勝天要視其志之所在耳。惟進行時之烈性。雖必不可無。而戒除期之衛生。則尤所當講。否則無論若何。終有損而無益也。在戒烟期內。不可躁急躐等。當按步驟而徐進。所謂有志竟成。正非在一朝一夕之間也。存心宜怡然坦然。多作樂觀。少尋煩惱。若無其事。舒適忘懷。庶意志堅強。根本已立。調養得宜。起居又合。藥品精良。應手更易。內外皆康。面面俱到。戒絕之難。又奚庸鰓鰓過慮耶。至於藥品問題。雖頗亦困難。然舊方非少。靈驗亦多。猶其次焉者矣。蓋不患藥物之難求。而獨患立志之不專耳。因知本報有戒烟專刊之發行。爰不揣譾陋。聊獻一得。以追隨諸君子之後。而爲補白云爾。

戒煙簡效方法二

清白

(二)甘草一味。熬成濃膏。調入煙內吸食。二三日即漸不欲吸矣。方簡價廉。又不損人。且無後患。雖深極之癮。一月可截。惟必須痛改前非。堅心致志。無不神効。

戒烟之新發明

樊光裕

闞天氏戒法

▲注重飲大量之清水

▲使患者瀉利其積滯

闞天氏博士之戒法。注重飲大量之清水。

使患者大小便皆得相當之通利。身體內之液體。經水液冲淡。以減清體內之烟毒。得通暢之大小便。以排泄於下。此擴清烟毒之法。施用戒烟方劑。述之於下。

施戒之一日。患者仍可照常吸烟。但不可進午膳晚膳耳。至下午四時。乃用甘汞加斯加拉末各十厘。每隔一小時。服一次。以大便得暢和爲度。如在大便未通利以前。不得進食物。及吸烟。以防阻礙其排泄之作用。因欲其確實排泄大便。約在次日上午五時。以「斯篤里幾尼涅。」一二十分之一厘。行皮下注射。半小時後。又使服蓖麻油二兩。以通其腸道。大抵有烟癮之人。確能容受「斯篤里幾尼涅」且在此脫離烟癮之第一時期。患在全賴此大量「斯篤里幾尼涅」。所維持也。又注射「斯篤里幾尼涅」每四小時。須施用一次。不可間斷。

患者得通暢之大解後。其欲吸烟之念頗熾。可令其照平常所進之食物及阿片。但阿片用量。宜減去半數。多則減去三分之二。

自第一次用通便劑後。實行減少烟之用量。增加藥物療治。於四十八小時後。仍令其照第一日之法。服甘汞加斯加拉末。以通其便。而阿片之用量。亦宜逐漸減少。以僅能維持患者暫時之安舒爲準。直至經過四日以後。乃不使其再食含有阿片之痲醉劑。惟注射「斯篤里幾尼涅。」及服蓖蔴油。仍照以前之次序。但患者覺有烟癮發作。需吸阿片者。乃用「斯克樸剌蜜涅。」三分之一厘。（三分之一毫）注射於皮下。以興奮精神。而代烟用。且於半小時後。再注射一次。倘患者仍不能眠睡。再過半小時或一小時。可再注射之。其量或如前。或且加倍。（最多之量。可用至百分之一厘）以患者。所現受藥之程度爲衡。大量之「斯克樸剌蜜涅。」可使安眠。可成半醉。且能令患者。不感痛苦洵救急之良法也。施戒後第五日。第六日。卽入於恢復時期。此際除用以改良患者。全身情形之方法外。一切藥劑。均當停止。當施戒時。患者之循環系虛弱。宜用毛地黃樟腦精等服之。以強其心藏。

戒烟簡効方法三　清白

（三）隨體氣之虛實。用一藥方。（如虛體十全大補湯。實體蘇合香丸之類。）以烟膏爲丸如菉豆大。如每次吸一煙一錢者。但服丸藥之中。約有烟膏一分。卽可過癮矣。併數明丸若干粒逐次減服一丸。減完癮斷極效。

揭破奸商之秘密　免除同胞之受害
化驗戒烟丸劑之眞僞法

黃逸勞

林下君子……不可不讀

民國肇興。百廢待舉。而禁烟一事。尤爲緊要。按清康熙十年。鴉片自印度輸入我邦。迄今已八十餘載之久。雖屢經官廳禁令。然終迫于英人之威權。礙于民衆之沈迷。間以政治陳腐。忽禁忽賣。于今爲烈。鳩形鵠面之徒。充牣街市。一槍兩匣之榻。卜家九設。吐霧吞雲。俾晝作夜。神昏志懈。飲食皆忘。誠不忍覩而不忍言者。今江蘇在國民黨治之下。省政府已有澈底禁烟之通令頒行。惟從前一般藥商。往往以嗎啡爲丸。製海洛因爲劑。定名曰戒烟丸清毒劑等等。作爲投機事業。以博烟迷之雅顧。服之不惟無戒烟清毒之功。且成癮中毒較阿芙蓉尤遠過之。吾儕既存慈善之心。負救人之職。當此政府厲行禁烟之際。敢將戒烟丸之流弊披佈。以作當頭之警告。蓋天之生人。善惡不齊。製造類似紅丸之僞戒烟藥者雖多。而製造眞清毒丸者亦豈無人。惟多寡而已。今欲測藥丸之眞僞。非觀色所能別。嘗味所能辨者。必賴化學分析。始可鑑別其眞僞。茲爲治今日之病夫。救將來之弱種起見。故不惜尺紙寸陰。書成戒烟丸劑驗測法一篇。聲之以告。願閱者諸君。歸而語諸鄰里。傳諸親友。俾廣益以集思。聊小補于革命。幸勿因與己無關而不顧。或僅自秘而不宣。此不特鄙人與諸君之幸。亦卽我國之幸也。夫化驗之術繁多。非此短篇所能勝遂。亦非常人所能舉行。今將最簡便而易舉者錄之。不外以下數則。先以應試藥丸。以蒸溜水溶化後。用四試驗管等分儲開。如係水劑。則無用蒸溜水溶化。（一）將第一管加碘化氫溶液。則呈棕色。再加澱粉。卽呈深藍色。（二）將第二管加氯化鐵。則呈藍色。（三）將第三管加入硝酸一滴。初呈橙黃色。繼變淡黃色。（四）將第四管加入濃硫

戒烟簡効方法四　清白

（四）虛人用一味棗肉和烟膏杵丸。實人用製半夏陳皮二味研末。和烟膏杵丸煎炒。服法遞減如前。甚效。

九

酸數滴。放置十五小時後。加硝酸一二滴。則由青色漸變赤血色。有上四種反應者。即可測定內含有嗎啡或海洛因無疑矣。

談談雅片烟之八害

質聲

▲爲傾家蕩產之工具
▲爲殺身敗名之起點
▲能破壞生產之生殖
▲能擾亂秩序之安寧
▲乃亡國滅種之誘因
▲望全體同胞大家覺悟

世界上害人之事最多。如嫖也。賭也。均可以傾家蕩產殺身敗名。從古以來。墮落此中者。不知多少。然墮落之後。能改過自新。回頭向善者。亦復有人。因其係一時之害。而非永久之害。偶然失足。悞入迷途。一旦看破。自能醒悟。譬如殺人者。將刀放下。仍不失爲善人。以其害人不深。故悔之甚易也。

世間上害人最深。絕之不易者。除雅片外。尚有何物可以當之。自從盤古以來。欲再尋出此種物件。不獨中國莫有。恐怕外國也莫有。不料數十年來。乃有所謂鴉片烟者。鴉片原是一種藥品。其初產於外國。已有多年。除用爲藥品外。幷無人吸食。至八十年前。不知何人製爲烟草。初猶私自偷吸。不使人知。故迄今不能知其起點。英國人利用此項機會。大將鴉片儘量輸入。害得中國人疲癃殘疾。委靡不振。此時尚係初入中國不久。其害即已若是之甚。彼時有個林文忠名則徐者。做兩廣總督。不忍人民受害。遂搜查英國之鴉片。聚而焚之。英國大不謂然。遂於我國開戰。林文忠是個有本領的人。一戰居然大勝。可惜滿清一班朝臣。異常腐敗。深恐林文忠開罪英國。將來不可收拾。急急與英國求和。英國答應了。要求通商賠款割地。而且要將林文忠革職充軍。滿清一一承認。從此千古未有之毒物。遍滿中國。視如水烟香烟一般。幾於無人不吸。即無癮者。亦吸一二口以爲消遣。豈知此中經過一場惡戰。受過多少屈辱。還不從速覺悟。亦太對人不起了。

凡有烟癖之人。每不能戒絕。非不欲戒也。因毒氣入人太深。實難於戒也。一上了癮。每日不可少。比吃飯還來得要緊。發癮時到。刻不容緩。若緩片時。如遭大病。請問世界上還有比此再加利害的毒物否。所以毒氣結入肺腑。最難洗刷。故欲戒絕。亦爲不易。且難得一種極好的藥品去戒他。即此數端。可見其爲千古未有之毒物。使人產破家傾。身敗名裂。你若不信。請一一爲詳言之。

第一蕩產。吸烟之人。大抵不是生產。晚間不睡。日中不起。神昏顛倒。百事不做。即令做事。能生產。亦不能供一人之消耗。因鴉片之價值頗貴。終日辛苦所得。皆消耗於鴉片之中。還須吃飯穿衣。自然不夠。至無法時。只得賣田鬻產。典盡押絕。無以爲生。此一定之理也。

第二傾家。吸烟之人。凡有父母妻子者。無不多方勸誡。誡之不聽。往往視同仇敵。及至資財蕩盡。家敗人亡。妻離子散。亦必然之勢也。

第三敗名。凡吸烟者。文言之曰有嗜好。如詢問某人何如。必曰此人嗜好甚深。不可信任。此猶前日之事。時至今日。則律有明條。視爲犯法。名譽爲第二生命。一經敗壞。恢復爲難。安可輕視也。

第四殺身。生命何等重大。試問天地間有血氣之物。無不貪生畏死。而吸鴉片之人。獨能視死如歸。誠爲不解。即或苟延殘喘。亦形容枯槁。志氣銷沉。與鬼爲鄰。不能樹立。健康已失。有何生人樂趣也。

以上所言。尚係直接害於一身一家之處。還有間接害及他人者。亦請約略言之。

第一破壞生產。請看我們中國的地方。無處不產鴉片。而尤以雲南貴州廣東廣西四川江西陝西河南湖南湖北福建安徽等省爲最甚。每年出產。如此之多。占去耕種地一大部分。(倘有外國輸入者、即此可見吸戶之多)則稻粱豆麥等之種植必爲減少。正當食料減少。則每

戒烟簡効方法五

清白

(五)淡菜 一兩 桑茶葉 一兩 食鹽 四錢 烟灰 四錢 上藥和水三碗煎成一碗儲有蓋瓶中。烟癮來時冲服一匙第一料食完。合第二料時。減烟灰五分至烟灰減盡。癮亦斷絕。

戒烟簡效方法六

清白

(六)甘草(八兩)川貝母(四兩)杜仲(四兩)右藥三味。用清水六斤。熬至一半。將藥用布去渣。加入好紅糖一斤收膏。每次服三錢。溫水冲下。

易發生糧食的恐慌。一遇饑年。不死於溝壑。即流爲盜賊。中國近來盜賊之多。未始不由於此也。

第二妨害安寧。試看社會上吸烟的都是中下等人居多。一榻橫陳。吞雲吐霧。無論甚麼事。都不願去做。不惟虛擲寶貴的光陰。并且消耗有用的金錢。一旦家財耗盡。就流爲盜賊。而能擾害社會的安寧。故凡爲盜賊的人。及世界上無聊之輩。未有不吸鴉片者。即此可見鴉片之害。爲衆惡之首也。

第三亡國。吸烟之人。無不身體消瘦。精神疲頓。一國之中。有了許多疲弱之人。倘遇外來敵人壓迫起來。就無力抵抗。且外國不獨兵戰。尤以商戰工戰最能亡人國家。長此以往。農工商學。均不如人。不亡何待。（現在軍學界中吸烟最甚、每到一處、必多方訪問吸買之處、可爲浩歎）

第四滅種。國家的力量。發生於國民。國民之强弱。即國家之强弱。試看中國老輩之人。無不高大強壯。後來之輩。無不短小瘦弱。因未禁鴉片之前。幾於無人不吸。受了鴉片之激刺。以致精神委頓。身體衰弱。他生的子女。一定消削起來。數傳以後。弱之又弱。人種隨以衰微。民族因之頹敗。且吸烟過度。每致不能生育。尤其明效大驗也。

以上數點。則又間接之害。連上四點。共有八害。害處如此之多。究竟是何理由。想尚無人能發明此中的要點。待我又詳言之。

鴉片是一種麻醉性的藥品。一吸了他。神經就如酒醉了而麻木起來。（有癮者熟吸生吞無所不可、無癮之人、生吞則能殺人、其惡可以想見）而其性質。亦與酒相似。酒能壯氣。鴉片亦能提起精神。然非眞能提起也。乃人之精神不能振作。一經提起。即振作起來。若精神素來強旺的人。吸之反爲難受。譬如人有泄瀉之病。一吸鴉片。則瀉立止。若無腹疾。反足爲害。故體格衰弱之人。最易上癮。即此可知其幷非眞能振作精神乃將本人之精神預爲支用也。何以言之。如我今日精神不足。鴉片則爲預提明日之精神而用之。明日不足。又預提後日之精神而用之。人之精神有限一日只供一日之用。譬如一日只能走路百里。我今日必欲走二百里。則精神必然受損。吸烟人之身體。其受損正復如是。一經受損。恢復爲難。再使一日不吸。則精神疲倦。大病臨身。世間百般事體。不至有癮。惟鴉片一上了癮。則不易除根。此眞害人甚深。終身之患。未有甚於此者也。必致飲食減少。夜不能眠。晝不能起。肌肉消瘦。枯骨如柴。神昏顚倒。種種害處。不可言宣。愈趨愈下。死而後已。可勝歎哉。

今政府深知鴉片之害。是以設局勒令民衆一律戒絕。不日即有一種藥膏發出。以供民衆之用。吃了此種藥膏。就可以止癮。不必再吸鴉片。不過數月之久。即可戒絕。政府是一種不得已之苦衷。并非爲難你民衆。民衆不知。以爲害了你。其實乃大有益於你民衆。請看將來戒絕之後。瘦者可以變肥。枯者可以變潤。疲者可以變健。弱者可以變強。二年之後。堂堂中國。不是人人都可稱健全的身體了。有了健全的身體。便可發展一種圓滿的事業。中國即可以富強起來。所以我們最好的希望大家努力起來。把這害人最深的鴉片一律戒絕。中國幸甚。國民幸甚。

鴉片篇 七古一首

窄衾小枕一榻鋪。陰房鬼火紅模糊。中有鳶肩鶴背客。夜深一口青霞呼。非蘭非鮑氣若草。如膠如錫色則烏。或云烏糞或花子。運以土化摶泥塗。加以水齊炮製法。文火武火煎爲酥。清光大來渣滓去。鍊金而液成醍醐。此品來自西域地。居奇者誰番賈胡。朝廷嚴禁官曉諭。捆載來若牛腰麤。關津吏胥豈不覺。偷而賂者千青蚨。況復此輩蠢癖嗜。一見寶若青珊瑚。近聞中國亦能製。其物愈雜毒愈痛。吁嗟黃金買糞土。可爲痛哭哀無辜。頗聞此物妙房術。久服亦復成虛無。其氣既窒血盡耗。其精隨失髓亦枯。積而成引屏不止。參苓難起膏肓趾。可憐世人溺所好。甯食無肉此不疏。典裘質被靡不至。那顧屋底炊烟孤。噫嘻屋底炊烟孤。牀頭猶自聲嗚嗚。

鴉片與家庭

黑禍

近年我國的家庭問題，大致和鴉片的流毒有密切關係，要解決家庭問題，必先推源究竟，尋討癥結的所在，始可對症下藥，而達改造的目的　茲將鴉片與家庭問題的關係，約略和諸君討論之：

鴉片破壞家庭經濟

普通的家庭，量入為出，倘有一人染鴉片烟癮，則減少一人的收入，且增加巨量的支出。貧乏之家，固不必論，中人之家，未有不頻於破產，妻離子散者；即富日之家，亦多至賣屋鬻產，終至三餐不繼，而流為盜賊乞丐者。鴉片烟斗正如無底深坑，不論多少的財產，諸大的收入，終至吸盡，其破壞家庭經濟的罪狀隨時隨地可以證明。

鴉片破壞家庭幸福

普通的家庭父子母女兄弟姊妹，雍穆和順，一家之中，充滿慈孝友愛的氣象。有一染鴉片癮，則家庭幸福慘受摧殘，以此人除吸鴉片外，家中各事，咸置不理，天倫友愛，視若等閒，不但不能分家中之憂，反增加父母手足的痛苦，不能生利，反多消靡，俾晝作夜，生活顛倒，欲求家庭幸福者，應努力芟除此禍害！

鴉片破壞家庭聲譽

我國人素講求家族的聲譽，門楣的光榮，以能顯揚父母，彰表先烈為孝道。此等美德，實為我國社會改造的基礎，但自鴉片流入之後，隨時隨地，都見有祖先辛苦經營的家庭，父母慘淡支撐的門楣，歷代書香數世賢宰光明燦爛炳若日星，為全社會所稱道，為鄉里所敬重，一旦不肖子弟，誤染煙癮，數年之間，可以蕩滌無餘，掃地以盡，把前人的苦心，付之東流，世間不幸之事，孰有甚於此乎？

鴉片破壞家庭道德

家庭的興旺，皆以道德為根據：友愛，孝順，和睦，誠實，貞潔，互助，犧牲等，為必要的條件。但是鴉片在在和這些美德為仇敵，造成自私，怨恨，猜忌，邪淫，欺騙，忤逆等惡行。今日社會上流行的罪惡，和家庭道德有直接關係的，如賭博，娼妓，姦拐，盜竊，綁票，詐財等，那一件背後沒有鴉片作祟？故欲維護家庭，非芟除煙禍不可！

捧喝聯

吳雙熱

萬事不如槍在手

一身幾見日當頭

鴉片毒物為賢母良妻的勁敵

賢母良妻主義，為我國家庭制度的基礎，賢母費二三十年的心血，經過種種犧牲教養的子女，鴉片可以數年工夫，破壞無餘！使之成為一事無成，前途絕望，行屍走肉，多少英偉有為的男子，才華橫溢，志氣超凡，前途發軔，正未可量，其人格與事業，歸功於家中良妻所提攜贊助者，正自不少，一染煙癮，則良妻十載廿載之苦心，盡歸流水，終身屬託之希望，咸化雲烟；鴉片誠賢母良妻主義的勁敵！身遭其厄之賢母良妻，一聞此言。當未有不同聲一哭者，吾人尚欲保存此數千年之文化結晶的賢母良妻主義，不可不先去此勁敵！

鴉片為小家庭制度的蟊賊

我國近年歐風東，生活日高，離家就事，各自為謀，日多一日，而小家庭制度，亦隨之發達。小家庭制度，是否將為我國新式家庭之標集，固不必論，惟其足以激勵獨立自尊的美德，破除依賴的習性，適應今日潮流的趨勢，正當努力提倡，以為家庭改造的預備，但是小家庭之中，一夫一婦，相依為生，一旦一染烟癮，則家庭組織，立受破壞，結合之局，從此分散，在大家庭中，尚有父母翁姑，兄弟，伯叔，以相扶助，在小家庭中的，勢非出於離婚或別居不可若于新式小家庭的風波，起於鴉片的禍害，守舊者，因此歸罪於小家庭制度的不善；拘執者，妄指社會情形之不介，殊不知主因在鴉片的毒害，醉心自由，解放家庭的改造者，對於障礙家庭改造之蟊賊，豈不應起而拒毒哉！

家庭拒毒的步驟

鴉片在家庭中所造成的禍害，所產生的惡罪，五花八門，無孔不入，既如上段所述，茲謹乘今日全國拒毒運動週家庭的機會、和關心，家庭問題的同志，細細討論，芟除家庭烟毒的步驟：

（一）應提倡衛生常識　吾國人素乏之家庭衛生常識，以為鴉片可治百病，鴉片固自有其醫藥上之價值，但非經正式醫生治方，不可妄用，普通人以謂頭痛，心痛，腹痛，暈吐等各種病象，均可用鴉片治之，每有病未治愈而烟癮已成，終身失敗，舉家受累，貽禍不淺，故家庭中應提倡此項常識，不可輕易妄用鴉片，以治疾病而防染癮。

(二)應避免不良習慣　家庭中常有因不良的習慣，致染烟癮的：或耽於賭博，或習於宴飲，通宵達旦，起居無時，因此多有藉鴉片以爲提神興奮之劑，成人行之兒童習之癮遍全家，無法超拔！即今日歐美輸入的不良習慣，如夜游跳舞等，稍一不愼，亦染毒癮，今日歐美大都會的舞女，歌伎，藝員，樂師，幾無一不染嗎啡，高根，等毒癮，即出入歌樓舞榭的時髦少年，亦多染癮，因其通宵達旦，歡呼宴樂，非恃麻醉藥品之興奮，無法支持，吾人若要拒毒，先要避免以上各項的惡習慣。

(三)應採用正當娛樂　我國家庭素不注意娛樂的設備，以致青年不得不往外尋樂，出入妓館烟館，欲免除上述流弊，應採用健身，進德，養神，壯志，的各項正當娛樂，如音樂，旅行，會餐，使銷磨無爲之時光，得避免不良之習慣，查今日社會之染烟癮，其出於無他項相當消遣者佔大多數，吾人不可不注意及之。

(四)應善用閒暇時光　閑暇的時光，爲造成種種罪惡的機會，尤爲染鴉片烟癮的起因家庭中當想種種方法，以善用之，如提倡操作，勿事事任諸僕役，以養成勤勞互助的美德，而防免怠惰依賴的習性，除家庭中之操作外，如提倡閱讀書報之習慣，扶助貧乏老弱的工作，教授子女的教育，均爲避免不良習慣，防備鴉片烟癮的要素。

(五)應注意拒毒教育　今日染鴉片烟癮者，大半缺乏相當的拒毒教育，以謂鴉片的害，無足重輕，沈癮既染，日甚一日，無法解除，吾人應注意家庭中之拒毒教育，使兒童均了解鴉片爲亡國滅種的禍根，立志終身不種不製不賣不運不用鴉片和一切麻醉毒物，永以鴉片爲仇敵，隨時隨地，加入拒毒運動，贊助進行，如是鴉片必有肅清的一日。

(六)應造成拒毒風氣　要使拒毒運動有實効，應從家庭中造成拒毒的風氣，家中有染毒癮者，延請醫生，定期戒絕，親戚朋友，有染毒癮者，實行勸戒，勸戒不聽，斷絕往來，男女婚娶，尤當注意，對方是否染癮，以定去取，苟有種烟賣烟者，更當與衆共棄，使社會視爲罪人，國家視爲叛徒，如是則鴉片的禍害，必可根本肅清，願同志共勉之！

鴉片烟賦　以吹烟造孽死有餘辜爲韵

伯仁

燈挑閃閃。烟吐遲遲。體橫陳而彎曲。身側臥而斜欹。明是迷人之陣。洵爲喪品之基。何乃乍聽其香。即消魂而攝魄。纔初嘗其味。已如醉而如癡。始則以此求歡。方謂一朝無損。繼則因之入癮。遂教片刻難離。白晝偷閑。恐父兄之窺察。黃昏躲隙。防妻女之潛窺。總有清夜自思。也知鎖眉頭而愁結。忽遇他人相讓。依然順口角而涎垂。銀鉗同鍼様。條條指尖巧弄。竹管似簫形。節節口際輕吹。

夫以鴉片之爲物也。西洋始創。中國相傳欲思吸食。先必熬煎。金銀盒堆滿盤中。器誇貴重。琉璃罩遮來火上。影映團圓。一管吹噓。氣半吞而半吐。兩邊轉換。身或倒而或顛。縱有急事燃眉。臨期盡教躭誤。一任嘉賓入室。覿面更懶周旋。食無定亦寢無時。從心所欲。陽則生而陰則死。與鬼爲緣。稍有餘閑。尚領清香之茗。偶然起坐。又吹水旱之烟。

則見面不豐腴。容尤枯槁。氣息剩一線之微。喘嗽無片時之好。精神已減。行來則舉足無根。虛弱難支。立去則迎風欲倒。似乞兒之離古廟。骨瘦成柴。如餓鬼之出陰曹。髮長蓋腦。薰盡一腔血心。口乾早絕夫津涎。繞壞五臟肝腸。糞結不通

(接上文第二頁)

可哀也已。有因氣痛者。痛未止而癮已成。有因久泄及休息痢者。病未除而烟成癮。即疝氣之凝結。脫肛之氣陷。隨其病症而施治。皆能獲相當之效果。若惟恃阿片以救急者。其結果適以自害也。今因本報有戒烟特刊之創設。爰草斯篇。以質之當世之癮君子。祈各憬然悟而翻然改。是鄙人所厚望也。

(接上文第三頁)

冲服數枚。

(庚)從事正當娛樂。閱讀有益書報。以爲消遣之資料。

(辛)毀棄吸烟器具。以免見而心動。

(壬)身體小有不適。可請醫生調治。不可認爲戒烟所致。復想再犯。

(癸)休養時期。戒者最好仍住醫院。由醫生監視其行動。如不能住院。家人亦當設法監視。否則戒者如意志不定。或致復癮。則前功盡廢矣。

嗜好阿片之習染及戒除之發明

嗜好阿片。染習甚易。而戒之綦難。在醫療範圍內。適當用之。固可用以治病。若濫用則成癮癖。其結果必致傷身。世上種種嗜好。當以阿片之害為最惡。因其使人易於超濫用過度之境。不但個人志氣。消滅無餘。而一身事業及康健。亦大受損害。

市上所售戒烟藥品。種類繁多。及考其內容。大都含有毒質之麻醉劑。如寇加因及嗎啡等類。製造此類藥劑者。其存心在攫取烟商之生意而圖利。能否戒烟問題。固屬無暇議及。且惟恐世人服之者。不能成癮。為可慮耳。一般深信該項丸片有戒烟之能力。而用之者。乃盡量受其欺騙。行將染成一種嗜好。欲戒藥癮且較烟癮為尤甚。

近代醫界。曾證明人體中。產有一種天然抗毒素。以抵抗各種毒質。但該素之產生。乃人體細胞原子。功能反常之結果。因健康之身體。實無需乎此抗毒素也。

是以欲戰勝吸食阿片之嗜好。其藥必須有恢復細胞活動之能力。『戒烟百補水』。即所以挽回已失生機之要素也。

昔嘗有人。於施行『戒烟百補水』期內。對於所嗜之烟草。竟不嗜吸。於此可以證明本品之功用矣。

『戒烟百補水』能恢復人體細胞之活動力。又能增進人體之新陳代謝。又能制止抗毒素之發生。緣烟癮者。即該抗毒素。有以致之也。本品能使體內機能。自生變化。故為其唯一之主要功能。保可於最短期內。將烟癮完全戒絕。遠非他種方法。所能企及。所需要者

乎谷道。竟日臥停尸之榻。懶態彌增。終朝設煎藥之爐。病軀莫保。搵嘆形骸放浪。豈非天地虛生。若教身體康強。除是爹娘再造。

至於瘦客往來。癮仙雜列。烟室初歸。烟盤早設。對面儼知心朋友。意更綢繆。并頭比結髮夫妻。情尤親熱。卑賤之人不可近。斯時難論高低。機蜜之事總難言。此際何仿漏泄。謙虛是假。讓時或彼此推辭。放肆不拘。臥處則來交迭。先占者。斜横榻上。靠角枕以思眠。落後者。輾轉床前。流饞涎而不絕。看此日聚成黨類。何惜玆似水之烟。見斯人浪費銀錢。已造下如天之孽。

惟創自城市之中。斯波及鄉村以裏。風俗相沿。傳流不已。為士者。品行俱虧。務農者。田疇弗理。街前設舖。買賣之事全忘。衙內官居。勸慎之名莫起。以及娼家接客。無此則客不孰來嫖。賭局招人。非此則人誰至止。可見種種傷財之處。不過於斯。因之般般取害之由。莫甚於是。爾乃樂以忘憂。覩不知恥。弗為守業之兒。竟作敗家之子。常與優童歌妓。開烟燈則笑語闐堂。每偕狗友狐朋。入烟館而誼譁聒耳。如蠅附羶而蠅逐臭。方覺可以追歡。似魚遊釜而雉罹羅。不知自求速死。惟在受戒之下決心耳。

南浙江路清和坊對面

中一戒烟院白

鴉片中毒之急救法

小草

吸上鴉片癮的人們。吞個把煙泡。是希鬆平常的事。但是不曾吸食鴉片的人。往往因一時氣憤而去自尋短見。利用鴉片做一個致命的工具。雖然自作孽不可活。但是以人類的同情心。卻不能見死不救。現在彙集幾個急救法寫在下面。

(一)初中鴉片毒時。拿手巾浸透了冷水或包冰塊。覆在他頭上。另外用雞毛搔喉頭。或者用易於引起嘔吐的方法。使他嘔吐。等到吐淨之後。給他多量的茶。或者咖啡汁。

(二)胆礬和銅綠每樣四錢。再加黃連四分。研成極細的末。用的時候。祇取末一分。用筆管吹進鼻孔。分男左女右。不要過多時便嘔。嘔到不能動彈的時候。用甘草四兩煎湯服下。毒就可以解。不過上列的太霸道些。不如用下列的方法。但是下列的方法。普通的人是不會動手的。這個就得請設備完善的醫院了。

(三)用洗胃器先來洗滌胃部。因為在十八小時以內。鴉片的成分尚存在胃中。(不過愈早愈妙)所以必定要經過胃洗滌法。就是用過錳酸鉀〇。四克。溶解在一千立方西西之水溶液中。以澆灌之。洗了之後的五分鐘。給他服血炭二食匙硫酸鎂。二十克。蒸溜水二百克的混合溶液。倘若患者身體虛弱。往往發現虛脫症。趕快注射興奮劑。如樟腦製劑。或者用卡代柴

兒、康福根、樂百齡等等。若患者仍有昏睡狀態。必須用阿脫落品之皮下注射。Atropin Sulb. 0001—00015 最重的時候 半小時或一小時 可注射一次。一方面患者呼吸的機能未恢復時。人工呼吸是不可須臾離的。

又附錄數方

（一）置死者於陰濕地上。用筷子攝開牙齒。以筷橫放口內。使口常開。以冷水時時灌之。或白沙糖調冷水灌之更妙。外用手帕二三條。以冷水泡透。放胸前。輪流更換。或用整塊豆腐亦可。又用冷水一盆。將頭髮散放盆內。時時換水。切不可見太陽。一見日照。即不可救。三四日後。鴉片之氣散盡即活。如身不硬。雖七日內亦可回生。活後多服白沙糖水。及生綠豆末。冲水服。最效。

（二）眞南硼砂。冷水調服。可以立解。

（三）用清油灌之。立解。

（四）巴牆草。搗爛。煎湯冷服。

（五）以活鴨血頻頻灌之。

（六）以鷄蛋頻頻灌之。凡但吞鴉片者。不過麻醉過度。可有回生之望。若和酒精並服。則熱度太熾。無從救治矣。

鴉片自述

肯芸

提起小區區的名字。眞個是那個不知。誰個不曉。我的踪跡和勢力。說也慚愧。竟一直繁殖伸張到五大洲。自從輾轉流徙到亞洲的中國來。我的勢力可就格外大哪。無論貧富智愚。個個起先見着我都罵。恨得我什麼是的。以爲同我在一起。就不齒於人類。可是祇要一近接了我。同我合了許多時的朋友。那便不覺得我可恨。反而引我爲知已。非但引我爲知已。並且一刻看不見我。想得甚麼似的。拖鼻涕。淌眼淚。寢處不安。飲食不香。頭昏腦脹。腰瘦腿輭。那時他便用盡了心機。想同我會一會面。雖然我蹲在蓬華之中。污穢狠藉的室裏。和一些牧猪奴在一處。也不惜屈尊下降。惠然肯來的和我晤面了。祇要一見了我。便笑逐顏開。豎起兩隻眼睛。寧神靜志的望着燈。嘴對嘴和我大闢談判。我也不得不賣弄我的本領。使出我媚人的手段。他便精神愉快。得意忘形。指東畫西。談天說地。從前愁眉不展的。現在卻嘻天哈地了。從前噤若寒蟬的。現在有說有笑了。寢也安了。食也進了。腰也挺得起。路也走得動。他也得了這們好的結果。格外一天一刻不肯離開我。列位。你們要奇怪。我何以有這副看家的本領。難到除了我。就沒有活命的希望嗎。慢着。原來其中有個原故。且聽我道來。我生平學會了搖身一變的本領。祇要碰着了燈火。就化成一陣輕煙。直向人的喉管裏去。一到裏邊。各處我都跑到。一起初寄生在裏邊的紅血球。白血球。細胞等等。還同我抵抗。後來我們來的子孫愈多。牠們同時就被繳械。無條件的征服了。我們的大本營。既然安定。他裏邊的一切動作。都要我來司號發令。有我來。他便可

諷吸鴉片

宋萱蔭

一榻橫陳小閣前。側身隨意吸雲烟。白紗帳裏清香滿。賽過人間快樂仙。

終日昏昏睡小樓。烟雲吞吐度春秋。青燈一點星星火。燒盡田園未肯休。

一枝枯竹一壺茶。時吸時眠興味嘉。繚繞烟雲騰滿榻。清香遠透碧窗紗。

面目如同鬼與囚。聳肩縮頸涕橫流。世間多少英雄漢。墮入牢籠不自由。

烟體便秘之良藥

桑葚膏

倪廬

余友孫子卿君。服務報關行。有阿芙蓉癖。大便屢苦秘結。腿部疼痛。余囑其服桑椹膏。每日四錢。一星期爲限。服后大便暢適。腿痛亦減。又友人張子明君。服務恒昌永五金號。亦患腿痛。大便秘結。余亦囑其服桑椹膏。服后大便即利。腿痛全愈。」緣鴉片一物。刼津助火。津枯則腸燥。腸燥則大便不暢。火旺則耗血。血耗則不榮筋。而腿部作痛。桑椹不但補血潤腸。且有利關節。通血氣之力。此二君之疾。所以一進本品。効如桴鼓也。

以動作。我不來。他這只機器就變成廢物。不過我也有身價、不是隨便可以一來的。化了白花花的洋錢。才有同我親近的可能。我從前的身價。倘不怎樣高。後來因爲曾經有許多人。說我們狐媚子似的。叫人家。家破人亡滅種亡國。於是嚴厲禁止。斷我們的往來。可是他們那裏認眞去辦呢。那裏捨得同我斷決往來呢。反而把我造成奇貨可居。我瞧他們來牽就我那我樂得自高身價哪。一斑介紹和牽線的朋友。於中取利的撈模得也不少。分不均勻的時候。小的呢。打得頭破血流。大的呢。那就不用說屍山血海。至於那些非我不可的呢。雖然窮得蓋鍋。父兄叔伯可以不認。老婆兒子可以不要。無論我的身價怎樣高。非請我去不可。別個上可以省儉。對於我半個不字卻沒哼過。唉。我這樣的受寵若驚。祇有粉身碎骨的份來副他們的盛意。所以不問他是富貴豪華的人家。深堂密室有我的足跡。就是蓬蓽圭竇的人家。也有我的行蹤。他們有時把我藏在地窖裏，有時把我擱在天花板上。塞在馬桶裏。擺在袴襠裏。頂在頭上。踏在脚底。好在我也隨遇而安。祇要人歡迎我。這些小節。到也不在心上。到是現在最擔心事的一樁事。使我常常忐忑不寧呢。原來日下的中國國民政府。又唱起從前和我斷絕往來的老調了。這次的雷厲風行。我卻一則以喜。一則以懼。喜的是。從前的調調兒祇唱得把我抬高了身價。這次再同從前一樣。那就要笑破我的肚皮。懼的是什麼呢。懼的是聽說這個政府。不比從前的濃泡。說到做到。務在必行。唉。我就苦哪。同一斑癮君子。就要脫離關係哪。倘若同中華國土而握別。我眞依依不捨呢。

巴別拿爾與戒烟

吳祖華錄

拒毒遺訓

中國之民意。未有不反對鴉片。苟有主張法律准許鴉片營業。或對鴉片之惡勢力。表示降服者。均爲民意之公敵。……賣國之行爲。……在軍閥未經打倒。民治政府未能統一全國以前。拒毒團體。須奮鬥不懈。千萬不可放棄堅忍與不妥協之奮鬥決心。永遠抱定徹底不降服之政策。

孫公中山

鴉片癮者人人可戒

吸鴉片烟的人，因爲自已覺得麻煩不便，差不多沒有一個不想戒除。然而有決心戒烟的，試問能有幾人。戒烟能有決心，或者不管三七二十一，竟用強迫的方法，那末差不多也沒有一個戒不了的。然而能耐苦忍痛的，我以爲究竟不多。所以一言以蔽之，凡百戒烟病人，戒雖想戒，所怕就是痛苦。果沒有痛苦，那末除了特種患者以外，當然沒有一個不想戒的，也沒有一個戒不了的。（除了特種病人以外，決不致因戒烟而有危險。），

戒烟藥品與吸烟遞減

以戒烟藥品而論，在市上所販賣的，眞如汗牛充棟，說不勝說。即在醫家方面所應用的，實在也屬不少。然而不論何種戒烟藥品，大都有嗎啡一類的魂靈，否則病家一定感受痛苦，抵不住烟癮，這是大家所想得到的。又如罌丸製劑，葡萄糖注射液，鹽化鈣注射液等，對於鴉片之減量，雖有若干助力，然而也決不能以此抵制痛苦。至於有許多賣野人頭的藥品，那是更不成問題。

含有嗎啡一類的戒烟藥，形式上雖各有不同，實際上則莫不利用遞減的原理。即將嗎啡由大量而減至小量，以至於戒絕而已。換言之，即將一次戒絕的大痛苦，變作另碎的小痛苦，這是此類戒烟藥的惟一辦法。然而非要行之有恒，並充分的監督，實在難以達到目的。

戒煙遞減時的難關

還有一層，鴉片癮者在吸烟的辰光，消費，噴出，多吃之類，這是都少難免。所以名目上假定吃三錢鴉片烟的病人，他的眞正烟癮，大都不過二錢左右。以其如此，由三錢而減到二錢，用嗎啡可以遞減、用鴉片烟也可遞減，即使沒有嗎啡，鴉片及其他藥品，也是何嘗不可遞減。然而由二錢而一錢，由一錢而五分，其後則愈減而愈難，愈少而愈不能減。設使偶欲勉強行之，那就如不快，不安，失眠，疲勞，困憊，不足等痛苦，即紛至沓來，而不堪忍耐。於是解心一懈，功虧一簣，非但從此不能遞減，或者反要分量增加，此等人實在極多。

此等事實，實亦難怪病人。因爲遞減而沒有抵制痛苦的保障，在病人仍是難以忍受。所以在吸烟遞減的，固然要變成老調，就是用嗎啡遞減的，其結果也不過由吸烟而吃上丸藥，正所謂前門拒狼，後門迎虎，那裏可有好的成績。

◉明華印刷公司承印 地址閘北寶山路寶昌路仁餘里

衛生報

THE HYGIENIC WEEKLY

18 Jen Woo Lee, Burkill Road, Shanghai, China

館址上海白克路珊家園人和里十八號

主編 丁濟萬　主幹 趙公尙

編輯 朱振聲 宋大仁 時逸人 賈肖芸

五十八期　第一頁

戒煙專刊

本期要目

中華民國十八年一月二十六號（星期六）

第五十八號

本報每逢星期六出版一大張售洋四分

衛生報刷新紀念

醫國之聲

馮玉祥題

馮玉祥先生題字

全年五十期連郵費二圓四角（國外加半）

（郵票代洋九五折扣）

中山先生拒毒遺訓全文

『予之意見。認中國之禁烟問題與良好政府之問題。有連帶之關係。鴉片營業。絕對不能與人民所賦予權力[illegible]兩立。但是在政府當局。對於庶政之設施。未能實現民治之威權以前。欲達到有效之禁絕。殊非可能。

現在一般不法之軍閥。各在轄境之內的不但獎勵。而且強迫種植鴉片。欲訂完密之禁烟計劃。爲用殊徵。良以種植鴉片較種植米穀蔬菜菓實等物事簡而利厚。故農民大都不願。亦不敢反對軍閥強迫種烟之命令也。

國際聯盟之禁烟大會。正將開會。出席該會之各國代表。應本公道之精神。毅然訂立嚴密計劃。禁止各國鴉片及其複製品『如嗎啡海洛因等類毒物』之出產。蓋中國政府破裂之結果。不但使烟苗復盛。亦使對外貿易日趨停滯。中外商人及合法商品之製造家均受巨大損失。目下由私運私賣鴉片銷耗之鉅量款項。若用於正當貿易不但可使本國商業復興。並可使中外間之合法通商大形起色。邇來有以謂今日我國鴉片覆與•遍地皆毒。不如法律正式允許烟土之營業。海關放任外洋鴉片入口。以充裕餉源。此等主張。絕對不當。中國之民意。尤其守法安分純潔之民衆。其意見未有不反對鴉片。苟有主張法律准許阿片營業。或對阿片之惡勢力。表示降服者。即使爲一時權宜之計。均爲民意之公讐。

今日國內形情至爲惡劣。拒毒運動之進行備受難阻。以致成績甚尠。然對鴉片之宣戰。絕對不可妥協。更不可放棄。苟負責之政府機關。爲自身之私使。及眼前之利益計。對阿片下旗息戰。不問久暫。均屬賣國之行爲。總之。對於阿片之禍害。不論何種形式之降伏。均可謂蔑視國民之良心主張。即以恃非法之鴉片爲利源之土匪式軍閥言之。亦不敢公然承認阿片乃正當之營業。對彼等自身之非法行爲。亦難逃羞恥與盜竊之良心上責備。我國內地素缺乏道路各項利便交通之建設。加以不時有軍閥之鬥爭。結果使農民之經濟負担日益加重。農民雖欲安分。耕種普通農產。殊不可能例如廣東省政府極端反對烟毒。但鄰省私運之外。尚有國外阿片由海道輸入。在此等現狀之下。雖有良好政府如廣東者。甘冒萬難以取締非法之阿片營業。釐定完密計劃。以圖毒害之根本廓清。但以水陸私運之繁多。無從收相當實效。

於此。吾人可見局部之舉動。殊難收效。欲達禁烟之目的。必需[illegible]採定全國一致遵守之計劃。是故吾人應先打倒爲禍較深爲害較烈之軍閥促進國民政府之成立。使之實現民治之威權。禁烟始能收效。今日阻礙民衆生活與自由之禍害。一經芟除。則輿論勢力必可貫澈禁絕阿片之目的。但在軍閥未經打倒。民治政府未能統一全國以前。欲達上述希望之唯一方法。拒毒團體當奮鬥不懈。繼續努力於調查與宣傳之運動。使非法營業。無所斂迹。雖或一時未能收效。但千萬不可放棄堅忍與不妥協之奮鬥決心。當永遠抱定澈底不降服之政策。

鴉片之廬山眞面

生長之狀態及性質之利弊

丁濟萬

鴉片。論類植物也。乃取罌粟中未熟果實之汁製成。罌粟爲二年生草。**葉**爲長橢圓形。邊緣有鋸齒。平滑。無柄抱莖。淡綠色。其**苗**作蔬食。能開胃。厚腸。潤燥。除熱。五月開**花**。瓣凡四蕚二片多雄蕊。雌蕊如壺狀。花有白深紅黑紫之別。蓋以細鬆之粉白色彩。大而美豔。土耳其人士植之園中。視爲名花。其功用與鴉片土無異。以香油四兩。將花（約十五朵）煠枯濾淨。入白蠟三錢。熔化。將凝時。再下輕粉二錢。攪勻。置水中令冷。取出。用搽湯火傷處。其痛即止。金鑑稱爲罌粟膏。時屆秋令。花瓣謝落而結實。其**殼**酸澀微寒。功能固澀收斂。入腎經。爲治骨病。久咳。久痢。之品。肺虛大腸滑者宜之。惟用須助以他藥。庶免閉胃妨食。若痢疾初起。乃風寒作嗽。挾有火邪者。誤用之致死。宜愼之。從花**果**內劃開流出許多汁水。如牛乳狀。甫遇空氣。立刻變成棕黑色而堅硬。積少成多。即爲**鴉片土**。熬煎而瀝淸之。製成**鴉片煙**。性溫微毒。味苦如黃連。具有與奮麻醉之性。滯者能通。脫者能濟。爲澀精。助力。止痛。安眠之良品。煎煮成膏。以竹筒燃而吸之。其煖氣由肺胃以布於表裏。令人通體愉快。治久痢虛滑。功勝於罌粟殼。凡痘瘡行漿時。泄瀉不止者。服之甚效。又可爲導淫具。能久交不泄。長服則成癮。耗渴血液。敗精傷神。若未經燃之**生煙膏**。以開水冲吞之。其力量較吸煙大十倍。多服則醉死而不救。**中煙毒**初服人尙淸醒。毒未發者。鴉片尙在胃中。宜用吐法。（或灌桐油或灌糞淸或以鷄蛋淸數十個頻灌之）嘔吐淨盡。其毒自去。又法生甘草膽礬各三錢。研細末。先以白蜜四兩。開水冲化。再將礬末攪勻灌之。一人於胸前。以手抹之。須臾嘔吐即醒。醒後三日內忌飲茶。又法用蘇油灌之。即解。緣烟膏熱毒。凝滯腸胃。蘇油芳香涼潤最妙也。

罌粟花之形態

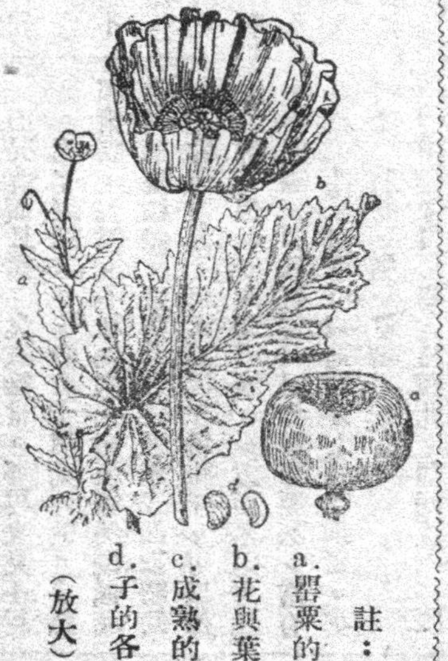

註：
a. 罌粟的全部
b. 花與葉
c. 成熟的果實
d. 子的各部分（放大）

戒煙必讀

黃花

有人說戒煙好戒。招牌難除。什麼招牌呢。手指蒼黃。牙齒漆黑。面色青白。等等一切。要曉得祇要具了决心去戒煙。這些招牌。可以說是一舉手之勞。便可恢復原狀。並不是最擔心的一回事。現在且說出幾個方法。但是這個方法。不是代一方面仍然吸煙的人設法。。是代眞有戒决鴉片心的人設法。若是吸煙的照這方法行。那效驗是不顯著的。

(一)手指蒼黃　一雙手再弄得污穢些。一下水便可洗除淨盡。祇有燒鴉片煙人的手。雖然經肥皂洗擦。那蒼黃的顏色。是不能動得分毫的。人不必看你别的。祇要看見你一雙尊手。便瞧料着你是吸煙的一份子。所以戒了烟。就不應當再掛這塊招牌。這除去的方法。是很簡便的。就是平常吃烏賊魚。剝魚的時候。有一塊骨頭。(藥店亦有售)便利用這骨頭。和些肥皂在手指蒼黃的地方磨擦。因爲骨鋒利的稜刺。可以剝削皮的外層。那煙漬自然隨之而消失了。至於仍然照常吸。而用這個方法。一來燒煙的時候不便。二來每天擦起來。皮還要擦破呢。

(二)牙齒漆黑　黃牙臭口。人見了就得作嘔。而況黃而且黑。臭氣難當。那再也見不得人。吃了煙的人。十個有十個如此的。自然懶惰成了習慣。不加洗刷。而煙毒的侵蝕。雖刷也是枉然。下面的方法又來了。取臢的上好雪茄煙灰。每天用代牙粉擦牙。可以掃除黑漬。但是一方面吸煙。一方面用這方法。非但無利而且有害。因爲雪茄煙灰。富有多量鹹性。而且可以剝蝕牙上的琺瑯質。那就愈吃愈擦。愈擦愈黑了。

(三)面色青白　死人的面孔。如同蓋上一張白紙。這是什麼原故呢。這是因爲沒有血色。是血循環完全停絕了。吸煙的人呢。血循環經過鴉片毒質。血球減少。停滯流行。所以就變成青白色。這「活死人」榮衛。加在吸煙的頭上。是一點不錯的。倘若戒煙後。要脫去這種面顏。可以用多個紅棗煎湯代茶飲。一方面健脾開胃。那血行一流通。容光自然煥發。一面吸煙。一面吃湯。是沒有用的。衛生報的篇幅。是很精貴的。方法祇有幾個。空話倒佔得地方不少。現在再簡略說幾個罷。

(四)戒煙後有時遇到便秘。可以用白蜜和麻油拿米湯冲服。平常進些水菓。尤其是香蕉這類滑利的東西。

(五)戒煙沒有盡絕時。往往還要呵欠。鼻涕眼淚的來。若是在人家喜慶的時候而發生。是怪難堪的。可以急喝熱茶。或是拿熱手巾來熄臉。(六)鹹橄欖泡茶飲。或者清鹽湯也可以。一則清肺火。一則下煙毒。凡是含有鹽質的物品。都可以尅服煙毒。這兩種實在是戒煙時候的絕妙代茶品。

(七)戒煙時不可多食油膩。同生硬的食物。因爲煙毒蟠踞日久。胃的消化力。還不怎樣的健全。所以必須吃易於消化的食物。

(八)遲起遲眠。是吸煙的習慣。戒煙時務必勉力矯正這惡習。最遲不得過十時睡。不得過八時起。平常八小時的睡眠已經很是。但是初初的戒煙。身體是要休養。還有一層。就是夫婦敦倫的一回事。絕對的要禁止。因爲吸煙才不吸。精力尚未充足。倘是再傷精耗血。那不是趕上黃泉路嗎。

巴別拿爾與戒煙（續）

吳祖榮

戒煙痛苦的緩衝

總而言之。戒煙的初期。不拘何種方法。成績個個都好。然而減到眞正煙癮。定有種種痛苦。這個中途的戒煙苦痛。就是在戒煙上頂要緊頂煩難的關鍵。所以非衝破這個難關。實不足以戒煙。所幸今有一種新藥。名曰巴畢那兒，有嗎啡的效力。而少嗎啡的害毒。既能抵制戒煙中途的苦痛。而且還可以依舊遞減阿片。同時本藥在戒烟期間只求依法施行。並無中毒成癮之弊。不致發生意外危險。要而言之。巴畢那兒乃抵制痛苦之緩衝。即係遞減法之一種安全保障。實亦衝破難關之利器。我以為此藥在戒煙事業上。誠可謂為一線曙光。

科學的系統的戒煙法

如上所述。各種戒煙方法。以吸煙遞減最為舒服。而吸煙遞減時之中途苦痛。又因有新藥巴畢那兒之發明。可以藉此抵制。然則戒煙問題。似乎已可解決。然而按之其實並不如此簡單。因為不拘何種藥品。說他慣性較少則可。說他完全沒有慣性。那是在現今的科學程度、還不能達到這個地步。巴畢那兒既是藥品之一種。自亦難逃此例。所以用巴畢那兒作抵制痛苦的緩衝。自無不可、若以此作永久的代用、當然也有未便。所以其間之應用方法。仍須根據科學並有一種系統。譬如在吸煙遞減期以內。巴畢那兒固可使用若一旦過此期間、也當設法除去。否則永久濫用。既難得圓滿結果。並且不是長策、

查硝酸士的年及硫酸阿刀寶二種藥品。對於中樞神經系及諸識官之機能減退。呼吸及血行之遲鈍。特有興奮作用。同時對於阿片煙質。而且毫無關係。所以在一旦阿片戒除以後。欲將巴畢那兒除去之時。此二藥實最後之理想的緩衝代用品。又此時之阿片煙癮。本已不成問題。所以除去二藥以外。如樂地儇（即武田牌之葡萄糖注射液。有解毒營養作用。）鹽化鈣液。樂地儇鈣液。畢丸製劑斯保買丁等藥。亦莫不可應用。尤如畢丸製劑斯保買丁一藥。對於神經衰弱及生殖機能衰弱。又有特殊效果。我以為甚為適宜。如此先以巴畢那兒抵阿片煙。更以硝酸士的年。硫酸阿刀賓抵巴畢那兒。最後則完容廢止。而達到戒煙目的。此法係本間博士經驗而得。轉輾有相當之緩衝。自無痛苦之可言。誠係科學的戒煙方法。且亦最有系統的安全治療。願與高明者一商榷之。

（詳細治療方法。請閱戒煙治療方法模範表）

戒煙治療日程及方法模範表

月日	治療日數	阿片量	吸煙回數	巴畢那兒注射量	注射回數	丸劑粒數	服藥回數	苦悶狀態
二月二十八日		三錢	三	○	○	○	○	
三月一日	一	二錢九分	三	○	○	○	○	
三月二日	二	二錢八分	三	○	○	○	○	
三月三日	三	二錢七分	三	○	○	○	○	
三月四日	四	二錢六分	三	○	○	○	○	
三月五日	五	二錢五分	三	○	○	○	○	
三月六日	六	二錢四分	二	○.五	一	○	○	
三月七日	七	二錢三分	二	○.六	一	○	○	
三月八日	八	二錢二分	二	○.七	一	○	○	
三月九日	九	二錢一分	二	○.八	一	○	○	

三月十日	十	二錢	二	○・九	一	○○
三月十一日	十一	一錢九分	二	一・○	二	○○
三月十二日	十二	一錢八分	二	一・○	二	○○
三月十三日	十三	一錢七分	二	一・○	二	○○
三月十四日	十四	一錢六分	二	一・○	二	○○
三月十五日	十五	一錢五分	二	一・○	二	○○
三月十六日	十六	一錢四分	二	一・五	二	○○
三月十七日	十七	一錢三分	二	一・五	二	○○
三月十八日	十八	一錢二分	二	一・五	二	○○
三月十九日	十九	一錢一分	二	一・五	二	○○
三月二十日	二十	一錢	二	一・五	二	○○
三月二十一日	二十一	九分	二	二・○	二	○○
三月二十二日	二十二	八分	二	二・○	二	○○
三月二十三日	二十三	七分	一	二・○	二	○○
三月二十四日	二十四	六分	一	二・○	二	○○
三月二十五日	二十五	五分	一	二・○	二	○○
三月二十六日	二十六	四分	一	一・五	二	一○一
三月二十七日	二十七	三分	一	一・五	二	二○一
三月二十八日	二十八	○	○	一・五	二	三○二
三月二十九日	二十九	○	○	一・五	二	四○二

三月三十日	三十	○	○	一・五	二	五○二
三月三十一日	三十一	○	○	一・○	二	六○二
四月一日	三十二	○	○	一・○	二	六○二
四月二日	三十三	○	○	一・○	二	六○二
四月三日	三十四	○	○	一・○	二	六○二
四月四日	三十五	○	○	一・○	二	六○二
四月五日	三十六	○	○	○・九	一	六○三
四月六日	三十七	○	○	○・八	一	六○三
四月七日	三十八	○	○	○・七	一	六○三
四月八日	三十九	○	○	○・六	一	六○三
四月九日	四十	○	○	○・五	一	六○三
四月十日	四十一	○	○	○	○	五○三
四月十一日	四十二	○	○	○	○	四○二
四月十二日	四十三	○	○	○	○	三○二
四月十三日	四十四	○	○	○	○	二○一
四月十四日	四十五	○	○	○	○	一○二

（編者按）本篇所述之巴別拿兒。爲日本藥品。當此拒絕日貨時而用日貨似爲讀者所冷齒。惟藥一道。爲救人之工具，果其有戒煙之功。則又當別論。本報登載此篇之苦心。幸讀者鑒諒。

快樂的戒煙法

（張汝偉）

鴉片之害。盡人而知。國府底定。禁絕種販吸之命令下。一般有煙癮者。惴惴不安。有如大難臨頭之兆。而以戒吸爲尤苦也。衛生局近有拒毒專刊之編。憶余民國元年。著有醫學抉微一書。內載蔣君望屺。與家君談及戒煙快樂一法。當時遵服者。頗着效驗。嗣以令弛禁懈。依然如故。深可惜也。茲者禁煙會議。志在必行。且限期甚促。因重錄一通。以告當世之有煙癮者。且可爲衛生局戒煙所之取法也。以下照錄蔣君之語。（昔余官廣東龍頸場時。禁煙之令初下。有衙署書役人等。不得以吃煙者充任。須令本官出具保結等情。始猶循例出給。具詳而已。繼而重申前令。有須實行試驗、倘徇情朦保。本官並就處分之說。於是徵集書役。苦口勸誡。當時具限求戒者有之。自行告退有之。或去或留。頗有更動。有書吏某年六旬。蓋四十餘年之老癮也。自揣年邁癮深。戒脫非易。以退卯請。余因辦公熟悉。繼任無人。越日。遣人招之來。問曰。若之以退卯請也。非以年老癮深之不易除耶。余記有戒煙一法。以未嘗試驗。不欲以此強人。人若果有意。須入署宿。若日需煙幾何。須以實告。吾按時分給。決不若減。若決無所苦。此法果效。則若之幸。若可現身說法。以勸導人。此法不効。然後准汝退卯。汝意云何。彼吏以余約法之寬。無勸令強迫意。欣然允從。越日卽携鋪程來。與余隔室臥。余因詢其每日眠起時刻。諭以一切照常。毋以吾故。稍事勉強。伊因言。每日晨起九時。起後不進食。卽須煙一錢。午飯後二錢。至次晨九時。余將伊親製煙膏。挑一錢。陳以盤。諭以今日進煙。須較平日緩一時。待癮作而後吸。至十時。涕洟欠呻。癮乃大作。始令伊開燈進煙。每煙一錢。約八分炮。但先令舌食精鹽少許。盡一錢後。居然癮過而神暢矣。至午至夜。其進煙時刻。服煙方法。督令一如早晨時。迨其癮過神暢。猶早晨也。五日後。告以汝今無所苦。吾試減汝所食之烟。先十分之八進。既而察其態度。則與五日前不少異也。八日後。減十分之五進。其態度。仍與八日前不少異也。以次遞減。不兼旬而而四十餘年之老。癮。居然脫除淨盡。余旋爲進藥一劑。於下利之中。參以固本。服後宿垢大下。作深黑色。余曰。病根從此除矣通若今可以現身說法。勸導人人。繼聞署之書役。用此法而斷癮者。益實繁有徒云。余曰。此法平談無奇。而神効若此。其說可得聞乎。蔣君曰。此法傳之岑西林之父。（其名已忘）見於某記載中。（其書蔣君亦不記矣）說明略爲人之煙癮。非果煙之有癮也。癮亦不獨煙之有也。大凡人於嗜食之物。苟日日而嗜之。積之既久。則肺葉間各生一種棵虫。每虫首向上。則嘈嘈不定。必得食後安。譬如一日三餐。至時必腹饑腸轆。飯猶如是。惟煙亦然。鹽所以尅煙者也。必癮作而復進者。待虫首之向上也。先含鹽少許。然後吃煙。則鹽汁與煙味俱下。小虫得鹽而醃斃。大虫得鹽。八九日日十餘日。而亦醃斃也。煙虫醃斃。故煙雖減少。而不覺其苦也。癮且除矣。猶必用藥以下之者。蓋此已斃之煙虫。與腸胃之煙垢。不經蕩滌。恐其復生也。故此法雖平淡。獨著奇効。余因思近世戒煙藥。於煙膏中。佐以燥烈之品。服是藥者。卽或一時丟鎗。要其根株。固未拔也。久而復犯。則其癮且甚於平時。間有一二良方。暨西人藥水。無煙膏煙灰之攙入。大都一主瀉利。方其蕩除宿垢。煙虫受創時。似乎不思吃煙。幾乎斷癮矣。要之肺葉間蟠踞之煙虫。不過委頓一時。或且蠕動於異日。以故戒而能絕者。百無二三也。且人之體氣。各有不同。吃煙原因不一。以故有同一方藥。此服之而効。彼服之而不効者。惟蔣君所傳是法是方。鑿然成理。不費金錢。不覺苦楚。而又親自監驗。信能毫無流弊者。余恐世人知之者鮮。故於衛生報戒煙特刊。亟廣其說。爲世之有志戒除黑籍者告也。謂之曰。快樂的戒煙法。誰曰不宜。

一致起來擔負拒毒的責任

薛篤弼

我國受阿片的流毒。已瀕于亡國滅種的地步了。從前軍閥時代。政令不能統一。所以禁了許多年效。很少。這果是我們中國最可痛心的一件事。現在革命已告成功。民衆方面既主張一致嚴禁烟毒。政府方面也很堅决的主張嚴禁。現已經明令組織全國禁烟委員會。並頒布了禁烟的條例。從此禁烟問題。不難於最短期間解决了。但是禁烟問題特別重大。僅憑官廳的力量查禁。千慮總也一疏。還望全國的民衆。一致起來擔負這個責任。立個志氣。從前種烟運烟的人。無論有多厚的利。非改業不可。從前吸烟的人。無論如何喫苦。非立時戒斷不可。就是自已不種不運不吸。也要忠告你的親戚鄰友。一律不種不運不吸。四萬萬人。都具有這個决心。阿片這個東西。還能會在中國領土以內流毒嗎？請大家！注意。

鴉片禍華史

朱振聲

阿片之爲害。烈矣甚矣。蔑以加矣。每歲之金錢之流入外洋者。固不可勝計。每歲因吸阿片而家破人亡者。尤不知千萬計。其爍人精血。防碍生殖。可以亡人國而滅人種。是固較政治侵略。文化侵略。經濟侵略。與夫任何侵略而滅人國者爲尤酷矣。乃嗜者不察。以爲阿片爲治病之良藥。凡小有不適。輒藉以降病魔。殊不知阿片祇可緩解痛苦於一時。及至成癮。遂無意於戒絕。冷嘲熱諷不顧也。戰指痛罵怡如也。嗚呼。一燈熒熒。壯志俱灰。更何暇以慮及亡國滅種之說哉。斯可痛已。雖然。水有源而木有本。欲知果何自而來此毒物。以何因緣阿片之禍吾華獨深。是不得不知阿片禍華之痛史矣。玆爲簡略述之。以貫諸世之關心戒烟者。

吸阿片之惡習。最初發現於波斯。印度。土耳其等國。而漸及於吾華。我國首染此習之地。厥爲台灣。前人之記載台灣人吸阿片之狀。與烟具排列之情形。大致與目下相同。可爲明證。及後英人於清康熙年間。運輸少數烟土來華。每箱僅三兩稅銀。至乾隆三十年後。年輸入可二百箱。乃愈增愈多。嘉慶間增至三四千箱。及至道光十九年。居然劇增二萬餘箱。其數量之鉅。殊駭人聽聞。然而猶未已也。林公則徐督粵時。目覩此毒物之遽增慨然下令嚴禁輸入。所存烟土。悉數焚燬。乃英人以爲坐喪大利。不甘屈服。於是義團等六犯海。口皆遭懲創。又乘隙犯浙。陷定海。掠甯波。海防不固。勢不可當。於是全國騷然。不得已而構和。結果割讓大好之香港。復開放上海甯波。福州廈門。廣州。五口爲通商口岸。從此阿片進口。年有增加。至咸豐九年不得已與英國另訂新約。以輸入洋藥爲名。徵收關稅。輸入愈多。吸者愈衆。全國人民幾遍中烟毒。至光緒十年。每年輸入增至二十萬箱。二十年則增至三十萬箱。據該年度關稅調查表。每年竟漏巵至三千七百餘萬兩。若自康熙年間統計至今日。其外溢之金錢。詎可以數計耶。

阿片由外洋之輸入。以略如上述。今且言國內之自種毒物者。向者本禁種植。迨經左宗棠彭玉磨。李鴻章等。爲抵制印土起見。建議自種罌粟。是各省相率效尤。以其較來麥爲得利。遍地禾苗。皆成烟土。此風雖長。而印土來源。並不因以減少。迨至光緒三十二年。始下令禁絕。限十年爲期。宣統三年。復與英訂禁烟條約。英政府允准。詎如不至七年。國內烟土禁絕後。則洋藥亦停止輸入。迄今十餘年來。雖三令五申．諄諄告誡。而隨張隨弛。殊未達禁絕之目的。茲者國民政府行新政。鴉片務在必禁。積極進行。庶乎有豸。若再因循苟且。將何以雪鴉片一役之奇恥大辱哉。

診餘錄

馬濟仁

自盡之女子

吾操醫道。懸壺海上。已歷多年。着手治愈。奇怪險症。不計其數。其中有一最可取者。莫如一個美麗女子。因故服毒自盡。察覺經治得生。不幸之中大幸。令人一則以悲。一則以喜。茲因衛生報。特出戒煙專刊。爰記錄於下。本年陽歷元旦下午五時。予出診返寓。目覩醫室內。有一少年男子。年將及冠。與一美麗女子。並坐椅儿。宛如鴛鴦一雙。均抱愁眉憂色。見予便道。久仰泰斗。欽佩殊深。今因細故。抱症危急。特訪來診。予以溫恭相敬。隨細診其脈。洪數糊糊。左右皆然。察視其色。容顏慘淡。脈色參合為之暗駭。此病得於暴。有早不保夕之虞。靜細思之。決非七情六淫所感。必定服毒未久。將發未發使然。以此理而向伊告之。問其所因。伊滿面含羞。俯首默默。口將言而不言。予謂如不明言。便無治法。伊告以家境困難。良人不善。因此取鴉片煙自盡。但服後詎料良人探悉。被迫無奈。就診耳。言及至此。秋波含淚。滾滾下流。濕透衽襟。予順口應道。此物大熱大毒之品。恐其性發迅烈。攻衛臟腑。陰陽脫離。氣血渙散。有氣促神糊。七竅流血之虞。恐非人力所能挽回。姑勉背城一戰。以冀萬一。見伊陡然懊憹。兩手叉心。昏仆於地。神糊鼻血。氣息奄奄。伊良人驚惶萬狀。束手無策。號泣于天。懇乞於予。予卽慰其勿亂。令速取童便數壺。與自製解毒丹。由口灌下。霜彼時醫室莊嚴之所。一變而為病房之地。服後未有片刻。得童便靈丹之性。神識漸清。鼻血亦止。脉洪數較緩。病勢雖逾險嶺。未涉坦途。又令取活鴉烏血。服後約二時餘。其性勃發。鴉片煙毒不解而自解．霍然告愈。恢復原狀。不幸中之大幸。如此危險急症。幸經予治。得挽其生。然亦險矣。

宣布秘方

由實驗中得來之戒煙靈方

宋大仁

踏破鐵鞋無覓處　得來全不費功夫

余友王君。執教鞭於本埠某校。素有煙癖。屢擬戒除。均未實行。生活因之拮据。大有入不敷出之概。今因國民政府有禁煙之命令。於是不得不實行其戒煙之初衷．海上各戒煙院中。莫不有王君之足跡。所費將及數百金。依然效等於零．且精神反不如前。戚友咸相聚而勸曰。君體弱不宜戒。強戒之後。勢必疾病叢生。王君不得已。祇可聽其自然矣。豈知靈方傳來。毫不費事。月前其妹丈自鄉間來。據云。亦有是癖。現已戒除。言次。由囊中出一紙條。上書壹戒煙靈方。且指方而言曰。賴此以戒除煙癮者。已達十餘人矣。君可試之。王君卽如法泡製。果見効機。余聞之。亟請於王君曰。君既有此奇方。何不公開於世。俾世之患煙癮者。均可脫離苦海。則君之功德無量矣。王君然余言。乃錄方如后。

△戒煙神方

生甘草（乾晒）三錢　粟壳（鹽水炒）壹錢　雲茯苓（炒熟）三錢　陳皮（炒熟）三錢　川貝粉三錢　炒米粉（自備）三錢　煙炮粉（自備）二錢　食鹽（自備炒）三錢　按以上共八味。重二兩一錢五分。研為細粉。置於瓷瓶不透風器內。比如君每日吸煙為三次。卽服藥粉三次。每次吸煙為早二錢。中一錢。晚三錢。卽服藥粉亦早二錢。中一錢。晚三錢。隨癮之大小。以藥粉充之。無有不引驗如神。所費不多。請一試之。方知余不虛也。對於戒除凈盡。一星期後減少藥粉十分之〇五。

勸勸吸鴉片烟的朋友（續）

姚新吾投稿

第三要說到社會上。你是辦實業的。有很大的工廠。他是合股開公司的。外面有很大的信用。有的服務某機關。有的在人家當夥計。這些這些。社會上仰賴諸位不少呵。其所以能夠如此的。都靠着諸位的心思財力。可是吸上了癮。一天到晚。一夜到天亮。灣在一張短榻上。工廠懶得照管。生意懶得接洽。叫你辦公算帳。你打呵欠。叫你招呼顧客。你淌眼淚。到後來工廠停歇。公司折股。職業辭退。捲舖蓋回家。還有挪用虧空的和吸烟被拉的。不免鋃家琅璫。嘗嘗鐵窗風味。一串大紮蟹。拉在街上遊行。羞人答答的。便再急得一佛出世。二佛涅槃。那也就悔之晚矣。這樣的失掉社會上的信用。不獨社會上缺少了許多有作爲的份子。從此也就難乎其爲人哪

第四再大些的說到國家。一個國是我們無上的人民所造成功的。有了強健的人民。才有強健的國。若是全國盡是委靡懶惰的人民。人不來亡我。我也將自亡。非但亡國。吸了鴉片烟生殖力無能。那便要滅種。諸位以爲我過甚其詞嗎。祇要問問吸上了深根固蒂烟癮的人。生得出幾個雪白滾壯的兒女。就可以證明此言不虛了。上面的話。有的是我親身經歷的。有的是耳聞目覩的。吸上了癮。於個人。於家庭。於社會。於國家。沒一處不受了大害。現在國民政府在嚴厲禁烟。將來恐怕無烟可吸。與其那時受痛苦。何如趕早就戒掉了這萬惡之魔的鴉片呢。

煙毒成癮之原因

佘庚明

凡事有利必有害。有害必有利。此自然之理矣。鴉片成癮之原因。亦何莫不然。有因逢場戲吸而成癮者。或亦因疾病偶吸而成癮者。爲數最多。試略分述之。當青年之時。終朝周旋于秦樓楚館。深夜之際。倦之時。每以鴉片相勸。藉以提神暢腦。自以爲逢場作戲。偶爾爲之。何足慮也。殊不知他日之成癮者皆緣偶爾爲之所致。毒質雖微。久吸必成巨害。蓋鴉片有激刺性。倘消化力不強。神經敏捷。其受害也尤最。令人欲罷不能、此因逢場作戲而成癮之原因也。疾病者。吸之立能見效。藥不易治。恃之爲治病良藥。既可助精神。尤可愈疾病。俗稱之福壽膏。朝夕吸之。日積月累。全身衛氣爲阿片烟所牽制。吸之稍遲。則舊病復發。癮來則原病必現。久之遂成習慣刻不能缺此爲疾病成癮之原因也。再就生理上言之。烟係有氣無形之物。隨呼吸而漸入五臟之內。則週體上下無處不到。而腦部之作用達于極點。一時舒暢之快樂。非筆所能盡述。迨烟性既過。腦部作用之興奮者轉爲麻痺。功用停滯。故發現頭暈心逃諸症。成癮原因之大概也。

李代桃繮之戒煙妙法

公達

余戚某君。服務於金融界。染烟霞癖甚深。月入百金。半耗於是。家中食指浩繁。以是時虞不給。其夫人甚賢淑。屢勸戒除。某君亦頗自苦。立意絕之。顧每以四肢痠軟。涕淚交流。忍無可忍而破戒。事與願違。徒呼負負。夫人尋得一計自任煎膏之勞。而陰和以紅茶一成。祕不使知。果無他異。月餘膏盡。煎時復。和以二成。亦未被覺。於是逐漸遞增。歷年而其所吸之膏。已成爲純粹的茶膏。然彼固仍認其爲雲土原料也。吸之似覺神清氣爽。與歷此無異。夫人見計得售。忻慰

莫名。惟仍不向道破。蓋本經驗所得。吸煙者初無所謂癮。僅屬心理作用。設或告以秘密。必致失敗也。故某君迄今仍在大吸茶膏。以能厭癮。余聞而深服夫人之智。因念同胞中不乏與某同癖者。特誌其梗概如右。以備其家中采納焉。

（圭按）茶之成分。爲茶素。揮發油。單甯。苦里夏登等。多服有興奮神經之效。是以人當疲憊思睡。或宿醒未消。苟進濃茶一盅。精神爲之一振。此揮發油提神之力也。惟其提神。遠不如嗎啡之烈。且人飲茶。究屬少量。故於生理。並無顯著之害。某君之夫人。以茶膏代煙。非僅心理作用。實因茶有代鴉片之可能。目下烟雖不吸。癮實未刈。鄙意最好進一步以甘草膏代茶膏。其遞加方法。一如茶膏之於鴉片。則期月之後。老癮無復萌之虞矣。

鴉片烟賦（續）（伯仁）

以吹煙造孽死有餘辜爲韵

無何。房產不留。田園莫守。典盡釵環。貧無雞狗。終歲多未償之債。五更最怕人呼。舉家無隔宿之糧。半夜常聞獅吼。鋪得一條席片。何以容身。枕將幾塊磚頭。實雖犁肘。鬻幼子於豪門巨第眞能。忍恥含羞。送嬌妻於行院勾欄。那計出乖露醜。煙盡灰無。撓腮搓手。膝下去豚犬之兒。灶下少糟糠之婦。無奈舍後庭之花信。媚以求人。誰知得滿把之煙孫。燒不入斗。縱如石家金谷。而令寸草皆無，雖如鄧氏銅山。至此一錢何有。親朋誼絕。戚友情疎。無方借貸。空自欷歔。眞箇窮因。鞋既穿而襪教孰補。堪稱餓莩。面不洗而髮倩誰梳。晝跪長街。叫親爺憐我身爲乞丐。夜棲野寺。無老僧引我夢入華胥。罪惡已滿。孽障難除。光明守半世之燈。生前樂極。黑暗到九幽之地。死後愁余。酆都城魂魄無依。作煙鬼者[illegible]。陰[illegible]。入森羅殿而煙癮猶得。抱煙槍者結局何如。存。此境向誰訴苦。登望鄉臺而煙灰未帶。那時何處乞餘。人不改悔。我自嗟吁。憫彼就邪而去正。憐他雖智而如愚。恨祖父於當年。溺愛未曾教訓。傳兒孫於後日。行爲照樣規模。豈無救世之良方。保全性命。偏以害人之毒物。斲喪形軀。問誰濟以慈航。上岸脫茲苦海。是孰指開覺路。洞頭出得迷途。擊碎煙瓶。自是心如鐵石。拋煙具。從今身洗泥塗。可知憤心而爲罵世之文。彼誠太甚。隨筆而作勸人之賦。吾又何辜也哉。

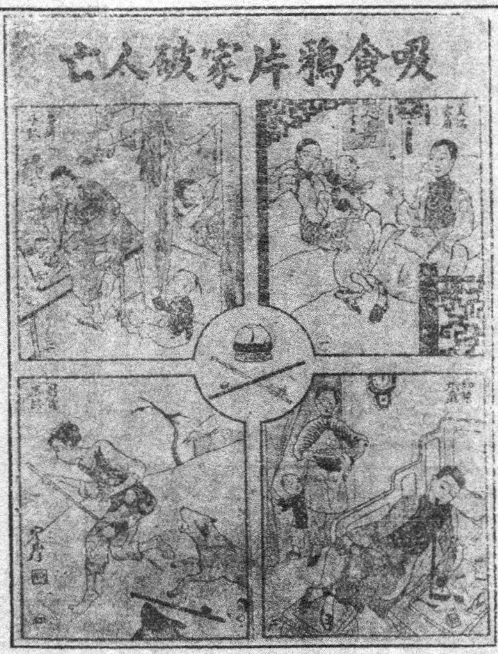

吸烟新詩（[illegible]）

黑沉沉的煙霧，
摧殘了活潑的人生，
使他拋棄美滿的家庭；
只要吞雲吐霧，
一榻橫陳，
萬事都歸罷休！
到今朝賣妻鬻子家破人亡，
只落得窮途末路的下場。

青年痛史

王建璋

王揖成是一個有用的青年是我的一個誠實的級友。家庭的環境。及本人的際遇。均不弱劣。家庭祇剩了一個孤母。同一個寡嫂。在十九歲時。畢業於某中學。腹中華英。尙稱翹楚。同學中目覩者。沒有一個不羡慕伊。是一個能幹有爲的志士。幸福的青年。畢業後。同級的六個學友。均跡足商場。謀生活了。獨王君個人。升學滬西某大學。來日的希望無窮。誰料天下事。物極必反盛極則衰。王君在廿一歲時。結識一個戀人。爲某女校之女生。貌揚體活。氣表非凡平但是美中不足者。女士染有芙蓉癖。平日修飾得時。不現烟色。又爲走讀生。同學見之者不知其詳黑籍中人。王君爲局外人。更莫名其妙。經張某之介紹。遂相與週旋。於是雙方的愛情。日深一日。達到結婚的目的了。丁卯秋。已實行正式同居之愛。但是王君因求學的問題。密月後。又赴校繼讀。而女士則輟學持家。與寡姑孤嫂相處。始則相安無事。後來女士閨房。全幅之芙蓉黑幕。俱一一爲家人所探悉。於是忠告的禁責。與神聖的家法。宣佈施諸她身了。她是一個剛而陰險的人。受了這種激刺。非但不撤底的戒烟。時時心存報復。專候時機問題。光陰迅速。暑假已至。揖成歸家了。她將過去家庭中之忠告。揑造虛詞。來騙她的丈夫。幷且說此種家庭。不安不睦的現象。和誣責吃鴉片的罪。完全由寡嫂挑撥出來。倘若要保障她個人的幸福與快樂。祇有驅逐寡嫂。脫離孤母。不然雙方將宣告離婚。王君是老誠無用的君子。貪愛着她的美色的人。見這種宣言。已赫得肝胆俱裂。況且腦海中祇有着課堂和書本的智識。老實說決不能識破她的詭計。或有一種追力以壓伏她。不得已只有驅逐這親戚無依呼告無門的寡嫂。空身走了。另外將孤母送到外埠戚家。於是君的家庭慘劇。實行開幕要知孤母依賴他人。放着自已的家產不要。快樂不享。親生子離開這是多麼傷心的一件事。於是年老無依的王母。經過晨昏的憂鬱。一月未久。不幸與世離開了。此種惡耗。狠毒的她。不許揖成出而葬母。祇郵匯了希需。以結果此事。談到寡嫂方面。空身被逐出來。因爲生活的問題。不得已受傭於人。總想緩緩耐苦度活。爲她的亡夫守節。將來在同類受苦的婆婆前送終。以盡天職。後來聽見不幸的姑病亡了。於是她個人也就自殺了。可憐骨肉慘狀。在他人設身處地。總要發一點天良。悟悔前非。那裏知道她是一個貪鴉片的同志。自家庭獨立執政後。一切的財產和傢具物件的握有權掌在她一人之手。朝夕吞雲。有暇吐霧。可知王君雖已明白一切。但是因求學的問題。不能時常在家。於是也不能時有監督。經過如此的自由。她的芙蓉癖。一天大一天。每月耗費。大有入不敷出。始則典質。繼則拉借。虧空日深。到前年春天。王君因籌備學費。與家庭用費。擬欲取房契出押。而箱中父母所遺留之一點產業。均不翼而飛了。再檢點什物。一空如洗。揖成到此地步。已悔悟前事不愼。娶此染鴉片之女生。致遭今日的結果。於是含淚相責。不料外間索債者來追。土舖烟窠相聚而至。諸債臨門。可憐王揖成自幼至今。從未受過此種激刺。不得已毀家平債。依法雙方宣告離婚。有芙蓉癖入黑籍的她。並不傷心。仍將烟槍的灰。般般取下。以搪烟癮口中喃喃而出。揖成持着二件換洗短衫。痛哭而走。親友見伊爲受烟毒而貧的一個人。均不願大爲帮忙。所以弄得無處可棲。無衣無食。我在前月馬路上看見伊。我是知道他的過去爲來。曉得這種結果。也非伊個人所爲。所以我用我的至誠。贈送他袁頭二尊棉袴一條。以慰他無辜受着這可恨的。萬惡的。鴉片流毒。因爲王揖成的若大家庭。斷送這無情鴉片之手。弄得財散家亡。骨肉死別。王君含淚不言俯首而哭。像似有無限的悔恨因作此篇痛史。以慰王君。而勉國人。

黑籍界之救星

△指示戒煙正軌……免入歧途

△拯救黑籍同胞……速登彼岸

阿片之害。既能耗財敗德。且能戕身滅種。為害可謂大矣。然吸者仍接踵而至。雖明知而故犯之。推其原。窮其理。蓋阿片之害。于初吸時。可以鬯舒筋骨。振作精神。體弱多病者。吸之尤可驟然見效。緣其有興奮之助。而貪一時之安。遂貽無窮之痛苦。久之成為習慣。毒根日深。迨其癮成。欲立志戒除。又苦精良之藥品可得。往往變本加厲。不特戒煙無益。而反有害。身體因之弱衰。煙癮亦由是增加。故戒煙視如畏途。本院有鑒于此。費數年苦心研究。精製戒煙補身新藥。專治一切新舊煙癮。曾服偽藥者。一經改服本藥。定必立見奇效。現值煙禁森嚴之際。本院立志拯救黑籍同胞。早日脫離苦海。故用藥純乎天良。決不敢以偽亂真。與市上投機份子。藉此圖謀漁利者。迴不相同。各界幸垂鑒焉。茲更將關於戒煙上應注意之各點。臚列於左。俾戒者得入戒煙之正軌。而可一勞永逸也。

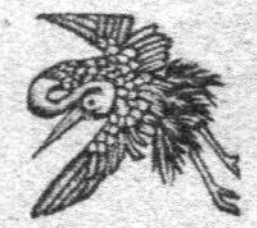

烟鬼賦

（半仙）

（以天生我材必有用為韻）

百年鴆毒。畢世龍涎。霧深眉鎖。浪費腰纏。縱妻若子其奚顧。俾晝作夜以長眠。短笛無腔。信口吹而足樂。對燈有味。發心癮而難捐。蒙惡謚則猶恐人知。終日在鬼鬼藏藏之域。醫美疢則孰為我諒。此身安煙煙霧霧之天。

溯夫煙之為物也。非若水煙之品高蘭郡。非若鼻烟之價重燕京。非若雪茄烟之產自呂宋。非若金堂烟之出自蜀城。非若香煙之以濃金絲號。非若旱烟之以淡巴菰名。花原似錦。粟自如罌。嗜食者稱為良藥。憂時者歎為禍萌。毒同於嗎啡針。耗人心血。害深於砒礵藥。吸我神精。鐵鑄成大錯無端。烟種播川雲廣之境。浪淘盡英雄幾許。鬼胎由噗咭唎而生。

時則芸閣英豪。蘭閨嬝娜。武將登壇。文儒列坐。類皆昧厥良因。餐茲惡果。朝臣嗜之而輒疲。壯者甘之而頹惰。佳人樂之而槁枯。才子吸之而坎坷。同石曼卿之為芙蓉城主。喜餐天上烟霞。異張留侯之從赤松子遊。不

捧喝語

▣吸鴉片的三快▣（鋒）

真的。人非痴呆。誰都曉得享受快樂。和趨避有害的事情。然而利害的關係不能一眼望到。或者祇貪極短的時間——目前的快樂。貽害終身。

就像那吃鴉片的人。最初不過隨便戲弄。覺得很有趣味的。還能治些小病。總算是藉口治病。但是日子久了。知道牠的害處。也就不願意再改了。

我在鄉下裏聽一段很有意思的話。雖然不算最流行的成語。但是一個很好的規言。我不妨寫出來。一則規勸莫有這莊嗜好的人。一則警告已經有癮的朋友們快快改掉。

戒煙藥品務宜選擇

現時市上所售之戒煙藥。滿目皆然。良者固少。劣者尤多。且有以嗎啡雅片海洛英等。毒甚鴉片之物。和入藥內以抵抗癮。但煙癮未除。藥癮又成矣。故擇藥之審。爲害匪鮮淺也。由斯觀之。豈可不愼耶。本院所用之方藥。靈效穩妥。毫無流弊。尤以補益氣血。營養脾胃爲主。及各種滋補之藥。且能兼治病。一切宿疾。皆可全愈。全無絲毫痛苦。服後頓覺心曠神怡。

戒煙前宜下決心

吃煙之念不除。戒煙之心志不堅。戒而復吸者。因求戒之心未決。故半途中輟。務要堅持到底。不能一暴十寒。庶九仞之功。不至虧于一簣。服本院之藥後。便無想吸之心。若決志修養。成效愈美。

戒煙時不可求迅速

惟須和平忍耐爲佳。切弗貪圖速效。期限稍長。除癮尤淨。本院用最善之法。最佳之藥。戒除煙癮。自能于不知不覺中。根本剷除。

戒煙藥服後之奏效

服本院之戒煙補身藥後。仍可照常辦公。愈行

食人間煙火。敢謂淩煙閣上信如君不君臣。不臣。孰知問鬼席前。故曰爾爲爾。我爲我。顧或者謂陶峴之癖嗜煙雲也。以水仙號。張旭之筆如烟雨也。以草聖推。張志和之肆志烟波也。以釣徒狀其隱逸。李長庚之娛情烟渚也。以謫仙形其蕩駘。陸羽爲茶神・而一代之茶烟未歇。伍胥爲濤神。而萬山之烟雨齊來。孔巢父爲飲中仙。棹泛溪烟而曠放。賈島爲詩家佛。寺冷竈烟而徘徊。歎風流之蘊藉。信月旦之評該。惟精誠之所積。乃金石之能開。而何獨以嗜蘇轍之佛粥者。等諸李賀之鬼材。且夫漁於色者爲色鬼。如登徒子調巫山神女之瑟。困于酒者爲酒鬼。如高陽徒叱漢廷使者之蹕。溺於賭者爲賭鬼。如劉盤龍癖伯陽摴蒱之術。他如山鬼則屈靈均離騷之筆。水鬼則李青蓮騎鯨之軼。詩鬼則嘔盡心血之李長吉。畫鬼則善圖鬼魅之王摩詰。書鬼則夢寐皆擬之張率。棋鬼則爛柯不知之王質。文鬼則苦索入魔之謝逸。琴鬼則聞聞心醉之趙壹。錢鬼則鄧通之銅山誰匹。窮鬼則劉粹之鬼笑蓬筆。而且舞鬼弊如弄蕭何之律。說鬼話如捫王猛之蝨。鬧鬼氣如周興文網之密。講鬼混如陳涉魚書之出。陰險鬼如李林甫之腹劍口蜜。荒唐鬼如賈似道之半閒

『抽大煙的人有三快—窮得快。瘦得快。死了抬得輕快。』朋友們。這是切身的利害。要大家多念幾遍。細細思索。這是何等滋味。

戒煙期內之禁忌（志生）

在戒煙期內。飲食方面。固須加以留意。但對于各種禁忌。尤不可不特別注意也。茲將應忌之事。一一略述于下。

勿過用腦筋

雅片之癮。發生于腦。戒除之道。亦注重腦筋也。腦筋爲神經之

動。則精神愈旺。數日後。煙容即去。皮膚漸光澤。飯量增加。身體日健。斷癮後。男子生殖無能。及婦女經血不調者。均能恢復原狀。

戒煙時宜除惡習

不宜遲起遲睡。欲早眠早起。飲食不可過量。宜少飲酒。房事切宜禁去。亦不宜過于勞動。尤宜保養精力。方為合法。

戒煙藥宜次第減少

吸煙上癮之時每由漸而成。故戒時亦宜由漸而減少。漸減至無。所用之法。求緩而不求速。此法有一定次序。斷不與他法相似。使戒者忽然減少。祇能維持片時。久則不能維持。本院所用之藥。至善。至美。絕無斯弊。

戒煙補身藥粉及藥水

本院以謀戒者便利起見。特製為藥粉及藥水兩種。但其功效。無不相同。其性質。滋補和平。含有極富之補血素。且能限日斷癮。所製之藥粉。以求戒者公出時。便于攜帶也。

戒煙必先校準煙量

戒煙時必先校準煙量。服藥之多寡以各人之煙量為定。普通戒煙者。每日吸煙多少次。

門嬉。諂媚鬼如許及之之由竇屈膝。冒失鬼如殷深源之不甘廢黜。摸壁鬼。如寇謙之之鍊丹採朮。推磨鬼如華子魚之加官進秩。刻薄鬼如鐵李侍中之患得患失。貪鄙鬼如浪子宰相之聲名洋溢。糊塗鬼如泥塑尚書紙糊閣老之國事不聞。民情不恤。蓋具鬼貌者。名雖同。而做鬼事者類非一。夫豈吳道子之畫所能窮形。蘇東坡之說所能殫述。揚子雲云。高明之家。鬼瞰其室。而邋遢烟客之昏迷。易遭路鬼之揶揄。夫亦可以不必。

至於烟鬼。仰不足以事父若母。俯不足以畜子若婦。鬼引鬼則與鬼為鄰。鬼濟鬼則惟鬼是友。日日鬼鬼祟祟。若王彥章之持鐵鎗。天天鬼鬼張張。恐范亞父之撞玉斗。看他鬼頭鬼腦。可與言人無二三。笑彼鬼肚鬼腸。吞若雲夢者八九。一呼一吸。則聲若鬼車。三起三眠。則形若鬼柳。方自以為南面王之不足與侔。安樂窩之可以持久孰意鬼趣雖佳。鬼顏孔厚。烟禁綦嚴。烟戒難守。遇鬼官若鬱壘神荼。逢鬼差似馬面牛首。對烟榭于望鄉臺上吸時容易戒時難。覩烟柳於奈何橋邊。前者來因今者受。墮入阿鼻十八層地獄。促促如轅下駒。加以齊律十二篇天刑。纍纍若喪家狗。比賀蘭進明之喜嘗狗糞。終難免於

中樞。當戒除時。頓失鴉片之奮興。故不可胡思亂想。宜十分鎮靜。一則免妨戒煙之進行。二則免使精神之疲憊。致又與鴉片為友也。

勿怒罵

吾人在盛怒之下。肝經火旺。最易引起肝胃氣痛。致生意外。故在戒煙期內。宜忌動怒及哭泣悲哀。

勿動房事

戒煙時。最宜清心寡慾。大忌衝動房事。蓋戒煙時。驟失鴉片之奮興。全身各部神經皆呈疲勞之狀。此等現狀。中醫謂之虛弱。西醫謂之神經衰弱。此不過暫時之變化。實乃精神轉機之好現象也。當此時。若動房事。則精神元

服藥亦多少次。若服太多。則頭暈目花。可稍食水菓。或生米。下次服時宜稍減。若服之太少。則疲倦等病叢生。即宜再服。須服至與吸煙時同一舒暢爲限。故煙量不可不校準也。

戒烟補身水　戒烟補身粉

此藥製時，手續甚繁。十分慎重。所用原料。均係珍貴藥品。靈驗妥當。不能盡述。玆爲濟世起見。故取價從廉。使有志戒煙者不受經濟影響。其功效及價目等。略述如下。

【功効】本藥之功効。除已載於上期衞生報內『嗜好阿片之染習及戒除之發明』題中。能於最短期內。將煙癮完全戒絕外。更能補血補精補腦強心健胃發治咳嗽痰喘失眠貧血遺精等症。

【服法】本院以解除吸煙受害者之痛苦爲目的。故對于立志戒煙者來院配藥時。願爲其作嚴密之診察。及詳細之詢問。按其體質之強弱。及煙量之大小。而告以服法。非一般借此專以售藥而營利者可比也。外埠以路遠而不能來滬者。可用函購。幷請將煙量體質。疾病等一一說明。本院當照來函。詳細告明服法。務使戒者。不受絲毫痛苦。而能將煙癮穩妥戒絕也。

【價目】（戒煙補身水）每吸煙一錢。配藥水一瓶。價洋八元。如多吸每錢加洋四元。（戒煙補身粉）每吸煙一錢。配藥五十包。價洋十元。如零購。每五包一元二角（外埠函購寄費加一）

乃樹林。擬上官保德之嗜食人精。問何處爲逋逃藪。歎宜僚之弄丸。同周厲之防口。獨愧對白髮紅顏。誰安排冰梨雪藕。病自同於睡龍癡。藥難儲夫不龜手。道孔子戒則油鑊煎心。逢時王令則刀山東附。如罔兩之鑄禹鼎。大悔不該。似蛇蝎之遇鍾馗。自貽之咎。痛此日拘留犴獄。聞烟香似鬼溺之及身。悔當年貪戀鶯花。對烟燈如鬼燐之在隔。虛拋白日之駒陰。總由黑甜之猥疾。君賤則比屋而居。鬼魅則循牆而走。洋洋乎如在其上。如在其左右。未嘗不致慨於林則徐黃爵滋之政策。未能實行。以致有今日爲厲之伯有無何而羣烟鬼乃轟轟於觀音大士之前曰。猗歟大士之靈兮香花供。赦我羣蒙兮。解我庭訟。我欲居鬼方兮。法網難縫。我欲入鬼谷兮。屏我僕從。我欲游鬼門關兮。道如士雍。削我民權兮。法律研緊設有官。分糜鷄俸。徒逞專制之淫威兮。難言和共。分將藥草鋤雲種。大士慈悲甘露頌。大士乃酒楊枝水而作偈曰。爾食黑米生菸葯。少不努力老寡零。憐爾愍懸卹爾病發。教爾心經須虔誦。助爾精神且珍重。天開屈子大招宋。莽莽神州將一統。不起爾登天堂。切莫鑽地縫。休疑恐毋自封。不論梁豫與秦雍。度一切孤魂冤鬼。莫轟轟。來受我甘露味用。

陽。加倍損傷。次日必大感力乏。因此又動吸煙之念。致功敗垂成也。善養生者。于斷癮三五月後。再動房事。則萬妥萬當矣。

勿深夜遊戲

戒煙時。大忌遲眠。倘深夜工作。或賭博狎妓。通宵達夜。則神經疲勞。因此又求助於鴉片者。比比皆是。宜加格外注意。

勿生心理上之誤會

戒煙期內。往往發生心理上之誤會。如逢陰雨。氣候潮濕。以致精力疲軟。戒者不知氣候變化有感于人身。反而疑及煙癮作祟。偶或稍有疾病。遂開燈重吸。廢戒煙之全功。殊不知毫與戒煙無關。其他禁忌之事不勝縷述。戒者隨時留心可耳。

第五十九號

衛生報

襄存

THE HYGIENIC WEEKLY

18 Jen Woo Lee, Burkill Road, Shanghai, China

館址上海白克路珊家園人和里十八號

主編 丁濟萬　主幹 趙公倘

編輯 朱振聲 時逸人 宋大仁 賈肖芸

五十九期 第一頁

本期要目

中華民國十八年二月二號（星期六）

本報每逢星期六出版一大張售洋四分

全年五十期連郵費二圓四角（國外加半）

郵票代洋九五折扣

上海法租界北褚家橋格洛克路

勤業印務承印局

上海中醫協會籌備處宣傳大綱

（甲）對內（一）上海中醫協會是上海中醫界獨一無二的職業團體（二）上海中醫協會是上海中醫界整個的大團結（三）上海中醫協會是保障同業業務的機關（四）上海中醫協會是發展同業業務的機關（五）上海中醫協會將聯絡各地醫團應付阽危的局勢（六）上海中醫協會將運用全體力量維護同業的安全（七）上海的中醫人人應有加入上海中醫協會的義務（八）上海的中醫人人應有加入上海中醫協會的權利（九）上海的中醫爲大局着想應當加入中醫協會以促成之（十）上海的中醫爲個人着想也應當加入中醫協會以促成之（十一）上海的中醫要拋棄成見作一致的進行（十二）上海的中醫要努力建設作各地的模範

（乙）對外（一）中醫的進程是積極的並非保守的（二）中醫的發明是實驗的絕非理想的（三）中醫的盛衰關係到國計民生（四）中醫的興亡影響到國民康健（五）提倡中醫就是提倡國粹保全文化（六）提倡中醫就是提倡國產挽回利權（七）保全文化挽回利權是我們中醫的責任（八）保全文化挽回利權也是一般社會的責任（九）組織中醫協會是提倡中醫保全文化挽回利權的基本工作（十）上海中醫協會將聯絡各地中醫團體組織全國中醫大團結整理改進中醫的學術

上海國醫學院籌備處通告

鄙人鑒於國醫人才之衰落國醫學之必須整理改進持捐貲創設上海國醫學院於上海適中地點賃屋開辦現已由章太炎惲鐵樵兩先生許爲贊助先設籌備處於上海三馬路會樂里二七八號章程函索即寄約於陽歷二月底開學特此通告

籌備主任　徐衡之啓

上海中醫專門學校第廿七次招考插班生

（男女兼收）本校成立十有餘年素採嚴格教授歷屆畢業生充任各醫院醫生各醫校教授成績卓著社會推許此屆招考春季插班生男女各四十名所有女校現爲擴充便利計亦歸併中醫專校凡有志入學者如期投考可也『學額』一二年級各廿名『年齡』十八歲以上念八歲以下『資格』中學畢業或具有同等程度及具有醫學知識者『實習』畢業時派至各醫院各名醫處實地練習『考期』陽歷二月廿日起二十八日報名時隨繳保證金五元最近四寸半身照片一張（試驗）一年級國文醫論二年級醫經藥物（校址）上海老西門內石皮弄廣益中醫院內女生宿舍另備宅院由女監學負責管理（報名）男女生均在石皮弄本校章程備索但索詳章者須附郵票一角

醫評

秘製方藥

芸

凡事之不可告人者皆曰祕。而種種黑幕。亦因祕而發生。作奸犯科者其秘也固宜。獨於活人之術濟無之道如醫藥者。而亦祕密之神祕之。吾不禁感慨系之。

世有祕方。自爲製成藥膏藥丸。凡患某病者。得之果獲奇效。然而治效之功雖有。而非重價不售。貧苦者無力購。坐待斯疾之不治。藏祕者不屑顧也。道遠者未之聞。更不知求斯疾之獲治。藏祕者不得知也。僅於一邑一內。一鄉之間。父以傳子。子以傳孫。因年代之般遠。或則偸工減料。或則方案湮設。於是祕方不效。購者無從。明屬良方。一旦澌滅。藏祕者不足惜。膺斯疾者則大不幸矣。更有牟利之徒。詭製秘藥以欺人。成本輕微。而一瓶一丸之值。非數金不售。大肆宣傳。實鼓以炫於人曰。某藥良。可以療百病。某藥驗、可以愈夙疾。購服者每受其愚。輒無窮效。而其宣傳仍不遺餘力。祇慮人人不入其彀中耳。

余敢以至誠懇之言。以告諸秘製方藥者曰。醫藥者。所以活人濟世者也。特秘製方藥爲畢生衣食之資。爲萬世不朽之業。其人格固卑。而其愚亦復可笑。故凡有良方。應供之當世。互相研究。視其果有特效與否。特效之點爲何若。乃廣爲宣傳。許其專利。則不獨發明者得其利。病家蒙其惠。或亦爲昌明醫藥之一助乎。企余望之。

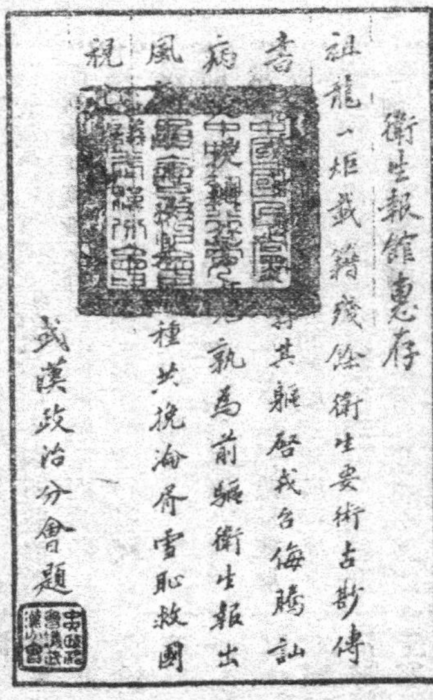

中國今日之民族問題

泰丙乙

中國土地廣袤。人民繁殖。立國世界上。有悠久之歷史。關於民生之健康。民命之壽考。固首屈一指。東西各邦。更無有幾及者矣。蓋非必徵之於上古三代而然也。即遠自秦漢。下逮明清。其間百歲之人。常非少數。往往精神矍鑠。老而彌壯。疾病既非恆有。夭札又復鮮見。宜事業之彪炳人間。而民族之蕃衍無絕也。降至今日。寖以陵夷。環顧國中。病夫充斥。巽懦暗弱。志氣渙散。未秋先槁。歎蒲柳之類生。無病且衰。慨精神之暮氣。用是民氣銷沈。外患紛乘。病夫之誚。貽爲笑柄。揆厥原委。無非不講衛生。革新圖強。尤當亟謀改轍。爰述一二。以明底蘊。

一曰慾望之過奢也。在昔人心淳厚。舉止樸實。機械變詐之徒。難以立足。安分度日。初無所用其非心。是以淡泊恪誠。無七情六慾之戕身。而得享其年也。乃時至今日。文明大進。人民精神上物質上之感應。迥非昔比。青年之時。逞情色慾。泊乎壯歲。致求名利。營營終日。率皆邪僻之思。妄用心機。恬不爲怪。寡廉鮮恥。相習成風。所汲汲而求者。快感而已。虛榮而已。故其爲病。故其致死。鮮有風寒暑溼燥火之外感。而獨多五勞六極七傷之內損。蓋其戕賊之積漸。非一朝一夕之故矣。

二曰工作之太勤也。依西方習慣而言。每人每日工作。以八小時爲限度。過此則從事遊戲。藉資調劑。蓋一弛一張。誠深得其宜也。我國今日。生活程度。日高一日。社會經濟。日涸一日。是以多數勞動份子。迫於環境。勤工過度。無片刻之安息。甚或橫受虐待。視同牛馬。人非鐵石之軀。如此久於折磨。奈何不至於病且死也。不特此也。中國民族素性好靜。不尙遊動。乃固有之特徵。卽如優秀分子。亦多自勤勤苦。每每潛心一志。刻意窮研。雅犧牲一切。亦不稍吝惜。其於健康衛生。並不視爲重要。如顏回之短命。其尤著者也。迄乎今日。此風猶未盡替。士子彈心學問。尤多見此現象。此誠可憾惜之事也。

一日安閒之過度也。中國社會之缺點。卽貧富階級之過於懸殊。往往窮苦之人。終歲勤勞。僅足一飽。而一般財富之家。恃有權勢。雖安居坐食。無所事事。亦莫之干涉焉。此誠不平等之尤甚者也。雖然。戶樞不蠹。流水不腐。物之常也。試觀庭除之鷄鴨。籠中之禽鳥。何一非失其本然之效用。固有之功能。而自促其生哉。惟人亦然。彼其安閒坐食。雖似舒適暢情。儘可以却疾延齡。殊不知事有大謬不然者。據醫學上之觀察。人有肢體而不用。寖以成習。必致癱瘓而無能。若豢豐衣足食。嬾慵自安。有不極樂生悲者乎。且飽煖思淫慾。閒暇萌邪心若藿因逸生厭。因厭起事。既無所事事。則賭也嫖也。果何一非戕身之利刃乎。

前述三項之分析。不過私人不衛生之所以造成現今形況之大綱。外此則公共衛生之不講。如街衢之湫隘也。房屋之卑溼也。至多至衆。眞不勝一一枚舉。吾國先進之邦。以號稱四萬萬人口。其結果竟人多體弱。長此以往。民族前途。其影響不綦危重歟。或曰。中國今日。壯強之體。百歲之人。不過居其少數。尙未完全絕滅。然則杞人憂天。毋乃多事。曰。否。民族之強弱壽夭。當合全國以爲衡。而不當舉一二少數人以自解。吾國戶籍缺略人口顛頂。設一致每歲中之死於不究衞生者。當必有駭然色變者矣。是可知衛生一事。攸關民族。固不徒一人一己而然也。凡吾同胞。可不亟起圖之哉。

四逆病之研究

丁濟萬

人生全賴氣血兩端。氣屬陽。氣壯則生神。血屬陰。血旺則成形。形神之壯衰。全視於氣血之盈虛。氣血環周。則四肢溫和而爲順。氣血不行。則四肢厥冷而爲逆。此四逆病之所由起也。然亦有陰邪寒厥。及陽邪熱厥之不同。經曰。陽氣衰於下。則爲寒厥。陰氣衰於下。則爲熱厥。故仲景有四逆湯四逆散之設也。一治陰邪寒厥之四肢逆冷。一治陽邪熱厥之四肢逆冷。故一用辛溫之品。以逐陰回陽。一用疎肝之劑。以暢達其陽。蓋前者之四逆。乃寒邪已入其藏。陰寒之氣。充斥內外。上下鴟張。所以仲景用姜艸附大辛大溫之品以治之、因非此不足以救幾微之陽氣。而逐內外之陰邪也。經云。少陰病脉沉者。急溫之。宜四逆湯。可見此證已至危狀。溫之之法。不容以不急也。後者之四逆。乃陽爲陰鬱。不能宣達四肢所致。既無可溫之寒。又無可下之熱故不用姜附之辛溫。恐內熱愈熾。不用白虎之辛涼。恐熱被寒束。而不得散也。故仲景仍以甘艸爲君。以養陰氣。去姜附之辛溫。加柴胡芍藥枳實。以疎泄肝胆之性。而通其厥也。然此證乃少陽厥陰合病。而見於少陰篇中者。蓋足少陰之腎。與足厥陰之肝。爲水木同源也。所以經云。少陰病四逆。其人或欬或悸。或小便不利。或腹中痛。或泄利下重者。四逆散主之。可見此證雖云四逆。必不甚冷。或指頭微溫。或脉不沉微。乃陰中涵陽之證也於當歸四逆湯。乃治寒厥之輕證也。觀其方中用桂枝湯去生姜。加當歸細辛通草。可以知之矣。蓋此證經雖受寒而藏不寒。故必先威而後熱也。其用桂枝湯者。乃解在經之寒邪。生姜味辛。故去之而不用。肝主疎泄。爲藏血之臟。故以當歸爲君。佐細辛以利竅。通草以通榮。則內外調和。厥逆自愈矣。經云。手足厥寒。脈細欲絕者。當歸四逆湯主之是也。以上三方。雖同治四逆之證。以此方爲最輕。而四逆湯爲最重。且寒熱溫涼。迴然各異。是在後之學者。詳晰而細辨之也。

小兒病大綱

徐相任

小兒藏府嬌嫩。用藥萬不能過於峻厲。又且元氣有限。利於速戰。不宜曠日持久。自貽伊戚。所喜者病情簡單。絕鮮七情夾雜。故藥用不必多所顧忌。亦較大人爲易於中病。此所以小兒之病雖危險者多。而投劑得當。往往收效甚捷。甯治十小兒。不甯治一婦人也。

小兒之病。前人論列。頗嫌繁而無統。茲就研究所及。以執簡御繁法出之。備凡有小兒者必要之顧問。專科者得弗笑其淺陋乎。

(一)痧　小兒出痧。比大人爲多。痧之原因。比天痘爲雜。然的言之。亦不過表邪重。裏熱重。兩大綱而已。表邪重者。主以清散。裏熱重者。主以清化。方藥雖變化多端。治法則不出消散清化。兩大法門也。

(二)痘　痘之原因。比痧簡單。危險則彷彿相同。昔賢治痘。不出瀉火成漿。托火或漿。愚則主張寓化於托。寓托於化。尤能表裏先後兩不相妨。自能得心應手。藥到病除。

(三)痙於輕則爲痙。重則爲厥。小兒最多此證。昔人名爲急驚慢驚。命義未爲正確。其實急驚卽剛痙。今當改定之曰急痙。由風火痰食相搏而成。痙之急而有力者也。實證也。慢驚卽柔痙。今當改定之曰慢痙。由脾胃陽氣式微而成。痙之慢而無力者也。虛證也。一則以驟。一則以漸。急痙宜清散消下。(金石毒藥不可孟浪)。慢痙宜溫補脾胃。褔幼編言之甚詳。茲特舉其大凡耳。

(四)疳　小兒五疳。卽大人五癆。喩氏之主張也。然大人之癆。不必有積。不必有虫。亦不必因嗜食香甜而起。小兒之疳。則多因於嗜食香甜。日久成積生虫。此所以嗜食。腹大而硬。二便不調。肉日以削也。初用必宜消積殺虫。日久胃氣已弱。或曾攻伐太過者。則消積殺虫之中。必兼扶脾健胃。此治小兒疳積。與大人癆病不同之點也。

(五)痰欬　痰之來源。食乳者爲停乳。不食乳者爲傷油膩。消乳積(減乳尤要)消油膩。兼去表邪可也。小兒有痰。不善吐病。緩者消之。急者亦可斟酌下之。病久納減。尤當力顧脾胃。小兒之欬。不外乎風寒夾痰。多因外感而起。內傷殊不見。惟小兒肺氣甚弱。瀉肺切勿輕投。往往瀉肺太過。變爲喘急腫脹。轉成內傷。非普治也。

(六)吐瀉　暴吐暴瀉作實治。久吐久瀉作虛治。作實治與急痙通。作虛治與慢痙通。所謂同病異發者是已。

小兒病爲有系統之研究。大概不過如上述。所以比大人簡單易治者此也。至其根本解決。則須察其先天胎元。初生乳力。先天胎元及初生乳力俱足者。實證多。而宜偏於攻。先天胎元及初生乳力俱不足者。虛證多。而宜偏於補。此則形氣強弱。一望可知。不在所病界限之中。而實操病勢進退之權。生理爲病理先決問題。小兒其尤著者矣。

娼妓（丙）

昔管夷吾始設女閭。其用意無非謀解慰旅客之羈愁。改進社會之發達。乃典型寖失。辦理不良。時至今日。每况愈下。娼妓一項。實爲公衆衛生之大勁敵。初不僅貽禍個人一己而已也。彼身爲娼妓者。胥屬迫於環境。遂陷火窟。而爲鴇母者。又不稍體恤。百般虐待。且正當青春之時。往往橫加摧殘。不遂其天。甚至毒蘊全身。夭死悲慘。其生活之苦楚。蓋不言而可知矣。人生斯世。或因交際。或因求樂。終不能絕跡於娼門。然偶一執迷。縱情不悟。金錢之消耗。猶其餘事。身體之受損。則誠不值矣。蓋不幸而沾染惡疾。在體面既有關礙。在家人又蒙不幸。甚或醫治無效。毒發身死。遺傳子孫。弱種滅嗣。誠可怖哉。不特此也。一攖惡疾。則害羣之馬。無論公共用物。公共場所。均足爲媒介而播害。妨礙公衆良非淺鮮。滬人獨多患痧眼一症。卽此故也。由此觀之。廢娼之重要。顧不大歟。吾知管氏有知。當亦含淚於九原。深悔作俑之不當焉。衛生當局。宜如何亟圖取締。而妥加辦理也。請拭目以俟之。

百病辨似錄

朱振聲

□咳嗽　咳嗽病的種類很多。有屬寒屬熱。屬虛屬實。有外感六淫之邪。有內因五臟之損。不過病源不同。他的見症也因此而異。譬如痰色黃的屬熱。痰色白的屬寒。其他如稀薄稠粘之類。都可以一望而知。而且還有其他的見證。互相參考。不難水落石出。病源立見。本無所謂辨似。然而不然。因爲痰的顏色。有時也有相同的。白痰果然是屬寒。但是也有屬熱的。而且這種病。比較吐黃痰的。有過之而不及。假使也拿他當作寒痰來治。豈不是火上加油嗎。至於白痰屬熱的理由。是很淺近的。譬如拿幾塊阿膠。放在水裏。若置在烈火上面。不久就可以將滾水外溢。而那阿膠。却並未烊化。否則。若在文火上煎熬。不但一時不溢。而且還可以將那阿膠烊化。這就是火勢上冲於肺。肺中之痰。不及內蘊而發黃。卽上逆而咳出。故痰色反白。若火勢已衰。痰得留戀於肺。久久不出。反可煅煉而爲黃色。故黃色之粘痰。其火勢反不及白痰之盛也。斯猶文火能烊化阿膠。其理一也。然則同一白痰。將何以辨之。曰。一則粘而膩。一則稀而薄。一則脈滑數。一則脈濡遲。一則苔黃膩。一則苔白膩。其他如口乾便祕之類。均可分而辨之。

冬溫

七日一病證

宋大仁

冬溫者溫病之一也。因其冬行春令。襲溫氣而成病。故名之曰冬溫。與至春而發之春溫。夾濕而病之濕溫。其『病源』『見證』『治法』等。迥然不同。今年自入冬以來。天氣亢燥。溫暖異常。則冬溫症之盛行。定可預卜。是則本篇之作。豈容或緩。

□病源　內經云。冬傷於寒。春必病溫。冬不藏精。春必病溫。又曰先夏至日者爲病溫。此溫病之提綱也。蓋春夏爲生長之時。秋冬乃收藏之令。若當藏而不藏。則腎陰不足。腠理不固。外邪易襲。其受寒邪者爲傷寒。受溫邪者爲溫病。其在當時卽發者爲冬溫。其至明春而發者爲春溫。其病源之發生。要皆由於身體之虧弱。蓋邪之取湊。其氣必虛。惟虛體始能受邪。惟虛體始能使其邪內伏於腠理之間。雖伏匿之時間有久暫。外發之時令有不同。而其病源則一也。

□見證　冬溫之見證。爲發熱欬嗽喉腫咽乾。痰結。甚則見血。其脈虛緩。或虛大無力。亦有先病冬溫。更加暴寒。寒鬱熱邪。則壯烝理痛。自汗喘欬。切忌風藥升舉其邪。致欬愈劇。勢愈甚。遂變風溫灼熱以死。亦忌辛散。致咽喉不利。痰唾膿血也。

□治法　冬溫一症。初起卽壯烝大渴心煩不寐。汗出而熱不退。脈數而不清。故用藥亦最忌辛溫。若誤用辛溫發散之劑。勢必熱勢更熾。神智昏狂。故此症初起。卽宜辛涼清解。如薄荷。牛蒡。葛根。豆豉。前胡之類。以能其在表之熱再用桑。菊。銀。翹。梔子。黃芩之類。以泄其在裏之熱古人云。溫病下不嫌早。汗不嫌遲。蓋溫病最易傷津。發汗最易刦津。故非溫病所宜。而泄熱救陰四字。却爲溫病不二之治法也。至於兼夾他症者。卽參用他症之藥可也。

芩連膏黃梔滑知蘗諸藥功用之分別

趙子蒼

病有上下內外。藥有寒熱溫涼。醫者勘症。必先察其虛實表裏藏府陰陽。而後施治。則無毫釐千里之謬矣。顧藥有千萬。氣有寒熱溫涼平。其功用各殊焉。譬諸一見熱症。則概用芩連梔蘗膏黃知滑諸藥可乎。然必擇其適當者始可矣。夫黃芩之用有三。氣分熱結者與茈胡為耦。以茈胡能開氣分之結。亦能散氣分之熱。血分熱者與芍藥為耦。以芍藥能開血分之結。不能清迫血之熱。濕阻中者與黃連為耦。以黃連能治濕生之熱。不能治熱生濕。故使用必有所佐。方能見功。蒼攷黃芩之用大都近乎心胸。如三瀉心湯皆有心下痞。黃連阿膠湯皆有心中煩。不得眠。諸茈胡湯有心下結。鬱鬱微煩。皆指胸膈言也。然本經不謂其能治心胸痞。煩滿。而獨謂其主諸熱腸澼。洩痢何耶。蓋腸澼洩痢病雖在下。根實在上。黃芩故能治之。黃芩氣味苦寒。苦能堅腸。寒能勝熱。腸熱而洩痢者。用以堅之清之。則腸堅熱去。而痢自止。此一說也。蓋腸胃相通。胃熱除則腸中亦解耳。然寒痢則非所宜矣。張潔古謂其有瀉肺火。治脾濕之功。肺主氣。黃芩又為氣藥。故能瀉肺火也。蒼謂黃芩中空有通達之意。此其特長。非黃連所能及者也。黃連之功用。與黃芩略同。故三瀉心均用之。黃連氣味苦寒。苦屬心。寒勝熱。故能瀉心。然黃連不但能瀉心。且能補心。徐氏所謂苦乃火之正味。以苦補之。若心有邪火。則此亦能瀉之。而真火反得安甯。是瀉之卽所以補之也。又云凡藥能去濕者。必增熱。能除熱者必不能去濕。惟黃連以苦燥濕。以寒除熱。此其特長。則又非黃芩所能及者也。鄒氏云黃連為心胃之劑。嘔吐胃病也。用以治之。其効最捷。如傷寒胸中有熱。胃中有邪。腹中痛。欲嘔吐者。黃連湯主之。三瀉心之用黃連者。蓋因胃不和而嘔也。蒼謂黃連之治痢。僅能治熱痢。而不能治寒痢耳。試觀白頭翁湯之用黃連者。豈非熱乎。鄒氏謂石膏之治熱。或因風鼓蕩所化之熱。或因水飲蒸激而生之熱。或因寒所化之熱。餘則非所宜矣。傷寒解後。虛羸少氣。氣逆欲吐者。竹葉石膏湯主之。然石膏豈能治虛乎吐乎。蓋此為餘熱致虛。因虛氣逆。熱解氣自平。氣平吐自止。然則石膏非治虛治吐之藥。乃清熱之品也。麻杏甘膏湯。大青龍湯。白虎湯。皆用石膏。一則不汗出而煩燥。一則大燥渴不解。一則汗出而喘。石膏豈又為除煩治喘之藥乎。蓋青龍白虎之煩者。一則熱將犯少陰之地。一則熱已聚於胃家爍耗津液。麻杏甘膏之喘者熱盛於中氣彼逼於上。此三者以石膏解其熱。則煩除而喘止矣。石膏味辛。有發散之意。體為礦質。有鎮壓之能。此其特長。非芩連所能及者也。本草謂大黃能下瘀血。桃仁承氣湯抵當丸及湯。所以用之也。除血分之熱。茈胡加龍骨牡湯。所以用之也。蕩滌腸胃。推陳致新。三承氣所以用之也。能清陽明之瘀熱。茵陳蒿湯所以用之也。石膏能清陽明內蒸之熱。不能蕩滌腸胃滯結之熱。推陳致新。安和五臟。此其特長。非石膏所能及者也。據西醫云。蕩滌後且能回補腸胃。若此則更非石膏所能及者也。梔子之用在上而不在下。心胃在上焦。故能治胃中熱氣。心中煩悶。非實邪煩悶也。

婦人陰戶淫癢之治法

（了一）

夏秋之間。濕熱內蘊。發為濕溫。伏暑。其大本營當另著專論。茲所言者。僅濇末耳。濕熱蘊遏於皮膚之中。卽成瘡瘍癬疥。濕熱蘊遏於肝臟氣化之中。隨經下注在婦人多成陰戶濕癢之症。治之之法。宜用花椒。明礬。蛇床子。地骨皮。各三錢。煎湯薰洗。內用六一散或龍胆瀉肝湯煎服。至重者一星期後可以除根。

生理問答

王健璋

△人體的循環系統；

(問)血液之成分。分爲幾部分。

(答)血液之成分可分二種。血球。血漿是也。

(問)血球有幾種。

(答)有二種。白血球。與赤血球。赤血球之形甚小。狀如圓盤。面呈凹狀。無膜無核。具有彈性。其質柔韌。內含血色素。以其血液呈濃厚鮮紅色。故名赤血球。能吸收組織之炭酸氣。由肺藏送出體外。同時又可與肺藏吸入之空氣聯絡結合。是故離合無常，則發生兩種結果。靜脈血與動脈血是也。但白血球則不然。其形較大。不含色素。亦無定形。自營運動。週遊各部。中央有核。宛似變形蟲之細微動物體。能吞食血中一切外來病原細菌。故白血球於預防病菌蔓延時。建功頗偉焉。

(問)何謂血管。共分幾種

(答)血管者血液循環必經之要道也。共分二種。(一)動脈(二)靜脈。

(問)血液循環之路經有幾。

(答)具有二種。一曰體循環。一曰肺循環。肺循環經過之路爲右心房、右心室。肺動脈。肺靜脈。肺藏微血管。左心房。其體循環之路則爲左心房。左心室大動脈。各

單方療病之奇効

非非室主

諺云。單方一味。氣煞名醫。此言單方功效之宏也。但懸壺之士。棄而不用。馴致良方湮歿。詎不惜哉。余習醫之際。留心採輯。成非非室驗方一卷。以備臨症之參攷。平時療疾。賴此帙以建奇功者。難更僕數。茲錄一例。以槪其餘。

日傍晚。忽然胃脘作痛。呻吟之聲。達於鄰室。余詢其病原。因十五夜喫食餅過多。(此係台州食品。形似上海之春捲而大。內裹各色菜餚。)今晨又食冷粥一盌。則知痛由食積爲祟。並非肝气犯胃乃。以南查末和紅糖煎湯一盌。飲畢安臥。翌日霍然。觀此可知藥貴對病。不在衆多。而近世醫工

公開研究 消渴新方

張錫純

消渴者。膵病而累及於脾也。蓋膵爲脾之副臟。在中書名爲散膏。即難經所謂脾有散膏半斤也。(膵尾銜結於脾門。其全體之動脈。又自脾脈分支而來。故與脾脈有密切之關係)有時膵病發酵。多釀甜味。由水道下陷。其人之小便。遂含有糖質。(西人名爲糖尿病)乃由膵病而累及於脾。致脾氣不能散精達肺。(內經謂脾物散精。上達於肺)則津液必短。不能通調水道(內經謂脾主通調水道)則小便無節。是以渴而多飲多溲也。曾閱中報。有胡適之者。患消渴證。在北京協和醫院治不愈。歸延中醫。重用生黃芪治愈。以其能助脾氣上升。其上升之氣。中含輕氣。與肺臟吸入之養氣相合。即能化水。(輕二分養一分即化水)以止渴也。又金匱腎氣丸。原善治消渴。其方以乾地黃爲主。即生地黃)取其能助腎中眞陰上行。濟心火以潤肺金。則肺無心火之刑又有腎陰之助。自能生金以上潮也。又擬前擬醴泉飲以治消渴多驗。方中重用生山藥。取其能補脾固腎。以止小便頻數。而所含之蛋白質。又能滋補肺臟也。又閱醫報。載有治消渴便方。但用生猪胰子切碎吞服。猪胰子即猪之膵。是人之膵病。而治以物之膵也。愚因集諸藥。合爲一方。用之極有效驗。遂名其方爲滋膵飲。未擬登於衷中參西錄。偶忘未載。今特補載於此。以公諸醫房。

(滋膵飲)生箭芪五錢。生地黃一兩。生懷山藥一兩。煎湯送服生猪胰子一錢。至煎。渣時。亦如此送服。

請爲衛生部長進一言（續）（余國全）

(三)謂醫多涉玄虛。哲人哲理。無非寓言寄託。惟今所應用而可取者。豈歷來不知犧牲幾許生命之經驗諸方。夫既曰玄虛。有何經驗。既曰有可取。不曰經驗。乃必加以歷來不知犧牲幾許生命之危言。真是故意已極。試問病人服科學精製之藥品。是否均皆却病延年，若謂病人服食科學精製之藥品。有不能愈病。或致死者。乃醫生不善用科學藥品之過。則服經驗諸方而不能愈病。或誤人生命者。亦何嘗不是醫生不善用經驗諸方之過。于經驗諸方何尤。若謂係經驗速死病人生命之方有何可取。何可應用。如係經驗活人之方。斷無犧牲幾許生命之理。至謂舊醫繩墨不化。製運不精附會雷同每多僞譌。試問所謂科學精製各藥品。有無僞譌。假冒。附會。雷同。製選不精之弊。欲製某種藥品。使至精走程度，是否可以全無繩墨。此繩墨是否可以隨便變化。上述反盾意見。如有理由。則故弄危言。亂世之視聽一語。汪企張應先任受。謬誤三。(四)謂明達志士。總爲憂之。有提倡整理國產藥物之議是當以科學證驗。而精製之。未嘗不可貢獻人君子。誇耀世界。惜乎舊醫。不知變通。此節尤爲可笑。夫中醫學理。醫法。是一問題。國產藥物。是一問題。如果中醫學理醫法。屬于玄虛。則根本既已錯誤。藥物經製造精良。何濟于事。若僅國產藥物精製後中醫便可貢獻人君子。誇耀世界。則汪君如自問已經明達。已成志士。對于國產藥物。應發明如何證驗精製。即合科學方法。使中醫者。得一導師。而盡了解變通之能事。吾知全國民衆。將永憶汪先生之發明。不僅中醫界之廿葉倒門墻已也。否則牛頭馬面。同是不成人形。何得獨譏中醫爲虎。謬誤四』(五)謂中醫程度懸殊流品叢什。士行淪爲市儈。心焉恥之。然試問兩二截藥童看護。公然自稱醫師。同得博士頭銜。醫術有無差異。如此流品是否不什。程度是否不殊。在位者是否無須琢磨亭毒。企張之心。是否全無恥念。又謂欲衛生部組織法令條文。一一執行而實現。至少須令醫界。能具了解。是項法令之智識與循軌。奉行之能力而後可。不知中醫界外之醫界。是否應一一具有了解是項法令之智識與循軌。奉行之能力。抑或中醫界外之醫界。無論如何。可以姑置勿論。處處偏頗。筆筆存私。謬誤五。(六)上文正謂宜蠲其利已爲我之心。互助合作。則國家地位。學術階級。自然超越。國粹可揚于外。下文則謂衛生行政部內。苟被舊醫參與一席。是與虎謀皮也。烏乎可。自相矛盾。莫此爲甚。何也。企張如認中醫所宗之經典方書。是我中華民國之國粹學術則現在之業中醫者雖或學識淺陋但政府負發揚國粹，造就人才之責任。企張果本匹夫有責之義。建曰忠諍于黨國。應請政府對于中醫。必如何提倡鼓勵。而後可使我中華民國。固有國粹醫藥學。于鼓勵研究之中。眞才竇出。發揚光大。化國際之醫藥學。而不爲國際醫藥學所代。斯有誇耀世界之價值。豈有幷衛生行政部內。亦不容中醫參與一席。意存阻撓。不與中醫以進步之機會。而擬爲與虎謀皮。阻撓進步。即是有意開倒車。謬誤六。

神經衰弱自療法

胡川

往往聽得一般人說。現今的世道險惡。人心不古。所以今人的生命。終不能如古人的修長。的確。今人大概多是短命的。不過所以致短命的原因。可以說是決不是如一般人所說的這樣的迷信話。而其主要的原因。厥維神經衰弱。你看。上古之民。渾渾噩噩。他們的腦海中。無所謂思想。無所許臆度。只是迷迷糊糊中去求他們無智識的生活。他們的神經。簡直很少使用的時間。遲鈍固然是遲鈍了。却不致於衰弱。因此他們都是百年長壽。老而不死。我們再回看現今的人種。什麼研求科學。發明奇跡。一生的時日。倒有一大半在兢兢業業苦思力索中過去。或則東西奔波強顏諂媚。或則操奇計贏勾心鬥角。或則年年壓線爲人作嫁。人生一世中。可以說是在在需用神經。雖說神經愈用而愈敏。可是久用不息。勢必衰弱。有許多人神經已經衰弱而不自知。猶復勉強使用。不知治療。結果便是夭折。唉。這是多麼可惜呀。余書至此。有一言須向閱者聲明。蓋請弗誤會余爲主張勿用神經之說。果如所言。那末世上也無所謂文化·文明·進步·的了。余之意。以爲神經固不可不用。然用必聽其自然。弗過度。弗抑制。以免蹈衰弱的危機。今請詳言神經衰弱的主要原因和簡易的自療法如後。（余雖知醫。而不敢問世。今茲所言。深恐未能盡善。海內不乏名家。當能匡所不逮。）

甲神經衰弱之主因。

一曰受外界之束縛　幼年求學時代。神經既然用之過度。並且感期考試的束縛。卒業以後。投身社會。神經既感到不如己意的痛苦。並且受吃飯難的束縛。由是形成神經的衰弱。固意中事。

二曰嗜欲不能滿足　人生所有嗜欲。類皆神經作用。苟不滿所欲。神經必因之萎頓。漸至失其效用。今有一事。可以證明嗜欲不足。每能引起神經衰弱。其事維何。曰。兩性之間。發生戀愛。因禮教的束縛。不能如願以償。神經既感到了抑制。必至衰弱無疑。所以失戀的人。神經往往異於常人。其主因固在於衰弱也。

三曰營養不健全　營養爲人生所必需。有豐富的食餌。以供給腸胃的需要。腸胃便能健全。而輸送其精液於神經。由是可知神經衰弱的。其腸胃必不健全。而腸胃不健全。亦爲精經衰弱的一大主因。此外如睡眠不足。休息無從等。皆足致神經於衰弱的地步。

乙神經衰弱療法。

一曰重營養　人生無一時一刻不使用神經。已如上述。緣神經因使用而消耗。稍耗而未能恢復原狀。是爲衰弱。所以治療之法。藥石之力有限。反不如重營養之爲愈。譬如已枯之樹。能得肥料營養。當能恢復舊觀。人之神經衰弱。苟能善爲營養。不難彌此缺陷。營之法唯何。曰。

充分之睡眠　所謂充分。並不指時間久長而言。只要睡眠的時間。能夠恢復神經的疲倦。便是充分。

適量之休息。我人又不能把一晝夜的時間。劃分作勞動和睡眠二部分。祇少要劃出七分之二爲休息的時間。來調劑調劑我們所用疲的神經。因爲神經能得則適量的休息。便能感覺到愉快。其勝任之力。因以增加。

豐富之食餌。胃腸與神經有密切關係。上面已經說過。所以日食各物。必須富於滋養。祇少要含有澱粉脂肪蛋白質礦物質的東西。普通如牛肉牛乳雞子雞湯等等。

二曰多遊玩　所謂遊玩。非指勞神傷財之遊玩而言。散步公園等之有自然生趣者。既能賞心悅目。又能適性怡情。神經非惟不消耗。

且獲充分之休養。此舉如能時時行之。誠治療之良法也。

三曰日光浴　日光卻為萬物的良藥。功能殺除一切微菌。以及生新代謝。誠有不可思議之神秘。神經衰弱。陳謝之謂也。苟常曝以日光。當能恢復其新生時固有的機能。其法至便。即人人所知之裸身曝於日光之下是也。冬日畏寒。不妨着衣行之。不過其功略遜。惟習慣能成自然。如能行之積久。即嚴寒亦所不畏也。

四曰勤沐浴　人恃血液以生。勤沐浴則血液流暢。且毛孔開張。空氣容易襲入。與血液相接觸。其作用能使血液澄清。有良好的血液以營養神經。自不至有衰弱之虞。

五曰深呼吸　深呼吸之功效。世界早已公認。無庸贅述。蓋人人能於每日清晨厲行深呼吸。實兼日光浴空氣浴二者之功。使身軀得到根本上之健全。而衰弱之神經。因以恢復原狀。

六曰乾按摩　按摩為一種治病手術。吾人在冬日。肢體的神經感到了麻木。倘使相互按摩一下。便覺微溫發生。所以按摩有恢復神經之功。至按摩而曰乾者。蓋以乾毛巾一方。重重地按摩遍身。使血液流暢。神經感覺愉快而復原。患者盍速行之。

七曰好運動　人們的天性。本甚活潑。因運動而愈甚。因運動能強壯殼軀。鍛鍊精力。卻除病魔。增進食欲。胃腸既健全。神經自能變衰弱而為強健。上述諸法。行之殊易。患者苟能一一實行。厥功殊偉。並且未患者為預防計。如能履行之。固不僅能維持神經固有之強健。且能增長其未來之發達。謂余不信。一驗之。

醫方淺釋（續三）（續第五十四期）

續加減葳蕤湯方解　時逸人

陰虛感冒。故必用滋陰發汗之法。與陽虛不能作汗。而用助陽發汗之劑。適成對待之文。發汗之方。有助陽滋陰之別。所以治當明通變也。

香蘇葱豉湯　理氣發汗法。重新加減。張氏醫通婦科門方製

香附一錢半　青陳皮各一錢
防風一錢半　赤苓三錢　葱白一支
紫蘇葉一錢半　黃玉金一錢半　豉三錢
台烏一錢半　生姜二片

（主治）肺氣鬱結。胸膈滿悶。或兩脇作痛。或嘔吐氣逆。外兼惡寒發熱。頭痛無汗。之表症。脉緊。苔白膩者。

（方解）因鬱怒之故。而致肝脾二臟充血者。每現胸滿脘悶。兩脇作痛。嘔吐氣逆等症。婦女善鬱。斯病最多。陳皮之理氣。青皮之破結。黃玉金之活血行瘀。烏之行滯導濁。生姜之開胃止嘔。赤苓之除痰利水。合而用之。乃治斯症之良法也。兼有表邪。故加葱白豆豉之達表。防風蘇葉之發汗。而香附一味。舒氣解鬱。尤有專長。庶鬱解氣舒。自能津津汗出矣。若寒重加桂枝吳萸。熱重加黃芩白芍。氣虛。去青陳皮玉金。液虧加玄參生地。此又隨症之活法也。

葱豉荷米湯　和中發汗法　俞氏經驗方

葱白二枝　豆豉二錢　薄荷一錢
粳米三錢

（主治）此方為胃虛氣弱者感冒之通劑。

（方解）發汗之法、各有所宜。宜助陽者。宜滋陰者。宜益氣者。宜養血者。要皆診斷病情。投其當耳。時後葱豉湯。俞氏加粳米薄荷。為胃氣虛弱者。感冒之通劑。內經所謂因其輕而揚之是也。加粳米同煎。與桂枝湯啜熱粥之義相同。治輕淺之感冒。投之輒效。勿以平淺而忽之。查王氏外台。有加升麻葛根者。治中氣衰陷之感冒。甚則有加麻黃者。有加梔芩石羔葛根者。治內熱壅遏。兼感外邪之溫病。有加桔梗。前胡冬花甘草麥冬生地者。治陰虛內熱之感冒。有加天冬百部紫菀川貝白前葛根廣皮生姜者。治肺癆咳嗽之感冒。有加生地丹皮玉金童便者。治失血症之感冒。對症選用。投無不效。

麻附五皮飲　溫下發汗法　仲景元化　合方

麻黃六分附片一錢細辛五分陳皮一錢半五加皮三錢赤苓皮四錢生姜皮一錢大腹皮二錢

（主治）水勢腫滿。脉沉細弱。外有惡寒發熱之表症。故擬温下發汗行水之法。

（方解）仲景麻黃附子細辛湯。合華元化五皮飲爲劑。麻黃附子細辛。爲發表温裏合用之劑。佐以五皮。開腠理以達皮膚。利小便而通水道。爲治一身盡腫。利水化氣之良方。何氏曰。麻黃雖爲發汗之竣品。但其利水之功。實不可沒。用之以治水腫症。發表宣肺。利水道。合生姜陳皮。而行滯氣。取效良多。勿疑其猛烈也。

小青龍湯　化飲發汗法　傷寒論方

麻黃六分細辛五分乾姜八分五味五分桂枝六錢半夏三錢　白芍一錢炙草六分

（主治）傷寒表邪未解。心下有水氣。乾嘔。發熱而咳。或渴。或利或噎。或小便不利。少腹滿。或喘者。

（方解）太陽停飲有二。（一）中風表虛有汗。五苓散症也。（二）傷寒表實無汗。小青龍湯症也。表實無汗。故合麻桂二方以解外。去大棗者。以其性泥也。去杏仁。以其無喘也。有喘者加之。用乾姜。以温肺散寒。若嘔者。佐以半夏細辛。逐痰飲。化溼濁。佐五味以斂肺。因咳則肺氣外散故也。若渴者。去半夏加花粉。以生津也。若微利與噎。小便不利。少腹滿或喘者。俱去麻黃。遠表以就裏也。加附子以散寒邪。鎮陰濁。則噎可止。加茯苓以利水。則微利與少腹滿可除矣。加杏仁以降逆。則氣喘可愈矣。此方與越婢湯。同治水飲溢於表。而爲膚脹水腫。宜發汗外解者無不隨手而消。越婢治有熱者。故方中用石羔以散陽水也。小青龍湯治有寒者。故方中佐以姜桂。以消陰水也。何氏秀山曰。小青龍湯治風寒外束。痰飲內伏之通劑。麻桂芍草之調和營衛。開發腠理。乾姜五味半夏細辛。溫肺降逆。飲肺行水。表裏兼施。並行不悖。在內者。痰飲觸除。在外者。津津汗出而解。若不開表。而惟行其水何以解風寒之束搏。若一味開表。而不用化痰飲之法。又何以去其水氣。此方開中有闔。升中有降。所以成神化之用也。（加減法）如咳而上氣咳中水雞聲者。去桂枝芍藥。加射干二錢。冬花紫苑二錢。大麥二個如汗解後肺有支飲而嘔者。去麻桂白芍。加赤苓飲去嘔止其人形腫者。加杏仁三錢。如胃熱上冲。面赤如醉者。加大黃三錢。如咳而上氣。煩躁而喘。脉右浮滑。心下有水氣。加喘脹者原方加生石羔五錢。（參看前說）

西藥淺釋

（稗文）

（七）葵頊爾 Cresol 又名幾蘇。又名葵悳利酸 Cresylic Acid,

本品取自於煤黑油中之諸同質異性葵頊爾相合而成。其化學成分爲炭六氫四炭氫三氫氫：其中毫不含有炭困醇。（卽石炭酸）炭化水素。及水。

形性　葵頊爾爲無色。或帶微黃色。或棕黃色。拆光之液。具有類是石炭酸之臭。暴露光亮與空氣。則色漸變暗。能溶解于水（一與五十之比）與酒精。輕油精或醚及甘油。無論依何比例。皆可融合。與肥皂溶液及氮氫化鏀溶液亦能融合。而成一種價廉物美之消毒劑

功用　葵頊爾爲有力之毒藥。其效力與石炭酸相似。其殺菌力之大。約四倍于石炭酸。

劑量　○·○五竓或一量滴。爲消毒劑可用其濃度自四百倍至一百倍之溶液。常用者。爲下開之劑。

複方葵頊爾液　Ligu0,r Cresolis Compositi on（省作（Lig,Cresol,co,）爲葵頊爾與肥皂溶液等份之混合物。

功用　複方葵頊爾液。具有石炭酸殺菌能力之二倍。因其有肥皂之性。故多用于皮膚消毒。滑潤手指。灌洗陰道等之用。于此所用之[illegible]

中国近现代中医药期刊续编·第一辑

餘興

（歡迎投稿）

忠告病家詩

黃肯堂

衮衮羣公聚一堂。案頭方劑互商量。務除畛域斯爲美。稍涉模棱便不當。學識高低難共事。性情固執斬通方。過多功少由來慣。危局同扶恐渺茫。

（爲病家喜延羣醫聚議方劑者忠告）

推衰說項自恆情。話到醫流莫浪評。薄技謬因虛譽重。高才誤爲謗信輕。用人賢否關休戚。投劑從違判死生。信口雄黃猶造孽。是非况以愛憎更。

（爲病家喜憑戚友妄論醫生者忠告）

凝神指下心彌苦。料事機先詣更玄。言語喧闐勞應對。儀文繁縟費周旋。五官並用談何易。一字貽訛恨莫瀰。用藥如兵關繫重。端應鎮靜似安禪。

（論病家延醫治疾最宜寡言語簡儀文凝神靜氣以免叢脞之虞）

尊生妙諦孰知津。履薄臨深愼此身。飲食調勻能健胃。起居清潔最宜人。節勞寡慾芟塵累。蠲忿忘憂養性眞。大藥不從方外得。自家有寶自堪珍。

（論病家却病養生最宜調飲食愼起居并節慾袪忿以爲本原之治）

醫藥小說 草木艷史（六）

涼月

第一回 石決明初遊上海城 金銀花落難跳舞廳

那裏知道是借外人之手。來宰割同胞呢。這種殺人不出血的利器。比較鎗炮還要來得利害。何奈中國的人民。大都執迷不悟。不但不知道去抵制他。反而拚命去推銷。唉。人家說手臂是向裏灣的。但是現在的一般中國西醫。雖是中國人。却生了外國心。這不是手臂向外灣了嗎。閒話少說。從此金銀花就在姨母家裏過活。他姨母有二個女兒。一個叫大薊。一個叫小薊。就在本埠西海路裸體跳舞廳裏的舞女。俗語說得好。近朱者赤。近墨者黑。所以不到半年。金銀花就一躍而爲舞星。今晚在無意中忽然遇見了石決明。彼此互談往事。不勝感歎。當時金銀花思起幼年情景。不覺一陣傷心。那滿眶的眼淚。就像線的珍珠一般。流個不了。石決明連忙安慰她。勸她不要傷心。再一看旁邊的人。都已去了。天也將要亮了。遂寫個住址給她。握手而別。從此他們倆的愛情。就一天高似一天。不到一個月。開已假座桃花宮。雙方實行同居之愛。他們倆在上海住了幾天。想到杭州蜜月旅行。兩人將行李理齊。就手攜手。肩並肩的乘了赴杭的特別夜快車。風馳電閃般。向杭進行。那知火車剛剛過了江蘇省。還有一半路程。忽然車身出軌。一時呼妻覓子。哭聲震野。眞所謂天有不測風雲。人有旦夕禍福。欲知石決明金銀花性命如何。且聽下回分解。

活肺靈劑聖哉粉 出世

請海內外患癆病者一試肺癆病唯一特效之聖藥

常服可以清補肺化痰止咳爲家庭必備之良藥

凡患肺病之人往往神疲頓哮喘時作如以此粉服下立刻見效其病若失

有驚人偉大之效力

不信先請試服再行購買

特設問病部

凡患肺部諸症如有疑難或各處治無效可通函本公司問病醫部詢問本公司聘有經驗宏當之中西醫師詳爲答覆惟須另附郵票本埠一分外埠四分快函聽便本埠如欲面詢或至本公司診斷者亦可惟以上午十時至十二時爲限過時不候

本公司備有樣品外埠函索附郵票二角立即寄上

此粉功效之大出於意料雖肺病已至第三期或咳嗆不止痰中帶血速服此粉即能轉危爲安中外各國對於專治肺癆病之藥尚無發明自聖哉粉出世服者無不驚其神效誠肺癆界之福音也

各界注意

此藥未經問世各埠聞名函索者日有數起本埠醫界紛紛採用惟多視爲枕中之秘不肯輕易告人本公司志在普及特擊病家之痛苦及各界來函之勸告特公開發售分試服及雙料兩種取値極廉非市間爲藥欺世以牟利爲目的者可比諸君服後即知功效幸垂鑒焉

活肺靈劑聖哉粉其藥性之馴良效力之偉大毫無偏弊遺藥物之冠凡經服入體內即能立見分解鼓動肺細跑幹旋氣機增加乎吸力抵抗外因流行性感冒爲肺部諸症惟一必用之要藥此粉經一百四十八次配製耗去金錢人功損失不可計數至今始告成功立試立驗其名貴概可想見同人等不敢自秘特貢諸大衆爲肺家謀利雖各種藥料所費極鉅而本公司爲普及濟世起見祇收成本少許丸患左列各症嘗服市售諸藥未見效驗或有近効而斷根無期者試服此粉功效立可證明當知所言不虛也

聖哉粉主治上列各症屢試屢驗無比諸君服驗後如效各見已代請向各界介紹

主治各症

肺風　肺脹　癆症　喘逆　肺熱　久咳　肺癰　哮嗆　驚風　痰厥　肺痿　痧咳

兼治各症

痰中　嘔噦　痰阻　斑疹　傷風　癆嗽　痙厥　喉痺　短氣　痰癢　五癇　痰火　膈飲　寒濕　時邪　頓嗽

服法

每服三分用開水過下孕婦不忌急加倍收效

價目　每瓶一元　鮮打十元　雙料二元　每打二十元　函購郵票費加一

總經售處上海西藏路二馬路口平樂里大福製藥社

分售處　西藏路平樂里福爾摩斯報館　南京路第二十號三和公司

招請外埠經理　此粉行銷外埠極廣效著甚如願經銷埠外請向總經理處接洽

肺形草

專治 肺癆 咯血 咳嗆 痰喘 虛損 諸症

每服兩元 每打念元 寄費加一 說明書函索即寄

上海石路四馬路南新普慶里天濟醫室

喜出望外

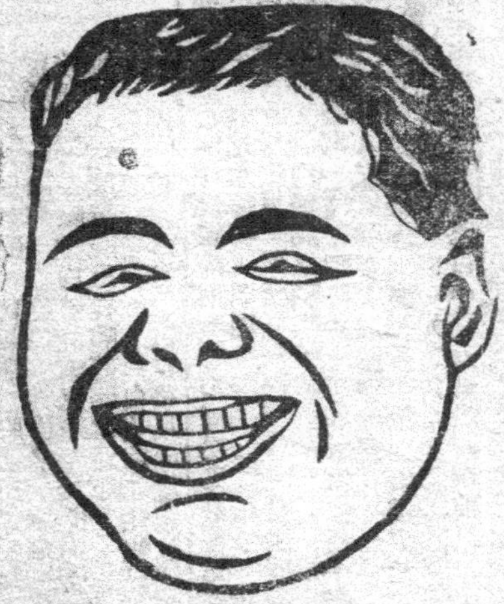

疾病在身 鬱鬱不樂

服百齡機以後……

胃納呆滯者……飯量大增
二便不通者……排洩暢利
氣悶飽脹者……胸寬脹消
腰酸背痛者……筋骨舒服
肝經火旺者……心神安甯
久不受孕者……一索得男
面黃肌瘦者……唇紅齒白
陰虧體弱者……精神強壯
夜來失眠者……安眠入睡

諸病若失 喜出望外

百齡機 不但治病如神 亦常服滋補品也

大瓶二元 每打廿元 小瓶一元 每打十元

▲各埠函購寄費不收郵票代洋十足通用▼

上海九福公司發行

天然戒烟水

保證一瓶斷癮

此水按照戒者體質烟量之大小特製成藥水使戒者不受絲毫痛苦外埠函索亦可每吸一烟一錢配藥水一瓶價二元每吸烟二錢配藥水一瓶價四元如多吸每錢加二元餘則類推如蒙惠顧包戒亦可惟須驗體發藥

三馬路石路東首

勒喊大藥房

痛痺骨痛片

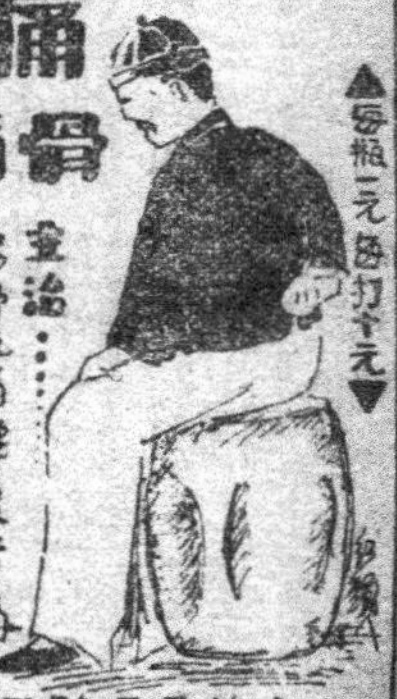

專治……筋骨痠痛腰痠背痛四肢麻木舉動艱難半身不遂楊梅瘋癱並一切疑難之瘋症

▲每瓶一元每打十元▼

上海三馬路石路東首

勒喊大藥房

生命危險莫甚於子

顧製半夏片無論新久咳嗽痰飲氣喘咳嗆見血一切肺病咳咯於一日內立能奇效

价目每盒一元每打十元

四馬路第一臺隔壁中南藥房發行

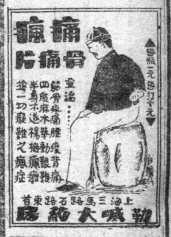

瘰癧特效藥

瘰癧金丹

此藥專治一切瘰癧功能消痰解毒去結散核和血活絡不論新起久患已潰未潰投以此藥無不奏效如神（價目）每瓶二十四粒實售大洋二元

（發行處）上海浙江路清和坊對過瘰癧金丹發行處謹啓

有痛皆靈

定痛金丹

無痛不止

此丸藥性王道配合虔誠經數十名醫之試驗莫不萬口稱頌令人之請公開濟世鄙人爲愼重民命起見復將原方請海上名醫丁濟萬先生一再審查加工製造不願成本之偉大但求藥到病除故施治以來莫不立奏奇效較之求利之徒專以僞藥欺人者實有天壤之別也今將主治各症分列於左肝氣痛　胃氣痛　胸口痛　心痛　腹痛　脅肋痛　頭痛　絞腸痛　四肢痿痛　肛門痛　陰痛　骨節痛　瘋痛　九種心痛　牙痛　小兒蟲痛　無論虛實寒熱諸痛以及一切外症瘡瘍諸痛服之均可立刻定痛至於開刀時預先服之可免一切痛楚眞救世之金丹也輕者服一粒重者三服每服三粒嚼碎開水送下價目每匣一元

杭州許康明謹啓

總批發代售處　上海白克路衛生報館　白克路巢餘慶藥號　新聞路廣德堂藥號　天后宮橋餘慶堂藥號

戒烟

本院立志拯救黑藉同胞。早日脫離苦海。特用靈妥良藥。配成戒烟補身水。更爲便利外埠戒者起見。特製戒烟補身粉。性質和平。功效神偉。絕無嗎啡海洛因等毒質。無論男女老幼。烟癮深淺。均按吸烟之體格配藥。戒時保無絲毫痛苦。戒後絕無反癮重吸之弊。

價目【戒烟補身水】每吸烟一錢。配藥水一瓶。價洋八元。如多吸每錢加四元。附補身水一瓶。

【戒烟補身粉】每吸烟一錢。配藥粉五十包。價洋十元。如零購。每五包一元二角（外埠函購。寄費加一）

上海南浙江路五馬路口中一戒烟醫院謹啓

（本院包烟簡章函索卽寄）

大補兩天　培養血氣　添精益腦　調經種子

大造補天參茸丸

每丸一元

上海裏鹹瓜街第一號　太成鳳記參號　發售

上海四馬路　太和大藥房發行

馳名天下

花柳病毒門皮膚瘡毒聖藥

哈蘭士

內服六零六　外搽

內服的　治一切花柳病毒門內蘊瘋痛外發潰爛　特具神功每瓶洋一元七角五分

外搽的　治梅毒皮膚瘡痍腐爛及一切皮癬收口奇速每盒洋一元二角每盒　樣

席大律師　北事務所設九江路二十二號南通四樓電話中央九八四四號　南西門外泰亨里口電話南市六六五號

本報特聘　席裕昌　朱希雲　大律師爲常年法律顧問

朱大律師　北事務所設愛多亞路三十八號電話中央三三〇一號　南城內老縣西九十三號電話南市八二號

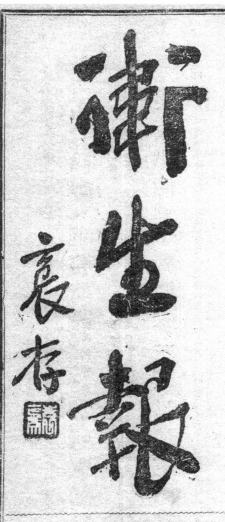

衛生報

袁存

THE HYCIENIC WEEKLY

19 Jen Woo Lee, Burkill Road,
Shanghai, China

館址上海白克路珊家園人和里十八號

主編 丁濟萬 主幹 趙公尚

編輯 朱振聲 時逸人 宋大仁 賈肖芸

第六十號

本期要目

中華民國十八年二月九號(星期六)

本報每逢星期六出版一大張售洋四分

全年五十期連郵票二元四角(國外加半)

(郵票代洋九五折扣)

社址閘北寶昌路仁餘里(明華印刷公司承印)

（席大律師 北事務所設九江路二十二號南通四樓 電話中央九八四四號
南事務所設西門外泰亨里口 電話南市六六五號）

本報特聘 席裕昌 朱希雲 大律師爲常年法律顧問

（朱大律師 北事務所設愛多亞路三十八號 電話中央三三〇一號
南事務所設城內老縣西九十三號 電話南市八二號）

欲得本報全璧者

請講

衛生報彙刊 第一第二集

本書自本報第一期起至念五期止。彙訂洋裝一厚冊爲「第一集」念六期起至五十期止彙訂洋裝一厚冊。爲「第一二」集合購一二彙刊。方湊齊本報全份。內容都五十餘萬言。撰述者都二百五十餘人。集各人之心得經驗著爲學說。對於人體各症。莫不詳述無遺。所以人手一篇。猶如聘請常年之醫藥顧問。更有女子作品。爲他報所不載。而爲本報所獨有。良以女子諱病。凡屬隱病忌醫者多。今由女子口中。曲曲寫出。不留餘言。故本書不但爲醫家所必備。而亦爲醫林之南針也。存書無多。欲講從速實價每集大洋一元二角。合購二冊。實收二元。郵票九五寄費加一

本館發行部啓

醫評

中西醫根本的不同

葉勁秋

東西文化及哲學云。『西方人的知識。是與我們何等的不同。同一個病。在中醫說是中風。西醫說是腦出血中醫學說是傷寒。西醫說是。腸窒扶斯。爲什麼這這樣相左。因爲他們兩家的話。來歷不同。或說他們同去觀察一樁事。而所操的方法不同。西醫是解剖開腦袋腸子得到病灶所在。而後說的。他的方法。他的來歷。就在檢察實驗。中醫中風傷寒的話。窺其意。大約就是爲風所中。爲寒所傷之謂。但他操何方法。由何來歷而知其是爲風所中。爲寒所傷呢。因從外表望着像如此。這種方法。加以懸論。就是「猜想」。美其名。亦可叫「直觀」。這種要去檢察實驗的。便是科學的方法。這種只是猜想直觀的。且就叫他作玄學的方法』。

又曰。『我們再去看中國人無論講什麼。總喜歡拿陰陽消長五行生尅去說。醫家對於病理藥性的說明。尤其這樣。這種說法。又是玄學的味道。他拿金木水火土來與五藏相配屬。心屬火。肝屬木。……據靈樞素問。還有東西南北中五方。青黃赤白黑五色。酸甘苦辣鹹五味。宮商角徵羽五音。以及什麼五聲五穀五數五畜等等相配合。雖看著是談資文料。實際似乎用不著。而不料也竟自拿來用。譬如這個人面色白潤。就說他肺經沒病。因爲肺屬金。金當是白色。現在肺現他的本色。就無病。又姜若炮黑了用。就說可以入腎。因爲腎屬水。其色黑。諸如此類。很多很多。這種奇絕的推理。異樣的「邏輯」。西方絕對不能容。中國遍行之千多年。西方人講學說理。全都要步步蹈實。於理論一毫不敢苟且。中國人講學說理。必要講到神乎其神。詭祕不可以理論。才算能事』此等議論雖非薄中醫。但很有研究的價值。可爲我人的藥石。

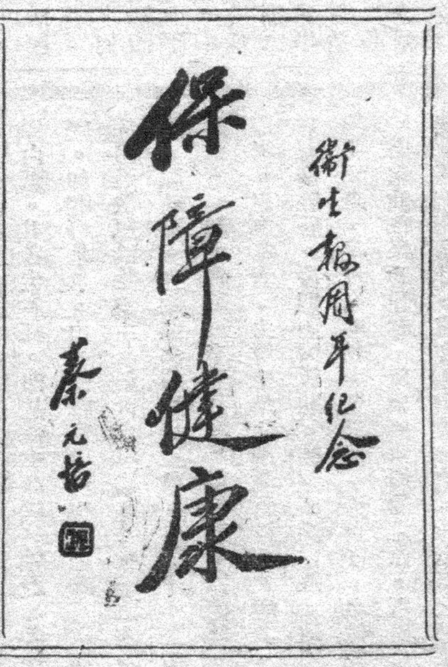

玄學是空虛的。科學是實在的。玄學能包含科學。科學是不能包含玄學。可惜中國玄學的觀念太發達。不論什麼。都歡喜拿五行陰陽去支配他。於是一切實實在在的事都變成了虛虛空空的話了。非但虛虛空空。還神乎其神。詭祕不可以理論。

傷寒曰。脈有相乘有縱有橫。有逆有順。何謂也。師曰。水行乘火。金行乘木。名曰縱。火行乘水。木行乘金。名曰橫。水行乘金火行乘木。名曰逆。金行乘水。木行乘火。名曰順也。

金匱曰。治未病者。見肝之病。知肝傳脾。當先實脾。四季脾旺不受邪。即勿補之。中工不曉相傳。見肝之病。不解實脾。惟治肝也。夫肝之病。補用酸。助用焦苦。益用甘味之藥調之。酸入肝。焦苦入心。甘入脾。脾能傷腎。腎氣微弱。則水不行。水不行。則心火氣盛。則傷肺。肺被傷。則金氣不行。則肝氣盛。則脾自愈。此治肝補脾之要妙也。這一類的文字。還有存在的價值麼。我人若不去下一個總攻擊令。中醫就不能有清明之望。中醫之所以爲人詬病者以此。不能有所發明者亦以此。中西文化及哲學又云『西醫說血。就是循環的血罷了。說氣。說是呼吸的氣罷了。說痰。就是氣管枝裏分泌的痰罷了。老老實實的指那一件東西。不疑不惑。而中醫說的血不是血。說的氣不是氣。說的痰不是痰。乃至他所說的心肝脾。你若當他是循環器的心。呼吸器的肺……。那就大錯了。他都別有所指。所指的非復具體的東西。乃是某種意義的現象。而且不能給界說的。譬如他說這病在痰。其實非眞就是痰。而別具一種意義。又如他說。肝經有病。也非眞是肝病了。乃別指一種現象爲肝病耳。』這說極是。這實在就是中醫的特長。卽就是西醫的缺憾。西醫所不能治的。就是以這似痰非痰的病。似肝非肝的病。因中醫所說的肝病。非西醫所說的肝病。故數千年來左肝右肺的差誤。與治療上不發生障礙的。中醫所說的痰。非西醫所說氣管枝裏分泌的痰。因痰有燥痰溼痰。腎虛水泛爲痰。

熱邪灼爍津液爲痰之不同。故治療痰病。非定要到氣管枝裏去找病菌的。

所謂別有所指的神祕治療法。究竟從什麼地方來的呢。大都從經驗上得到的。傷寒論曰。「太陽病。發熱汗出惡風。脈緩者。名曰中風。又曰。太陽病。或已發熱。或未發熱。必惡寒體痛嘔逆。脈陰陽俱緊者名曰傷寒。」祇要是發熱汗出惡風脈緩。則便是中風病了。祇要是惡寒體痛嘔逆。脉陰陽俱緊。則便是傷寒病了。故不必定要打開來去細查風寒的。有風寒也可。沒有風寒也可。祇要以上的見證。弄清楚是了。肝藏明明在右面 何以偏左的疾病。都與肝藏有關係。面赤神煩。明明是用寒涼藥的一個熱證。何以熱證之外。還有用附子肉桂的一個戴陽證。這就所謂別指一種現象爲病耳。西醫因不明這別的一種現象。就爲西醫的大缺憾。中醫因不能望見病灶。不求各病的病菌。於是就有審病不眞的弊病。「妄猜」的罪惡。病人就得到了「藥石妄試」的痛苦。所以中西醫學說的不同。就是中西醫的學術。不能登峯造極的明證。我人要彌補此種缺憾。應當平心靜氣。打破國界。冶中西於一爐。方可達到大地皆春的目的。有識的同人。對於我的鄙見。未識以爲如何。

論獨身主義之非

秦丙乙

夏葛冬裘。渴飲飢食。物之常也。天下之事。純任自然。豈容有一分勉強。譬如流水。性專向下。苟逆之而固塞。雖足以達拂須臾。而一旦隄潰水決。則其烈害有不勝言者矣

冬溫時毒療法之經驗

曹炳章

▲辛涼透解爲正治法

▲辛溫升散與涼壓皆非其宜

今冬天氣晴燥和暖。不見冰雪。時應寒而反溫。謂之反常。故吾江浙常發見冬溫時毒。如喉痧大頭瘟等症。日見其多。考其原因。皆由內蘊鬱執。外觸風邪。如初起舌苔雖白膩。其舌尖多紅。卽是營中有伏執確證。若伏執由手少陰直升手太陰。循肺系達喉嚨。卽喉痧是也。由手少陰竄少陽出耳前後發頤腫大。卽大頭瘟是也。其治法。皆宜辛涼開透散風泄熱爲主。如舌白膩尖紅。咳嗽惡寒身熱。咽喉紅腫日曆疼痛。或喉紅腫微痛。脈絃數。宜用鮮生地拌搗豆豉。牛蒡子。達翹。金銀花薄荷焦山梔。桔梗少用。熱重者。加大青葉以辛涼透解。散風邪。透營熱。兩解其邪。數劑卽愈。若舌尖不紅苔白滑。惡寒甚者。去鮮生地。加紫背浮萍。蟬衣。姜蠶等疏達散風。如風熱傍竄少陽。耳前後腺腫。甚則頭項皆腫。亦宜辛涼宣透。散風消腫。以鮮生地拌搗豆豉。薄荷。連翹。元參。姜蠶。馬勃。金果欖。天葵子。金銀花。等爲劑。數服卽愈。外用生大黃粉。搗水仙花根塗腫處。此余屢試屢驗之法。近時俗醫治是症常有用升柴羌防蒼葛升散等藥。甚則用麻桂。以作正傷寒治之。不知此症是天令應寒反溫。鬱伏而發之時溫熱毒。升柴防風。再助其上盛之邪。羌活蒼朮。更燥其垂竭之液。背道離經。至於此極。豈有生理乎。卽如東垣普濟消毒飲。用者亦須減去上升之藥。庶免助邪增燄之患。他如桔梗是症雖亦應用祇許用六七分以開達肺氣。能開能降。若重用錢半至二錢。則載藥上行。升而不降。甚至發頤潰爛牙疳爛喉。皆由此成耳。亦不能過用清滋涼壓。熱毒經抑壓。必結核內潰。亦不可不知也。

冬令皮膚衛生法

（威廉）

皮膚爲人身最要器官之一。應當小心保養。表皮之下。有皮脂腺及汗腺。所以令皮膚柔軟而且滋潤。果欲諸腺。各盡其職。非注意下列衛生兩要點不可。第一。體溫宜適中。第二。氣候冷時宜少沐浴。非然者。皮膚將太乾燥。而易受刺激。皮膚溫暖時。軟而且柔。冬令浴室。應稍溫暖。浴時能用涼水。少用肥皂最好。蓋鹻性反應。往往令皮脂乾散。皮膚燥裂。時有孩童成人。冬日自外歸來。遽近火烘手。猝然變更溫度。自極冷而至驟熱。易致皮脂乾散皮燥發癢。搔之則更甚。多日不善保護。皮膚以至手臂皸裂。而唇破碎者甚多。學校兒童。更有成凍瘡者。當感受寒冷時。血管收縮。致膚色蒼白。皮膚同時因冷而縮。在循環系機能佳者。血管更爲舒張。膚色復行變紅覺熱。同時汗腺停止。以防蒸發減熱。汗出既少。且因體溫及冬令乾燥之空氣。極易蒸散。受變動過頻之後。皮膚多變角質。易於破裂。寒風凍冽。更足促成此況。

上節專指寒冷而乾燥之空氣而言至於寒冷而潮濕之空氣則感應又不同。在血液循環欠佳之人。受寒濕既久每生凍瘡。爲微黑之腫瘍。發生於手足之皮膚。亦有見於臂間者。皮膚熱時發燒且癢。皮膚冷時則尚安適。患處皮膚極嫩。易感刺激。破穿時易受傳染。患凍瘡者非至天氣漸暖時。不易痊愈。

如欲避免此種痛苦。首在善自保護皮膚。勿令受凍。最好能穿羊毛內衣。即毛紗或毛絲司織之品。祇需含有羊毛。自較他種爲佳。蓋羊毛對於驟然變化之氣候。爲最適宜之禦寒品。出外時宜戴羊毛織之手套。平時小心足部。務令乾燥溫暖。蓋潮濕之足。最易發生凍瘡。

如家中有火爐之類。務先注意室中空氣之潮度。不足時易令喉鼻粘液膜及皮膚。過於乾燥等患。

鹻性太重之肥皂不可用。熱水浴面用過鹻性之肥皂。足以去盡皮脂。使皮膚發癢。如用微溫水。且少用皂。或用冷水。更佳。如需動手於污穢油膩之物時。可帶手套。以避洗手太勤。

溫水最宜於洗手。然洗後必須拭乾。敷以甘油(Glycerine)和玫瑰水(Rose Wafer)各半之保護劑。或用花生油。或用他種素菜之油皆可。洗手時務用手刷及皂。將兩手及臂刷淨。然後拭乾。可使周圍循環系血脈和通。再敷上列之皮膚保護劑。照此保衛。即在中國北部寒冷之地。亦可無患。

無論夏季冬令談皮膚衛生而不及身體健康者。不得謂之完善。蓋皮膚之狀態顏色。往往爲身體健康之徵候。(一)平日注意食品之調劑(二)多用綠葉蔬菜。菜類多含維生素及鐵質。(三)多用牛乳及鮮菓。(四)每夜至少應睡八小時。(五)每日必需在戶外運動一小時不可間斷。如此則身體健全。不僅自覺人生有趣。且足令四周接觸之人。代爲歡欣不置耳。

。夫天有陰陽。陰陽和而後雨澤降。人有男女。男女合而後生育長。告子曰。食色性也。是可知性之悅色也。猶水之就下也。人無有不悅色。水無有不就下。自非渾渾噩噩。蠢之知覺之人。對此隨生以俱來之性義。詎能冥然無動於中乎。是以抱獨身主義之士女。無論其爲懺悔之感應。見解之特異。在鄙意論之。均認爲失當。而不能無流弊之生。良以人非木石。孰能無情。彼獨身者縱能忠於主義。貞固自矢。然因生理上之關係。一旦春意萌動。則蓬蓬勃勃。克制爲難。如大旱之望雲霓。如餓虎之趨肥羊。必有不可自已之概。當是時也。欲遏不可。欲罷不能。縱情則背正。顧正則戕身。投鼠忌器。趦趄維谷。悔不當初。而今無及矣。職此故也。抱獨身主義之人。及其結果。非言不顧行。爲一時情慾所克服。而喪其人格。其能貞一自守。葆其天真者。即衛生上必有種種之缺點。斷未有兩全者也。不觀乎。僧尼孀寡乎。姑不論其主動被動。而醜事玷行。一切罪惡。獨多出於若輩之身，此其明證也。吾嘗謂獨身一事。乃人群中最悲慘之事。禽畜尚樂有偶侶。而況於動物中至靈之人耶。其於社會民生。有莫大莫切之影響焉。夫高僧隱士。上人英傑之孤潔自清也。或年事已高。或志趣特異。用能一塵之不染。終始如一。誠不得不目爲異人。至於。凡夫。又安可以不策萬全。效而尤之耶。基此而敢進忠告於獨身主義者之前。與其勉強從事。貽無窮後悔。孰若亟早省悟。乘無聊歲月之爲愈也。其自問甘於孤寡。秉賦異常者。則吾不敢得而問焉。抑有進者。世間儘有別有隱情。難宣哀曲。因而假獨身之名。以圖遁藏者。則其卑鄙

醍醐。吾尤不敢問而不忍聞矣。然則盜鈴掩耳，獨身主義。誠可恃而不可恃也。

百病辨似錄

朱振聲

口渴

口渴當然是熱的見症。假使他並不是熱症。那麼(大)計不至於要口渴。這是誰都知道的。不過這口渴之中。也有幾種分別。那口渴而喜冷飲的。當然是屬熱。若渴喜熱飲。或在渴不多飲。這就不是熱的見症了。所以逢到這種口渴。不但不可用涼藥。而且還要用宣氣燥濕之品。在濕溫症中。時常有這種症候。普通醫生。每喜早用寒涼。以致濕遏邪伏。不可救治。先師丁甘仁先生。他對於濕溫症很有把握。決不早用寒涼之品。他曾經說道。『氣不宣則濕不化。濕不化則熱不退。』所以他第一注重宣氣化濕。必至口渴而不喜熱飲。舌苔白膩盡化。濕已化燥之後。方可改弦易轍。這就是治病的經驗。於此可見口渴一症。也有幾種分別。不過一則渴喜冷飲。口乾燥。舌絳紅。苦黃膩。脈滑數。一則渴善熱飲。或渴不多飲。口中潤。舌不絳。苔白膩。脈濡遲。以此為辨。

宿食之研究

逸人

宿食因昔日所食之物。停留不化。其症吞酸、噯腐、脘腹脹痛。脈象沉鬱不揚。宜用山查、麥芽、以消化之。砂仁、陳皮、以運之。黃連、胆艸、以清之。斯法也。西醫名苦味健胃劑與助胃消化劑。中醫名化滯消食。清熱理氣之劑。若脈滑而數者。實也。金匱用大承氣湯。傷寒門中。治邪熱內灼之症。急下所以存陰　宿食停滯　無急攻之必要。必不須不用芒硝　腹不大滿　不用枳

七日一症　喉症

宋大仁

喉以納氣。咽以納食。二者之間。有會厭篤乎其。以司開合。惟其為心肺肝腎呼吸之門。飲食聲音納吐之道。關係生死。為害速矣。今年自入冬以來。天氣亢燥。喉病風行。本報負增進健康。祛除疾病之職責。對於時令之病。尤當注意。今不揣譾陋。略述此症之原因。俾世之患此者。知所鑒別也。

喉痺

如症初起必腫痛閉塞。為風痰鬱火熱毒上攻之症。去風痰。解熱毒。自能漸愈。因咽喉總絡。係於肺胃。故宜急清此二經之熱。如牛蒡桔梗射干山梔之類。

纏喉風

此症患者。喉腫大。連項痛。喉有紅絲纏緊。且麻且痒。指甲青。痰塞肢厥。最為危險。若見目直視。齒噤喉響者。不治。初起治法。與喉痺同。

乳蛾

有單乳蛾。雙乳蛾。連珠乳蛾三種。單乳蛾較輕。雙乳蛾較重。連珠乳蛾最重。皆因酒色鬱熱而生。單蛾生於會厭一邊。一日痛。二日紅腫。三日有形如細白星。發寒熱者凶。俟大便行。自痊。如至三日。喉中但紅腫無細白星。即是喉癬。宜細辨之。雙乳蛾生於會厭。左右兩邊。俱有。白星。用藥外吹金不換。內服育陰清解之劑。至於連珠蛾乃二白星上下相連。用藥照前。如大便不通者。宜加枳殼元明粉之類。使其熱從下泄也。

喉癬

此症由於虛火上炎。肺受燥熱。致咽喉生紅絲如哥窰紋。或如秋海棠葉背紋。乾燥而痒。阻礙飲食。雖不喪命。惟不能速愈須戒憂怒酒色。忌鹽醬。及一切動風助火之物。方能可愈。

喉癰

此症祇紅腫而痛。別無形狀。因過食辛辣炙煿厚味而發。症屬胃大腸二經為病。重則寒熱頭痛。四五日可愈。

喉菌

由於憂鬱氣滯熱血而成。大都皆生於婦女之輩。狀如浮萍。略高。面厚色紫。生喉旁。輕則半月而愈。重則經月。亦須忌口。外吹玉鑰匙。內服解鬱清熱之品。

此外又有咽嗌痛。由陰虛火炎者。有喉中結塊。飲食不通者。有懸癰喉痛。風熱上搏者。有懸癰垂長。咽中煩悶者。有喉中生肉者。有梅核梗塞咽中。咯之不出。嚥之不下。因于七情鬱結者。有喉痛因於相火。用涼藥不愈者。有風火上鬱。咽之痛脹。用辛涼者。是皆在醫者臨症時辨別之。

實、厚朴 此仲景古法也。余意用大承氣湯脈症參合。有急攻之必要者。則當機立決。勿再猶疑 若非痞滿燥實堅悉具 不可以猛烈之藥。漫試其病。仿此意而比例者。則番瀉葉、蓖麻油、其選也。繼此以下者。檳榔、知母、牛膝、郁李等類。亦皆有通腸導濁之效。而雞內金一物 消食化滯。尤有奇功。研末調服三錢。大便立能通降。附載於此。爲研究宿食之一談。

宿食病脈不滑數。而但緊者。緊爲陰寒之象。宜變小承氣湯之寒。厚朴三物湯及七物湯之溫。若以桂枝之輕浮。不若附子之溫熱。可酌用大黃附子湯。兼心煩嘔逆。可借用附子瀉心湯。此活法也。宿食而兼頭痛身熱。是夾表也。隨四時之變易。酌用辛溫辛涼發散之方。參以消食化滯之藥。金匱主用朴厚七物。小承氣合桂枝。冬令傷於寒邪。或可用之。若四時感冒。非一方所可僥幸。宿食上兼頭痛。此濁氣中沖之故。得大便通暢。濁氣自除。擬用酒製大黃爲丸。以推蕩之。若兼脈浮身熱惡寒等症。此表夾邪。宜兩解之。宿食主要之症狀。吞酸噯腐。惡聞食臭。脘腹脹痛拒按。大便不暢。苦色黃膩胸脘飽悶。氣機不舒。右關脈紘滑緊等象。皆宿食也

大黃之研究

(郭紹庭)

大黃本經名爲黃良。乃植物之一。其性寒。其味苦。氣味俱厚。爲脾胃大腸肝與三焦血分之藥。當十四紀時。即輸入歐洲。其由印度及波斯灣而至紅海者。名曰東印度大黃。由波斯及裏海而至西利亞安息再自阿勒寶斯墨那(皆土耳其地)運往歐洲者。名曰土耳其大黃。吾國大黃。雖早已輸入歐洲。初未嘗見重。迨西歷一千六百五十三年。吾國許俄國通商西鄙。而大黃乃歸俄人專賣。於是吾國所產者。始推爲世界第一。以產自四川西部山中。色如錦紋而潤者爲最佳。餘如直隸山西陝西甘肅產者稍次。英法與各國所產者。皆屬劣品。不堪入藥。至大黃之形狀。各有不同。有如蘿蔔者。有如球狀者。有如圓筩者。有一面圓凸一面扁平者。大黃之實質。乃細胞組織及脈管而成。所含成分。爲澱粉及蓚酸鈣等之結晶。設使試以大黃放於口內嚼之。其聲如嚼沙泥。卽澱粉與　酸結晶相摩擦之證。其應用功效。須俟用量之多寡爲定。若用(小量)則有强壯消化及止瀉之功。(中量)則有宣通便祕之效。(大量)則起峻烈之瀉下作用。故本品對於病弱者老人及小兒。尤爲適用。(小量)假使血枯便祕。氣虛便難。脾虛腹脹等病妄用之。必啓虛虛之禍。總之藥用當而通神。在乎用之者得其權衡可耳。

醫報小言

(丁濟萬)

閉戶造車。不能合出門之轍。此向日醫學之所以退步也 合羣研究。學理之進步無窮。此近今醫學。所以能抵抗東西醫之壓力。以競生存者也。醫報之宣傳。指導社會。挽回頹風。改良積習。學說之不圓滿者。糾正之。事理之不明顯者。改革而光大之。退而謀醫學之系統。俾有獨立之精神。不爲道學佛學所淆亂。周秦之際。醫學附於道學家言。故多受玄學所支配。河圖洛書。五行八卦等說。列入醫學之中。致有喧賓奪主之誚。後乃競尙抄傳。佛教專門名詞。亦多羼入。力求精深。轉多晦義。醫學之無發展。泰半由此厲之階也。不加修正。永遠胥淪。無創作之精神。實自處於束手待斃之地步。進而求世界醫學之統一。與東西醫提攜進步。互相連絡。不自處於舊禮教壓迫之下。而實行科學化之中醫。則醫學前途。將來之發展。正未艾也。

結婚前後(續)

(我毋)

女子手淫的弊害。是和男子一樣的。在男子成年期中。已經述過。因爲手淫而引起白帶病。以致於生育不能。在婦女界。是常常可以碰到的。前庭是在兩瓣小陰唇的中間膣口的上部。他的形狀是三角形。基底稍闊。後下部移行到膣口尖端的前上部。向着陰核中尖部。有一個尿道口。他的壁稍爲隆起。現到外方。他底下就是膣口。在處女時代。因爲有處女膜的關係。是略呈圓形。後緣很銳利。稍稍灣入前緣。有些向後方突出過分。突出的時候。就把膣做成半圓形巴爾淋腺。這個腺是由兩個圓形式橢圓的腺體而成的。帶紅黃色。似碗豆般大小。這腺由集合多數腺而成的一種管狀腺。我們把他分析起來。是有腺體和排洩管兩件東西。腺體是帶有黃赤色的。排洩管是在處女膜痕和小陰唇間一種葡萄狀腺構造的。女子到了性衝動的時候。生殖器上發生的一種黏液來潤濕膣口。這就是巴爾淋腺在工作了。

上面說的兩大段可以說完全將男女的生殖

明白的解剖出來。雖然是很簡略的。但是對於女子其他兩幾個要重機能。還沒有提到兩幾個什麼重要的機能呢。。且聽我下次慢慢的說罷。

消毒法

（張家佐）

（一）熱氣消毒法　將應消毒之物置釜中蒸至攝氏表一百度以上

（二）日光消毒法　將應消毒之物置於日光之下曝晒至五小　以上但須全體晒到

（三）藥物消毒法　藥氣消毒係以毒氣消毒平常以硫磺薰之藥水消毒是用藥水晒於有毒之處通常所用之藥水如左石炭酸（用五十分之一至百分之一）

昇汞（用一千分之一配合即一〇〇〇倍）加鹽更有力但須滲顏色使其與水分別以免誤用不可倒於金屬物內

石灰以未含水分者爲佳有水氣者無效

（四）熱水消毒法　即以熱水洗刷但此水須用熱至攝　表一百度以上

（五）燒却消毒法　以火燒却毒物也

請爲衛生部長進一言（續）

余國全

國全自髫齡即隨父祖學習醫學。就二十餘年來。經過之感覺。深知我中華民國舊有醫藥學。至今不如歐美醫藥學進化之神速。而每爲昧昧者。

識爲玄靈。純由千數百年來政府。對於醫藥學不加注意鼓勵。聽其自生自滅之過。蓋我國千數百年來。執國政者。對於醫藥界。不但不加鼓勵。甚且視爲江湖術士。不可比美士林。且因政府無獎勵之故。爲噉飯問題。雖得有一二了解明澈之眞傳。經驗亦祕而不宣。著書立說者。亦由於問世而出特穎悟之聰明文學家。而非社會公同研究之進益。坐是之故。遂使我國醫學。不能進步迅速。綜觀歐美文明各　。對於

醫生之尊重。藥學之鼓勵。歐美醫藥學。日見進化。足證我國醫藥學之未能長足進步。皆係政府之咎。然專制時代。拘束思想之愚民政策。已僅存過去遺恨之紀念。姑不深論。我國民政府。本革命之主張。求自強之眞締。値茲統一告成。訓政開始。不以次殖民地。未解民族自決之民衆爲可棄。且百計喚起。千方領導。使之了解三民五權之主義黨綱。以立自主自強之基礎。不以交通閉塞。論爲次殖民地之亞洲

大陸爲可棄。而積極進行鐵道、公路、航海、航空、之措施。不以成爲次殖民地之直行文字爲可棄。而盡易爲目下列强橫行文字。且撥的款興學。仍以之平者也。中國不能科學化。固有文字爲本。而以英法各國科學化之文字。爲用乃於立國數千年以來。種族賴以蕃衍。信而有徵之固有國粹醫藥學。因專制惡政治未能進步之故。則不聞握政治重心當軸諸公。有一提倡鼓勵者。嶺表愚民。竊所大惑不解。迴憶春夏間。中醫界王一仁、丁仲英、謝利恆、諸先生。曾向蔡元培院長請求。將中醫列入學系。以爲鼓勵舊學之先聲。蔡院長答稱現在中國醫學。不必要求列入學索。你們自行研究。待有規定後。再來呈請列入可也、云云。聆悉之下。以爲國家設立學制統系。乃陶治民衆。使循軌道。與學術精進之作用。未聞有待莘莘學子自行研究。有規定後。方定學制之理。正擬爲文請求解釋。以開茅塞。惟以丁王謝諸先生。未嘗將此談話。登諸報端。以致無所憑依。因而中止。近閱醫界春秋與衛生報登載與鈞長往返電文。雖屬空言酬應。然虛懷謙衷。溢於言表。足令我民樂于親上。而願貢芻蕘。此國全所以見報載汪企

老年衛生　延壽治法

（張山雷）

中年以後。大氣漸衰。秋冬之季。恒多畏寒喜暖。老翁曝背。習慣爲常。此俗情之所以偏喜溫補也。抑知年之高者。陽氣固衰。而陰血津液。亦無一不隨之以俱衰。無陰則陽無以化。但知補陽。非惟孤陽不當偏補。即曰補陽。而陽氣果能自旺。則陽之亢者。適足以爍其既耗之陰。試問老年人血液幾何。而撲洪爐鼓鑄。鎮日煎熬乎。自明季以來。張介賓書盛行於世。溫補二字。幾成醫家祕授。對於壯者尚多以此爲獻媚之計。更何論乎老年之本自畏冷。此全鹿丸等。所以通都大邑。無不利市三倍。而龐眉皓首者服之。非惟不能春回黍谷。抑且并其垂竭之津液。灼爍盡絕。譬如燈火不爲盞中添油。而但爲燈芯助燄。炎炎者滅。寧不翹足可待。靈胎著論曲盡情狀。已隱隱爲老人添海屋之籌。陸九芝而更勘進一步。見得陽虛之候。無非陰竭之候。正惟其陰液漸耗。所以陽氣失其憑依。而亦呈不足之象。蓋陽無陰而不生。亦猶火無薪而不烈。燈無膏而不明。然則高年畏寒喜暖之時。果宜助其陽以灼其陰。抑宜毓其陰以

張上鈞長書。認爲紕謬。有意阻撓促進中醫之行政。而敢於嘵瀆也。竊以各民族學術進化與否。皆以各民族政治作用注意與否爲斷。鈞長如視中醫確具衛生功能。上述意見。不蓄荒謬文飾敢請對於中醫特別鼓勵。明文優獎。以資興奮。符合闡揚國粹主旨。而盡衛生行政職責。或認中醫絕無衛生功能。業中醫者。儘是殺人謀生之害羣惡劣份子。上述意見。概屬庬吠。亦請明令指摘。使業中醫者。翻然了悟。及早改業。免爲中華民族遺羞。萬望勿存官場敷衍故技。毋愧革命政治本色。曷勝屏營拜禱之至。專此敬叩政進。

生其陽其理亦可不辨而自明矣九芝推重延壽丹一方（何首烏七十二兩。豨薟草十六兩。菟絲子十六兩。杜仲八兩。牛膝八兩。女貞子八兩。霜桑葉八兩。忍冬藤四兩。生地四兩。桑椹膏一觔。金櫻子膏 一觔。黑芝蔴膏一觔。旱蓮草膏一觔。酌加煉熟白蜜擣丸。）養陰而不失於滋膩。清靈可喜。洵是良方。頤請繆仲醇廣筆記之集靈膏。魏玉璜續名醫類案之一貫煎二方。亦皆流動活潑。高年之服食良法也。（集靈膏西洋參甘杞子懷牛膝天冬麥冬生地熟地仙靈脾）（一貫煎沙參麥冬生地歸身枸杞子川楝子）無如舉世滔滔。尙多偏嗜溫燥而近則歐風東漸。西藥大行。通商口岸之所謂補血、補精、補腦、補腎者。丸子藥汁。層出不已。服之者無不精神驟長。骨輕節靈。因而嗜痂成癖之人。所在多有。而鄙人寓滬多年。所驟見吐狂血。及氣血上冲。陡爲血冲腦之昏厥暴仆者。亦復所在多有。試一推其致病之源。大率皆向之服新藥而精神驟長。骨節輕靈者也。是乃西醫之所謂興奮劑提神劑。取快一時。奏效奇捷。俗人無識。樂此不疲。譬猶火上加薪。那不烘烘烈烈。無如揠苗助長。害卽隨之。則又較之向來溫補二字。呈功尤速。而壁壘一新。別開生面者。善養生家。其可不愼之又愼也耶。

醫方淺釋（續四）

（八逸時）

1通便劑小言

以上十九方。名承氣者十方。暗用承氣。而易方名者。六方。至五仁橘皮湯。及濟川煎。乃滑腸通便之法也。錫飲萬靈煎。乃以二陳合十棗爲劑。下瘦行氣之峻藥。調胃及大小承氣。乃承氣之祖方。一合三仁之潤燥。一合陷胸之開結。此因上下部位之不同也。一合犀黃之涼血。一合白虎之清胃。此因氣血病症之有別也。或爲加減桃仁之破血。或爲解毒之峻下。此因邪實壅遏之爲害也。若夫養榮之潤燥。黃龍之補益。此又攻補兼施之法也。此外柴芩清膈之和解。六磨之行氣。枳實導滯。加味涼膈之下痰。各隨病症而施。方足以泛應曲當。溫清消補。氣血痰食。無法不備。可謂法良意美矣。然傷寒論中。列用承氣之八禁。古醫曾著專論。爰附入焉。一者表不解如惡寒未除。小便清長。知病仍在表也。法當汗解。二者心下鞕滿。心下爲膈中上脘之間。鞕滿則邪氣尙淺。若誤攻之。恐利遂不止。三者面合赤色。而赤爲邪在表。浮火聚於上。而未結於下。故未可攻。又面赤而嬌艷。足冷脈沉細者。爲載陽症。尤宜細辨。不可誤下傷正。四者平素食少。或病中反能食。益平素食少則胃氣虛。故不可攻腸中有燥屎。卽不能食。若反能食。則無燥矢。不過便鞕耳。但須潤之。亦未可攻也。五者嘔多。嘔屬少陽。邪在上進。故未可攻也。六者脈遲。遲爲寒。攻之則死。仍當以有力無力爲斷。七者小便多。小便多。則水分下泄。宜用滋潤之劑。則大便自能滑潤下降矣。八者津液內竭。病人自汗出。小便利。此爲津液內竭。雖有便秘之症。宜蜜煎導而通之。不可任意攻下也。治病之法。因其宜而用之。知其禁而避之。庶免實實虛虛之過矣。

2通便劑

調胃承氣湯　緩下胃腑熱結法　傷寒論方

大黃三錢　芒硝三錢　甘草三錢

（主治）心煩譫語。協熱下痢等症。及傷寒表解後。胃氣不和。血熱壅遏者。

（方解）大黃爲芳香下劑。玄明粉。爲鹽類下劑一則激刺胆汁。促腸壁之蠕動作用。一則瀉其水分。隨大便而解。建清熱潤燥之功。緩以甘草。欲其調和胃氣勿令大泄下也。不欲急攻。與大小承氣之製不同。此爲陽明燥熱　初結胃腑之良方。劉河間增加竹葉連翹、桔梗、山梔、薄荷、黃芩等爲涼膈散。以清膈上之熱。卽從此方脫化而出也。

小承氣湯　直下小腸結氣法　傷寒論方

大黃四錢　枳實二錢　厚朴二錢

（主治）脘腹之內。宿食積滯。此方爲疏通腸胃之劑。

（方解）柯氏曰。諸病皆因於氣。物之不出。由於氣之不順。故攻積之方。必用氣分之藥。小承氣重用枳實厚朴。泄滿瀉痞。大黃清利腸胃。疏通停滯。化溼濁。破滯氣。專治腹滿。所以別於大承氣之便鞕。去芒硝之鹹寒。三物同煎。不分先後。所以成其小也。

大承氣湯　峻下大腸結熱法　傷寒論方

玄明粉四錢　生大黃四錢　枳實三錢　厚朴一錢五分

(主治)傷寒陽明腑症。陽邪入裏。胃實不大便。發熱譫語自汗出。不惡寒。痞滿燥實堅全見。雜病三焦大熱。脈實者。

(方解)玄明粉潤燥軟堅。生大黃蕩實瀉火。枳實去痞。厚朴泄滿。痞滿燥實堅。皆能兼治。乃治內蘊實熱。大便已鞕之主劑。唐容川氏曰。三承氣湯。不但藥力有輕重之分。而其主治。亦各有部位之別。故調胃承氣湯。仲景提出心煩二字。以見胃絡通心。而調胃承氣。是注意在胃燥也。故以大黃芒硝　瀉熱潤燥。合之甘草。使藥力緩緩留中。故名調胃也。大承氣湯。仲景提出大便已鞕四字。是專指大腸而言。大腸在下。藥力欲其直達。故重用硝黃。以潤降其燥。加枳朴者。取其降氣疏泄。助其速降也。若小承氣湯。則重在小腸。故仲景提出腹大滿三字爲眼目。蓋小腸容納大腹之內。接連油網。小腸積滯。而腹則大滿爲患也。大黃戟刺胆汁。以促進腸壁之蠕動。枳實厚朴。泄滿瀉痞。痞滿既去。積滯得以廓淸矣。注重小腸。所以名爲小也。

三仁承氣湯　緩下脾臟結熱法　俞氏方

大麻仁三錢　生大黃一錢　分　木香五分　知母三錢　光杏仁三錢　枳實一錢五分　大腹皮二錢　芒硝一錢　郁李仁一錢五

(主治)脾約胃燥。津液乾枯。大腸之內。燥屎積滯者。用此疏利之。

(方解)何氏秀山曰。脾與胃以膜相連。膜者。脂膜也。上濟胃陰。下滋腸燥。皆脾所司。按脾爲製造白血球之所。爲淋巴液之總司。液膵主消化之作用。脾約胃燥之症。乃熱邪入內。津液消亡。白血減少。液膵不足。麻仁杏仁郁李仁。多脂之品。[illegible]所謂釜底抽薪是也。大腹皮疏通脾絡。以行其滯。此爲脾約胃燥。液枯便閉之良方。

齒病臨床診斷

診斷入門

說明

趙公尚

一　檢查齒病。分門齒、犬齒、小臼齒、大臼齒、智齒等之五部份。而一部份之中。又分齒齦、齒冠。齒頸、齒根、齒腔、及齒質之變態等。以定確實之所在。

二　觀其齒色之潤燥。而斷其津液之盛衰。如齒色光燥似石者。胃熱甚也。齒如枯骨而焦黑者。津　衰也。

三　齒垢堆積。寄生物必蕃植其中。檢查之。亦所以搜討其原因

庸醫鏡

集用藥名

佚名

醫爲活人之術。操殺人之權。苟非天靈之才。雖唱神曲說。預知未必一方而百合也。時醫甘草。辦子出身。自稱國老。本是賣藥郎中。心如狼毒。口吹牛皮。藁本抄來。不別沉香浮石。立方胡索。未悉黃臭木香。依樣葫蘆。卅年有茲。居然白頭翁矣。乃有毗隣金氏。小字漱英。嫁石氏決明。數年間。生子女各一。男號菖蒲。女名釵斛。不幸石郎。牽牛早喪。獨守蛇床。日仿升麻。夜織昆布。女釵斛。年方摽梅。許字芫花村。爲孔公之媳。壻名公孽。該村地近常山。最多草蔻。烏鰂木賊。出沒無常。菖蒲欲貝母金氏至孔宅。附子而居。以守松節。女貞知母當歸。爲防己之計遣婢寄奴。驅車前來。接遇之途。見每舅金狗脊。表妹銀花。手持金鑰匙金燈籠。同石家膏石蟹石燕石南藤大小薊同來。行不百節。過連喬。步滑石。遽遭旋覆。不得已勾藤絡石。以扶救之。女至商陸。見母坐地黃泥中。面如白芷。恐防風不愼。沒藥可醫。續隨至家。尋益母之良方。懼骨碎之難補。於是延甘先生以診察之。先生云。血瘀氣阻。須用攻下。以大黃巴豆朴硝斑猫等味。自謂遠心苦薏。服之定然獨活天蔘。藥方開畢。贈以馬錢。酬以鬱金。先生遂攜青箱子。蓯蓉回寓。不料其母烏藥服後。澤瀉木通不止。大腹皮五倍之痛。臉如青黛色。即薑黃慈枯女萎而斃。其子慘遭冬桑。苦參苦楝。旣無返魂之香。空吊梧桐之淚。覆盆沉寃。呼景天而寒號。萱花凋謝。頭槍熱地。厥罪是在庸醫　白斂沉畢。延密陀僧。舉佛手。灑楊枝。以超度之。七日後。邀六親四隣。如

香村此牛寓所。大加厚朴。貫衆等皆吒落得打。使國老先生。血如漏蘆。備僕輩見來務洶洶。咸蛇脫蟬退避匿。先生則打得紫背浮萍。滿以金汁馬渤人尿豬膽汁。使君子亦辛苦備嘗。石氏兄妹方甘遂而罷。先生則縮砂仁。周身龜板。鱉甲天疼。裝貓兒眼睛。假木耳聾。以啞吧吃黃連。移寓他方。王不留行而去。

男子生殖無能之最大原因（肖芸）

精液缺乏——精蟲缺乏——精蟲死滅

婦女不能生育者。人皆知其因子宮相反。經水不調。等症所致。殊不知女子身體雖健全。而男子生殖失效。尤不能使女子受孕。即使雖能交媾。而精液不能向女子生殖器洩出。曰精液缺乏。交媾時雖有精液排出。而受孕之原體（即精蟲）缺乏。曰精蟲缺乏。精蟲由是無增加之能力。由漸而衰弱而減少。卒至死滅而後止。此即男子生殖失效之因。亦女子不能受孕之故。此論其大概而已。

精液缺乏。即精液不能射出。緣其射精液中樞制止。多由於手淫太甚。房事過量。交媾時。雖能勃起。精液不能射出。而流入于膀胱內。往往對此婦能出精。或對彼婦則不然。反於夜時。自能遺精。若器質性變化。永礙射精。妨其道路。致陰莖弛緩。即由尿道流出。此精液缺乏之故也。精虫缺乏之時。陰莖勃起力平常。交媾時雖能射出多量精液。此液全係由攝護腺及精囊分泌液而成。睪丸之分泌作用已失矣。故其液不甚混濁。精液中缺乏精蟲故也。若精囊液蓄積過度時。其精虫即呈減少。精蟲之生活力。往往因接觸加答兒性分泌物。血液，膿汁，而受損害。故淋病之結果。往往使精虫死滅。或精虫與尿混合。接觸殺菌。藥精虫亦常死滅。此論生殖無能之症：狀及其原因。至其療治之法 亦隨其病原而異。精液缺乏之者。宜補之。如地黃杞子仙茅鎖陽等類。配合成方者。如十子凡五子衍宗丸左右歸凡等。皆可服。精虫缺乏者。宜補之。如聚精丸。千金種子丸。種子兜肚之屬。均可酌用。精虫死滅者但常服煉眞丹勿斷。雖在耄年亦能生育。總之宜寡慾。節勞。息怒。戒酒。方爲養精之秘法也。

五　痛者。屬虛火。虛火者。其痛甚緩。日輕夜重。實火者。痛不可忍。風痛者。痛而且腫。虫痛者。痛一部。

六　齒齦發炎。則腫脹紅起。甚則腐凝潰瘍。爲水銀中毒。及患牙疳牙癰等病。如呈黑色。則因鉛中毒而然。

七　齒齦酸麻者。多有因服肉桂過劑而起。

八　蛀牙。必致咀嚼不良。而障害於消化器官。

九　牙關拘急。有不能開不能合之二種。當檢查其局部之炎症。及舌咽神經之麻。

十　凡各器官各統系之診查。仍照各科明辨之。

生理問答

王健章

△人體呼吸的生理

(問)吾人何故時需呼吸。

(答)人身之氣體交換。必仰賴于呼吸運動。蓋生活組織。時時消耗。非有補償移離不爲功。是故潔者收之。濁者去之。使得失相償。血液清潔。然後康健自得矣。

(問)何謂吸氣。

(答)吸氣者。一種由氣道吸入肺胞之外氣。即養氣也。其吸入之法。使膈之中部。稍向上方隆起。挺直脊柱。頭肩向後。腹部朝外。周圍肌肉提縮。則全膈紙落。擴大胸腔。即肺臟膨脹於胸。於是空氣中之養氣由鼻腔吸入。經喉頭。繞氣道。透入肺胞。然後運輸各部。使而充塞之。是曰吸氣。

(問)何謂呼氣

(答)呼氣者內部之炭酸氣也。含有污濁成分。呼出之後 俟膈如恢復原狀時。則胸腔縮小。肺臟弛緩。再將身體前屈。壓縮腹部。則一切之污濁空氣。自然由肺臟外出。是曰呼氣。

(問)呼吸系之衛生若何。

(答)此項衛生共分三項。

(一)注意空氣。夫人之吸空氣也。須擇地勢。蓋人所需之吸氣爲多含養氣之地。草木繁盛之區。則空氣必富於養氣他若山嶺海濱。尤爲美地。因此間空氣富於臭養氣也。二者均有新鮮滋潤涼爽之空氣。吸之有益于身。吾人其注意之。

(二)注意換氣。吾人居密閉之室。未逾多時，即發頭痛，眩暈或嘔吐等症者。因呼吸燃燒之關係。遂令空氣中之養氣漸減。而炭酸氣次第增多。故有此種現象。倘欲免避之。則必知換氣之法

醫藥小說

草木豔史(七)

涼月

第二回 奇術出奇人蒼生遇救 怪醫治怪病聲價自高

却說上回書中。說到石決明同金銀花從結婚之後。就乘了滬杭夜快車。想度蜜月旅行。不幸火車在中途出軌。當時石決明等坐的是二等車。當然也不能獨免。幸他們倆都跌在小溪之內。雖受了些寒冷。却並沒有受傷。不過在這未曾到過的生地。况且又是夜深的時候。但見一輪明月。高照雲端。那月光照到受濕的衣服上面。格外的覺得寒冷。不覺打了一個寒噤。那時候哭聲漸止。其餘沒有受傷的人。都聚在一起。大家因爲不知路徑。覺得無所適從。忽然人叢中有一個四十多歲的男子。叫做王不留行。他對於地理很熟悉。而以江浙兩省爲最甚。他知道此地是已入浙江地界。再前進就是嘉興了。不過前進的路程。沒有退後的近。方纔吾們所經過的就是嘉善。離開此地祇有六七里路。於是大家就請他做嚮導。向嘉善而來。那石決明同金銀花。也就跟在後面。大約在天光將吐魚白色的時候。已到了嘉善火車站。石決明就在東門外借了旅館。可憐他是一個公子哥兒。平日在家。從未經此大難。此番受了驚 之外。又受了些外感。所以在旅館內就發起寒熱來了。幸虧二人所帶的錢袋。沒有遺失。因此就在旅館內調治。起初自己吃了些紅糖泡生薑呀。紫蘇薄荷呀。但寒熱到居然退了。不過覺得神疲服倦。胃納漸減。照他平日每餐可吃三碗。現在祇吃一碗了。不得已祇好請醫生來服藥。第一個是中醫。吃的是胃苓湯。平胃散。香砂枳朮之類。並無效驗。後來又吃薤白栝蔞。及參苓白朮等方。也不見輕淺。(未完)

。須時之開放門窗。使空氣自由出入。俾新鮮者存。汚濁者去。人之精神即增。尤免種種不安之危狀矣。

(三)注意清潔　城市空氣。塵埃最多。除鑛物性之成分外。雜且雜存病菌。因易傷害呼吸器。亦能爲慢性病之媒介。故吾人不欲健康則已。苟欲健康。則必知于衞生之道。其道維何。即清潔耳，平時屋內須勤加洗拭。公共路途。遇有垃圾污物。須隨時灑掃。便溺有所。不使惡氣噴人。於是遍地皆潔。誠有益于呼吸也。

呼吸之型式可分幾種。

分胸式呼吸以胸骨及肋骨舉揚之呼吸爲主此種多見於女子而男子則爲腹式呼吸以膈膜之動作爲主(未完)

問答

百分中有七八十人患可怕—白濁病—

(得能)

- 因患白濁症可以絕嗣
- 不潔交媾爲最大原因
- 小兒初生時亦有白濁病
- 幼女不經強姦之白濁病

白濁爲花柳病之一。又名痲症。痳與淋通。患斯症者尿道粘膜多腫炎。小便艱澀。雜膿而出。淋漓霑濡。故亦曰淋症。

白濁之傳播。特別普及。據林克博士之報告。紐約城二三十歲之男子。百分中有七八十人曾患一次或數次白濁。歐美各大城市與紐約無甚軒輊。

白濁不僅足以危及健康。且能斷絕生育能力。今世因白濁症而絕嗣之夫婦。實佔絕嗣中百分之五十。蓋生殖器被害。不能受孕也。即令懷孕。分娩時生兒經過產門。產門內之白濁菌最易侵入小兒目中。引起小兒白濁性結膜炎。數日不治。即至失明。甚可畏也。

一八七九年德國奈塞爾博士所發見之白濁菌。爲完全特殊之寄生菌。僅生存於粘膜之表皮面上。傳染力甚大。不需特別之素因及誘因。可以說每一男女均有傳染白濁資格。其粘膜上亦不必先有傷害。即足以作白濁菌的優良養基。此菌且能生活於膣液與表皮面上。此種情事。可由顯微鏡檢查證明之。非臆斷也。膣液所含之白濁菌。常含於細胞內。借此特徵。可以鑑別一切疑似球菌症。已爲共曉之事實。吾人攝取其膿液。以顯微鏡窺之。若於無數白血球中發現雙球菌。即知其必爲白濁。毫無疑矣。

白濁無免疫性。曾患白濁而已治癒者。常能再受第二次。以至數次之傳染。假治癒之老白濁。能忽然復發。且能再受傳染。使病增重。

白濁菌爲粘膜之寄生菌。大概僅長養於粘膜表面上。其侵入組織層深處。則極不常見。彼能潛入表皮細胞之皺襞。然常被阻於粘膜下層結締組織而不克前進。但如侵入血管中。成病毒轉位。則爲白濁性關節腫疼。(膝手腕等關節)。及心臟炎症。

白濁菌最易繁殖之處。爲單層及多層的圓柱表皮。扁平表面雖不能說具有免疫性。但實際上傳染該症者甚少。白濁菌散布於粘膜上常現鳥狀形。無論尿道子宮頸抑臚粘膜等。均是一樣傳播。似乎白濁菌能使圓柱表皮變態。據顯微鏡檢驗。知吾人於多年慢性白濁。尙能找出完全含有白濁菌之處。圓柱表皮巳變爲卑下立方形的表皮。而且與扁平表皮近似。

白濁之傳染。無論急性與慢性。殆全由不潔之交媾而起。男子之白濁症常由急性轉入慢性。潛伏而無病狀。却能傳染他人。後尿道及攝護腺白濁。更有此項能力。此許多婦女之所以暗受傳染而不易覺察也。其由衣服或不潔之物體接觸介紹而爲病源。實不多見。故常以此爲傳染之來由相告者。乃欲自掩其醜。非盡事實也。幼女之傳染則當別論。蓋女孩之陰門陰道皮膜極嫩。傳染白濁。實較成人之堅厚陰門陰道容易萬倍。白濁菌在溫濕什物及浴水中。尙能於廿四小時內保有其毒質。故由衣服浴水或浴缸海棉。介紹白濁於幼女。尙屬可能。遇幼女傳染斯症。不可盡疑其由强姦或敗俗行爲所致也。

婦女白濁。往往在毫無現象中進行。急性症亦然。故傳播特別容易。預防亦至困難。以致蔓延不絕。爲白濁傳染之大本營。凡疑似白濁而無臨床病狀之症。欲免去疑慮。或證明診斷確實。全賴精密而且廣多的病菌檢查。一次不足以了事也。

白濁之醞釀期不長。可傳染的。交媾後十二點鐘內卽能發覺。初次病狀然亦能延長至二日後。

病者須靜臥休養。不可妄行治療及冲洗。致病菌上竄。每日須大便一二次。便結時須逐日按時登廁。養成利便習慣。無效可服輕瀉劑以通之。因生殖器諸部。已因白濁而發炎，充血。不宜再便結。以增加充血耳。禁用黃酒，燒酒，秦椒及一切有刺激性之香料食品。寢前不可多飲。夫婦均受傳染。須同去醫治。若僅治一人。則病源未去。無益也。未治癒之前。絕對禁忌房事。早期就醫。病毒猶未深入。收效甚易。不然病巳升堂入室。施治甚難。若轉入慢性。則更難爲力矣。

治療之最要目的。在殺滅白濁菌。及避免新傳染或變劇。故施治之前。須先探知病灶之所在。然後相機兜剿。以免淋菌上竄。擾及內部。普通急性白濁之病灶多在尿道。治此最好用『亞耳敗近』Albargin 溶液等。輕徐注入尿道。每星期兩三次。每次用十至十五立突。(十五十五西西)過三四分鐘後。始行放出。注射藥水之前。宜先將尿放淨。以冲去尿道之膿液。婦女之尿道寬而短促。白濁最易由此竄入膀胱。故治療之手續。須特別小心。或僅先利用尿道之自然洗滌法。令患者多飲茶水。及「海而密妥」。Helmitol 以增加尿量。使白濁菌隨尿冲出。更內服「梯留昨丸」。(日服三次。每次服兩二粒。每日三四次。每次用一格蘭)。海而密妥。(0,5日服四五片)。以殺病勢。爲減少痛苦計。可兼用止疼的坐藥。

白濁性關節腫痛除局部病象治療外可用漿苗(Vaccin)。注射漿苗「果乃金」Gonargin 爲最好。初用小劑。漸次採用大劑。宜注射於臀部肉中。注射之次數。常因反應而異。大約二日至五日一次。注 握姆納丁亦甚有效。於乘關節病。每次可注射五至十西西乳液於臀部肉中。二日至五日一次。單性關節病。每次可用一至三西西乳液注射于患處之附近下皮內。注射普通消毒之乳液後。常有溫度上升。不可不知。如尿管生痂。艱於小便。須用「北里多藥桿」插屎管中。功效極靈。

茲將白濁療治應用各藥列下

「亞耳敗近」乃銀與蛋白質之結合體。功力最能深入。能通過人身中一切細胞綱膜。故殺菌，淸毒，消炎腫治淋濁功力無敵。然亞耳敗近功力雖偉大而深入。却對于人身細胞毫無刺激之性。能於膝理深處搜滅白濁球菌。同時有收斂性。能減少淋濁涎液。使勿沾染。而易收功也。

用法及劑量

(甲)治新舊白濁。製爲〇•一至〇•二%之溶液。注入尿管。每次一激筒。緩緩注入。注入後。用指將尿管口揑緊。使藥液留在尿管內。約十分鐘。此外亦可爲冲洗之用。如用爲刼劑。(卽一頓療法)可用大量。約爲一至二%之溶液。如滴入後。尿管。可用二至三%的溶液。

(乙)預防白濁用可以五%的水溶液。外加十%甘油。

（丙）治眼用溶液。或油膏。由一%至五%遇必要時。如治小兒膿漏眼之類。兼可用較濃之溶液。或加入甘油。

製溶液法

溶解亞耳敗近最好用蒸溜水。但如製極淡溶液。而手邊又無蒸溜水可得者。亦不妨用平常淡井水。惟製濃液。則非用蒸溜水不可。並須裝於顏色瓶中。以避光線。如用現成分量準確之藥片化爲溶液時。須先將藥片碾碎。然後始投水中。俾其易于溶化。

海而密妥

耑治膀胱病尿管病之良劑。乃內服改良之小便消毒藥　有下列五優點。

一能析出多量「福馬待須脫」Formaldehyde於全身津液之內。

二能將全尿道切實消毒。

三混濁之小溲能令速清。

四能恢復尿液之酸性。

五止痛極靈。

海而密妥係改良膀胱消毒劑。味美易服。服之舒適毫無流弊。消毒滅菌之外。兼有在膀胱尿道止痛之妙用。海而密妥入腹以後。其所含之有效成分。即能遊離而發展。其消毒之本能。且不必在酸性尿中。始能有效。即在鹻性尿中。亦能發生極强消毒功力。此藥可消毒。可利尿。可止淋。可去濁。服小量可抑制尿中細菌使不發生。服大量則能在尿中滅菌消毒。並能濾淨小便。增加酸量。並止疼痛炎熱。實爲膀胱尿道一切病痛之萬應靈劑。此藥毫無副作用。並不傷胃腸及心臟神經等器官。每飯後服一片或二片。日服三次。用多量溫水化服。可加糖少許。

「梯留昨」Thyresol。係檀香精之有機結合劑。其狀略與伊脫相似。乃透明黃色液體。微有芳香氣味。在水中不溶解。普通裝膠囊中。服之絲毫不傷腸胃。性質和平。功力確實勝於檀香精萬萬

功用

此藥氣味芳香。顆粒細小。易於入口。部等患。並能清血毒。濾小便。鎮疼痛。止炎熱。效驗之速。捷於影響。服後立能輕減痛苦。淋濁亦漸漸停止。並無胃呆噫噯噁心嘔吐等以及損害腎部等流弊。可稱治濁上品。

主　治　五淋白濁。尿管刺痛。膀胱發炎。便時痛苦。溺管發炎。以及一切尿管症。

服　法　每次服二粒。日服三四次。用水或茶於飯後送服。

「雷佛奴耳」Rivanol對於白濁球菌有特別功力。凡男子白濁。用一比一千之雷佛奴耳溶液。行尿道注射。無不立愈。注射時先將尿道冲洗清楚。繼用一比一千之雷佛奴耳溶液十西西至二十西西注入尿道。仍將尿道口揑緊。俾藥液在尿道中停蓄約五至十分鐘。每日注射數次。其效驗異常神速。如遇後尿道白濁。可利用古瓏氏膠皮管將藥液注入後部。其藥液成分可由一比一千。漸加至一比五百。每隔日用一比一千雷佛奴耳溶液。將全尿茲冲洗一次。其白濁菌消滅極速。

又一比五千之雷佛奴耳溶液亦可注入膀胱以收消毒功用

「果乃金」乃專治白濁之藥。能殺白濁細菌。兼滅白濁之毒質。乃治淋症之注射良藥。治多年老白濁尤有特效。果乃金爲一種白濁漿苗。乃將已死白濁菌化於消毒液內。專治一切新舊白濁。尤以治多年老白濁。或白濁毒傳入筋骨關節而痛者爲最有神效。治婦人白濁帶下。亦極有功力。果乃金爲注射液。裝於小玻璃管內。臨用時搖勻注射於肌肉之內。最初可先用小劑。約十兆至二十五兆細菌。（漿苗含菌多寡皆注明盒上）。約二三日後。再用大劑。如多年老白濁。起初即用二十五兆以上大劑注射。注射後略有寒熱。可以無慮。惟寒熱過增。此乃身中毒菌將清之象。可以略待三五日再注射。果乃金完全與人無害。可注射至每次一千兆菌或五千兆菌。亦可行靜脈注射。但分量須略小可由兩兆用起。兼可爲診斷之用。又用果乃金爲提引療治。最有功效。因有許多惡性白濁。因外用藥治之故。濁止淋乾。外看似已全愈。其實白濁菌正潛伏於涎膜深處。待時而復發。此時不設法將潛伏之餘毒引出滅盡。將來後患無窮。老白濁難于斷根。良由此故。提引出潛伏之法。惟有注射大劑果乃金。凡暫時假愈之白濁。一經注射大劑果乃金後。立刻復有淋流濁出。可以施藥療治。白濁何時全癒極難確定。德諺云『白濁何時起人能知之。白濁何時止唯天曉得』。故必病象全無。屢次檢查亦無病菌時。方可作爲治癒。蓋此症原無治癒之確實特徵也。病者幸勿輟治中途以遺患自誤也。

藥名文虎（續）

下面謎面每則打一藥名謎底下期披露

（一）東方未明

（二）小人勿用

（三）聲聞於天

（四）吾不與也

上海國醫學院籌備通告

鄙人鑒於國醫人才之衰落國醫學之必須整理改進特捐貲創設上海國醫學院於上海適中地點賃屋開辦現已由章太炎惲鐵樵兩先生許爲贊助先設籌備處於上海三馬路會樂里二七八號章程函索卽寄約於陽歷二月底開學特此通告

籌備主任徐衡之啓

天然戒烟水

保證一瓶斷癮

此水按照戒者體質烟量之大小特製成藥水使戒者不受絲毫痛苦外埠函戒亦可每吸烟一錢配藥水一瓶價二元每吸烟二錢配藥水一瓶價四元如多吸每錢加二元餘則類推如蒙惠顧包戒亦可惟須驗體發藥

勒𠹭大藥房

三馬路石路東首

生命危險莫甚於咳

顧製半夏片無論新久咳嗽痰飲氣喘咳嗆見血一切肺病咳咯於一日內立能奇效

價目每盒一元每打十元

四馬路第一臺隔壁中南藥房發行

大補兩天

培養血氣

添精益腦

調經種子

大造補天參茸丸

每丸一元

上海裏鹹瓜街第一號

大成鳳記參號發售

肺形草

專治 肺癆 咯血 咳嗆 痰喘 虛損

每服兩元 每打念元 寄費加一 說明書函索即

上海石路四馬路南新普慶里天濟

喜出望外

疾病在身鬱鬱不樂

服百齡機以後

胃二氣腰肝久面陰夜
納便悶經酸不黃虧來
呆不飽背火受肌體失
滯通脹痛旺孕瘦弱眠
者者者者者者者者者
……
飯排胸筋心一唇精安
量洩寬胃神索紅神眠
大暢舒安得齒強入
增利消服當男白壯睡

諸病若失 喜出望外

百齡機 不但治病如神 亦常服清補品也

大瓶二元每打 小瓶一元每打

上海九福公司發行

天下馳名

上海四馬路太和大藥房發行

花柳病毒門皮膚瘡毒聖藥

哈士蘭

內服外搽六零六

內服的治一切花柳病毒內蘊瘋痛外發潰爛特具神功每瓶洋一元七角五分

外搽的治梅毒瘡瘍腐爛一切皮膚疥癬收口奇速每盒洋一元

衛生報

主編 丁濟萬　主幹 趙公尙

編輯 朱振聲　時逸人　宋大仁　賈肖芸

THE HYGIENIC WEEKLY

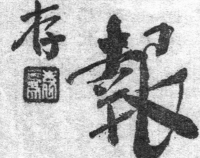

Aditors Dept.,
18 Jen Woo Lee, Burkill Road, Shanghai

Sales Dept.,
780 Chekiang Road, Shanghai

（總事務所）上海白克路珊家園人和里十八號

（發行所）上海浙江路五馬路口七百八十號

（印刷所）上海閘北寶昌路仁餘里明華公司

第六十一號

本期要目

注意　凡訂閱本報及關於發行部函件請寄上海浙江路七百八十號衛生報館發行所

中華民國十八年二月九號（星期六）

本報每逢星期六出版一冊售洋四分

全年五十期連郵費二元四角（國外加半）

衛生報

之三時期

過去

- **裝訂不便**：本報以前之篇幅頗大既不便裝訂又艱于披閱
- **廣告太多**：廣告之多雖於報館之收入有益然內容往往因之減少
- **少科學化**：昔日之中西醫界限分明故本報對於西醫學說均不登載
- **說理艱深**：從前所載之文字均說理艱深不能普及民衆

現在

- **印刷精良**：本報現在之印刷較前尤爲精良不但便於閱讀而且富於美術
- **篇幅擴充**：擴充篇幅卽減少廣告地位本報現在之廣告地位與過去相較大有天壤之別則內容之豐富可想而知
- **優待定戶**：凡定閱本報者一律贈送丁甘仁百病醫方一厚册價值大洋二元本埠更有謝乞光杭稗英之精美畫圖
- **切合實用**：本報所載之文字均切合實用有益身心醫者可作臨診之導師病家可作醫藥之顧問
- **明白淺顯**：本報之文字均淺顯明白雖婦人孺子亦能一目了然無格格不入之弊
- **融滙中西**：本報自五十一期起對於稿件不偏重中醫對於中西學說能兼收並蓄溶合於一爐
- **裝訂成册**：本報於六十一期起改變格式能將一大張之報紙訂成小册
- **准期出版**：報紙對於出版之信用 爲重要本報自出版以來素未脫期信用昭著

將來

- **時出專號**：本報將來擬時出專號專論一證之病原治療預防等法應時令之須要而出
- **增加報張**：由一張而增加至數張聘請名醫分類編輯之
- **廢除廣告**：將全部廣告一律廢除專載文字分門別類
- **設立分館**：將來本館須設立分館於各埠使讀者可就近定閱

▷打破其他醫報之欺騙賣老茅腐抄襲之弊端建設切合實用之社會家庭婦孺青年之衛生◁

二

快樂的春節

背芸

桃符換舊。爆竹聲喧。霎霎眼又是舊曆的新年了。雖然國民政府下令要廢除舊曆。但是經過了數千年的新年慣例。怕一時習俗難除。仍不免要例行故事啊。

在這一聲恭喜的當中。人們的面顏上誰都要現出一種難以描畫的快樂神氣。尤其是聽到了發財兩個大字。那歡迎接受的樣子。直笑得合不攏嘴。這種情形在陽歷新年裏是找不着絲毫的印象的。我對於用陽歷用陰歷的利弊。在此不願下一些批評。但對於一般社會人士。利用這舊新年而作逾常的快樂。倒反不如像度陽歷新年時希恬淡爲高妙。這是什麼原故呢。

無論什麼商店工廠和各機關。每逢舊歷新年。循例總要放幾天赦的假期。既然得着這大好的機會。誰也不情願輕易的度過。那麼一聲恭喜發財之後。接着就要請酒了。眞是一時高朋滿座。勝友如雲。熱騰騰的大魚大肉儘着啖。香噴噴的高燒元梁儘量斟。眞吃得杯盤狼藉。酒醉肴飽。方才不負此一席盛筵。吃了之後。實在覺着這遙遙長日。漫漫長夜。虛度了有些可惜。於是就攢三聚五。呼盧喝雉起來。竟可以卜晝卜夜。不到倦眼惺忪。打敖不住。決不肯罷休。或者到鑼鼓喧天。采聲盈耳的劇場裏。坐上五六個鐘點。或者到粉白黛綠。燕語鶯噴的脂粉隊裏。討些氣短的生活。這樣消磨了這短短的假期。也就夠你的精神肉體消受。可是快樂到極點。煩惱也就臨頭了。

三句不離本行。又來提起衞生這兩個字了。愼起居。節飲食。這衞生的不二法門。固然平常應當遵守。但到了年關。格外要特別注意。在一個嚴寒的冬季。風雪交加。爲衣食奔走的人們。已經受足了風寒的侵襲。幸而調攝得宜。內伏的風寒。尚不致爆發。及至等你新年裏。胡亂的吃些葷腥油膩。生熟冷熱。做些起居無時。勞精傷神的勾當。不待說。出亂子是自在意中的一回事。這不獨成年的人是如此。就是小朋友們。在這新年裏。正是他們無上快樂的生活的幾天。壓歲錢不用說是左宜右有。到一家去拜年。無有不滿載而歸的。糖果糕餅等等的恩物。恐怕一張小嘴沒有一刻不在工作。那脆弱的小腸胃。實在沒這大的消化力。於是積滯、停食、腹瀉等等。也就不旋踵而來啦。

這里。我這里很希望大家度這舊歷新年春節。最好是同度陽歷新年一樣的恬淡。不要飽食無度。不要睡眠無時。不要縱情聲色。免得樂以忘憂。反而要咀咒這快樂的春節。

衞生報題辭

養生永年

王正廷

新年的衞生

趙公尙

人到新年。精神較爽。雖素有疾病之人。亦勉强奮勵。似覺精神倍增。然禍常起於所忽之中。而病常生於歡樂之內。余常致新年所發生之疾病。多半於歡樂之間。病原醞釀。例如新年之聚飧也。以酒肉相徵逐。或則羊糕凍蹄。或則瓜子花生、或則糕糰油膩。或則生冷水果。諸端雜進。最難消化。此腸胃病所以發生之原因也。春間之遊戲也。或則喝雉呼盧。夜以繼日。或則觀戲冶遊。達旦通宵。爐火熾於外。津液灼於內。此精神病所以發生之原因也。余今特訂新年衞生的方法。以與閱者一談。(一)愼飲食。以清腸胃。免致積滯。(二)少行動。以省目力。免患赤目。(三)勿過事遊戲。以省精神。免致勞倦。非但酒肉徵逐宜戒。即肥甘亦不可過嘗。非但兜風開遊宜戒。即遊覽亦不可過度。非但卜晝卜夜宜戒。即消遣亦祇可偶爲。宜節制。毋縱慾。是衞生之方針。新年尤爲急務也。

春天的病

（賈楨）

春爲歲首。凡百的事物。都在這時做一個發動的起點。草木的萌孽。蟲蛇的蠢動。刻不容緩的欣欣向榮的花 昂頭擺尾的出洞了。可是人呢。除了確實健康的而外。倘若在去年伏下一些病根的人。到這三春的天氣。萬物昭蘇的時候。沒有一個不發作的。現在且寫幾個在下面。

肝氣　肝氣這毛病。無論什麼人。都會有。不過以女子爲最多罷了。這個病平常固然發。但是在春天格外容易些。原來肝臟是同春氣相感應的。四氣調神論說。『春三月。是謂發陳天地俱生。萬物以榮。夜臥早起。廣步於庭。披髮緩形。以使志生。生而勿殺。予而勿奪。賞而勿罰。此春氣之應養生之道也。逆之則傷肝。』所以不依天時調養。阻礙了肝木春生的旨趣。這肝氣病是容易發生的。病發的時候。若是陽升無降。就頭痛頭痃。若是陽發不升。就頭重鼻塞。再利害就肝挺而痛不可忍。甚而至於暈絕而不省人事。治療的方法。應當取生發和緩的方劑。不可用平伐。因爲平伐是足以戕賊生生之氣的。和緩生發是使強直的肝臟。便成柔和的。

預防　當此春季。第一先要養肝。養肝的方法。說出來很是平淡無奇的。就是不可大喜大怒。大悲大恐。凡事皆當抱一種樂觀。切不可抑鬱煩惱。女子所以佔肝病的多數的原故。大都因爲抑鬱氣苦而來的。至於早起廣步。吸新鮮的空氣。披髮緩形。作開散的舉動。不獨養肝應有的步趨。平常的衛生。也應當取法的。

溫病　內經說『冬不藏精春必病溫。』這千古不易的至理名言。實在是一語破的。原來嚴寒的冬令主蓋藏。陽氣潛伏在內。所以戒絕了嗜慾。不勤精。不勞神。避去了嚴寒。保持好溫度。元氣內守。眞陽潛藏。有了外邪來。鄭一點侵犯不進去。那病也無從生了。可是不知攝生的人。往往在冰天雪地的時候。妄傷其精。妄勞其神。那麽腎陽內動。精氣宣洩。外面的寒氣。衝鋒也是的奔到人體的皮膚裏面。從此也就伏下了病根。到了春天感冒了外邪。那溫病就發作了。

預防　冬天伏的病根。固然在冬天預防的好。夫婦居室。人之大倫。難道誰來阻你們的要好。不過說延長壽命一方面說。在天寒地圻的時候。委實以攝精神爲保養健康的要道。那麽既然是了一時之慾。又怎麽說呢。那就不得不在春天加意的留心了。起居應當有一定的時間。飲食要加以節制。不可貪一時的口腹。使胃納起了停滯。當春寒料消的日子。尤其不可受風寒感冒。稍爲有一些覺着不爽快。立刻就請醫生診治。服一帖疏散的藥。這樣雖然預伏了病根。發起來也不至怎樣的危險。

花柳　惟慾的衝動。是誰都免不了的。在血氣未定的青年。格外遇見了異性。便餓虎奔羊以的來發洩一番。可憐飢不擇食。難免不涉足花叢。徒一時的快樂。種下百年的恨事了。這種病的病菌。潛伏在體內。眞是無微不至。至無不牢。剿滅卻是一件很繁難的事。況且時隱時現。不可捉摸。說他未曾痊愈吧。實在不現什麽痛苦。說他痊愈了嗎。在陽春的天氣。往往又發現了花柳病的症狀。冬令肅殺。花柳病是潛伏不動。春主生發。那可怕的花柳病又在蠕動了。不是紅斑點點。便是四肢發痛。本來是健全的人身。可以享受春和的大地。現在卻萎甦不起。叫苦連天了。

預防　不情願染花柳病。在事先祇有束身自好。不涉淫邪。(雖然有傳染得來的。但卻是少數。)這根本的預防。花柳病的痛苦。是永遠受不着。至於已經沾染這種毛病。治療後而恐怕復發。在中醫雖然有以毒攻毒的斑蝥、全蠍、等。清熱敗毒的土茯苓、大黃、甘草、之類。但是就非請醫診脈定方不可。功效稍爲來得緩些。在西醫則有六零六九一四。同各種清血針。可以注射。但是最要緊的。切不注射人家注射後剩餘的針屁股。非但沒有功能去法病。說利害一點。人家的病菌。也許再傳染到你身上。那就更外受害無窮啦

新年偶感（嵌藥名）

醉俠

民國從容十八年。幾多惡實付雲烟
蕪夷民衆無奢願。願祝光明不羨仙。
人生原是寄生蟲。王不留行想像中
料得前胡無遠志。守宮龍骨已兵訌。
當歸商陸度年關。躑躅車前不忍還
濟案覆盆嗟沒藥。女貞骨碎病痌瘝。
狼毒東鄰侮我深。未甘遂意記苦芩
天雄益智無花果。好作新年霹靂礮。

春季食物之衛生

黃華

天生萬物。供人食用。而每一節季其產生之物。各有不同。順天時令。自然食之。養生適性。其裨益健康。良非淺鮮。乃世有好奇者。顛倒時令。求其不易得者而嘗之。奪造化而居之。非時產物。供其異饌。入進溫寶。巧奪天工。是不獨不知養生之道。抑且犯天地之和。災必及身矣。

人類生活於自然界。自應遵時令之轉移。

春節賭博與衛生

余庚明

賭博一項。我國社會間之慣常消遣品也。遊戲物也。無論城鎮鄉僻。無地無之。遍及全國。即婦女稚子。亦喜弄之。若待春節一臨。（舊俗新年也）竟至棄餐亡食。日以繼夜。將此大好春光。消磨於賭博中矣。夫賭博一事。金錢既耗。又費精神。寢眠休息。置之度外。更何暇論及衛生二字哉。夫吾人全體種種器官。全恃神經系管轄之。指揮之。若神經全健。盡量管轄指揮之。使各部器官功作。得其所宜。因而軀體可以健康。若神經過勞而無片刻之休息。則失其健全之度。致其管轄振揮之能力。不及平時。則全體各部器官。亦大受影響。而軀體之健康上。尤有妨礙。故為衛生計。萬不可使神經過勞而無適當之休息也。休息之道。以睡眠為最佳。蓋睡眠為生命所必經之行程。睡眠時。可使腦筋及神經系重復得充足生活力。同時並給意志與魂靈休息之機也。其最顯者。片時之睡覺。足使人得新鮮之態度。簡言之。睡眠係給人以還原力也。若不睡眠。筋肉不能不用。故須神經發令收縮之。吾人得適當之睡眠。斯衛生上極關緊要之事。若睡眠不足。危險必生。按科學家之考得。每日必須睡七小時至八小時。庶不與衛生背道而馳。今夫嗜賭博者。當神貫注於輸贏。雖夜以繼日。尤不知止。是非精神取之不盡。用之不竭也。實以神不守舍。神經系已呈一種麻痺狀態耳。殆至精神不能再繼續時。則飲食無味。疾病斯起。若是者。去衛生之道遠矣。故吾執筆為此文。亦冀社會人士於度此春節時。勿過以寶貴有限之精神。而用於此勞神傷財之賭博中也。

其得康健之幸福。可以預必。夏季炎熱。自然有瓜果以供人食。冬令嚴寒。則取肉類食物以增體溫。天時人事。自然適應。取之既便。用之有益。庸何必好奇居異。自促生命哉。茲姑采各書之關於春季攝調及食物之衛生。彙錄如左。想亦讀者所樂聞歟。

正月、春氣溫。宜食麥以涼之。（南方人之多腳氣病。蓋緣四時食米。若得麥麵以調和之。或不至若是之甚。觀北方人之少腳氣病。可為明證。）禁辛辣。（周禮春多酸秋多辛。）節五辛。避厲氣。（五辛蒜、葱、韭、薤、薑、是也。）立春後庚子日。全家宜飲蔓青汁。食粥。勿食蟄藏不時之物。及肉類。傷神損壽。寒食日宜煮楊花粥。

二月不可食龍。勿食雞子。滯氣。食兔肉等。令人神魂不安。三月上巳日。可取黍麴和菜羹。勿食陳葅。發瘡。勿食驢、馬、獐、等肉。勿食血及脾。勿食魚鱉。發宿疾。勿食羊脯。勿食雞子。終身昏亂。

晉唐俗于立春日。以生菜作春餅。號春盤。蘇東坡詩云。「青蒿黃韭試春盤」。荊楚人於人日。（正月七日）採七種菜作羹湯。春日錦帶草初生。葉柔脆。可采作羹。杜甫詩云。滑憶彫胡飯。香聞錦帶羹。」即指此。

蘇文忠公睡眠時之衛生

秦丙乙

恆人對於睡眠時之衛生。大都不甚講究。中年既涉世務。以迄於垂老。每苦不能熟睡。及至年久月深。漸成習慣。頭一著枕。思慮便紛。輾轉反側。心煩意亂。徹夜通霄。難以成寐。其所感之痛苦。誠有難以言喻者。芸窗無聊。泛覽舊籍。檢得蘇公一札。係寄示於人者。眞失眠者之不藥良方也。爰特節錄於下。並附按語數則。

軾並平生於寢寐時。自得三昧。（眞不愧為三昧。閱後便知。）吾初睡時。且於牀上安置四體。（手足歛側。奚能安適。）無一不穩。有一未穩。須再安排令穩。（何等鄭重。）既穩。或有些小倦痛處。略按摩訖。（不欲多勤提神。）便瞑目聽息。（靜聽自己呼吸。妙不可言。）既勻。直宜嚴正其天君。（恆人獨患不能遵此。）心能嚴正。不胡思。不亂想。（尚何不睡之足患。）四體復有苛癢。亦不得少有蠕動。（此時收視返聽。正入定之候。）縱發

水仙花之功用

澤泓

可代藥品——其花澤皮膚潤毛髮
能醫癰腫——其根化骨鯁伏汞毒

花之功用

可作玩品。可作香露。其怡悅性清。淘汰煩悶。尚能小也。但其可代藥品。能醫疾病。其花能去風氣。澤皮膚。潤毛髮。治婦人五心發熱。嗜雜不寧。可同乾荷葉。赤芍藥。爲末。白湯服下。不歷數時。即愈矣。

根之功用

其味苦微辛。滑寒無毒。能治癰腫、魚鱗、化汞毒。取汁用也。用白蜜少許。與水仙根搗爛。調蜜勻和。敷于癰腮患處。日換數次。半月後。即能完全收效。（晒乾亦搗用）夫水仙花與蜜等。其價甚廉。世人往往忽而不知。其效竟能如此。可見天下無廢物。惟用之欲得其道耳。則功效偉大矣。以上所述。皆爲鄙人經驗所得。故錄出。以便世人採用。實行廢物利用之法也。

生奇癢。亦何可不耐其侵擾。遽爾轉身抑搔。而令功虧一簣耶。然則當若之何。）務在定心勝之。（此其法也。每見一屆炎夏。人皆手不離扇。口不離熱。而有一等人。則清雅異常。曾不知驕陽之爲烈。或照常辦事。或危坐讀書。問其何以致此。曰。心定自然涼也。足見彼反覆不成寐者。固無非膚人之自擾也。）如此食頭。則四肢百骸。無不和通。（此中妙趣。唯身歷其境者知之。）睡思既至。雖寐不昏。（亦其宜也。豈非信哉。）愚按物質愈文明。人事愈繁劇。吾人廁身社會。既營營終日。不勝其辛勞。而夜間睡眠。又未能享黑甜之樂。則其痛苦爲何如耶。觀於蘇公之睡眠衛生。吾人亦可以知所取法矣。

天然痘與種痘

時逸人

▲分別天然痘流行之症狀及危險
▲說明種痘之歷史及治法之安全
▲種痘免疫之原理在增加抗毒素
▲種痘用漿之制法在完善免疫性
▲說明種痘時之手術
▲解釋痘後症之調理

天然痘之流行

大部份以春秋二季爲多。然在冬夏時間。亦有發生傳染者。其危險乃較春秋爲甚。小兒傳染最易。大人則較少。不幸傳染天花。重則傷生。輕則面麻。或因此而致耳聾目盲者。故預防之法。所當講求也。

天然痘之症狀

本病初起。惡寒發熱。全身疲困。腰脊尤甚。心煩躁擾。食思缺之。呼吸短促。至第四日。乃見紅斑點粒。散佈顏面。以及全身。至第八日。化膿灌漿。至十二日。漸痿。乃得結痂。再經數日。痂落而愈。此指順症而言。令侍疾之人。已怵倦不堪。而危險多端。隨時隨地。皆易發生變症。欲求平坦之道。舍種痘莫屬。

種痘之歷史

我國古時。預防之時。係用鼻苗。其法將甲兒

藥名文虎（續）

上期謎底揭曉

（一）白前
（二）使君子
（三）蒼耳
（四）杜仲

下列謎面六則。每則打一藥名。

（一）土生金
（二）金絡索
（三）天地與立
（四）東方未晞
（五）碎白麻子

痘瘡之痂。移塞於乙兒鼻竅。俾得兒其痘氣。而致發生。云人工製造之痘瘡。無天行疫癘之氣。可避免危險。但甲兒身體上。有毒與否。有疫與否。均無暇計及。選取其痂。以爲引種之計。其危險甚步。適出希望預料之外。然同時土耳其及歐州諸國。皆通行此法。於此可見古人思想之簡單矣。至一七九八年。英國痘瘡盛行。小兒死者極多。占那氏以牝牛乳房上之痘瘡。乃局部之病。不足爲患。接種於人之皮膚。僅於局部。發生痘疤。其治愈後。乃能免疫。於是此立功萬世之牛痘法。遂盛行於世。在前清嘉道之際。牛痘傳入中國。近已方法普及。昔日之人痘鼻苗法。遂不免處天演淘汰之列矣。

牛痘漿之制法

先擇無病之牛。種以天花。然後取其所發之痘瘡膿汁。純粹收貯。或混合甘油。即現今社會上所通行之牛痘苗是也。

種痘免疫之原理

血液中抗有毒素。專用以抵抗毒質之侵入。種痘免疫。即利用此種抗毒素。以抵病毒也西人方法三年一種以免傳染大約一生。須種五六次方妥。因此類抗毒素於血液中。不能永遠存在也。

種痘之伎術

於上膊前面皮膚上。以種痘刀。劃一輕淺之傷痕。不可傷及肌肉。出血過多。而致痛苦。入牛痘漿於創口內。須充分施行局部防腐法。

牛痘種後之症狀

於一二日間。毫無若何之變化。至三四日於種部現微小赤點。繼即稍硬。如丘疹狀。至五六日。變爲赤暈之小泡繼則變爲膿疱狀。七八日膿勢增多而週圍之赤暈亦增加。大約至十日達於最高度。十一二日漿乾結痂。而致剝離。

種痘後之調理

種後在五分鐘內。待其自乾。不可揩抹。乾後宜用綳帶縛之。至痘粒出現時解除。以免壓迫痘粒：而致不能起脹。此外最要預防感冒謹愼飲食。不可大意。略吃發物如鮮魚竹筍等類。其痘自能起脹也。

新春祝賀語

凌霄

人到了佳節的時候。精神不期然而然的就十分爽快起來。尤其是逢着新年。情感上覺得格外起了無限的歡抃。那得不歡欣鼓舞地慶賀呢。

新年不過是他球繞日周罷了。也沒有什麼稀奇的意義含在。不過是提醒人們又到了一年了。叫人們對于這年。各種事情。如何計劃。但是現在別種事件。姑且不談。最要緊的。就是我們對于這新年中。亦要注意怎樣衛生。可得到健康的地位呢。因爲沒有健康的身體。何能達到種種的計劃。所以我趁這祝賀機會。來同大家講幾句話。健康是人的生存第一要途。有了健康。沒有事不可做的。缺了健康。那就不然了。所以人要健康。然後有快樂。但是健康不是空說可能得到的要得健康。必須有衛生常識。要得衛生常識。必須多閱衛生書報。衛生報是介紹衛生方法。指導健康途徑的。換一句話說。衛生報能賜君以快樂。君欲要求快樂和健康嗎非常讀衛生報不成功的。所以我爲衛生報進步慶賀。更爲讀者得康健而針慶賀呢

肝病與腦病

春令劇發之

（澤君）

憂鬱 嘔逆 氣痛
手戰 頭眩 瘈瘲

是否肝痛

糾正數千年之誤會
說明所以然之原理

時屆春令。天地俱生。萬物以榮。春氣應肝。故肝病於春爲劇。然古人之所爲肝者。含二義。一指肝之本體。一指腦神經而言。而世人不察。據西說以駁內經。表面文義。實不知其自非也。茲本生理病理。及時賢學說而釋之。

(一)肝之生理功用

肝藏血

藏非停諸之謂。乃輸導調節之器如長江之有洞庭鄱陽然。生理學云。肝有多數導管。如進肝迴管。肝脈管。出肝迴管。均係輸導血液。腸胃膵脾四官之混濁血液。均須由肝通過。故肝中常充滿多數血液。此即所謂肝藏血之義。

肝主血

生理學云。血中炭氣。由肺經過。被肺吹去血中毒質。由肝

經過。被肝扣留。是血中之氣。在肺清潔一次。血中之質。在肝清潔一次。此所謂肺主氣。肝主血之義。

肝合胆

生理學云。右從講之前部。即膽囊所在之地。肝由血中取出一種原質。製造胆汁。存儲胆中。以爲入腸消化之用。此所謂肝合胆。亦即胆爲肝府之義。

肝膈上連包絡下主胞宮

生理學云。肝在橫膈膜之直下。充塡於右季脅部。上以提肝靭帶。連絡於橫膈膜下。由左右縱橫溝。區分四葉。右縱溝之前部。受納圓靭帶。（即胎兒臍靜脈遺物之靭帶）此所謂肝膈上連包絡。下通胞宮之義。

肝主疏泄

生理學云。肝製胆液。此種胆液。能使食類中之油類溶化。爲消化中最要之元素。又血液中糖質太多。肝能使變爲粒狀之物質。俟體中乏食時。復變爲糖質。以資補給。綢劑其盈虛。此所謂肝主疏泄之義。

（二）指腦神經而言

> 肝在天爲玄。在人爲道。在地爲化。化生五味。道生智。玄生神神在天爲風。在地爲木。在體爲筋。在藏爲肝。在變動爲握。在竅爲目

按文中所言肝者。指腦而言也。玄。道。化。三字。無非形容腦之奧妙。而轉出神智兩句。抉明腦之妙用。尤覺顯然。而其中所謂在變動爲握者。神經爲患也。人以爲肝風之動。其實腦病影響於神經也。在竅爲目者。目爲腦所主。實亦腦之竅。靈樞大惑論。則謂目系上屬於腦。腦轉即引目系急。目系急則目眩以轉矣。

肝藏魂

按魂者唯何。靈樞本神篇云。隨神往來者謂之魂。蓋人之知覺屬魂。知覺關乎腦。腦固魂之居。魂固腦所藏也。

肝主筋

筋主健運束骨。而利機關也。靈樞筋篇。更有十二經筋之詳述。可知經筋之名。神經其實。所以同類異名者。意指神經中有知覺運動之不同性耳。肝病者。兩脅下痛。引少腹。令善怒。虛則目䀮䀮無所見。耳無所聞。善恐。如人將捕之。氣逆則頭痛。耳聾。不聰。（藏氣法時篇）按痛爲神經痛。怒爲神經過敏。凡此之類。無一而非腦神經病也。

夫腦與神經居人體之重要地位。豈有學醫而不言此。後人不知內經之所謂肝。即是神經。因疑中醫不知神經爲便物。對於腦與神經所發生之疾患。以奇病目之。彼不通據內經之膚淺文字觀之。酌有此誤會也。然則內經何故以神經屬之於肝。蓋內經學說根本不同其所根據者。爲四時。爲生理之形能。以春時之生氣爲肝德。憂鬱之痛苦爲肝病。其所以憂鬱歸之肝者。因憂鬱之人。春時無愉快之感覺。反多痛苦之感覺。故內經以善怒。多疑。體痛。嘔逆。手戰。瘈瘲。等病爲肝病。凡此種病者。夏秋冬之時。均尚可忍。至春季無有不劇發者。故曰逆春氣。因其逆春氣。故名之曰肝病耳。

百病辨似錄

朱振聲

哮喘

哮喘是疾病中最纏綿。最難愈的病症。每每到了冬天。就要舉發。病勢利害的。大都坐臥不安。就是吃藥。也不見得能立刻見效。這完全因爲近來的醫生。對于這種症候。沒有詳細的去研究他。所以藥不中病。不能見效。其實哮與喘。粗看相似。細辨之則截然不同。從前李士材說道。『喘者。促促氣急。喝喝痰聲。張口抬肩。搖身擷肚。哮者。與喘相類。但不似喘開口出氣之多。而有呀呷之音。呷者口開。呀者口閉。開口閉口。俱俱有聲音。呀呷二音。合成哮字。以痰結喉間。與氣相繫。故呷呀作聲。』他對于哮與喘。辨得很明瞭。可見得這二症是各不相同的。不但如此。還有一種短氣。與哮喘也不相上下。不過他呼吸雖急。而不能接續。似乎是喘但是沒有痰聲。也不擡肩。祇因肺壅不能下能了。這種症候。大都因爲在年輕的時候。客犯鹽醋。滲透氣脘。所以一遇風寒。就窒塞氣管。呼吸不利。因此每多發於冬初。患此症者。第一應當淡飲食。再服行氣化痰之劑。不過在臨症的時候。應當詳細分辨。因爲有的是內外皆寒。須用東垣參蘇溫肺湯加減。有的是寒包熱。須用越婢加半夏湯。散之。切不可膠執成見纔好呀。

現代醫家應有之知識

俞天荒

注射法

皮下注射

- 皮內注射
- 靜脉注射
- 肌肉內注射
- 硬膜外注射
- 腰椎穿刺法
- 神經幹內注射
- 派拉芬注射

▲注射之法分列八種

▲病灶深淺各有所宜

▲能知注射收直接治療之效果

▲專用注射有攻病灶之能力

(一)皮下注射法

皮下結締組織。其質非常疏鬆。故可容受大量之注射液。因其富有小血管。及淋巴間隙。故易吸收注射液。而使藥力。迅速發揮。且其施術極易。而應用極廣。治療上。實有重大之成績也。

按皮下注射。所用藥液。其種類非常之多。而各種新藥。尤層出不窮。不勝枚舉。玆先述注射液之一般性質及用法。

1「注射液」

注射於皮下結締組織之藥。應具有下列三種要件。方合注射之用。

(一)須呈中性

(二)必須濾過

(三)須嚴密殺菌

(說明)非中性之藥液。對於組織有害。或徒受無益之疼痛。未經濾過者。妨礙吸收。或起不快之障礙。不經過殺菌手續者。每發炎症。而致化膿。此所以不得不有三項之要件也。

(泰西最初製造注射液之缺點。)在昔於注射液中。嘗加一定之防腐劑。以期收殺菌之效果。但其量少則無效。量大則有害。故在今日。已不適用。其有用加熱法。或爲沸煮。或置重湯上沸煎。或置乾燥殺菌器內加熱。均可使完全無毒。如現今通行之生理食鹽水。及大量之蒸餾水。皆仿此法。以製造之也。

2「注射器之選定」

皮下注射器。有種種大小形狀之不同。各隨其用途之目的而異。例如生理食鹽水之注射器。乃大至二十至一百西西。如瑪啡。古加因。樟腦。之注射器。祇須一西西已足。

3「注射器之分別」

皮下注射用者。祇須短針。脊椎或筋肉注注射用者。則需長針。注射稀薄液者。針管務求其細（對於女子。尤爲要件。）注射濃厚液者。如血清樟腦油等。針管宜粗。否則不易射出。但注射生理食鹽水。爲急救而設亦宜用粗針。以期注入迅速。

4「注射器之審查」

(一)針腔開通否

(二)針尖銳利否

(三)針管破裂否

(四)針基接連牢固否

(五)針與筒密接否

5「注射器之使用」

針腔最易閉塞。故每次注射後。須用酒精通過。蒸去溼氣。然後通入銅絲。外面薄塗凡士林。以免生誘。針尖用久。必鈍。故宜注意。若用鈍針。增加患者之痛苦。致阻礙治療目的。且疑醫生之手術不良。故不可不慎。

6「注射器之消毒」

注射器。由沸水煮過。以殺滅菌毒。但硬橡皮基之針。不耐沸煮。通常以石炭酸水五%液。浸之。

7「注射部位之選擇」

皮下注射之部位。有一定通例。其適宜之處。

(一)血管神經較少之處

(二)皮下結締織較多之處

(三)注射便利之處

(四)痛覺較鈍之處

如上膊。外側。側胸部。前胸壁側方。側腹部。上腿外側。或前膊之內外側等處。

8「皮下注射之偶發症」

皮下注射。雖係一種極簡易之技術。然亦有偶發症之發現。其原因有由於藥性之發生者。有由於施術者之不注意。玆將各種偶發症。略述於下

(一)膿瘍　注射之後。其針孔發炎。內蘊膿血。發生潰瘍。其原因由於下列數種。

(一)注射液本性。有害於皮下組織細胞者。
(二)注射劑。雖似可融於水。而不易吸收者。
(三)注射液中。混合多數細菌。或有強度之感染力者。
(四)注射液貯藏不良。或注射時不合法度
(五)患者已陷於疲憊衰弱狀態。抵抗力薄弱者。
(六)注射後。刺孔接觸不潔之衣服。而致病菌侵入者。

(二)創傷傳染　注射時。若不守無菌法則由手指注射針之介媒。而致重篤之創傷傳染。

(三)結痂　依的兒。或其他刺戟性藥液。不注射皮下。而誤入皮內。該部立呈壞疽狀。爲污黑色。結爲痂皮。治愈時間。甚爲延久。速將該部消毒。施以繃帶。以防續發炎症。

(四)疼痛　通常於皮下注射之藥液。疼痛甚微。無足介意。惟注射依的兒樟腦油等。略有痛苦。少頃自能消失。不可驚疑害事。

(五)硬結　吸收不良之藥液。久留於皮下組織之中。如水銀鹽類。尤易殘留硬結。發生輕微之壓痛。金雞納之注射亦然。甚至發生壞疽。但通常一二星期。自能消失。

(六)栓塞　注射液誤入皮下靜脈。而成毛細管之塞致發生重篤之肺病。

(七)中毒　偶發症中。至不快者。莫如中毒。其症狀注射後發。甚至危及生命。其原因不用外量過多。注射差誤。及體質特異之三者。

(八)針之斷折　針之銹蝕者。每有斷折在組織之中。故用白金針最佳。而施於注射深部尤爲合宜。

七日一症

傷風　(六七)

風爲百病之長。善行而數變。無微不入經絡臟腑。皆能受風而爲病。肺居至高。尤易感受。冬春之際。氣候寒冷。皮膚血管收縮。色形蒼白。若遇驟冷。則毛肌立即收縮。皮膚生粟。防止溫熱消散。外表收縮後。血液充聚內藏。促進運動。若寒冷更甚。則肌肉痙攣。此所以增加溫熱之作用也。故傷風之初。乃生理之正當適應機能。而非病也。若高粱之體。養尊處優。保護太蜜。失其天然作用。不能抵抗。遂致呼吸器。及消化器腫脹。內泌增多。細胞膨大。於是傷風病菌。乘勢繁殖。而傷風症成矣。其在呼器之病。最初爲呼吸鬱悶。其次爲鼻炎。鼻流清涕。其次爲發熱咳嗽。其在消化器之病。爲口中無味。食欲不振。或則腹痛。或下痢。或則爲春溫諸病。久咳則延成肺癆。所謂傷風不已。則成癆也。

▣治法　春夏治以辛涼。秋冬以辛溫。但宜輕揚鮮肌。隨機用藥。增加生理抵抗力。驅邪外出。則不治菌。而菌自滅矣。通用金沸草散。川芎茶調散加減。若無汗。則畏寒

恭賀新禧(藥名偶句)　又新

桃符換歲椒酒迎春。瑞靄杏林。香凝橘井。天冬時泰。祈大地之皆春。黃良穀精。荷上天之錫福。草蔻木賊肅清。龍眼羊蹄藥藏。當茲萬象更新。正本報換發新猷之紀。伏冀同仁。各勉日新之志。共修精進之途。既勤業於三冬。勿費功於半夏。積就長生之果。餐來益智之仁。景天錦地之文。功必成夫三柰。活國活人之術。事當著於萬年。合新會以切磋琢磨。情防續斷。更決明於望聞問切。理尙蓯蓉。金匱玉函。無夙窮夫百部。丹參紫草。劑必審夫六和。須折肱多肘後之方。苦口利籠中之藥。雅擅鍼茅妙技。毋矜徒柳神功。共抱活人心。本當歸夫熟地。是爲醫國手。有遠志者細辛。因應著手成春。骨碎可補。恰際升陽順氣。術妙回生。謹貢健詞恭祝醫藥衛生界同志新禧

神經病中之精神病」

（成德年）

—色狂—癡狂—麻痺狂—躁狂—憂鬱狂—

本病之主徵。係精神作用過度。及才能之進行性頹廢。漸浸及神經系統。而神經機能亦受障礙。當此世界愈文明。本病之發主愈繁。蓋萬事萬物日超于複雜。而吾人不得不勞其精神。以競生存。殆至心焦。苦慮。感動興奮。精神過勞。而釀生本病。且酒色沉溺。與文明相伴而行。故本病發生之傾向益多。而本病與梅毒感染。又有密切之關係。或由於遺傳。及生殖器各病。而致發生本症者。故近來男女青年之罹精神病者。不可勝計。如色狂。癡狂。麻痺狂。憂鬱狂。是也。

色狂

此症多因思慕不遂。情懷抑鬱。致言語失倫。罔知羞恥。此症多發於青年男女之間。

癡狂

精神大減。貌呈癡呆。感覺大失。食量加增。經時愈久。則知覺力愈減。筋肉麻　。

麻痺狂

初呈頭痛。暈嫌惡作業。不眠健忘。食慾不進。其後漸次發生精神症狀。其中性質之變化及靈智之減弱二者為最著。瞳孔因此而生變化。反射性瞳孔強直。及左右瞳孔不同是也。有時伏案作書。模糊難辨。且不能至五分鐘之久。即覺手顫不已。或小便不通。或人事不省。次第衰弱而死。

躁狂

發病後。精神興奮。舉動粗莽。或大聲狂號。或毀物傷人。

憂鬱狂

因憂悶而致。漸積成病。厭親戚朋友之周旋。疑心太甚。雖父母夫妻之言。亦不見信。或疑食物之有毒。或慮仇敵之暗傷。飢不知食。倦不知眠。頭重。便祕。身體日弱。其病態都屬沉靜者多。其療治之法。隨病原而異。其最普通之治法。無論患何種精神病。第一須避精神感動。欲有一定職業及休息。宜多食滋養物。少食不消化之物。防其便祕。必常于腹部。施按摩法。凡烟酒一類。及易動情之小說。均宜嚴禁。侍病者須有耐性。善順患者之意。或同遊于山明水秀之地。或時作有意味之談話。本病未發前。宜實行預防法。決無大患釀成。即順患者之意。善去其癖為佳。使其怡悅精神。內服之藥不一。便祕者。用蓖麻子油一杯。和溫湯服之。即能利瀉也。夜間不眠者。用臭化鉀二分半。用開水于臨睡前服之。連服三日。有效即止。免久服而成習慣也。

宜九味羌活湯加減。或其人素有痰熱。壅遏於太陰陽明之經。內有窠囊。則風邪易於外乘。若為之招引者然。所謂風乘火勢。火藉風威。互相鼓煽也。故內挾痰熱受風在。亦當內外交治。不可專於發表也。有因衣被過厚。內熱生風在。鼻流濁涕。咳吐稠痰。苔黃脈數。宜清肺胃痰熱。有虛體受風。屢感屢發。形氣病氣俱虛者。又宜顧正鮮肌。亦不可專泥發散。正氣益虛。腠理益疎。病反增矣。

■不藥療法　李士材曰。風邪傷人。必從俞入。俞皆在背。故背常固密。風弗能干。已受風者。常曝其背。使之透熱。則默散潛消矣。

■預防法（一）宜常嗽口。保持口腔清潔。以免細菌之繁殖。（二）如鼻中分泌過多。可以絮布礁硼酸水。或稀碘酒拭之。（三）少高聲言語。蓋喉頭振動。細菌每乘機入氣管中。則成咳嗽。危險滋多。蓋喉頭為肺臟之第一門戶。故傷風者。不可不靜養之也。（四）口中分泌增多。飲食無味。切不可再食有刺激之食物。（五）消化不振。故當少食。以保護胃腸。免致腹痛下痢。以上諸法。不過為抵抗力弱者說法。究非上乘工夫。最好使吾人抵抗力增加。為天然之適應。則細菌不能為虐矣。欲抵抗能力之增加。除平時煅煉體外。無他法也。

談談春溫

丁濟萬

經曰。冬傷於寒。春必病溫。蓋以冬寒太過。來春必然驟溫。乃物極則反。事理之常。人處氣交之中。感之而爲溫病。正以陰陽徵伏言之耳。又曰。冬不藏精。春必病溫。夫精者。人身之本。水谷精氣所化。故貪心動則津液出。哀心動則淚出。愧心動則汗出。皆精所施。百憂動其心。萬事勞其形。有動乎中。必搖乎精。經所謂精氣奪則虛。邪得而湊之。苟當冬令嚴寒。陽氣內斂。能順天時而固密。則我之精氣。內外彌綸。縱春令之升泄。客邪之內侵。其可得乎。此有經內所以明致病之原也。溫邪上受。首先犯肺。肺主表，外邪傷人。或襲皮毛。或入口鼻。皆受自表也。近人指溫病。必從口鼻入。牽強附會。不足爲訓。頭脹汗出身熱咳嗽。爲風溫必有之症。當與辛涼之劑。經清解表。風爲陽邪。溫爲熱氣：若投以發表不遠熱之法。則爲禍立見矣。

醫方淺釋（續五）

時逸人

陷胸承氣湯（肺與大腸並治法）（俞氏經驗方）括蔞仁六錢小枳實一錢五分生大黃二錢半夏三錢小川連八分芒硝一錢五分

（主治）胸痞腹脹。大便結滯。痰涎壅甚。胸高氣突。故化痰通便並用法。

（方解）何氏曰。肺伏痰火。則胸膈痞滿而痛。甚則神昏譫語。肺氣失降。則大腸之氣亦痺。腸痺則腹滿便閉。故重用蔞仁半夏。辛滑開降。善能寬胸啓膈。輔以枳實川連。苦辛通降。善能消痞泄滿。然下既不通。必壅乎上。又必佐以硝黃。鹹苦達下。使痰火自齊通解。此爲開肺通腸。專治痰火閉結之劑。

犀連承氣湯（心與小腸並治方）（通俗傷寒論方。）犀角尖五分小川連八分小枳實一錢五分鮮地黃一兩生大黃三錢眞金汁一兩冲。

（主治）溫熱熱邪。傳入血分。精神昏聵。甚或神志昏糊。煩躁譫語。或不語如尸厥。世俗所謂蒙閉證是也。

（方解）血熱之邪。傳入血分。症必神昏譫語、熱邪傳入小腸。則臍上熱。痛灼手。或下血如注。痞熱形狀。所謂外閉內脫是也。世俗用苦寒攻下。或用芳香走竄開竅。不知下後病仍不解。則成壞症。誤投芳香走竄開竅。徒耗其氣。熱邪仍然存在也。本方用大黃黃連。苦寒泄熱。以清心與小腸之伏火。邪熱既清。血不受其擾亂。則循行常道。不致逆而外出矣。血熱能清。神經不受薰灼。則神志得以安寧。不致神昏煩躁譫語矣。犀角爲靈異之品。清血熱。通神明。以復其神志之作用。鮮生地所以主其津液。枳實所以通其積滯。火盛者必有毒佐以金汁。清熱解毒。此爲瀉心通腸。清火逐毒之劑。

白虎承氣湯（清下胃腑結熱法）（俞氏方）生石羔八錢大黃三錢生甘草八分知母三錢芒硝二錢陳倉米三錢荷葉包

（主治）痰火壅閉。神昏不識人。譫語狂躁。大熱大汗。大便燥結。小便赤澀。等症。

（方解）胃之支脈。上絡心腦。即生理學家。所謂迷走神徑。及交感神徑是也。胃有痰火壅閉。阻其氣血運行之道。其神徑必發生變化。故或則昏不識人。語發狂。或則角弓反張。手指固握。或則大熱大煩。大渴大汗。或則大便燥結。小便赤澀。皆屬一團邪火內爍。故用白虎合調胃承氣。一清胃腑之燥熱。一瀉胃腑之實火。合爲胃火熾盛。液燥便閉之主劑。

加減桃仁承氣湯（急攻下焦瘀熱法）（新方集要）桃仁三錢製大黃二錢蒲黃一錢五分犀角五分丹皮一錢五分芒硝一錢五分甘草

。一錢生地三錢赤白芍各一錢五分一方加五靈脂一錢五分

（主治）熱邪瘀血凝結下焦。其人如狂。少腹急結。小便自利。或則小腹串痛。讝語見鬼。在婦人則腰痛如折。帶下如注。熱甚煩燥。症最危急。

（方解）熱邪瘀血。凝結下焦。婦人在經水適來適斷之時。感受傷寒溫病。最易留邪爲患。若男子熱邪傳變入裏。或陰虛火旺之人。及受邪本重。熱勢鴟張者。亦易成下焦瘀熱症。即世傳熱入血室是也。惟少腹急結。以小便自利爲主。若小便不利者。乃膀胱蓄水症。非下焦瘀熱也。讝語如見鬼狀。以其人如狂爲主。因其如狂。而非神志失守也。辨症既確。故當以清熱行瘀爲要。此方以仲景原方。去桂枝。合犀角地黃。及失笑散。三方複而爲劑。可謂猛峻矣。然急症非急攻不可。重證非重方不效。古聖心傳。大抵如斯。桃仁丹皮芍藥蒲黃。活其血。行其滯。犀角清其熱。安其神。芒硝大黃。通其瘀積。從大便而解。熱清瘀行。病邪既去矣。甘草和藥理當取用。一方加五靈脂。行其瘀滯。但方中行瘀之藥已多。靈脂氣味羶濁。不用亦可也。

解毒承氣湯　（竣下三焦毒火法）

（孟英方加減涼膈散）銀花三錢山梔二錢小川連八分生大黃二錢金汁一兩連翹三錢青子芩一錢五分西枳實一錢五分芒硝一錢五分川黃柏三錢

（主治）溫熱疫癘之邪。傳襲於內。神昏煩躁。口渴讝語。便閉溺赤。屬熱邪停滯三焦者。

房後子宮出血自療法

李健頤

婦人月經來時。或煩勞過甚。或運動過度。其子宮之收縮力疲乏。最爲收攝月經之機能受傷。因之月經不能藏蓄遂漸漸滲出。淋淋其絕。最爲懊惱。如遷延不治。則卵珠不能成熟。卵珠既不成熟。何望能結成胎勢乎。誠矣。患此症者。與生育有絕大之關係。爲婦女者。豈可不小心預防哉。即預防之法。惟當其月經來時。務宜多坐臥。節飲食。寬心養性。戒惱怒煩勞房勞。及劇烈之運動。最爲上策。不然。子宮受傷。月經不攝。以致交媾之後。血溢不止。可用赤芍二錢。麥冬三錢。阿膠三錢。藕片三錢。妙地榆二錢。黃耆三錢。丹皮二錢。桑蛸二錢。當歸二錢。拘杞二錢。清水煎服。其血立止。血止後。宜用歸芍八味丸。調養月餘。永不再發。此法經鄙人試驗多次。皆著奇功。謹筆錄之。以公于世。

西藥淺釋

（種文）

硝酸銀　Argenti Nitras 省作 Arg, Nit, 又名銀硝強礬又名銀丹舊名銀淡養三

形性　硝酸銀爲無色平菱形晶塊。若暴露于日光。而遇有機質。則先變灰色。後變黑色。無嗅。有濃厚之金屬味。苦而苛烈。可用內服。熔製者不可內服。極易溶解于水。（一與〇〇四之比）亦能溶于醇。（一與三十之比）

配合禁忌　與硝酸銀忌相配合者。爲能溶解氯化物。溴化物。及碘化物皆不合。因與其化合。即成極難溶解之諸銀鹽。與可溶解之炭酸鹽。及氫氯化物。亦不合。因使其成爲氯化銀而沉澱。凡與有機藥物及諸還原劑。幾皆不合。

功用　硝酸銀爲防腐劑。殺菌劑。其一千倍之液。能殺滅多數微生蟲。其一萬倍之液。能制阻其孳生。其淡溶液。對于粘膜爲收斂劑。其濃溶液。敷于粘膜上及皮膜剝落之表面時。或於正常之皮膚。爲腐蝕劑。曾有人主用此藥。以治胃潰瘍。並在胃酸過多病兇時

。用之以減少胃分泌。本品內服多時。則或致沉積于皮膚之下。而使其變為灰白色。即為有各之皮變銀色病。故本品不可久服也。硝銀酸對于創傷。潰瘍。及凸出之肉芽。為緩和之苛性劑。在粘膜感染卡他性炎時。塗之為收斂劑。及抗膿毒劑。

用量

硝酸銀為腐蝕之用。在施用之前。當潤濕之。為防手指汚黑之故。當以鑷子或配就適用之器取用之。對于難入之部。常以其溶製成深捍形施用之。

用于粘膜上。其溶解于水之濃度。可用二十五液之少量。隨以氯化鈉溶液洗之。以停止其作用。此種方法。適合於劇烈之結合膜炎。由于淋病傳染者尤妙。為新生嬰兒。預防淋病性結合膜炎。當生出後。乘早滴入以五十倍液一滴。于其眼內。對於喉所施用之硝酸銀溶液為百分之二至百分之十。用於尿道。其液之膿度自一萬倍至千倍。其五千倍之液。可以注射入於膀胱。其十萬倍之液可用為洗腸劑　調製硝酸銀液。常須用蒸餾水。欲行塗布之粘膜。當先洗滌。除去其黏液膿汁。及食物等。此等物有防礙硝酸銀之功也。治療胃酸過多。及胃潰瘍。可將硝酸銀作丸劑服之。最妥以高嶺土 Kaolin 混合。並用軟石蠟。團之成丸。其平均劑量為○．○一克或六分之一厘。此劑量亦可作水劑服之。然後發生效力最顯著者。為用二千分之一至千分之一之溶液一百瓩至二百瓩。灌入胃內。二分鐘後。再灌以氯化鈉溶液。而由胃洗出。硝酸銀棒　即熔液硝酸銀。乃白色堅硬之固體。尋常為筆形。或圓錐形。在配製時。加入　化銀少許。以使其成塊堅韌。

愛克司光線之效用

（張懷仁）

▲輸進新醫之真理

▲匡正舊學之不足

愛克司光線。經龍根氏發明後。占治療上重要之位置。能照人目不能見之物。即體內之骨骼臟腑等此線能洞燭無遺。其光能透過體內各組織。故在診斷學上。極為寶貴之法。凡子彈。砂。石。針等。諸外物入內。欲攷其究竟。必取決於光線。即體工自起之變化。如腸胃病之消化失職。循環系之血行障礙。皆能於最短時間。速攝諸影。但必須有特別之學問。而後方可以洞悉其原理。

愛克司光所出之光線。幾如「丙射線。」丙射線極能治病，故人如患痛苦。。可用愛克司光線。或丙射線治之。愛克司光線。所能治之病。為皮膚病小瘤。腺結核。慢性潰瘍。白血病。此外之功效。亦能治愈皮膚腫瘤。結與核病之。炎。其治病用之器具。如照相然。惟用電流少。用光多。是所異耳。諸光線。欲免其至外。可用鉛製圓筒。使通過之。故欲免光之太多。或減少。可以鉛為屏障焉。

醫藥小說　草木豔史（八）

涼月

第二回　奇術出奇人蒼生遇救　怪醫治怪病聲價自高

那旅館裏的老闆。就向金銀花說道。中醫不效。還是請請西醫看。或者能夠一藥而愈。於是就請了一位西醫。那西醫聽說病人已有好幾天沒有大便了。就用了幾片瀉藥。那知吃了之後。也沒有大便。後來就用蓖麻油以及一切通大便的藥。豈知吃來吃去。終是不解。弄得西醫沒法。祇得敬謝不敏。那時已有四十餘天。沒有大便了。看看病勢日重。再請從前的中醫。都說脈見歇止。症屬不治。因為病久脈見結代。五日內當危。况且他已有二十餘日不吃了。金銀花聽了之後。心如刀割。東訪西問。嘉善可有好本領的醫生。那旅館老說。許多醫生。大家說不治。祇得去請那怪醫生來了。這叫做死馬當作活馬醫。看石先生的福氣罷。說起那位怪醫生。姓吳名茱萸。身長不滿三尺。生得瘦小異常。他是三代為醫。真所謂家學淵源。與衆不同。但是他有六不治的怪脾氣。一官僚。二富紳。三土豪。他說。他們有的是錢。世上能夠拿金錢來買到的醫生很多。也何用我來醫治。還有三種。是風大不治。落雨不治。落雪不治。他說我年紀已大。不能再在風雨中奔走了。况且病人來去也很不便。所以一律停診。至於他的用藥。往往赫倒一切名醫。所以普通病人。也不敢去請他醫治。據一般老前輩說。他祖父的本領。比他還要高出幾倍。不但精歧黃。而且知天文。有一年嘉善旱災。赤地千里。民不聊生　一連幾月。莫不叫苦連天。幸虧吳茱萸的祖父。懂得天文。請他設法求雨。

（席大律師北南事務所設九江路二十二號南通四樓西門外泰亨里口電話中央九八四四號南市六六五號）

本報特聘席裕昌朱希雲大律師爲常年法律顧問

（朱大律師北南事務所設愛多亞路三十八號城內老縣西九十三號電話中央三三〇一號南市八二號）

本報發行部啓事

訂閱本報及關於發行部函件請寄上海浙江路七百八十號衛生報館發行所
惠賜稿件及問病等函件仍逕寄上海白克路人和里十八號

欲得本報全璧者

請購

衛生報彙刊

第一第二集

本書自本報第一期起至念五期止。彙訂洋裝一厚冊爲「第一集」念六期至五十期止。彙訂洋裝一厚冊爲「第二集」合購一二彙刊。方湊齊本報全份。內容都五十餘萬言。撰述者都二百五十餘人。集各人之心得經驗著爲學說。對於人體各症。莫不詳述無遺。所以人手一篇。猶如聘請常年之醫藥顧問。更有女子作品。爲他報所不載。而爲本報所獨有。良以女子諱病。凡屬隱病。忌醫者多。今由女子口中。曲曲寫出。不留餘言。故本書不但爲醫家所必備。而亦爲醫林之南針也。存書無多。欲購從速 實價每集大洋一元二角。合購二冊。實收二元郵票九五寄 酌加一

本館發行部啓

天然**戒烟水**

保證一瓶斷癮

此水按照戒者體質烟量之大小特製成藥水使戒者不受絲毫痛苦外埠函戒亦可每吸烟一錢配藥水一瓶價二元每吸烟二錢配藥水一瓶價四元如多吸每錢加二元餘則類推如蒙惠顧包戒亦可惟須驗體發藥

三馬路石路東首

勸喊大藥房

生命危險莫甚於咳

顧製半夏片無論新久咳嗽痰飲氣喘咳嗆見血一切肺病咳咯於一日內立能奇效

價目每盒一元每打十元

四馬路第一臺隔壁中南藥房發行

大補兩天　培養血氣　添精益腦　調經種子

大造補天參茸丸

每丸一元

上海裏鹹瓜街第一號

大成鳳記參號發售

肺形草

專治　肺癆　咯血　咳嗆　痰喘　虛損　諸症

每服兩元　每打念元　寄費加一　說明書函索即寄

上海石路四馬路南新普慶里天濟醫室

喜出望外

疾病在身鬱鬱不樂　服百齡機以後

胃納呆滯者……飯量大增
二便不通者……排洩暢利
氣悶飽脹者……胸寬脹消
腰酸背痛者……筋骨舒服
肝經火旺者……心神安甯
久不受孕者……一索得男
面黃肌瘦者……唇紅齒白
陰虧體弱者……精神強壯
夜來失眠者……安眠入睡

諸病若失　喜出望外

百齡機　不但治病如神　亦常服清補品也

大瓶二元（每打念元）　小瓶一元（每打十元）

▲各埠函購寄費不收郵票代洋十足通用▼

上海九福公司發行

天下馳名

上海四馬路太和大藥房發行

花柳病毒門皮膚瘡毒聖藥

哈士蘭　**六零六**　內服　外搽

內服的　治一切花柳病毒門內蘊瘋痛外發潰爛特具神功每瓶洋一元七角五分

外搽的　治梅毒瘡瘍腐爛的一切皮膚疥癬收口奇速每盒洋一元樣盒二角

十六

衛生報

袁存

第六十二號

本期要目

主編 丁濟萬　主幹 趙公尚

編輯 朱振聲　時逸人　宋大仁　賈肯芸

THE HYGIENIC WEEKLY

Aditors Dept.
13 Jen Woo Lee, Rurk ill Road, Shanghai

Sales Dep.
780 Chekiang Road, Shanghai

（總事務所）上海白克路珊家園人和里十八號

（發行所）上海浙江路五馬路口七百八十號

（印刷所）上海法租界北褚家橋格洛克路勤業印局

中華民國十八年二月二十三號（星期六）

本報每逢星期六出版一册售大洋四分

全年五十期連郵費二圓四角（國外加半）

（郵票代洋九五折扣）

〔注意〕凡訂閱本報及關於發行部函件請寄上海浙江路七百八十號衛生報館發行所

肺形草

專治 肺癆 咯血 咳嗆 痰喘 虛損 諸症

每服兩元 每打念元 寄費加一 說明書函 索郎寄

上海石路 四馬路南 新普慶里 天濟醫室

天然戒烟水

保證一瓶斷癮

此水按照戒者體質烟量之大小特製成藥水使
二者不受絲毫痛苦外埠函二亦可每吸烟一錢
配藥水一瓶價二元每吸烟二錢配藥水一瓶價
四元如多吸每錢加二元餘則類推如蒙惠顧包
戒亦可惟須驗體發藥

三馬路石路東首 勒喊大藥房

痛瘋 骨痛片

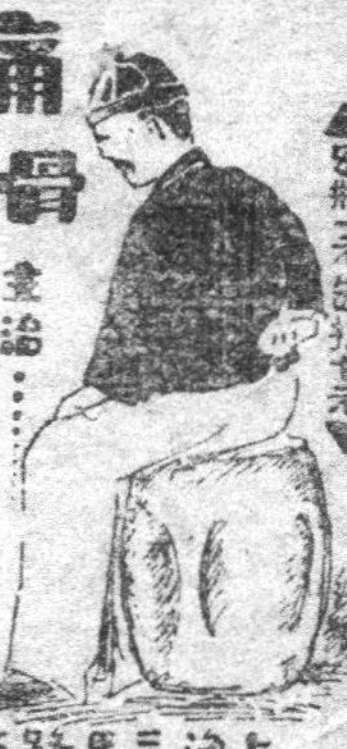

專治……筋骨痠痛 腰痠背痛 四肢麻木 舉動艱難 半身不遂 楊梅瘋癱 等一切難治之瘋症

每瓶一元 每打十元

上海三馬路石路東首 勒喊大藥房

生命危險 莫甚於子

顧製半夏片無論新久咳嗽痰飲氣喘咳嗆見血一切肺病咳咯於一日內立能奇效

价目每盒一元每打十元

四馬路第一臺隔壁中南藥房發行

喜出望外

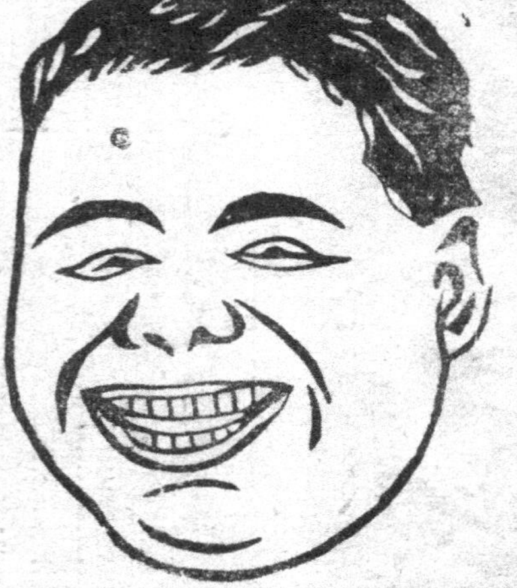

疾病在身 鬱鬱不樂

服百齡機以後……

胃納呆滯者……飯量大增
二便不通者……排泄暢利
氣悶飽脹者……胸寬脹消
腰酸背痛者……筋骨舒服
肝經火旺者……心神安甯
久不受孕者……一索得男
面黃肌瘦者……唇紅齒白
陰虧體弱者……精神強壯
夜來失眠者……安眠入睡

諸病若失 喜出望外

百齡機 不但治病如神 亦常服清補品也

大瓶二元 每打廿元 小瓶一元 每打十元

▲各埠函購寄費不收郵票代洋十足通用▼

上海九福公司發行

三

醫評

溝通中西醫學之商榷

王宇高

去年十一月三日出版之三十九號社會醫報。內龐京周先生『書溝通中西醫學後』一文。引證十條。意在證明中西醫萬不能溝通。吾讀此篇後。覺有錯誤。爲此逐條糾正。提出討論。

中西醫萬不能匯通？

(原文一)本月五日。嚴獨鶴先生在快活林文中。論中西醫說。是哲理與科學之別。一語破的。並且深知利弊。持論公正。但社會人士。贊成溝通中西醫者。當然十分表同情。假使龐氏不習醫。也不免生此妄想。既然習醫。就知道有萬不能溝通的緣故。如今姑且把自己跳在醫界之外。說幾句公平話。

(糾正一)獨鶴先生之文。吾並未寓目。察龐氏意。似不習醫者。不配談溝通中西醫學。所談亦係妄想。然則龐氏談此。又何以先把自己跳在醫界之外而後言哉。思想言論之是非。當就其所想所言之個體上觀察。豈可以其業非醫生。便不配談醫。所談便一概妄而非哉。果爾。則惟政員始配談政。軍人始配談軍。國民革命之謂何。國民政府之謂何。國民改舉之謂何。國民監察之謂何。是龐氏之立足點。分段割裂。專制壟斷。隱然不脫帝國主義之毒厲。望之令人可畏。且惟醫生始配談醫。則龐氏後段又自言『西醫有非醫而號稱醫的』。此等人問其業則儼然醫生也。龐氏將許之談醫乎。抑將不許乎。總之世間儘多醫生而不知醫者。亦儘多非醫生而深

上海特別市社會局長潘公展先生題字

上海衛生報周年紀念

強種救國

潘公展題

明醫者。此目前中國之事實也。龐氏不知此現象。併不考察獨鶴先生之是否識醫。遽然意斥不配。而自己反欲跳出醫界外而談醫。眞所謂『只許官兵放火不許百姓點燈』者也。

哲學科學斷難偏廢

(原文二)照科學觀念。說人是一件動物。依照生物原理。他的疾病。卻不能拿哲理來解決。國人向來就少一個科學的觀念。所以誤到今天。

(糾正二)照科學說人是動物。難道照哲學說人是非動物。是與植物礦物等乎。哲學與科學之別。不過理想與事實而已。譬如肺癆。當未解剖與化驗以前。意斷爲其病在肺壞。所壞必有其致壞之物與理。即是哲學。由此理想。而施解剖與化驗。即是科學。總之屬於心理的是哲學。屬於物理的是科學。唯心唯物。必須調和。哲學科學。斷難偏廢。人類的疾病。固不能用純粹的哲學解決。亦豈能用純粹的科學解決。不然。離去人們。只教聽筒寒暑計愛克司光鏡顯微鏡等等的牠。自去診病可乎。抑亦必賴具足心理的他—醫生人們。纔能運用純粹物理的牠—聽筒等等。而後始可解決病原與病理乎。國人向少科學觀念。此亦是一句不加細察的籠統語。科學的觀念固少。科學的實際。何嘗絕無。簡直的舉個例。人類是賴衣食的物理。纔能生活。豈穿衣食物者。只是外國人。而中國人則否乎。但下面龐氏又說中醫用藥愈病『還是藥物與人身的科學作用』呢。

大概！是科學的學者口吻？

(原文三)醫是斷而治病。嚴先生拿識病和治療。併爲一談。其實必須分開談。中醫所謂看準了病。用兩三味藥就好。那原是病碰在藥上。不是藥去找病。碰上了還是藥物與人身的科學

作用。要說到西醫。如用愛克司光等類。斷定了而沒有治法的病。我敢說一句。大概中醫也就沒用了。竟或中醫連這個名稱也沒有的。所以中醫學說。識病先不夠。因爲有綱無目太渺茫。

糾正三)診斷與治療。當分開談。是抽象的局部說法。若照抽象的局部說。則愛克司光有愛克司光法。顯微鏡有顯微鏡法。尙有菌之培養法與藥之反應法等等。更當細爲分說。是診斷學中尙有種種局部之研究。豈止診斷與治療當分說哉。若就醫術之具體說。則診斷與治療。當然併爲一談。而診斷所以爲治療之預備。治療纔足爲診斷之成功。更是治療居醫術之最要部份。如何可不加意乎。中醫之治療。由經驗而來。確有起死回生。着手成春之妙。諒龐氏亦嘗目覩。無可非議。乃吹毛求疵。羅織人罪。遍說是『病碰在藥上』。碰之一字。是並未經過採擇與配合手續。試問中醫開方配藥。是否無此手續。又『不是藥去找病』之找字。找者尋也覓也。不知其處所。偏行摸索。醫者用藥。犯此弊害。是以病人作試驗品。危險殊甚。此我中醫所大忌。豈龐氏反以此自詡乎。(未完)

安胎用杜仲續斷之弊

(曹炳章)

△氣虛下陷胎欲下墜者皆在禁例

△腎氣不溫經血凝滯胞胎失蔭欲墜者用之胎自安矣

黃錦芳云。杜仲續斷二味。舉世用以安胎。而不知續斷味苦專入血分。活血消腫。故乳癰癥結腸風痔瘻金瘡跌仆一切血瘀之證。皆可用也。雖稍有澀性。行人至泄。然誤施於氣弱氣陷之婦。則順流而下。奔迫莫禦。而有排山倒海之勢。豈區區澀味所能止其萬一者乎。杜仲色紫而潤。辛甘微溫。性專入肝。補氣強筋。筋強則骨亦健。凡腎虛腎寒腳弱之病。用之最宜。若氣陷氣弱之體。斷不可服。以其性最引氣下行。而無上升堅固之意也。夫胎墜本忌血行氣陷。其服此二味。亦有奏效者。以人身氣血貴乎溫通。胎墜之因不一。亦有因腎氣不溫。經血凝滯。而胞胎失蔭者。得此二味。則氣煦血濡。不滯不漏。而胎自安矣。止爲下虛上實者設也。故胎墜而尺強寸弱者。動作少氣者。表虛惡風。汗時出者。心下懸飢得食則止者。一身之氣盡欲下墜者。皆在禁例。奈作俑者。既不分辨明晰。流傳既久。遂以爲安胎聖藥。總緣醫理不明。藥性不曉。證候不知。見方號爲神驗。雖滑脫之婦。亦爾通用。豈知杜仲續斷或原因於跌仆。或下寒挾瘀而胎動者之妙劑。苟不知審顧區別妄用之。則不但不能安胎。反能催胎墮胎。甚有殞甚母命者。可不戒哉、王士雄亦云此二藥余不甚用。而世人皆視爲補益之品。得黃氏此論。自信管見之未昏。炳牽目覩近時婦科專家。每遇三月五月陽明氣血虛陷之胎漏。常用此二物以安胎。服後無不小產者。皆不知此弊耳。爲此特撰是說以辨之。吾願後世婦科專家。必須審愼而用之。庶不自誤誤人也。

丹疹斑痧症治辨

(張山雷)

痧與疹瘄。其形相類。痧亦謂之麻。亦謂之瘄。蓋方言不同。其實則一，成點高起，捫之有跡。疏者敷布如散沙，密者鑽簇如沙土。故以痧子爲名。象形之義也。疹之與瘄。其形近似。但疹屬血熱。其色紅赤。較痧子尤爲鮮艷。故曰紅疹。瘄屬溼邪。色如水晶。若白如堊土。則敗徵也。故曰白瘄。此三者。皆肺家之鬱邪。惟痧爲時行之厲氣。輒至傳染成疫。而疹瘄皆時病中之壞症。必其先用藥。不當歷久。而肺邪未清。內無泄化之路。然後發見於肌表。(如肺有鬱熱。不知清解其熱。而但與疏泄透表。則發紅疹。肺有溼痰。不知泄化其痰。而但與升散發汗

氣喘論治（秦丙乙）

喘者。促促氣急。翕翕痰稠。張口聳肩搖身擷肚。氣上奔而不得倚息也。最爲危重。獨難醫治。一不得要。鮮無憤事。病家醫家。均不敢小覷之也。經曰。諸病喘滿者。皆屬於熱。又曰。陰爭於內。陽擾於外。魄汗未藏。四逆而起。起則薰肺。使人喘鳴。可知氣喘一症。其原因純由乎火之上逆。而氣之不降也。惟其中有虛實之分。虛喘者腎元虧損。眞氣不能吸納。而上干肺金。肺不能支。而爲喘急。故其見證。必虛怯倦怠。謊張聲促。或因久欬之漸。或在久病之後。昔李士材以爲氣喘一病。因虛而死者。十之九。因實而死者。十之一。良以實症易治。一攻即愈。至虛症必溫而兼補。未能早見功效。有時轉輾反復。反致因循坐誤也。所謂實喘者。痰濁上壅。肺氣閉遏。故其見症。多聲高息粗。呼吸呆滯。患者必素體肥胖痰盛之人。治宜葶藶大棗瀉肺湯。或小青龍湯。（麻黃桂枝白芍細辛半夏甘草五味子干姜）或三拗湯。（麻黃杏仁甘草。）或越婢加半夏湯。（麻黃石羔甘草半夏生姜大棗）治虛症氣喘。宜都氣丸。（熟地山藥山萸茯苓丹皮澤瀉五味子）或貞元飲。（熟地當歸炙草）此其大略也。惟前述數方。性氣峻利。故時醫治初起之喘多逡巡未敢即用。另以比較平和之品治之。亦頗著驗。如實喘初起投以蘇子半夏前胡厚朴陳皮杏仁橘紅等品之宣氣理痰。或治以葶藶桑皮地骨皮川浙貝吉梗梔子麥冬等味之瀉火降氣。虛症初起。因乎脾虛者。用黃芪白朮茯苓半夏五味陳皮之類。因乎腎虧者。用熟地山萸黃柏菟絲杜仲枸杞芡實之屬。諸如此類。悉古方化出。參酌而用。亦頗具功能。不得謂離經膽小也。

凡氣喘經年不愈。肢面浮腫。急促泄瀉者。非用大劑參附。決不能挽回於萬一。惟至此地步。乃其末路。百死而一生矣。

。則爲白痦。故疹痦之見。常在身熱不解，十餘日或二十餘日之後。從未有惡寒發熱二三日。而即發疹痦如痧子者。所以疹痦二者。雖非絕症。而正虛邪盛。措手亦復不易。且恆有疹痦既見。而大命隨傾者。非醫者誤治之壞病而何。苟能早清其熱。早化其痰。而不徒從事於表藥。則必無疹痦可斷也。）若丹之與斑。則無形而有色。視之可見。捫之無痕。其狀亦復相類。惟斑是胃家之鬱熱。必熱病傳入陽明。遲之又久。內無泄導之法。而仍服表藥。乃以胃家熱鬱之象。透達肌膚。小如蚊蟵。大如豆點。尤大者則如雲霞成片。而悉與膚平。毫不高起。輕者色紅。重者色紫。尤重者則爲藍爲黑。

脚氣治法

張樹勳

脚氣之病。一由於脾胃通降失司。濕濁下注。流入於經絡。一由於汗足入水。水由毛孔而入經絡。氣血閉塞不通。陽盛者則爲溼熱。陽虛者則爲寒溼。寒濕者腫痛畏冷。脈遲苔白。小溲混濁。濕熱者腫痛焮紅。脈數苔黃小溲黃赤。均主鷄鳴散。寒加桂附。熱加知柏。甚則由經絡而上入臟府。濁氣冲心。胸悶嘔吐。亦能斃命。急投降濁之劑雞鳴散重用吳萸。半夏。以冀萬一。即使藥投病雖能一時減輕。然終不免不時舉發。現時治法。終不能必操左劵。此我醫界歷史上之一憾事。昔韓愈所謂江南軟脚病。即今之脚氣病是也。

芩連膏黃梔滑知檗諸藥功用之分別

趙子蒼

惟發汗吐下後。虛煩不得眠。若劇者。必反覆顛倒。心中懊憹。方是梔子所治耳。夫汗吐下後。而煩者是爲陽邪內入。故用梔子吐之。則邪去煩止。不因汗吐下後。而煩者。則爲裏實。旣爲裏實。豈梔子所能治乎。若再有燥屎。恐非承氣不爲功矣。顧梔子之治煩。必係誤治已後。胸中煩滿。而不鞕。不下痢者。方可合劑。非石膏能清陽明之熱。而除煩者可比矣。徐氏謂梔子專治肌肉熱毒之見於皮毛者。然則更非石膏之清內熱可比矣。蒼考滑石之主治。身熱洩澼利小便。止渴。猪苓症有小便不利。渴欲飮水。咳而嘔渴諸症。所以有之用也。鄒氏謂滑石非治身熱也。以身熱而神其用耳。故爲煩爲渴。皆可以當熱。滑石非治洩澼也。水氣因小洩利。自不入大腸。而洩澼止矣。本經謂能蕩胃中積聚。大黃爲蕩滌腸胃之藥。何不使從大便去。而用大黃。獨使從小便利。而用滑石乎。夫曰積聚則非一朝一夕之故。若能從大便去則當因洩澼而愈。何更須大黃之攻乎。此滑石大黃蕩滌之不同也。知母苦寒。本經主消渴。熱中。肢體浮腫。別錄療傷寒煩熱。白虎湯所以用之也。肢體浮腫者。非泛常浮腫比矣。乃以寒熱外盛。邪火內著。渴飮水。大氣不能化水。水遂泛濫四射。而爲浮腫矣。以知母泄其火。則不飮引。而浮腫亦因之而消矣。知母清熱止渴。兼能益陰。此其特長。爲石膏滑石所不能及者也。本草云。黃檗主五藏腸胃中結熱。故梔子蘗皮湯用之。以治傷寒身黃發熱者也黃蘗爲表裏之藥。發熱爲表症。下痢爲裏症。白頭翁湯所以用之也。黃蘗苦寒。能治血痢。淸相火。兼淸少陰之濕熱。要知黃蘗之除濕熱發黃。乃濕熱壅於肌肉。而發黃者。否則非所宜矣。因黃蘗用皮。故能治肌皮之黃耳。此其特長。非大黃之治黃可比矣。若夫大黃僅能治內發之黃。肌皮之黃。非所宜。由此觀之。黃蘗大黃之治黃。則顯然可知矣。

白帶自療法

李健頤

俗云。南方婦女十人九帶。是謂南方地屬熱帶。熱帶多濕。可見白帶一症。是因濕熱爲害。世人不知用清熱化濕之藥以治其本。乃反用一切補濇滋膩之品。以療其末。以是病根不除。濕熱積蓄不化。遂釀成癥瘕腹脹等症。爲害最烈。可不懼哉。鄙人因鑒于此。潛心研究一方。治驗多人。眞所謂白帶靈敵。謹將各藥品。及製法。詳述於下。

治白帶丸　車前子(鹽水炒)一兩。萆薢一兩。白果肉一兩。杏仁(去皮尖)八錢。黃柏(鹽水炒)六錢。炒川連五錢。西洋參四錢。樗椿皮八錢。升麻五錢。金櫻子一兩二錢。芡實一兩二錢。蓮子(去心)一兩五錢。桑螵蛸(蜜炙)八錢。雞冠花四錢。共爲細末。淮山藥打糊爲丸。每一錢。匀作五粒。糖膠爲衣。每次空心服十丸。鹽湯送下。忌酒及辛熱食物。

春節衛生

王彭璋

國民政府。最近頒令自民國十八年起一律通用陽曆。改陰曆新年爲春節。以期統一。法至善也。顧人民舊性根深。對於陽曆雖奉之莫違。然仍以陰曆如各事之標準。且於陰曆新年。尤踵事增華。點輟昇平。所謂爆竹一聲除舊。桃符萬戶更新是也。種種新年狀況。異於平日者。名雖娛樂。實有無窮之害耳。姑以經濟之損失不論。祇以身體而言。則受莫大影響。今也節名改矣。

一切之不良習慣。亦屬破除。以維國府信用。而全個人衞生爲要。夫衞生一事。人縱知而研究之。但每屆春節。每易忽之。俗以時維新歲。序屬新春。貧富之家。工商各業。均皆閉門消遣。相率以賭博爲娛樂之門。三五成羣。以牌九麻雀撲克搖攤爲戲者。用盡心機。甚至晝夜不停。勝則喜之。敗則憂之。其憂患得失之心。足以傷身。晝夜無安甯之休息。精神消耗。人從事于此而不病者。鮮矣。爲今之計。利用春節之時。正當之消遣。閉門守節。作高尚之娛樂。讀書閱報。以娛身心。或集三五同志。散步郊野。藉以呼吸新鮮空氣。如是則精神固可健壯。而一切之疾病危險決不生矣。

但民衆俗例。除尋求娛樂外。則注意新年飲食。歲尾年頭。無不宰鷄割猪。烹魚燒肉。互相爭榮。富饒之戶。整筐整籮。無物不備。中下之家。亦必勉力籌劃。調和佳味。以作新年食品。此風早已深佈國人心理。毫無廢止之念。殊不知此種食品。固含有榮養素。可補身體。然食之過多。則滯入腹中。且新年俗例。每日非賭博。即假寐。不尚運動。不求消化。頗足以害身也。况人之食物。宜求新鮮。多儲不免腐爛。菜味亦將變酸。又易發生病菌。是可知春節。無多備食物之必要。否則有疾病之危險。謹以俚言奉告讀者。聊效野人獻芹之意耳。

研究

傷寒提要（七）

□提綱挈領……指導傷寒論門徑

□撮要鉤玄……研究古醫學方法

傷寒之症。先須分清經絡。經絡不明。認症多誤。又當知其本氣。本氣既明。則知其病理。易於措手施治。傷寒分六經。太陽。明明。少陽。太陰。少陰。厥陰。則是也。六經皆有正病。變病。合病。併病。正病者。本經本氣自病也。變病者。或以其人裏氣之虛。而傳變。或因誤治而傳變。或因宿恙而傳變者是也。合病者。兩經同病也。併病者。由數經併入一經。又有類病云者。病如傷寒。而實非傷寒。當以他法治之。不可混用治傷寒之法。以治其他類病。此之不可不知也。讀傷寒論。當以辨清表。裏。陰。陽。寒。熱。虛。實。爲第一義。其法即於見證脈象舌苔見之。學者研究。當從脚踏實地用功。勿徒好高騖遠。以致陷荆中而不能自拔也。

◉太陽總論

足太陽經脈。從目內眥。（睛明穴）上額交巔。入腦。還出別下項。（中爲風池兩旁爲風府）挾脊抵腰。行於背。由腰入絡腎。下屬膀胱。循髀外。下至踝。終足小指。出其端。（至陰穴）太陽。經也。膀胱。則其腑也。其經脈與少陰腎相爲表裏。腎氣充盈。則太陽之氣能化矣。若腎氣虛。則邪由太陽而傳少陰者至易。太陽主寒水之氣。爲一身之外藩。總六經而統營衞。營者。心營主血。衞者衞陽主氣。凡外因百病之襲人。必先於表。表氣固則不受邪。必因身形之虛。而後客之。太陽爲外感之第一步。以其風寒之邪。或中於衞而營虛。即爲中風之症。或中於衞而營實。即爲傷寒之症。傷寒論太陽提綱云。太陽之爲病。脈浮。頭項強痛而惡寒。此爲中風傷寒兼有之症。脈浮邪中於表也。頭項強痛。太陽經脈受病也。惡寒者。太陽爲寒水。外感於風寒。故惡之也。學者能先認清此爲太陽病。然後分中風傷寒之症。（傷寒論一書。蓋專論外感症治之書。由內經凡發熱者傷寒而出。然三陰症治亦頗有通於內傷者。太陽病之傷寒（則爲狹義之症。）中風之病。原由於衞強營弱。其症爲頭項強痛。惡寒發熱。汗出脈浮而緩者是也。傷寒之病源。由於衞強營實。故見上如中風之症。而兼遍體疼痛。不汗出而喘。脈浮而緊者是也。更有見傷寒之症。不汗出而煩躁者。此爲邪入陽明之漸。故大青龍湯用石羔。即所以清陽明之熱。堵截傳經之路。歷來註家。皆謂中風而兼傷寒之症。強分三綱鼎立之說。此實顢頇之見也。

喉症俗傳之正誤談

（時逸人）

△指點迷津

△共趨正路

喉痧白喉。病原不同。治法亦異。後世且有溷爲一症者。眞屬無知妄作。又纏喉與白喉。病理治法。天淵迥別。忌表抉微出中。混稱之曰。此曰纏喉也。妄立名稱。欺人眩世。後世且尤而效之者。此吾國醫學。所以有難言之隱痛也。又病爲症之統率。症爲病之分類。醫者治病。視症爲轉移。故仲景云。隨症治之。明乎此。宜病理之研求。考現症之眞象。虛實寒熱。隨病而施。內經曰。升降浮沉則順之。寒熱溫涼則逆之。決無有某病宜某藥。某病忌某藥之理。乃忌表抉微出中。取許多泛常之藥標明禁忌之列。以印定後人眼目。因噎廢食。洵爲咄咄怪事。又咽喉脉症通論。託名宋異僧傳。費伯雄訂。依附名家。詭稱神祕。鬼蜮伎倆。洵不值識者一顧。惟誤會之處。妄言感世。茲特正之。甘草生用。緩咽喉之急。清肺胃之。事實昭彰。非可誣妄。凡屬喉症。取用宏多。配桔梗之清咽利膈。普通輕淺之喉症。覆盃卽安。甚者佐以牛夕之導痰。玉金之開結。花粉知母之清熱。菊花薄荷之驅風。扶輪羽翼。收效益彰。愈病之功。出人意表。挽厥由來。何莫非甘草桔梗。甘以緩之。辛以散之之力也。金匱陰陽毒之爲病。皆用升麻。藉升提之力。以驅毒外出。後世斯症。實不多見。存而不論可也。若摒諸禁忌之列。不免捫燭扣盤之譏。半夏鎭逆降濁有殊功。惜後世泡製失宜。致功由爲白礬所掩。然善用之者。因勢利導。佐於他藥之列。亦足以建立殊勳。竹葉石羔湯。及麥門冬湯。此其先例。後世用之以治喉症者。未聞因半夏之故。而莫之爲遺者。且苦從湯。治咽中生瘡。聲不出者。正利其苦酸涌洩之用。若於此而疑之。實足以言治。喉症矣。又凡虛寒之喉症。通脉四逆。仲景尙可備用。胡獨於生姜而攻之。余素不喜辦論。恐貽世惑。然百犬吠聲。羣盲衆引。醫學前途。有絕大之危機。不得不急起正之。所望世之讀此篇者。能醫余之失。則幸甚矣。

生理問答（續）

王建璋

（問）循環器之衛生有幾種

（答）共分三大項

（一）身體須時常運動　身體運舉適宜。則血液循環之器械健全。惟不宜過勞。因心臟血管過勞則生類種疾病。

（二）衣服務須寬鬆　衣服不宜緊窄。腰中切忌束帶。婦女亦不應束胸。蓋有礙於血液循環耳。

（三）宜須清潔　人體必時常洗浴按摩。及常換衣服。因二者在循環器之衛生上亦能補運動之不足

（問）何謂脈搏與心搏

（答）心臟時有擴張跳動。其行動之部分在心之左右室。及乳之下方與胸壁等處、人人可觀可摸。且可以耳聞。故曰心搏。但每一心搏之後。卽壓送一定量之血液於動脈內。而全身動脈管內卽發生一種波動是爲脈搏。

（問）何謂血餅

（答）血管內之血液。其性質流動無定。若放出體外與空氣相接觸時卽凝固。然後血液中發生膠狀塊。緩緩凝縮。名曰血餅。

（問）循環與呼吸有關係否。

（答）二者有密切關係。蓋血液於組織時自微血管供給養氣。同時又自組織中吸取炭酸氣。是以動脈血變爲靜脈血。但靜脈血自右心室經肺脈流入肺胞之微血管。將含有之炭酸氣放出。幷將空氣中之養氣吸入。於是又變爲動脈血。照此種氣體交換觀之。二者實有莫大之關係也。

醫方淺釋(續六)

(時逸人)

(方解)俞氏以疫必有毒。毒必傳染。症無六經可辨。故喻嘉言從三焦立法。殊有卓見。喻此方用銀翹梔芩。輕宣於上。以解疫毒。喻氏所謂升而逐之是也。黃連合枳實。善疎中焦。泄熱解毒。喻氏所謂疎而逐之是也。黃柏大黃。芒硝金冲。鹹苦達下。速攻其毒。喻氏所謂决而逐之是也。此爲瀉火解毒。三進通治之法。如神昏不語。人如尸厥。如局方紫雪丹等類。消毒清火。以清神識。尤良。倘舌苔穢濁重者。玉樞丹。亦可加入。以解毒也。

養榮承氣湯　潤燥兼下結執法　溫疫論方加減

鮮生地刃生白芍二錢枳實一錢五分當歸身三錢知母三錢生大黃一錢五分(主治)液枯腸燥。火鬱便閉。及應下之症。津液虛弱者。

(方解)火鬱便閉不下則無以去其結熱。液枯腸燥。不潤則適足以速其亡陰。方以四物去川芎。重加知母。滋養血液。以潤乾燥。所謂增水行舟是也。然徒增其液。而不解其結。則揚湯止沸。於事無濟。故加枳實大黃。去其積滯。以清結熱。此爲火盛燥血。液枯便閉之方。吳鞠通氏。用生地玄參表冬。合調胃承氣。名曰增液承氣。乃從此方脫化而出也。

厚朴七物湯　攻裏兼解表法。　金匱要略。

川厚朴一錢大黃一錢五分甘草八分大棗四個枳實一錢五分桂枝一錢五分生姜二片

(主治)腹滿而痛。肢冷身熱。表陽未宜。裏滯停積者。

(方解)何氏秀山曰。腹滿而痛。大便不通。爲內實氣滯之的証。故用承氣湯。疎氣機。以去裏實。然肢冷身熱。表陽未宜。用桂枝甘草薑棗。以調知營衛。宣暢表陽。此爲太陽陽明。表兩解之方。與葛根黃連黃芩湯。成寒熱之兩大法門也。

柴芩清膈湯　攻裏兼和解法俞氏方俞氏加減

柴胡八分生大黃五錢枳亮五錢山梔一錢五分生草八分黃芩一錢五分薄荷一錢五分桔梗一錢連翹一錢五分鮮竹葉卅片

(主治)表邪未解，寒輕熱重。面赤氣粗。大便祕結。小便赤澀。甚或驚狂躁擾。大聲呼叫者。

(方解)寒輕熱重。有汗不解之表症。內有面赤氣粗之熱象。大便祕結。小便赤澀。甚或驚狂躁擾。大聲呼叫者。乃內熱蘊遏。外寒搏束之象。惟熱重寒輕。氣粗面赤。故知裏重於表。血熱之邪。遏伏重者。則心煩懊憹。膈上如焚。寒熱如瘧。大便不通。故用涼膈散法。以大黃梔芩之苦降。蕩胃實以泄裏熱。佐以枳桔引荷翹甘竹之辛涼。宣膈熱以解表邪。柴胡合黃芩。分解寒熱。此爲少陽陽明合病。攻裏清膈。兼以解表之方。按柴胡。世俗多忌。之因普通藥肆所售。無眞川產者。而僞品充斥。辛溫猛烈。反非辛涼透達通行之法余每以藿梗佩蘭代之。收效甚捷。又能通俗。易於取用也。

六磨非子　下物通便法　嚴氏方俞氏加減

上沉香一錢檳榔一錢　枳實一錢　各用原支(磨汁冲服)廣木香一錢台烏一錢生大黃　各汁和勻(和開水溫服)

(主治)憂鬱氣結。上氣喘急。胸脘滿悶。大便祕結者。

(方解)精神之憂結。即形體之困頓。腸胃消化機能停滯。故胸脘滿悶。大便祕結矣。因憂思鬱結。致肺胃之氣不降。成上氣喘急諸症矣。經以上病者。下取之。五磨飲子。本爲氣鬱上逆而設。得大黃汁。則疎氣滯。降實火。尤爲得力。此爲鬱火傷中。痞滿便閉之劑。功用甚多。所當注意。

枳實導滯湯　下滯通便法　東垣方何氏加減

枳實二錢檳榔一錢五分山查餅二錢黃芩一錢五分茯苓錢五分大黃一錢五分厚朴一錢連翹一錢五分炒神曲三錢川連八分

(主治)溫熱之邪。傳入於裏。與腸胃之內。糟粕相搏。身熱煩躁。痞悶不安。瀉其裏滯。則表裏自和。或積滯之泄瀉。腹內硬痛者。

(方解)近世治溫熱病者。往往急於清火。而忽於疎裏。不知胃經實熱。鬱遏於裏。不用疎化。氣機無由流通。即竭力涼解。反致寒涼冰伏。本方用小承氣加檳榔。直攻腸中停積。以瀉痞泄滿。黃芩黃連。清其裏熱。山查建曲。化其裏滯。助胃消化。連翹清宣於上。茯苓導溼於下。俾氣機之一鬱於內者。開者開。降者降。則內熱既除。積滯自化。而痞悶煩躁。自能觸除矣。此爲消積下滯。清熱通便之劑。

胸悶治驗

折背叟

馬婦。冬月患胸悶症據云。每一舉發。百治不效。須待至數月後方倖能自愈。此歷年來發作時之慣例也。余思此言。頗不合理。病之發。醫治之。不效。爲最後乃待其自愈。豈眞所謂待期療法者耶。乃診察其外有頭痛惡寒發熱無汗。咽喉微痛等症。心窩悶塞。是其素因。病發時。特別加重。呼吸阻窒。困苦難以形容。脈浮而無力。兩寸皆有沉伏之象。余斷其爲傷寒之病。處以辛溫發汗之法。一劑後。外邪已解。惟其人素有烟癮。大便每旬日方解一次。已成習慣。服發散藥後。在外之寒熱雖除。而胸悶仍然。心煩口渴。苔色黃膩。自喉下至胃脘一節。內如有烟霧上噴之景象。飲食入口即吐。不能下納。脈象沉滑惟兩寸仍伏。余斷此病。爲心臟衰弱之素因。宜用強心劑。方能見效。而此時視症在胃熱冲心。作煩作嘔。用調胃承氣湯合二陳法加桂枝尖三錢以宣心陽以通悶窒。以助心臟之注射力。合二陳化痰。調胃承氣。清熱通便。一劑之後。其病良已。因思歷年舉發。他醫能治其外感之病。而不能治其胸悶者。追世俗相傳之法。用木香砂仁只殼玉合。以治胸悶。其遇瘦氣凝滯者。方只見效。或有用瓜蔞桔梗者。惟若因心臟衰弱之心窩悶窒。是所謂南轅北轍宜其不能見

梁啓超超脫人間之病症

（記者）

肺葉雖有斑點而非肺病
全世界患此病者只有三人

北平十七日訊。梁啓超氏因歷年研究學術。致身體衰弱。患有痔瘡。及下血之症。在四年前。曾將腎臟割去一個。然迄未斷根。在四個月前復大發。並咳嗽。在津經醫治。未見效果。乃於十一月二十八日來平。入協和醫院。因有咳嗽之症。恐係肺病。即用愛克司光。將肺葉拍照。見肺尖發現甚多之斑點。復將咳出之痰化驗。結果。並未發見肺癆病菌。惟含有末乃利菌甚多。提取血液化驗。亦發現同樣之菌甚多。經新至該院講學之醫士白克倫辨斷。認爲或係此種菌類作祟。惟此種菌。各人體中。均含有相當數量。本無毒性。惟梁氏體中特多。本無可疑。乃將取出之痰及血液培養。見其生長及蔓延均甚速。注入專供試驗之鼠體中。不久即發現與梁氏同一現象之病症。始確知此種菌類。亦有致病之力。乃遍查各醫書。均無關於此種菌類致病之紀載。只某醫學雜誌。有記事一則。謂因此種菌類蔓延致病者。全世界只發見三人。共一致死。一治愈。一則纏綿終身。實不易多見之病症。結果梁氏下血之症。從前醫生視爲腎臟出血者。亦證明係此種菌類所致。因腎臟出血。應係鮮血。而梁氏所下。多係積血也。滅除此種菌類。惟一藥劑。爲鍈酒。而梁氏積弱過甚。又不便多用。杯水車薪。無濟於事。故日趨險惡。諸醫已覺束手。惟日打強心劑數次。保持梁氏之精神而已。梁氏晚年頗信科學能力。前經醫生推斷病端在牙。要拔三齒。三齒不愈。更拔其四。七齒既去。又割睪丸。均徒受痛苦。今由白克倫教授辨斷。認爲末乃利菌作祟。然而事勢已遲。無法救治。於是梁啓超於一月十九日午後二時超脫人間矣。

眞痘與假痘 （興誠）

▲辨別原因與症狀
▲解釋眞痘與假痘
▲眞假分別界限極嚴
▲眞假治法不容溷亂
▲預防之法注重種痘
▲種痘之法抵抗天花

隆冬甫過。新春又臨。當此之際。寒暖交替時也。但春氣雖溫。然亦有寒冷之時。其寒往往儼如隆冬者有之。寒暖失調氣候不正。故各病由斯叢生矣。痘瘡一症。亦於此際。最易流行。最易傳染。今試詳述之。

□原因 痘瘡者。在前世紀之初。大爲人類恐怖之疾患。當時以尙不知預防之善策。人類生命。每年供其犧牲者。何可勝計。雖幸免于死。然因此病之故。面部醜容及畸形。終生不能絕其痕跡者。所在皆是也。此症係一種微生物。是否細菌及原虫。尙屬不明。其病毒常存于痘庖內容物中。其庖雖已乾燥。結成痂皮。而染傳力毫不減少。不但此也。在潛伏期及初期內。由空氣傳布。亦能感染。本病毒對于未種痘者。其感受尤敏。然一度感染。可免去十年病疫。本病病毒。大概由呼吸器侵入。

□症候 潛伏期通例由十日乃至十四日。前驅期以戰慄。並反覆之惡寒開始。體溫高達三十九。至四十度之熱。甚時有昇于其上者。約可三日間稽留。此際脈搏頻數。呼吸增加。頭痛腦症。食慾乏損。舌乾燥。且結膜咽頭。及氣管枝等處。均發炎症。脾臟腫大。尿含蛋白爲極劇之腰痛。大便多秘結。利尿減少。往往現卽消之皮疹。是謂前兆期第三日前後。熱度下降。乃發痘瘡。是謂發疹期。所發之疹。其數甚多。轉變濃庖。則其熱昇騰。病勢沉重者。謂之眞痘。疹稀熱輕者。謂之假痘。

（甲） 眞痘

發熱或發熱之前。頭部起劇痛。兼以惡心胃痛。薦骨四肢等處亦然。體溫達四十度。可三日間稽留。往往夜發囈語。晝現昏憒。鼻口峽氣管枝處等。均發炎症。時見絞逆嘔吐。舌被厚苔。而乾燥。約第二日前後。前兆發疹。其部位無一定。不竟日卽消失。至發病第三日。始現痘疹。初自顏面。次及體軀。蔓延上肢及下肢。是謂發痘期。發疹後體溫稍降。稽留于三十八度內外。症狀頗似減輕。迨五六日。斑點增大。尖生蓄疹。謂之蓄疹期。繼之則爲水庖期。而于其中現顯著陷凹。則所謂痘臍。內容漸呈黃色。至第九日。痘庖發育完全。周圍顯呈炎症。是名化膿期。患部自覺緊張疼痛。此時全身症狀最劇。此期約亙三日至第十三日。則爲乾燥期。體溫及熱均減退。膿庖或破裂。或自乾。遂結痂皮。後發癢。第十五六日痂皮漸脫

花生 （漁）

花生一物。查藥性去。味甘氣香。生用能清火潤肺。降痰勝於瓜蔞貝母。炒用則能健脾。胃去濕濁。生用炒用。各有所宜。但多食則。免動火生痰。王孟英謂煮食平甘潤肺豁痰炒食甘溫調氣。有火者宜煮食。石頑謂脾胃難消運者宜之。我人食者。往往失之過多。是以不見其健脾化濁之能。反有生痰助火之弊。予友鄭君。誤服桂附八味。激動相火。遂兩耳嚮鳴。後煮食生花生而愈。可見清火降逆之功不虛也。今則不爲藥用。祇供食用。惜哉。

鈎橘核 （王肖舫）

味苦開性甚大。善開肝經。鬱結之氣。爲治疝疼上品。此藥木植叢生。有刺色青氣臭。其果形如核桃。熟則色黃氣臭。舊名臭橘。載在本草。從新內畝縣鄉民。每種於園邊以作籬障。乃易生之物。須七八年後。方能結果。其核形如橘核。用時微炒黃色。取三錢研細末。黃酒溫冲。微汗極效。凡乳症痰核。瘰癧。宜用橘核者。代用此藥。有事半功倍之效果。

沙裏狗

（背）

形如小蜘蛛。色黑大肚。前生二鉗。生於河灘沙中。三四月之間。向沙中尋捉。陰乾微焙研末。性寒消毒。具有殺菌力。善治小兒口瘡。加煅人中。白冰片。黃柏。各少許。無論紅白口瘡。靈驗非常屢效。

。名落屑期。脱痂之部。留下褐色斑點。是瘢痕。此痕在面則呈醜容。若在髮部。亘久髮禿。

本病之通過。造常約四星期。或六星期。當皮膚發疹之時。黏膜亦現內疹。如口啐喉頭咽頭氣管。鼻腔。食道。舌及直腸等處是此等粘膜。急速破壞。不成膿庖。卽變潰瘍。而噴嚏。流涕。口臭。舌炎。咳嗽。嘶嗄。嚥下疼痛。失明。重聽等症。因之而作。此外經過中有不規則者。一日融合性痘瘡。膿庖密生成簇。互相融合。病勢甚重。往往死亡。幸而生存。恢復甚緩。二日出血性痘瘡。有膿庖性出血性痘瘡。痘瘡性紫斑之分。前者多在下肢之膿庖內。濶起出血。漸亘全身。其色由青轉黑。旬日卽死。後者在發病之初。皮膚出血。顏色紅腫。爲痘瘡與出血性素質合併之症。三五日間亦歸死亡。三日無疹痘瘡爲假痘之輕症。雖有前症狀。而不現痘瘡。

（乙）假痘

假痘爲痘瘡之輕症。膿庖不大顯著。多發于已種牛痘之健者。其熱隨發疹共降。約第三日。現赤色小斑。次日卽化膿庖。或終不化膿。轉瞬乾涸。其經過較異痘甚短。

本病之合併症甚多。往往危險致命。如心內膜炎。化膿性。胸膜炎。強度之下痢。或耳下線炎。此外如腦膜炎。腦髓炎。神經炎。化膿性中耳炎。穿耳性角膜潰瘍。眼珠化膿眼瞼之一部粘結。纖節蜂窠線炎。蓐瘡壞疽等皆是。

□診斷　痘瘡之診斷却非困難

（一）與麻疹之鑑別在發斑期。頗困難也。雖然。在二十四小時之內。於其發斑上抬起尖銳蕾疹時。則爲痘瘡也無疑。且其蕾疹無幾而移行于水庖及膿庖。則事態愈益判然。務先採其可稱爲痘瘡之特徵。又該患者與麻疹患者。或痘瘡病者。爲接觸與否。且同地或近境有麻疹之流行否。是均宜注意。

（二）發疹窒扶斯。及猩紅熱。亦與痘瘡酷似。但經過二日後。其區別極易明白。卽在發疹窒扶斯及猩紅熱者。體溫昇騰及重全體症狀。依然留續。而在痘瘡者。皮疹發生。則全身症狀。固體溫下降。從而一時成輕快。

（三）在結節性紅斑者。往往于皮膚生如痘瘡之膿泡。故候特徵的紅斑結節現發與否。始可決定診斷。而其確診則不可不躊躇二三日間。

（四）在類於痘瘡之黴毒性發疹者。必留意黴毒性變化之有無。而不可怠忽生殖器之檢查。

（五）在觸染性膿泡疹者。于全身狀態。黴變化者極少。其發疹屢局限于顏面。

（六）在結痂性疥癬者。其伴發熱經過之際。類似痘瘡。但在一二皮膚部分。可得發見疥癬蟲之穿隧。及該鄰孔中之卵虫。及疥癬虫。

（七）在吐酒石軟膏者。可得使其外觀八工的形。成全類似子痘瘡。膿泡之膿泡。是于該

石合虫

（舫）

性凉潤確能明目。具有涵養陰精之特性。產於河中。得水石之精而結。成其形。扁圓不等。如拳大。確係石質遇大雨時行之際。卽浮於水面。取置水缸中。蠕動自如。離水六句鐘卽死。亦浮水面。但不能自動耳。用時打開石質。其中涵有清水一鍾。當時用此水洗點外障。各眼病。及瞻視。昏渺。乾澁。雀盲。各症極效。此藥弟曾實驗。但係希奇之藥物。不能常有。且出現無一定之時。故世之行醫者。欲蓄此藥以療病。每生闕如之歎也。

（八）與水痘之鑑別。在水痘者。全身症狀。頗僅微。而道例僅襲小兒。

□豫後　假痘及疹痘瘡豫後均良。融合性。及出血性。痘瘡皆豫不良。若孕婦產褥衰弱

琥珀

（陳守眞）

閒嘗考張華博物志。有「松柏指入地。千年化爲茯苓。茯苓化爲琥珀」之說。知琥珀一物。實爲邃古時代。松柏科植物之樹脂。埋入地中。經久而化成之。有機鑛物也。其形作團塊狀。稜角皆鈍。或包昆蟲。及木片於中。色黃微透明。有一種香氣。多產於印度南海等處。黃而明瑩者。名蠟珀。現深紅色者。名血珀。硬度二至二。五比重。一若用毛絨摩擦之。則發電。能吸收紙片等物。故在科學未曾昌明代。因琥珀一經摩擦。有拾芥之能。誤以爲有神。迨十六世紀。英人紀爾伯。發明摩擦發電之說。此理遂明。蓋物體無不含有電氣。一旦摩擦而激起之。則其作用頓顯。不獨琥珀然也。且琥珀之性質。善於引電。與草芥所發之電氣不同。異類之電氣相吸。故能拾草芥矣。

闊。空氣流通。窗上覆以赤布。室溫宜低。食物取流動。口內使之清潔。頭痛則加冰甕。頭熱則施冷罨法。內服藥可用酸性飲料。酒類。及China皮煎等。解熱劑。可與Lactophenin　頭部顏面。手足等處。疼痛甚。可施濕布洗罨法。皮膚之刺戟。不可不避。乾燥期中。癢甚。可用水治法。或軟膏綳帶。或撒粉。病者兩手。宜以絨布塞絡。防其搔爬。小兒則束縛之更佳。

痘瘡患者死亡時。以侵潤于五%石炭酸溶液之。紙布包裹之後。須以瀝青收於密閉之棺槨中。死體保有傳染力。故不可許人觀看。而埋葬以寂靜爲主。伴會葬者。

本症之預防法。爲種痘。對于痘瘡之特効藥。目下當屬未知。血清療法現今當未奏成效。茲略就種痘法言。此法有兩種。一日刺種法。一日切種法。前者用種痘柳葉針。痘苗即塗於其上。穿刺皮膚之表面而接種。後者用切種刀。切開表皮。以痘苗塗布。然兩法之中前法較確。法先在局部清潔消毒。針刀亦消毒。以痘苗塗于其上。在皮膚上穿刺。或切割。以不出血爲度。即在創面將痘插入。待其乾。覆以棉布。種痘部位。雖無一定。大概取上膊之外面。三角筋附處之下。最良若處女恐損上肢。可在大腿種之。普通種三個或四個。其間約各離二仙米以上。防其融合也。時期以春秋兩季。最佳也。流行時。則不必擇。凡種痘後。其所免疫性。不過十年。最好防痘瘡傳染。三年後種一次。至遲五年。再種一次。接種後。約第三日或第四日。發現蕾疹。第五日成水泡。第六日漸擴大。其周圍生紅暈。第七日達極大。其內容仍無色。第八日變膿泡。其局部發炎甚。化膿熱亦隨起。此時煩渴。痙攣。食思缺乏。睡眠不安。腋窩發脹。以及囈說等症。共作。第九日或十日後。膿泡之內容。乾燥。漸次結痂。至第二十一日而脫離瘢痕。初赤後白。謂之種痘瘢疤。

種痘後亦發異常症。如水泡痘。牛痘。潰瘍。壞血痘。出血痘。濕疹痘。種痘丹毒。種痘薔薇疹。傳染性膿泡疹等。

赤石脂

（守眞）

仲景用桃花湯。治下痢。便膿血。（桃花湯。赤石脂八錢。留一錢研末。乾薑五分。粳米四錢。水三杯。煎八分。入石脂末一錢調服。日作三服。取赤石脂之重澁。入下焦血分而固脫。乾薑辛溫暖下焦氣分而補虛。粳米之甘溫。佐石脂乾薑而潤腸胃。吾屢試屢驗。非泥于舊說也。故凡有取西說。而證赤石脂之無裨藥用者。吾敢闢其說之不當矣。

餘興

（歡迎投稿）

老夫少妻

（瘦娟）

研究老夫娶少妻和身體上的關係。據說在夫的方面。委實有莫大危險。因爲新婚之後、那種精神上和肉體上異常的刺戟。足以縮短老年人的壽命。他明知自己年老。夫人少年。却處處要運用心力。裝做自己仍像少年模樣。和嬌妻是配得上的。照這樣勉強捱下去。就足以使心力耗盡。不久於人世了。要知人體也像機器一樣。絲毫勉強不來。工章師倘知道他的汽鍋又舊又銹有破裂之處。決不肯再用來蒸汽有智識的汽車夫見他的汽車已經破舊。也決不和速力充足的新汽車賽跑呢。老年的人。就好像那又銹又漏的汽車鍋。和那已經破舊的汽車。他所有的器官原已衰弱。用過了

往年美國有一個七十二歲的大富豪喬治奧斯德。娶了一個二十五歲的美人西雪兒藍蝶姑娘。他只自以爲月圓花好。決不想到有性命上的危險。誰知四個月後。他老人家就以心病死了。可是奧斯德夫人正在青年。彷彿一朵纔開的花。身體甚是健旺。下半天閒着沒事。也許拍拍網球。但伊那位七十二歲的丈夫要是自告奮勇。和伊對拍。可就危險了。每天午膳。奧斯德夫人固然可以多吃些東西。晚上上戲園子看戲。看完了戲。更到跳舞場跳舞。回去時再用一頓豐厚的晚膳這些事在一個二十五歲的少婦當然不覺得疲之。但那七十二歲的老年人如何受得。此外還有種種事情。都足以刺激他衰弱的心肺。催他快死的。所以奧斯德當時倘不娶這花朵兒的似少婦。換上一個五六十歲的老年婦人。精神和肉體。雙方相等。如此他仍可享受千百萬的財產。不致爲了這四個月短期的柔鄉艷福。就長眠地下

醫藥小說 草木艷史（九）

涼月

第二回 奇術出奇人着生遇救 怪醫治怪病聲價自高

果然不久就傾盆大雨。雷電交加。因此名振一時。傳爲佳話。至於吳茱萸的祖父。如何會懂天文呢。這其中另有一段事實。我記得當時有張敍智報。對於這件事。記得很詳細。現在不妨節錄在下面。

吳先生者。精醫。擅天文術。既禱雨有驗。名振一時。稟性慈祥。矜卹窮苦。應鄉人診。雖數里外。必徒步往。嘗於盛夏。途遇一道人倒斃。診其扶陽太谿。曰可救。舁之歸。爲之施治。不日而痊。道人感先生恩。曰蒙先生再造。沒齒不忘。奈貧道因朝山。偶經貴地。未便久留。且身外無錢物。無以圖報。當於明年某日再當造訪拜候。決不愆期。遂別。明年果如約而至。袖出二書。跪奉於先生之前。曰貧道半生心血。盡在於此。敢以呈贈。此書言天文學。先生自得二書後。日夜孜孜。學乃大進。嘗列八卦陣以侮盜。臨終尚能自決時刻。此書卒譯成八十一卷。至今藏於家。先生著作不豐。惟治病心得一書。頗爲人重。自先生後四世業醫。至今勿替云。

諸位看了此文。當然就可以知道此書的來歷了。一言表過。言歸正傳。再說金銀花當時就將這位怪醫吳茱萸請到旅館。當地診脈的時候。問他可還有救。他說這病完全由於藥誤。假使能夠服我的藥。

西藥淺釋（續文）

客療靈 CReoLiN

形性　係煤黑油之產物。卽液體之克雷瑣。形似糖漿。其色深棕。頗有消毒之功。而少含有毒。置之于水內。水則變白。但溶解。只成乳劑而已。

功效　多用於出膿之瘡傷。或用爲敷藥。或洗瘡傷。產時或產後。用之洗手。或以其二分加水百分。灌洗陰道。爲最佳消毒劑也。但不可用其溶液以浸割具。因其液不透明。免割具在內不易見也。如勝。胱。炎。可以此液。初用時。以藥一分加水百分。灌洗數次。可加至藥二分有效。耳。溢。液。或鼻。炎。用藥一分加水百分。用爲灌洗劑。若鼻涕過多而成痂者。必欲加水千分灌之。如痢疾。及結。腸。炎。用藥五分加水千分灌入直腸內。幷有一治脚。臭。汗。之良方。用法客療靈一量錢。(四・〇)鉀汞十厘。(〇・六〇)柳酸十厘。(〇・六〇)軟石蠟一兩。(三〇・〇)I M相和而成藥膏。敷于脚上。卽可見效，

量劑　水百分。只可加藥十二分。若超過此數。失其功效。則沉澱矣。

現代醫家應有之知識

兪天荒

注射法

- 皮下注射
- 皮內注射
- 靜脉注射
- 肌肉內注射
- 硬膜外注射
- 腰椎穿刺法
- 神經幹內注射
- 派拉芬注射

▲注射之法分列八種

▲病灶深淺各有所宜

▲能知注射收直接治療之效果

▲專用注射有攻病灶之能力

(一)　皮內注射法

皮內注射法。應用頗少。惟於魯愛反定應的檢查。及特種局部麻醉用之。其用法。先須準備下列三種。

(1)注射器昔日一般所用者。爲璦拉乏氏注射器。今則逐步改良。務求易於消毒。通常內容爲一西西。分爲筒。吸子及針三部。欲求注射皮內。針須細而尖。否則每致注入皮下。而不能達其目的。注射器之主要。以性質能耐沸煮爲合格。因沸煮能殺菌消毒故也。其筒及吸子。以全部玻璃爲佳。注射針。通常鋼製。但易銹折。然其質過柔。尤不合用。是以白金製者爲佳。使用之先。須注意針腔通否。然後須充分清水。置酒精上。徵灼。蒸去水氣。

(2)注射液　局部麻醉之皮內注射液。通常用〇五之鹽酸古加因，或用同等濃度之諾佛加因液。此等注射液。須嚴密殺菌否則注射處。必發炎症。不可不防。

(3)注射術式　注射部皮膚。塗以妖度丁幾少許。術者手指。須嚴密消毒。取注射器。吸入藥液。針尖向上。驅盡管中空氣以氣泡出盡。藥液達有針尖爲度。一手固定注射部皮膚。針尖平行。輕輕刺入・沿皮內前進。徐徐注入藥液。此種皮內注射。其抵抗力。較注射皮下爲強。同時皮表。發生白色之丘疹。卽時失去痛苦。於是拔出針頭。再於丘疹邊刺入。再行注射。使成第二丘疹。如是連成一條之丘疹・卽於丘疹上行局部手術。毫無痛苦。

如於過敏性神精痛者。可先用依的兒。噴露器。噴於注射部。使其寒冷麻醉。然後注射。乃可全然免痛。

瘰癧特效藥

瘰癧金丹

此藥專治一切瘰癧功能消痰解毒去結散核和血活絡不論新起久患已潰未潰投以此藥無不奏效如神

（價目）每瓶二十四粒實售大洋二元

（發行處）上海浙江路清和坊對過瘰癧金丹發行處謹啓

有痛皆靈

定痛金丹

無痛不止

此丸藥性王道配合虔誠經數十名醫之試驗莫不萬口稱頌令人之[illegible]公開濟世鄙人爲愼重民命起見復將原方請海上名醫丁濟萬先生一再審查加工製造不[illegible]成本之偉大但求藥到病除故施治以來莫不立奏奇效較之求利之徒專以僞藥欺人者實有天壤之別也今將主治各症分列於左 肝氣痛 胃氣痛 胸口痛 九種心痛 少腹痛 脅肋痛 頭痛 絞腸痛 四肢痠痛 肛門痛 前陰痛 骨節痛 瘋痛 牙痛 小兒蟲痛 無論虛實寒熱諸痛以及一切外症瘡瘍諸痛服之均可立刻定痛至於開刀時預先服之可免一切痛楚眞救世之金丹也輕者一服重者三服每服三粒嚼碎開水送下

價目每匣一元

杭州許康明謹啓

總代售批發處 上海白克路衛生報館

白克路巢餘慶藥號

新聞路廣德堂藥號

天后宮橋餘慶堂藥號

戒烟

本院立志拯救黑籍同胞。早日脫離苦海。特用靈妥良藥。配成戒烟補身水。更爲便利外埠戒者起見。特製戒烟補身粉。性質和平。功效神偉。絕無嗎啡海洛因等毒質。無論男女老幼。烟癮輕重。均按吸者嚴格配藥。戒時保無絲毫痛苦。戒後絕無反癮重吸之弊。

價目【戒烟補身水】每吸烟一錢。配藥水一瓶。附補身水一瓶。價洋八元。如多吸每錢加四元。

【戒烟補身粉】每吸烟一錢。配藥粉五十包。價洋十元。如零購。每五包一元二角（外埠函購。寄費加一）

上海南浙江路五馬路口中一戒烟醫院謹啓（本院包戒簡章函卽索寄）

大補兩天 培養血氣 添精益腦 調經種子

大造補天參茸丸

每丸一元

上海裏鹹瓜街第一號太成鳳記參號發售

上海四馬路 太和大藥房發行

天下馳名

花柳病毒門皮膚瘡毒聖藥

哈蘭士

內服 六零六 外搽

內服的治一切花柳病毒內蘊瘋痛外發潰爛特具神功每瓶洋一元七角五分

外搽的治梅毒瘡痍腐爛及一切皮膚疥癬收口奇速每盒洋一元樣盒二角

席大律師北南事務所設九江路二十二號南通四樓 西門外泰亭里口 電話中央九八四四號 南市六六五號

本報特聘 席裕昌 朱希雲 大律師爲常年法律顧問

朱大律師北南事務所設愛多亞路三十八號 城內老縣西九十三號 電話中央三三〇一號 南市八二二號

衛生報　第六十三期　一

衛生報

袁存

主編　丁濟萬　主幹　趙公尚
編輯　朱振聲　時逸人　宋大仁　賈肖芸

THE HYGIENIC WEEKLY

Aditors Dept.,
19 Jen Woo Lee, Burkill Road, Shanghai

Sales Dept.,
780 Chekiang Road, Shanghai

總事務所　上海白克路珊家園人和里十八號
發行所　上海浙江路五馬路口七百八十號
印刷所　上海閘北寶昌路仁餘里明華公司

第六十三號

本期要目

注意

凡訂閱本報全年一份一律贈送百病醫方大全一册六人同時訂閱祇收五份報費

中華民國十八年三月二號（星期六）
本報每逢星期六出版一册售洋四分
全年五十期連郵費二元四角（國外加半）

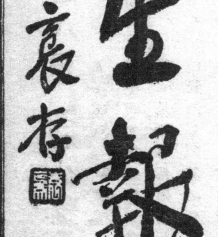

本埠愛讀本報諸君公鑒：

啓者。本報日求改良。精益求精。編輯撰述人員。皆經特聘。紙張印刷等等。亦與他報不同。故近期來材料豐富。且裝訂成册。不需剪裁。即可披閱。是雖專爲讀者着想。而得不少之同情。然本館所費不貲。已覺超過預算之外。向之本埠報販之來批發者。對於實價再三折扣。以每期數千份計算。本館虧累已不在少。而况目下加意改革。成本益重。對於報販零售。殊覺蝕不勝蝕。刻擬**停止報販零售**。本埠諸君若欲得本報者。請移玉至『白克路人和里本館總事務所』或『浙江路五馬路口清和坊對過本報發行所』零購或訂閱。若因路遙不便。可來函申述。當差專人前來面洽。本報非敢自高身價。實以不得已之苦衷。幸閱者諸君諒之。

衛生報館發行處啓

〔醫評〕

溝通中西醫學之商榷

王宇高

（續前）西醫煞費苦心。用了種種方法。幸而斷定了病症。而苦於沒有治法的病。龐氏亦自知甚多。但既明知己之所短。又不肯佩服人之所長。只說一句『大概中醫亦就沒用了』。『大概』二字。籠統的想當然之詞。究竟什麼病。什麼人的病。什麼西醫診斷。什麼中醫治療。所經過治療而亦無效的中醫。是否可以代表中醫學術。此等合法的證據。絲毫不舉。只用『大概』二字的籠統渺茫一說。龐氏自命爲科學的學者。『大概』二字。豈是科學的學者口吻。至於說『中醫連名稱也沒有的』。名附於實。實重名輕。中國的人名。多用寶貴顯達等等的吉祥詞。日本的人名。多用什麼郎什麼村什麼田等等固定詞。同是作爲記號。亦何必吉祥詞不及固定詞哉。不然。龐氏名爲『京周』。京者大也衆也。義同大周代主義。亦莫非是吉祥詞。亦依然是中國人風尙的人名。若必謂『京周』二字。不及『田中』二字。能不令人絕倒。再龐氏評『中醫學說爲有網無目』。則古人既費幾許精神而立其綱矣。吾輩繼往開來。補其目可矣

〔中醫是手工出品西醫是機械出品〕

（原文四）卽使中醫原有的成績論。我很佩服他的玄妙。但是要靠看醫家一點天靈和巧合。方纔臻此妙境。比仿中醫是手工作品。西醫是機械出品。手工做的零有一派好處。但是在這二十世紀中就是動用傢具。也祇能靠機械做出來應用。手工做的。只好視爲骨董把玩。而況人命關天。要靠少數的靈氣和巧合治病那裏夠呢。

（糾正四）中醫的成績。理明事確。何『玄妙』之有。勿論何種學術。在內行人只見其淺明平實。惟外行人始見爲『玄妙』而已。龐氏又說『中醫靠天靈和巧合臻此妙境』。勿論何事。當然非『靈巧』不可。豈習西醫獨可無此『靈巧』。則只令癡呆人與豕牛羊等去習西醫可乎。至於說『中醫是手工出品西醫是機械出品』。此語粗看似乎不錯。但須知運用機械。亦靠手工。吾嘗聞諸當兵官的友人。手槍之運用法。全在手勢練熟。始能得心應手。發無不中。否則。呆呆的持一支手槍。實無用處。是手工與機械。不可分離。乃事實中事。再『這二十世紀中機械出品可應用手工出品只作爲骨董把玩』。目前中國機械不發達。所賴以供給需要者。一百之九十九。倘在手工出品。此乃事實之現象。所謂『手工作品只作骨董把玩』者恐是還在未來——二十世紀以後之以後。況且要求中國之由手工而進化於機械。是賴於實行發達機械。而求機械進步者衆多。若龐氏者。不知零求進步。恐中國人之學西化者。盡如龐氏。則事事落人後。不將爲中山先生所痛哭乎。卽使中國爲機械化。亦不過外人所吐廢的陳舊朽腐機械而已。名雖機械。實際何益。

〔中醫看畫西醫看磁器〕

（原文五）專講識病。是中西醫都難。但是中西醫識病的方法大不同。中醫譬如看一幅畫。一望之間。覺得氣韻方面。有幾筆像宋人。幾筆像元人。這裏又像倪雲林。這裏像王麓臺。沒有款識。就不敢定下名稱來。至多靠一派靈神和經驗。斷他個某某人畫的罷了。就是診脈看舌。也不過如看紙張的年代和印泥新舊而已。西醫卻好比看磁器。明磁宋窰。乾隆康熙君窰。可以看顏色。查圖章眞假。頓頓分量。看看原料。聽聽聲音。專家有些訣竅。一樣識古董。爲什麼棄了有方法的不用。而講一股靈神呢。如今有兩位收藏家。你說看磁器的帶些看字畫方法。看字畫用看磁器的眼光。試問能乎不能。

（糾正五）同是看病。同是看人的病。病只是一病。人只是一人。如何分作字畫與磁器之不同。看法雖異。而所看之東西則同。就欲作譬。亦應當單於看字畫中分出異同。或單於看磁器中分出異同。豈西醫所看的病人是磁器般的。中醫所看的病人是字畫般的乎。中醫所看的是中國病人。西醫所看的是西洋病人罷了。是可知龐氏

醫林之鐸

衛生報革新紀念

浙省中醫協會題

浙江省中醫協會

只學得看西洋病人的外國法寶。却不懂看中國病人的應用技能。至於看法。龐氏心理亦佩服中醫一望而知的望診。居於四診之首。神奇巧妙到極乎。西醫方面。據龐氏所云。亦不過『看顏色。查圖章。頓頓分量。看看原料。聽聽聲音』。『頓頓』。『看看』。『聽聽』幾個字。詳其語氣。隨便玩忽。何不知鄭重乃爾。所謂訣竅。則戲法人人會變。各有訣竅不同。難道只是看磁器者有訣竅。而看字畫者獨無訣竅乎。所謂看顏色。看原料。查圖章款式。乃龐氏隱然說是看字畫與看磁器雙方皆重的。不過分量聲音與筆氣墨韻。各有不同而已。雖各有不同。若斷定看字畫者必不能學看磁器的方法。看磁器者必不能學看字畫的方法。這『不能』二字。究何根據。龐氏自己怕於再下苦功。研究中醫。却反說中醫亦不能研究西醫。此眞是懶者忌人之勸。壞者嫉人之善。在其意得毋各賣各祕。大家混一口飯而已。哈哈。龐氏只顧看着。看我人研究西醫。待到中西貫通後。再與汝說罷。只恐到那時。中國自成一種中國完美之醫術。龐氏輩只知販賣西洋貨者。西洋鏡拆穿。無復有立足地矣。奈何奈何。

丹疹斑痧治辨（續）

張山雷

亦有中氣已虛。頻服表散。而浮陽外泄。則斑色隱隱淡紅。古人所謂陰斑。亦多是誤治之壞病。而丹之形色。雖與斑相似。爲病亦屬血熱。然邪與陽明胃熱之發斑。毫不相涉。斑之發也。恆在熱甚昏狂。悶瞀。迷惘之中。而丹之發也。不過肌膚之色。泛作赤霞片片。而其人無寒無熱。不癢不疼。眠食如常。豈得與胃熱發斑之大證。混作一例。（頤嘗見一壯年人。夏月間。諸無所苦。但肌膚片片如紅霞。大者如掌。小亦如錢。肌理如常。不燥不熱。全無痛癢。授以涼血清熱。如丹皮。梔子。玄參。鮮地。等物。三四服而膚色復故。此即丹也。字亦作㾮。）惟古書恆有丹疹連舉之文。則已混疹於丹。又有以痧疹癍疹類言之者。則又混疹於癍。而近人又有爛喉㾮痧輯要等書盛行。於時又以無形之㾮。與有形之痧。淆亂爲一。遂致㾮疹癍痧。是一是二。不易辨別。究之症情病狀。皎然不同。斷不容渾淆不清。疑誤後學。（巢氏病源三十一卷。論丹候。謂丹者。人身體忽然爋赤如丹塗之狀。故謂之丹。則有色無形。已可想見。而別立一門。不與傷寒斑瘡。并爲一類。則丹與斑截然不同。又其明證。）陸九芝（著世補齋醫書）論丹與斑。謂皆與膚平而成片。痧與疹。皆高於膚而成點。其說甚是。而又謂丹與痧類。斑與疹類。殊是未允。（未完）

百病辨似 女子月經之超前與落後

朱振聲

女子的月經。假使超前或再落下。都沒有生育的希望。這是誰都知道的。至於月經超前。是因爲熱迫血行。應當用清熱涼血之品。若月經落後。是因爲寒凝血滯。應當用散寒溫經之品。這種病原與治法。凡略有醫藥常識的人。大概也都可知道了。不過這也不可一概而論。世上也有因熱而落後的。也有因寒而超前的。那因熱而落後的。是由於熱耗陰液。以致血之化源告竭。血既不足。經行自然要落後了。至於寒的爲什麼反超前呢。因爲氣虛之後。不能夠攝血。所以血就先期而至。可見得女子的經病。超前未必個個屬熱。落後未必個個屬寒。這種辨似的地方。醫者在臨診的時候。也要格外的留意。

食物衛生 萊菔粥之新發明

單大年

萊菔爲物。冬令食之最宜。以能利氣豁痰兼清咽喉也。天之生物。必予人以利益。如夏日辟暑有西瓜。利濕有冬瓜。萊菔之于冬令。亦猶是也。中表張某。素講衛生。遇有冬令稍感冒而咳嗽者。咸勸人以萊菔煮粥乘熱吃之。往往得微汗而微寒解。咳嗽亦漸瘥。所以然之故。因萊菔有利氣行痰功效。粥能助正祛邪。乘熱服者。即取其熱治寒令邪從汗出也，以上爲余之淺稚見解。於治病本無用處。不過如遇稍有不適亟須愼食者。用此萊菔粥代飯。實爲穩妥之食法。留心衛生者。不可不一講究之。

便秘之害及療法

王鑑清

吾人之食物。大體上分析起來。有可消化與不可消化兩類。可消化者。經胃腸後。即被吸收。輸入於血。而導至身體各部。不可消化者。聚集之成糞便。以排出於體外。其餘如腸脫落之上皮。剩餘之消化液以及不消化纎維分解之產物。亦皆需逐日隨之排出。故有一日之食物。即一日之糞使人一日不可缺食物。則一日不可缺排便也。一旦腸蠕動之機能。不循生理的原則。而停止作用。則聚集之糞便。必秘結於腸中。其弊害不僅腹部作脹。壓重。及身體不快等感覺。如食欲不振。頭痛眩昏。且日久在腸中腐爛敗化。足以傷害腸管。而成潰瘍腹膜炎等病症。腐化後所產生之毒素被吸入血。又可引起全身中毒所謂自家中毒。是也。

療法可分爲數種。玆述之如下。

（一）理學療法　不藉藥物不藉器械。全憑天然的理學作用以療治。凡便秘症之輕者。可應用之如運動身體。遠足散步。與腹氣按摩術等皆是。

（二）食物療法　凡新鮮果實以及蔬菜類。皆足以促進胃腸蠕動之機能。宜多食之。若溫開水。淡鹽湯。於早晨空腹時飲之亦有效。

（三）器械療法　通便的方中。最簡便而最無害者。當推灌腸法灌腸法者。即用灌腸器將水或含藥液體。由肛門灌入腸內。軟化糞便。同時刺激腸膜。而使糞便排出。

（四）藥物療法　若腸中附着有微物。或其秘結在小腸中。用上列之方法。難以全治。則不得不藉重瀉藥。以行治療。其瀉藥中最常用者。為玄明粉。郁李仁肉。萆蔴子油。番瀉，數種。

風寒咳嗽

（東昂）

咳嗽一症。外之六氣。內之五臟六腑。凡有不調和者。若聚於肺。關於胃。皆足令人咳。內經論咳之旨。分別十二經。受邪出狀。言之甚詳。茲所述者。惟風寒之一種耳（經曰）形寒飲冷則傷肺。肺臟受病。未有不咳者。現狀為惡寒。發熱。頭痛。咳嗽。胸悶。或有汗。或無汗。或喘。或小便不利。在古方治之者。以大小青龍湯酌用。鄙意為普通人說法。酌訂一通用方。以俾實用。

•荊芥　橘絡　桔梗　赤苓　蘇葉　川玉金　前胡　炒建曲　身疼加秦艽　胸悶加大貝。廣皮。汗透去荊芥。蘇藥。頭痛甚加川芎。白芷。脘滿加枳壳。咳甚加川貝末。紫菀。喘加杏仁。滑石。熱甚加知母。

談談小便

周曰庠

經謂小便由小腸滲入膀胱。其理頗深。有唐。或釋之曰。水入於胃。經小腸。濫闌門飛渡而下入膀胱。後人是之非之。各持一說。莫宗一是。識吾中醫者。即藉口於斯。竊嘗思之。膀胱者。州都之府。精液（乃精液中之老廢物。非眞精液。）藏焉。氣化而能出焉。飲食入胃。遊溢精氣。上輸於脾。脾氣散精。上歸於肺。下輸膀胱。小腸之上口為胃。小腸之下口為大腸。由此以觀。小腸與膀胱位置同在腹內。而其相通之路。不嘗涯角相望。其膀胱之所以能受小腸滲出之水液者。特持有輸尿管耳。（按輸尿管。上達腎臟。下通膀胱。）吾人不明生理之組織。未悉內經之奧妙。穿鑿附會。愈弄愈錯。傳至今日。莫能正之。殊不知小便乃飲食中之水分所成。欲明小便之出入。當先悉飲食之變化。遑幾不求其明而自明矣。夫飲食入胃。先經藏之糜化。下出幽門。藉胆汁之酸化。精粕在分。糟粕由魄門排出。精液由小腸吸入。（因小腸內有絨毛。富有吸收力。）隨血液上走肺臟。得肺之養化。而佈達周身。藉血液之循環。而至腎臟。經腎內馬爾基氏囊之作用。其水分。（即老廢物。）乃由兩輸尿管下注膀胱。而排出體外。由此可見。小便由小腸至膀胱非直接相通。古人稱為飛渡而入膀胱。其神明不亦可佩乎。

耳腔內發熱腫痛驗方

林時安

大粒活田螺一個將痞挖開摻大片三厘則螺肉漸化為水將水滴入耳腔內三兩次則熱退痛止腫消兼服知柏八味丸開水冲飲效愈更速

苦味藥之研究

邵增奎

▲中醫謂能伐胃
▲西醫謂能健胃
▲二說雖反　▲理則相同

單體之藥物。有複味者。有單味者。如人參為甘苦。元參為苦鹹。牛膝為苦酸。桔梗為苦辛。五味子之備五味。此藥之屬於複味也。如甘草之甘。生姜之辛。黃連龍胆之苦。此藥之屬於單味也。夫黃連龍胆。藥中之至苦也。中醫謂苦味藥能伐胃。西醫謂苦味藥能健胃。何二者之相反。然皆不能認為非。而各有至理在也。凡藥物之入口也。無論何味。必先入胃。由微絲血管吸入。混於血液。散走五藏。當藥物中之成分。化合而起作用。藥之對病。而用量適宜者。則能恢復其康健。而疾病自愈。若不對病者。必起反抗作用。則顯為藥誤之證。若藥對病。而因於多服久服者。亦欲發蓄積作用。而誘起他證也。蓋黃連龍胆之伐胃者。言苦味藥之過。健胃者。言苦寒藥之功。多服則有過。適量則見功。凡藥皆然。非獨苦味藥也。故苦寒之藥。多服伐胃者。胃陽傷也。少服健胃者。益胃陰也。二說雖反。而理相同。不觀夫胃痛嘔吐之關於肝火者。心下痞滿之屬於痰濕者。均為胃不消化之證。一則處以左金連理等方。一則處以陷胸瀉心等方。方中主要藥物。都是黃連。從此可知苦味藥之能健胃也。健胃之功既明。而伐胃之理當講。夫諸藥之健胃。都是增進胃液之分泌。而獨苦味藥入于胃。反減少胃液之分泌。必除去胃中之苦味藥。由反射的刺戟。胃液由是漸增。故服苦味藥者。宜在食前。用之適宜。能間接催進食慾。恢復衰弱之消化。反此而服過量。則發蓄積作用。不特減損食慾。妨害消化。而中陽日困。甚至嘔吐泄瀉。此即伐胃之說也。

食河豚者注意

（劉仁達）

河豚多產於鹹淡水相交之處。春季生殖最多。吾國自來目爲毒物。相戒不食。然亦非絕對不可食也。倘果洗滌清潔。烹調得宜。未必爲害。蓋其毒質。多含於卵巢及肝臟睪丸中。若其他臟器及血液內則爲數甚鮮。雖食之亦無大害。但世之貪口腹者。不明其故。鹵莽爲之。往往發生危險。如食後嘔吐眩暈。舌部麻木。咽口困難。四肢發冷。則中毒之輕者也。如脈搏微弱。呼吸和緩。運動知覺陷於麻痺之境。少時即死。則中毒之重者也。日諺有云惜生命者。不食河豚。誠以其毒劇烈。而處理之不易易也。人之好美味者。不可不注意之。

梅花之功用

可代藥品

能解胎毒

凌志霄

本月八日。國府通令全國。採用梅花爲國花。並用梅花爲各種徽飾。云云。茲就醫學上考梅花之性質及其功用如次。

形性　梅花多蕊春開。不畏霜雪。得先天之氣最足。味微酸澀。性平無毒。色分紅白二種。白者初開時微帶綠色。

功用　開胃散鬱。生津止渴。能解先天胎毒。利肺氣。平肝氣。入粥養食。清香適口。但以單葉綠萼者良。含苞者其力尤勝。採時不犯人手爲佳。白花尤能敷貼唇瘡。其將開者。入雞蛋內。蒸熟食蛋。可療瘰癧結核。

煤毒的預防及急救法

韓武勳

近來上海各日報上。常常都載着用煤球烤火中毒的新聞。一次登有常州人劉若石家。有女傭帶領三個男孩和一個女孩同臥一室。該傭因天氣漸寒。故於夜間睡時私將燒煤球的火爐。放在房內以增溫度。因他們睡時。將門窗緊閉。煤氣充塞屋內。無從宣洩。以致俱中煤毒。一夜連斃五命，唉！這皆由社會上一般不知講求衛生的害處。現在我把煤毒的預防及急救法寫了出來。以供讀者應用。

一、煤球並不是絕對殺人的毒物。你要是將牠充作烹飪燃料。確甚經濟。用牠來取煖也無甚麼不合之處。不過若在門窗嚴密關閉的屋內。燒起無煙囪的煤球火爐。這麼一來。一屋裏的空氣。不到一刻鐘。就完全變成毒氣了。所以煤球充作寬大廚房內的燃料。未始不可。倘要充作斗室圍爐共話的燃料。却是很危險的。

第二、畏寒的諸君。你們如果要雅閣生春。香閨溫煖。請勿吝嗇區　火爐上烟囪的費用。因爲烟囪可以使得房間內炭氣跟着烟餘一併到天空去的。但是還要注意幾樁事件。(一)爐子上不斷燉着水壺。可使蒸汽潤和乾燥空氣。(二)睡臥之先。應注意開着氣窗。至少要有微罅。(三)每天吃些水果。(四)烟囪應隔幾天通一次。(五)臥床不可靠近火爐。(六)出灰時須洒水。勿令飛揚。(七)常常留心烟囪之接縫。不要讓烟氣漏出(八)不要鎮日圍爐。忘却屋外新鮮空氣。

第三、倘然不幸有人中了煤毒。請記取下面幾條急救方法。(一)趕速將窗戶大開。(二)速移中毒人平臥屋外。(三)將冷水噴其面。以巾浸冷水敷其頭額。(四)將其襟紐解開。衿帶放鬆。(五)飲以冷水開。(六)以熱水瓶溫暖其腹腿。(七)如氣閉趕即施人工呼吸法(即緩舉其雙手於頂。復緩放於胸)。如是循環動作。待呼吸回復如常始已。(八)既醒之後。可酌量飲以熱茶。(九)速請醫生治療。切勿擅自妄施藥品。(十)室中煤球爐或白煤爐炭盆。立即移到露天去。切勿仍放在房間內。

研究　傷寒提要（續）

大仁

▲提綱挈領……指導傷寒論門徑

▲撮要鉤玄……研究古醫學方法

▲太陽症分經府▼太陽爲經。膀胱爲府。經邪不解。則必傳府而爲病矣。經病者。即上述中風傷寒之症。腑病者。當分氣分與血分。邪傳氣分而水不化。則爲小便不利。或汎濫三焦。渴利咳喘。邪傳血分。與血瘀交阻。則爲小腹急脹。蓄血發狂之症。或竟自下血而愈。以不在氣分。故小便自利也。

▲太陽發正治法▼欲知太陽之爲病。當明太陽之氣。化太陽之經脈既行於人身後之全部

．而膀胱之氣化．實蒸騰陽氣通達表裏．下則滓汁爲小便．上則化氣爲津液．故經云．水經四布．五經並行．又曰太陽爲開是也．一遇風寒之邪．入於太陽之經．則其布行之令既失其常．榮衛之循環乃易其度．於是開者不能開．病由是起．以其起在皮毛．故太陽經治法．不外一汗字．邪傳入腑．水結膀胱．原亦有利小便之法．（五苓散）水飲泛濫三焦．原亦有溫化發散之法．（小青龍湯）入血分而瘀凝．原亦有破瘀結之法．（抵當湯桃仁承氣湯）但此猶非太陽正治法也．惟汗法雖爲太陽主治．而其病勢之輕重緩急．投劑之有大小前後．如服大青龍湯而邪未盡解則用桂枝二越婢一湯服麻黃湯而邪未盡解則用桂枝湯峻劑在前緩劑在後豈獨治傷寒爲然百病宜知此義則又未可一例矣．太陽症寒熱骨楚．喘而無汗．脈浮緊者．用麻黃湯．此正汗法也．非榮衛俱實者．不可用．若太陽病．寒熱頭痛．有汗脈浮緩者．用桂枝湯．此解肌法也．爲衛强弱者而設．二方誤用．皆足致變．他如太陽症病形似瘧．一日再發者．汗出必解．宜桂枝二麻黃一湯．太陽八九日如瘧狀．發熱惡寒．裏無病．面有熱色．不能得汗而身作痒．表不解也．宜桂枝麻黃各半湯．太陽病發熱惡寒．熱多寒少．宜桂枝二越婢一湯．凡此之症．皆有表．（寒熱．頭痛．）而無裏．（煩躁．嘔吐．便結．）故太陽正治法．不離乎麻桂者近是．後世以荆芥．防風．羌活．代麻桂．要當各得其宜．簡言之曰．汗法而已．經云善者治．皮毛．學者於太陽病所當加意研求也．凡太陽病．一至嘔吐．煩躁．脈轉數急．此爲欲傳他經之見象．若不見陽明少陽症．則非傳經．不可不知．

▲太陽傷寒類症▼傷寒有寒熱頭痛症．餘如熱病．中暑．溫病．溫瘧．風溫．溫疫．中濕．濕溫．病病．溫毒等．皆有類似之症．最須辨明天時氣候如何．又必審其苦寒見症．是否合於傷寒．不得以辛溫之劑．專事發汗．凡事名定而實辨．言順而事成．以經論考之傷寒．固可包括外感．而風溫．暑溼．感受不同．（冬令嚴寒感受者爲傷寒至於暑病濕溫風溫各以其時之氣候而受病雖有寒熱不能混一例）又宜知變法治之也．且如痰飲食積．亦多寒熱．傷寒論云．云病如桂枝症．頭不痛．項不強．寸脈微浮．胸中痞硬．此病胸有寒也．（傷寒論寒字．類作痰解．）當吐之宜瓜蒂散．而食積寒熱．必其先有飲食失節．情事．必見脈滑．苔膩．胃脘硬滿．或腹痛等症．消其積食．裏氣通而營衛自和矣．又如寒熱而痛在一處．脈數者．必發癰膿．凡外症之發必先有寒熱以其榮衛不從逆于肉裏乃生　腫是以寒熱如傷寒症但以痛在一處而脈數者辨之醫者皆須周顧．庶免鹵莽滅裂譏之．

▲忌汗及誤治變症▼汗法云者．辛甘發散爲陽是也．凡咽痛乾燥．以及淋家瘡家衄家．亡血家．（家．作素有此病者解．）陰氣需而有熱者．皆不可汗．尺遲不可汗．無作汗之資也．婦人經來不可汗恐表裏俱虛也．壞病忌汗．知犯何逆．以法治之．其他風溫．濕溫虛煩動氣．以及類傷寒症．皆不可汗．上述忌汗各症．而強用汗法．其病增劇．變端不測．若太陽應汗之症．而汗不如法．如桂枝湯症而用麻黃．則有亡陽之變．而爲汗漏．惡風．頭眩．身瞤動．（桂枝附子湯．眞武湯．）或傷陰耗氣．而爲耳聾．心悸．（小建中．及炙甘草湯症．）傷寒而用桂枝．則有汗出不徹．轉入陽明．惡熱．煩躁之症．（白虎承氣湯．）然病在太陽．而誤用下法清法．亦必隨病者體氣之虛實汗熱變諸症．或成結胸．（素有痰熱．）或成痞．（寒熱互結．）或協熱下痢．（陽明．）或寒中洞泄．（太陰．）或熱陷營分．而蓄血．或陰陽不順爲厥．或心中懊憹．或發爲黃疸．至難一例．變症既見．隨在按法治之．若太陽症仍在．或其氣上衝．或無汗．或汗出而喘．又可用麻桂杏仁厚朴等出入可也．

▲太陽病自解法▼自解云者．經氣內充．外邪自去也．太陽病自解之道．不外三條．一曰汗．二曰衄．三曰小便．有戰慄發煩而後汗者．（脈必浮而或芤數．）邪正悉敵也．有不戰不煩而汗出者．正氣充而邪易去也．邪鬱於經．熱迫血出．血去而身涼．脈和．北人謂之紅汗．是爲解也．太陽邪經不解．一旦小便暢

行。寒熱自退。此不從太陽經解。而從膀胱府解也。傷寒論云。太陽病欲解時。從巳至未。上巳午未正日中。爲陽中之陽。以天之陽助人身之陽。此以時言。亦有應驗。但不當拘泥耳。

醫方淺釋（續七）

（時逸人）

（下痰通便法）

加味涼膈煎

（俞氏新訂方）

芒硝一錢枳實八分葶藶一錢甘遂八分山梔一錢五分大黃一錢連翹一錢黃芩一錢白芥八分薄荷一錢五分竹瀝二瓢生姜汁二滴

（主治）痰火壅肺。咳嗽痰多。喉有水雞聲。鼻孔煽張。胸膈痞脹。腹滿便閉。甚則喘脹悶亂。脘腹堅硬如石。

（方解）痰塞脘膈。喘脹悶亂。發爲鼻煽胸滿。腹脹便閉。舌苔乾燥而黃。脈象絃滑而實。口渴引飲。身熱得汗不解等症。因裏重於表。故用硝黃枳實。攻堅去積。葶藶甘遂芥子。行水除痰。連翹黃芩山梔。清其肺胃之蘊熱。竹瀝姜汁薄荷。藉其辛涼滑潤以流通氣機。宣暢表裏之鬱遏耳。

西藥類編

王人龍

西藥之分類甚嚴。如關於體溫之藥物。曰解熱藥。清涼藥。關於消化機之藥物。曰強壯藥。催吐藥。鎮吐藥。瀉下藥。制瀉藥。關於循環器之藥物。曰補血藥。止血藥。關於呼吸器。之藥物。曰止喘。鎮咳藥。祛痰藥。關於排泄器之藥物。曰利尿藥。發汗藥。制汗藥。關於生殖器之藥物。曰通經藥。關於神經之藥物。曰鎮靜藥。興奮藥。關於皮膚之藥物。曰收斂藥。刺戟藥。具特別作用之藥物。曰變質及驅黴藥。消毒藥。驅蟲藥。無特別作用之藥物。曰緩和藥。

（一）解熱藥

因體溫亢高。能減退病人之熱度者。謂之解熱藥。普通常用者有五種。曰阿司匹林。曰鹽酸規尼涅。曰安知必林。曰弗那攝精。曰撒　矢爾酸曹達。

阿司匹林

（功用）解熱鎮痛。用於筋肉酸痛尤效。而外用有鎮癢之效。

（用量及性狀）每服〇・五至一・〇。本品爲白色結晶之粉末。難溶於水。（註）〇・五者。半瓦也。一・〇者。一瓦也。每瓦合我國分量二分六釐四毫。餘可類推。

鹽酸規尼涅

（功用）鹽酸規尼涅者。即金雞納霜也。有健胃。鎮神經痛之功效。用於瘧疾。更爲神效。

（用量及性狀）每服〇・五至一・〇。於瘧疾發作前六時頓服。苦治他病。宜減少其量。本品爲白色而有苦味之粉末。用粉紙（形如竹膜）包而服之。則適口矣。（待續）

現代醫家應有之知識

俞天荒

注射法
- 皮下注射
- 皮內注射
- 靜脈注射
- 肌肉內注射
- 硬膜外注射
- 腰椎穿刺法
- 神經幹內注射
- 派拉芬注射

▲注射之法分列八種
▲病灶深淺各有所宜
▲能知注射收直接治療之效果
▲專用注射有攻病灶之能力

（三）靜脈注射法

用藥物在治療上。最要之條件。爲「用最正確」「奏效迅速」「效果確實」之三種。靜脈注射。實具此三種要件。故近代醫學家。認爲治療上。最進步者。但靜脈注射。用藥分量。既有規定之必要。而練習手續。尤須操演於平時。方克收如鼓應桴之效也。

1「注射用器」

靜脈內注射器、日新月異。種類繁多。各有理想上之完備。應用之便利。余意但求其消毒便利。裝置簡單。最爲合法。通常以皮下注射器。亦可應用於靜脈。其容量以五西西至二〇西西爲率。亦有更大者。因其筒之過粗過長。不甚適用。蓋其筒過長。則拇指不能押捺。其筒過粗。則針頭與皮膚面之距離角度必大。往往有穿過血管。突出對壁之虞。故近有KY式之創製。具有轉裝置。如水龍然。反覆吸注。層出不窮。可免斯弊。

2「注射針」

注射針。必須選能耐煮沸。以期消毒純蓋。金製者。常不生銹。較爲便利。針尖之鈍銳。與注射法。極有關係。倘針尖過鈍。患者必感痛苦。每致失敗。又針尖過於鋒銳者。惟宜於深處靜脈用之。若用於淺處之靜脈。必有穿通血管對壁之害。當預爲防之。又使用之先。宜注意針孔通否。故於消毒時。將針絲穿入針孔內。最爲妥愼。

3「注射液」

靜脈內注射之藥液。須嚴密消毒。毫無雜質。呈中性反應。或弱鹼性反應。完全無沉澱者。否則發生敗血症血球崩壞及栓塞等危險。若濃厚之鹼性藥液。注射靜脈內。亦致血液栓塞。並發靜脈炎。更若注射多量極稀薄藥液。亦足使赤血球崩潰。倘藥液濃度較血液爲高。則血球萎縮。惟通常之注射。其較濃之藥液。由血清及組織稀液釋之。不致成若何之障礙。現今對於靜脈內。注射所用之藥液。其作用均經詳細檢定。故無意外之慮。

4「鬱血帶」

欲使靜脈鬱血。須彈力性橡皮帶。最簡易者。用一尺五寸左右之橡皮管（其粗細。如聽診器上所用者已足。）束縛於注射部上方。則其下方靜脈怒張。俟針尖插入靜脈內。將此帶。徐徐去之。

5「消毒法」

注射器。及針。注射部。術者之手指。均須經嚴密之消毒。方爲妥善。其針頭及針筒。用過。即宜煮沸消毒。若其管內壁附有變質液體者須用殺菌水洗清之。

6「術式」

器具之準備。及消毒完善後。乃由以下次序。而行注射。

（一）以鬱血帶。緊縛注射部上方。通常在臂部靜脈。故縛於肘關節稍上方。令患者握緊拳頭。俾靜脈充分怒張。

（二）擇定靜脈。刺入針尖

（三）確定針尖。已入靜脈（以抽出少量靜脈血液。在內不覺痛苦。爲已入靜脈之確定。）

（四）除去鬱血帶。放開拳頭。

（五）用拇指緊推針筒內護謨塞。徐徐注射藥液。

以上五項。爲靜脈注射之通常次序。學者須有充分之練習。而後方可應手。茲將著者平日之經驗。詳細說明。並解決例外之困難。如下。

鬱血帶。緊縛上膊後。靜脈血。不能還流。其緊縛程度。以橈骨動脈。仍得觸知爲度。緊縛既定。乃命患者。用力握拳。於是擇其最粗之靜脈刺入。但練習未充之醫生。每因該靜脈左右滑動。是以不能刺入。著者於此情形。經驗上有二種刺法。

（一）固定該靜脈部之拇指。向末稍部牽引。使該部組織緊張。則靜脈自然固定。不至滑動。

（二）醫生以拇指固定該靜脈。以手指。緊壓該靜脈兩側方。針尖由他側方斜刺入內。亦可防止其滑動。

熟練之士。每好擇深處靜脈注射。因其易於固定故也。其選 法。須由觸診知之。惟指尖觸覺者。必較其原靜脈本體爲細。故未經雜練之士。不能行也。

從生理的研究　用醫學的眼光　談談最切實用的　必須研究的

擇婚問題

趙吉人

我國數千年來。男婚女嫁。大都操縱於父母之命。媒妁之言。其擇婚之對象。亦僅慮有表。而對於男女之生體性情等。從未加以深功之考慮。是故夫妻不和。家庭勃谿。無不種因於此。則是子女終生之幸福。而輕輕葬送於父母媒妁之手。可勝嘆哉。及至歐風東漸。自由結婚之聲浪。高唱入雲。學問相符矣。性情相合矣。家庭同意矣。而結合後仍不免於不相和諧者何也。是於男女生理之性質未加研究耳。茲特專從生理上研究擇婚時所應注意之點臚陳如下。

(甲)人體性質之區別

人體生理之性質。男女各有不同。女子性靜溫柔。男子性剛浮躁。現代生理學家。驗得人之性質可分爲四。曰膽液質。曰神經質。曰多血質。曰黏液質。此四者之性質。雖有混同之處。然亦有。極端反對之點。故選擇婚姻。宜就此四者。用博物之眼光。爲精密之觀察。必使男女之性質。互相調和。始可免伉儷之不諧也。

膽液質之人

毛髮眼目俱黑。皮膚黃色。筋肉堅實粗糙。有中等之肥滿。體格雄偉。力強氣壯。諸官健全。能爲偉大事業。惟易陷於輕猝。然其性質。較諸黏液之人。則忍耐勤勞過之。較諸多血質之。人動脈系之奮興爲稍少。較諸神經質之人。刺戟感觸之力爲較速。

神經質之人

毛髮麗明而稀疏。且或捲縮。身體薄弱而瘦削。亦不健全。刺戟感覺之力。甚爲遲鈍。然事物一經感觸之後。即不易消滅。有深沉之性格。憂鬱之習慣。對於外事。恒作悲觀。社會交際。殊少興味。惟神經系過敏。故學術進步極速。理解極易。

多血質之人

毛髮鮮明爲栗色。細骨輕身。紅顏秀目。精神活潑。動作敏捷。樂於交際。尤富於好奇心。但作此事時。忽又轉移他事。不免有輕佻浮躁之弊。其體力比黏液之人較強。皮膚蒸發。比神經質之人較少。動脈系之作用。比膽液質之人。亦易奮興。而抵抗寒冷。尤爲此質最著之情狀。

黏液質之人

皮膚柔軟。呈灰白色。髮如麻形。四肢無柔毛。體格豐滿。富於脂肪及其他漿液。惟筋骨軟弱。諸官能及營運感覺等。悉現遲慢。性和平而乏感情。心中亦少計劃。每事常畏縮退避。附於人後。

(乙)擇婚時應注意於性質之配合　(待續)

溫病論治

朱步青錄

春分節後。天令溫煖。人若壯熱爲病者。乃溫病也。經云。冬傷於寒。發爲溫病。又云。太陽病發熱而渴。不惡寒者爲溫病。言冬時伏氣。隨時溫熱發出。但所發之因不同。有感非時暴寒而發者。有饑飽勞役而發者。有房室作力而發者。所感之客邪既殊。發出之經絡亦異。所謂溫病之脉。行在諸經。不知何經之動也。當隨其經證而治之。凡溫病之發。必大渴煩擾。脅滿口苦。不惡寒。反惡熱。脉氣口反盛於人迎。明係伏邪自內達表。必先少陽經始。若明客寒而發者。宜小柴胡隨所見經證加減。無客邪者。黃芩湯主之。然溫病亦多傳變併合。未有不及少陽者。如太陽少陽合病。黃芩湯。少陽陽明合病。承氣湯。三陽合病。大柴胡湯。或雙解散加減。凡三陽表證。煩熱口渴。俱宜黃芩湯之類。據此合病證治。則傳變併病。可例推矣。大低治溫病熱病。無正發汗之理。蓋其邪自內達外。無表證明矣。若果證顯非時暴寒。惡寒頭痛。而脉浮緊者。亦不可純用表藥。宜梔子豉湯。或益元散加薄荷葱頭。重則涼膈散去硝黃。加葱豉。探吐取汗最妙。蓋此怫鬱之熱。乘春溫之氣而發。雖有非時暴寒。止宜辛平之劑發散。若頭痛如破者。爲暴感風寒勢盛。先宜葛根葱白湯。撤其暴邪。然後用治温病本藥。若額與眉稜俱痛。選奇湯。脉弦而兩額角傍痛。寒熱口苦。小柴胡去參半。加括蔞根。若表證不解。邪復入府者。雙解散。若汗下不解。脉轉洪大數盛。表裏皆實。譫妄狂越。此熱在三焦也。三黃石膏湯。凡温病下後。熱不退。下證尚在。再三下之。以熱退爲度。若熱不止。而脉濇咽痛。胸滿多汗者。此熱傷血分也。葶藶苦酒湯探吐之。雖熱退尚未全愈者。隨證調之。若下之前後。或大汗將出。或大汗已出。或下後餘熱不止。而反大汗淋漓。此實熱雖去而餘邪未盡。再與小劑黃芩湯。或解毒湯調之。若下後渴雖減。而饑欲得食。此伏邪初散。陰火乘虛擾亂也。凡温熱下後多此。愼勿便與粥飲。得食必復。若汗下後。一切煩渴引飲。須與水細細飲之。渴不止者。頻頻時與。不可過多。以戒留飲不散也。設若不與飲之。則燥熱轉盛。危而死矣。

世所謂交陽者。非陰寒交熱以爲陽熱也。乃弗熱畜之於裏。而鬱極乃發。則交傳出於表之陽分。是謂交陽而後作汗也。或怫鬱過極。而不能交出於表者。是鬱極不發。否極不泰。即正氣衰殘。陰氣先絕。陽氣後竭而死矣。大欲汗而脉忽沉伏者。陽氣幷入於裏故也。交陽而躁亂昏冒者。裏熱鬱極。故氣亂則神昏而躁擾也。凡欲作汗。無問病之微甚。或已經新下者。或下證未全者。咸以涼膈散調之。甚者宜黃連解毒湯。或下後二三日或未經下。腹滿煩渴。脉沉實而下證者。三乙承氣湯下之。勢劇者。合黃連解毒湯。或已戰不快。或戰後汗出不快。或微戰數次。經大戰而汗不出者。乃幷之不甚戰而病不去也。通宜三乙承氣湯。或更合黃連解毒湯下之。以散怫熱。而開鬱結也。所以戰汗時。頻與熱姜湯。助其開發最佳。免致戰不快而無汗之患。大法曰。脉浮不可下。温熱病。已有裏症。脉沉。後三兩日脉反漸浮 汗不能出者。三一承氣湯微下之。凡此諸可下證。或得利而汗[illegible]出者。或服藥而怫鬱頓開。先汗出而後利者。或利性但隨汗泄則氣和而愈竟不利者。亦有戰不快。交不過而死者。或不戰而[illegible]出者。或但戰無汗而愈者 或不戰無汗而愈者。世俗未知。直以惡寒戰慄爲陽虛陰勝。因而誤治者多矣。凡温病發於三陰者。脉微足冷者多難治。內經所謂病温虛甚死是也。凡病温大熱。脉反細小。手足逆者。死證也。凡温熱病初起大熱目昏。譫語熱甚。脉小足冷。五六日而脉反躁急。嘔吐昏沉。舌本焦黑。或失血躁熱脉大。或痙搐昏亂。或脉促結代沉小者皆死。温躁熱病。大熱不得汗者死。得汗後而反熱。其脉躁盛者。亦死也。凡温病熱病。不當汗而誤汗之。狂言不能食。其脉躁盛者。皆不可治也。

嬰孩啼哭之研究

澤礼

初生之兒。每日宜任其啼哭數次。時間可十五分至二十分鐘之久。蓋藉此可以擴張嬰孩之肺部也。嬰孩啼哭之聲。若洪大而力壯。哭時面爲之赤。此乃嬰兒之運動。亦有慾之啼哭也。若嬰孩啼哭。聲強而銳。且不間歇。四肢收縮。或現他種不安之象。此嬰孩必有所痛癢也。若聲煩而怒。亦不間歇。此嬰孩必飢餓也。若聲強而高。身軀硬實。或震搖。或手足蹴踢。此嬰孩必煩怒也。若聲煩而悲。此嬰孩有疾病也。至若因欲人搖蕩。或欲人抱持、或欲見光、或欲含乳、而啼哭者。此乃嬰孩習慣之啼哭。如其所欲。則啼哭可立止。或聽之啼哭可也。

膨脹治法

張樹勳

諺云。代木者必先伐其根。根伐則枝葉隨之而仆。導水者必先浚其源。源浚則水暢行然無阻。治病何獨不然。嘗觀西醫治膨脹。不論本末。孰實孰虛。動輒打針開刀。開刀去腳氣之腫肉。打針放膨脹之水濕。水去則脹退。肉去則腫消。殊不知取效於一時。遺患於無窮。往往半月一月之後。水濕泛濫。腹脹依然。再三打針。愈放愈虛。而正氣暴脫。斃而後已。半歲一歲之後。調理不愼。偶感外邪。引動內濕。腫痛又起。雖再割之。亦莫能取效。腫痛者仍是腫痛。亦無如之何。蓋膨脹有虛實氣血之分。腳氣有寒濕濕熱之別。豈可槪論。況膨脹之病由於飲食不節。生冷甜黏。蘊積脾胃。胃主納穀。脾主運化。脾胃爲食滯所困。納化失司。以致胸滿腹脹。健脾和胃。平胃散是矣。虛者加以參蓍。實者加以硝黃。血臌之病。婦女最多。男子間亦有之。推其病源不外肝鬱脾滯。肝藏血。脾統血。肝脾氣滯。失其疏泄統御之權。則血不能應月而下。日積月累。胞宮閉塞。血臌成矣。開鬱活血爲要。逍遙散。歸脾湯。加桃仁。紅花。甚則䗪虫。水蛭。惟虛氣脹最難治療。旣不能攻。又不受補。攻之則不能勝任。補之則助虐爲暴。祇可調氣健脾。緩緩圖治。此其大略也。

咽喉治例結論

刁幼愚

內經云。一陰一陽結。爲之喉痺。一陰者。手少陰君火。心之脈氣也。一陽者。手少陽相火。三焦之脈氣也。二脈並絡於喉。氣熱火結。風邪上犯。或瘟疫流行。壅滯于肺胃道路。或腐皮膜而爲爛喉。或由血凝液結而爲紅腫。火動痰升。湯飲難嚥。清竅因之不利。西醫云。喉炎。扁桃腺炎。卽中醫所云。白喉。喉痧。喉痺。喉蛾。喉癰。喉風。疫厲喉痧之類也。究其治法。須分急慢。慢者。但以湯藥。佐以吹散。急者治標爲主。其法亦因症而施。如來勢緊急。通關吹鼻。令其噴嚏。再針少商等穴。以俟牙關稍鬆。繼以上池蘸喉水。和退炎散。用鵝翎醮藥。向喉中探吐。令患者惡去毒涎。有腐用鉗接淨。覩喉中路爲清爽。再以蘸喉水。令患者。呷在口內。仰首搖盪。吐去毒涎爲妙。如紅腫壅塞。用針針破。惡去膿痰毒血。喉外堅腫。吸毒蓋藥圍敷。不腫只貼引毒出外蓋。先用手推拿幾囘。然後貼之。吹藥以賽珍丹。喉痧。吹以妙藥錫類散。珠黃散。腫者。吹以退炎散。虛火宜吹八寶散。此治外之法也。治內先以驅毒利毒喉水。卽玉樞丹研末。以金銀花露和勻服之。至於初起並方。以輕清透表。佐以化痰解毒。次以清泄。又次清化解毒。將愈用滋清化毒。善後以培土消毒。風盛益以驅風。寒甚佐以辛溫。挾濕佐以滲濕。利濕。挾食佐以消導。痰多加入化痰。火甚加之苦降抑火。結毒宜解毒。移濁佐芳香。此六淫疫邪治律之大略也。若內虛之症。或以扶元降火。或以滋陰降火。或甘緩抑火。或甘寒滋養。或營衛雙調。而加之清咽。或以鹹寒滋降。主治不越如是。亦在神而明之。存乎其人。昔賢云。能與人規矩。不能使人巧。臨證貴在活法可也。

醫藥小說　草木醫史（九）

涼月

第二回　奇術出奇人蒼生遇救　怪醫治怪病聲價自高

說罷。就處方而別。你道他開的什麽藥。原來是黨參五錢。於朮四錢。炙草一錢。乾姜八分。附子四分。桂枝五分。當歸四錢。白芍三錢。淡蓯蓉五錢。枸杞子四錢。飴糖五錢。紅棗五枚。鹿角霜五錢。與從前醫生所開的藥味。完全不同。當時金銀花爲鄭重起見。復請教於各大名醫。據他們說。此方非食三碗飯者。不能服此藥。況他已有四十多天未大便。火氣熱結。再服桂姜附下去。豈不是火上加油嗎。各名醫因爲莫明其妙。所以大家聯名去質問。何以脈見歇止。病尚可救呢。不一刻。就接到吳茱萸的覆信。但見上面寫着道。

人之欲死。其身中陽氣。必有一條出路。或氣促大汗。或下痢不休。或神昏陷塌。今病人一無所苦。五日之危。余實不能。脈之結代。以鄙見論之。係服燥淡滲之品太多。腸胃枯澁。其所以二十餘日未食。四十餘日未便。因無穀氣以生血脈。血脈乾澁。不能流利。故脈見代結也。未必竟爲死症。若能速服余方。尚有一線生機。否則迨矣。

當時經衆醫議決。因除此之外。也無他法。祇好死馬當活馬醫。先吃他一劑。以看動靜。豈知服藥後。竟能稍稍吃些稀粥。第二次復診。羣醫勸他藥味減輕些。昨日之方。未免太險。那知他不但不減輕。反將原方桂枝易肉桂。鹿角霜易毛角片。黨參換老山高麗參。羣醫因他初次有效。也不敢多說。連服二劑。又加半硫丸二錢。服後腹痛陣作。大便稀水淋漓。一連三日。共下硬燥屎四十餘節。每節二三寸。一方以參附湯助之。最後服歸脾湯而愈。（未完）

傷寒今釋

陸淵雷

▲此稿有著作權禁止翻印轉載

傷寒論十卷。漢張機撰。機字仲景。南陽人。嘗舉孝廉。建安中。官至長沙太守。其自序云。余宗族素多。向餘二百。建安紀年以來。猶未十稔。其死亡者三分有二。傷寒十居其七。感往昔之淪喪。傷橫夭之莫救。乃勤求古訓。博采衆方。撰用素問九卷八十一難陰陽大論胎臚藥錄幷平脈辨證爲傷寒雜病論合十六卷。雖亦能盡愈諸病。若尋余所集。思過半矣。所謂傷寒雜病論者。或云傷寒即今之傷寒論。雜病即今之金匱要略。或云雜字本作卒。讀爲猝。猝病者猝然而病。即西醫所謂急性傳染病也。由前之說則傷寒與雜病論爲兩書。由後之說則傷寒卒病論爲一書。今案上文云傷寒十居其七。其意若曰傷寒之病最爲毒厲。故作書以明其治法。然則以傷寒卒病論爲一書者是也。

宋陳言著書名三因極一病證方論。簡稱三因方。三因者「一曰內因。爲七情。發自藏腑。形於肢體。一曰外因。爲六淫。起於經絡。舍於臟腑。一曰不內外因。爲飲食飢飽、呌呼傷氣、以及虎狼、毒蟲、金瘡、壓溺，之類。」案陳氏三因之說。原出金匱要略而與金匱微異。一切疾病之原因實不外乎此三者。近百年來西人精究細菌之學。謂外界事物中最足爲病因者莫如么微有機體。即細菌原虫。其蔓延無所不至。爲種種傳染病之原因。然淵雷以師友所漸。別有說以明其非是。傷寒論者治外因病之方法也。外因之病往往流行於一時。故晉唐間醫書謂之天行。謂之時行。俗醫謂之時症。西醫謂之急性傳染病。此等病除夏秋間流行之暑溫濕溫外。以傷寒方治之。無不立效。故惲鐵樵先生云。傷寒之法可以貫徹各種急性內科病。傷寒之理且可以貫徹各種慢性內科病。非虛言也。學醫者從此入手則用力少而成功多。趨向既正。亦不致誤入魔道矣。

仲景之書。更五胡十六國之亂。曾經散佚。晉王叔和搜集編次金成無已爲之註。是爲原本。此外註傷寒者百餘家。多移易次第。非復叔和編次之舊。別有宋刻本。係宋林億等校正醫書後所刻。今原板不可見。所見者明趙開美覆刻本也。此篇即依趙本文字。原書篇次。辨脈法第一。平脈法第二。傷寒例第三。辨痓濕暍脈證第四。今案首三篇是叔和附益。第四篇是金匱之文。諸家註釋多從太陽篇起。此篇亦同斯例。

辨太陽病脈證幷治上

太陽之爲病脈浮頭項強痛而惡寒

病之名曰太陽。驟聞之頗覺模糊影響。不能明瞭。其實不足異。此即所謂學術語也。凡脈浮頭項強痛惡寒之病。古人謂之太陽病。故一言太陽病。聞者可以言下立悟。知其病爲脈浮頭項強痛惡寒。省却種種說明。即是學術語之效用。醫書所稱陰陽約有三種意義。熱爲陽。寒爲陰。一也。實爲陽。虛爲陰。二也。外爲陽。內爲陰。三也。太陽病之陽。外爲陽也。太者極甚之詞。猶言最也。太陽病是人身最外層之病。蓋風寒外襲。皮毛肌膚受之。皮毛肌膚在人身最外層。故曰太陽病。

頭項強痛即頭痛項強也。三叉神經受風寒之刺戟。故頭痛。項背之神經受風寒而麻痺。故項強。調節機能。不能適應氣候之變化。遂感風寒故惡寒。身體之外層受病。氣血有向外救濟之勢。故脈浮。徵之實驗。太陽病未發熱者脈不浮。發熱則脈浮。故知脈浮二字實包括發熱在內。惡寒發熱爲太陽之主要證。但惡寒而不發熱不必定是太陽病。頭痛項強。亦不必是太陽證。發熱之後漸漸不惡寒。則謂之太陽已罷。故發熱惡寒而又見脈浮頭項強痛者斯爲太陽病無疑。

天元紀大論云。太陽之上。寒氣治之。中見少陰。釋之者曰。太陽本寒而標陽。蓋以其發熱，故謂之標陽。以其惡寒、故謂之本寒。太陽病誤治而虛其正氣，可以變爲少陰。故謂之中見少陰。以其頭痛項強。故靈樞經脈篇云。足太陽之脉上額交巔。從巔入絡腦。還出別下項。循肩髆內。挾脊抵腰中也。而醫家之主張運氣者。乃曰天有六氣。人有六經。在天爲寒。在地爲水。在人身爲太陽。太陽之氣。運行於遍身之膚表。以寒爲本。以熱爲標。傷太陽之標陽。故發熱。動本氣之寒水。故惡寒。病在表而涉於太陽經脈所循之分部。故頭項強痛。

一派虛無玄妙之論。似人身眞有本寒標陽之氣。眞自十二經絡者。張志聰陳修園以下滔滔皆是。中醫安得不受非難。安得不遭破滅哉。要知中醫之長處。在於積古相傳之驗方。中醫之短處。在於陳陳相因之謬論。仲景書之所以可貴者。以其教人憑脉證以用藥。而說理處極少。具中醫之長處。無中醫之短處也。註家以五運六氣釋仲景書。捨其長而加以短。意欲尊之。適以誣之。吾人以生理病理釋仲景書。表彰其所長。補置其所闕。必如是。然後中醫有進步。必如是。然後西醫可滅口。第鄙人學力苦淺。所得於師友者。未能聞一知二。觸類旁通。繼起而光大之。所望於同志諸君矣。

西醫所謂急性病者。謂其病之治愈或死亡。不出三四旬者也。急性病中之急性傳染病多有秩然一定之經過。謂之病型。自傳染至發病。曰潛伏期。始見病證。未能斷其所染爲何種病菌時。曰前驅期。更進而至進行期。乃見該病特有之證狀焉。前驅期之證爲惡寒發熱頭痛骨節疼痛等。是卽中醫之太陽病也。然西醫於前驅期殊無治法。不得不聽疾病自然進行。必待確知所染是何種病菌。然後施行其所謂根治法。中醫則病在太陽時卽有種種治法。卽可從太陽治愈。所謂上工治未病。西醫不得不讓吾高出一頭。且由此可知病菌非絕對的病原。殺菌亦非治病之惟一方法。何以言之。若使前驅證因病菌而發。何以但解太陽病菌卽不復爲毒。若使傳染病因菌毒而生。何以不殺菌亦能愈病。夫中醫不殺菌而愈病是事實。雖西醫亦不能加以否認。然則病菌也者。必先病而後菌肆其毒。病解則菌亦不足爲患。故曰病菌非絕對的病原。殺菌非治病之惟一方法也。

太陽病發熱汗出惡風脈緩者名爲中風

太陽病或已發熱或未發熱必惡寒體痛嘔逆脈陰陽俱緊者名爲傷寒

此兩條言太陽病中又分中風傷寒兩種也。此所謂中風、絕非猝然倒地、口眼喎邪之中風。此所謂傷寒、亦非書名傷寒論之傷寒。猝然倒地之中風是腦病。此中風是身體外層之病。猶俗所謂傷風耳。書名傷寒論之傷寒。是廣義的。包括一切急性熱病而言。此傷寒是狹義的。亦是身體外層之病。故難經五十八難云。傷寒有五。有中風、有傷寒、有濕溫、有熱病、有溫病。難經雖不足信。然傷寒之中又有傷寒。卽是廣義狹義之別。可見傷寒之名。自古相傳有廣狹二義也。夫俱名中風而有截然不同之兩種病。俱名傷寒而有廣狹不同之兩意義。從科學的眼光觀之。未免漫無限制。不過此等名稱有長時間之歷史沿革。若欲率然重爲釐定。則僕病未能。中風與傷寒皆是太陽病。故皆見脉浮發熱惡寒之證。中風條言脉緩是浮而緩。傷寒條言脉緊是浮而緊。抑緩之與緊。是脉象。是指端之觸覺。初學者往往難以辨析。凡鑑別診斷當取顯然易見之證候。故中風傷寒之鑑別法。不在脉之緩緊。不在熱之已發未發。不在惡風惡寒之異。不在體痛嘔逆與否。而在病人之有汗無汗。且脉之所以緩。卽因有汗之故。脉之所以緊。卽因無汗之故。中風條固明言汗出。傷寒條則未言無汗。然而知其無汗者。以其言脉緊也。凡無汗之寒人。其皮膚必比常人爲乾燥。診脉時可以觸而知之。有汗者亦不必通身大汗。但其皮膚略覺潮潤或一陣陣微汗。卽是有汗。

今當進而言傷寒中風之病理矣。傷寒論之法可以治一切急性熱病。所謂熱病是指發熱之病。故發熱爲傷寒主要證。發熱之病理爲傷寒之主要病理。苟能明乎發熱之故。不但惡風惡寒有汗無汗脉緊脉緩可以迎刃而解。卽全部傷寒論亦已通其泰半矣。

人身內外本自溫暖而不涼。所謂體溫也。健康人之體溫。無論冬夏。常爲攝氏寒暑表三十七度(華氏九十八度)。雖有上下。不過半度而止。若昇至三十八度以上。卽爲發熱。故發熱者體溫過高之謂也。欲知體溫何故過高。則當先明體溫之來源與去路。人自有生以後。無日不以食飲養身。所食者是蔬穀魚肉。然所需者是肌肉藏府之組織。而欲變蔬穀魚肉爲組織。必經幾次化學作用而後成。日日食飲。卽日日增加新組織。若使有增而無損。則人體之長大。

（席大律師北事務所設九江路二十二號南通四樓電話中央九八四四號
南事務所設西門外泰亨里口電話南市六六五號）

本報特聘席裕昌、朱希雲大律師爲常年法律顧問

（朱大律師北事務所設愛多亞路三十八號電話中央三三〇一號
南事務所設城內老縣西九十三號電話南市八二號）

本報發行部啓事

訂閱本報及關於發行部函件請寄上海浙江路七百八十號衛生報館發行所
蒙賜稿件及問病等函件仍請逕寄上海白克路人和里十八號

欲得本報全璧者

請購

衛生報彙刊

第一第二集

本書自本報第一期起至念五期止。彙訂洋裝一厚册爲「第一集」念六期起至五十期止彙訂洋裝一厚册。爲「第二集」合購一二彙刊。方湊齊本報全份。內容都五十餘萬言。撰述者都二百五十餘人。集各人之心得經驗著爲學說。對於人體各症。莫不詳述無遺。所以人手一篇。猶如聘請常年之醫藥顧問。更有女子作品。爲他報所不載。而爲本報所獨有。良以女子諱病。凡屬隱病。忌醫者多。今由女子口中。曲曲寫出。不留餘言。故本書不但爲醫家所必備。而亦爲醫菻之南針也。存書無多。欲購從速。實價每集大洋一元二角。合購二册。實收二元。郵票九五寄費加一

本館發行部啓

衛生報

三之時期

過去

- **裝訂不便**：本報以前之篇幅頗大既不便裝訂又艱于披閱
- **廣告太多**：廣告之多雖於報館之收入有益然內容往往因之減少
- **少科學化**：昔日之中西醫界限分明故本報對於西醫學說均不登載
- **說理艱深**：從前所載之文字均說理艱深不能普及民衆

現在

- **印刷精良**：本報現在之印刷較前尤爲精良不但便於閱讀而且富於美術
- **篇幅擴充**：擴充篇幅即減少廣告地位本報現在之廣告地位與過去相較大有天壤之別則內容之豐富可想而知
- **優待定戶**：凡定閱本報者一律贈送丁甘仁百病醫方一厚册價值大洋二元本埠更有謝之光杭穉英之精美畫圖
- **切合實用**：本報所載之文字均切合實用有益身心醫者可作臨診之導師病家可作醫藥之顧問
- **明白淺顯**：本報之文字均淺顯明白雖屬婦人孺子亦能一目了然無格格不入之弊
- **融滙中西**：本報自五十一期起對於稿件不偏重中醫對於中西學說能兼收並蓄溶合於一爐
- **裝訂成册**：本報於六十一期起改變格式期期將一大張之報紙訂成小册不需剪裁即可披閱
- **准期出版**：報紙對於出版之信用最爲重要本報自出版以來素未脫期信用昭著

將來

- **時出專號**：本報將來擬時出專號專論一證之病原治療預防等法應時令之須要而出
- **增加報張**：由一張而增加至數張聘請名醫分類編輯之
- **廢除廣告**：將全部廣告一律廢除專載文字分門別類
- **設立分館**：將來本館須設立分館於各埠使讀者可就近定閱

▷打破其他醫報之欺騙賣老陳腐抄襲之弊端提倡切合實用之社會家庭婦孺青年之衛生◁

衞生報　第六十四期　一

衞生報

褒存

主編　丁濟萬　主幹　趙公尚
編輯　朱振聲　時逸人　宋大仁　賈肯芸

THE HYGIENIC WEEKLY

Aditors Dept.,
19 Jen Woo Lee, Burkill Road, Shangha

Sales Dept.,
780 Chekiang Road, Shanghai

（總事務所）上海白克路珊家園人和里十八號
（發行所）上海浙江路五馬路口七百八十號
（印刷所）上海閘北寶昌路仁餘里明華公司

第六十四號

本期要目

注意　凡訂閱本報全年一份一律贈送百病醫方大全一册六人同時訂閱祇收五份報費

中華民國十八年三月九號（星期六）
本報每逢星期六出版一册售洋四分
全年五十期連郵費二元四角（國外加半）

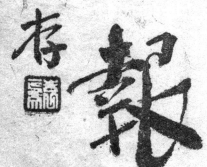

衛生報　第六十三期　二

本埠愛讀本報諸君公鑒：

啓者。本報日求改良。精益求精。編輯撰述人員。皆經特聘。紙張印刷等等。亦與他報不同。故近期來材料豐富。且裝訂成册。不需剪裁。即可披閱。是雖專爲讀者着想。而得不少之同情。然本館所費不貲。已覺超過預算之外。向之本埠報販之來批發者。對於實價再三折扣。以每期數千份計算。本館虧累已不在少。而況目下加意改革。成本益重。對於報販零售。殊覺蝕不勝蝕。刻擬**停止報販零售**。本埠諸君若欲得本報者。請移玉至『白克路人和里本館總事務所』或『浙江路五馬路口清和坊對過本報發行所』零購或訂閱。若因路遙不便。可來函申述。當差專人前來面洽。本報非敢自高身價。實以不得已之苦衷。幸閱者諸君諒之。

衛生報館發行處啓

醫評

溝通中西醫學之商榷（續）

王宇高

現代醫學吾人不應認爲滿意

（原文六）專講治病。自然在識定了病以後。如獨鶴先生所說。西醫識準了。往往沒有法子治。這就是現代醫學。吾人不應認爲滿意的道理。所以要力求進步。而中醫却覺得古書已經萬能。試問還有上進的餘地麼。一邊跟着各種科學往前跑。一邊株守不動。中醫將來的結果。就難樂觀了。

（糾正六）我們中醫界之青年。並無迷信古書者。只求病理之確當。方藥之實效。勿論古今中西。擇善而從。蓋本諸孫中山先生綜合世界科學與東方文明而創立國民革命黨之主義也。龐氏既自認現代西醫不滿意。而又大聲自號曰。力求進步。但吾並未見有如何動作。究竟如何底蘊。請龐氏細將從事求進步之工作。一一告我。蓋吾人之望爾輩之進步。亦猶望吾自己之進步。只要爾輩實求進步。與奮工作。吾人自當引爲學術上之良友。特所慮者。恐爾輩只知用帝國主義之侵略手段。打破他人飯盌。擴充自己地盤。然後可以自尊自大。自由自在。將病人之肢體。任意剖割。是不僅爲我中醫之學術憂。且爲我中國民族之生命悲也。吾之所以不自量力。與爾輩奮鬬者。實此故耳。

西醫應用中藥就是中醫失敗

（原文七）要說拿中醫應用的藥品。應用到西醫斷定病上去。那麼對不起。外國人正在那裏越俎代謀。柴胡，甘草，大黃，當歸。一樣一樣。用科學方法。弄了多時了。他們有結果。就是中醫失敗。

（糾正七）國產之藥物。是中國之國產。凡是中國之國民。誰無振興之責任。尤其是一班西醫們。既學得外國之科學。研究國藥。努力化驗。發明功用。推銷世界。更爲唯一的天職。乃龐氏不然。反戲笑般的說。『那麼對不起——他們有結果就是中醫失敗』。中醫失敗。就是國藥失敗。豈龐氏非中國之人乎。嗚呼。吾輩中醫。於同胞之學得科學者。既難望其相助。則吾人研究科學。自求進步之工作。尚可須臾緩哉。

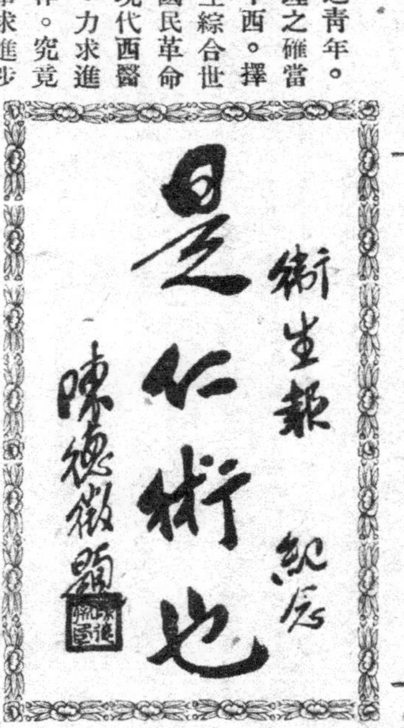

妄說化爲西醫不知爲學方法

（原文八）要是中醫來學西醫的診斷法。（原註。一只寒暑表却不算數）那算是中醫化爲西醫。却不是溝通二字。

（糾正八）中醫學西醫的診斷法。便是中醫化爲西醫。然則中國人之學西洋人醫學者。便中國人化爲西洋人乎。勿論何種學術。其由來既各含有民族性。其推行又宜適合於社會之需要。是以就政治學論。美國有美國之特性。法國有法國之特性。斷不能整個的相同。所以孫中山先生創造新中國。是採取歐美之政治。合以中國之國情。取其所可用。棄其所不可用。再因襲中國所固有者。若照龐氏說。則將謂中山先生之革命。亦化爲西洋之革命乎。於此。吾知龐氏亦必以爲否不是矣。乃何獨於吾中醫之學西醫中之合宜者。採取而用之。妄說化爲西醫哉。學者最要之方法。對於受師所授。當一隅三反。對於己之所習。當融會靈通。切忌囫圇吞棗。整個呆板。刻舟求劍。膠柱 瑟。何況醫學。動關人命。龐氏既自以腹中吞有整個而不化的外國棗子。爲無上奇寶。反以吾中醫之對於西醫學術。用分金爐溶化。擇其可用而用的工作者。妄說化爲西醫。豈其不知爲學之方法耶。

丹痧斑痧治辨（續）

張山雷

若治療之法。痧則全係感觸之邪。故始宜輕揚升發。（止宜辛涼。如荊、蒡、蟬蛻、桑叶。蒺藜之屬。不可辛溫。見點而面鼻未透。可用葛根三四分。亦不可重用古人治瘄以升麻葛根爲主劑。今宜審愼。）其繼卽須清解。必不可升柴太過。致成喘脫。疹則肺熱泄于肌表。宜清肺火。更不可升散。瘄則肺溼未化。而肺氣已虛。宜清養肺胃。參以化溼。不可發散。亦不可涼潤。斑則胃家一團毒火。惟有大劑清胃。古法多有以升麻葛根作透斑計者。今則竟如鴆毒。萬不可用。九芝所言。尙嫌粗率。未盡熨貼。至其所謂有是者。脘必悶。脅與不齊。以脘悶之解與未解爲辨。有是者熱必壯。解與不解。以汗出之透與不透爲辨。則全爲痧之一證。而言最爲精警。而丹疹與斑。殊不可一概而論。蓋痧是感觸之時邪。閉結於肺胃之間。所以胸脘無不滿悶。而本爲外來之邪。則惟有疏通肌表。驅之透泄於外。而其毒乃解。取汗宜也。然亦不可大汗淋漓。重傷津液。必多變幻。若疹之與斑。本非新感之邪。又何得以透汗爲必要之訣耶。頤又按治痧之法。先宜疏散。繼則清涼。古今名賢。無不持此主旨。凡有發泄未透。而胸脘痞塞者。萬不可早投寒涼。遏而鬱之。致令邪無出路。必爲喘急閉塞。不可救藥。惟近數年來。爛喉痧疫盛行。闔門傳染。變幻極速。一二日間。痧子尙未透達。而喉爛不堪。已成不治。則其勢洶湧。一朝病發。內熱如焚。不及待解表透泄。而已燎原莫遏。治此者。苟非於大劑涼解中。參入荊、蒡、等物。多不可救。若必執定次序。俟其表解痧透之後。再授清涼。病勢萬不能待。此時邪癘氣之急於星火者。必不能拘守恒法。亦不可不知之圓機也。

又西法有治喉痧之血清。皮下注射。其效甚捷。蓋病勢孔急。湯藥入胃。猶嫌其不能速達病所。而注射之法。卽從血絡中以解其毒。洵是捷徑。此西醫之長。可以輔中醫藥力之不逮。治療重症。尤不可缺。頤已驗之屢矣。（完）

吳興三陸的世傳良方

王惠棠

當明代嘉靖的時候。湖州府吳興縣有三個名醫。就是所謂三陸。三陸是祖和父和孫三人。第一世是養愚先生。名叫嶽。第二世是肖愚先生。名叫桂。第三世是祖愚先生。名叫士龍。三陸祖孫相傳。爲人治病。多有奇效。湖州府誌稱他。『名重三吳。外至閩嶠粵海。皆敬信云。』又載他著述有『紅爐點雪。三世醫驗。』二種。紅爐點雪……我沒有看到。我只看過三世醫驗。是曹赤電先生的重校本。仔細研究他……診斷法是專以脈做根據。治療法除運用古方以外。尙有他們自立幾個良方。至其議論。確能對於內難金匱及諸名家遺著。有心領神會的地方。我嘗說。讀古醫書。除諸大家有特別發明者外。對於小家書籍。要當尋着他的寫到處。尤其是自製的驗而又驗的一生常用的良方。更可寶貴。我們應當研究他……發揚他底。我本着這個意思。把三陸世傳的良方。研究一下。

陸氏方可分補虛攻實二種

（甲）補虛方

（一）調氣養榮湯　歸身　白芍　川芎　茯
苓　木香　白豆蔻

（二）順氣養榮湯　歸身　白芍　川芎　茯
苓　木香　白豆蔻　陳皮

（三）清氣養榮湯　歸身　白芍　川芎　茯
苓　木香　白豆蔻　陳皮　黃連

（四）達氣養榮湯　歸身　白芍　川芎　茯
苓　木香　白豆蔻

（五）補氣養榮湯　歸身　白芍　川芎　茯
苓　木香　白豆蔻　人參　白朮

（六）寬氣養榮湯　缺

（七）疏氣養榮湯　缺

以上七方。二方缺而不見。看其五方。歸芎芍苓香豆六藥。方方皆有。增減一二味。又成一方。確得仲景眞方的遺意。斷不是泛用濫取。雜湊成方人們。所可同日而語。究其好處何在？吾嘗細思。人體的生機。和疾病的起點。全在氣血和不和上分別。或因氣先不和。而後累及血亦不和。或因血先不和。而後累及氣亦不和。到其成病。多氣血兩不相好。要兩和氣血。流傳的古方裏。我們所習用的。要算八珍湯一方。合養氣的四君。養血的四物。成爲一方。實是好方。但是要曉得。氣不和是滯。四君的甘草。未免以滯助滯。血不和是瘀。四物的熟地。也未免以瘀助瘀。甘草熟地二味。於氣血不和的病。確不相宜。三陸知之。所以除去甘草熟地。加上木香豆蔻。使不和的氣血。頓時能和。確有眞理。我嘗用之。也多有效驗。至於加一味陳皮爲順氣。再加一味黃連爲淸氣。加人參黃連二味爲達氣。加人參白朮二味爲補氣。淸輕靈巧。確是妙方。我本其意。以爲加蘇梗於順氣養榮湯內。可爲疏氣養榮湯。加梛檳於順氣養榮湯內。可爲寬氣養榮湯。是不是果相合否？

(乙)攻實方

(一)潤字丸　大黃八兩　酒浸晒乾　蒸半熟　半夏　陳皮　枳實　檳榔　山查　白朮　前胡　花粉　各一兩
每藥須略炒黃　或晒乾爲末　姜汁打神麴糊爲丸　梧子大　因病人虛實用之　每服五六分　至一錢　或二三錢

(二)又潤字丸　生大黃十二兩　半夏一兩　橘紅一兩　枳實二兩　檳榔七錢　山查二兩　甘艸三錢　前胡二兩　花粉二兩　杏仁二兩　牙皂二兩　水發丸　空心白滾湯下二三錢

以上二方　攻腸胃的實積。雖本於仲景的三承氣湯。至於前胡杏仁花粉上焦開氣藥。確是別有心得。因爲上閉則下塞。通下先須開上。此等物理。普通醫家。對於通小便。類能知之。至於通大便。則三陸所獨到。確可佩服。二方的長短。曹赤電先生說。『當用後一方爲佳。不獨積滯可下。而且畜血痰垢。亦卽能下之。』更是中肯之言。此等丸藥。用處最多。我願同道預配而備之。

風溫腦炎之治法

王耀卿

西醫主形質。中醫尙氣化。形質易知。氣化難明。故西醫於外感之風寒暑濕燥火。內損之五勞六極七傷。則茫然無知矣。故其治之鮮有效。蓋不知標本之弊也。經云。熱氣大來。火之勝也。金燥受形。肺病生焉。人身內有臟腑。外有經絡。邪之客於形也。必先舍於皮毛。留而不去。乃入於孫絡。由孫絡而入於大絡。由大絡而入於經脈。由經脈入腑。由腑及臟。此外感之邪自外而內之次也。風爲陽邪。不挾寒者。爲溫邪。溫邪上受。首先犯肺。因肺合皮毛而主氣。氣屬衞。邪傷肺衞。故其症狀有身體發熱。顱脹。胸悶。舌絳苔白。脈浮弦而數。或咳嗽喉痛。等症。斯時可用辛涼之劑。以解其表。表解則邪不傳而病愈矣。若失治。則表邪傳襲於營絡。絡脈壅遏。熱蒸肺胃。而津耗。故有頭痛。目赤。身灼熱。口渴。乾嘔。煩悶。譫語。脈弦而數。或發斑發疹。等症。斯時可用泄熱和陰淸透營絡之劑。以淸內熱。俾肺津不耗。則熱淸液復而愈。若治不如法。或被辛溫誤汗。則風火相煽。邪竄心胞。逼亂神明。因而舌乾絳齒燥。手足瘛瘲。昏厥不語。或譫語發狂。諸症起矣。當斯危險之時。尙可以鹹寒救液。急下存津之妙法。以挽救其垂絕之眞陰也。否則邪犯肺胃。灼燥陰津。引動木火。風火上攻。淸竅被蒙。腦之脈膜有不發炎者乎。腦膜發炎。則生機絕矣。西醫治之也。但知救腦。豈知此腦之所以發炎者。由于風火上攻。不熄其風。不淸其火。舍其本而治其末。病之能愈者吾不信也。故吾曰。西醫主形質。中醫尙氣化。各有長短。不可偏廢也。

喉症診治概要

張星舫

喉症者。君相二火刑尅肺金之所致也。蓋咽喉本屬兩部。而總歸納於肺。此世之治咽喉病者。要不外以肺爲主體耳。抑咽爲六府之通衢。性屬陽。喉爲五臟之總門。性屬陰。陽中有陰。則天氣降而咽不病。陰中有陽。則地氣升而喉不病。故咽喉兩部。簡稱之爲陰陽升降之道路。亦無不可。倘陰陽二氣。偶失運用之功。必肇食塞氣通而致咽病。或氣塞食通而成喉病。食氣俱塞。則咽喉同病。考其致病之原。有得之於花柳者。有得之於煤炭毒者。有得之於失眠者。而最盛行於秋冬。因秋冬爲收藏當令之際。一遇天氣亢旱。則金水枯燥。失其收藏之職。是以君相二火上炎。刑尅肺金。釀成喉病。茲將喉病之現象。臚列於後。

(一)咽喉紅腫疼痛。口乾舌燥。唇紅作渴。脈象大數者。爲燥熱之現象。

(二)喉紅腫疼痛。舌燥唇紅。痰多不渴。脈象大數。或細數者。爲脾胃有濕熱。肺金有燥熱之現象。

(三)咽喉腫痛。而現白喉。舌唇之色俱淡。脈象沉緊。痰多色白而膠粘者。爲上熱下寒之現象。

詳審乎此。則診治得宜矣。燥熱者。宜清潤。脾胃有濕熱。肺金有燥熱者。宜潤燥並用。兼須清解。上熱下寒者。宜寒熱並用。更須利濕降胃。如脾胃濕熱者。十居八九。純粹燥熱者。僅居二三。上熱下寒者。亦間有之。蓋肺胃不降。因於土濕。肺胃上逆。則君相二火。下降無路。必致上炎而尅肺金。故成喉病。若脾胃無濕。肺胃不逆。二火隨而下降。何病之有。試觀患喉症者。其痰飲無不極盛。此其明證也。甚至聲音啞。咽喉閉塞。滴水不通。狀極危險。宜急以末藥吹入喉中。開其關竅。然後再用湯藥。令其徐徐含嚥。自當痊可。若得病之初。發熱惡寒。於上述治法。除上熱下寒者外。略加發汗之品。使汗出表解。內病得以外出。自然減輕。或謂喉症忌表。恐表後而虛陽上升。殊非通論。良以喉症當用辛涼發汗。不可用辛溫也。仲景金匱之咽喉。謂之惑症。因二火上升。宮城不清。志意迷惑。故謂之惑。治以半夏瀉心湯。芩連以清上。乾薑以溫下。而傷寒之治喉。則用甘桔及苦酒湯半夏散等方劑。其所以必用半夏者。因半夏爲燥濕降胃之聖品。尤爲喉症必須之要藥也。

月經病表解

朱振聲

月經病之大綱。可分爲二。曰不調。曰不通。而其間有兼證者。或疼痛。或發熱。最宜詳辨。至於避年經居經暗經等等。此爲生理之特殊。自當別論。不能作病態觀也。茲列表如下。

月經不調

- 先期
  - 血少色淡者—當歸補血湯—虛甚者用聖愈湯
  - 血少色紫者—姜芩四物湯
  - 屬熱而實者—芩連四物湯
  - 屬熱而虛者—地骨皮飲湯
  - 血多無熱者—膠艾四物湯
  - 血多有熱者—芩朮四物湯
  - 血紫塊者—桃仁四物湯
- 後期
  - 實—腹脹痛—過期飲
  - 虛—腹不脹痛
    - 八珍湯
    - 雙和飲
    - 聖愈湯
    - 人參養榮湯
- 腹痛
  - 經前—屬實
    - 氣滯者—延胡索湯
    - 感寒者—溫經湯
    - 血滯者—通經湯
  - 經後—屬虛—當歸建中湯
- 發熱
  - 經前
    - 客感
      - 表熱有汗—桂枝四物湯
      - 表熱無汗—麻黃四物湯
      - 寒熱往來—柴胡四物湯
    - 鬱熱—加味地骨皮飲—便結者玉燭散
  - 經後
    - 血虛—六神湯
    - 脾虛—歸脾湯
    - 肝熱—逍遙散

月經不通

- 血滯—其病速—腹脹痛
  - 普通
    - 逍遙散
    - 紅花湯
    - 澤蘭湯
    - 玉燭散
    - 大黃膏
  - 特別
    - 室女—通經散
    - 寡婦
    - 師尼
      - 寡婦、師尼—柴胡抑肝湯
- 血枯—其來—腹不脹痛
  - 養真湯
  - 烏骨鷄丸
  - 柏子仁丸
  - 十全大補
  - 人參養榮湯
  - 補中益氣湯
- 有孕—飲食如常毫無病態者
- 避年—仝上

作者按，前二表不過述其大要而已。於至血枯一症。每易成痨。室女患之。多屬不治。

吞服鴉片火柴砒霜急救法

李東昂

世風日下。民生日蹙。一般意志薄弱者。或因愛情所迷。或因生計所逼。往往服毒自殺。出此下策。報章揭載。里巷喧傳。幾於無日無之。目之所觸。耳之所聞。予竊為之嘆惜不已。茲錄急救法數則。公諸於世。閱者幸勿忽之可。

吞鴉片烟之急救法

如發覺某人係吞服鴉片烟。市遠不及購藥。而危在頃刻者。可急以洋油灌入口內。使之將烟毒吐出。並使兩人扶之疾走。再以白礬一錢冲水使之飲下。助之嘔吐。倘吐出之水。仍有黃色。則是烟毒尚未吐清。可飲以筆鋪所用之柿漆一杯。以化餘毒。待其自覺腹餓時。如仍恐尚有毒滯於內。可使先吃白糖湯。或菉荳湯。或黃米粥等。以安胃氣。而消餘毒。如年老或體弱之人。在未進吐藥之先。可用高麗參末二三錢。或人參末錢許。煎湯令其先吃。藉扶元氣。然後再進吐藥。庶無虛脫之虞。及其毒物吐清之後。再進參湯少許。則其人漸漸復原矣。

吞紅頭火柴之急救法

紅頭火柴。其成分含燐質最多。吞服入胃。救之不速。則萬無生理。在中毒未久者。速用硫酸銅二分五釐。以冷水二兩半化之。分六次服下。每隔五分鐘一服。服至大吐為止。然後再服瀉藥一二次。則燐毒悉盡矣。如無西藥房之地。則急用清水一面盆許。放入鍋內。煮至將沸之際。再將皮絲烟四兩放入。如下麵然。隨即用夏布濾過。取湯候稍溫時灌入服毒者口中。再扶之疾走。使之大吐。吐後再灌。直至吐出之水無火柴氣。方可令其安臥。再服松香末一二次。每服五釐。或用生雞蛋白十餘個溫水送下。以解毒潤胃。其餘善後之法。及年老體弱之人。可參看前法。

吃砒霜之急救法

砒霜入腹。能使腸胃腐爛。急救之法。初時亦可吐瀉兼行。如時間過久。腸胃受創已深。可用防風勾籐荊芥各一兩。煎湯溫服。重者等分倍之。或能挽救於萬一。或用防風一兩研末。雞蛋白調服亦可。其餘善後及年老體弱施治之法。均與第一則同。

總之。無論烟毒燐毒砒毒。施治之法。不外吐瀉解毒。以救其急。和胃生津。以善其後。而加減配合。又在施治者臨時變通可耳。

煮藥新法

史濟行

我國藥品。必須煎熬而後可服。對於手續上頗感不便。而尤商界中人。更覺困難。因之鄙人以經驗所得。得一代煮之法。其法用一大口熱水瓶。先將藥品放入。然後沖入滾透之開水。蓋緊木塞。待二小時後。可將藥汁倒出。即與所煮者無異。此法既省手續。藥汁又可完全泡出。服時猶能熱湯。一舉二得。病家之中。有因煮藥不便者。其曷試之。

蒼朮白朮功用之比較

黃彝鼎

白朮甘苦性溫。陽中之陰。稟土沖和之氣。為補脾正藥。生用則有除濕益燥消痰利水之功。製熟則有和中補氣生津止汗安胎之功。一言以蔽之。補脾燥濕。

蒼朮甘而微苦。氣辛烈。可升可降。能徑入諸經。疏泄陽明之濕。辛溫快氣。汗與鬱並解。芳氣辟邪。得天地之正氣。一言以括之。燥濕強脾。升陽散鬱。

按本經蒼白朮功用相似。惟節去止汗二字。均為脾胃聖藥。從古不分。自仲景始而陶宏景因之。蓋白朮味甘。蒼朮味苦。白朮止汗。蒼朮發汗。白朮性優。蒼朮性劣。補脾之功。蒼不及白。燥濕之效。白遜於蒼。朮補中帶燥。可為補脾之君。不可作燥濕之君。蒼朮燥中寓補。可為燥濕之君。不可為補脾之君。凡欲補脾則用白朮。欲燥濕則用蒼朮。如補燥相兼。則相兼並用。如補多於燥。白朮多而蒼朮少。如燥多於補。則蒼朮多而白朮少。為因症而權衡之。

冬傷於寒春必病溫之我見

張治河

內經云。『冬傷於寒。春必病溫。』古人認為冬時受寒。伏於體內。至春化為溫病。余對此問題。頗懷疑竇。夫人體構造。緊密異常。無形寒氣。試問從何而入。即使果有寒氣內伏。既化爲溫。則調節作用。已將體溫放出。與寒氣化合。而成中立性矣。何以當時不病。而化溫反病乎。例如砒霜毒物。一遇鹼質化合。尚不害人。豈吾人生活所賴之空氣。反較砒霜爲尤厲乎。考生理學云。『吾人攝取營養物質。與吸入之養氣化合。起燃燒作用。營各種機能。因各器官之工作。遂生種種廢物。與摩擦之熱量。在內臟者。從肺以排泄。在軀殼者。從毛竅以排泄。』春溫病理。余認爲冬令寒觸皮膚。毛竅 塞。排泄作用。發生障礙。熱量不得放散。廢物鬱積於中。醞釀日久。至春一觸即發。乃生理失常。復遭刺激而成也。既發之後。不獨皮膚排泄失職。即內臟亦蒙影響矣。於是廢物與熱量愈無排之門。血肉腐敗。遂化爲菌。西醫檢查病體。含有細菌。乃推翻六氣。認細菌爲原因。庶不知風寒者初起之原因也。細菌者已成之結果也。推之外感諸病。理盡如斯。

睡眠之研究(附安眠法)

鶴山

睡眠一事。爲吾人生活上所不可缺者。人生一日三餐。苟或缺乏。則覺飢餓而妨其活動。食物之重要有如此者。睡眠自古與食物並重。合稱之謂眠食。其關係之綦密。有可不言而喻者矣。

身體及精神疲勞時。其即思休養者。自然之勢也。故運用精神或勞動身體後。必思睡眠以補濟之。其理恰與飢則求食同也。若是則已疲之神經及筋肉。始得漸漸恢復。達其適可之度而醒覺。則其動作一新。有全身輕快之概。此固吾人日常所經驗者也。然以睡眠爲休養神經及筋肉之不可缺者。舊說也。更有最近之學說。謂吾人運用身體。體內即生有害之疲勞物質。此疲勞物質。必藉充分之睡眠。始得排出於體外。由是而有一新發明之說。其說維何。即腎臟之休養是也。

人第知腎臟之作用。爲晝夜運化無片刻之休養者。孰知其大謬不然。蓋腎臟至夜。亦圖休養而停止其作用者也。

然則夜間睡眠不足。翌日則覺精神惚恍身體倦怠而全無生氣者何耶。茲爲一申述之。蓋睡眠不足。腎臟亦隨而不能眠足。腎臟既不能眠足。則不能繼續其次日之動作。即前日生於體內之有害物質。亦不克排于體外。積至次日。次日更有第二批之有害物質產出於其間。於是積兩日分之有害物質。循環於內。故其精神之作用。身體之動作。無不懶且鈍矣。由是觀之。睡眠之於人。不綦重且大歟。附錄安眠法數種。爲輾轉反側。長夜耿耿。中旦不寐者之一臂助焉。

(一洗足療法)每夜臨臥時。用熱水洗足。使略滯于腦內之血液。下引至足部。易得安睡。

(二點數療法)夜中不眠時。心內點數一二三四等字。以至數百或數千。即得安睡。

(三深吸氣療法)房中空氣須潔淨。於不眠時。宜爲深吸氣數十次或數百次。即得安睡。

(四精神療法)不眠起於煩惱。煩惱生于妄想。或追憶數十年榮枯恩寃及種種閒情。此過去妄想也。或事到眼前。可以順應。而患得患失。猶預不決。此現在妄想也。或期後日富貴。子嗣榮顯。與夫不可必成不可必得之事。以與奮其精神。此未來妄想也。若能將三種妄想消滅。則安眠矣。

凡喜怒哀樂勞苦恐懼之事。只以五官四肢應之。中間有方寸之地。常時空空洞洞。朗朗惺惺。决不令之入。所以張文端有云。此地寬敞淸潔。不許人家闌入。蓋取深靜之意也。故入夜則蘧然一夢。冥然塊然。有天地日月與酬酢往來。以及災禍福。是非美惡榮辱得喪皆無之。斯時則若妄若迷。其神則寧。其天則全。

(五藥物療法)如用以上各法而無效者。則服藥。惟市上流行之安眠藥。多至數十種。大抵皆爲麻醉毒藥。切宜注意。不可久服

瘟疫初起五辨(附解疫良方)

顧允若

(辨氣)戴北山謂濕病多病氣。病氣者。吐瀉汗液之氣。與雲霧癘瘴之氣。水土霉溼之氣。五相薰蒸。而爲一種腐敗穢濁之氣也。瘟疫初起。病氣尤甚。不可不辨。

(辨色)戴北山謂溫病面色多汕垢。汕垢者。胃濁浮越於外。變爲一種似汗非汗也。瘟疫病由於穢惡而起。胃濁必甚。故初起面色有塵

垢如烟薰者。有光亮如油洗者。皆屬疫病之先兆。

（辨胎）戴北山謂溫病舌上多胎垢。胎垢者。腎氣不清。薰蒸既久而化也。瘟疫病。從口鼻而入於肺胃。或胃本有邪。則外邪與內邪相應。而胃氣不預。上佈於舌。或白或黃或灰或黑等舌。變見莫測矣。

（辨神）戴北山謂溫病神識多昏憒。昏者。五神失守。靈竅閉塞也。瘟疫病。邪從三陽中道而入。上淩心包。下陷厥陰。最易神昏識亂也。

（辨脈）戴北山謂溫病之脈。模糊而不清淅。以氣血不清。脈道不利故也。瘟疫。病外受厲氣尸氣無形之毒。內伏暑溼瓜果酒食之毒。三焦並發。氣血俱亂。是以瘟疫多怪脈者。執是故也。

（附解疫良方）　靈寶解疫湯

九節菖蒲三錢至一兩五錢　金銀花三錢至六錢　白殭蠶一錢至三錢　香豆豉三錢　鮮佩蘭十瓣至四十瓣　人中黃二錢　淨蟬蛻四分至八分　山梔仁三錢至五錢

疔瘡簡效方

心如

疔瘡的起始。紅腫痛。頂上有個僵丁。他恰未老先白頭。與別的瘍癰漫腫無頭者不同。來勢異常兇險。在中醫外科中療治起來。算不了什麼希罕。即善於刺疔的老嫗。將他的來路略針出血。貼上一張拔疔的膏藥。那就漸漸地好了。假使延西醫診視（以余個人所遇所見。）進了醫院。簡直是沒有一個生還。考問他們是究竟怎樣療治的呢。不是上了麻醉用刀割。就是用什麼敷扎的藥。疔瘡一症。忌割忌散。因此都犯了走黃的險路。今姑舉一人以爲例。有一位姓武的工人。少腹上生一疔。因爲他們是信仰西醫的。進了醫院。該西醫卽用那敷札的藥。沒有一時的光景。連背部亦紅腫　痛。纔一夜的工夫。那就嗚呼哀哉了。這不是活活的送命嗎。西醫之中。不乏明達之人。他們完全是否照這樣的治療。我亦未敢決斷。因爲我於西醫的學術。並未加以研究啊。不過我要忠告西醫。對於此症。既診斷沒有得手。應該廢然知返。另行研究別的療治方法。或考察中醫的治法。究竟怎樣比較的安全。毋不然善藏其拙。謹謝不敏。供手而讓之於中醫。卻亦不失爲良工的身分。決不要枉送人家的性命啊。這亦並非是余故意攻訐西醫。看人家死得可憐。代那些孤兒寡婦。發發牢騷罷了。今余有一極簡效的方治。敢以供獻於社會。用那野茄科梗子裏的虫。此類天生的一種植物上的寄生虫。在秋令荒野田園間是很多的。現今城隍廟裏餇鳥食的亦有售買。卽將活虫一條。用川貝末搗爛。捏成小餅。將疔頭用針略挑。置於疔頭。隨用膏藥貼上。一周時的工夫。將疔頭拔出了。換貼了幾次拔毒的膏藥。不出旬日之間。可以完全收功。倘在秋天雇人搜取。浸於麻油之中。臨時用硃砂伴過。將膏藥貼上亦效。并可以治一切癰症腫毒。靈效異常。藉行方便。這亦是一種惠而不費的功德事啊。

醫方淺釋（續八）

（時逸人）

陶氏黃龍湯　（攻補兼施法）（陶氏六書）

生大黃一錢五分　枳實八分　吉林參一錢五分　炙草八分　元明粉一錢　歸身二錢　川朴六分　大紅棗二枚

（主治）應下失之證。循衣撮空。神昏肢厥。

（方解）應下失下。正氣反傷。殆至神昏肢厥。正氣虛弱已甚。其脉象沉弱無力。然必有一部絃滑應手。苔色黃膩而乾。脘腹之內痞滿實堅。矢氣頻仍等症。故用大承氣湯。急攻其積。以去其邪。參歸草棗。氣血雙補以扶正。此爲氣血兩虧。邪正並治之良方。與吳鞠通氏。新加減之黃龍湯不同。與增液承氣。亦有分別。蓋吳氏於三承氣中。祇知調胃承氣故也。

五仁橘皮湯　（滑腸通便法）（俞氏經驗方）

甜杏仁三錢　桃仁三錢　松子仁三錢　柏子仁三錢　郁李仁三錢　廣皮一錢五分

（主治）腸中燥結津液乾枯。發爲大便祕結等症。

（方解）李士材曰。杏仁配橘皮。以通腸中氣祕。桃仁配橘皮。以通腸中血祕。氣血通潤。腸燥自除。按郁李仁有沉降性。能直達大腸。以清熱行滯。化氣之結。松子柏子。滋潤多液。

以滋其燥。燥結去則便祕自通。津液生則燥結自愈。此爲潤燥滑腸。體虛便閉之法。若欲急下者。如元明粉一錢五分。白蜜一兩。煎湯代水。自能淸熱破結。開閉通腸。

張氏濟川煎
（增液潤腸兼調氣法）（新方八陣）

淡蓯蓉三錢　牛夕一錢五分　升麻五分
當歸三錢　澤瀉一錢五分　枳殼八分

（主治）虛損祕結。——大便不通。

（方解）秀山氏云。大便祕一症。有熱結。有氣滯。有液枯。熱結則諸承氣爲正治。氣滯。必求其所滯之者。而爲之去其滯。如食滯則枳實導滯。痰滯則加味涼膈。瘀滯則桃仁承氣飲滯則觸飲萬靈。寒滯則厚朴七物。氣滯則六磨飲子。熱滯則當歸龍薈。皆足奏功。液枯多兼熱結。則養榮承氣爲正治。若液枯而兼氣滯。輕則五仁橘皮。重則濟水前。最效速。夫濟川煎注重肝腎。以滋液潤腸。蓯蓉牛夕。生津液以通腸。枳殼當歸。辛潤肝陰。苦泄滯氣。妙在升麻。升淸氣以輸脾。澤瀉降濁氣以輸膀胱。佐蓉膝以成潤利之功。張景岳謂病後虛損。而大便不通。則硝黃攻擊之劑。必不可用。若勢有不得不通者。宜此方主之。此用補於通之法也。誇之者。妄闢滋潤之說。爲世醫逢迎之詭術。未免信口雌黃矣。

蠲飲萬靈煎
（急下停飲法）（通俗傷寒論方）

酒炒芫花五分　煨甘遂八分　廣皮三錢
大棗十枚　酒炒大戟一錢　製半夏三錢　茯苓五錢　生薑二片

（主治）痰飲停積。心下痞鞭。痛引脅下。乾嘔短氣。胸滿心煩。苔黃膩。或白膩。脉滑實者。

（方解）六徑百一選方解云。停飲爲患。輕則痞滿嘔吐。重則腹滿肢腫。甚則化脹成。非鼓逐之。無以奏功。此方用芫花之辛辣。從至高之分。逐其停飲。又以甘遂大戟之苦洩。配大棗甘而潤者。緩攻之。則胸下及脅腹之飲。皆從二便出矣。此仲景十棗湯之功用也。俞氏佐以二陳湯。去甘草者。遵仲景治痰飲。以溫藥和之之法。陳夏苓薑。有行氣降逆祛濁之效。合十棗湯而用之。則氣機順。痰涎除。痞鞭滿痛。自能痊愈。名曰萬靈。洵不誣也。

簡明之診斷

樊光裕

診斷者。以望診、切診、觸診、打診、聽診、檢溫診、查各種病狀。指明何疾。此▲斷之謂也。

望診

望診、以觀察形色。定病之可治不可治也。

（1）皮膚現蒼白者。係血液虧耗之特徵。

（2）皮膚呈紫藍色。而口唇、眼瞼、耳翼、鼻尖、指爪、足尖、呈青灰色者。此爲肺臟及心臟之疾患症也。

（3）皮膚往往浮腫者。爲心臟及腎臟之疾患。

（4）皮膚乾燥不潤。此爲霍亂。及泌尿器疾患所致。但肺癆及壞血症。亦如是也。

（5）皮膚下面隱現血斑者。爲風濕之徵。

（6）皮膚及眼珠現黃色。爲心臟肝臟及消化力不強之疾患。

（7）皮膚無汗。爲下痢及泌尿器發生疾患。

（8）皮膚出汗過多者。爲風濕傷寒等之初步。

（9）出盜汗多。爲肺癆之徵象。

（10）半身無汗。半身有汗。大都爲交感神經系疾患。

（11）面色潤紅。且眼珠突出者。爲發熱之現象。

（12）前額密連頭髮處。所發出之疹。爲花柳冠。此梅毒之預徵。

（13）往往鼻梁陷者。亦爲梅毒之徵。是各較鼻。

（14）胸部腹部發隆起紅色小斑點。用指壓之。即變褪色。此爲傷寒症也。若遍身全有。是爲發疹傷寒也。

（15）除老年人外。頭髮脫落。爲頭皮疾患。及各種重症。初愈時而然。

（16）頭部（眼）有轉動無常。或定而不轉者。皆爲神經系疾患。轉動者爲神經病。定而不動。爲腦脊髓之症也。

（17）小兒眼珠忽然斜視。係急驚也。

（18）眼珠忽然陷沒爲重症之暴症、痢疾、霍亂等症也。若眼珠漸次陷沒者。爲肺癆之徵也。

(19)顴骨隆起。鼻翼下垂。前額皺襞者。爲卵巢疾患。

(20)呼吸時。鼻翼煽動。爲呼吸困難之重徵。患寒者。亦常有之。

(21)呼吸困難。有爲氣管、肺臟、及心腎之疾患。

(22)呼吸一時斷絕。乃腦疾患所致。

(23)瞳孔放大。或縮小。除老人外。大都爲目疾諸症。及腦受壓迫。若瞳孔不知趨避光線者。多爲脊髓之疾患。

(24)舌上有苔。係胃不消化及傷寒瘧疾等症。

(25)言語蹇澀不明。爲中風。腦病。癡呆。及憂鬱過度之疾患。

(26)語言多辯。而呶呶不休者。乃神經衰弱。及燥狂之症。

(27)聲音嘶啞。緣咽頭及聲帶疾患而生。

(28)小兒項部發硬。向後屈曲。爲急驚之徵。

(29)瞳孔散大。口吐白沫。而痙攣顯著者。此乃顛癇之症。

(二)切診　診脈搏之形象。可以知其速慢、浮沉、疾徐、大小、硬軟之分。合之望觸打聽等診。從而審察。病之輕重。

(1)血脈環行全身。其搏動處甚多。以一手之示中環三指。按橈骨下端。內側之動脈。以一手執時表。計一分時之脈搏。

(2)健康者。脈象必平整。以一分時計之。大人少則六十次。多則八十次。小兒自一百二十次。達一百四十次。但遇更衣搖動等。一分時有增二三十次者。

(3)脈之遲數者。關於心動之多寡。例如健體脈博。一分七鍾十二次。若多至八九十次。謂之數脈。少至五六十次。謂之遲脈矣。

(4)數脈者。脈之次數過多。如重篤之腦疾患。脚氣、腸室扶斯、鼓脹、及神經病。

(5)遲脈者。脈之次數過少。如年高衰弱。寒冷及心筋之疾患。又如腦病、疝氣痛、黃、痢疾、半月瓣狹窄、及大出血後、皆屬之。

(6)脈之徐疾者。關於動脈縮張之緩急也。如一分時內脈數無甚變化。但覺脈搏極速。謂疾脈。其脈搏迅速來去。爲發熱、血虧、及半月瓣閉鎖不全之疾患。極緩者。謂徐脈。脈搏來去緩慢也。爲大動脈口狹窄。二尖瓣狹窄。膨脹。及腦之疾患。

(7)大脈小脈者。關於心機強弱。脈管廣狹。血量多寡。簡言之。即脈管搏動之面積廣者。謂之大脈。面積狹者。謂之小脈。

(8)大脈者。脈搏應手時。較常脈粗大也。爲發熱心臟肥大。及大血管內半月瓣閉鎖不全之疾患。小脈者。脈搏稍細。但狹小於常脈也。爲心口狹窄及寒症。

(9)脈之硬與軟者。關於動脈血壓之高低。即脈搏用強力始能壓止。謂之硬脈。用微力 能壓止者。謂之軟脈。

(10)硬脈者。脈息應手時。其彈力強硬。係心室肥大。血管痙攣。動脈硬化。鉛毒症痛。誤服毛地黃等症。脈軟者。脈波之搏動力微弱。爲大出血與心筋發炎。僧帽瓣口狹小。又爲肺炎。助膜炎。及中毒等症。

從生理的研究
用醫學的眼光
談談
最切實用的
必須研究的

擇婚問題（續）

趙吉人

(二)擇婚時應注意於性質之配合

(1)神經質與多血質之人。可互相結婚。蓋以具神經質者。性格深沉。可以濟多血質輕浮躁妄之弊。具多血質者。精神活潑。可以補神精質沈痛抑鬱之習。二質相處既久。自可潛移默化。於不知不覺之中。而事業賴以有濟。且其所生子女必居於多血神經二質之間。器量才識。則優於衆人。身體官能。亦發育健全。此二質爲結婚之最佳者也。

(2)胆液質與神經質之人。可互相結婚。蓋以具胆液質者。多輕猝。可以沉毅輔之。神經質者多頑固。可以狂放濟之。二質相處既久。自能中和。所生子女。必爲卓越之人物。亦結婚之最佳者也。

(3)多血質與胆液質之人。亦可互相結婚。惟所生之子女。智慧體格。視上線略有差別耳。

(4)黏液質之男女。欲求適當之結合。甚爲困難。唯與胆液質兼黏液質之人。或多血質兼黏液質之人相配。差堪適合耳。然大都不生育。即偶一生之。鮮有成丁者。男女者具此質。實畢生之恨事。無術以濟者也。

(5)男女二人。有一分之同質者。如甲爲胆液神經質。乙爲多血神經質。此二質結合。則生兒大半軟弱。易致病患而礙發育。故稟甲之質者。配純粹多血質之人爲吉。稟乙之質者。配純粹胆液質之人爲吉。此不可不注意者也。

西藥類編（續一）

王人龍

安知必林　(功用)解熱鎮痙、鎮痛。故用於小兒之痠咳。最爲神效。而外用爲止血之妙藥。(用量及性狀)每服〇•五至一•〇。爲無色之結晶。味苦。易溶解於水。

弗那攝精　(功用)解熱鎮痛。對於頭痛。有奏偉大之效。(用量及性狀)每服〇•三至〇•五。爲有光輝無色之小葉狀結晶。略溶於水。

撒里矢爾酸曹達　(功用)鎮痛、制酵。解熱。故用於感冒、脊痛、筋肉酸痛、有特效。(用量及性狀)每服〇•五至一•〇。爲散劑。味甘而辛。乃白色結晶之粉。有心病者禁用。外用。可爲防腐藥。

(二)　清涼藥

因體温亢進。用之可清涼解渴者。謂之清涼藥。普通常用者有三種。曰醋酸。曰檸檬酸。曰酒石酸是也。

醋　酸　(功用)用之以消渴。又可用爲亞爾加里中毒之解毒劑。(用量及性狀)每服以〇•二五至一•〇。爲澄明無色。有酸性之臭味。百分中含有純醋酸三十六分。

檸檬酸　(功用)清涼解渴。有抑止心悸亢進之效。(用量及性狀)內用、一回〇•三至一•〇。外用。則以二百倍之水溶液。爲無色透明之結晶。可溶解於水。

酒石酸　(功用)用於熱病之清涼飲料。兼有緩下之効。(用量及性狀)每服一•五。並可與重曹。製爲沸騰散而用之。本品爲無色或白色之結晶。其味較遜於檸檬酸。

醫藥小說　草木豔史（十）

涼月

第二回　奇術出奇人蒼生遇救　怪醫治怪病聲價自高

那吳茱萸從此病治愈之後。名聲更大了。後來有人請問他。大便既四十餘日未解。爲什麼吃如此熱藥。反而得通呢。據說。那石決明所患的是陰結症。如像河中冰凍不解。所以不能行舟。若不服溫藥。使暴日當空。則冰何以能解呢。不說羣醫紛紛研究。再說石決明自從病愈之後。再繼續進行旅行抗州之志。於是重整行李。再償宿願。正在要出發的時候。忽然走進一個男子。那金銀花一見之下。大吃一驚。欲知來人是誰。且待下回分解。

中国近现代中医药期刊续编·第一辑

傷寒今釋（續）

陸淵雷

將無已時。於是除去其老廢成份。使從小便汗液中排泄於體外。然所深者是組織。而所泄者是尿汗。欲變組織爲尿汗。亦須經化學作用而後成。此卽所謂新陳代謝。新陳代謝所起化學作用。皆發燃燒而生熱。是爲體溫之大來源。藏府肌肉之運動。血液淋巴之流行。皆因摩擦而生熱。是爲體溫之小來源。名此兩來源曰造溫機能。新陳代謝之作用。血液淋巴之流行。皆無時或已。則體溫之來源亦無時或已。而體溫亦將繼長增高不能保其三十七度之常度矣。於是乎不能不爲之籌去路。空氣能傳熱。而空氣之平均溫度常低於體溫。皮膚日與較冷之空氣接觸。則因傳熱而消散體溫。此其一。人體內部之體溫比表層尤高。血液從體內大動脈管挾高溫以達於表層血管。表層之血行暢盛則高溫由皮膚傳於空氣而消散。此其二。汗之出也。常藉皮膚之熱以蒸發成汽。汗多則蒸發盛而體溫之消散亦多。此其三。凡此三者爲體溫之大去路。呼吸及大小便亦常帶少量之體溫以俱出。是爲體溫之小去路。名叫兩去路曰散溫機能。空氣之溫度冬夏懸殊。人體欲保持其三十七度之常溫。卽不能無調節之法。故夏日氣溫高。則造溫機能退減。散溫機能亢盛。冬日氣溫低。則造溫機能亢盛。散溫機能退減。皮膚弛緩。使與空氣接觸之面積大表。層血管擴張。使內部高溫達於皮膚。汗出加多。使蒸發加盛。凡此皆是散溫機能之亢盛。反之則散溫機能退減。新陳代謝旺。使燃燒作用增。血液流行速。使摩擦作用增。凡此皆是造溫機能之亢盛。反之則造溫機能退減。體溫增減之理詳於生理課中。此不過言其大略。

既知體溫之來源與去路。則發熱之故可以不繁言而解。蓋不外乎造溫機能之亢盛與散溫機能之退減也。二者有一於此。卽足以致發熱。若復兼之。熱則更壯。今之所當推究者。中風傷寒之發熱。其爲造溫機能之亢盛歟。抑散溫機能之退減歟。將二者兼而有之歟。

人當驟遇冷氣之際。必凜然而寒。肌膚起粟。皮色蒼白。此乃不隨意神經之反射作用。所以禦外寒侵襲者也。肌膚起粟者。皮膚收縮。汗孔亦閉也。皮色蒼白者血管收縮。血液不達表層。故無血色也。此等機轉。幸而自復則已。不幸不能自復。卽爲太陽傷寒之始病矣。因皮膚縮而汗孔閉。故體溫不能照常放散。鬱積稍多。血液卽挾以出於表層。故脉浮而發熱。是時皮膚上寒冷之感覺猶在。且傷寒多病於天氣寒冷之時。雖已發熱反因皮膚與空氣之冷熱相差愈甚故愈覺惡寒。而皮膚愈縮。汗孔愈閉。體溫愈不得放散。熱則愈高。如此迭爲因果。遂成發熱惡寒無汗之證。汗中之水分出於表層血管中之血液。今血液因欲輸熱於皮膚。故表層之血管充盈。然皮膚汗孔收縮而汗不出。則不得疏泄。斯時按其血管當然有緊張之象。是爲緊脉。鬱積之體溫擾及感覺神經則體痛。擾及胃神經則嘔逆。學者讀吾書至此對於太陽傷寒發熱之故。必已渙然冰釋心領神會。知其爲散溫機能之失職。非關造溫機能之亢盛矣。惟其是散溫機能失職。故治之之法。但須弛其皮膚。開其汗孔。使體溫得充分放散。則熱退而病自除矣。

中風之異於傷寒者。在於汗出。在於不惡寒而惡風。在於脉之不緊而緩。夫既汗出則知散溫機能並不失職。汗出而仍發熱。則知體溫之來源多於去路。是造溫機能必已亢盛也。此殆因造溫機能之神經中樞受刺戟所致。體溫之來源多。故不惡寒。汗出而肌腠疏。故惡風。血液挾內部高溫達於表層。然因汗出而疏洩。則表層之血管不致充實而緊張。故脉不緊而緩。成氏明理論云。惡風則比之惡寒而輕也。惡寒者嗇嗇然惡寒也。雖不當風而自惡寒。其惡風者謂常居密室之中帷帳之內。則舒緩而無所畏也。一或用扇。一或當風。淅淅然而惡者。此爲惡風也。

風與寒爲六淫之二。然按其實際。風乃空氣流動之現象。寒乃人體之感覺。初非眞有一種物質名風名寒者也。故日人丹波元簡云。其實受邪之風寒。不知果何如。只就其表虛表實有汗無汗而立其目以爲處療之方耳。故不曰此傷寒也。此中風也。亦下名爲二字。其意可自知也。案丹波氏之言極爲明析。然所以名爲中風。名爲傷寒亦自有故。內經之法以寒屬冬。以風屬春。春主舒散。冬主斂藏。此固徵諸外界事物而可信者也。熱病之無汗者。肌腠收縮。有似乎冬之斂藏。且大多數發於冬日。故名之爲傷寒。其有汗者。肌腠疏緩。有似乎春之舒散。且大多數發於春日。故名之爲中風。考古人定名之意不過爾爾。其實傷寒中風之病理如吾上文所釋。不過造溫散溫之變化。乃人體之調節機能不能適應氣候之劇變所致。調節機能者。卽古人所謂眞氣。故內經云。邪之所湊。其氣必虛。謂眞氣虛而後邪從之也。後人誤以爲眞有風寒之。邪入於人體。生出種種議論。如風性舒緩。寒性勁急等。雖能取類比象。然去實際遠矣。

傷寒一日太陽受之脈若靜者爲不傳頗欲吐若躁煩脈數急者爲傳也

傷寒二三日陽明少陽證不見者爲不傳也

此兩條傳言與不傳。此處傷寒乃包括中風而言。亦是廣義的傷寒。下文依此類推。不復逐條作釋。欲知何謂傳。當先知傷寒六經之大略。六經者太陽陽明少陽太陰少陰厥陰也。發熱而惡寒者。無論有汗無汗爲太陽病。寒熱往來如瘧者。爲少陽病。發熱汗出不惡寒反惡熱者爲陽明病。病久而生活機能衰弱。或因誤藥而傷其正氣者。爲少陰病。吐利而屬於虛寒者。爲太陰病。發熱若干日。熱退若干日。或消渴。或吐蚘。或下利。或見舌捲囊縮者。爲厥陰病。此六經病狀之大略也。發熱惡寒爲太陽病。六七日後變爲寒熱往來。則惡寒時熱不壯。熱壯時不惡寒。是謂太陽傳於少陽。又過若干日則不復惡寒而反惡熱。是謂少陽傳於陽明。此三陽經相傳之大略也。然有太陽逕傳陽明而不經過少陽者。又有兩經三經同時俱病者。有後一經之證已見而前一經之證未罷者。則謂之合病併病。至於三陰。則事實上不相傳變。故不得與三陽經等視也。吾前引陳[illegible]釋三因之說。謂傷寒是外因。學者亦知傷寒因於風寒矣。西醫則謂因感染傷寒桿菌而起。然一簡單原因不致遂成疾病。何以故。因人體對於疾病本有防禦抵抗之能力故。感染微菌。感受風寒。皆爲人生不可避免之事。然僅僅感受風寒或僅僅感染微菌。則人體之防禦抵抗力自能弭患於無形。故不致成病也。若既染微菌又感風寒。復有食積喜怒等雜於其間。則不免於病。病且傳變而不易速愈矣。故原因單純之太陽病。僅僅微熱惡寒　病輕則脉亦不變。往往不藥自愈。故曰脉若靜者爲不傳。頗欲吐是胃病。亦少陽陽明證也。躁煩是熱盛。亦陽明證也。脉數急。是交感神經興奮。心房神經之弛張加速也。若是者原因複雜。其病亦重。不藥則不能自愈。且有服藥而猶不能卽愈者故爲傳。

一日太陽。二日陽明。三日少陽。云云。出於素問熱論。素問之說本與傷寒論不同。諸家註釋既不敢據素問以駁傷寒。更不敢以傷寒以駁素問。誠以軒岐是聖人。仲景亦是聖人。先聖後聖。其揆當一。於是以素問釋傷寒。以傷寒釋素問。種種牽強附會。但求文字上可以自欺欺人。及置臨床實驗於不顧。眞如著敗絮行荊棘中。無一步不罣礙。今錄熱論原文而略釋之。使學者胸有主宰。則讀前人註解不致眩惑矣。

熱論云。巨陽者諸陽之屬也。其脉連於風府。故爲諸陽主氣也。人之傷於寒也則爲病熱。熱雖盛不死。其兩感於寒而病者必不免於死。傷寒一日。巨陽受之。故頭項痛腰脊强。二日陽明受之。陽明主肉。其脉俠鼻絡於目。故身熱目疼而鼻乾不得臥也。三日少陽受之。少陽主骨。（骨字依全元起本）其脉循脅絡於耳。故胸脅痛而耳聾。三陽經絡皆受其病而未入於藏者。故可汗而已。四日太陰受之。太陰脉布胃中絡於嗌。故腹滿而嗌乾。五日少陰受之。少陰脉貫腎絡於舌。繫舌本。故口燥舌乾而渴。六日厥陰受之。厥陰脉循陰器而絡於肝。故煩滿而囊縮。三陰三陽五藏六府皆受病。榮衛不行五藏不通。則死矣。其不兩感於寒者。七日巨陽病衰。頭病少愈。八日陽明病衰。身熱少愈。九日少陽病衰。耳聾微聞。十日太陰病衰。腹減如故。則思飲食。十一日少陰病衰。渴止不

中国近现代中医药期刊续编·第一辑

（席大律師北南事務所設九江路二十二號南通四樓 西門外泰亨里口 電話中央九八四四號 南市六六五號）

本報特聘 席裕昌 朱希雲 大律師爲常年法律顧問

（朱大律師北南事務所設愛多亞路三十八號 城內老縣西九十三號 電話中央三三〇一號 南市八二號）

本報發行部啓事

訂閱本報及關於發行部函件請寄上海浙江路七百八十號衛生報館發行所
蒙賜稿件及問病等函件仍逕寄上海白克路人和里十八號

◀欲得本報全璧者▶

請購

衛生報彙刊 第一第二集

本書自本報第一期起至念五期止。彙訂洋裝一厚冊爲「第一集」念六期起至五十期止彙訂洋裝一厚冊。爲「第二集」合購一二彙刊。方湊齊本報全份。內容都五十餘萬言。撰述者都二百五十餘人。集各人之心得經驗。著爲學說。對於人體各症。莫不詳述無遺。所以人手一篇。猶如聘請常年之醫藥顧問。更有女子作品。爲他報所不載。而爲本報所獨有。良以女子諱病凡屬隱病忌醫者多。今由女子口中。曲曲寫出。不留餘言。故本書不但爲醫家所必備。而亦爲醫林之南針也。存書無多。欲購從速實價每集大洋一元二角。合購二冊。實收二元。郵票九五寄費加一

本館發行部啓

衛生報

時期之三

過去

- **裝訂不便**：本報以前之篇幅頗大既不便裝訂又艱于披閱
- **廣告太多**：廣告之多雖於報館之收入有益然內容往往因之減少
- **少科學化**：昔日之中西醫界限分明故本報對於西醫學說均不登載
- **說理艱深**：從前所載之文字均說理艱深不能普及民衆

現在

- **印刷精良**：本報現在之印刷較前尤爲精良不但便於閱讀而且富於美術
- **篇幅擴充**：擴充篇幅卽減少廣告地位本報現在之廣告地位與過去相較大有天壤之別則內容之豐富可想而知
- **優待定戶**：凡定閱本報者一律贈送丁甘仁百病醫方一厚册價值大洋二元本埠更有謝之光杭穉英之精美畫圖
- **切合實用**：本報所載之文字均切合實用有益身心醫者可作臨診之導師病家可作醫藥之顧問
- **明白淺顯**：本報之文字均淺顯明白雖閨婦人孺子亦能一目了然無格格不入之弊
- **融滙中西**：本報自五十一期起對於稿件不偏重中醫對於中西學說能兼收並蓄溶合於一爐
- **裝訂成册**：本報於六十一期起改變格式期期將一大張之報紙訂成小册不需剪裁卽可披閱
- **准期出版**：報紙對於出版之信用最爲重要本報自出版以來素未脫期信用昭著

將來

- **時出專號**：本報將來擬時出專號專論一證之病原治療預防等法應時令之須要而出
- **增加報張**：由一張而增加至數張聘請名醫分類編輯之
- **廢除廣告**：將全部廣告一律廢除專載文字分門別類
- **設立分館**：將來本館須設立分館於各埠使讀者可就近定閱

▶打破其他醫報之欺騙賣老陳腐抄襲之弊端提倡切合實用之社會家庭婦孺青年之衛生◀

衛生報

裒存

主編　丁濟萬　主幹　趙公尚

編輯　朱振聲　時逸人
　　　宋大仁　賈肖芸

THE HYGIENIC WEEKLY

Aditors Dept., 19 Jen Woo Lee, Burkill Road, Shangha

Sales Dept., 780 Chekiang Road, Shanghai

（總事務所）上海白克路珊家園人和里十八號

（發行所）上海浙江路五馬路口七百八十號

（印刷所）上海閘北寶昌路仁餘里明華公司

第六十五號

本期要目

注意　凡訂閱本報全年一份一律贈送百病醫方大全一册六人同時訂閱祇收五份報費

中華民國十八年三月十六號（星期六）

本報每逢星期六出版一册售洋四分

全年五十期連郵費二元四角（國外加半）

本埠愛讀本報諸君公鑒：

啓者。本報日求改良。精益求精。編輯撰述人員。皆經特聘。紙張印刷等等。亦與他報不同。故近期來材料豐富。且裝訂成册。不需剪裁。即可披閱。是雖專爲讀者着想。而得不少之同情。然本館所費不貲。已覺超過預算之外。向之本埠報販之來批發者。對於實價再三折扣。以每期數千份計算。本館虧累已不在少。而況目下加意改革。成本益重。對於報販零售。殊覺蝕不勝蝕。刻擬**停止報販零售**。本埠諸君若欲得本報者。請移玉至『白克路人和里本館總事務所』或『浙江路五馬路口清和坊對過本報發行所』零購或訂閱。若因路遙不便。可來函申述。當差專人前來面洽。本報非敢自高身價。實以不得已之苦衷。幸閱者諸君諒之。

衞生報館發行處啓

〔醫評〕溝通中西醫學之商榷(續)

王宇高

中醫溝通西醫易
西醫溝通中醫難

(原文九)依我眼光看來。中西醫的最初。好比二班人在一處工作。一班用機器。一班用手藝。機械不良的時候。做手藝的還有長處。現什用機械的。就借你手藝的原料方法。發明好的機械。取其精華。棄其糟粕。一天精似一天。(原註。試看中國固有工藝紡織一切製品那一樣不經這個階級) 在做工的人。既然機械有希望。爲什麼還要溝通手藝呢 至於中國幾個名醫祕方。好比幾個出類拔萃的工人。和幾稱天造地設的材料。死一個,少一個。用一件,少一件而已。傳授沒有方法。研究向無系統。

(糾正九)中醫像手工。西醫像機器。是近世的現象。不是最初便是如是的。是龎氏『最初』二字。用得錯了。用機械者要借手藝的原料方法。甚至要取精華而棄糟粕。其第一步手續。是不是在溝通。於此看來。是龎氏已自認中西醫學之必須溝通,必能溝通矣。不過在其意。以爲只許西醫溝通中醫。却不許中醫溝通西醫耳。但不知溝通中西。就難易上論。中醫去溝通西醫。較爲便而易。何哉。中醫之流傳遠。書籍多。確乎是大部份關於靈巧方面者。苟非天性靈敏。煞下苦功。殊難透闢。西醫則全用機械。一學就會。先難而後易。則愈覺其易。故曰中醫去溝通西醫易。若西醫要來溝通中醫。則適成一反例。故曰難。龎氏似亦明此。意欲來通溝中醫。却不肯復下苦功。故下文便自掩飾曰。『既然機械有希望爲什麼還要溝通手藝呢』。西醫之不完全。病原既多未識。治法更屬寥寥。龎氏於上文亦自言『現代醫學吾人不應認爲滿意』矣。何以於此又若如是已足,不必他求也者。至於中醫的名論祕方。龎氏亦知佩服。亦自知非西醫所及。却怕中醫將來公開研究。大有發明。於己之飯碗有礙。却咀咒曰。『死一個,少一個。用一件,少一件』。此與司馬懿之咀咒諸葛亮早死者何異。若夫『傳授沒有方法研究向無系統』。此則關係於中國之時間問題。中國勿論何種學術。向來是尚神奇。只可與智者道。不足爲外人言。故師必擇徒。得其人而後教。教之亦不肯一味溝輸,和盤托出。必待其功到自悟。孔子曰。『不憤不啓不悱不發舉一隅不以三隅反則不復也』。孔子此語。可謂中國學術界。傳授研究之一總代表也。龎氏苟曾研究中國史學。對於中醫之向來的傳授研究。亦當明悉。而不獨怪我中醫界矣。但是到了目前。吾輩新中醫深知其弊。所以竭力倡辦醫校與醫院。務使於傳授與研究。一一改良。歸納於科學方式。編列以系統程序。以大求進步。不料從前之軍閥時代。執政者事事仰帝國主義者之鼻息。竭力擁護教會醫校與醫院。對於吾中醫。則一味壓迫。不准列入教育系統。鐵蹄之下。事難自由。至今革命告成。吾人正擬請求政府。予我進化之路。不意爾輩西醫中如汪企張等。又百計攻擊。多方蠱惑。龎氏假使不犯黨同伐異之私心。對於企張等不以爲同業而庇阿。良心孰無。又何忍怪我無系統者哉。

統計中西醫之成績
政府須與人民合作

(原文十)講到中西醫的成績。在現在社會如何。那就有個大規模的統計。否則。不論何人。勿下斷語爲妙。而且西醫有非西醫而號稱醫者。不能由正式醫學,代他負這個責任。中醫雖皆醫而稱醫。然而更不得了。並且非政府與人民合作。就永無結果。

(糾正十)詳龎氏此節語意。亦自愧西醫之成績,不及中醫遠矣。嚴獨鶴先生爲報館主筆。係代表輿論之代表。當然根據一般民衆之公意而立論。龎氏讀後。想已羞慚入地。反致怪恨獨鶴先生。不得已想一錯制獨鶴先生之口之法。輕輕地說一句『勿下斷語爲妙』。至於西醫之非醫而號稱醫者。正式西醫學不負責,難道中醫之非醫而號稱醫者。正式中醫學當負其乎。其『中醫雖皆醫而稱醫』一句。雖未明言。其意似欲吾正式中醫學負非醫而號稱醫者之責任也。若夫政府與人民合作。統計中西醫之成績。苟能如此。則吾誠馨香禱祝九頓首以望者也。請龐氏力促政府實行。至於辦法之計劃。如龐氏欲訪諸芻蕘。則吾當貢獻一二。以備採擇。遠起行之。余企望之。

西藥治病功效較中藥慢

（原文十一）至於人民的信仰心。抑又不能繩以學理。中醫譬如一個電燈匠。西醫假定其爲工程師。病人是個電燈用戶。假使電燈忽然息滅。在用戶儘可叫電燈匠修理。一樣會亮。何必定要工程師。也是人情之常。並且我們以學者態度說。或者工程師竟修得慢些。（原註。因爲工匠略帶有好的材料就是我中國藥物）但是必定要小毛病。像鉛絲爆斷之類。、原註。喻傷風咳嗽）倘然眞正燈廠裏出了毛病。要修理引擎等類。機匠就說不出所以然了。（原註。時下中醫大牟默認一部分範圍以外之病非西醫治不可）因爲有許多名稱都沒有的毛病。如何能治呢。所以造就許多小電燈店的接鉛絲匠。何如造就許多明瞭機械學的工程師。而採用機匠的幾件材料呢。也有人說、那些機匠。有時修好了大毛病。果然不錯。老練的幾位。不管當然所以然。搭上電線。恰巧好了。但是要查查連機器修壞的。恐怕也不在少數呢。

以學理。人民的信仰心。則由於事實之結晶。事實卽學理之附麗。如何不能繩以學理。龐氏此語。眞太籠統。我亦明白。龐氏自知不爲人民所信仰。不得已說句『不能繩以學理』的話。以自解嘲而已。西醫比工程師。中醫比電燈匠。此種比例。尤不確當。工程師之才能。是不是只能修理引擎。吾嘗聞工程師說。修理舊機器。不如製造新機器。較爲便利。是工程師之能製造新機器。其分內事也明矣。請問龐氏。爾輩西醫能製造新人否。所製造者之一切知覺性情言語運動等等。能與普通人一樣者否。如果能此。則工程師之喻。始受之而不愧。至於修壞機器一層。請問龐氏。爾輩對於動解剖手術之病人。能一一保以安全否。吾嘗聞西醫院裏。對於病人用解剖時。不肯自出担保無誤之證據。反要病人家屬出立生死各聽天命之證據。繳與西醫收執，方才動手。是可知矣。是以修壞機器一語。用於爾輩身上十分切確。乃反加諸吾輩中醫身上。又用『恐怕』二字。其籠統不合學者口吻。較前之『大概』二字。更爲可笑。總之勿論何。人要自動的合理自强。自由的合法的自新。以求本問題的改良與進化。當然勿論何人。於可能範圍內。都肯予以

成績。今爲學術上自勵自強。自由自新。一方採取世界科學。一方發揮固有文明。以自求進化。嚴獨鶴先生本良心之驅使。發表和平之言論。贊成中西醫學須溝通。確足爲現社會一般民衆之代表。龐氏乃反强詞奪理。胡言狂吠。在識者固知其不足一笑。只恐無知愚夫。被所蠱。惑此乃吾醫界主持出版物者之責任也。不得已費筆與墨。爲之糾正。正如孟子所謂『余豈好辯哉不得已也』。

醫書與醫報之比較（趙公尙）

▲閱醫書與醫報之益處不同
▲昔時宜閱醫書注重獨習
▲近代宜閱醫報注重研究

有人說。世間上古人所著的醫書很多。何苦又要編醫報呢。我就開導他。閱醫書。與閱醫報的益處不同。一部醫書。是一個人的意見。其中有經驗的。有不經驗的。又有許多病症。古今不合的。卽能個專一獨習。其結果。不過成了一個一家的學派罷了。一份醫報。是多數撰述和編輯、研究的結晶。眞正是包今統古。貫串中西的傑作。而學字顯明。雅俗共賞。既能得新舊文理的參合。又得各種時疫。完善的治療法。那末推及居住上。習慣上。種種最良之衛生方法。比較一部醫書。眞正的好得多了。在閱報諸位。細細想想看。

溫熱論治提要

金泉耕　周國霖　作

氣。人感之病者。名曰溫病。此溫病之由於外感者也。冬令天氣應寒。而陽不潛藏。如春日之發泄。封藏不固。寒邪襲入。伏於少陰。乘春陽上升而外發者。名曰伏氣。即內經所謂冬傷於寒。春必溫病之旨也。觀此二者。名雖同而來路殊途。見症各異，治法不同也。其由於伏氣者。發自少陰。其勢最急。自裏達外。乃先從於血分而後達於氣分。與外感之自上達下。先惡寒。後惡熱者不同。與傷寒之傳經熱證。先自表。後傳裏者大異。以其邪氣久伏。爵久化熱。發則表裏俱熱。熱勢既壯 灼爍津液。故發而即渴。煩躁咽痛。腸鳴泄瀉。而苔無垢膩。但察其脈形微弱。或微數。急宜投以清解營分之藥。迨邪從氣分而化。再以清氣可也。若伏邪重者。初起即舌絳咽乾。甚有肢冷脈伏之假象。急用大劑清營分之熱邪。使邪從外化。而厚濁黃膩之苔漸生。再清其餘波而愈也。又有邪伏深沉。根深蒂固。清之不能盡出。一二日後。復發如前。抽蕉剝繭。層出不窮。最爲危險。宜再清其邪。使其盡出。不可謂不治之症也。其由於外感者。邪從口鼻吸入。首先入衛。由衛及氣。由氣及營。由營及血。依次而進。在衛者必自汗。惡風。頭痛。咳嗽。宜微用辛涼疏表。重以清熱之品。使邪從輕揚而散。溫渴寒涼而解。如身熱咳嗽。自汗口渴。煩悶。脈數。苔黃。邪已入氣分於肺胃之間。宜寒涼泄熱可也。在營則身灼熱。口大渴。數飲喜涼。脈數。舌乾黃。兼有譫語。或發斑疹。熱邪挾痰旺於陽明。宜甘寒之劑。以清熱和營。而辛涼宜緩鬆痰之品。亦宜酌加。若再不解。則傳及血分。邪灼心包。神識昏迷。手足搐搦。引動肝風。目紅面赤等惡疾。急宜大劑涼血救陰。熄風宜緩爲主。又有邪已深入下焦。閉結腸胃。腹痛拒按。宜用承氣湯急下存陰可也。不然則邪結化火。津液被耗而莫可爲力矣。總之溫熱之病。宜存陰液爲要。蓋邪氣所旺在陽。而所傷在陰也。

血之研究

（葉勁秋）

西醫有放血之法。法離患處少許。用放血機械。或刀銛。或刺數處。若壯健病勢重者。用極利小剛刀。割臂內臑。血出多少。以病勢輕重酌之。一法用蜞數條。使吮其血。以代刀針亦可。

中醫自古亦有刺血法。靈樞血絡論。論之最詳。又素問陰陽應象大論云。血實宜決之。惟此法不行於今已久矣。

洄溪曰。古人刺法。取血甚多。而頭痛腰痛。尤必大瀉其血。凡血絡有邪者。必發去之。若血射出而黑。必令變色。見赤血而止。否則病不除而反有害。今人則偶爾見血。病者醫者。已惶恐失措。病何由除。

洄溪又有吐血不死。咳嗽必死之論。論曰今之醫者。謂吐血爲虛勞之病。此大謬也。夫吐血有數種。大概咳者成勞。不咳者不成勞。又曰。其證本皆可愈。而多不治者。藥誤之也。蓋血證因傷風咳嗽而起者。十之七八。因虛勞而起者。十之一二。乃醫者概以熟地人參冬五味等滋補酸斂之藥。將風火痰瘀。俱收拾貼管。令其咳嗽不止。元氣震動。津液化痰。不死何待。凡風寒補住。必成勞病。無人不知。今竟無一人知之矣。

傷寒論曰。太陽病脈浮緊。發熱身無汗。自衄者愈。又曰。太陽病脈浮緊。無汗發熱身疼痛。八九日不解。表證仍在。此當發其汗。服藥已微除。其人發煩目瞑。劇者。必衄。衄乃解。所以然者。陽氣重故也。麻黃湯主之。蓋汗亦血也。應汗而失汗。則必衄血。是衄之所由來也。今夏予治李氏僕。身熱無汗。略血甚多。初就他醫。醫作血證治。旬日無效。予用大劑疏表。一服便血止汗出身和。予之敢用大劑疏表者。即傷寒論云。傷寒脈浮緊。不發汗因致衄者。麻黃湯主之之意也。內經雖有奪血無汗之明文。然亦當憑症施藥。從權達變也。

予友王君之尊人。每年必略血數次。而身亦康健愈恒。故偶爾見血。不必故事張皇。以免藥誤反成不治之症也。

乳齒之衛生

徐淑欽

小兒從八九月之後。所生出之牙齒。名曰乳齒。乳齒之衛生。最宜注意。蓋因其齒尚小。不甚堅固。最易生蟲蛀壞。變成齲齒。對於小兒身體之發育。頗有極大之應響。因小兒之腸胃薄弱。消化不強。全賴牙齒咀嚼。以助腸胃之消化。若成缺齒。則齒失咀嚼之力。食物不能嚼碎。嚥下之後。難於消化。必致身體日衰。百病叢生。豈可不講衛生乎。故為人母者。務宜注意於斯焉。其衛生之法。宜於授乳之後。以巾濡水。拭淨乳兒之口。或飲食之後。以水漱口。或小兒已生齒至十枚以上。即須刷牙。宜用軟毛而少之牙刷。並用鹽水以代牙粉。於其左右上下內外輕輕擦之。但小兒不能自刷。須由保育者。為之代刷。以防一切之牙病。且所食之物。亦宜選擇。如酸甜太過之食品。切勿多食。蓋多食酸物。能使牙齒外面之琺瑯質及牙齒內面之石灰質。大受損傷。若多食甜物。則能使胃中之食粘滯難化。蘊釀於中。蒸騰於上。致生蛀齒之蟲。蟲蝕於齒。遂成齲齒。以致變生牙疳。疳勞等證。甚可懼也。然則為小兒之母者。對於乳齒之衛生。豈可不注意哉。

臟腑淺說

秦丙乙

世人對於藏府。率皆未明真相。視為神祕莫測。其實五臟六府。其內容悉是有系統之組織。果能了解一切。方知人身內部。不啻一完密之機械耳。

（一）藏府之釋名　心肝脾肺腎。是謂五臟。五臟者。所以藏精氣而不外瀉也。[illegible]小腸三焦膀胱。是謂六腑。六腑者。所以化水穀而出津液也。

（二）藏府之部位　藏府之居人身內部。其最高處為肺。所謂諸臟之華蓋是也。肺之下為心。空懸胸中。心之下為胃。脾居胃外。胃下達肝。肝之右側為膵。膵之內向為腎。兩腎對列於腹腔之背。膵之下為大腸。大腸上接小腸。下達肛門。適當臍右。大腸之下為膀胱。膀胱橫於前陰之旁。其位置最下。右腎一名命門。居膀胱之後。是為焦原。即三焦之根也。上焦由命門而上達於心。於肺。於咽喉。中焦達於小腸。下焦直下腎徑。三焦之於全體臟腑。均有連帶之關係也。

（三）藏府之所司　心為運行血液之總樞紐。產生知覺之總機關。神明變化。悉出心裁。乃一身之主宰也。所司喜、笑、汗、舌、脈。故經曰。心者君主之官。神明出焉。肝屬厥陰。少陽表之。陰主靜。陽主動。肝藏血。兼陰陽。能守能為。謀慮從之而出。所司呼、握、目、淚、筋。故經曰。肝者將軍之官。謀慮出焉。穀為養命之源。納而復消。消而復納。循環不已。人之生命。即於是而資焉。胃主納穀脾主消穀胃無脾不足以運化。脾無胃不足以納受。二者各盡其能。互相為用。五穀備具五味。靈樞九鍼論曰。酸入肝。辛入肺。苦入心。甘入脾。鹹入腎。淡入胃。是謂五味。（淡與甘相近。故云。）胃收[illegible]所司思、口、唇、涎、肉。故經曰。脾胃者。倉廩之官。五味出焉。肺位於心之上。分布陰陽。調行榮衛。肝脾腎等。皆位其下而受其治。納清氣而祛濁氣。以約束心火之太過不及。所司哭、涕、咳、鼻、皮毛。故經曰。肺者相傳之官。治節出焉。腎藏精。精足神強。智識乃多。所司恐、慄、耳、髮、骨。故經曰。腎者作強之官。技巧出焉。膽者肝木所生之氣也。專司相火。懼怯。剛強。膽氣旺而膽汁多者。必敢作敢為。微無所懼。否則畏葸怯弱矣。必不剛不柔。適得其中。始為無病之象。臨事自有決斷。而無流弊也。故經曰。膽者中正之官。決斷出焉。大腸上與肺藏相應。肺氣下達。故能變化糟粕。凝結糞滓。而傳送於肛門之外也。故經曰。大腸者。傳道之官。變化出焉。小腸居胃之下。胃中所納食物。皆能受盛於小腸之中。而再化之於大腸。故經曰。小腸者。受盛之官。化物出焉。三蕉引導陰陽。開導淤塞。腸胃中水液。均由之而輸送。故經曰。三焦者。決瀆之官。水道出焉。人身所納之水。悉歸於膀胱。膀胱之排洩水汁也。半變便溺而下出之。半化津液而上行之。故經曰。膀胱者。州都之官。津液藏焉。氣化則能出矣。

（四）藏府之所病　心之為病。如健忘多驚也。掌熱神煩也。舌糜口爛也。心腹脹痛也。怔忡盜汗也。肝之為病。如暴躁忿怒也。頭痛眩暈也。耳聾目盲也。脾之為病。如口乾善飢也。[illegible]

鼻塞也。聲瘖咳嗽也。氣喘吐血也。皮枯毛槁也。腎之爲病。如善恐潮熱也。而胱精遺也。耳齒疼痛也。腰痠骨楚也。膽之爲病。如口苦心怯也。嘔吐清水也。癲癡狂妄也。胃之爲病。如噫酸噁心也。納呆嗜臥也。脘痛關格也。大腸之爲病。如腹痛泄瀉也。腸鳴濯濯也。小腸之爲病。如溺濇尿血也。痔瘡痛氣也。三焦之爲病。如溲閉腫滿也。小腹堅硬也。膀胱之爲病。如腹脹溺少也。小便淋漓也。

(五)藏府之相合　心與小腸有所關繫。故心火不宣。則小腸中之糟粕不化。而成飧泄。心火大盛。則水爲熱蒸。而成痢疾。肝與膽有所關繫。故肝寒則膽汁不能化物。肝熱則膽汁化物太過。而成中消等症。脾與胃有所關繫。故胃呆而脾弱。肌肉日漸消瘦。脾虛而胃小。寢成隔食之症。肺與大腸有所關繫。故大腸之病　皆從肺來。而大腸病亦能上逆於肺。如大便燥結。但先潤肺金。喉痺下痢。祇須瀉大腸。等是也。腎與膀胱三焦。有所關繫。故治腎病。須顧及三焦二府。不可單獨進行也。

喉痧與白喉之預防法

曹赤電

喉痧及白喉。爲傳染病之急症。一經傳染。救治不及。不如未病預防。故述預防法三種。曰醫生預防。曰平時預防。曰臨症預防。臚舉於左。

(甲)醫生預防　(一)醫生凡遇疫喉家請診。宜即往。因早一時。得早一時之效果。(因喉痧時時有變)　(二)凡入疫喉家視病。宜飽腹。須先飲雄黃酒一杯。再以香油調查雄黃末蒼朮末塗鼻孔。則不致傳染。出則以紙撚探鼻內。得嚏更妙。(三)凡醫生入疫喉病家。診脈看喉。不宜與病者近坐及正對坐。宜存氣少言。若看喉內。有白點白塊。切勿動手用刮。刮損則毒氣渙散。不可救治。若是白喉。囑病人不可近煤炭等。即燈火亦不宜近照。恐外火引動內火。病必加重。并不可多臥。臥則氣必上逆。必須背部用綿物填高。使火毒下行，以免毒氣上壅。此我醫家最宜注意。必須一一告誡。病家不可輕忽。

(乙)未病預防　凡有疫喉之處。未病之家。宜用驅疫散。(大黃二兩降香茵陳各一兩蒼朮五錢共研粉)　燒烟熏之。以免未病者傳染。近病人臥床不可用。恐防病者咳嗆。慎之。

(一)食物　凡喉病發生之時。宜多食植物品。(如蔬菜水菓蘿蔔米飯藕粉北麵之類)　少食動物品。(如猪羊牛鷄鵝鴨魚蝦之類)　以動物肉含有毒質　宜戒飲酒。酒能損血液。宜戒吸紙烟鴉片烟水旱煙。因各烟含有毒質。能變壞血液腦神及喉嚨之組織。專釀喉症。

(二)飲料　宜用河水江水濾淨。煮沸飲之。煮粥飯亦須用此。若不流通之河水。及其水污穢變色。亦不可飲。井水近陰溝便所。尤不可飲。又隔宿之茶。與不潔之茶葉變色變味者。皆不可飲。若微於喉痛。即服王士雄之青龍白虎湯。(青果一兩蘿蔔二兩合搗汁)　開水冲服。方雖平淡。效驗頗著。

(三)衣服　衣服被褥。宜常時洗換。衣服宜寬鬆。不宜過緊。緊則血液循環。受其壓迫。易於出汗。則血中防染不潔之患。衣服亦不宜過暖。過暖則易於出汗。易感外邪。

(四)居室　無論堂座臥室廚房明堂。皆須洒掃潔淨。不可容留污穢雜物。及糞土臭水。凡案椅桌。每日均須洗抹。窗牖宜常開。以通日光空氣。陰溝宜常時疏通。且宜常澆石灰水以消毒。痰罐宜每日洗刷換水。

(五)起居　晨起宜早。夜臥不宜過遲。每日須有一二時休息。不可操勞太過。戒憂鬱忿怒。凡此皆能引起內火。而致喉病者。

(四)臨病預防

(一)隔離法　家中有喉痧病人。須將未病小孩婦女等離居別室。不可令其接近。

(二)消毒法　喉痧病人之痰唾糞溺。須埋入土中。不可任意傾棄。喉痧病人所用之手巾盌筷。均須隨時洗滌。

綜上所述。皆預防喉痧之要法。簡便可行。極有功效者也。惟願各界諸君。留心採納。互相告誡。則喉痧之病。庶幾可以絕跡。否則任其蔓延各處之後。再尋撲滅之法。則已晚矣。

雜治單方彙錄

楊星垣

(治豎頭傷寒) 傷寒發狂。目不識人。甚至下牀亂奔故俗稱豎頭傷寒。急用大蚯蚓半斤。去泥洗搗。以童便冲飲有效。

(治邪祟發狂) 遇邪發狂。踰牆上屋。用淨絲棉一尺燒灰研末。好黃酒一杯冲服。或開水下亦效。

(治鬼箭瘋) 身痛處發青。用亂髮擦之。髮捲成團而硬者便是。用金銀花一兩煎水時時飲之即愈。

(治週身發班毛髮變硬) 此症因胃中熱毒結於下焦。急用滑石白礬各一兩。煎至一碗冷服即愈。

(治黃疸病) 此因胆汁混入血液而起。皮膚眼白俱黃。宜用薄荷精二分。溶化於燒酒五十分中。以布蘸擦膚肉。服硫酸鎂五錢。開水五兩溶化。一日服二次。共作四次分勻二日服完自愈。

(治汗班) 硫黃二兩生白附子蜜陀僧各一錢共研細末。用黃瓜蒂蘸擦。至皮膚發熱爲度甚效。

(治大小便閉塞) 大皂角燒存性研末。每服三錢粥湯下。或以酒和丸如桐子大每服三十丸均效。

(治大便下血) 用猪尾八寸洗極淨。以白蓮肉二兩去心不去皮。納入腸內。兩頭以線縛住入鍋。加水少許煮極爛。取蓮肉加白鹽少許。日服三次。每次三錢。連服二日即止。猪腸食與不食均可。

(治大腸時時出蟲) 用鶴蝨末五錢。以開水調服極效。

(治肛門生瘡) 肛門主肺。熱則肚塞生瘡。大便不通。急用雞內金瓦上焙枯存性研末乾敷患處。肛門乾燥者。用水少許調敷數次即愈。

(治肛門奇癢) 用蛇床子棟樹根各三錢防風二錢生甘草一錢皂角五分共爲細末。蜜煉成條。塞入肛門。覆睡片時。聽其自化。一二次可愈。

(治大便熱閉) 用芝麻二兩大黃二錢好茶葉五錢共研細末溫水冲服二錢。一日三次即通。

(治大腸脫肛) 用有殼蝸牛十餘條。須頭生雙鬚者新瓦焙枯研末。以猪油調敷立愈。桑樹上蝸牛更佳。欲求愈後不發。當服百齡機。

(治痔瘡) 內服篦麻子油一酒杯。外以冷水洗淨肛門。日用玻璃唧筒射冷開水入糞門三四次。能收縮痔瘡血管。又能通利大便。極有細效。惟須戒除辛辣煙酒。痔瘡可保不發。

(治內痔痛腫) 用猪大腸六兩。蚯蚓十條。均須洗淨。入鍋同煮。以腸爛爲度。去蚓食腸立愈。

(治坐板瘡) 用芫花川椒黃柏各三錢。煎水洗患處。早晚二次。數日便愈。

(治紅白痢) 用山查炭一兩六錢研末。紅痢加白蜜和丸。紅白痢加白蜜紅糖和丸如菉豆大。每服八錢。空心溫開水下。輕者服一料。重者服二料必愈。又外治法。用巴豆一粒。菉豆胡椒各三粒。布包搗碎。加紅棗肉二枚。搗爛作餅敷臍眼上。痢止即去藥。

(治風痰) 用白礬一兩細茶葉五錢研成末。蜜和爲丸。如桐子大。每日服五十丸。薑湯下。痰從大便出。

(治痰飲吐水) 用赤石脂一斤研成細末。病淺每日服二錢。溫陳酒下。病深者每服三錢。服至一斤必愈。

(治哮喘) 用海螵蛸三兩新瓦上焙枯研末細絹篩過。每服五錢。赤沙糖少許拌勻調服。每日早晨空心服。連服五六日可愈。

(治氣喘咳嗽) 生山藥半盌搗爛。甘蔗汁半盌和勻燉熱。一次服完即愈。

(治小便不利嘔吐渴飲) 茯苓一錢二分澤瀉六分甘草桂枝各三分白朮四錢生薑六分加水二盌煮數沸去渣服即愈。

(治小便過多) 此因胞氣不足。婦女患之者甚多。用益智仁二十四粒(鹽水炒)加水煎服即

中国近现代中医药期刊续编·第一辑

愈。
(治小便出血) 血如點滴者爲血淋。治法見下。血出如小便者。急用當歸一兩好黃酒煎服立愈。
(治小便白如米汁) 此症乃心脾不調腎氣渾濁之故。急用眞朴川一錢薑製。茯苓一錢。水酒各一碗。煎至六分。不飲酒者水煎服亦有效。
(治五淋) 淋有勞淋氣淋熱淋血淋石淋五種之別。用好銀硝等分研細末。每服二錢。勞淋用葵花子煎湯調化服。氣淋木通煎湯調化服。熱淋血淋冷水調化服。石淋須先將銀硝入鍋隔紙炒至紙焦即取起研末用溫水調化服。神效無比。爲通治五淋要藥。
(治老年病淋) 小麥一升通草二兩加水煎飲即愈。
(治白濁赤濁) 白濁用糯米五升炒黃黑。加白芷一兩。共研細末。粉糊丸如桐子大。每服十丸。空心以鬼饅頭煎湯下。赤濁、用益智仁茯神各二兩、遠志甘草水煮各半斤。共爲末。酒糊丸如梧子大。每服五十丸。空心薑湯下。三四日即愈。
(治滑精) 白茯苓二兩、川砂仁一兩、同研細末、加鹽二錢。將生精羊肉切薄片拌藥末炙熟。空心好酒燉溫下。服完一料即愈。
(治精脫) 精脫不救即死。急將人抱起。以女口對男口盡力提丹田之氣送入男子喉中。可以救醒。幷急用黃耆四兩當歸二兩附子五錢加水煎服即愈。
(治陽強不倒精自流出) 此症乃陽盛腎熱。急用生地黃柏知母龍骨大黃枳殼各一錢水煎服即愈。
(治陽物縮入陽縮絕無餘留) 此乃寒中三陰。命在須臾。急用白朮三兩肉桂三錢丁香茱萸各一錢水煎服立愈。

醫方淺釋 (續九)

時逸人

和解劑小言

少陽之邪。適當半裏半表之界。傷寒論云。寒熱往來。形如瘧狀。非瘧疾之爲少陽病實少陽病之類瘧也。後世不明仲景少陽篇之旨。以柴胡爲瘧疾主藥而小柴胡尤爲主劑。千百年來賢者不免言之可嘆。瘧之發生必有痰食暑溼。凝滯爲害。消導清洩在所必須。若以小柴胡湯孟浪投之是眞所謂南轅北轍者矣。認清少陽病。與瘧疾不同之點。而後和解劑。方不浪施。不至有草率誤人之過。瘧初發時。指頭寒。或寒甚作厲。脊柱惡寒。或寒甚而戰。以部份爲起點。最後乃遍及全身。此瘧疾特殊之現象。少陽病不若是也其次須認明熱入血室亦當注重和解。但治法與少陽病不同。少陽病所注重者。在肝脾充血。胸脅苦滿。肝胆之火。鬱結於內。或爲心煩而喜嘔。或爲咽乾而目眩。熱入血室則邪熱瘀血。凝結下焦。治宜請瘀之劑。其初狂讝語者。乃投以清熱安神芳香開竅之法。此所以不同之點也。至篇中方法。柴胡枳桔湯。爲和解輕劑。柴芩雙解湯。爲和解重劑。輕重之間。因病情有深淺之殊。故治法有緩急之別。柴胡達原。和解三焦以逐邪。柴胡陷邪。和解胸膈以開結。大柴胡和解兼輕下。各隨病症而施。故用藥有緩急之別。柴胡姜桂。和解以溫之。柴平湯。和解而溫燥之。新加木賊煎。和解清泄之。柴胡白虎湯。和解清降之。寒溫所當判別。先後亦有次序。餘若蒿芩之清胆。小柴胡兼益氣。柴胡四物兼補血。加減柴胡之通瘀。柴胡羚羊之破結。用補於攻。用攻於補。寒熱溫涼。無法不備。尤能不失其和解之眞面目。所當詳加研究者也。至附列之牛黃膏一方。爲血熱內壅。神志昏糊者立法。妄者猛攻其便。則誅代無辜。病必加重。屬不知和解之誤者。世之醫。以和解一法。爲不可汗。不可下。巧於藏拙。摸積道迎之詭術。是眞不知和解之道者矣。

△和解劑

柴胡枳桔湯 (和解表裏法輕劑)(俞氏經驗方)

柴胡一錢　枳殼一錢五分　姜半夏一錢五分　生姜二片　黃芩一錢五分　桔梗一錢五分　陳皮一錢五分　葱白五寸

(主治) 寒熱往來。形如瘧狀。胸脅痞滿。或嘔或噦。或少腹滿。小便不利。或耳聾咽乾目眩。脈絃苔白者。

(方解) 柴胡疎達腠理。黃芩清泄血熱。爲和解少陽之主藥。專治寒熱往來。形如瘧狀。凡外感之邪。初傳少陽三焦。勢必逆於胸脇。痞滿不通。而或痛或嘔或噦。故必加以宣氣藥如枳桔橘半之類。開達其上中二焦之壅塞。佐以生姜葱白。以助柴胡之疏達。咽乾者加雨前綠茶一錢。以助黃芩之清熱。少腹滿而小便不利者。加茯苓之利水。方症相合。往往投劑卽效。惟感邪未入少陽。或無寒但熱。或無熱但寒。或寒熱無定候者。則柴胡原爲禁藥。若旣見少陽症。無論其爲風溫暑溼。但見發少陽症者。用之無礙。此尙爲和解表裏之輕劑。

柴芩雙解湯　(和解表裏法重劑)(通俗傷寒方)

柴胡一錢　葛根一錢五分　防風一錢五分　生草八分　黃芩一錢五分　生石羔五錢　知母二錢　茯苓三錢

(主治)往來寒熱。寒則遍身戰慄。身疼無汗。熱則壯熱灼手。心煩躁擾。寒則寒之極。熱則熱之極。其兼症。口渴引飲。舌紅苔白而燥。脈絃有力。或有胸滿神倦之現象者。宜隨其兼治之。

(方解)內熱壅遏。外寒搏束。寒熱交爭。故寒則極其寒。熱則極其熱。雙方各走極端不易和解。治宜宣達表邪。清洩裏熱。俾外寒解。內熱除。則汗出而身痛戰慄自痊。熱清而心煩躁擾可愈。柴胡黃芩。爲開達腠理。清洩裏熱之主劑。佐以葛根防風之解肌發汗。知母石羔之清洩裏熱。茯苓化溼濁利小便。甘草調和諸藥。而爲和解陰陽之重劑。亦爲調劑陰陽善止寒熱之良方。善用者往往一劑而效。此乃王肯堂氏得意之方。愈氏根初。加減而善用之。以奏殊效。全憑辨症精確。識力以別之耳。

簡明之診斷(續一)

樊光裕

三　觸診

接觸病體。診視症候如何。(1)行觸診之法。務宜純熟。各就其所在。而異其檢查。有以掌心平貼該部者。有使腹部緩而不急者。有用短敲打法。及消息子檢查者。

(2)以掌平貼檢查者。診視腹部。傳播之聲音。是否強弱。與區別胸膜炎性摩擦音。乾性囉音等異常之摩擦音。均用此法檢查之。

(3)使腹部緩而不急者。令病者。得適意之體位。張口平靜呼吸。且引下肢回體。此法於肝脾等臟。肥大行之。

(4)短敲打之檢查。以一手之掌心平粘腹之此側。用一手于彼側。行短敲打法。則此側發生波動。而觸掌心。此法於患腹水及腹部瀦蓄遊離液等。而行之。

(5)消息子檢查法。將患者坐於有高擱手之倚內。囑其靜心呼吸。檢查者。以右手持定消息子。先以左手指入口中。然後使消息子。滑走指上而伸入。於未使用消息之前。必以水或油濕潤之。此檢查食道之法也。

四　打診

打診者。或用手指。或打診器。輕擊體腔外面。卽發生各種音響。因此得知內部器官之狀態矣。

(1)打診用手指最便而最良之法。以左手指緊貼病體之表面。以右手中指第一關節屈成爲直角形。敲打左手中指。則能生音。

(2)音響有濁音、鼓音、半鼓音、之別。濁音係內部不含空氣。如打於股肉上。鼓音者。內含有空氣。如打於鼓上者。半鼓音者。在濁音與鼓音之間。

(3)如打診施於健全之人體上。緊貼體間之心肝脾腎各部。均發濁音。在上腿、頸項、脊柱、亦然。在肺臟上。則成半鼓音。在腸胃則生鼓音。於喉頭、氣管亦亦生鼓音。

(4)病理之音響。在心臟濁音大者。爲心肥大。心囊炎之症。達於背部者。爲助膜炎。兩側巨者。爲胸水之證。肺臟發濁音。亦爲助膜炎、胸水腫、及肺炎之類。若發急性之鼓音。係胸氣腫。如屬慢性。爲肺結核。肺浸潤之證。腸內各發半鼓音者。爲積糞甚多之明證也。

五　聽診

聽診以耳聽。或聽診器。靠貼體上。而聽心肺所發之聲音。

(1)健全之人。肺臟之音。爲柔軟之V音。凡存肺胞呼吸之。處有此音者。各日肺胞

中国近现代中医药期刊续编·第一辑

性呼吸音。而氣管及氣管枝之音。頗似吹管時。空氣流通之聲。名曰氣管枝呼吸音。在呼時聽之。尤較吸時爲顯。

(2)肺臟病變之音響。分四種。水泡音。摩擦音。震盪音。及音聲傳播是也。

(3)水泡音者。又各囉音。乃氣管枝肺胞。存有液體粘連之微細氣管枝卒然分離故也。摩擦音。其音似革。或斷。或續。或如鋸然。均由胸膜上面沈積物所生也。震盪音。爲全屬響之搖水音也。胸膜腔中液體與空氣貯存。但必握病人肩胛部。向前後左右振動。即生此音。聲音傳播。當常人言語。時在肺臟上聞有呢喃之音。有病者。或弱或強。弱者爲氣管枝閉塞。爲胸壁壓迫也。強者。爲肺組織稠密焉。

(4)心臟之正音。在左乳下心尖搏動處。聽之得純正之心音。而於胸骨之兩側。其音較弱。但心音有二。一爲收縮時發者。一爲舒張時發者。

(5)正音之外。尚有心臟之雜音。如吹聲。摩擦聲。灌注聲。喧噪聲是也。

(6)患貧血發熱。症者。其音發於收縮之時。似細吹。如微鳴。心囊發炎。或有沈積物者。則生粗糙之摩擦音。此外聲音辨別甚難。不能詳述。惟神而明之也。

六 檢温

檢温者。以體温表測驗體內之熱度也。

(1)體温表驗熱時。用於舌下。或液窩時。有插入直腸而測之。

(2)尋常輒用於腋窩。均覺不甚便利。故往往用於舌下。

(3)使用時見表內水銀上昇。當持表之上部。用力振落。而後可用。

(4)測驗時間。視體温表與檢温之部位。而異。歷十分鐘可也。

(5)平常人之温度。平均爲攝氏表三十七度。有因時刻而變動。惟高之差。不過半度。若過高過底。即患病之徵。

(6)病者之熱度。有輕熱。高熱。中熱之別。大都三十七度爲輕熱。三十九度爲高熱。更上者爲過高熱矣。

(7)熱度昇降。每日降昇不過一度。稽留數日者。謂之稽留熱。若一日之差在一度或一度以上者。謂之弛張。熱忽而甚高。或平温者。謂之間歇熱。

(8)稽留熱者。爲腸室扶斯。格魯布性肺炎。丹毒諸症等。

(9)弛張熱。爲慢性結核化膿症。熱性諸症。

(10)間歇熱。多發於瘧疾。但間歇熱有每日發者。名之曰每日熱。間日發者。曰隔日熱。三日一發。曰四日熱。且有一日發兩次者。曰複性間歇熱。七日一次者。特名曰回歸熱。

(11)體温過低者。熱度降至三五度以下。爲虛脫。凍傷。出血太多或精神病徵候也。

西藥類編

王人龍

(二) 強壯藥

能輔助消化。增加營養。而去積滯之效者。謂之強壯藥。普通常用者有六種。曰百弗聖。曰麥芽。曰稀鹽酸。曰重炭酸曹達。曰龍膽草。曰苦味丁幾。

百弗聖

(功用)用於胃效分泌不足所起之消化不良。甚效。

(用量及性狀)每服〇・二至一〇。爲白色之粉末。有特異之臭氣。易溶於水。

麥芽

(功用)爲食米麥者最宜之消化藥。以其能消化澱粉質故也。

(用量及性狀)一回之用量〇〇・六至〇・一八。乃黃白色之粉末。有謂化糖素者即此也。

稀鹽酸

功用)消化蛋白質之力甚強。且治胃酸缺乏之症。

(用量及性狀)日服一〇・至二〇・爲澄明無色之液體。有强極酸味之藥也。

重炭酸曹達

(功用)凡食物停滯胃中。呑酸嘈雜。因而消化不良者。服之甚效。

(用量及性狀)每服〇・五至一・五。係白色粉末。能溶解於水。

龍膽草　（功用）能使胃液增加。故其功用在健胃。

（用量及性狀）每服〇•三至一•〇。以該草之根。剉爲粉末而用之。

苦味丁幾　（功用）係取數種健胃藥所浸出之酒。能刺戟消化器官。促其消化液。吸收而奏健胃之效者。

（用量及製法）每日服二•〇。由龍膽末、橙皮末、及豆蔻末。浸於酒中而成。

現代醫家應有之知識

愈天荒

注射法

- 皮下注射
- 皮內注射
- 靜脈注射
- 肌肉內注射
- 硬膜外注射
- 腰椎穿刺法
- 神經幹內注射
- 派拉芬注射

▲注射之法分列八種

▲病灶深淺各有所宜

▲能知注射收直接治療之效果

▲專用注射有直攻病灶之能力

（三）靜脈注射法　（續一）

靜脈內注射。有先刺入針頭。後視其血液。由針底孔流出。然後連接注射筒。而注射藥液。此法。外間應用者甚多。惟著者對於此法。有四種非難。

1 我國人最忌損失血液。患者倘見針底孔中流出多量血液。必起恐懼嫌惡之念。

2 底孔流出血液之後。若連接注射筒稍遲。針腔內血液。每有凝結之患。以致針孔閉塞。或有發生血栓之危。

3 不幸貫通靜脈對壁。針腔內血液。勢必凝結。如上所述之退出矯正法。勢必難行。

4 注射手術。亦如外科的手術。務以簡捷爲宜。若多一次。連接注射筒。則多一番周折。患者術者。均所嫌惡。而於初學注射之士。尤使一屑倉猝手術。反爲不美。

綜以上四弊。故著者始終不取此法。必先針與筒連接後。方可注射也。

小兒靜脈注射法

小兒肘部靜脈不適於注射者。宜行以下各法。

1 頭部靜脈　初生兒或一二歲以下小兒其部部皮膚柔軟非薄。故皮下靜脈注射必求顯露者。而遺傳梅毒兒之頭部　皮下靜脈。尤爲怒張。如顳顬部靜脈。耳後靜脈。均適於注射。此時不用鬱血帶。祇須以指壓其中樞可也。若該兒啼哭。則怒張尤甚。

2 薔薇靜脈　此靜脈於三歲至七歲時。適用之。覆小兒於手術台上。露出膝膕部。由助手。以手掌。壓迫大腿後面。則膝骨關節之內踝部。之皮下靜脈。因鬱血怒張得以觸知。

假如同一患者。多次受靜脈注射時。務宜避去其同一注射部。否則該部靜脈。壁肥厚。管腔狹窄。每致防礙藥液流入。

七　注射前後之處置

靜脈內注射每有喚起幾許。全身反應症狀。故於注射前後。宜加注意。其中如六零六九一四等。在浴後或飽飡後。不宜注射。更若心臟障礙。及其他種種禁忌。宜預先診定。固不待言。或因行走及驚愕等。而心悸亢進時。必俟其鎭定後。始可注射。神經過敏者。須加安慰。使信毫無痛苦。及危險之虞。以防發生腦貧血及失神等。注射後。宜安臥二三小時。不宜飲食。倘覺飢餓。略進粥湯。最妙。靜脈注射後之反應症狀。因注射之藥物不同而異。大抵輕度者。爲輕度惡寒戰慄。噯氣頭痛等。高度者。由惡寒戰慄而發高熱。頭痛嘔吐下痢等。此時施以通常處置。命安臥。大抵數小時。乃至一二日卽愈。故除藥液中毒外。均無須特別處置。

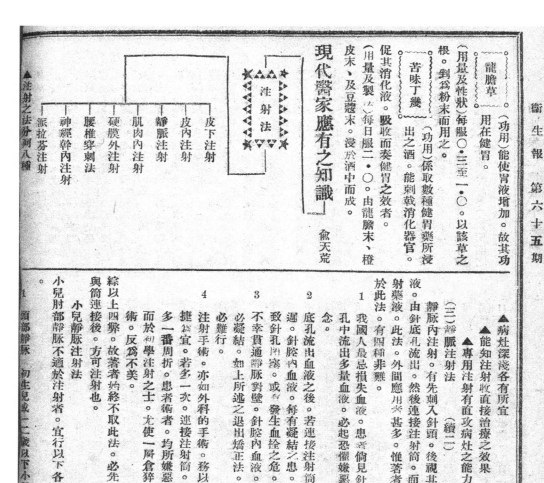

傷寒今釋（續）

陸淵雷

滿。（不滿二字衍文也甲乙經傷寒例皆無之）舌乾已而嚔。十二日厥陰病衰。囊縱。少腹微下。大氣皆去。病日已矣。治之。各通其藏脈。病日衰已矣。其未滿三日者。可汗而已。其滿三日者。可泄而已。以上爲熱論之一節。巨陽卽太陽也。兩感於寒。謂表裏俱受邪。卽熱論下文所云。一日則巨陽與少陰俱病。二日陽明與太陰俱病。三日少陽與厥陰俱病是也。嗌乾。咽乾也。煩滿。讀爲煩懣。懣與悶。音義俱近。張介賓云。人身經絡。三陽爲表。三陰爲裏。太陽爲陽中之陽。陽明居太陽之次。少陽居陽明之次。太陰居少陽之次。少陰居太陰之次。厥陰居少陰之次。邪之中人。自外而內。所以邪必先於皮毛。經必始於太陽。（以上張氏類經）然臨床實驗未有一日傳一經。如熱論所云者。方有執知其不可通。乃云。一日、二日、三四五六日。猶言第一第二第三四五六之次第也。大要譬如計程。如此立箇前程的期式約模耳。非計日以限病之謂。高世栻知其不可通。乃云。一日受二日受者。乃循次言之。非一定不移之期日也。會悟聖經。當勿以辭害意。然熱論於三日少陽下云。可汗而已。下文又云　其未滿三日者可汗而已。其滿三日者可泄而已。然則熱論之意。明明是計日以限病。明明謂一定不移之期日。雖欲遷就。不可得也。且卽如方氏高氏之說。而臨床實驗。亦未有陽明傳少陽。少陽傳太陰。如熱論所云者。倪沖之知其不可通。乃云。素問言其常。而常中有變在焉。薛雪知其不可通。乃云。傷寒一證傳變無窮。此不過言傳經之常而未及於變。自仲景而後諸大家。俱有名言可法。學者所當盡讀而精思之。然卽如倪氏薛氏之說。無如三陽非皆可汗之證。三陰尤非可下之證，而熱論則云。未滿三日可汗而已。滿三日可泄而已。吳崐知其不可通。乃云。若其寒邪傳不以次。與夫專經不傳。表裏變易。則隨證脈處治。吐下汗和。蚤暮巽法。日人丹波元簡知其不可通。乃云。本經所論三陰病者。卽仲景所謂陽明胃家實證。仲景所論三陰病者乃陰寒之證。本經所未言及。丹波之言。最爲直捷了當。故惲鐵樵先生常推許之。謂其用力勤而頭腦清。然胃家實之證名三陰　陰寒之證亦名三陰。虛寒實熱。病勢迴殊。一劑誤投。生死立判。而乃立義不分。標名無別。豈非疑誤後學之至乎。諸家強作解人。多爲曲說。而捉襟見肘。窘態畢露。其故在著書者但求貫通聖經，反不敢將臨床實驗　捷說出。致令後之學者。讀書治病。截然分爲兩事。諺云。讀書十年。天下無可治之病。治病十年。天下無可讀之書。誠有慨乎言之。至如醫宗金鑑張志聰傷寒集註諸書。以爲傷寒傳變。眞如熱論之次。其誤固不待言。而三百年竟無一人直揭其謬。中醫學之衰落。寧可免乎。

太陽病發熱而渴。不惡寒者。爲溫病。若發汗已。身灼熱者。名風溫。風溫爲病。脈陰陽俱浮。自汗出。身重。多眠睡。鼻息必鼾。語言難出。若被下者。小便不利。直視。失溲。若被火者。微發黃色。劇則如驚癇。時瘈瘲。若火熏之。一逆尙引日。再逆促命期。

此言太陽病中別有不惡寒之證。別爲溫病與風溫也。原文傳寫有譌。今先爲改正如下。再說明其理。

……爲溫病。若自汗出。身灼熱者。……脈陰陽俱浮。身重。……鼻息必鼾。若發其汗。語言難出。小便不利。若被下者。直視。失溲。

……

太陽病。發汗已。當熱退身和。今反灼熱。是必不當汗而誤汗之也。故程應旄遂以風溫爲溫病之壞證。然仲景書中。未有壞證而特立名目者。則程說非也。且觀風溫爲病云云。語氣與太陽之爲病同。可知風溫是另一種病。下文被下被火後種種見證。乃風溫之壞證耳。風溫旣是另一種病。則當與溫病對立。如中風之與傷寒對立也。而溫病風溫。亦當有顯然易見之鑑別證候。今乃必待發汗後觀其灼熱與否。方能鑑別。此則唐醫以藥試病之伎。謂勤求古訓之仲景。而不免於以藥試病乎。是知若發汗已一句。必係傳寫之譌也。風字之取義。如吾上文所述。取象於春令之舒散。故太陽傷寒之有汗者名爲中風。以彼例此。則風温亦當是温病之有汗者。故知若發汗已一句。乃若自汗出之譌也。此處既以自汗出爲鑑別。則下文不當複說自汗出。故删之。小便不利者。不當同時失溲。且語言難出亦屬壞證。故知語言難出小便不利。是誤汗之壞證。文字既正。可釋其病理矣。

惲鐵樵先生云。温病初發作時。亦有惡寒證。不過感覺甚微。時間甚暫。故病人不以爲意耳。今案坊刻西醫內科全書。載急性傳染病二十五種。發熱之初不帶惡寒者。惟急性全身粟粒結核一種而已。惡寒甚微而暫。遂謂之不惡寒。又初病即渴。皆與傷寒中風不同。故別之爲太陽温病。無汗者爲温病。有汗者爲風温。温病亦是散温機能退減。風温亦是造温機能亢盛。故治之之法。温病仍當發汗。風温仍當解肌。惟因其人素秉陰虧。津液不足。故一發熱即覺口渴。則藥劑當用辛涼。不當用辛温耳。陰虧之體。而又壯熱汗出。則體內津液愈少。神經缺於濡養。運動知覺俱見遲鈍。故身重多眠而鼻息鼾。病既自汗出。但當解肌。不可復發其汗。若誤發之。則津液愈涸。舌咽神經失養。故語言難出。水份悉從汗液中出。故小便不利。所謂留液自救也。病在太陽。不可攻下。病屬温熱。不宜艾爇。若復誤施。諸變蜂起矣。直視是腦病。失溲是膀胱不能約束。微發黃色之微字。與下句劇字對照。謂被火之輕者也。發黃色是胆汁混入血液所致。瘈瘲即搐搦。乃運動神經爲病也。引延也。

傷寒温病之辨。爲近世醫家之大爭端。自秦景明(皇士)創江南無正傷寒之說。俗醫不能讀仲景書者。有所藉口。益以温病條辨爲秘寶。吾家九芝先生痛斥鞠通。然以葛根芩連爲温病之主方。則猶未能盡愈一切温病。鐵樵先生分温病爲傷寒系非傷寒系兩種。然後界畫分明。糾紛悉解。說詳先生所著温病明理中。

病有發熱惡寒者發於陽也。無熱惡寒者發於陰也。發於陽七日愈。發方陰六日愈。以陽數七陰數六故也。

陽謂三陽經。陰謂三陰經。然病屬始發而又見惡寒證者。在陽經惟有太陽。在陰經惟有少陰。信是則此條之意。謂始得病時。發熱惡寒者爲太陽。無熱惡寒者爲少陰耳。太陽之惡寒。始則由於驟遇寒冷。繼則由於體温與空氣冷熱懸殊之故。少陰之惡寒。則因造温機能退減。體温之來源不足之故。是以等是惡寒。在太陽則發熱。在少陰則無熱也。太陽病不解。至六七日後。全身機能亢盛。則爲陽明。亢盛之極。無以爲繼。則轉爲衰弱。是爲少陰。若病在太陽陽明時。誤治而誅伐無故。則亦成少陰。例如造温機能並不亢盛而誤用涼折。散温機能並不失職而誤發其汗。腸胃並不燥實而誤攻其裏。皆能使全身機能衰弱。以致心張縮退減。脉微細。體温降至常温以下。所謂少陰。然此就臨床上習見者而言。由傳變及誤治所致。經文所謂發於陰。則指初發病即屬少陰者。少陰篇中有麻黃細辛附子湯證。有麻黃附子甘草湯證。皆是。此等病。江浙一帶絕無僅有。而川湘一帶則屢見不鮮。此有氣候地土關係。故川東夔府湘西辰沅諸地。常於三伏日合煮生附子豬肉食之 謂可預防霍亂。若江浙人豈有無病而啖生附者哉。又少陰之無熱。並非絕對不發熱。蓋傷寒六經。不過就病變上分作六箇段落。身體機能之亢盛衰弱。中間階級正多。非可截然分畫。學者勿拘泥文字可也。

七日愈、六日愈、陽數七、陰數六，不宜鑿解。傷寒傳變。大多數固六七日而一經。然必謂陽經七日。陰經六日。已不可信。陽數七陰數六。尤不可解。註家以水火之成數爲言。鄙人未敢人云亦云。強不知以爲知也。

太陽病頭痛至七日以上自愈者。以行其經盡故也。若欲作再經者。針足陽明。使經不傳則愈。

（席大律師北南事務所設九江路二十二號南通四樓 西門外泰亨里口 電話中央九八四四號 南市六六五號）

本報特聘席裕昌朱希雲大律師為常年法律顧問

（朱大律師北南事務所設愛多亞路三十八號 城內老縣西九十三號 電話中央三三〇一號 南市八二號）

本報發行部啓事

訂閱本報及關於發行部函件請寄上海浙江路七百八十號衛生報館發行所

蒙賜稿件及問病等函件仍請逕寄上海白克路人和里十八號

欲得本報全璧者

請購

衛生報彙刊

第一第二集

本書自本報第一期起至念五期止。彙訂洋裝一厚冊為「第一集」念六期起至五十期止。彙訂洋裝一厚冊。為「第二集」合購一二彙刊。方湊齊本報全份。內容都五十餘萬言。撰述者都二百五十餘人。集各人之心得經驗著為學說。對於人體各症。莫不詳述無遺。所以人手一篇。猶如聘請常年之醫藥顧問。更有女子作品。為他報所不載。而為本報所獨有。良以女子諱病凡屬隱病忌醫者多。今由女子口中。曲曲寫出。不留餘言。故本書不但為醫家所必備。而亦為醫界之南針也。存書無多。欲購從速實價每集大洋一元二角。合購二冊。實收二元。郵票九五寄費加一

本館發行部啓

衛生報

時期之三

過去

- **裝訂不便**：本報以前之篇幅頗大既不便裝訂又艱于披閱
- **廣告太多**：廣告之多雖於報館之收入有益然內容往往因之減少
- **少科學化**：昔日之中西醫界限分明故本報對於西醫學說均不登載
- **說理艱深**：從前所載之文字均說理艱深不能普及民衆

現在

- **印刷精良**：本報現在之印刷較前尤爲精良不但便於閱讀而且富於美術
- **篇幅擴充**：擴充篇幅卽減少廣告地位本報現在之廣告地位與過去相較大有天壤之別則內容之豐富可想而知
- **優待定戶**：凡定閱本報者一律贈送丁甘仁百病醫方一厚册價値大洋二元本埠更有謝之光杭穉英之精美畫圖
- **切合實用**：本報所載之文字均切合實用有益身心醫者可作臨診之導師病家可作醫藥之顧問
- **明白淺顯**：本報之文字均淺顯明白雖屬婦人孺子亦能一目了然無格格不入之弊
- **融滙中西**：本報自五十一期起對於稿件不偏重中醫對於中西學說能兼收並蓄溶合於一爐
- **裝訂成册**：本報於六十一期起改變格式期期將一大張之報紙訂成小册不需剪裁卽可披閱
- **准期出版**：報紙對於出版之信用最爲重要本報自出版以來素未脫期信用昭著

將來

- **時出專號**：本報將來擬時出專號專論一證之病原治療預防等法應時令之須要而出
- **增加報張**：由一張而增加至數張聘請名醫分類編輯之
- **廢除廣告**：將全部廣告一律廢除專載文字分門別類
- **設立分館**：將來本館須設立分館於各埠使讀者可就近定閱

▷打破其他醫報之欺騙賣老牟攟抄襲之弊端　提倡切合實用之社會家庭婦孺青年之衛生◁

衞生報 第六十六期 一

衞生報

主編 丁濟萬
主幹 趙公尙

THE HYGIENIC WEEKLY

Editors Dept.
18 Jen Woo Lee, Burkill Road, Shanghai
Circulation Dept.
780 Chekiang Road, Shanghai

編輯部
上海白克路珊家園人和里十八號

發行所
上海浙江路五馬路口清和坊對過

第六十六號

喉症專刊

本期要目

注意

凡訂閱本報全年一份一律贈送百病醫方大全一册六人同時訂閱祇收五份報費

中華民國十八年三月二十三號（星期六）

本報每逢星期六出版一册

全年五十期連郵費二圓四角（國外加半）

本報特別啓事

本報第六十五期因印刷所發生事故致誤本報出版日期茲改託勤業公司代印惟該期稿件尚未取出故先出第六十六期『喉症專刊』準下星期將六十五期補出特此聲明

咽喉病症之大概

丁濟萬

▲說明喉痧喉風白喉之病理

◉病理既明　◉治法當究

欲知咽喉病狀完善之療治者
請讀本期特刊之病狀及治法

喉痧喉風白喉諸症。皆傳染最速。天傷最多之疫喉也。疫癘之氣。由口鼻吸入。肺胃受之。肺主皮膚。胃主肌肉。其邪本有外達之機。故病初發。多惡寒。胸背之間。丹痧隱約。其必有肺胃蘊熱之素因。內外合邪。蔓延莫遏。來勢太驟。一壅直上。遂緊逼咽喉之間。而不能四散分佈。故治此症。先宜疏開橫達。不能直升。張氏云。喉痧一經升提。勢必使疫毒邪火上攻。盤據喉間。皮膚之病痧。反隱約內陷。熱壅喉際。則腫痛。壅極則潰爛。此藥誤之害也。若治之合法者。必清熱解毒。宜透㾦痧。痧既透出。喉症不治自愈。倘捨本逐末。用升升提藥。重鎮藥。通治喉痧。是速之斃也。不但如升葛禁用。即羌活柴防細辛白芷生姜蘇葉之類。一切溫燥升散諸品。尤宜慎用。不可妄犯。喉風一症必內外因夾雜。乃能為患。其初起耳下一邊腫大。或兩邊腫連項頸。喉內疼痛如絞。內外皆腫。此纏喉風也。頸外不腫。內則腫滿。或破爛者。此爛喉風也。雖有赤白之分。急慢之異。而總屬血熱痰延壅於內。風熱疫癘襲於外。治宜散風清熱。解毒化濁。祛痰涼血等法。痰涎壅甚者。宜用吊痰。使之吐出。再用清胃導便之劑。邪火外洩。喉症自鬆。至若白喉之病理。古人謂其陰虛內熱。治宜滋陰降火。余謂白喉。乃急性傳染之疫喉。當有疫癘之氣。傳襲於內。治宜清熱解毒。若夫陰虛內熱。乃其素因。滋陰降火。若養陰清肺湯之類。惟善後時乃可用之。喉痧之治。宜表散以透痧。喉風之治。宜吊痰導濁以熄風。白喉之治。宜辛涼清解以闢疫。此因病理不同。故治法有別耳。讀者。如欲得完善之方法。請細讀本期之喉症特刊。

喉痧早用涼藥多致不治

袁子珊

爛喉㾦痧。至危之症也。寒煖非時。鬱成厲毒。皆天時不正之氣也。流行其間。觸感者。蘊釀成病。其痧發必一方。互相傳染。今春斯症多見於兒童。蓋雖年純陽體質。陰氣未充。肺猶嬌嫩。易於觸感。乃肺主一身之氣。其合皮毛。而開竅於鼻。鼻氣通於天氣。受邪之時。由口鼻而入於上焦。內舍於肺胃。發必由肺胃而達於肌表。當厲毒發時。熱淫之氣。浮越於肺之經隧。所以必現咽喉腫痛鼻塞噴嚏咳嗽胸悶渾身痠痛。厲疫之候也。與尋常咽喉通行痧疹。俱迥然不同。醫家不能深察。雜用寒涼。遏伏厲邪。甚至犀羚石膏。稍兼辛涼。以為雙解之法。體質強旺者。幸藉元氣充足。或可敵邪致愈。稟之單弱者。即變音啞喉腐。氣促腹鳴。舌縮唇焦。腐乾無汗。發厥口噤。種種險候。猶曰病重藥輕。更以寒涼倍進。必致痧毒內陷。熛灼愈騰。喉閉痰升。多致危殆。要知頭面紅腫焮赤。正痧毒外達之勢。當此之時。需進辛平表散開達之劑。寒涼清膩之藥。一味不可混投。使其痧從汗透。則其毒自然不留。毒氣既洩。咽喉豈有不愈。先賢諸敗毒中。皆用表散。亦同此意。余數十年來。潛心研究。凡遇斯症。初投表散開達。直待痧透脫皮。遍身作癢。鼻流清涕。方可用涼血清解之味。靡不應手取效。內經所謂微者逆之。甚者從之。火熱之甚。寒涼強遏。多致不救。良可慨也。

丁甘仁遺著

總論喉痧白喉之大概

▲分別瘟疫發病與陰虛之見症

▲詳述爛喉痧麻正痧風痧紅痧之各異

時疫喉痧。由來久矣。壬寅春起。寒暖無常。天時不正。屢見盛行。予臨診二十餘年。於此症略有心得。爰述其大概。與同志一商権之。凡痧麻種類甚多。有正痧。有風痧紅痧。惟時疫喉痧爲最重。傳染迅速。沿門闔境。竟有朝發而夕斃。夕發而朝亡者。暴厲天札。殊深浩歎。業是科者。當謹愼而細察。悉心而辨治焉。如幼時初次出痧。謂之正痧。因胎中有伏熱。感時氣而。發寒熱咳嗽。煩悶泛噁。咽喉或痛或不痛。即有咽痛。亦不腐爛。此正痧之病形也。夏秋時之紅痧風痧。初起時。寒熱骨痛。胸悶嘔噁。舌苔白膩。外熱極重。而裏熱不盛。咽喉不痛。或咳嗽或不咳嗽。此紅痧風痧之病情也。其病源由夏受暑濕。秋感涼邪。鬱於肺胃二經。肺主皮毛。胃主肌肉。邪留皮毛肌肉之間。則發爲紅痧風痧。凡痧子初發時。必有寒熱咳嗽。胸悶泛噁骨痛等證。揆厥病因。蓋外邪鬱於腠理。遏於陽明。肺氣不得宣通。胃氣不得泄越也。必用疏散之劑。陳表解鬱得汗。則痧麻透。而諸症俱解。此治正痧風痧紅痧之大略也。獨稱時疫爛喉丹痧者何也。因此症發於夏秋者少。冬春者多。乃冬不藏陽。冬應寒而反溫。春猶寒禁。春應溫而反冷。經所謂非其時而有其氣。釀成疫癘之邪也。邪從口鼻入於肺胃。咽喉爲肺胃之門戶。暴寒束於外。疫毒鬱於內。蒸騰肺胃兩經。厥少之火。乘勢上亢。於是發爲爛喉丹痧。丹與痧略有分別。丹則成片。痧則成顆。其治法與白喉迥然不同。白喉忌表一書。立滋陰清肺湯。原宗仲聖猪膚湯之遺意。由少陰伏熱升騰。吸受疫癘之氣。與內蘊伏熱。相應爲患。若至音啞氣喘。肺炎葉腐。危在旦夕間矣。滋陰清肺。尚恐不及。宜加珠黃金汁。或救十中一二。苟與表散。引動伏火。增其炎焰之勢。多致夭枉。此時疫喉痧。當與白喉分別清楚。不容稍混也。白喉固宜忌表。而時疫喉痧初起。則不可不速表。故先用汗法。次用清法。或用下法。須分初中末三層。在氣在營。或氣分多。或營分多。脈象無定。辨之宜確。一有不愼。毫釐千里。初則寒熱、煩躁、嘔噁、咽喉腫痛、腐爛。舌苔或白如積粉。或薄膩而黃。脈或浮數。或鬱數。甚則脈沉似伏。此時邪鬱於氣分。速當表散。輕則荆防敗毒。清咽利膈湯。去硝黃。重則麻杏石甘湯。如壯熱口渴煩躁。咽喉腫痛腐爛。舌邊尖紅。絳中有黃苔。丹痧密布。甚則神昏譫語。此時疫邪化火。漸由氣入營。即當生津清營解毒。佐使疏透。仍望邪從氣分而解。輕則用黑膏湯、鮮石斛、豆豉之類。重則犀豉湯。犀角地黃湯。必待舌色光紅或焦糙。痧子布齊。氣分之邪已透。當用大劑清營涼解。不可再行表散。此治時疫喉痧用藥之次第也。假使早用寒涼。則邪遏在內。必至內陷神昏。或泄瀉等症。致成不救。如表散太過。則火炎愈熾。傷津劫液。引動肝風。發爲痙厥等險象。仍當大劑清營涼解。或可挽回先哲云。丹痧有汗則生。無汗則死。金鍼度人。二語盡之矣。故此症當表則表之。當清則清之。或用釜底抽薪法。亦急下存陰之意。諺云。救病如救火。走馬看咽喉。用藥貴乎迅速。萬不可誤時失機。此症有不治難治數條。開列於左。

脈伏者不治。　泄瀉不止者不治。　會厭腐去。聲啞氣急者不治。　始終無汗者、難治。　丹痧遍體雖見。而頭面不顯者。難治。此皆時疫喉痧危險之症。其餘用藥得宜。雖重亦可挽回。此不過言其大略耳。其中變化條目甚多。非數言可盡。請諸君指教。匡我不逮。則幸甚矣。

公開治時疫喉痧妥驗方

解肌透痧湯

專治痧麻初起。惡寒發熱。咽喉腫痛。妨於嚥飲。遍體痠痛。煩悶泛噁等症。（痧麻見咳嗽爲輕。無咳嗽爲重。）

荆芥穗　錢半　淨蟬衣　八分
生甘草　五分　嫩射干　一錢
粉葛根　二錢　熟牛蒡　二錢
輕馬勃　八分　苦桔梗　一錢
前　胡　錢半　連翹壳　二錢
炙殭蠶　三錢　淡豆豉　三錢
鮮竹茹　二錢　紫背浮萍三錢

如嘔噁甚。舌白膩。加玉樞丹四分冲服。

加減麻杏甘羔湯

專治痧麻不透。憎寒發熱。咽喉腫痛。或內關白腐。或咳嗽氣逆之重症。

淨麻黃　四分　生石羔　四錢
象貝母　三錢　鮮竹葉三十張
光杏仁　三錢　射　干　八分
炙殭蠶　三錢　白羅菔汁一兩
生甘草　六分　連翹壳　二錢
薄荷葉　一錢　京元參　錢半

加減升麻葛根湯

專治痧麻雖佈。而頭面鼻獨無。身熱泄瀉。咽痛不腐之症。

川升麻　五分　生甘草　五分
連翹壳　二錢　炙殭蠶　三錢
粉葛根　錢半　苦桔梗　一錢
金銀花　三錢　乾荷葉　一角
薄荷葉　八分　京赤芍　二錢
淨蟬衣　八分　陳萊菔　三錢

加減黑膏湯

專治疫邪不達。銷爍陰液。痧麻佈而不透。發熱無汗。咽喉腫紅、躁痛白腐。口渴煩躁。舌紅絳起刺。或舌黑糙無津之重症。

淡豆豉　三錢　薄荷葉　八分
連翹壳　三錢　炙殭蠶　三錢
鮮生地　四錢　生石羔　四錢
京赤芍　二錢　淨蟬衣　八分
鮮石斛　四錢　生甘草　六分
象貝母　三錢　浮萍草　三錢
鮮竹葉三十張　茆蘆根各一兩

涼營清氣湯

專治痧麻雖佈。壯熱煩躁。渴欲冷飲。甚則譫語妄言。咽喉腫痛腐爛。脈洪數。舌紅絳、或黑糙無津之重症。

犀角尖五分磨冲　鮮石斛　八錢
黑山梔　二錢　牡丹皮　二錢
鮮生地　八錢　薄荷葉　八分
川雅連　五分　京赤芍　二錢
京元參　三錢　生石膏　八錢
生甘草　八分　連喬殼　三錢
鮮竹葉三十張　茆蘆根各一兩
金汁一兩冲服
如痰多加竹瀝一兩冲服珠黃散每日服二分

加減滋陰清肺湯

專治疫喉白喉。內外腐爛。身熱苔黃。或舌質紅絳。不可發表之症。

鮮生地　六錢　細木通　八分
薄荷葉　八分　金銀花　三錢
京元參　三錢　川雅連　五分
冬桑葉三十張　連喬壳　三錢
鮮石斛　四錢　甘中黃　八分
大貝母　三錢　鮮竹葉三十張
活蘆根一兩去節如便閉加生川軍三錢開水泡絞汁冲服、

敗毒湯

專治痧麻未曾透。項頸結成痧毒。腫硬疼痛。身熱無汗之證。

荆芥穗　錢半　薄荷葉　一錢

連翹殼　三錢　　生蒲黃　三錢
熟石膏　四錢　　炒牛蒡　二錢
象貝母　三錢　　益母草　三錢
生甘草　六分　　京赤芍　三錢
炙殭蠶　三錢　　板藍根　錢半

如大便泄瀉。去牛蒡石膏、加葛根黃芩黃連。此肺胃疫毒。邪熱移於大腸也。如初病泄瀉。可彷喻氏逆流挽舟之法、荆防敗毒加減如挾食滯。可加查曲之類。亦不可執一而論。

加減竹葉石膏湯

專治痧癍之後。有汗、身熱不退。口乾欲飲。或咽痛梗墜。咳嗽痰多、等症。

青竹葉三十張　　桑葉皮各錢半
金銀花　三錢　　鮮葦莖一兩去節
生石羔　三錢　　光杏仁　三錢
連翹殼　三錢　　白蘿蔔汁一兩
生甘草　六分　　象貝母　三錢
冬瓜子　四錢

公開治咽喉之祕法

外用吹藥

玉鑰匙

治一切喉症腫痛白腐。將此藥吹之。能退炎消腫。惟陰虛白喉忌用。

西瓜霜　五錢　　西月石　五錢
飛硃砂　六分　　殭蠶　五分
冰片　五分　　研極細末

金不換

功效較玉鑰匙尤勝。治疫喉。生肌長肉。方如左

玉鑰匙料加
人中白　三錢　　青黛　三錢
西黃　三錢　　珠粉　三錢

加味珠黃散

治喉症立能消腫止疼。化毒生肌。

珠粉　七分　　西黃　五分
琥珀　七分　　西瓜霜　一錢

錫類散

治一切喉痧喉疳。腐爛作痛。痰涎甚多、渴飲難下。此散吹入。能豁痰開肺、去腐生新。

象牙屑　四分　　壁錢　三十個
西黃　七厘　　冰片　五厘
青黛　七分　　人指甲　七厘
珠粉　四分

以上吹藥。研細末貯瓶、勿令出氣、

外貼異功散

治喉症腫痛。用太乙膏上藥少許。貼人迎穴。半日起泡。卽揭去。

斑毛　四錢　　血竭　六分
乳香　六分　　沒藥　六分
全蝎　六分　　元參　六分
射香　三分　　冰片　三分

斑毛去頭翅足、用糯米拌炒、以米色微黃爲度、除血竭外、合諸藥共研細末、另研血竭、拌勻、磁瓶收貯、勿令出氣

喉痧急救丹方

痧毒敷藥

三黃二香散　清火解毒。用茶油調敷。

大黃　二兩　　蒲黃　一兩
雄黃　二錢　　射香　三分
冰片　三分

冲和膏　消腫止痛。用陳醋白蜜調。燉溫敷。

紫荆皮　五兩　　獨活　三兩
白芷　三兩　　赤芍　二兩
石菖蒲　兩半

紫金錠（卽玉樞丹）　消腫解毒用陳酒磨敷

山慈茹二兩　　川文蛤（卽五倍子搥破洗刮內桴）二兩　　紅大戟一兩　　當門子三錢　　千金子二兩

經驗成績臨床實驗之報告

經治喉症之驗案

一陳右、年三十餘歲。住紫金橋。患喉痧六天。痧佈隱隱。壯熱。汗洩不多。口渴。

中国近现代中医药期刊续编·第一辑

咽喉腐爛。湯飲難進。數醫不效。舉室徬徨。邀余診治。診其脈洪數。視舌色前半紅絳。中後薄膩而黃。余曰。此溫疫之邪化熱。半以入營傷津。半以蘊蒸氣分。擬清營解毒清氣達邪之劑。犀角地黃湯。合竹葉石膏湯。加荊芥、薄荷、複方治之。數劑而愈。

二王左。年二十歲。本丹陽人。客居滬上。患爛喉丹痧甚重。丹痧雖佈。壯熱不退。煩躁不寐。湯飲難嚥。且是新婚之後。陰液早傷。疫火充斥。合家老少。焦灼萬分。延余診治。病已七天。診脈弦洪而數。舌紅絳起刺。余曰此溫疫之邪。化火入營。傷陰刦津。內風欲動。勢將痰湧氣喘。危在旦夕間矣。隨用犀角地黃湯。合竹葉石膏湯。加陳金汁、竹瀝、珠黃散、等藥。數日而痊。

三夏童、揚州人。居美租界陳大弄。患時疫喉痧五天。丹痧雖已密佈。獨頭面鼻部俱無。俗云。白鼻痧。最爲兇險。曾經服過疏解藥數帖。壯熱如焚。煩躁譫語。起坐狂妄。如見鬼狀。彼家以爲有祟爲患。余診其脈。實大而數。舌紅唇焦。咽喉外內關均已腐爛。滴水難嚥。余曰、此疫癘之邪化火。陽明腑熱薰蒸心包。逼亂神明。非鬼祟也。雖頭面鼻部不見痧顯。非升麻葛根可治。隨用犀角地黃湯。合白虎湯、加硝黃之品。一面生津清營。一面釜底抽薪。服後過數時。得大便。即能安睡。次日去硝黃。照原方加金汁、竹油、珠黃散、服數劑。即熱退神清。咽喉腐爛亦去。不數日而告痊矣。

四顧左。年三十餘歲。在滬南開設水菓行。患喉痧七天。寒熱無汗。痧麻佈而隱約。咽喉腫痛。牙關拘緊。甚則語夢如讝。診其脈鬱數不揚。視舌色薄膩而黃。余曰。此疫邪將欲內陷失表之症也。急進麻杏石甘湯。得暢汗。痧麻滿布，熱解神清。咽喉腫紅亦退。數日而安。

五李右。年四十餘歲。南京人。住滬城老北門內。因侍他人之喉痧。而隨傳染。發熱五六天。痧麻布而不勻。咽喉腫痛。牙關拘緊。前數醫意謂此婦素體陰虧。僅用元參。薄荷、桑、丹、茅蘆根等。方藥平淡。而咽關腫閉益甚。喉中痰聲漉漉。滴水難下。殊屬危急。余珍其脈。鬱數不揚。舌不出關。苔薄膩黃。問其便。數日不行。余曰此溫疫之邪。爲外寒所束。痰熱交阻膈中。壅塞肺胃之間。危在旦夕。隨投透痧解毒湯。加六神丸。涼膈散。竹瀝、白蘿蔔汁等。解其表邪。通其腑氣•一日兩劑。服後得汗與便。外以香菜煎水。揩其肌膚。以去外束之寒。次日痧佈。喉關漸開。數日而愈

六王右。喉痧一候。痧麻漸佈。咽喉腫痛白腐。身熱。口舌前半淡紅。中後膩黃。脈濡數而滑。胸悶泛噁。煩躁懊儂。閱前方。辛涼清解。尚屬平穩。不過方中有元參茅蘆根等。據述服後胸悶泛嘔。煩躁懊濃更甚於前。頗覺難以名狀。余曰。此痧麻未曾透足。疫癘之邪。鬱遏肺胃。不得泄越於外。痰滯交阻中焦。濁垢不得下達之故。仍用透痧解邪。加滌痰導滯之品。如枳實、竹茹、玉樞丹。服二劑。始得痧點透至足心。嘔噁煩躁隨定。熱退。喉腐亦漸漸脫去而愈。但元參茅蘆根、小小寒涼。不可早用。若大寒大涼之劑。可不慎之又慎乎。

七葉女。住白克路。白喉四天。咽喉左右兩關爛腐。蒂丁亦去其半身熱不壯。舌質淡紅。中後薄黃。脈象濡數。四日之中。粒米未入。余曰、此疫癘之邪。薰蒸肺胃。心肝之火內熾。用滋陰清肺湯。加川連、通草、一劑。咽喉腐爛漸脫。反覺焮痛。余曰、此腐爛雖去。新肉未生。故焮痛也。仍用原方。加花粉、鮮石斛。因未大便。加生川軍三錢。開水泡、絞汁沖服。得大便甚暢。胃熱下行。白喉隨愈。肺與大腸爲表裏。腑熱下達。肺火亦從下降矣。

八葉右、住澄衷學校。白喉六天。身熱甚壯。咽喉腐爛。湯飲難進。煩悶口渴。連進

辛凉清解。毫無應效。意謂此婦因侍其夫喉痧。而得此疾。深恐其亦出痧麻。未敢驟用滋陰清降。渠發熱更甚。煩躁不安。起坐如狂。甚則譫語妄言。咽喉滿腐。蒂丁去其大半。舌灰黃。唇焦。脈洪數有力。一派炎炎之勢。有痙厥之象。遂投大劑犀角地黃湯。合竹葉石膏湯。一日夜進四劑。即熱退神清。咽喉腐爛亦脫。三四日。即愈。此疫癘之邪。由口鼻而直入肺胃。疫邪化火。由氣入營。傷津劫液。內風欲動。危險之至。得慶更生。亦可謂幸矣。可見有痧麻而喉不腐者。有之。有喉腐。而不出痧麻者。亦有之矣。

九傅左。仕塘山路。年廿餘歲。患喉痧八天。壯熱無汗。微有畏寒。痧麻隱約。佈而不顯。面色紫暗。咽喉腫腐。滴水難嚥。煩躁泛噁。日夜不安。傅氏數房。僅此一子。老母少妻。哭泣求救。余曰、症雖兇險。正氣未敗。尚可挽回。診其脈鬱數不揚。舌苔膩黃。閱前服之方。竟是滋陰清肺湯等類。隨投透痧解毒湯。加枳實竹茹。一日夜服兩劑。兼刺少商出血。開閉洩火。服藥後。即得暢汗。麻痧漸布。面色轉紅。咽喉腫腐亦減。連進數劑。三四日即愈。喉痧之症。有汗則生。驗之信然。

十劉右。年廿歲。美界靶子路。患喉痧四天。痧麻雖佈。麻色紫暗。發熱煩躁。夢語如譫。咽喉腫腐。不能嚥飲。適值經臨之際。前醫以其熱壯神糊。早投清涼。鮮生地、鮮石斛、茅蘆根等。據述即腹中絞痛。少腹結塊。大便溏泄。壯熱即衰。痧點即隱。譫語撮空。牙閉拘緊。痰多氣粗。邀余往診。其脈空數無神。亦不能視其舌色。余曰。此温疫之邪。已陷入三陰。血凝毒滯。殘陽欲絕。無藥可救。果於是晚而歿。早投寒涼。百無一生。過用疏散。尚可挽回。益信然矣。

十一周童。住中法學堂後面。患喉痧八天。痧雖布而未透足。熱勢不退。喉關腫腐。頸項左右腫硬疼痛。欲成痧毒。加之泄瀉苦黃。脈滑數。頗有內陷之象。擬葛根黃芩黃連湯。服後即得汗。熱減。泄瀉即止。而痧毒腫硬益甚。喉關腫腐不脫。湯飲難進。用敗毒湯。去牛蒡、加元參。並外敷藥。痧毒即消。咽喉腫腐亦去。數日而安。

余行道數十年。診治爛喉痧痲之症。不下萬餘人。祇僅錄十數案於左。汗清下三法。皆在其中。內經云。知其要者。一言而終。不知其要者。流散無窮。信不誣也。

古籍選粹

▲錄慈谿邵琴夫先生喉痧有爛喉白喉之異論

喉痧一證。皆因温疫之氣。由口鼻吸入。直犯肺胃。流行經絡。蘊而為患。上竄肺系。(喉名肺系。)則腫痛。(外治異功散。外治蒜泥拔毒散。爛喉白喉。皆可按法施治。)外達皮膚。為痧疹。而醫者治法。或從透解。

或從淸化。往往有效有不効。虛實之間不可不早辨也。試先就爛喉論之。其證多發於冬春之間。由冬不藏陽。無冰少雪。溫邪爲寒所束。初起形寒頭疼。胸悶鼻塞。噴嚏咳嗽。發熱泛噁。脈來濡細。或現浮洪。渾身痠痛。（火爲寒鬱。邪熱由氣分而達血分。）咽喉赤腫。（或旁見白點亦見之。）宜乘勢表散。取火鬱發之之義。其有頸之兩旁。腫出如甕者。卽俗所請喉痧袋是也。宜加解毒退腫之品。（荽蘯赤芍射干馬勃生草貝母櫻桃核）靑綠紗線、外用冲和逿毒散、方見外科、研末。用桂枝一錢。附子七分。煎水。入陳酒調塗其上。以手巾圍裹。如嫌乾躁作痛。可入蜂蜜同調。卽潤。）其有顏若渥丹。痧不出肌者。乃風寒外束。皮毛密閉也。亦有餘處皆見。面部獨否者。卽俗呼爲白面痧。白鼻痧也。（陽氣從上到面愈多者吉。）總宜發散開達。再加發表透邪之劑。（西河柳雄猪糞紫背萍、或麻黃雄糞、悶痧可用。）俟其汗暢。（是症有汗則生。無汗則死。）痧透。（粒細而紅密布無閒。）邪從外洩。胸悶漸舒。喉痛卽經。倘執內經諸痛屬火。紅腫爲熱。而用苦寒抑遏（淸火適以動火。）或佐辛凉疎散。以爲雙解之法。必致痧不透達。喉卽腐爛。懸雍白腐。壯熱讝語。肌膚無汗。齒鼻流血。舌縮唇焦。氣促痰升。音啞口噤。驚癇泄瀉。發痙發厥、邪從內竄。命歸泉路。至於白喉。乃陰虛之體。適値燥氣流行。（陰被熱灼。）或多食辛辣。過食煎炒。熱伏於胃。（陽明有餘。少陰不足。）胃失降令。上逼於肺。（肺之灼。由於胃之蒸。）初起脈象浮緊。（肺氣虛損未形。）發熱。（鬱勃之火。全集肺胃。）惡寒。（火極似水。）頭疼背脹。神疲骨楚。喉中或極痛。或微痛。或不痛。而覺介介如梗狀。（此時熱毒內盛。氣化不宣。）有隨發而白隨現者。有至二三日而始現者。（此症喉中一白。寒熱自除。）或白點白條白塊。漸至滿喉皆白。如粉皮樣者。（乃肺虛見本象也。）此症多見於小兒。想雛年純陽。陰氣未足。肺更嬌嫩也。且格外強躁。不令細視者。以心肺相通。肺熱熾甚。心氣不甯也。治法宜以滋淸爲主。若見胸脘脹悶者。佐以掃除其中。溲便閉塞者。佐以開導其下。（客歲楊士章夫人。患喉症。誤表增劇。投以養陰淸肺湯而痊。於此可見一斑。 邵彭壽母甲午秋患喉症。投大承氣湯而愈。此釜底抽薪法也。）則或發疹痧。（邪從外泄。）或便黏痰。（邪從下洩）可冀霍然。昧者妄投辛散。猶天氣旱亢。非雨不潤。煽之以風。則燥更甚。迨肺陰告竭。腎水亦涸。遂令鼻塞音啞。痰壅氣喘。咽乾無涎。白塊自落。鼻孔流血。面唇皆青。惡候疊見。難爲力矣。是故猶是風熱。（爛喉白喉。總名喉痧。）有因風而熱者。風散則火自熄。（爛喉所以宜外解也。）有因熱而生風者。熱退則風自滅。（白爛所以宜內淸也。）古人治法。一則曰升陽散火。一則曰滋陰降火。豈兩端其說。以生後人疑竇哉。外因內因。不容混也。

琴夫茂才。邵大年先生之孫。痧痘聖手也

。悉心醫學。無微不至。在滬時常與余討論。良深佩服。今讀白喉爛喉論。分晰應表忌表各治法。實爲當世良醫。洵爲後起之秀。學者所當研究之。

▲錄元和金保三先生爛喉㾮痧輯要說

爛喉㾮痧。至危之症也。寒暖非時。染成厲毒。一鄉傳染相同。卽是天行之瘟疫也。與尋常咽喉。通行痧疹。倶迥然不同。道光丙戌已酉兩年。吳下大盛。余親友患者甚衆。醫者不能深察。雜用寒涼。目擊死亡者夥矣。由冬不藏陽。無冰少雪。溫邪爲寒所束。若乘勢表散。邪從暢汗者。得生。否則無有不殞命者。予亦患此症。賴陳君莘田。重爲表汗。始得痧透而痊。由是潛究喉科痧症諸書。頗自致疑。後得經驗闡解一編。不著撰人姓氏。寥寥數頁。要言不煩。㾮痧治法。另闢一途。足補喉科之未備。余於此症。固已深知灼見矣。因考古證今。删增闡解原文。備採要法。著爲此編。非遑臆說也。實以閱歷有年。方知此症。重在發表。不在治喉。其喉科自有全書。毋庸夾雜。若乃此症。四時皆有。隨時活變。總之暢汗爲第一義也。

▲葉天士先生爛喉痧醫案

雍正癸丑年間以來。有爛喉痧一症。發於冬春之際。不分老幼。遍相傳染。發則壯熱煩渴。㾮密肌紅。宛如錦紋。咽喉疼痛腫爛。一團火熱內熾。醫家見其火熱甚也。投以犀、羚、芩、連、梔、膏、之類。輒至隱伏昏閉。或喉爛廢食。延挨不治。或便瀉內陷。轉眼凶危。醫者束手。病家委之於命。孰知初起之時。頻進解肌散表。溫毒外達。多有生者。內經所謂微者逆之。甚者從之。火熱之甚。寒涼強遏。多致不救。良可慨也。

喉痧應表。如不透表。必致變端。讀此案可知。凡遇喉爛㾮痧。以得暢汗爲第壹要義。

▲錄爛喉㾮痧經驗闡解

近年喉痧一症。日甚一日。且多殞命者。其故何也。祇緣舍本求末。重於咽喉。忽於痧子。早進寒涼。遏伏厲邪之故耳。蓋天有六氣。俱能生萬物。凡疾風暴雨。酷暑嚴寒。四時不正之氣。卽爲厲氣。人若感之。便能爲害。邇年天道南行。冬不藏陽。每多溫煖。及自春令。反有暴寒折伏。皆爲非時不正之厲氣。感觸者。蘊釀成病。所以其症發必一方。長幼男女相似。互爲傳染。與癘疫同。稟氣旺者。雖感重邪。其發亦經。稟氣弱者。卽感微邪。其發亦重。夫人肺主一身之氣。肺生皮毛。脾主肌肉。肺開竅于喉鼻。鼻氣通於天氣。受邪之時。從口鼻而入於肺脾、而出於肌表。當厲毒發作之時。熱淫之氣。浮越於肺之經隧。所以必現咽喉腫痛。鼻塞噴嚏。咳嗽。胸悶嘔噁。渾身痠痛。等形。此非厲邪痧子爲本。咽喉咳嗽等形爲末乎。今醫不究其受病之因。乃執內經諸痛屬火。紅腫爲熱。急進寒涼。甚至用犀、羚、石膏、金汁、黃連、等味。稍兼辛凉表散。以爲雙解之法。體質強旺者。幸藉元氣充足。或以敵邪致愈。稟單弱者。卽變音啞喉腐。氣促腹瀉。齒鼻流血。舌縮唇焦。肩乾無汗。發厥口噤。種種險候。醫家見之。猶曰病重藥輕。更以寒涼倍進。必致痧毒內陷。燔灼愈騰。喉閉痰升。命歸泉路。要知頭面紅腫焮赤。正痧毒外達之勢。當此之時。需進表散開達之劑。寒涼清膩等藥。一味不可兼雜。使其痧從汗透。則其毒自然不留。其毒既洩。咽喉豈有不愈。所以先賢諸敗毒散中。皆用表散。亦同此意命名也。余非業醫者。因從前子女慘遭其害。爰是潛心醫學。研究歲運司天。數年以來。稍悟一斑。凡有親友患此症者。商治於余。皆以表散開達爲主。直待痧回腫退。鼻有清涕。遍身作瘰脫皮。方進涼血清解之味。靡不應手速效。近見蘇杭此症盛行。殞命者不少。予仰體上蒼好生之德。敢將一得管見。佈告四方。並非立異急能。炫玉求售。惟冀醫林高士。藥業仁人。鑒余微忱。勿加訕謗。則患者幸甚。余亦幸甚。

此論透達。佚其姓字。誠高尚士也。所論痧疹發表清解等是。法頭頭道。於此症經驗宏富。己見一斑。滬上有某醫。以喉科著名。遇喉症。無論喉痧白喉。概以銀翹金鎖匙掛金燈等品混統治之。更加石斛沙參。吾不知其依據何法。若見此論。問心能無愧乎。

論症

一凡形寒壯熱。咽喉腫痛。頭痛咳嗽胸悶。鼻塞嘔噁。兩目汪汪。手足指冷。脈來濡數。或見浮數。此卽厲邪痧症。需進後方荊防葛根湯。兩三劑。俟其暢汗。痧點透至足心。舌有楊梅刺。方進辛涼清解之味。總之痧愼於始。若有一毫胸悶未清。便是痧症未透。不可早進寒涼遏伏。以致不治。

一凡痧症欲出未出之時。宜早爲發散。以解其毒。則無餘患。若不預解。使之盡出。或早投寒涼遏伏。多致毒蓄於中。或爲壯熱日久枯瘁。或成驚癇。或爲瀉痢。或爲瀉痢腐爛。咳血喘促。或作浮腫疳蝕而死。此雖一時戾氣之染。然未有不由於人事之未盡也。

一凡痧疹逡巡不出者。乃風寒外束。皮膚閉密也。宜荊防葛根湯主之。外用芫荽酒涼苧蔴蘸酒運之。恐露體冒風。亦可不必用。咽喉如有腫痛腐爛者。宜合玉鑰匙散頻頻吹之。

一凡形寒發熱。面若裝硃。痧不出肌。卽現上吐下瀉。腹痛如絞。甚至發厥口噤。目閉神昏。此乃內挾濕滯痧穢。外感戾毒。暴寒折伏。表裏爲病。陰陽不通。最屬危候。每至朝發夕死。不能過兩三日。若投寒涼清解。有如操刀急進。藿香正氣散。一如煨葛根、牛蒡子、蟬衣、焦麯等味。兩劑得暢汗。吐瀉厥止痛停。痧得焮赤。扶過三日。庶無妨礙。但此症吐瀉之後。津液大傷。必然發渴思冷。切勿與吞冷水。甘蔗水梨、一切寒涼之物。切忌切忌。

一凡熱邪壅於肺。逆傳於胞絡。痧疹不得出。或已出而復沒者。乃風寒所遏而然。若不早治。毒必內攻。以致喘急音啞而死。急用升麻葛根湯。加荆芥、牛蒡子、桔梗、蟬退、櫻桃核。浮萍草、枇杷葉、等煎服。外用芫荽酒、苧蔴醮酒運之。痧症復出。喘定。乃可無虞。倘體質單弱者。不能透達。需用透邪煎。或柴歸飲發之。如進二湯。仍不焮赤者。急進託裏舉班湯。

一凡痧疹只怕不能出。若出得暢盡。其毒便解。故治痧疹者。貴愼於始。發熱之時。當察時令寒熱。酌而治之。倘時令嚴寒。卽桂枝葛根湯。或麻黃湯。俱可用。勿拘辛溫遲疑。二湯內俱加入牛蒡子、蟬衣、桔梗、發之。如果熱火充熾。稍加生石膏三四錢。亦可。倘時令平和。以荆防葛根湯。加浮萍草。發之。務使發得透暢。莫使其絲毫逗留。以致生變幻纏綿。痧後切忌大葷海鮮。酸鹹濇辣之物。以杜後患。切囑。

論正續要

一凡服表散之劑。必得汗至足心。㾦痧透。咽痛止。胸悶舒。方無餘邪。若有痧汗少。或痧現卽隱。症勢最險。或痧後重感風邪。或食新鮮發物。必有餘毒爲患。俗稱痧尾是也。痧膨、痧癩、痧癆。內外諸症百出。愼之。

一凡服事之人。最爲要緊。必須老成可靠者。終日終夜。不得倦怠。人不可脫離。以被緊蓋。出汗後。不可使露。致汗不暢。若任性貪凉。雖方藥中病。亦難奏效。蓋痧邪當發出之時。病人每悶不可耐。稍一反側於被內。便露以爲適意。痧點卽隱。毒從內陷。適意乃速死之道也。

一凡痧多屬於肺。陽氣從上。頭面愈多者爲吉。若餘處見。而面部不見者。名白面痧。白鼻痧。症最重。必多用升發之劑。至於㾦多屬於脾。隱在皮膚之間。或成塊如雲頭而突。多起於手足身背之上。發則多癢。或痲木。是兼濕痰之故。藥宜佐以滲濕祛痰。有先見㾦。後見痧。亦有㾦而不痧。痧而不㾦。亦有喉爛不見㾦痧者。表汗則一也。

一凡喉痧由來已久。綱目云。天行喉痧。一鄉相似。屬運氣之邪火。或寒藥下之。酸藥點之。鬱其邪於內。不得出也。正傳云。火性急速發必暴悍。必以從治之法。甘桔荆防。加以溫藥爲導。徐徐頻與。不可頓服。切不可驟用寒凉之藥。繆仲醇曰。痧症不宜依症施治。惟當治肺。使痧症發出。則了無餘蘊矣。

一凡神昏譫語。惟當透肺邪。不宜用寒凉。卽使痧回脫皮。舌紅唇燥。餘火熾盛。只須輕清洩肺爲主。是集後方藥中所不載者。明眼人當深知意。

一凡咽喉閉。毒氣歸心。胸前腫滿。氣煩促。下部洞泄不止者死。若初起咽爛。嘔吐清水。神昏譫語。目光上竄。脈濇伏。痰聲如鋸者。不治。又三四日內。津涸舌光。唇齒焦黑。鼻煽口張。目無神者。亦不治。

此以上所論。專爲治痧瘄爛喉之症。凡遇白喉。一味不可用也。臨證之際。須細辨之。

要方備查

△荆防葛根湯

葛根一錢。或一錢半。牛蒡子三錢。桔梗錢半。荆芥錢半。枳壳一錢。杏仁去皮尖三錢。便溏者勿研。生甘草四分。土貝三錢。去心研。炒防風錢半。加浮萍草三錢。防風荆芥。不炒亦可。

△升麻葛根湯（痧點隱隱不透者用之）

升麻五分。葛根錢半。赤芍錢半。荆芥錢半。牛蒡三錢。桔梗錢半。蟬衣一錢。櫻桃核三錢。浮萍草二錢。生甘草四分。

△託裏舉斑湯

升麻一錢。見點後不可用。柴胡五分。歸身五分。瀉者勿用。赤芍一錢。酒炒浮萍三錢。水炙甘草五分。原方白芷一錢。製山甲一錢。當酌用之。

蟬衣牛蒡荆芥象貝。隨症可加。惟便溏溏者。去牛蒡爲是。

△透邪煎（柴歸飲與此相同。加柴胡）

防風　荆芥　升麻　炙草　蟬衣　牛蒡　歸身　赤芍

△藿香正氣散（茅朮川朴。濕重舌白膩者用）。

蘇葉　藿梗　桔梗　陳皮　製茅朮　厚朴　生甘草　牛蒡　茯苓　焦神麯　半夏麯　煨葛根

△中字漱喉散

元明粉七兩。雄黃三錢。右研細末用二三錢。調入蘿蔔汁。燉溫一大碗。以毛筆蘸汁洗掃之。或漱喉。吐去老痰。如有杜牛膝打汁調和。更妙。但不可多嚥。防作瀉。

△辰字探吐方

治牙關緊閉。吐藥之最靈者。　眞胆礬三錢。卽石胆也。冬月用青魚胆。拌陰乾。研極細末。水調送下。此藥入口。無有不嘔者。一切喉腫乳蛾。吐出頑痰立鬆。如無青魚胆製者。亦可用。

△一字散

猪牙皂角七錢。雄黃二錢。生礬　藜蘆各一錢。蝎尾七枚　右爲末吹少許入鼻。卽吐痰。皂角搗爛。一味。醋調入喉。四五匙亦吐。

△刺　法

少商穴在大指內側之端。去甲壳如韭菜許左右同。以針刺出血治喉。閉委中穴在膝蓋對後。交界縫中。治同之，

△急治法

凡喉症初起。一日內。頭頂有紅點一粒。急將銀針挑破。擠出毒血。用姜水蘸桐油擦之。若過一週時。此點卽隱。

喉症簡效療法

黃蒼山

△乳蛾

（症候）此症有單雙之別。單乳蛾或左或右。微覺紅腫。形若蠶繭。外症。手足厥冷。痰涎自出。頭重目昏。甚者不省人事。幾欲氣絕。雙乳蛾有兩枚。在喉間兩邊。其大如豆。

(處方)如聖勝金錠。 治單蛾雙蛾

流黃 川芎 臘茶 薄腦荷 川烏

生地黃 硝石各等分

右爲末。生葱汁和勻一兩。分作十錠。每取一錠。先以涼水灌漱。次嚼薄荷五七葉。纔與藥同嚼以井水嚥下。甚者連進三服。

雞內金散 治喉閉單雙蛾

雞內金一錢(選獵月者陰乾爲細末) 綠豆粉三錢

右生蜜和。作三丸。含化。神效。

△纏喉風

(病因)多由膈間素有痰涎。或因酒色七情不節而作。

(症候)此症咽喉裏外皆熱。外面或腫或否。先兩日胸膈氣緊。出氣短促。身發寒熱。面現赤色。咽喉形如雞子大。牙關不開。語聲不出。手足厥冷。

(處方)金鑰匙 治纏喉風痰涎壅塞甚者水漿難下

餤硝一兩半 硼砂五錢腦子一字

雄黃二錢 白殭蠶一錢

右各另爲末。和勻。以竹管吹患處痰涎卽出。如痰雖出。咽喉仍不消。急針患處。去惡血。

破關丹 治纏喉風

硼砂末五錢 霜梅肉一兩(搗爛)

右二味。和勻。丸如芡實大。每服一丸。含化嚥下。內服荊防敗毒散。

玉屑無憂散 治纏喉風語聲不出

元參 貫衆 滑石(研) 砂仁 黃連

甘草(炙) 茯苓 山豆根 荊芥穗各半兩

硼砂一錢 寒水石(煅)一兩

右爲細末。每服一錢。 乾摻舌上。以清水嚥下。

△喉閉

(病因)此由外感寒邪。內傷熱物。或大寒後便入熱湯洗。將寒氣逼入肺經。冷氣阻於中脘。邪氣熱客於心經。故生此疾。

(處方)三黃丸 治喉閉

黃連 黃芩 大黃(酒九蒸九晒)

右等分。蜜丸桐子大。量病人虛實。以施多寡。

玉粉丸 治喉閉

桂一字 草烏一字(炒) 半夏(洗)五錢

右爲末。生薑自然汁侵。蒸餅爲丸雞頭大。每服一丸。至夜含化。多年不愈者亦效。

開關散 治喉閉氣息不通

白殭蠶(炒去絲嘴) 枯白礬各等分

右爲細末。每服三錢。生薑蜜水一盞調下細細服之。

△喉瘤

(病因)此由肺經受熱。多語損氣。或怒中高呌。或誦讀太急。或多飲燒釃酒。或多噉炙煿物。因而患此。

(症候)此症生於喉間兩旁。或單或雙。形如圓眼大。中有血絲相裹。酷似一瘤。故有喉瘤之名。犯之卽痛。不犯不痛也。

(治法)須斂神晏息以藥攻之。則自然脫落。不可用刀點破。宜服益氣疏風湯。吹麝香散。

中国近现代中医药期刊续编·第一辑

天然戒烟水

保證一瓶斷癮

此水按照戒者體質烟量之大小特製成藥水使戒者不受絲毫痛苦外埠函戒亦可每吸一烟一錢配藥水一瓶價二元每吸烟二錢配藥水一瓶價四元如多吸每錢加二元餘則類推如蒙惠顧包戒亦可惟須驗體發藥

三馬路石路東首

勒喴大藥房

痛瘋骨痛片

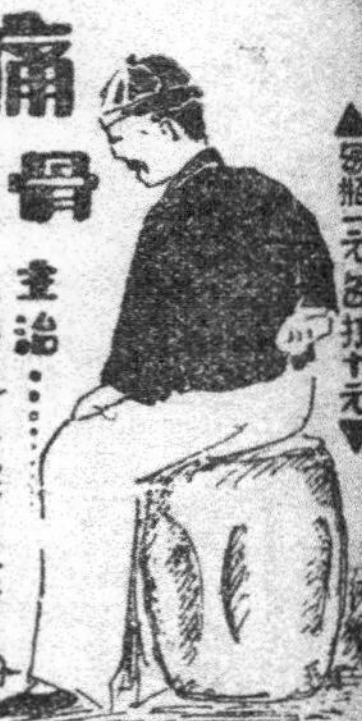

專治……筋骨疼痛腰痠背痛
四肢麻木舉動艱難
半身不遂楊梅瘋癱
並一切難之瘋症

▲每瓶一元每打十元▼

上海三馬路石路東首

勒喴大藥房

生命危險莫甚於子

顧製半夏片無論新久咳嗽痰飲氣喘咳嗆見血一切肺病咳咯於一日內立能奇效

价目每盒一元每打十元

四馬路第一臺隔壁中南藥房發行

肺形草

專治 肺癆 咯血 咳嗆 痰喘 虛損 諸症

每服兩元 每打念元 寄費加一 說明書函 索即寄

上海石路 四馬路南 新普慶里 天濟醫室

喜出望外

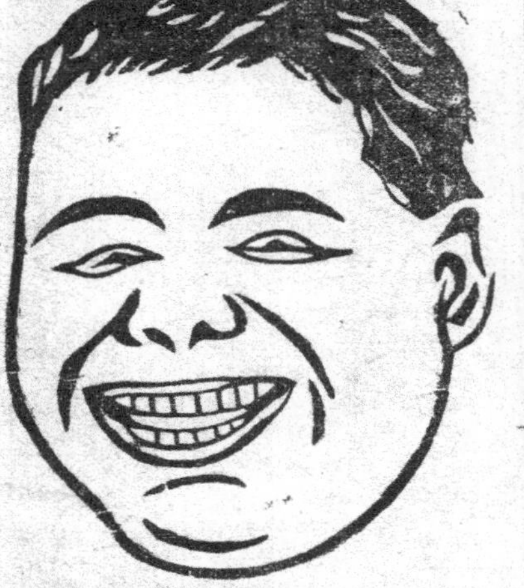

疾病在身 鬱鬱不樂

服百齡機以後……

胃納呆滯者……飯量大增
二便不通者……排洩暢利
氣悶飽脹者……胸寬脹消
腰酸背痛者……筋骨舒服
肝經火旺者……心神安甯
久不受孕者……一索得男
面黃肌瘦者……唇紅齒白
陰虧體弱者……精神强壯
夜來失眠者……安眠入睡

諸病若失 喜出望外

百齡機 不但治病如神 亦常服清補品也

大瓶二元 每打廿元 小瓶一元 每打十元

▲各埠函購寄費不收郵票代洋十足通用▼

上海九福公司發行

瘰癧 特效藥

瘰癧金丹

此藥專治一切瘰癧功能消痰解毒去結散核和血活絡不論新起久患已潰未潰投以此藥無不奏效如神

（價目）每瓶二十四粒實售大洋二元

（發行處）上海浙江路清和坊對過瘰癧金丹發行處謹啓

有痛皆靈

定痛金丹

無痛不止

此丸藥性王道配合虔誠經數十名醫之試驗莫不萬口稱頌令人之請公開濟世鄙人爲愼重民命起見復將原方請海上名醫丁濟萬先生一再審查加工製造不顧成本之偉大但求藥到病除故施治以來莫不立奏奇效較之求利之徒專以僞藥欺人者實有天壤之別也今將主治各症分列於左 肝氣痛 胃氣痛 胸口痛 九種心痛 少腹痛 脅肋痛 頭痛 絞腸痛 四肢疲痛 肛門痛 前陰痛 骨節痛 瘋痛 牙痛 小兒蟲痛 無論虛實寒熱諸痛以及一切外症瘡瘍諸痛服之均可立刻定痛至於開刀時預先服之可免一切痛楚眞救世之金丹也輕者一服重者三服每服三粒嚼碎開水送下

價目每匣一元

杭州許康明謹啓

總批發 上海白克路衛生報館

代售處 白克路巢餘慶藥號 新開路廣德堂藥號 天后宮橋餘慶堂藥號

戒烟

本院立志拯救黑藉同胞。早日脫離苦海。特用靈妥良藥。配成戒烟補身水。更爲便利外埠戒者起見。特製戒烟補身粉。性質和平。功效神偉。絕無嗎啡海洛因等毒質。無論男女老幼。烟癮深淺。均按吸者之體格配藥。無戒時保無絲毫痛苦。戒後絕無反癮重吸之弊。

價目【戒烟補身水】每吸烟一錢。配藥水一瓶。附補身水一瓶。價洋八元。如多吸每錢加四元。

【戒烟補身粉】每吸烟一錢。配藥粉五十包。價洋十元。如零購。每五包一元二角（外埠函購。寄費加一）

上海南浙江路五馬路口中一戒烟醫院謹啓

（本院包戒簡章函卽索寄）

大補兩天 培養血氣 添精益腦 調經種子

大造補天參茸丸

每丸一元

上海裏鹹瓜街第一號太成鳳記參號發售

席大律師事務所

北事務所設九江路二十二號南通四樓 電話中央九八四四號

南事務所設西門外泰亨里口 電話南市六六五號

朱大律師事務所

北事務所設愛多亞路三十八號 電話中央三三〇一號

南事務所設城內老縣西九十三號 電話南市八二二號

本報特聘 席裕昌 朱希雲 大律師爲常年法律顧問

天下馳名

上海四馬路太和大藥房發行

花柳病毒門皮膚瘡毒聖藥

哈蘭士 六零六

內服 外搽

內服的 治一切花柳病毒門內蘊瘋痛外發潰爛特具神功每瓶洋一元七角五分

外搽的 治梅毒瘡痍腐爛及一切皮膚疥癬收口奇速每盒洋一元樣盒二角

衛生報 第六十六期

衛生報

主編 丁濟萬 主幹 趙公尚

THE HYGIENIC WEEKLY

Editors Dept.
18 Jen Woo Lee, Rurkill Road, Shanghai

Circulation Dept.
780 Chekiang Road, Shanghai

編輯部
上海白克路瑯家園人和里十八號

發行所
上海浙江路五馬路口清和坊對過

第六十七號

花柳專刊

本期要目

注意

凡訂閱本報全年一份一律贈送百病醫方大全一册六人同時訂閱祇收五份報費

中華民國十八年三月三十號(星期六)

本報每逢星期六出版一册

全年五十期連郵費二圓四角(國外加半)

僞藥條辨

特價展期

廣告

是書內容已詳去年各醫報廣告。定價六角。特價六折。加郵掛號八分半。兩部以上。每部加二分半。十部以上加贈一部。每部附贈白喉忌表抉微駁議一冊。原限舊曆年終截止。前蒙各醫報介紹。在近省銷數已鉅。惟遠省俟廣告到達來信。非月餘不可。而特價期限已滿。以致不能普及。爲此再展期三月。以舊曆三月底爲止。一切贈品。仍照前例附贈。惟直向紹興大街和濟藥局購者爲限。凡寄售處應不附贈。概售七折

(總發行所)紹興大街和濟藥局 (分售處)上海四馬路大東書局 上海三馬路千頃堂

幸福報

第一集 現已出版

彙訂 實售一元

本書共一百頁計三十萬言由全國數百位名醫選述內容所載完全切合實用無論內外婦幼花柳等症以及一切急救自療方法莫不應有盡有得此一書小病能自行治療大病免藥石亂投稱之爲『康健保障』誰曰不宜存書無多欲購從速

總發行所 上海浙江路北京路北首洪德里幸福報館

國醫許半龍近著

藥籢啓秘 一冊 實價四角二分

本書經數年來藥物研究和外科臨診的實驗選取最需要幷爲上海各醫院黌堂所常用的外科藥品百餘種分外用內服二類每類所屬的方劑附有名稱效用和製法用法等打破神秘明白宣示便於醫士的製煉藥舖的製售醫校的教學病家的參攷一般的需要

內經研究之歷程攷略 一冊 實價一角七分

本書爲提供內經研究上必要的準備智識爲限度幷就其實際上之背景而予以有系統的說明在理論方面力求考證明確對於歷來學者研究之作品各就其得失分代討論誠爲最近內經研究之唯一佳構

烏瞰的中醫 一冊 實價一角二分

本書分緒言定義範圍目的價值源流與西醫之比較與教育之關係整理與推行外人之信仰十章跳出中西醫學的圈套就烏瞰的見解爲國醫的概論

(以上各書函購郵費加一) 寄售處 上海三馬路望平街千頃堂書局 上海四馬路棋盤街文瑞樓書局

中醫癰疽瘡瘍花柳等科日就湮沒之感言

（莊省躬）

吾國癰疽瘡瘍之學。日趨零替。花柳一科。尤爲略而不詳。推原大故。厥由士夫齒賤弗談。方技視爲利藪。致華扁奧窔之學。本眞盡失。塗談遠聽之言。訛傳惑世。遂令醫林徵信。日就湮沒。識者齒冷而之他。良可慨矣。

詎知吾國癰疽瘡瘍花柳之學。獨具專長。誠非外醫望塵可及。蓋中醫治療此等病症。必先確定其症爲陰。爲陽。爲半陰陽。爲氣血之虛實。臟腑之虛實。外候之虛實。而又辨明其邪之在皮膚。在肌肉。在經絡。在筋骨。在營衛。在臟腑。然後因病用藥。治本傳標。扶正抑邪。升散降奪。故能桴鼓相應。卜龜無爽惜夫。授受不得傳人。業斯道者。均皆庸鄙之輩。祇能固執成方。守泥所學。頭病治頭。足腫醫足。瘡之標本不知。病之逆從罔覺。豚症魯魚。善惡亥豕。致本病未已。復病叢生。由輕而重。由重而弗救。殊堪浩嘆。

民國於茲十八年矣。吾中醫雖日求改革。惟對於癰疽瘡瘍花柳等科。仍未顧及。良由業斯道者少通材。有心得者無經驗。方技家苟有一得。則輙謂秘傳。偶有一能。則託稱神授。經實驗之方藥。不輕以示人。具心得之著述。秘而藏於密。憂時之士。不得其門而入。是誠可悲。前者已矣。今後吾輩之應如何勉勵奮發。力圖顧及此數科之發展。廣集業斯道者之通材。編纂經實驗之方藥。修輯有心得之著述。一爐而共冶之。使往聖之哲學。不致湮沒。則中醫前途實利賴也。

赤白濁述古

（葉誠）

△內經

內經無赤白濁之名。至眞要大論有云。諸轉反戾。水液渾濁。皆屬於熱。又云少陰在泉。客勝溲便變。少陰在泉。客勝則溲白。此言濁症之因於熱。若痿論云。思想無窮。所願不得。意淫於外。入房太甚。宗筋弛縱。發爲筋痿。及爲白淫。白淫卽濁也。又口問篇曰。中氣不足。溲便爲之變。又五癃津液別篇曰。陰陽不和。則使液溢。而下流於陰髓液皆減而下。下過度則虛。虛故腰背痛而脛痠。雖不言濁字。而髓液卽濁之謂。凡此數條。皆言濁病以虛而成。

△諸家學說

巢氏病源云。白濁者。由勞傷腎。腎氣虛冷故也。

劉河間原病式舉內經諸病水液渾濁。皆屬于熱。言天氣熱則水渾濁。寒則清潔。水體清。火體濁。又如清水爲湯。則自然白濁也。可謂發聖人之旨。

朱丹溪云。濁病屬濕熱。有痰。有虛。赤屬血由小腸屬火故也。白屬氣。由大腸屬金故也。又曰。思慮過度。嗜欲不節。以至心腎不交。精元失守。而成赤白濁之患。赤濁者。爲心虛有熱。由思慮而得之。又曰白濁者爲腎虛有寒。因嗜欲而得之。又曰。白濁爲濕痰流注。宜燥中宮之濕。赤者。濕傷血也。

王肯堂云。患濁者。雖便時莖中如刀割火灼。而溺自清。惟竅端時有穢物。如瘡膿目眵。淋漓不斷。初與便溺不相混濫。濁病由精敗而腐者什九。由濕熱流注與虛者什一。

張景岳云。赤濁多由於火。白者寒熱俱有之。由精而濁者。其動在心腎。由溺而爲濁者。其病在膀胱肝脾。

赤白濁概論

（王鏡泉）

經無濁之病名。然所謂脾遺熱於腎。則赤白從溲而下。雖未嘗明言濁。而赤白已顯谷被露矣。濁病原因。初起時皆由於溼熱所釀成。溼勝熱則爲白。熱勝溼則爲赤。無論爲白爲赤。其莖中熱痛。渾如火灼刀割。而溲溺仍清。惟竅端時流穢濁如膿。淋瀝不斷。其病狀一也。然病狀雖同。而治法則不同。赤屬於血分。白屬於氣分。屬血分者從心與小腸治。宜用導赤散。加丹參菖蒲燈心茯苓萆薢等。屬氣分者從肺與大腸治。宜用瀉白散。加黃蘗竹葉滑石草梢山梔等。亦有心經伏暑而赤濁者。以四苓散加香薷麥冬人參石蓮主之。肺經鬱痰而白濁者。以二陳湯加蒼朮車前澤瀉升柴主之。此皆治赤白濁實證之方也。亦即治赤白濁溼熱之方也。如延久不愈。心血虛。貴補其心血。六味加遠志益智。肺氣虛。貴補其肺氣。四君加麥冬玄參。或火衰不攝精而爲濁者。當投金匱腎氣丸。增菟絲車前之類。良由腎有二竅。一曰溺竅。一曰精竅。腎虛則敗精流注。亦未始不足以致濁。凡治病。莫難於識虛實。即莫要於識虛實。濁病亦何獨不然。審查虛實之指南針。亦惟辨之於脈而已矣。脈大而按之無力。或微細。或沉緩而濇者爲虛。反乎是脈數勁滑者爲實。果能於四診時望聞周到。訪問殷勤。而再參之以脈。則赤白濁之或虛或實。自不難剖决耳。然赤白濁頭緒紛紜。猶不止以上所述云云。有緣白濁而出髓條者。則須用人參白茯白朮益智骨脂棗仁牡蠣茴香各等分。研爲細末。清鹽酒糊丸。梧子大。每服三十丸。食前米飲下。此與治尋常白濁之法大異也。又有赤濁而爲寒症者。足脛逆冷須服附子四逆湯。若執諸病水液渾濁皆屬於熱句。以寒涼之品療之。則如水益深矣。更有血塊窒塞。尿管痛難溺出者。此由瘀腐使然。當以兩頭尖。川楝子。韭白。小茴。桂枝。歸尾。冲入杜牛膝汁服。赤白濁之變幻不齊如是。奈何世之治赤白濁者。未諳其濁之奚自赤。奚自白。而輙以理溼熱之藥。爲必不可移動之劑。詎知赤白濁之由於溼熱所釀成者。特就始期而論耳。若淹纏日月。則病情既懸殊。療法亦迥別。以愚讀書與經驗兩端所得而研究之。大抵赤白濁至末期。以固精封髓爲主。若分清利水。不過略爲輔佐。鄙見如斯。願質高明。

白濁淺說

（趙公尙）

（一）導言　白濁一病。蔓延之廣。幾於無國無之。而尤以世界各大商埠爲尤盛行。據醫藥家之報告。各國人士罹此病者。統計比較。至少爲百分之十五。而我國以滬上例之。恐亦不止此數。是誠於強國強種。大有關係矣。致是病爲祕密病之一。患者往往誤以礙於體面。因循不肯早治。或僅圖速效。未竟全功。以致病毒日深。變生不測。己身之痛苦固不待言。而且害及妻室。禍延子孫。斷送人生幸福。鑄成千古大錯。良可憫也。作者因本其研究所得。草成是篇。理論不事虛浮。方法務求妥驗。質言之。不存門戶之見。不作大言欺人。要在於病有濟耳。區區之意。其亦爲識者所許乎。

（二）定義　男女陰部。時有白色之濁液流出。故名曰白濁。其帶血而色赤者。名赤濁。

（三）原因　白濁之原因。衆論紛紜。莫衷一是。究之多由與患濁之異性交媾傳染而得。或交媾受驚。或忍遺中止。以致精不得泄。腐敗於內。變而成濁。此爲世界醫學上所公認者。至若由濕熱下注。或腎虛火旺而成者。十中不過二三焉。

（四）病狀　白濁初起。男女生殖器。前部發癢發炎。容易引起慾念。小便頻數。漸而侵及內部。灼熱腫痛。時流白色粘濡之濁水。久則帶有膿血。晨起封閉尿道口。小便日見濇滯。痛苦較前尤甚。倘復遷延不治。即由急性變爲慢性。[illegible]

[illegible]

病毒內發展。達於後尿道矣。

（五）變症　濁毒深入尿道後部。男女均易發生膀胱炎。或會陰腫脹。女子濁入肛門。又易發生直腸炎。久之無論男女。濁毒伏於關節。則多成痛風。伏在心瓣膜。則多成心疾。又手指染有濁毒如誤觸於目。治之不速。多致目盲。不可不愼也。

（六）轉歸　久濁不愈。能使尿道變狹。或尿管襲閉。男子難於射精。女子難於受孕。又濁濁侵入男子之睪丸精系精囊。即能影響精蟲之生活。濁毒蔓延女之子宮輸卵管卵巢。即能妨害精蟲與卵之發育。均與男女生育上有絕大之障礙。

（七）治法　濁之治療。初期甚易收功。倘遷延不治。變成慢性。則頗費力。大抵不論爲毒爲濕爲熱爲虛。首以利水爲主。次於利水中稍帶收斂。終以收斂竟其功。則標本並治矣。

（八）治方　西醫治濁。以檀香油爲主。頗見速效。然聞之患老白濁者云。往往或有復發之弊。中醫對於此病。理論上雖不無未當之處。然其所用之方藥。以利水爲主。與西醫治濁用利水防腐收斂鎭靜諸藥之意不謀而合。蓋利水之劑。不論爲毒爲濕熱。均能使之俱從尿下耳。兹

[illegible]

布於世。並錄古方數則。以憑病家斟酌病情而擇用之。夫醫之治病。全在方之有效與否。時方。古方固無關也。閱者幸勿存今古之見而後可。

甲　驗方

（一）知母　黃柏　滑石　蒲黃

鬱金　牛膝　車前子　木通

萆薢　甘草梢

（方義）黃柏。知母。能瀉下焦之火。佐以滑石直入尿道。火去則陰部內外之炎腫消矣。鬱金蒲黃。能通內塞之敗精膿血。更助以牛膝之直入精管。木通車前之利水通淋。萆薢之分清去濁。甘草梢之解毒止痛。則痛自止濁自清。病根去矣。

（二）龍胆草　萆薢　木通　山梔

甘草梢　琥珀　豬苓　黃芩

川連　滑石

（方義）龍胆草。萆薢。山梔。黃芩。黃連均爲瀉火止痛之品。木通。豬苓琥珀。均滌利水去瘀之品。更加甘草爲滑石者使諸藥力直尿達管也。

乙　加減法（一）發熱便赤。宜清熱涼血。酌加生地藕節。（二）尿道刺痛。小便癃閉

[illegible]

口渴心煩大便秘結者。宜瀉火通便。酌加大黃石膏。（四）小腹作痛。小便點滴者。宜通淋疏竅。兼除敗精。酌加牛膝麝香。（五）其餘各種兼症。宜權衡加減。不可泥也。

丙　古方

（一）五苓散

茯苓　豬苓　白朮　澤瀉

肉桂

（方義）澤瀉二苓皆能通水道以瀉濕熱。白朮亦爲燥濕之品。肉桂辛熱。熱因熱用。引熱入膀胱以化其氣。總之使濕熱之邪。皆從小便而出。則尿道痛止。炎退。腫消。腐去。濁淸矣。

（二）八正散

車前子　木通　瞿麥　萹蓄

滑石　甘草梢　大黃　燈草

梔子（炒黑）

（方義）木通。燈草。清肺熱而降心火。車前淸肝熱而通膀胱。瞿麥。萹蓄。降火通淋。皆利濕而兼瀉熱之藥也。滑石。利竅散結。梔子。大黃。蓋寒下行。皆瀉熱而兼利濕者也。滑石。甘草。合之爲六一散。而甘草用梢者。取其直

達尿道。甘能緩痛也。

(三)琥珀分清泄濁丸

琥珀 錦紋大黃

(方義)琥珀利小便。清尿管之瘀血腐膿。大黃清熱毒。通大便。藥品雖僅二味。而體實濕熱甚而患濁者服之。則毒及熱俱從二便下矣。

(四)萆薢分清飲

川萆薢 烏藥 茯苓 益智仁

(鹽水炒) 甘草梢 石菖蒲

(方義)萆薢泄熱。去濁而分清。烏藥通膀胱疏邪逆之氣。茯苓行水逐濕。益智約制下焦陽氣失職。久濁溲溺不禁。鹽水炒又能潤下。石菖蒲通竅利水。甘草梢瀉火解毒。達尿管而止痛。總之濕熱去而濁毒自除矣。

(五)龍胆瀉肝湯

龍胆草 柴胡 澤瀉 木通

車前子 炒梔子 甘草 黃芩

當歸尾

(方義)龍胆草。瀉肝熱。柴胡。平胆熱。黃芩。梔子。清肺與三焦之熱。澤瀉利腎經之濕。木通。車前。利小腸膀胱之濕。消尿管之炎痛。但恐其過於苦寒下瀉。故加當歸甘草以和緩之。

(六)治濁固本丸

蓮鬚 黃連 黃柏 砂仁

益智仁 半夏 伏苓 豬苓

甘草

(方義)黃連。黃柏。所以清熱。伏苓。豬苓所以利濕。砂仁。益智。溫中利氣。半夏除溼和胃。蓮鬚收濇利氣。甘草和中補土。所以固其脫也。又醫宗金鑑方。黃柏。砂仁。甘草三味合用。爲封髓丹。以治精關不固其取義。蓋以黃柏之苦寒堅腎清火以益陰。砂仁之辛溫。健脾運氣以益精。甘草之甘溫。以調和黃砂仁之一寒一熱。俾水火既濟。火平而髓自固矣。

(七)清心蓮子飲

石蓮肉 白茯苓 蜜炙黃耆 人參

麥門冬 地骨皮 炙甘草 黃芩

車前子 柴胡

(方義)參。耆。甘草。所以補陽虛而瀉火。助氣化而達胱膀。地骨皮退肝腎之虛熱。柴胡散肝膽之火邪。黃芩麥冬清熱於心肺上焦。茯苓。車前。利濕於膀胱下部。方中用石蓮者取其清心火而交心腎也

(八)內補鹿茸丸

鹿茸(酥炙) 菟絲子(酒浸蒸焙)

炒刺蒺藜 沙苑蒺藜 肉蓯蓉

紫菀 蛇狀子(酒浸蒸) 桑螵蛸

黃耆 陽起石 炮附子 官桂

(方義)鹿茸峻補下元。菟絲子補三陰。調元衛氣。刺蒺藜平肝散風。瀉氣破血。沙苑蒺藜。清肺補腎。黃耆實表助氣。肉蓯蓉。滋腎益精。紫苑清金洩火。附子。回陽退陰。補腎命火。蛇牀子。疏風去濕。陽起石。破陰邪散結聚。補腎氣。官桂。補陽活血。桑螵蛸固腎益精。此方久濁氣虛。精關不固者服之甚宜

(九)宜忌

(1)禁絕房事。以防傳染。

(2)勿看淫穢小說。以免引起慾念。

(3)安心靜養。勿作劇烈運動。

(4)臥室勿過濕暖。被褥須輕。愼勿仰臥。以防陰莖之勃起而作疼痛。

(5)勿食辛辣刺激之品。及生冷難化之物。更不可以飲酒吸烟。

(6)勿飲濃茶。多飲開水。但臥前仍當禁飲。以免腸胱脹滿。陰莖易於勃起。

(7)大便須使通暢。如有硬結。宜以輕瀉之藥下之。

(8)男子包皮。女子陰戶及尿道口。均宜常使清潔。每日宜洗滌一二次。

(9)小便後。宜卽將手洗滌清潔。以免

濁毒隨手傳於食物。及口鼻。貼身襯褲亦宜勤加洗換。

（十）女子患濁。每當經期及臨產時。陰戶尤宜勤洗。其每日洗滌陰戶。切不可與人共浴。

（十）結論　治病必藉藥力。未有不藥而能愈。病或能將病移送他人者。白濁一病。不明醫理者。有謂爲普通病。可不服藥。久必自愈。有謂爲蠱之一類。與異性交接卽可將病送出。不知其不藥或能病減者。乃由急性變爲慢性也。其與異性交接。以之傳染他人則可。以之送去己病未也。要之。早治早愈。苟因循姑息。則漸滋暗長。恐爲終身累矣。有斯疾者。其速圖之。幸毋自誤可耳。

濁症類編

王兼善

▲白濁

（病因）準繩云。腎藏天一。以慳爲事。志意內治。則精全而澀、思想外淫。房室太甚。則淫泆不守。輒隨溲溺而下。卽爲白濁。經言思想無窮。所願不得。意淫于外。入房太甚。發爲筋痿。及爲白淫。可味也。

（診斷）敗精流溢。竅端時有穢物。如瘡之膿。如眼之眵。淋瀝不斷。不與溲溺相混。色白脈大濇。按之無力。

（傳變）白濁不治。久久則有脾氣下陷。土不制濕。而水道不清者。與夫相火已殺。心腎不交。精滑不固。而遺濁不止者。皆傳變之虛候。當求脾腎而舉之固之。

（用藥）加減珍珠粉丸主之。脾氣下陷者。補中益氣湯以升提之。精滑不固者。鹿茸補濇丸以堅固之。

（調理）濁病愈後。以清心寡慾爲第一義。石頑謂服生白果有效。以其專祛濕濁污垢也。然見効而止。不宜久食。

▲赤濁

（病因）昔人謂肥人多白濁。瘦人多赤濁。蓋以體瘦多火。體肥多濕立論。未可爲赤白濁之確論。大抵赤濁之因，與白濁同。由于陰火鴟張。血不及變精。卽迫而流出。以精者血之所化也。

（診斷）莖中熱痛。如火灼刀割。溺赤濁亦赤。若時見鮮血。口濁。時發熱。此爲尿血之候。或小便清白而脈弱無力。乃挾寒也。當別論。

（傳變）赤濁有熱有瘀。固當通利。然通利過甚。往往反以加劇。比蓋中氣腎陰受傷所致。不當用尋常法矣。

（用藥）猪苓湯。清心蓮子飲主之。中氣腎陰受傷者宜滋補下元。氣化而水自清。加減六味丸主之。

（調理）亦以節慾爲主。時服清熱之品。而尤戒思慮。以思慮則心經不舒。鬱而爲熱。亦足爲赤濁之因也。

▲溼熱濁

（病因）濕熱濁症。本于過食肥甘辛熱炙煿。肥甘令人濕壅，辛熱令人熱生。濕熱下注。濁遂成矣。入門云。脾胃濕熱。中焦不清。濁氣滲入膀胱所致。卽石頑所謂膀胱便濁。與腎絕不相干者也。

（診斷）溲時色白若米泔。若屋漏花。若腐漿。莖中作痛。回春云。赤白濁其狀漩面如油。光彩不定。漩脚澄下。凝如膏糊。或如米泔赤膿。皆濕熱所傷也。

（傳變）濕熱不壞。則膀胱氣化不宣。初爲濁症。漸或變爲癃閉。經曰。脾脈滑爲㿉癃是也。亦有因精氣流洩而爲痿弱者。則爲虛候矣。

（用藥）濕熱濁。二陳湯加萆薢澤瀉薑汁炒黃柏及萆薢分清飲主之。癃閉者通之。委弱者補之。

(調理)善後持戒口味。以淡滲爲主。兼服清化之品。以杜其根。

淋濁驗方

(張贊臣)

白通草八分　生龍骨三錢　茯神三錢
童木通錢半　枳殼一錢　牛膝梢二錢
細川連四分　澤瀉二錢　罌粟殼一錢
蓮鬚錢半　飛滑石四錢　車前子三錢
銀花一錢半　甘草梢五分

如遇赤淋者。加瞿麥。旱蓮草各二錢。

小溲溺管痛者。加琥珀六分。淋濁者。大抵皆屬濕熱鬱於膀胱。則水道不利濕熱由膀胱達於胞宮。則血凝滯而爲赤淋是也。瞿麥。旱蓮。其性苦寒。入於膀胱。濕熱去則水道自利矣。蓋膀胱爲多氣多血之經。苦能下洩。寒能降火。故治。赤淋之主藥也。琥珀。甘平。能使肺氣下降。而通膀胱、故能治溲管溺痛。經曰。飲食入胃。遊溢精氣。上輸於脾。脾氣散精。上歸於肺。肺氣通調。下輸膀胱。凡滲藥皆上行而後下後。從淡滲藥則利竅行水。然石藥終燥。若血少而小便不利者。反致燥急於苦。故亦不可輕用。須在臨證時酌奪而用也。此方屢試屢驗。故錄之以公於世。

花柳病之起原及其傳變

(曹少蘅)

花柳病之醞釀。大端由於慾火淫精。漸積而起。蓋妓女以皮肉爲生涯。接客日多。自然慾火淫精。醞釀一種毒邪。腎氣爲此邪熱薰灼。氣化不行。津液不布。月事停止。而帶症以起。(色多黃赤)。此爲花柳病之第一期。婦女無知。不解清潔。又處於惡鴇積威之下。依然接客不已。積毒愈深。邪熱愈熾。因而傳及血分。血液壅滯不行。而魚口便毒之症作矣。此爲花柳病第二期。若因循不治。或治而不得其要。則積結之毒雖潰而周身之血液。已被毒熱蔓延。紅點見於頭面四肢。而梅毒成矣。自此以後。日深一日。治不得要。遷延日久。毁形傷肢。壽命促夭。

亦有還因生殖器潰爛。傳變而成楊梅者。此由於與邪熱熾盛。毒菌繁殖之男女交合。摩擦生熱。破損生殖器之浮皮。初不覺。迨數日後。皮間奇癢。流出毒水。毒水所蝕。因即潰爛。是謂疳瘡。治不得法。燎原成勢。而魚口楊梅。相繼而起矣。

亦有房事不愼。感受風寒。風化爲熱。津液煎熬。變爲黃濁腥穢。流蝕溺道。(毒淋亦然)溺道內皮蝕破。是以每值溺時。(溺因風熱在內。熬煎而甚熱)。水由溺管蝕破之處。經過刺棘溺管。溺管疼痛。氣即上縮。水因氣縮。亦留止不下。惟已流入溺道之水。可點滴而出耳。故病淋之人。每至溺時。切齒呻吟。蓋有由也。(俗以爲溺道塞者非是)。但毒淋病雖痛甚。而傳變之第二步。僅爲濁。較之疳瘡爲病輕矣。此外更有慾鬱未泄之淋。其病症同前不贅。

總之花柳之病。無論輕重。不外淫人穢邪。傷氣賊血所致而已。

花柳病類編

(王人龍)

凡因尋花問柳。而得之病症。總稱曰花柳病。因經過之症狀不一。遂有淋病。龜頭淋。橫痃。軟性下疳。硬性下疳。先天梅毒。後天梅毒。種種名稱。

(一)　淋病

(定義)淋病者。小便澀痛。欲去不去。又來點滴不斷也。

(原因)因不潔之交接。爲淋疾雙球菌侵襲而來。此菌爲德人奈塞氏所發見。

(症狀)此症有急慢二性。當分別言之。慢性者。殆無疼痛。少漏稀簿之膿液。急性則膿漏甚。而尿道之周圍。呈赤色腫痛。於放尿時則發劇痛。

（併發症）尿道分前後兩部。前尿道炎曰前淋。後前尿道炎曰後淋。後淋起於發病後二週至四週。尿意頻數。尿道後部疼痛。尿色混濁。有時放尿之終。混有血液。而前淋則往往與後淋併發者。欲診定前淋與後淋。可先以硼酸水。反覆洗滌前尿道部。洗至水極澄明。而後使患者放尿。其尿全不混有膿汁。則為無後淋之確證。有之則為後淋症也。

（豫後）急性淋。豫後良。而慢性淋。有尿道狹窄之患。

（預防）交接中不可故意延長。或中止。交接後隨時排尿。而以五十倍硝酸銀水。滴一滴於尿道口。一滴於繫帶。此預防之法也。

（治療）嚴禁酒類及辛辣刺戟性等物。治法。先使患者十分放尿。而後注射藥液。注入後隨去注射器。同時以手指壓閉尿道口。五分或十五分時間。留置其液於尿內。而此注射。一日以三次或六次為度。注射液之配法。最普通者為蛋白銀十瓦。甘油二瓦。水二百瓦混和之。在急性炎症消失後。可用骨湃波拔爾撒謨二瓦。蓽澄茄末四瓦。黃蠟適宜。為丸。作一日量。配製十日或二十日。每日分服三次。開水送下如尿道出血。則用單甯酸五瓦。阿片三公釐。偏里設林適宜。作藥杆十個。塗油插入尿道。以制止之。

（二）龜頭淋

（定義）陰莖之龜頭及包皮內板之皮脂漏。淋、疾軟性下疳。及梅毒等而發者。

（症狀）包皮內面。發加答兒性炎。排泄混有上皮。脂肪及膿球之乳清樣物。

（治法）用硼酸水時時洗滌患部。插入乾燥棉花或綿紗。於龜頭與包皮之間。又施以撒布劑。普通用之撒布劑。以單甯酸十瓦。澱粉十瓦。配製之。

（三）橫痃

（定義）小腹之下側。陰毛之旁。卽兩胯合縫之所結腫也。又名之曰。鼠蹊腺炎。

（原因）由軟性下疳傳達而來。其他淋疾梅毒。亦有侵及者。

（症狀）原因於軟性下疳者。起焮赤、疼痛。寒往來等之全身症狀。遂陷於膿潰。此屬於急性。其續發於淋症者少。且化膿亦尠。此屬亞急性。原因於梅毒者。無炎熱疼痛。大抵不化膿。此則屬於慢性。故特名之曰。無痛性橫痃。

（治法）由軟性下疳而來之鼠蹊腺炎。宜初施冷罨法。若皮膚無變狀。則塗敷沃度丁幾。或灰白軟膏。既已焮腫。則行醋酸礬水等罨法。或注射安息香酸銀水。或貼用水銀軟膏。如既呈化膿波動。則切開之。用銳匙搔抓。而後以二倍石炭酸水洗滌。插入沃度仿謨綿紗施以腐防崩帶。

（四）軟性下疳

（定義）由不潔之交接。以傳染下疳之毒。因其發生之處。而不堅硬故為之軟性下疳。

（症狀）陰莖生有潰瘍。瘡面被豚脂狀不潔之滲出物。周圍柔軟而邊緣低。無痛者為多。又有起同側鼠蹊腺腫脹。而生釀膿者。

（治法）先塗敷數十倍之古加乙涅水。麻痺其局部。以石炭酸腐蝕瘡面。後可行沃度仿謨之撒敷。如炎勢彌蔓增進。起浮腫浸潤。則可行冷罨之法。

（五）硬性下疳

（定義）因梅毒之傳染。其所患處。以兩指捻之微覺堅硬。故名曰硬性下疳。疳者。侵蝕之義也。

（症狀）龜頭冠狀溝包皮繫帶。陰莖皮膚。及大陰唇後結合部。生有硬結。而變潰瘍。微流黃水。周圍硬固。而邊緣屹立。瘡面呈鮮紅色。殆無疼痛。又併發無痛性之鼠蹊腺腫。

（治法）淋巴腺之腫脹。速切除患部。而縫合之。既呈潰瘍面者。撒布沃度仿謨。

或甘汞。但有硬結者。應貼用水銀硬膏。

(六)　先天梅毒

(定義)嬰兒時卽罹此病毒者。是由父母之遺傳而發之也。

(症狀)全身薄弱。足蹠及肛門之周圍。赤色而放光澤。鼻孔充塞。其他尙呈有諸般之梅毒症候也。

(處置)哺乳務雇乳母。兼服滋養性食物。口腔及陰部肛門。務使清潔。(問)療以何術(答)施局處及全身療法。

(療法)水銀軟膏。緩和軟膏。各二瓦。分爲十分。每朝夕各一次。塗擦其一分。在一二歲之小兒。常時加注意。不可持續塗擦。若陰部糜爛性。或潰瘍性之蕾疹發出者。則以昇汞一公厘。水二十瓦。配合塗布。如內蕾疹。或口角及鼻翼裂瘡者。則以赤降汞五公厘。緩和軟膏十瓦。調和塗敷。或貼灰白軟膏亦可。至內服藥之處方。以甘汞四公厘。白糖十瓦。分爲二十包。每日服二三包。或用甘汞二公厘。含糖炭酸鐵五公厘。白糖十瓦。分爲十五包。朝夕各服一包。

(七)　後天梅毒

(定義)由自身直接傳染之梅毒。間或由間接傳染而發者。

(症狀)普通分爲三期。其第一期。發硬性下疳。男子發於龜頭繫帶部。或龜頭頸部。女子發於陰唇。陰核後結合。或膣及子宮口等部。其附近之淋巴腺。腫脹而不疼痛。間亦有痛楚者。至第二期。則全身發疹。又有頭痛脫毛。顏面蒼白等症狀 如會陰。肛門。陰唇。腋窩等。濕潤之部。生不平之贅肉。及入於第三期則發生橡皮腫(有彈力性之腫瘍)於皮膚。筋肉。骨。及骨膜。並害及內臟諸器官。至此時期。已不易治療矣。

(治療)(第一期梅毒之療法)初期中。因蔓延性。侵蝕性。之潰瘍。合併包莖或嵌頓包莖者。施水銀塗擦。或注射等之水銀療法。又硬性腺炎。則用沃度鐵舍利別五十瓦。水一百五十瓦。一日三次。每服一食匙。或沃度一公厘。肝油五十瓦。每日服二茶匙。至八茶匙等之沃度療法。此外使患者安靜。塗擦沃度軟膏。沃度丁幾。水銀軟膏等。或貼水銀硬膏。兼投有力之滋養食餌。

(第二期梅毒之療法)此期可用強力之水銀療法。以驅除全身之梅毒。卽塗擦水銀列曹爾並二瓦乃至五瓦。此療法之前。先使患者入浴。清潔其皮膚。若不能行全身浴。則可清潔該局之皮膚。而後徐徐塗擦。約歷十五分至二十分時間。則以棉花蔽其患部。而紮以崩帶。惟須順序行之。其法於第一日採灰白軟膏於右手掌。輕輕塗擦左肩及左前膊。擦畢宜洗滌右手。第二日。採灰白軟膏於左手掌。塗擦右肩及右前膊。應洗滌左手。第三日。如第一日採之於右掌。塗擦左大腿。第四日。同上。塗擦右大腿。第五日。同上。塗擦左下腿。第六日。同上。塗擦右下腿。第七日。休息塗擦。而行全身浴可也。如是反覆塗擦。普通須四五週。若仍難奏效。更當繼續行之。此症如發熱。頭痛。骨關節。神經等諸疾患。可以沃剝二瓦。苦味丁幾三瓦。水二百瓦。一日六次。二日服完。又方。沃剝二瓦。水二百瓦。一日三次。每食後服一次。二日分服。此爲沃度療法。

(第三期梅毒之療法)亦如第二期之療法。水銀及沃度劑前後。交换互用。沃度劑之對於此期。其效力最著。然必繼用水銀療法。若遇危險。兩者宜同時並用。但不宜多量。持續用少量而已。近自驅梅特效藥六〇六注射盛行以來。凡各期之梅毒。具可立奏偉效矣。

橫痃診治概要

（顧鴻盛）

橫痃。一名便毒。乃繼軟性下疳而發之淋巴腺炎也。每發於陰部兩旁之鼠蹊部。按陰莖之淋巴管。在鬃帶兩側。結成淋巴小管之網。合而爲稍大之淋巴管。或一或二。循陰莖背之皮下而至於陰阜。更達於左右兩鼠蹊腺。有時一條淋巴管。再向左右岐分爲二。以達於左右兩鼠蹊腺。女子陰部之淋巴管。自陰核及小陰唇而岐分。其經路相同。（症候及經過）當軟性下疳發生之初。鼠蹊部往往微痛。行時加劇。該側之下肢且不能伸展。一二日後。其痛益甚。同時身體每發微熱。試觸診鼠蹊部。輒見有一淋巴腺腫脹疼痛。但尚不發紅。此時病人苟力守安靜。勤加醫治。腫脹卽可減退而漸向愈。過此不治。皮膚逐漸發紅。近旁之淋巴腺。亦見腫脹。周圍誘發炎症。皮膚與周圍之組織。一片粘連。不能移動。遂至不能步行。腺之內容。化膿而成膿瘍。疼痛最甚。皮膚由紅而變爲紫帶色。觸之起波動。至波動顯然。則痛勢大減。皮膚益薄。於是潰穿。洩膿極多。然自覺症狀。轉一旦消散。後此自潰之處。常留一管。膿水淋漓不斷。但不似前此之多。約須數星期。或數月。然後治愈。亦有潰後並不成管。但瘡口崩壞。速卽加大。酷似軟性下疳之潰瘍面者。是謂之下疳橫痃。或稱有毒性橫痃。

（診斷）診斷橫痃。有要留意之要件。下肢如有小創。往往續發炎症。又淋巴腺炎。每發於軟性下疳初愈之後。此外尚有諸種鑑別。

（一）副睪丸炎　睪丸間有不下墜陰囊內。而轉留於鼠蹊者。然此項病人發副睪丸炎。其症候則與此大異。試檢查其陰囊。睪丸是否有二。便可知其爲何症也。

（二）脫腸　腫脹柔而有彈力性。壓迫則縮小。咳嗽則加大。

（三）箝頓脫腸　常兼惡心。嘔吐。便祕諸症。脈至且小而數。

（四）癌腫　崩壞之後。與橫痃頗近似。但陰部別無下疳。亦可一望而知。若更用顯微鏡檢查。益確實可恃矣。

（豫後）橫痃之豫後概良。然全治每須數月之久。若在衰弱之人。不幸續發敗血症。難免不奪其生命也。

（治法）橫痃在初發之時。卽須安靜醫治。皮膚未變之際。速塗搽沃度丁幾及五倍子丁幾。或塗擦水銀軟膏。貼用灰白硬膏。或用冷罨冰罨諸法。可以促其消散。最爲適當。若安靜及用種種消炎之法。不惟毫無功效。症候且加甚者。則須於下列之三法中任擇其一。一曰摘出法。二曰腺內注射法。三曰待期法。摘出須用外科手術。將發炎之腺體。依法摘除。再縫合刀口。此法治愈之期最速。然手術果不老練。更不克竟其功。腺內注射法者。爲截止橫痃之法。係將安息香酸水銀一瓦。格魯兒那篤儡謨半瓦。蒸餾水百瓦。依橫痃之大小。以半筒注射一處。或二處。注射前先將皮膚消毒。然後注射該液。繼卽抵以昇汞溼性綿紗。再加繃帶壓定。病人卽安臥若干時。在第一日。注射後之一二點鐘內。稍稍發痛。自第二日後。痛卽逐日減少。又數日。橫痃略有波動。無何遂吸收而消散。施行此法。治愈者百人中可九十一人。然設不能達其目的。症候且轉加甚。化膿顯著。非速奏刀。必難愈也。待期爲催促化膿之法。卽用溫罨溼罨各法。使其速卽化膿也。某醫於化膿之橫痃。喜注射酸銀液。法先用刀劃開少許。擠出膿液。則以注射器入刀口內。注射百倍至二百倍之硝酸銀溶液。外以沃度仿謨古魯胃謨封口。

更加繃帶。或每日一換。或二三日一換。漏後擠出膿液。注射藥液。一一如前。依此處置。治愈之日。可以較速。一法。不用硝酸銀水。而用十%之沃度仿謨甘油。連注射兩次。均即擠出。至第三次注射。始放置之。外加防腐繃帶。明日仍行注射。後此祇紮繃帶。效亦頗著也。若受治之際。波動既己顯著。則察其大小之如何。或用硝酸銀液注射。或僅僅開刀。於排泄膿液後。塡塞沃仿謨綿紗。外加繃帶。倘已成管。則非剖開不可。

梅毒之各期病理病狀

葛得能

△第一期梅毒

第一期梅毒　梅毒多由交媾而傳染。所以第一期。多發於生殖器。（亦有非由生殖器而傳染的總居少數）此種首先發現之梅毒。即名之曰梅毒初期感染。由病理解剖學研究之。患處組織內。有一種慢性包圍血管而生的炎症現象。具有成形細胞。淋巴細胞甚多。同時血管內層細胞亦增多。管壁因而變厚。而此種變化在動脈為多。靜脈較少。患部上之皮膚有漸次潰瀾而成潰瘍的。是曰硬性潰瘍。又曰硬性下疳。又有皮膚完好並不潰穿的。是曰梅毒蕾疹。惟無論其為下疳抑為蕾疹。日久不醫。亦能自己收口。不過遺有放線狀的疤痕而已。惟其能自己收口故病者往往誤認為梅毒已愈。

△第二期梅毒

第一期既已完結。再經若干時日。（約兩個月後）為第二期發現時日。此其間梅毒已離開首次患處。藉淋巴血管之力。散播於周身。遂致各種症象。如梅毒性淋巴腺炎。其在腿灣者。俗稱橫痃便毒（但為一種硬而不痛者）。梅毒性薔薇疹。梅毒性天泡瘡。扁平粘膜潰瘍。扁平疣贅（生肛門周圍婦人最多每誤認為外痔。）等等。不一而足。凡世俗所稱大瘡天泡瘡楊梅瘡棉花瘡。皆係僅就此期現象而立名者。惟在病理解剖上視之。與第一期無甚出入。亦為包圍血管而發的一種炎症。亦具有獨核的淋巴細胞及成形細胞。惟末一種數目較多耳。上皮細胞在第二期之各種症象多半無甚變化。只在溼性的梅毒蕾疹。往往繁殖增多而變為楔形。（此期為治療最適當之時期）

△第三期梅毒

第三期梅毒　大率感染後日久始能發現。發作時。亦不限於一定器官。四肢百體。五官內臟。皆能有之。其特異的症象。為患處具有彈力性。因內含彈力性纖維。以手觸壓之。可以伸縮。極似樹膠。是以病理學家名之曰樹膠樣腫脹。自患處外視之。為嵌入組織內之小體。切開視之。新生者。呈淡黃色。日久者。往往含粘液膿汁。邊緣多呈較劇烈之炎象滿被淋巴細胞所浸潤。腫脹之大小。頗不一致。有小粟粒者。亦有大如人首者。愈後必遺顯然之疤痕。其發現之地點甚多。茲特將常見者分述於下。

（一）皮膚　發於皮膚的約有兩種。一發於皮膚之表面。曰淺層的樹膠樣腫脹。一發於皮下組織。末後現於皮表。是曰深層的樹膠樣腫脹。淺層的發現較早。在病理解剖上為極小堅硬散在的浸潤小體。呈褐色或青白色。日久融潰而成潰瘍。愈後遺疤痕。初愈色素極多。日久則變白。深層的樹膠腫脹。形體較大。壓之不感疼痛。初甚堅硬。漸次軟化。終至波動。其上之皮膚。初尚完好。久之則與腫脹融結。皮色亦變。終至潰爛而成邊緣銳利極深之潰瘍。

（二）骨質　常發於顱頂骨（是為開天窗）胸骨尺骨及鎖骨。最常見的為脛骨。能使骨膜潰爛成瘡。能致骨質增多。或使骨質變性。鬆脆異常。發於骨體內。能使之變膠樣的壞死。

（三）血液循環各器官（心臟）腫脹之發於心臟者。多在肌肉層。

大小不等。多少不同。切闕始能窺見。極小之腫脹。與粟粒性結核相似。

（動脈）梅毒之發於動脈者極多。最常見者。爲大動脈首端及腦底部動脈。因此病家常易患大動脈瘤腦血管爆裂（中風）及血拴等症。病理解剖上的變化。爲內層變厚。淋巴細胞增多。血管腔道。閉塞不通。往往中層及外層同時亦起病理的變化。彈力纖維。漸次萎縮。終至消滅。因缺乏之彈力纖維之故。是以最易發生破裂或動脈瘤等病。

（四）神經　梅毒發於神經。爲極多極利害的合併症。

一（腦膜）腫脹發於腦硬膜或腦軟膜上。爲極微小扁平透明的小體。日久即軟化。其空隙由結締組織塡充之。能致刺戟或麻痺等現象。

二（腦皮層）腫脹發於此處。多半使神經結節細胞及腦皮層之神經纖維與皮層下之聯合神經纖維變性。而腦前部之症象更爲顯明。因此神經作用大受障礙。而致成進行性麻痺症。

三（脊髓）發生於脊髓後神經索時。能使其神經節細胞及神及神經纖維枯萎。而神經支柱組織反逐步增多。因致神經失其感覺功用。而成脊髓癆。

（五）腺類　梅毒發於腺類。在肝臟內最多。能生極大之腫脹。能使肝內之結締組織增多。使之縮小。改變其本來形狀。是以自表面視之。常有深陷之溝。將肝臟分割爲多段。

梅毒驗血新法

葛得能

▲瓦氏血清反應

凡人患傳染病。或經接種後。身體內即具有免疫性。此免疫性之由來。則因抵抗質之發生也。抵抗質之種類甚夥。如抗毒素。沉澱素。凝集素。殺菌素。融解素等。以上數種均爲單獨體。勿須他助。即可施展其能力。惟融解素則含有二體。合始有效。分則無功。其二體爲

一、（聯合體）是有特殊性的。只對其同性反動體有抵抗作用。能經五十六度之熱度而不變更其性質。

二、（輔助體）是具普偏性的。凡人及動物血清中均含有之。若加溫至五十六度則完全消滅。免疫血清中均含有此二體。故能自然發生抵抗作用。若將血清取出而加溫至五十六度。則輔助體毀而血清失其能力。若再重新加以輔助體。則可恢復其能力。用已知之細菌（或蛋白體）證斷病人血清中所含之免疫質。（即診斷病症）例如此人有患馬鼻疽之嫌疑。速其血清加溫至五六十度。然後另加以輔助體與眞正馬鼻疽桿菌。若輔助體與病人血清拼結。則是血清中含有同性聯合體。換言之。即病人患馬鼻疽無疑。

然何由知輔助體之拼結與否也。於此需一能融化羊血清之兔血清加溫至五十六度。再加以羊血。（此亦與前二者同。輔助體已毀。不能有效）。與前者（一或二）貯一玻璃管內。如是則輔助體只一個而兩方均需其助。若與前者結拼。則此處無輔助體而無融血作用矣。若羊血完全融化。則是此處得輔助體之力。輔助體何以能助此。則因未與前者結拼故也。所以觀羊血之融化與否。即知輔助體與前知結拼與否。試復述之。羊血若化。則輔助體未與前結拼。若羊血不化。則是輔助體已與前者結拼。而不能助此矣。

此種現狀名爲輔助體結拼反應。瓦塞滿氏之梅毒診斷即基於此也。

瓦塞滿氏反應爲西醫治梅毒病者不可須臾離之秘鑰。今將其應用物品及作法分述於下。

一、應用物品

一（病人血清）將血取出澄清後。加溫至五十六度。經半點鐘。

二（梅毒原動體）因純粹培養之梅毒螺旋菌不易得。故用含有此菌最夥之臟腑以代替

之。多半用患先天梅毒小兒之肝切碎而以酒精提取其精質。

三（輔助體）用新鮮天竺鼠血清。因彼含有輔助體最富也。

四（羊血）將羊血用生理食鹽水洗滌至純屬血球毫無血清爲度。

五（兔血清）能融化羊血之兔血清。（卽從前用羊血注射而使其發生融血素者。）袞至五十六度。經半點鐘。

以上各種液質均須用生理食鹽水稀釋。

（一）病人血補只用〇・二（立方生的米達）加〇・八生理食鹽水。合成一・〇

（二）梅毒原動體稀釋至一比四。

（三）天竺鼠血清稀釋至一比九。

（四）羊血爲百分之五。

（五）羊血清之稀釋倍數較其原有之羊血價加濃四倍。如從前一比四千尙能融化羊血。現則一比一千足矣。蓋取其奏效准且速也。

（甲）於每次檢查血清之前。須先試驗應用之各種物品適用與否。

（一）玻璃管。甲　內貯兔血清天竺鼠血清與羊血。「皆已經稀釋者下同此各一・〇）。此乃試驗此融血統系是否有效也。

（二）玻璃管乙同上格外加梅毒原動體一・〇。此乃試驗梅毒原動與融血作用是否有阻礙也。

（三）玻璃管。丙　兔血清與羊血各一・〇。此乃試驗兔血清自已（無輔助體）是否有融血能力也。

（四）玻璃管。丁　天竺鼠血清與羊血各一・〇。此乃試驗輔助體自已（無聯合體）是否能融化羊血也。

（五）玻璃管。戊　羊血一・〇加供稀釋用之生理食鹽水三・〇。此乃試驗食鹽水有融血作用與否也。

甲管容量爲三・〇。乙丙二管爲各四・〇。丁戊二管各二・〇。容量不一。其結果不足取信於人。故須加以生理食鹽水使之相等。卽甲管加一・〇。丙丁二管各加二・〇。一共每管各貯四・〇。

如是將五枝玻管置於三十七度之熱水（或孵化廚）內。經數分鐘至半點鐘。觀察其結果如何。甲乙二管羊血應全完融化。其餘三管須毫無變更。苟反是。則必有錯誤。不適用矣。

（乙）若各種物品均適用。則作正式的試驗。於此至少須三枚玻璃管。其一貯供檢查之血清。（如供檢查之血清多則多用玻璃管）其餘二枚則貯供作對照用之血清。蓋無論何種血清反應。均須用對照。否則不知手術之有謬誤與否也。對照須二。一作正對照。用眞正患梅毒而未經療治者。或新近未療治者之血清。一作負對照。用無梅毒人之血清。（以病人自述及臨床觀察爲據。）

（一）玻管甲〇・二病人血清。加〇・八生理食鹽水。再加梅毒原動體與天竺鼠血清各一・〇。

（二）玻管乙〇・二供作負對照用之血清。餘同上。

（三）玻管丙〇・二供作正對照用之血清。餘同上。

將玻管稍爲搖動。使其混合均勻。置於三十七度之熱水（或孵化廚內。）經半點鐘取出。每管內再加兔血清各一・〇。稍搖動。仍安置於三十七度之熱水內。經半點鐘後。觀其結果。正對照應無融化作用。負對照之羊血應完全融解。如是則其餘玻管之結果。始爲可靠。如羊血融解。則是該病人血內無抵抗梅毒質（卽聯合體。）故未與輔助體結幷。名爲負反應。若羊血不化。則是該病人血清內有抵抗質。故與輔助體結幷。此爲正反應。

若得正反應、可決斷爲梅毒。若得負反應。則爲非梅毒。或梅毒已清之證。然有時雖現負反應。仍不敢決其必非梅毒。蓋有時確屬梅毒而血清反呈負反應。如骨之梅毒。往往如是也。

瘰癧概論

急性瘰癧發之暴而易潰
慢性瘰癧發之緩而難消

●痰癧起於多痰而兼有外感或忿鬱
●濕癧起於濕滯經絡致生腫脹
●氣癧起於過怒傷肝血液滯而結核

（緒言）是症分急性慢性兩種。急性者發之暴。易生而易潰。故易治。慢性者。發之緩。既生之後。堅硬難消故不易治也。其生於頸部或腋下者。以其部肌肉柔軟淋巴腺最多。血熱痰毒。凝滯於內。易生腫脹故也。或多粒集合。細如葡萄。或大塊凝結。巨如刀柄。故古時稱爲馬刀俠瘻者。初起之時。間有作痛。但多數不覺痛苦。故不甚注意。冀其自愈。及至經過時間既久。其形腫大。其數亦增。後或化膿潰爛。或竟變爲危險重症。本品集合中西醫學之結晶。而爲專治瘰癧之特效藥。特說明爲原理如此

痰癧

（原因）痰涎壅滯。平素濕重多痰。肺胃之氣。不能清肅之素因。或有感受外邪。或精神上受忿怒之戟刺。氣血鬱而不行。致淋巴腺脹大。則成痰癧。

（病狀）痰癧病狀。初起項間。生一小核或數核。在皮裏膜外。不覺痛癢。皮色亦不變異。日久漸大。傍附小粒不一。久則成膿腐爛。又有謂之失榮者。生於背之上。耳之後。初起腫核。日漸腫大。堅硬如石。推之不移。按之不痛。半載一年。方覺隱痛。久亦爛潰。

（治法）痰癧之病。治之最易。以本品瘰癧金丹。每服二粒至四粒。以仿單所載之服法。按法服之。一星期後。即能全愈。惟失榮之症。最爲難治。但用本方瘰癧金丹治之。亦能防止其脹大。消化其毒液。使其日漸軟化。實急救之良法也。中國通用之方藥。惟犀黃醒消丸犀黃醒消等。遠不及此藥功效之速且確也。

濕癧

（原因）天氣亢熱。感受暑濕之邪。搏結血絡。凝滯於淋巴腺內。發爲瘰癧。

（病狀）此症因痰涎流聚成塊。不紅不腫不硬。不痛。推動滑軟。多生於項肩背腰股亦有生者。癧形如梅李。甚則遍及全身。久則紅腫潰破。而易於收斂者。此由飲食寒熱不調。飢飽喜怒不節。脾氣不能傳運所致。法倘豁痰行氣。

（治法）大抵生於上半身者。多兼風熱。下半身者、[torn]結核腫痛。頸項不得回轉。兩腋下有塊如石者。宜消解散。風痰鬱結而生核若。宜消風化痰[torn]項後疙瘩。亦硬腫痛者。宜山藥膏。通治痰癧。宜小胃丹或控涎丹[torn]丹。最爲效而功速。

氣癧

（原因）憂思恚怒。肝家鬱火。[torn]

（病狀）頸腋之內。初如豆粒。[torn]根難治。不用針灸敷貼。厲蝕之法。嗽。自汗盜汗等症。婦人眼有[torn]

（治法）普通治癧之法。如[torn]化滯。鹹寒清熱。軟堅行血[torn]服。多服則有中毒之虞。用[torn]海藻及其他藥品。經名醫手[torn]

治瘰癧唯一之特效聖藥

瘰[torn]

專治一切瘰癧。功能消痰解毒。去[torn]

衞生報第六[torn]

●已讀過醫藥新聞報

請

定價只有

現在

代售處　中華書局

戒烟

本院立志拯救黑藉同胞。早日脫離……見。特製戒烟補身粉。性質和平。功效神偉。絕無嗎啡……吸者之體格配藥。戒時保無絲毫痛苦。戒後絕無反癮重吸之弊。

價目（戒烟補身水）每吸烟一錢。配藥水一瓶。附補身水一瓶。價洋八元。如多吸每錢加四元。（戒烟補身粉）每吸烟一錢。配藥粉五十包。價洋十元。如零購。每五包一元二角

（外埠函購。寄費加一二）（本院包戒簡章函索即寄）

上海南浙江路五馬路口中一醫院戒烟科謹啓

欲得本報全璧者

請購

衛生報彙刊

第一第二集

本書自本報第一期起至念五期止。彙訂洋裝一厚册爲（第一集）念六期起至五十期止彙訂洋裝一厚册。爲（第二集）合購一二彙刊。方湊齊本報全份。內容都五十餘萬言。撰述者都二百五十餘人。集各人之心得經驗著爲學說。對於人體各症。莫不詳述無遺。所以人手一篇。猶如聘請常年之醫藥顧問。更有女子作品。爲他報所不載。而爲本報所獨有。良以女子諱病。凡屬隱病。忌醫者多。今由女子口中。曲曲寫出。不留餘言。故本書不但爲醫家所必備。而亦爲醫林之南針也。存書無多。欲購從速。實價每集大洋一元二角。合購二册。實收二元郵票九五寄費加一

本館發行部啓

衛生報　第六十八期　一

衛生報

主編　丁濟萬
主幹　趙公尚

THE HYGIENIC WEEKLY

Editors Dept.
18 Jen Woo Lee, Rurkill Road, Shanghai

Circulation Dept.
780 Chekiang Road, Shanghai

總事務所
上海白克路珊家園人和里十八號

發行所
上海浙江路五馬路口濟和坊對過

第六十八號

本期要目

注意　凡訂閱本報全年一份一律贈送百病醫方大全一册六人同時訂閱祇收五份報費

中華民國十八年四月十三號（星期六）

本報每逢星期六出版一册

全年五十期連郵費二圓四角（國外加半）

僞藥條辨 特價展期廣告

是書內容已詳去年各醫報廣告。定價六角。特價六折。加郵掛號八分半。兩部以上。每部加二分半。十部以上加贈一部。每部附贈白喉忌表抉微駁議一册。原限舊曆年終截止。前蒙各醫報介紹。在近省銷數已鉅。惟遠省俟廣告到達來信。非月餘不可。而特價期限已滿。以致不能普及。爲此再展期三月。以舊曆三月底爲止。一切贈品。仍照前例附贈。惟直向紹興大街和濟藥局購者爲限。凡寄售處庶不附贈。槪售七折

(總發行所)紹興大街和濟藥局　(分售處)上海四馬路大東書局　上海三馬路千頃堂

幸福報

第一集現已出版

彙訂實售一元

本書共一百頁計三十萬言由全國數百位名醫選述內容所載完全切合實用無論內外婦幼花柳等症以及一切急救自療方法莫不應有盡有得此一書小病能自行治療大病免藥石亂投稱之爲『康健保障』誰曰不宜存書無多欲購從速

總發行所　上海浙江路北京路北首洪德里幸福報館

國醫許半龍近著

藥盦啓秘　一册　實價四角二分

本書經數年來藥物研究和外科臨診的實驗選取最需要幷爲上海各醫院善堂所常用的外科藥品百餘種分外用內服二類每類所屬的方劑附有名稱效用和製法用法等打破神秘明白宣示便於醫士的製煉藥舖的製售醫校的教學病家的參攷一般的需要

內經研究之歷程攷略　一册　實價二角七分

本書爲提供內經研究上必要的準備智識爲限度幷就其實際上之背景而予以有系統的說明在理論方面力求考證明確對於歷來學者研究之作品各就其得失分代討論誠爲最近內經研究之唯一佳構

鳥瞰的中醫　一册　實價一角二分

本書分緖言定義範圍目的價値源流與西醫之比較與敎育之關係整理與推行外人之信仰十章跳出中西醫學的圈套就鳥瞰的見解爲國醫的槪論

(以上各書函購郵費加一)

寄售處　上海三馬路望平街千頃堂書局　上海四馬路棋盤街文瑞樓書局

今日之中醫

（秦丙乙）

中醫之於今日。氣象黯淡。風雨飄搖。彼虎視眈眈之西醫。日惟千方百計。摧殘中醫。以冀消之滅之。取以代之。而達其兼併鯨吞之野心焉。最近全國衛生會議。又有取締中醫之議案。風聞某國方面。出資六十萬。運動西醫界。推翻中醫。其說甚囂塵上。雖空穴來風。未可盡信。而言之鑿鑿。不無徵因。要有醫界志士。蔚起否認。作大規模之團結。蓋不平則鳴。誠無可得已之舉也。以愚言之。中醫之於今日。固不係爲危急存亡之秋。而實乃闡光大之機也。夫優勝劣敗。自然之理也。芸芸萬彙。各爭自存。適者昌。不適者亡。其間不能容髮。醫業有綿延之勉強者也。我中醫著有四千餘年之歷史。草創于神農軒岐。討論于雷公叔和。闡明于仲景張機。條暢潤色于隋以下諸賢。其間聖賢輩出。人才蔚起。固於民族民生上。均占有極重要之地位者也。降至近代。物換星移。因歐化之東漸。競科學以是尚。罔顧根本。空襲皮毛。但驚嫉爭。乃至巴蛇吞象。漫言取締。居然跖犬吠堯。其叵測野心。昭然若揭。有志之士。鳴鼓而攻之可也。良以該議案實行以後。姑不論全國數十萬業醫藥者之生計斷絕。而外國藥物之進口。中國財源之外溢。即此一項。已足爲地大物博之中國民生隱憂矣。況其他哉。據海關之報告册載。西藥進口。近十年來。突飛猛進。年增一年。日多一日。致其原因。無非西醫之爲虎作倀。有以附之翼耳。夫國產不足。而仰給於外人。此權宜辦法。爲民命計。誠不得不爾。乃今國產之藥。質量俱優。則臥榻之旁。又豈容人鼾睡哉。不甯唯是。彼進口之西藥。率皆從出口之中藥化煉機製而成。以我之貨。攫我之財。何滑稽乃爾。彼西醫唯恐其推銷之不廣而廣之。剝削之不厚而厚之。天下甯有是理耶。是以此次之事。吾人爲個人計。爲大局計。均有一致反對之必要。即非醫界中人。亦不應淡然視之。作袖手之旁觀。蓋茲關於國計民生者至重且大也。然而物必先腐。而後蟲生。人必先疑。而後讒入。吾中醫界人。亦嘗反躬自省。彼西醫之所以藉口者乎。愚以爲中醫固有缺點。惟彼西醫之所指摘吾者。實不足以爲吾謗也。蓋中醫尚氣化。適近哲學。西醫主形式著重科學。惟科學哲學。其外表雖各自不同。其造福人羣。則殊無二致。相反而適相成也。良以事貴實際。不尚空浮。哲學之中醫。雖五行運氣。神奧難測。而歷來相沿。其起死而回生者。固彰彰在人耳目也。則是哲學亦何害於實際。彼科學之西醫。雖解剖公開。毫無遁飾。而民間之經其發藥施治。因而小化大。輕變危。以及彼之所謂難治。而吾之視爲平易者。（如肺病一項。西醫治之。毫未保守原狀。其尤著者。）又比比然也。科學亦云何哉。蓋學無新舊。業無中西。要以實事求是爲主。就使吾中醫無科學化。倘神妙言。不可爲中人以下語。革新之而改良之。事亦易易。亦何煩人之藉口者哉。語云。射人射馬。擒賊擒王。此其意謂攻擊人類。當懲勝者寡。否則揭人之短。反爲人所揭也。中醫之弱點。厥爲分子之太複雜。是說也。即吾醫界中人。亦固不直認而不諱。獨怪彼西醫不以此爲詞。逮然以空無足恃之不從科學化一語爲藉口。抑何不思之甚耶。嘻。吾得之矣。就濁境一隅而論。西醫之根蒂不齊。庶什百倍於中醫。彼其含此而言他者。亦可以思過半矣。夫平心而論。中西醫學。俱未盡善。中醫之長。西醫之短。西醫之長。中醫之短。固互有短長也。亦遞得失。其顯著世。學人之長以補吾之短。舍人之短而采吾之長。物競天演。自然公例。善者當必發揚。不善者終歸淘汰。實際上竭力競爭。無形中其相比較。此則道之正者也。彼西醫輸抽之不逞。何暇論人哉。職此之由。西醫此次舉動。在彼方實乃多事。在吾方則識一極巧之時機。即改良是也。惟茲事體大。僕緒紛案。加以時至今日。[illegible]見式微。高呼國粹。[illegible]。以[illegible]。我宜協力同心。[illegible]本之[illegible]。(一)治標之道。卽中學術團體。[illegible]。將學[illegible]缺之[illegible]。[illegible]。[illegible]良好醫風。不致爲所[illegible]。[illegible]醫藥者亦當[illegible]品行。勤勉自好。[illegible]。[illegible]大衆。其根本實[illegible]。(二)治本之道。卽整理學說。[illegible]。語云。十年樹人。百年樹木。[illegible]此事實績第一項爲重要。[illegible]人才[illegible]學[illegible]者。自[illegible]。[illegible]醫根本。[illegible]。是實變方[illegible]。[illegible]。可立而待也。上述二項。爲今日中醫自救之要圖。若[illegible]行此。則國粹不[illegible]。[illegible]昌明。可[illegible]。[illegible]。以爲何如。

對於「藥」的忠告

([illegible])

最近因某藥店將升麻誤作麻黃。引起了重大交涉。現已成爲訴訟。不知結果如何。我因爲升麻麻黃一字之誤。又聯想到以前陸治平醫生對我說過一件事。與此正復相類。把來寫在下面。

陸君說。以前有一個醫生。爲人家小兒痘症。因爲小兒身體單薄。痘不能上漿。因此在藥中用了一味「綿芪」令其託漿。誰知這服藥吃下去之後。那個小兒。忽然洩瀉不止。就此伏維尙饗了。這家人家。是不知醫。並且不識藥的。以爲一定是醫生用錯了。便和他大起交涉。醫生一想。這小兒的痘症。雖然不順。但本人所用的藥。至多不能有效。斷不會一瀉而絶。叫他家中人拿藥渣一看。却發見不少「大黃」在內。便和藥店中去鬧。結果纔發現是店中一個夥計。一時疏忽。將「綿芪」誤看作「錦紋」(大黃)。以致鑄成大錯。

我想藥店中弄錯藥。祗怕不能免的事情。平常性質相彷。或是藥性本來平和的。就嬌嬌過去。也永遠不會發覺。有時遇到藥性完全相反的。便差之毫釐。失以千里。等到藥已吃下去了。人也送了命了。便是打官司。辦交涉。也是死者不能復生了。

要防制這個弊病。最好由醫藥界自動。或是由衛生行政當局設法。[illegible]嚴重的定出一個方法來。在醫生方面。以後寫起方子來。須要再三審愼。第一。將字跡寫得清楚些。並不可在藥方上賣弄他的狂草。第二。藥名總須寫很通俗的名字。不可用別名。以免錯錯。在藥店方面。也有兩件事須特別注意。第一。藥店中總須指定一二人作校對。每一店員。照方配藥之時須歸校對人將方中各藥味和分兩。一一校過。負責證明無誤。始可發出。第二。如發現配藥錯誤等情事。不論已否闖禍。配藥之店員。須受嚴厲之懲戒。還有一層。不能不附帶的說及。便是少數小藥店中。(內地尤甚)爲貪圖成本輕微或便於采辦之故。往往以性質類似的乙種藥料。去替代甲種藥料。再不然。就是將次等或陳製不到家的藥料。充作上等藥料賣錢。這種情形。爲保障人命整頓醫藥計。也是應當取締的。

關於衛生會決議案下底幾句話

葉勁秋

自從衛生會議決議限止中醫後。現已釀成巨大的社會問題。惹動多方面的注意了。究竟中西醫之長短得失。非于中西醫各有深切的研究。誰也不能貿然的加以判斷。有之。非出于無根據的狂妄的謬斷。要亦見于偶然的成敗。出于片面的觀察。其不能有當於事實折服人心也可以明矣。西醫攻訐中醫惟一的口號。曰中醫不合科學原理。雖然。中醫是談不到科學的。可是同時要曉得。科學也並非萬能的。不過不論那種學問。要從科學方法入手。那是一定的原則了。中醫現在尙爲多數人之信仰。其舊思想舊習慣的[illegible]或分。似佔多數。不合科學原理雖不合科學原各理。可是對于人體的疾苦。也有可以減少的效能。那末一方面爲舊思想舊習慣所束縛。一方面又有減少疾苦效能的實況。也許可以減少西醫所不能減少的疾苦。所以或用推墻倒壁的破壞手段。來對付中醫中藥下總攻擊。是萬萬不能成爲事實。也很明顯的了。于此可知限止中醫。雖然用了政治力來壓迫。當然一方是促成中醫中藥的團結和覺悟。一方又免不了多方面的反響了。我不是說句誇大而武斷的話。中醫學術必然與天地相終古。誰也不能破滅的。但要曉得這是一部份而非概括全體的話。不過現在中醫中藥兩界原有的狀態。總要改變一下才行。

中醫所長在治療上的實效。所短在學理不充。西醫所長在學理精密。所短在過汲跡象。崇實效而疎學理。於是造成了現在中醫界的局面。往往蹈了以藥試病的危機。學理固然精密。而一時又乏相當的療法。於是束手待斃般的「待期療法」不能根治的嗎啡針也許有貽誤病機的可能性。醫學雖分中西。方法容有新舊。而其目的在求解決人類痛苦則一。中醫的立足點既在實效。則爲現在之中醫者。應在實效上加以研求。如某種病狀應有某種變端。某種藥品當發生某種效力。亦祼祼地從現象上說來。一方應飽吸新知。詳闡學理。再不要木克土等欺騙似的受人指摘。致中醫的治療方法。本有針砭按摩推拿導引各種。然而試查各處中醫。只知按脈僅開一方的所謂方脈醫生。竟佔百分之九九。所以眞正的中醫應當互研針砭……古法。否則僅憑切脈僅用湯液的方脈醫生曷足以代表中醫。曷足以概括中醫的學術。爲現在的華人西醫者。應盡量的介紹新學說於國人以校正中醫學說之謬誤。同時謀衛生上之設施。以益人類生命之福利。使一般人之認識。一方應博采中醫特長。加以說明。并且要嚴整西醫界的同志。以提高人民之信仰。還要輕減診例到民間去。這是現在中西醫應有的態度。必然的途徑。醫生的職權實在高於一切。當局誠能以人民生命疾苦爲念。非加以相當妥善的辦法不可。

三、十四、上海

鼠疫芻言

（楊亦犖）

近日報載綏遠地方因年荒掘鼠充饑竟釀成鼠疫輾轉傳染死者以數千計可憐綏遠人民死於荒者不少死於疫者更多因作鼠疫芻言倘有一得亦望明哲加以指正也

鼠疫者。西人謂之黑死病。日本譯爲百斯篤。謂病由百斯篤菌所發生也。自前清末葉。始發於安南。其後輾轉傳於歐洲。死者幾二千萬人。經大規模之消毒運動。更費巨大之犧牲。始告撲滅。至今歐人談之。猶色變焉。嗣由安南而傳兩廣。同時東三省之滿洲里一帶。亦流行不已。此病之發。每起於冬至。而迄於夏至。有時夏秋二季。發生不斷。則一年中竟循環不絕。大抵極熱與極寒。則勢漸殺。氣候溫和及陰雨連綿。則發生最盛。其病狀初起微惡寒。後壯熱不寒。頭痛如破。胯中結核。則足筋牽引。有時結於兩脇。則脇筋牽引。間有不見結核者。則爲內結。吐紅者。則爲內結已潰。或眼睛緋紅（鼠將死眼亦緋紅）。神昏譫妄。皆爲難治。考此症向無專書。故用藥殊無根據。一見形寒發熱。有用羌防發表者。有用承氣下奪者。有用三黃清涼者。旋有鼠疫蘇編鼠疫良方等書出。用藥以石羔桃仁紅花爲主。治之亦鮮有驗。夫治疫而用溫燥。庸妄固無論已。用下奪者。動引疫症卜不嫌早之語。而自詡爲釜下抽薪。不知硝黃直趨腸胃。與病情渺不相涉。舍彼有辜。伐此無過。正氣已傷。疫邪愈熾。且厚朴辛溫。亦足助病進而有餘也。至用三黃清涼。則近似矣。但清涼而不兼解毒。或但破血而不與涼血。仍未見其有濟也。又況清解尚有氣血之分。但清解氣分之熱毒。而不清血解分之熱毒。藥病仍不相當乎。昔喻嘉言之論熱疫也。謂清邪中上。從鼻入於陽。濁邪中下從口入於陰。若邪既入。則以逐穢爲第一義。葉香岩之治熱疫也。謂邪在上焦。疎而達之。兼以解毒。邪在中下二焦。淸之涼之。兼以解毒。然則治熱疫如是。治鼠疫亦何獨不然。查鼠疫發生。辦先死鼠。鼠死之後。傳染於人。西人謂全由微菌作祟。余謂不但微菌有劇毒。即人目力所能見之鼠虱。亦梟毒異常。觀無病之鼠。其虱灰黑。病鼠之虱。其色緋紅。鼠死體冷。不適於其生活。即轉附着人身。螫人則遺毒於血。毒血歸心。則神昏譫語。毒血歸肝。則膀脇結核。蓋心爲生血之臟。職司神明其聲爲言。血之循環。由心臟發出大動脉。(即發血管)而遍布全身。復由大靜脉(迴血管)而歸於心臟。毒血歸心。擾亂神明故神昏而譫語血熱沸騰。陽絡受傷。安得不咯血乎。其結核於兩膀兩脇。四肢之筋牽引。或眼緋紅。而皆責之於肝者何也。蓋肝爲藏血之臟。經曰。衝爲血海。肝之所主。肝主筋。前陰又爲宗筋之會。而兩膀與脇。皆肝之分野。目爲肝竅。合而觀之。血也。筋也。分野也。竅也。皆肝之所主也。治之之法。亦惟認定心肝二經。(神昏譫語。則治心而兼治肝。而兼治心因諸痛痒瘡皆屬於心也。結核而不神昏譫語。則治肝)而淸解血分之熱與毒。藥宜多備連進。(因此症變症極速)中病即止。病發七日內不宜吃米飯麵包可專用綠豆充饑。否則疫邪得補而愈熾爲難救也。至於平時防患未然。則以遠房幃。謹飲食。愼起居。尙淸潔。行消毒。(用石硫磺之類)爲着着。遇疫症發生。速宜他徙。親朋有病。不宜探望。不幸至親有病居於通風之處。飽食後方可近前。曾記鼠疫彙編有四句要訣云。「居要通風。卧勿貼地。藥取淸解。戒食熱滯。」亦可謂要言不煩矣。他如西醫防疫等法。亦不妨擇要舉行。不贅。茲擬一方候正。

犀角尖一錢(另磨冲服)　嫩白薇三錢

京赤芍二錢(另磨冲服)

羚羊角一錢　地丁艸四錢　大貝母三錢

金銀花五錢　紫草茸五錢　雲黃連一錢

甘中黃五錢　天花粉四錢　連翹心三錢

或金汁一兩　生綠豆衣一兩　淡竹葉三錢

頭痛加桑葉菊花各五錢。大渴加石羔一兩。大便祕結加大黃四錢。元明粉一錢。腹痛加金鈴子三錢。用者宜看病情輕重。斟酌損益。不必拘泥。

結核破潰。用癩蝦蟆(不着水)剖開。謂瘡口上拔毒。乾則更換。瘡口痛劇。用珍珠研極細摻之。痛立止。又易生肌。

欬嗽吐血不可誤認爲肺癆

陳惠言

門人梁沛華。予館佛山時同事育僑君喆嗣大齡之從弟。養民君之子也。大齡由西醫校畢業。好學深思。有志深造。惜資稟素弱。積勞成疾。其庶母因數產不育。致患肺癆。育僑夙講求醫術。治證時中窾竅。以其子故。遂得博識西醫。因而時究肺癆治法。家人習聞緒論。聽說肺癆。已如談虎色變矣。去年五月。沛華偶染温病。兼有宿痰。壯熱譫妄。隨即吐血。欬嗽不已。蓋外熱與外痰。蒙蔽心包心主言。故譫妄。心主血脈包絡受邪熾故吐血。其欬嗽則宿痰之爲患也。養民徬徨無措。急延西醫王某旣西法治之。已熱退血止矣。惟欬嗽不已。肌肉日削。飲食日減。養民疑爲肺癆。質之王某。王某依違不決。養民急甚。適予回鄉。向予言伊子病境之經過。語畢幾欲流涕。予往視之精神未減。脈沈弦而大。舌根有黃苔而厚膩。數日不大便。乃謂之曰。此痰證也。宜因勢而利導之。遂與以括蔞薤白湯。加蘆根。海石。竹茹海底椰等藥。隔服調風化硝三錢治之。服後積穢與宿痰俱下。胸膈已暢。欬亦減少。飲食已進。再用前方加減。僅三劑而痊。同時有族人阿藻者。其證大略相同。初起卽延予治。予用葛根芩連湯。加栝蔞。枳實。鬱金。蘆根。海石等藥與之亦三劑而瘳。夫欬嗽吐血。俗人名爲內傷。西醫名爲肺癆。實卽金匱肺癰肺痿及痰飲欬嗽之證也。特傷於氣分。其人臟氣素寒者。則醞釀津液而爲痰飲。傷於血分。其人臟氣素熱者。則煎熬血液而爲癰膿。故仲景特分別言之。示人以知所從事也。然痰飲之證緩。而肺癰之證劇。肺癆似與肺癰爲近。金匱要略云。寸口脈微而數。微則爲風。數則於熱。微則汗出「數則惡寒。風中於衛。呼氣不入。熱過於營。吸而不出。風傷皮毛。熱傷血脈。風舍於肺。其人則欬。口乾喘滿。咽燥不渴。多唾濁沫。時時振寒。熱之所過。血爲之凝滯。畜結癰膿。吐如米粥。始萌可救。膿成則死。此段文義。精深奧衍。中西醫義。均不能出其範圍。然非深明乎血氣生始之來源。及吐納排泄。原理。不足以知之也。試詳釋之。其曰之風中於衛。呼氣不入。熱過於營。吸而不出者何也。素問痿論曰。肺主身之皮毛。蓋以肺司呼吸。肺氣一吸。空中之養氣。從口鼻而入。而周身之毛竅俱開。身中之炭養。卽從毛竅而出。肺氣一呼。身中之炭養。從口鼻而出。而周身之毛竅俱闔。則空中之養氣。從毛竅而入。往復循環。則血液清純。而疾疹不作。今風傷皮毛。則毛竅錮閉。不能收攝養氣。熱傷血脈。血液中之炭養。以無所排泄。而惟上壅於肺。故曰熱之所過血爲之凝滯。畜結癰膿也。且夫六淫之邪。無不從汗而解。特汗法不同耳。素問宣明五氣篇曰。心爲汗。靈樞營衛生會篇曰。奪血者。無汗。奪汗者無血可知血與汗流異而源同。故太陽病。脈浮緊。發熱無汗。自衄者愈。於以見六淫之邪。不從汗解。卽從血解。吐與衄雖殊。而其爲血則一耳。今沛羣之證。數日後。卽見血。是熱邪已從血而輕減。但遺其宿痰耳。倘此時一見吐血。遽認爲肺癆。不同阿膠熟地則用鰵魚肝油。外邪未淨宿癆日滋。欬嗽雖減。飲食隨之。胸中之痰飲愈增血液不足以生肌肉其不輾轉而爲肺癆者幾希。予行道二十年。目擊似此而死者。不知凡幾。安得化身千萬。運廣長之舌。向世人而爲之說法哉。

誤以喉症法治痧症喉痛必死

王翰坪

▲痧症俗名瘀子必兼喉痛醫家恫喝八曰爛喉痧者此也

治痧症之喉痛。與治鬱火之喉痛大異。蓋痧症風熱其邪襲肺。故必鼻塞涕淸咳嗽眼紅聲啞喉痛面紅花纖身或作癢。一見此症須用升柴前葛羌獨等品提毒祛風透發之。一劑喉痛止。二劑餘邪盡矣。若誤認喉症。早用寒涼之品。以徹去其皮毛之熱。使痧不能乘汗外達。遂至溫邪內踞。欲出不同。毒火上炎。喉嚨腐爛。醫者不知其爲痧也。外吹珠黃以遏之。內服犀羚芩連以錮之。使邪無一毫之出路。始若稍安。終必不治。羣相詫曰以喉症死。（有謂近今喉症以古方治之不效。不如以熱藥從治者殺人愈速。不可不知。）而不知痧症不早透發。以致毒邪攻喉而死。其實非喉症也。而以喉症之藥治之。豈能有效乎。是以治喉痛者。必先辨其是否痧症。如果痧也。用夏禹鑄天保采薇湯方加減治之。無不透發而愈者。卽喉痛目赤。亦放膽投之。不庸疑慮。屢試屢驗。鐵鏡所謂聖莫聖於天保采薇湯。神莫神於天保驗薇湯也。大忌寒涼。如犀羚芩連礞石珠黃之類。倘係喉症由於鬱火。則升柴羌獨等升提溫燥之品。均切忌。輕者淸肺養陰。一劑卽痊。重則犀羚珠黃。皆爲要品。蓋治病貴先辨症。猶之作文貴先識題。不識何題而便作文。文必不取。所失者僅一己之名。不辨何症而便治病。病必不治。所誤者乃衆人之命。嗚呼。醫者奈何以人之命。試我之藥。屢誤而終不悟也。光緒二十八年春夏間。以喉症死者。比戶皆然。幾成大疫。其實眞喉症十不得一二。大半皆痧症也。余所見者。痧症爲多。用天保采薇湯加減治之。無不轉危爲安。然以此方告人。人反不敢用。有某醫者。余嘗舉以語之。彼笑曰。不必用。此以生軍磨汁飲之。可內消耳。余知其不可與語也。遂置之不辨。既而其家連死數人。皆以此症。問所用藥。則惟珠黃犀羚苓連大青等味耳。想必生軍汁亦用過不驗矣。噫。師心自用。善言不入。爲人猶不宜若是。而况行醫。吾願世之講究衛生者。愼毋一覺喉痛。便延醫治。而奉珠黃犀羚貴重之藥。爲無上之妙品。以自戕其性命也。

附錄天保采薇湯方

羌活 前胡 製半夏 陳皮 柴胡 赤芍

茯苓 川芎 枳殼 製川朴 桔梗 蒼朮

升麻 葛根 藿香 獨活 甘草

方內柴前升葛。爲必用之藥。濕盛者朴夏陳朮。亦不可少。骨節痛楚者。風淫於內也。羌獨爲主。倘已化燥。舌上少津。則朴夏陳朮等燥品。宜從删減。不可執一不化也。

蘿蔔之效用

（姜烈日）

一。消化作用。

(一)有消化小粉質之功用　蘿蔔含有一種消化素。能化植物質。中之小粉爲糖分。可助膵液營消化之功用。故吾人若食米麥芋百合等含小粉質最多之食品。則胃中唾液及膵液不能調潤。乃失其消化作用。而小粉質積滯於胃腸。將釀成食積之疾。若吾人患此症。以蘿蔔治之最宜。

(二)有消化各種肉類之功用。　蘿蔔又有溶解動物肉類結締組織之作用。故有消化各種肉類之效能。遇有多食肉類而積食者。速服蘿蔔治之。此二症之普通服法。可用蘿蔔數兩。切絲加白蜜煮食之。或用生蘿蔔打汁服一二杯。若食積腹痛者。用蘿蔔汁一杯與生薑汁半匙。置鍋上燉熱服之。日服二三次可也。

二。防禦作用。

(一)有防疫之功能。　取生蘿蔔切細。以食鹽拌浸之。約經二十分鐘。更入生麻油攪和。每餐食之。可以防止鼠疫瘟疫喉痧之傳染。

(二)爲飲防喉症妙藥。　在霜降時。取蘿蔔葉置諸屋瓦上。任其飽受風霜。至立春節則取下。洗淨俟乾。則而藏之。若遇任何種喉症。均可煎湯服之。或漱其口。立即見效。若切細而蒸熟。調以鹽。常爲下飯之品。則可永免喉症之發生也。

三。治療作用。

(一)爲治療火毒之良劑。　蘿蔔汁能解烟毒煤毒酒毒火毒幷能化痰。疏中滿。

(二)可治療痢疾。　夏秋之間。恆多患痢疾。若治療不週。易致生命。用霜蘿蔔葉二三兩。煎汁服之。無論紅痢及水。瀉無不利也。

(三)可治凍瘡。　手足凍瘡。若破爛。則苦痛異常宜搗蘿蔔汁搽擦之。或用大者一個挖一洞。注入桐油兩許。置火上蒸熱。取其油搽擦之亦可。

天花預防法

（沈濟人）

吾邑自去冬以來。天花流行。小兒之殤於是者。時有所聞。最妙之預防法。固莫若急種牛痘。然蘊毒重者。即種後亦時有反覆。不盡可恃。則服藥尙矣。王孟英先生有加味三豆飲。平淡神奇。可謂預防天花之聖藥。用特介紹。爲有小兒者告。

附加味三豆飲　生綠豆　生黃豆　生黑大豆（或用生白扁豆亦可）　生甘草　金銀花　水煎服

孟英原刻自注云。古方三豆飲。爲痘疹始終可服之妙藥。未出時常服。痘可使稀。將出時急服。重可冀輕。已出時恣服。逆可轉順。盡出時須服。毒可易淸。俗傳種痘是密室烘花。更有初生小兒。於十八日內服藥。令其出痘之法。是揠苗取長。此等矯揉造作。陰受其害者。古今來不知幾恆河沙數矣。至於種種稀豆之方。皆無義理。或以毒藥損人元氣。或以穢物致生別恙。慣弗爲其所惑。惟此方藥極簡易。性最和平。味不惡劣。易辨易服。不必論其體質。火服無弊。誠蓋善蓋美之王道藥也。世俗惑於患痘不食豆之說。甚屬可鄙。今特辨明。冀人醒悟。凡小兒能啜飲後。卽以此藥日日代茶。誠保赤之首章焉。原方用赤豆。性燥傷陰。予以黑大豆代之。更有補陰之績。雖燥令燥體。皆無礙矣。再益銀花甘草。而化毒之功尤勝。或疑銀花性涼。似難久用。不知三豆皆穀也。性能實脾。得銀花以齊之。更覺冲和。況小兒體質純陽。極宜此甘涼補陰之味。豈但其痘。尤能明目消疳。不生瘡癤泄瀉等病其功。未能殫述也。

傷風

施暉甫

天時寒暖不常。偶因解衣脫帽。謂之傷風。其證必咳嗽。自汗清涕。甚者亦發熱頭痛。但治有時月之殊。春月風喜傷肝。人迎脉多緩而帶弦。必自汗惡風。宜芎蘇散加減。夏月肌肉本疎。多傷陽明。病則肌肉因閉。氣口多見弦長。而反無汗。宜葛根葱白湯加減。兼暑消暑十全散。秋月微凉。先鬱皮毛。手太陰受邪。人迎脈平。而氣口脈多細濇。不可拘人迎以候外邪也。宜余沸草散加減。各月則傷太陽。必自汗脉浮緩。宜桂枝湯。欬甚而喘有水氣。宜小青龍湯。蓋陽邪多從背受。由背俞而入於肺。故必咳嗽生痰也。然傷風與傷熱。證類相似。傷風則人迎浮大。咳嗽自汗。鼻流清涕。痰必從喉中嗽出。發散則愈。傷熱則氣口軟大。咳嗽自汗。但鼻乾痰結。咽膈腫痛。痰從上膈咯出爲異。不可發散。宜辛凉清肺爲主。萎蕤湯去麻黃川芎。加前胡薄荷。傷風而復傷熱。必加煩燥。宜萎蕤湯。倍羌活石羔。有酒客濕熱素盛。痰飲結聚中外。最易傷風。素問謂之漏風。其證身熱懈隋。汗出如浴。惡風少氣。治以澤朮麋啣湯。以三指撮爲後飯。今治此證。以澤瀉生朮各五錢。黃耆三錢。葛根防已羌活麻黃根各一錢。熱服取汗最効。又方以桂枝湯加黃耆麻黃根防風半夏厚朴。每遇發時。煎服一二劑。後用黃耆白朮防風澤瀉茯苓之屬調理。肥盛多濕熱者。導痰湯加羌活最當。又有接內時。偶感微風。藏於腎經。則內風與外風相召。極易傷風。素問謂之內風。其證面龐龐然腫。不能正偃。正偃則欬。宜小青龍去麻黃加杏仁。甚則加附子。先去客邪。次用眞武湯治本。然後更以腎氣丸調理。又素有虛勞人。更感風寒。裏急腫痛悸衄。失精煩熱口燥者。桂枝湯加龍骨牡蠣主之。

醫方淺釋（續十）

時逸人

柴胡達原飲

（和解三焦法）（瘟疫論方加減）

柴胡一錢五分　枳殼一錢五分　川朴八分　青皮一錢五分　生甘草八分　黃芩一錢五分　桔梗一錢五分　草菓一錢　檳榔二錢　佩蘭梗二錢

（主治）瘟疫時邪初起。先憎寒而後發熱。嗣後但熱不寒。晝夜皆熱而日晡益甚。頭疼身痛。舌苔白厚。如積粉者。

（方解）秀山氏云。內經言邪氣內薄五臟。橫連募原。募原者。膈之下。空隙之所。外通肌腠。內近胃府。卽三焦之關鍵。爲內外交之地。實一身之半表半裏也。凡口鼻吸受外邪。每由膜原入內。內邪每由膜原達外。此吳又可治疫邪初犯膜原。所以有達原飲之作也。今本方以柴芩爲主者。以柴胡疎達膜原之氣機。黃芩洩膜原之鬱火。佐以枳桔開上。朴果疏中。青檳達下。以開達三焦之氣機。使募原伏邪。從三焦而外達肌腠也。佐以蘭梗透之。使以甘草和之。雖云達原。實爲和解之良方。較之吳氏原方。奏功尤捷。然必濕重於熱。阻滯募原。始爲合宜。若濕已開。熱已透。相火熾盛。再投此劑。適刧胆汁而灼肝陰。釀成火旺生風。痙厥兼臻之變。用此方者其審愼之。

蒿芩清胆湯

（和解胆經法）（俞氏經驗方）

青蒿二錢　生枳殼一錢五分　製半夏一錢五分　赤苓三錢　黃芩三錢　竹茹三錢　廣皮一錢五分　碧玉散三錢　包煎

（主治）胸痞脘悶心煩作嘔。寒熱如瘧。痰涎壅滯。小便赤澀。大便不暢。口乾。渴不多飲。脉弦滑而數。苔白膩而乾者。

（方解）足少陽胆。手少陽三焦。合爲一經。其氣化一寄於胆中。以化水穀。一發於三焦。以行腠理。若受溼遏熱鬱。則三焦之氣化不暢。胆中之鬱火乃熾。故以青蒿黃芩爲主。青蒿清芬透達。宣絡辟穢以祛邪外出。黃芩苦寒清熱。散其氣血之熱結。枳殼竹茹橘皮半夏降胃逆。化痰濁。破滯氣。內蘊之濕熱清。則心煩發熱口渴自愈。氣滯順。痰濁除。自無胸痞脘悶作嘔之症矣。因濕熱蘊遏。少陽相火內熾。易於薰灼津液。化痰爲濁。然必下焦之氣機通順。斯胆中之相火清和。中焦濕濁自化。故又佐以碧玉赤苓。俾濕熱痰濁。均從膀胱而去矣。此爲和解胆經之良方。認症用方。投無不效。

簡明之診斷（續二）

樊光裕

（七）診查

診查者。檢查病理上之現象也

（甲）呼吸器

（1）呼吸器之診查。指肺臟及鼻而言。其病理上之現象。如咳嗽、咯痰、咯血、衄血等。

（2）咳嗽一症有慢性與急性之別。慢性者係肺結核之疾患。急性者。由胃感及氣管加答兒肺炎助膜炎也。

（3）咯痰可由痰中辨之。痰稀薄者爲氣管枝加答兒。濃厚者。入水卽沉。爲肺結核。臭者爲腐敗性氣管枝加答兒。

（4）咯血係急性兼熱者爲肺炎。體弱者。爲肺結核。體強而素有此患者。爲肺臟二口虫病也。

（5）衄血者。鼻中出血也。有屬於病理及生理之分。屬生理者。爲多血性之人。亦有婦人。以之代月經。屬病理者。乃腸窒扶斯初期。乃黃疸之確證也

（乙）消化器

（1）消化器之診查。診查口、咽頭、食道、及胃腸是也。

（2）消化器顯著症狀。如食慾減少。或亢進。劇渴。吐血。嚥下困難。嘔吐。下痢。下血。及糞便等。

（3）食慾減少。由於胃加答兒。便祕、腸窒扶斯之前驅症。及熱性諸病而來者也。

（4）食慾亢進者。乃由胃潰瘍、及糖尿病

（5）劇渴者。夜間排尿過多。非糖尿病。卽尿崩症也。尿少者。爲欵期的里。此外急性下痢與重症赤痢。口渴亦甚。

（6）吐血。有老年吐血。呈黑汁粉狀者。爲胃癌。壯年吐血者。爲胃潰瘍。

（7）嚥下困難者。爲扁桃腺炎。咽喉潰瘍。此外爲食道狹窄。腦神經麻痺。破傷風等病。

（8）嘔吐者。大都因不良之食物。腦膜炎。食道癌。腦腫瘍。胃癌。姙娠。神經衰弱等症。此外如咽頭刺戟。胃潰瘍。胃擴張。腸管閉鎖。腹膜炎。暈船。皆爲反射性之嘔吐。

（9）下痢者。爲腸加答兒。腸結核之鐵證。若裏急後重者。爲直腸加答兒。或肛門淋病。或赤痢也。下血者。係患痔核者。

（01）糞便如黃疸症。便色必呈灰白色。若呈黑色者。因服鐵劑故也。

（丙）神經系

（1）檢查神經之疾患。謂之神經系之診查

（2）神經系者。自腦發出。遍布全身。一種灰白色。或白色之系也。

（3）欲診查神經系疾患。必先明其疼痛之性部位。後始可下狀診斷也。

（4）性狀有種種。如蔽緊性。扯裂性。牽引性。穿刺性。[illegible]

作性。持長性。痙攣性也。必先據此而辨別性狀。

(5)敲擊性。乃血管搏動局部。發炎時有之。扯裂、牽引、穿刺、諸性。均爲神經痛之特徵也。移動及遊走性。係關節僂麻質斯症。發作性。係假面的瘧疾神經痛。或膽石。腎石諸症。其他發于夜間者。爲梅毒骨痛之徵。持長性與痙攣性。爲癌痛。若呈癌痛實非癌者。係胃痙、子宮痙攣、膽石腎石之症。

(6)各症部位。痛在頭者。曰頭痛。偏在一側痛者。曰偏頭痛。此外有痛在關節及筋肉。或麻痺者。而譫語。亦爲神經系之疾患。

(7)頭痛。係感冒急性腸胃症。腦充血。腦膜炎。尿毒等症。

(8)偏頭痛。大概因瘧疾所致。

(9)關節及筋肉疼痛。此種疼痛視診上無異常者爲僂麻質斯症狀。

(1)知覺麻痺。在下脚兩側者。爲脚氣。爲歇斯的里。而麻痺在口圍者。亦屬脚氣。若癩之麻痺。皮膚必變常。

(11)譫語而兼熱者。爲腸窒扶斯、百斯篤之確證。若同時發生黃疸。係急性黃色肝臟萎縮。譫語在熱之減退期者。往往呈虛脫之徵候。無熱時。而忽發譫語者。非神經病卽體力減衰之現象

(丁)泌尿器

(1)泌尿器之診查。凡膀胱尿道等。皆稱泌尿器。診查尿之變常。膀胱麻痺。診查種種疾患也。

(2)患者之尿。亦可辨之。尿色如酒者。乃生理自然之現象。如水者。爲尿崩症。如麥酒者。爲熱。如葡萄酒者。爲血尿。如白酒者。爲乳糜。尿如焦之腹綿者。乃纖維素尿也。此外有服藥物。亦起尿色變化者。而腎臟炎及糖尿病。非用試驗爲不知確證。

(3)凡患腎臟炎者。尿中必含蛋白。欲知其有無。將尿入試驗管。用酒精燈熱之。後加入硝酸少許。見有白色或褐色之沈澱。卽蛋白。而萎縮腎。有時亦含之。

(4)患糖尿病。用患者之尿。入試驗管。加入加里滷汁。約尿量三分之一。煮沸五分時。如變黃赤色之沈澱使爲糖尿之證。

(5)膀胱癱痺諸症。爲脊髓癆。進行性麻痺。腦性半身不遂。兩側麻痺。脊髓炎。歇私的里諸症。皆發生此症狀。其原因有二。一爲膀胱收縮筋麻痺。一爲括約筋麻痺。

(6)麻痺之際。不能排尿。遂起尿閉之狀。此係收縮筋麻痺現象也。筋麻痺。則閉鎖不能。遂起尿失禁。尿淋瀝。症狀。此爲括約筋麻痺現象也。

移毒秘方

王肖舫

用地龍一條裝於經霜絲瓜內。煨焦。連瓜共爲細末。每用三錢。入元射二分。製乳香五分。製沒藥五分。雄黃一錢。蟾酥一分。黃臘一兩。共爲末。將黃臘稍溶爲丸如米大。每服三分。用藥引汁送下。凡腫毒惡瘡生在要穴。服此藥卽可移之閒處。如冬月欲覔地龍。可向韭菜圃中握取。

毒發上部要穴。甘草桂枝麻黃煎酒下。卽移在手上而消。

毒發在背上要穴。羌活防風姜湯下。卽移於臂上。

毒發在下部要穴。木瓜牛膝威靈仙陳皮獨活姜湯下。卽移在足上。

秘方來歷　此方乃本邑昌成鎮專科名。醫范禹臣先生家傳秘方。余與先生至感也。屢次面索。誓不傳人。近因先生病故乃設法由伊家中得來。但初到手尚未一試。耳特誌顚末。願海內同志共試驗之。

西藥類編(續三)

王人龍

（四）催吐藥

不消化之物。停滯胃中。及服中毒之品。能使之吐出者。謂之催吐藥。普通常用者有四種。曰吐根。曰吐酒石。曰膽礬。曰礬皓是也。

根吐　(功用)各種呼吸器病。痰不易吐出者。用之取吐。(用量及性狀)用量一日三回。每回〇・二至〇・五。爲植物厚肥之根。外面灰褐色。其實質部淡黃色。味帶苦辣。

吐酒石　(功用)近世多用爲催吐藥。實有發汗祛痰之效。(用量及性狀)每十分鐘服〇。〇二至〇。五。至吐而止。爲白色之結晶。亦有無色者。易溶解於水。

膽礬　(功用)貼於黏膜創面。有消炎收濇之效。苦內用之。則爲吐劑。(用量及性狀)服〇。五至一。〇。爲透明藍色之結晶。在乾燥大氣中。則徐徐風化。可溶於水。

皓礬　(功用)效吐之效用。與胆礬同。外用經久不愈。而易出血之潰瘍。及黏膜糜爛者。(用量及性狀)服量同胆礬。外用可以五%至二%之溶淡爲塗敷劑。

（五）鎮吐藥

鎮吐藥者。服之有鎮嘔之確效。其功效最著。爲修酸攝榴謨。餘則已散見於健胃藥。及止瀉藥中。

修酸攝榴謨　(功用)治急性胃粘膜炎。及妊娠時發頑固之嘔吐者。服之有鎮嘔之作用。(用量及性狀)每服〇。〇五至〇。一者。爲白色顆粒狀之粉末。無臭無味。不溶於水。祇可作散劑或丸劑而用之。

現代醫家應有之知識

俞天荒

注射法

- 皮下注射
- 皮內注射
- 靜脈注射
- 肌肉內注射
- 硬膜外注射
- 腰椎穿刺法
- 神經幹內注射
- 派拉芬注射

▲注射之法分列八種

▲病灶深淺各有所宜

▲能知注射收直接治療之效果

▲專用注射有直攻病灶之能力

（三）靜脈注射法(續三)

「靜脈內注射之意外不幸事」　靜脈有迴血之作用。在循環系上。頗爲重要。故打注射之時。須有精密之審愼。倘消毒不全者。至第二日該注射部。先發搔痒。發現紅色。作痛數日後穿刺部。發現膿點。後即成膿瘍。或潰瘍者。亦居少數。大多數。惟在靜脈穿刺部。及其周圍。發生輕微之硬痛約經過二三星期後。即逐漸消滅。又有一種生理上特異之人。對於絆創膏。有持殊之感覺。即貼後一週時。該部皮膚發痒發赤。爲皮膚發炎症即宜揭去。改用沃度仿謨。火綿精。或用繃帶。

「皮下溢血」　注射之第二日或數日。穿刺部皮下周圍發現青色斑。約一二星期漸次退盡。此種皮下溢血。每因注射時。針尖一再出入靜脈靜璧腔之故。　並非疾苦。　不治自愈。

「靜脈硬變」　靜脈壁腔。經一度穿刺後。至恢復其損傷之時間該部應起硬變。在皮膚上可以觸知之。倘結硬過大。每致障礙。下次之注射。必須另擇一地點。以避去同一之注射部。成間隔一二星期後。此種硬變。自能消化減小。究其來源。靜脈壁因注射針之刺戟而起。亦有因藥液之刺戟。而發靜脈炎

中国近现代中医药期刊续编·第一辑

傷寒今釋（續六十五期）陸淵雷

熱論云。七日太陽病衰。頭痛少愈。此條據熱論爲說。故云頭痛至七日以上自愈。其實太陽病至六七日有自然全愈者。不但頭痛愈也。行其經盡。柯韵伯謂指本經而非他經。乃太陽一經行盡之期。不是六經傳變之日。柯氏亦以臨床實驗無一日傳一經者。故撇去熱論。然就文字上體味。此係及上文傳不傳兩條。實從熱論立說。不能爲仲景諱也。針足陽明。龐安常謂補足三里。

經。卽靈樞所言經脈也。考靈樞所言。則經脈卽血管。然解剖上所見血管。與經脈之徑路絕不相侔。則經脈非血管明矣。或謂經脈卽神經纖維。然亦無從證實。鐵樵先生則謂古人以病證之所見。定經之徑路。故經絡必病而後見。不病則無所謂經也。

太陽病欲解時。從巳至未上。

六經皆有欲解時。太陽從巳至未。陽明從申至戌。少陽從寅至辰。太陰從亥至丑。少陰從子至寅。厥陰從丑至卯。其理難通。事實亦無所徵驗。讀古醫書當取三種態度。凡理論與事實皆合者。當以科學證明之。凡理論合而事實不合或理論不合而事實合者。當存而待考。凡理論與事實皆不合者。卽當剪闢。勿使徒亂人意。六經病之欲解時。卽理論與事實皆不合者也。

時令與疾病。固有甚大關係。重病痼疾。多發於二分二至。死於二分二至。老人遇節氣。常骨楚而無力。此四季之關係疾病者也。通常熱病多日輕夜重。其死多在黎明薄暮日中夜半之時。陽明病之日晡潮熱。肺癆病之日晡骨蒸。此晝夜之關係疾病者也其事固信而有徵。其理則絕不可解。

風家。表解而不了了者十二日愈。

風家謂病中風之人。表解謂太陽病解。不了了謂尚未復元也。柯氏云。七日表解後。復過一候。而五藏元氣始充。故十二日精神爽慧而愈。此雖舉風家。傷寒概之矣。

病人身大熱。反欲得衣者。熱在皮膚寒在骨髓也。身大寒反不欲近衣者。寒在皮膚。熱在骨髓也。

此係詞旨淺率。故汪琥以爲叔和所增入。其意不過言病有表熱裏寒。與表寒裏熱之不同耳。表熱裏寒是虛性的興奮。表寒裏熱是體溫不得外達。卽前人所謂熱深厥深也。具詳陽明三陰篇中。

太陽中風。陽浮而陰弱。陽浮者熱自發。陰弱者汗自出。嗇嗇惡寒。淅淅惡風。翕翕發熱。鼻鳴乾嘔者。桂枝湯主之。

陽浮陰弱。謂脈也。脈之陰陽。有指部位者。有指脈象者。有指按法者。人迎爲陽。寸口爲陰。(此寸口。包寸關尺而言。)寸口爲陽尺中爲陰。皆指部位也。大浮動數滑爲陽。沈濇弱弦微爲陰。指脈象也。輕按爲陽。重按爲陰。指按法也。此處陰陽。註家多以爲按法。今從之 中風之脈。輕按之卽覺浮於指下。是血液載內部所生之體溫以達於表層。故知其熱自發。重按之則覺脈管弱緩而不緊張。是血中水份得疏泄。故知其汗自出也。嗇嗇慳吝怯退之貌。淅淅猝然凜冽之貌。翕翕輕附淺合之貌。鼻鳴者。鼻黏膜發炎也。乾嘔者。胃神經受刺戟故也。鼻鳴乾嘔。皆兼見證。

桂枝湯方　桂枝三兩去皮　芍藥三兩

甘草二兩炙　生姜三兩切　大棗十二枚擘

右五味。㕮咀三味。以水七升微火煮取三升。去滓。適寒溫。服一升。服已須臾。歠熱稀粥一升餘。以助藥力。溫覆。令一時許。遍身漐漐。微似有汗者益佳。不可令如水流離。病必不除。若一服汗出病差。停後服。不必盡劑。若不汗。更服依前法。又不汗。後服小促其間。半日許。令三服盡。若病重者一日一夜服。周時觀之。服一劑盡。病證猶在者。更作服。若汗不出。乃服至二三劑。禁生冷粘滑肉麵五辛酒絡臭惡等物。桂枝辛溫。能使血液流行通暢。名醫別錄所謂溫筋通脈是也。芍藥酸歛。能使血漿不致滲泄過度。潔古珍珠囊所謂和血脈收陰氣是也。此二味是主藥。蓋中風之證。發熱自汗。體溫盛於內。皮膚疏於外。內外之間。阻隔於肌腠。而不能通利。故用桂枝使血液通暢。體溫得充份放散於皮膚。則熱退而身和。此種治療。古人謂之解肌。解肌者。解散肌腠之阻隔也。病本自汗。又恐體溫達表而大汗傷津。故用芍藥。以收歛血漿。使不致大泄。古人謂桂枝湯能調和營衛。營卽血漿。衛卽體溫。桂芍相濟。則營衛調矣。生姜辛散。佐桂枝以解表。大棗甘補。佐芍藥以和中。甘草甘平。用以調和諸藥。三味皆副藥也。於此須注意者。中風雖是造溫機能亢盛。然並不甚劇。嗇嗇惡寒。翕翕發熱。謂熱不甚壯。故仍有惡寒之時。若壯熱大汗。不惡寒反惡熱。則桂枝之溫。在所當禁矣。漢晉權量與今不同。諸家考據。亦甚有出入。林億以古三兩爲一兩。古三升爲一升。張景岳以古一兩爲六錢。古一升爲三合三勺。徐靈胎謂漢晉升斗權衡。以今較之。不過十分之二。王樸莊謂古方凡云一兩。準今七分六釐。凡云一升。準今六勺七抄。然今之用藥皆不以古方爲比例。如用桂枝湯。桂枝與芍藥必不等量。桂不過三五七分。芍自一錢半至三錢。甘草大抵用五六分。旣能中病。固不必以多爲貴也。

桂枝去皮者。謂去其外層虛軟甲錯之皮耳。若內層赤色堅實之皮。則氣味俱出於此。不可去。去之卽無用矣。㕮咀者陶氏本草序例云。謂秤畢擣之如大豆。案今藥肆中切成飲片。則不須㕮咀矣。

太陽病。頭痛。發熱。汗出。惡風。桂枝湯主之。

柯琴云。此條是桂枝本證。辨證爲主。合此病卽用此湯。不必問其爲傷寒中風雜病也。今人鑿分風寒。不知辨證。故仲景佳方置之疑窟。四證中頭痛是太陽本證。頭痛發熱惡風與麻黃証同。本方重在汗出。汗不出者。便非桂枝證。案柯說是也。統觀仲景書。但敎人某證用某方。論中有桂枝證柴胡證之名。可知意在治療。不尙理論。中醫之治療有特長。其理論則多憑空結撰。仲景不尙理論。正是識見勝人處。後人斷斷於風邪寒邪風傷衛寒傷營之辨。而不於病憑藥方上著眼對勘。皆非善讀仲景書者也。風寒不過是引起疾病之原因。疾病之本體。乃生活機能不合常度。初非眞有風寒入於人體也。今人聞西醫黴菌之說。有謂風寒卽黴菌者。尤屬可笑。柯氏云。辨證爲主。合此病卽用此湯。眞探驪得珠之論。」龐安時云。凡桂枝湯證。病者常自汗出。小便不數。手足溫和。或手足指稍露之則微冷。覆之則溫。渾身熱。微煩而又惡寒。始可行之。若病者身無汗。小便數。或手足逆冷。不惡寒反惡熱。或飲酒後。愼不可行桂枝湯也。

太陽病。項背強几几。反汗出惡風者。桂枝加葛根湯主之

几音殊。說文云。鳥之短羽。飛几几也。蓋雛鳥羽短。不能飛騰。動則伸引其頸。人自覺項背強直。動亦如之。故曰項背強几几也。若問項背何故強。則因末梢運動神經拘急之故。神經何故拘急。則因津液不達。失於榮養之故。津液何故不達。則因身患太陽病生活機轉失其常度之故。運動神經偏於全身。患太陽病者。津液何故失養。於項背一部。則不可知。古人謂太陽之脈下頭項挾脊抵要中。故太陽病則項背強也。　未完

桂枝葛根湯方。葛根四兩　**麻黃**三兩去節**芍藥**二兩**生姜**三兩切**甘草**二兩炙**大棗**十二枚擘**桂枝**二兩去皮

右七味。以水一斗。先煮麻黃葛根減二升。去上沫。內諸藥。煮取三升。去滓。溫服一升。覆取微似汗。不須啜粥餘如桂枝法將息及禁忌。此方不當有麻黃。林億云。謹案仲景本論。太陽中風自汗用桂枝。傷寒無汗用麻黃。今證云汗出惡風。而方中有麻黃。恐非本意也。第三卷有葛根湯證云。無汗惡風。正與此方同。是合用麻黃也。此云桂枝加

瘰癧概論

急性瘰癧發之暴而易潰
慢性瘰癧發之緩而難消

◉痰癧起於多痰而兼有外感或忿鬱
◉濕癧起於濕滯經絡致生腫脹
◉氣癧起於過怒傷肝血液滯而結核

（緒言）是症分急性慢性兩種。急性者發之暴。易生而易潰。故易治。慢性者。發之緩。既生之後。堅硬難消故不易治也。其生於頸部或腋下者。以其部肌肉柔軟淋巴腺最多。血熱痰毒。凝滯於內。易生腫脹故也。或多粒集合。細如葡萄。或大塊凝結。巨如刀柄。故古時稱爲馬刀俠癭者。初起之時。間有作痛。但多數不覺痛苦。故不甚注意。冀其自愈。及至經過時間既久。其形腫大。其數亦增。後或化膿潰爛。或竟變爲危險重症。本品集合中西醫學之結晶。而爲專治瘰癧之特效藥。特說明爲原理如此

痰癧

（原因）痰涎壅滯。平素濕重多痰。肺胃之氣。不能清肅之素因。或有感受外邪。或精神上受忿怒之戟刺。氣血鬱而不行。致淋巴腺脹大。則成痰癧。

（病狀）痰癧病狀。則初起項間。生一小核或數核。在皮裏膜外。不覺痛癢。皮色亦不變異。日久漸大。傍附小粒不一。久。則成膿腐爛。又有謂之失榮者。生於背之上。耳之後。初起腫核。日漸腫大。堅硬如石。推之不移。按之不痛。半載一年。方覺隱痛。久亦爛潰。

（治法）痰癧之病。治之最易。以本品瘰癧金丹。每服二粒至四粒。以彷單所載之服法。按法服之。一星期後。即能全愈。惟失榮之症。最爲難治。但用本方瘰癧金丹治之。亦能防止其脹大。消化其毒液。使其日漸軟化。實急救之良法也。至中國通用之方藥。惟犀黃醒消丸犀黃醒消等。遠不及此藥功效之速且確也

濕癧

（原因）天氣亢熱。感受暑濕之邪。搏結血絡。凝滯於淋巴腺內。發爲瘰癧。

（病狀）此症因痰涎流聚成塊。不紅不腫不硬。不痛。推動滑軟。多生頸項肩背腰股亦有生者。癧形如梅李。甚則遍及全身。久則紅腫潰破。而易於收斂者。此由飲食寒熱不調。飢飽喜怒不節。脾氣不能傳運所致。法尚豁痰行氣。

（治法）大抵生於上半身者。多兼風熱。下半身者。多兼濕熱。其或生咽喉結核腫痛。頸項不得回轉。兩腋下有塊如石者。宜消解散。風痰鬱結而生核若。宜消風化痰湯。生於耳後連及項下三五成簇者。宜合化丹。項後疮搭。赤硬腫痛者。宜山藥膏。通治痰癧。宜小胃丹或控涎丹等。但藥方。既多配合非易。反覺煩而無當。不如用瘰癧金丹。最爲效而功速。

氣癧

（原因）憂思恚怒。肝家鬱火。困遏不舒。血液循環上發生障礙。凝結於淋巴腺內。發生結核。

（病狀）頸腋之內。初如豆粒。後如梅李。累累如貫珠。推之移動無根。易治。可用針灸敷貼腐蝕之法。推之不移動。有根難治。不用針灸敷貼腐蝕之法。誤用則破潰難於收斂故也、凡男子患此。憎寒壯熱。咽痛項強。面部青筋暴露。潮熱。咳嗽。自汗。盜汗等症。婦人眼有紅絲。經閉骨蒸。五心煩熱。白帶頻仍、少腹脹痛等症。久則必變癆勞。而成絕症。

（治法）普通治癧之法。如內消瘰癧丸。瘰癧仙方等類。其用蜈蚣山甲巴豆牽牛者。實屬不知病情。無知妄作。其用消痰化滯。鹹寒清熱。軟堅行血之劑。亦不能收其全功。蓋斯症之發生。必因身中血分碘質之變化。用西法無機碘質。又不常服。多則有中毒之虞。用中藥能昆布海藻等藥。內雖含有機碘質。惟雜有他質。才經製煉不克純全。惟本品係中國昆布海藻及其他藥品。經名醫手定。用化學方法。製煉而成。專治一切瘰癧病症。無不投劑立效。功用神奇。不可盡述。

治瘰癧唯一之特效聖藥

瘰癧金丹

每瓶二十四粒　實售大洋二元
外埠郵購△寄費加一△
初起兩瓶包好◎久病十瓶痊癒◎

專治一切瘰癧。功能消痰解毒。去結散核。和血活絡。不論新起久患。已潰未潰。投以此藥。無不奏效如神。誠救世之金丹也。

上海浙江路五馬路口清和坊對過瘰癧金丹發行處謹啓

醫藥精華集

◉已讀過醫藥新聞報者 ◉未見過醫藥新聞報者 ◉均不可不備

✽本書爲醫藥新聞報第一年全年之精華編成✽

▲硬面金裝▼ ▲六百餘頁▼ ▲一大厚册▼ ▲價值足值三元▼

定價只有二元 現售特價一元四角 另有平裝一種特價一元（函購寄費二角）

上海 法租界薩坡賽路 西門路豐裕里 醫藥新聞報館啓

代售處 中華書局 世界書局 泰東圖書局 中西書局

戒烟

本院立志拯救黑藉同胞。早日脫離苦海。特用靈妥良藥。配成戒烟補身水。更爲便利外埠戒者起見。特製戒烟補身粉。性質和平。功效神偉。絕無嗎啡海洛因等毒質。無論男女老幼。烟癮深淺。均按吸者之體格配藥。戒時保無絲毫痛苦。戒後絕無反癮重吸之弊。

價目（戒烟補身水）每吸烟一錢。配藥水一瓶。附補身水一瓶。價洋八元。如多吸每錢加四元。

（戒烟補身粉）每吸烟一錢。配藥粉五十包。價洋十元。如零購。每五包一元二角

（外埠函購。寄費加一）（本院包戒簡章函索即寄）

上海南浙江路五馬路口中一醫院戒烟科謹啓

欲得本報全璧者

◀請 購▶

衛生報彙刊 第一第二集

本書自本報第一期起至念五朞止。彙訂洋裝一厚册爲（第一集）念六期起至五十期止彙訂洋裝一厚册。爲（第二集）合購一二彙刊。方湊齊本報全份。內容都五十餘萬言。撰述者都二百五十餘人。集各人之心得經驗著爲學說。對於人體各症。莫不詳述無遺。所以人手一篇。猶如聘請常年之醫藥顧問。更有女子作品。爲他報所不載。而爲本報所獨有。良以女子諱病。凡屬隱病。忌醫者多。令由女子口中。曲曲寫出。不留餘言。故本書不但爲醫家所必備。而亦爲醫林之南針也。存書無多。欲購從速。實價每集大洋一元二角。合購二册。實收二元。郵票九五。寄費加一

本館發行部啓

衛生報

主編 丁濟萬
主幹 趙公尚

THE HYGIENIC WEEKLY

Editors Dept.
18 Jen Woo Lee, Rurkill Road, Shanghai

Circulation Dept.
780 Chekiang Road, Shanghai

總事務所
上海白克路珊家園人和里十八號

發行所
上海浙江路五馬路口濟和坊對過

第六十九號

本期要目

注意

凡訂閱本報全年一份一律贈送百病醫方大全一冊六人同時訂閱祇收五份報費

中華民國十八年四月二十號（星期六）

本報每逢星期六出版一冊

全年五十期連郵費二圓四角（國外加半）

僞藥條辨

特價展期

廣告

是書內容已詳去年各醫報廣告。定價六角。特價六折。加郵掛號八分半。兩部以上。每部加二分半。十部以上加贈一部。每部附贈白喉忌表抉微駁議一冊。原限舊曆年終截止。前蒙各醫報介紹。在近省銷數已鉅。惟遠省俟廣告到達來信。非月餘不可。而特價期限已滿。以致不能普及。爲此再展期三月。以舊曆三月底爲止。一切贈品。仍照前例附贈。惟直向紹興大街和濟藥局購者爲限。凡寄售處應不附贈。概售七折

（總發行所）紹興大街和濟藥局　（分售處）上海四馬路大東書局　上海三馬路千頃堂

幸福報

第一集彙訂　現已出版　實售一元

本書共一百頁計三十萬言由全國數百位名醫選述內容所載完全切合實用無論內外婦幼花柳等症以及一切急救自療方法莫不應有盡有得此一書小病能自行治療大病免藥石亂投稱之爲『康健保障』誰曰不宜存書無多欲購從速

總發行所　上海浙江路北京路北首洪德里幸福報館

國醫許半龍近著

藥籢啓秘　一冊　實價四角二分

本書經數年來藥物研究和外科臨診的實驗選取最需要并爲上海各醫院善堂所常用的外科藥品百餘種分外用內服二類每類所屬的方劑附有名稱效用和製法用法等打破神秘明白宣示使於醫士的製煉藥舖的製售醫校的教學病家的參攷一般的需要

內經研究之歷程攷略　一冊　實價二角七分

本書爲提供內經研究上必要的準備智識爲限度并就其實際上之背景而予以有系統的說明在理論方面力求考證明確對於歷來學者研究之作品各就其得失分代討論誠爲最近內經研究之唯一佳構

鳥瞰的中醫　一冊　實價一角二分

本書分緒言定義範圍目的價值源流與西醫之比較與教育之關係整理與推行外人之信仰十章跳出中西醫學的圈套就鳥瞰的見解爲國醫的概論

（以上各書函購郵費加一）　寄售處　上海三馬路望平街千頃堂書局　上海四馬路棋盤街文瑞樓書局

細論吐血衄血之原因及治法

（張錫純）

內經厥論篇。謂陽明厥逆衄嘔血。此陽明指胃腑而言也。蓋胃腑之氣。以息息下行爲順。有時不下行而上逆。胃中之血。亦恆隨之上逆。其上逆之極。可將胃壁之膜。排擠破裂。而成嘔血之證。或循胃之經絡上行。則成衄血之證。是以治此等證者。無論其證之或虛或實。或涼或熱。皆當以降胃之藥爲主。而降胃藥中之最有力者。莫赭石若也。是以愚治吐衄之證方中。皆重用赭石。再細審其胃氣不降之所以然。而各以相當之藥品輔之也。今以素所習用之方。詳列於左。以備治斯證者之採用。

（一）平胃寒降湯。治脈象洪滑。重按甚實。吐衄不止者。此因熱而胃氣不降也。方用生赭石細末八錢。蔞仁炒搗八錢。生杭芍五錢。竹茹粉三錢。知母三錢。甘草錢半。此拙著衷中參西錄吐衄門中寒降湯。而略有加減也。服之血仍不止者。加生地黃一兩。三七細末二錢。分兩次。用頭煎及二煎之湯送服。

吐衄之證。忌重用寒涼。及諸藥炭。強止其血。因吐衄之時。血不歸經。遽止以涼藥及藥炭。則血瘀經絡。恆變爲血痺虛勞之證。（金匱有血痺虛勞門。）是以方中加生地一兩以涼其血。卽以三七之善止吐衄兼善化瘀血者。以輔之也。

（二）健胃溫降湯。治吐衄證。脈象虛濡而遲。或弦細無力。飲食停滯。難於消化下行者。此因涼而胃氣不降也。方用白朮四錢。乾薑三錢。清半夏三錢。（用溫水淘數次。以去淨礬味）生赭石細末八錢。生懷山藥六錢。生杭芍二錢。厚朴錢半。甘草錢半。此方載衷中參西錄吐衄門中。名溫降湯。而茲則分兩略有加減。按吐衄之證。因涼者極少。愚臨證四十餘年。僅遇兩童子。一因涼吐血。一因涼致胃氣不降吐血。一因涼致胃氣不降衄血。皆用此方治愈。

（三）瀉肝降胃湯。治吐衄證。其左脈弦硬而長。或肋下脹滿作疼。或頻作呃逆。此肝氣胆火上衝胃腑。致胃氣不降。而吐衄也。方用生赭細末八錢。生杭芍八錢。生懷山藥八錢。川楝子四錢。（搗碎）仁四錢。（炒搗）生牡蠣四錢。龍胆草二錢。生鷄內金二錢。甘草二錢。

（四）鎮衝降胃湯。治吐衄證。其右脈弦硬而長。時覺有氣起自臍下上衝。或徵有喘逆。或時覺有熱上泛。此奇經之衝氣上干。致胃氣不降而吐衄也。方用生懷山藥一兩。生赭石細末八錢。生地黃八錢。生龍骨六錢。生牡蠣六錢。生杭芍三錢。三七細末二錢。分兩次。用頭煎及二煎之湯送服。

（五）滋陰清降湯。治吐衄證因失血過多。陰分虧損。不能潛陽而作熱。不能納氣而作喘。甚或衝氣因虛上衝。肝氣因虛妄動。爲呃逆。爲欬嗽。爲眩暈。爲心中怔忡。其脈象浮數無力者。方用生懷山藥一兩。生赭石細末八錢。生龍骨六錢。生牡蠣六錢。生地黃六錢。淨萸肉六錢。生杭芍三錢。甘草錢半。三七細末二錢。分兩次。用頭煎二煎之湯送服。此係衷中參西錄吐衄門中清降湯。又加龍骨牡蠣也。

（六）保元清降湯。治吐衄證。其人下元素虛。中氣衰憊。其衝氣肝氣。因虛挾胃氣上逆。其脈象弦而硬急。轉似有力者。方用野臺參四錢。生赭石細末八錢。淨萸肉六錢。生懷山藥八錢。大生地八錢。生杭芍四錢。生龍骨六錢。生牡蠣六錢。甘草二錢。三七細末二錢。分兩次用頭煎二煎之湯送服。此方曾載於衷中參西錄吐衄門。茲則略有加減。

（七）保元寒降湯。治吐衄失血過多。氣分虛甚。喘促欬逆。血脫而氣亦將脫。其脈上盛下虛、上焦兼煩熱者。方用野臺參五錢。生赭石細末八錢。大生地一兩。淨萸肉一兩。知母六錢。生杭芍四錢。三七細末二錢。分兩次用頭煎二煎之湯送服。此方亦載於衷中參西錄吐衄門。而其分量略有加減。

右所列七方。以治吐衄之證。用之與病因相當。大抵皆能奏效。然病機之呈露多端。卽病因亦隨之各異。臨證既久。間有治愈吐衄之案。不用右列諸方。而用他方收效者。試略舉數案於左。

奉天警務處處長王連波君夫人。患吐血證。來院診治。其脈微數。按之不實。其吐血之先。必連聲咳嗽。欬嗽劇時。必繼以吐血。因思此證。若先治愈其欬嗽。其吐血當自愈。遂用川貝母八錢。煎取清湯數鍾。調入生懷山藥細末一兩。煮作稀粥。分數次服之。一日連進二劑。其嗽頓愈。後日服此藥一劑。旬日未嘗吐血。乃忽於夜間夢被人淩虐過甚。遂於夢中哭醒。病驟反覆。因知其肝氣必遏鬱也。治以調肝養肝兼鎮肝之藥。數劑罔效。精思再四。恍悟平肝之藥。以肉桂爲最要。而單用之則失於熱。降胃之藥。以大黃爲最要。而單用之則失於寒。若二藥並用。寒熱相濟。性歸和平。降胃平肝。兼顧無遺。當有捷效。遂用大黃肉桂末各一錢。和勻。更用生赭石細末八錢。煎湯送下。其吐血頓愈。惡夢亦從此不作矣。隔數日。又有濟南金姓少年。留寓奉天。其人身體強壯。偶得吐血證。左右脈皆有力。因變通此方、用生赭石細末六錢。與大黃肉桂細末各錢半。和勻。分三次。用開水送服。盡劑而愈。因用此方屢次奏效。遂將此方列於衷中參西錄吐衄門。名爲秘紅丹。

又治舊滄州北關趙姓。年過四旬。患吐血證。其證從前治愈屢犯。已歷三年。有一年重息虛弱。常覺呼吸難於上達。且少腹間時覺有氣下墜。此胸中宗氣(亦名大氣)下陷也。內經謂宗氣積於胸中。以貫心脈。而行呼吸。是宗氣不但能統攝氣分。並能主宰血分。下陷之後。血分失其主宰。是以妄行吐出。此與尋常吐血之證。迥然不同。當急升補其胸中宗氣。而一切鎮降之藥。皆分毫不可用矣。遂治以生箭六錢。知母六錢。桔梗錢半。柴胡錢半。升麻一錢。生龍骨六錢。生牡蠣六錢。連服數劑。少腹不覺下墜。呼氣亦易上達。又服數劑。脈亦復常。吐血之證。從此永不反覆矣。按此方即衷中參西錄大氣詮中之升陷湯。加龍骨牡蠣也。夫升麻黃芪諸藥。原爲吐衄證禁用之品。惟確知其係宗氣下陷。故敢放胆用之。又恐氣升血亦隨之上升。故又加龍骨牡蠣。以固攝血分。此所以險而能穩也。

又治舊滄州城東路莊子馬氏少婦。從前欬血兼吐血。三年不愈。即治有愈時。旋復如故。其脈浮而無力。一息五至。夜間多汗。恐其汗多身虛。遂先用生龍骨生牡蠣淨萸肉各一兩。煎服以止其汗。連進二劑。汗止而欬血吐血之病亦愈。蓋欬血久則肺中之絡必破。吐血久則胃中之血管必傷。萸肉龍牡諸藥。既善收斂其破傷之處。兼善引補其破傷之處。是以服之而獲意外之效也。恐其血止之之。則數年之證。從此永愈矣。後治欬血吐血久不愈者。恆用龍骨牡蠣萸肉各一兩煎湯送服三七細末二錢。約皆隨手奏效。因將其方載於衷中參西錄吐衄門。名爲補絡補管湯。

又西藥中有醋酸鉛。(亦名鉛糖)爲西藥中治吐衄之特效藥。愚恆用醋酸鉛一分。與三七細末一錢。生赭石細末三錢。和勻。作一日之量。分三次服下。以治吐衄。比但用醋酸鉛者又效。

又擬有治吐衄便方。用鮮茅根切碎四兩。鮮小薊根切碎二兩。鮮藕切片四兩。共煮湯。當茶飲之甚效。恆有服藥不效。而日飲此湯即愈者。因名其方爲三鮮飲。亦曾載於衷中參西錄吐衄門中。醫界同人見之。亦多有用之奏效者。

中風診治之研究

(秦丙乙)

中風一病。吾人顧名思義。亦可以知其原因矣。金匱眞言論曰。天有八風。經有五風。八風發邪以爲經風。觸五臟邪氣爲病。所謂八風者。東西南北東南西南東北西北八方之風也。五風者。五臟之風也。夫風空氣之所以流動。而人之賴以生存者也。今反自外內中。而致病。似甚怪奇。殊不知識無足異。

中国近现代中医药期刊续编·第一辑

營衛薄弱。腠理不密之人。內[illegible]。風邪自易乘間而入。內外交迫。而病成矣。其來徐。其發暴。既發則命在須臾。危急萬分。稍延卽不可救藥。故內經云。風者百病之長也。

中風一症。有閉脫之分。閉症之中風屬熱。脫症之中風屬寒。夫風則風矣。何爲而有寒熱也。良以風之爲物。善行而善變。苟其人之臟府。素有鬱熱。則風乘火勢。火藉風威。遂變爲熱。苟其人之臟府。本屬虛寒。則風遇寒水。水激凝冰。遂變爲寒。所謂閉症之中風。卽牙關緊閉。兩手固握。目張痰壅。語言蹇澀是也。其屬於脫症者。則吐沫出汗。面赤氣喘。瞑目昏沉。人事不省。內經所謂口開心絕。手撒脾絕。眼合肝絕。聲鼾肺絕。尿遺腎絕是也。五臟皆脫。危如朝露。必五證未全發現。庶幸或得救。

治閉症中風宜先用開關散(皂角北細辛)吹鼻。取嚏使醒。(有嚏有生無嚏則死)再將牙關撬開。然後急進蘇合香丸。(蘇合香。丁香。麝香。沉香。薰陸香。安息香。龍腦香。木香。犀角。白朮。香附。丹砂。)用薄荷湯灌下。方中用諸香以開寒閉。有斬關奪隘之勢。洵良劑也。或用至寶丹(人參。犀角。天竺黃。南星。麝香。琥珀。玳瑁。龍齒。雄黃。安息香。朱砂。)以開竅通絡。清火豁痰。亦爲至要不易之方也。治脫症中風[illegible]味。以挽其氣。事急勢迫。再無和緩之餘地矣。

此外有中經中臟中血脈之異。亦不可以不知也。中經則現出太陽陽明少陽太陰少陰厥陰六經之証象。治宜小續命湯。(麻黃。附子。人參。肉桂。防風。川芎。白芍。防己。黃芩。甘草。杏仁。)中臟則九竅悉滯。耳聾目瞀。唇緩失音。大小便祕。症勢最爲危重。治分閉脫一種。已詳前條。中腑則神昏失智。譫語狂亂。外無六經形症。內有便溺阻隔。治以三化湯之通解。(大黃。枳實。厚朴。羌活。)中血脈則口眼喎斜。半身不遂。非表非裏。邪無定所。治宜大秦艽湯。(秦艽。石羔。當歸。川芎。芍藥。熟地。羌獨活。甘草。防風。白芷。黃芩。)

中風有豫防一法。卽凡覺大姆指及次指麻木不仁者。三年內必有患中之可能。亟宜保養氣血。調節飲食。七情六慾。戒之又慎。房幃女色。尤宜遠却。庶不致變生肘腋也。

以上所述皆屬眞中。又有類中風者、卽卒然昏倒。不省人事。角弓反張。半身不遂、等象。絕似中風。故名類中。所不同者。但無六經病狀之發見耳。患者罕有北方之人。大都在長江以南。因江南地勢卑。濕氣候溫和。因之人體驕養已慣。且嗜慾過度。醉飽不節。故濕痰特盛。有時氣道爲之壅塞。熱極[illegible]而施。凡類中之因乎濕痰壅盛者。治宜滲濕湯。「蒼朮。白朮。陳皮。澤瀉。白茯。豬苓。香附。川芎。厚朴。砂仁。」因乎醉飽過度者。治宜保和丸。去麥芽萊菔。加枳實香附白朮厚朴。因乎感受惡氣者。治宜平胃散。(厚朴。蒼朮。甘草。陳皮。)加檀香藿香豆蔻。因乎寒者。治宜姜附湯「乾姜附子」或附子麻黃。「麻黃。附子。白朮。甘草。干姜」因乎暑者。治宜香薷飲。「香薷。厚朴。扁豆。甘草。」因乎氣者。治宜八味順氣散。「人參。由朮。青皮。白芷。烏藥。茯苓。橘紅甘草。」

中風不論眞類。愈後均宜加意攝養。節慾戒惱。起居飲食。並宜注意。且常服藥調理。以期恢復常度。不復起伏。此層切須留意。

中風不得用風藥辯

弁靈

中風一症。別名複雜。有暴卒僵仆。有半身不遂。有口眼喎斜。有不知人事。有死不治。有帶病延年。世以中風名之。而方書以風藥治之。余考諸內經。則曰風之傷人也。或爲寒熱。或爲熱中。或爲寒中。或爲癘風。或爲偏枯。獨于暴卒僵仆。不省人事。四肢不舉者。一無所論。祇有偏枯一論而已。及觀千金方。則中風大法有四則。一曰偏枯。二曰風痱。三曰風懿。四曰風痺。又考金匱要略云。寸口脈浮而緊。緊則爲風。浮則爲虛。寒虛相搏。邪在皮膚。浮者血虛。絡脈空虛。賊邪不瀉。或左或右。正氣即急。急則引邪。喎僻不遂。邪在于絡。肌膚不仁。邪在于經。即重不勝。邪入于腑。即不識人。邪入于臟。舌即難言。由此觀之。可知暴卒僵仆。不知人事。以及偏枯不遂等症。明明是因風而致。故用大小續命。西州續命。一般散風之峻品。是無疑矣。逮後代劉河間李東垣朱丹溪三子出。所論中風。與昔人不同。河間主乎火。東垣主乎氣。丹溪主乎痰。反不言風。以余觀之。昔人之論。固不可廢。而三子以類中風。視爲眞中風。遂使後人茫然莫辯狐疑不決矣。蓋因風而病者。眞中風也。因火因氣因痰而病者。類中風也。三子所論。自是因火因氣因痰。而爲暴厥暴死之證。與風無干。則上述大小續命。西州續命。一般去風之峻品。固不得妄施也。而如內經所謂三陽三陰發病。或爲偏枯四肢不舉。不知人事。亦未嘗必因於風也。惟以因火因氣因痰之症。強引風字而合論之。則眞僞不辯。階級不分。名實相紊。遂開後人以風藥治中風之權輿。若將因風因氣因火因痰之症。分而出之。則眞僞之間。可立判矣。

東垣言中風者。卒然昏仆。不知人事。手足油制。痰涎壅出。語言不正等症。此非外來風邪。乃本氣自虛也。縱有風邪。亦是乘虛而襲。經云。邪之所湊。其氣必虛是也。當此之時。豈大小續命。西州續命。一般散風之峻品。所能通達上下哉。急以三生飲加人參以治之。方有挽回之機。蓋三生飲爲行經逐痰之良方。再加人參。以培其氣。宜乎有神效也。

河間言中風癱瘓者。亦非外中於風。由陰陽偏勝。心火暴甚。腎水虛乏。不能制火。則陰虛陽實。熱氣怫鬱。心神昏冒。筋骨不用。而卒倒無知矣。當此之時。豈大小續命。西州續命。一般去風之峻品。所能補其不足哉。宜急進六味地黃飲之類。可制其亢陽也。

觀東垣與河間之論。治本而不治風。可爲至當不易之論。自後無醫書雜出。人持一說。遂使學者。如墮五里霧中矣。如丹溪之論中風。當以氣虛血虛濕痰並論。如左手脈不足。及左半身不遂者。當以四物湯補血之劑爲主。而加竹瀝姜汁化痰之品。若右手脈不足。及右半身不遂者。當以四君子湯補氣之劑爲主而佐以竹瀝姜汁。如氣血兩虛。而挾痰滯者。當以八珍湯爲主。丹溪之論中風。理縱通達。大致可采。宜乎世之人宗之。但今之人每每持此以治中風。而多不效。否則延年而死者。其故何也。蓋未治其本。而治其標也。且夫人之有四肢者。猶木之有根。車之有轍也。故根枯則枝葉不能長矣。轍失則車不能行也。人之有氣血者。加木之有漿水。灌溉其枝葉也。車之有軌轍。輾轉其行也。由此觀之。則中風之當治本。固無異議也。若以初起痰涎壅盛。湯藥不受。而忞用散風之藥。其誤有不忍言者。僕慨乎世之治中風者。不分因于風者。是眞中風也。因於火氣痰者。是類中風也。概施大劑辛溫。誤人生命。爰草是篇。以作棒喝。

腦膜炎猩紅熱之救治

時逸人

連日以來。滬上流行之傳染病。爲腦膜炎。及猩紅熱。診斷治法。同志多人。各有發揮。已經詳細說明。而鄙人更欲貢一得之愚。以相質證。(一)腦膜炎。是症初發時。惡寒發熱。心煩頭痛。普通感冒之頭痛。皆痛在額。連及面部。惟腦膜炎之頭痛。痛在腦後。位在小腦。連及脊柱，甚則骨弓反張。治宜用紫金錠十粒每隔二小時服二粒。研成細末。開水冲下。外用菖蒲薄荷佩蘭玉金知母象貝蔞皮赤苓等藥。甚者加郁李仁紫背浮萍等。以辛開透達芳香化濁。(二)猩紅熱。是症多因肺部炭濁。不克充分排泄所致。故一有感冒。發現表症。則癍疹併出。甚則喉部赤腫潰爛。治宜用桑葉菊花防風丹皮赤芍桔梗象貝橘絡牛蒡生草等藥。逐日來延診經驗所得。尙能獲效。略述於左。以供關心疫症之採擇。

腦膜炎簡易療法　（朱明初）

▲本病一名痙瘟。亦名腦脊髓膜炎。

症候　通例以一司之戰慄。或數次之惡寒而起始。卽踵之以發熱、頭痛、眩暈、嘔吐。脊椎疼痛。項背諸筋疼痛。筋肉短縮及強直。就中尤以項部強直爲本病之特徵。（在急性症。第一日之末或第二日。項部卽強直。）此本病所以又有頸硬及頸痙之別稱也。又顏面發疱疹者頗多。發痙攣麻痺搐搦譫語卒倒昏眠者亦多。

療法　治痙古方俱無效。據余經驗之所及。以紫金錠爲最佳。（須經起驟服。遲則無效）。餘如竹瀝薑汁蒼朮藁本防風等。亦可試用。處方如下。

紫金錠三錢。（約三十塊）日服二三次。每服一錢至錢半。（約十塊至十五塊。少服無效）。十歲內小兒減半。（約七八分。卽七八塊）五歲內小兒再減半。（約三四分。卽三四塊）開水送。按紫金錠一名玉樞丹。亦名萬病解毒丹。須向信用素著之大藥舖購之。

淡竹瀝一茶碗。生薑汁二湯匙。右頓服。小兒減半。服右方。越宿不愈。服左方。

蒼朮五錢。藁本四錢。防風三錢。秦艽二錢。生草錢半。水二碗。煎一碗。再用水一碗。煎半。一日三次分服。連服數劑。有緩解頭痛發熱。及項背諸筋強直疼痛等之卓效。大便秘結者。加地勁草（卽瀉葉）三錢。便通卽止服。

外治法　（一）亟灸神闕、天樞、陰交、氣海、章門、合谷、頰車。極效。卽猝死者。亦什九可甦。神闕。適在臍中。天樞。在臍兩旁各二寸。陰交。自臍之中心度下。恰好一寸。氣海。在陰交下五分。（卽臍下一寸五分。）章門。在下脘兩旁各六寸。（下脘在臍上二寸。）合谷（一名虎口）在食指與拇指其底部中間之陷凹處。頰車（一名牙曲。亦名機關。）在耳下八分。灸三至七壯。俱同。

附、灸用尺度法　甲、自眼內眥角至外眥角爲一寸。用爲頭部之尺度。乙、於手掌。則自中指之尖端至掌後橫紋處。（卽掌腕交界處）其間作爲八寸。用爲手及軀幹之尺度。（專供女子用）丙、兩乳間作爲八寸。用爲軀幹之尺度。（專供男子用）

（二）芥菜子三兩。微炒研末。以微溫湯調之。塗於布片。貼腓腸部卽小腿肚。十分至十五分時去之。

西法　迅卽穿刺腰椎。注入本病血清。再於肌肉或靜脈。注射電解質膠樣銀。其他不過對症的療法而已。

附誌　民國九年春。流行性腦脊髓膜炎症。曾大流行於我浙。而以海寧、海鹽、嘉興、富陽等處爲最劇。當時歐戰甫止。該病血清及其他新藥。卽在上海。亦不易多得。遑論內地。不得已而試用中藥。經驗所及。乃知用紫金錠治該病。（須一起驟服。遲則無效。灸法極佳。兼用尤妙。）實較注射血清爲有效。陳腐中藥。有此神效。殊出意外。竊疑該藥所含各藥。一經配合。或相互入腹後。卽能發生一種化學作用。變爲能治本病而尙未經人發明之物質。研究多年。迄未能明其原理。望我同道。萬勿有所偏信。亟起研究。共圖改良。並廣爲宣傳。以資提倡。俾天下人士共曉。然於西藥所不能治之疾患。我中藥未必不能療之。而中西同道。更宜除其門戶之見。取彼之長。補我之短。診病改用西法。治病則中藥所能治者。概用中藥。中藥所不能治者。改用西藥。則裨益於國人者。當不僅多救幾人生命已也。

鼠疫之治療　許小士

鼠疫一症。固最危險。然未必卽不可治。類皆誤於醫。或因傳染關係。誤於無醫可延耳。此方係石城名醫羅芝蘭先生所製。昔年廣韶高雷各屬鼠疫盛行。曾以此方治之。活人無算。患此症者。果能放心遵用。及如法加減。決可轉危爲安。並希閱者廣爲流傳。有厚望焉。茲將原方列後。

桃仁八錢去皮研　紅花五錢後下　連翹三錢　赤芍三錢　生地五錢　柴胡二錢　葛根二錢　歸身錢半　厚樸一錢後下　甘草二錢

原方十味、清水煎服、再加蘇木一錢　生石膏粉一兩　更妙。

服藥法列左　按症服藥俾人易曉。但病勢沉重。其藥味之重量。非加至四五倍大劑速進。不能救急。當觀病狀之輕重如何可也。切記。

核小、色白、不發熱、爲輕症。立即救治。切不可遲緩。原方單劑。早八點鐘服一次。晚六點鐘服一次。共服藥二劑。

核雖小而紅。頭微熱。爲稍重症。原方單劑。早八點鐘服一次。晚四點服一次。夜十二點服一次。共服三劑。

核大紅腫。大熱大渴。頭痛身痛。爲重症。須用雙劑合煎。早八點晚四點夜十二點服三次。共服藥六劑。

核大紅腫。舌黑起刺。循衣摸床。狂言亂語手足擺舞。無脈可按。身體冰冷。手足抽搐。不省人事。此由感毒太盛所致。傷人至速。爲至重症。急用雙劑合煎。早八點服一次。午十二點服一次。晚四點服一次。夜九點服一次。二點服一次。共服藥十劑。

照法服藥。方能見功。但服藥後。如熱轉增。舌白而黃。或水瀉。病勢似加。不知此仍病與藥相敵。熱毒暫出。如賊被兵圍。其勢窮蹙。非急進大劑。不克一鼓而殲。而常人當此。往往不肯連進大劑。或改用溫補。是以致敗。吁可痛哉。亦有病根深固。已中要害。如賊先據城。棋輸後着。次則無如何矣。故一見症。必急急服藥。愼勿自悞。服至大熱已退。結核漸消。則仍用原單劑。每日二服。夜一服。必俟結核消盡。方可止藥。因核消盡。則熱毒自清也。若止藥。則熱毒必覆發。悔之晚矣。

加減法列左

舌胎白、或黃、或渴或不渴、或嘔逆、均宜加石膏二三兩。或加竹葉五錢。知母四錢。熱甚或手足冷。或有核或無核。均加犀角羚羊紅花各二三錢。瘈瘲抽搐。重加羚羊五錢。石膏粉二兩。西藏紅花五錢冲服。水瀉、譫語。加大黃二錢。臟結。加承氣湯。大黃一兩後下。枳實四錢朴硝六錢冲服

昏懵及見血。均加犀角羚羊各四錢。紅花四錢。竹葉心麥冬各五錢。小便不通。加車前木通各二錢。羚羊犀角各錢半

發㿈加大青五錢。疔泡。加紫花地丁五錢生白菊花根葉一兩或路邊菊二兩

發疹。加淡竹葉五錢知母四錢痰瘀滯。兼喉痛。加牛蒡五錢瓜蔞仁四錢孕婦減輕桃仁紅花二錢。加黃芩一錢桑寄生二錢按各症照前加。

老弱幼小。視病之重輕。不必較身體之強弱。年之老幼。病重藥輕。車薪杯水。較量遲疑。後悔無及。

身熱已退。病勢漸愈。頭額有微熱。宜服增液湯以和血。元參麥冬各五錢。生地一錢【或用乾地】日夜服。足以滋陰退熱。助液補虛。餘熱若未清。仍加羚羊黃芩石膏乃能收功。若熱未退。切不可食粥飯。犯之必翻病。俟熱退清一二日後。乃可進薄粥。漸漸加飯。

治此症。胎前產後。頗費手續。胎前惟重用黃芩八錢桑寄生二錢以護胎。急用桃仁紅花以逐血管之瘀。使熱勿傷胎。自不墜胎也。其或墜胎者。皆由中病已深正因藥力無及。不足以解其熱毒故墜耳。非藥之咎也。

產後滿月亦照常人治法。惟新產極難措手。蓋由受病在未產之前。加以薑酒辛溫而病驟發於新產之後。予未治驗。不敢處方。可否見症治症。尙冀一線之生路。

敷核藥方。

大浮萍(俗名蒲薔)(生在池沼間必要大者方合若小者不可用)白菊花葉(以白菊之葉爲

佳）如意花葉（去梗要葉花園之內及鄉村等處皆有 以上三味。要鮮者方合。各用八兩。入黃糖少許。共搗爛。再加真冰片五分。和勻厚敷於核上。每一句鐘換一次。立卽清涼止痛。

或用利刀挑破核皮。以蜞乸一條（俗名湖蜞卽水蛭）入於小竹竿內。將湖蜞之口向正核挑破處。吸盡毒血。一條吸飽。再換一條。總要吸盡毒血乃止。再用生鴉片煙五錢。真熊膽一錢。入清水兩餘。用磁盂載住。隔水燉化後。入正梅片三五分。頻頻搽核。亦能止痛解毒也。

又按數年前香港嘗患鼠疫一次。蔓延甚速。後經發明熨毒核方二則。效驗異常。余氏增廣驗方中。亦列入。

一用仙人掌一二片。去刺燒熱。（不宜太焦）以正白樹油。注入仙人掌乘熱熨核。隨熨隨消。

一用、萆麻子搗爛。加正麝香二三厘。敷之卽愈。（用法）先將麝香放在核上。後加上蓖萆子便合。凡患鼠疫初起。倉猝之時。當以刮痧爲要。蓋刮痧者。所以疎血管之毒。而使其迴血通流也。刮痧之法。加些生豆油於涼水上用磁碗蘸水兩手覆執順刮之。勿逆刮。（或以大銀圓刮之更妙）先手坳足坳。次背脊。惟刮背最重。蓋五臟繫於背。出毒全在此處。刮痧之後。急宜服藥。庶可克奏膚功也。疫之中人。皆由熱毒所感。其初起頭漸重。口微苦。肢體疲倦。或麻亦。唇焦。口苦舌燥。或頭先熱。或手足先冷後熱。類感冒傷寒。不知感冒傷寒。脈則浮緊。而疫脈只見洪數。初起時脈尚可憑。此後則六脈雜亂。無可憑矣。所以要舍脈從症。疫不診脈。方書言之至再。此症議血管瘀滯。惟有望聞問可恃。望其神氣昏迷。聞其聲音艱澀。問其手足痠痺。有此三者。卽可決其爲疫症矣。況又有結核。與夫熱渴譫語昏迷等現象可憑乎。故宜急服。未有不可挽回者。倘斯時遲疑不決。鮮不殆矣。查此方亦並非剋伐峻劑。而俗視桃仁爲禁忌。不知桃仁功用。去瘀生新。治此病者。正宜用以爲君也。

「寒熱」初起或惡寒。或不惡寒。此熱毒將發也。切勿誤認外感。手足或微冷或不冷。此熱極生寒。勿誤作瘧疾。身微熱或壯熱。或乍涼乍熱。或外冷內熱。或自覺烘熱。或手按之裏面沉熱。有時服此藥後熱度轉增。而心內稍舒。再進數劑必漸退也。不必疑懼。或將愈時。額與兩太陽必留餘熱。或下午潮熱。勿誤作虛遽用補劑。勢必翻病。但大滯不退。症漸深。神漸昏。身驟涼。額微熱。手足冷。此險候。重症之熱。以漸退爲佳。輕症則不拘。

「口舌」口必苦。初起亦不盡然。唇必紫或焦。血色所見最有憑。熱盛或焦黃。或兼牙痛。喉痛。火上炎。勿誤作風寒。舌或有苔。或未見苔。熱未發或稍有黃點。熱將發、或白。熱在胃、或黃。熱漸發、或金黃。熱漸深、或絳赤色。熱在心、兩旁起沙點。俱有芒刺。熱甚、則舌心黑。毒攻心。險候也。若濕滑、兩旁淡黑。如食烏梅狀則輕。不必疑懼。若額留餘熱難退。非石膏黃芩羚羊麥冬不可。此時舌必有白芒。因胃熱未清。或復增硝黃。輕劑緩治。切勿誤作虛寒潮熱。誤用補也。

「結核」或有核。或無核。或先核後熱。或先熱後核。或熱。核。同時發現。或熱久而見。或純熱。始終無核。症愈險。（無核難認、宜參以各症、切勿輕視、）或周身有核。或核大加鷄卵。或小如連珠。或隱於內。按之始覺。或痛或不痛。皆由血管積瘀。隨處皆可發現。不拘部位。但核爲標病。外治尚可緩。總須急服藥。以除血管之瘀。而核自消矣。病愈或變爲瘡。或流血水。此瘀外潰也。亦有流黃膿者。總之血管熱毒暴發也。

「渴嘔」初起或渴或不渴。津液未傷也。或

大渴。宜重用石膏以救胃津。卽不渴矣。或嘔或不嘔。或初服藥輒嘔。胃熱逆拒。宜少加生薑汁和藥先服。此從權治法也。「泄瀉」或復痛或不痛。或覺悶脹。初起或陡然吐瀉。或身熱或不熱。或惡寒或不惡寒。毒中下焦。病一二日後或頻瀉清水。或兼藥水色。謂之旁流。毒注臟熱。迫而瀉也。有糞水無渣。服藥中病而大解。所下痰瘀。蓋此時毒入下焦。非重用大黃不爲。勿功誤作虛寒用補澀則死矣。（服大黃瘀積去反不瀉、屢驗、）服大黃而瀉者。瘀熱去未盡耳。若下後或見疲倦不妨。切忌食粥飯。若瀉之不禁。神昏氣浮。敗症也。「見血」或鼻血。或吐血咳血略血。二便下血：皆熱迫所致。（忌温補。若服藥後見此。爲瘀毒外出。婦人非有月信之期而見血。亦同爲吉兆。不必疑也。或現錦斑黑疔。此血爲熱毒凝結也。症重。或現黃泡。此毒熱掀皮膚。或現紅疹癮點。皆爲輕症。若現赤白遊丹。此血燥也。故凡見血。俱宜重用西藏紅花。以去血分毒熱。

謹按鼠疫西醫名爲百斯篤。又名黑死病。謂由鼠族先染百斯篤菌而死。後由蚤或蚊爲媒介。而傳染於吾人。其害至速。幷謂現今尙未有特效治療之藥。而結核之名。則別爲淋巴腺腫脹。或左右股腺與左右腋窩腺發炎等名。死亡爲百分之七十云云。療法宜注重食品衞生。及注重保護手足皮膚。愼勿損傷之。病人之排出物。（如唾液大小便略痰等）均須以石炭酸水或石灰乳消毒。而衣裳寢具食品等。當以藥品消毒。或行日光消毒法。至爲要務。查中醫無此項精細之研究。但對於捕殺鼠族。及行種種消毒之法。吾儕當宗而行之。醫無界域。活人而已。

應用科學之理療病案　趙意空

陶華。字尙文。號節庵。餘杭人。治病有奇效。一人偶病。因食羊肉涉水。結於胸中。其門人請曰。此病下之不能。吐之不出。當用何法。陶曰。宜食砒一錢。門人未之信也。乃以他藥試之。不效。卒依華言。一服而吐。遂愈。門人問之曰。砒性殺人。何能治病。陶曰。羊血大解砒毒。羊肉得砒而吐。而砒得羊肉則不能殺人。是以知其可愈。

考物性分兩大類。一酸類。一鹼類。酸鹼合化。則成爲中立性。故砒霜之毒。不致殺人。羊肉之積可以消去。人誣我國之醫。不知化學作用。此但可誣俗醫。不可並古人而概誣之。古人於物類相感之書。未嘗不及身研幾。如淮南子抱朴子等篇。則卽我國化學之先導也。

中河豚毒之解救法　虞育和

河豚一名吹肚魚。又名氣包魚。每値春令。羣游水上。形如蝌蚪。背色青白。其肉甚腴。味甘而美。吳越人多嗜食之。昔東坡有詩云。蔞蒿滿地蘆芽短。正是河豚欲上時。梅聖俞詩云。春州生荻芽。飛楊花。河豚當是時。貴不數魚蝦。足見古人。性嗜此等於珍錯。然其味雖美。而含有毒質。陶覽云。河豚雖小。而獺及大魚。皆不敢食之。則不惟毒人。亦能毒物。又陳藏器云。生海中者大毒。江中者次之。故吳人有脂麻子脹眼睛昏之說。俗諺有拚死吃河豚之語。然據余之經驗。若烹調得法。則又不盡然。回憶昔年有漁人文姓者。延往泗源溝。爲其弟診病。余登該舟時。親見其舉家。正食午餐。以河豚佐膳。余云是物。得無有毒乎。應之曰。無。因先將此魚。去淨腸雜。然後以凡水洗滌。再與野蒿蘆根同煮之。則毒解可食。幷云子亦可食。惟須與石灰食鹽。同醃數日。制其毒性。食後腹卽不脹。又云烹此魚時。切忌梁上灰塵。落入釜內。欲免此害。最好用洋傘撐起而護防之。又書載此魚。最與荊芥相反。考洗冤錄有云。昔有人招友晨餐。烹河豚爲饌。友以故不食。遺歸餉妻。妻方服藥後。啜之甚美。卽時口鼻流血而斃。蓋藥內有荆芥故耳。今讀六十三期衛生報。見有劉達仁先生食河豚者注意一則。先論其出產之處。繼論其含毒之所。復論其中毒之徵。根據物理。極其精確。余不揣譾陋。特贅解毒數方。以貢獻於社會。凡中其毒者。急取活水肥蘆根煎水灌之。此爲無上妙法。如無是物。即用鮮橄欖搗汁飲之。若一時難覓。即掘淨黃土。深三尺。傾以清水。旋用木棍攪數十轉。將此半清半渾之水。取而飲之。所謂洗淨腹中毒。全憑地上漿是也。總之河豚雖美。何必冒險貪饕。中毒傷生。得救亦云徼倖。衛生家其三復思之。

喉風喉痧爛喉痧爛喉風之別

戴橘甫

一年四季之中。每有天時不正。寒煖不時。如冬應寒而反溫。春應溫而反涼。非其時而有其氣。人若感此時疫之氣。由口鼻而入於肺胃。由肺胃而發於咽喉。喉間但紅腫疼痛。頭痛身熱。舌苔紅絳。脈息浮數者。此屬喉風。而非喉痧。喉痧則頭痛身熱。痧疹見露。咽喉腫痛。而不腐爛。若再咽喉腐爛。則爲爛喉痧矣。若但咽喉腫爛。而身無痧疹。則又謂之爛喉風。而非爛喉痧矣。爛喉風。宜清其胃。兼清其肺。爛喉痧。宜清其肺。兼清其胃。喉痧則以清透爲先。喉風則以清化爲法。治各不同。不容混也。世之治喉者。往往各症不辯。統稱之曰喉痧。初不問其有痧無痧也。如此施治。安能無誤。

藥名詩四首

胡澤東

衛生館設樂從容。仔細辛勤奏偉功。遙識門牆荒蔚處。桃仁郁李醉春風。

是誰遠志比丁公。費煞蓮心啓後蒙。醫學傳來如地錦。紅花紫草一般同。

木筆花開第一枝。才同澤瀉信無疑。理元參到幽深處。獨活人間萬病機。

每將故紙覽無餘。勝讀平常百部書。却喜今朝饒益智。不須依樣畫葫蘆。

編者按右藥名七絕四首。係本報訂戶氾水胡澤東君來稿。辱承嘉許。愧恧實深。惟本報自當精益求精。發揚光大。庶幾不負諸讀者之盛意。俟後諸位讀者如有佳作。無論文藝小品專著討論。凡涉及醫藥者。務望源源賜下。不勝歡迎之至。

西藥類編

（王人龍）

（六）瀉下藥

因大便積滯。能下瀉而使之通利者。謂之瀉下藥。普通常用者有五種。曰瀉鹽。曰芒硝。曰蓖麻油。曰大黃。曰甘汞。是也。

瀉鹽（功用）用於全身水腫。又爲治脚氣病之主藥。

（用量及性狀）每服五·○至二○·○。可爲水劑而用之。乃白色粉末。味苦之品也。

芒硝（功用）爲最良之緩下藥。用之且有利尿之效。又名曰人工加兒兒斯泉鹽。

（用量及性狀）四·○至一·五○·空腹時頓服。本品乃白色之粉末。其味略苦。易溶於水。

蓖麻油（功用）爲最常用之緩下藥。服之間半日。即下糞便。而不感腹痛。

（用量及性狀）頓服一五·○至三○·○。浮於溫水。或濃茶等上服之。爲帶黃色之油。略含氣味。

大黃（功用）於腸加答兒。消化不良。慢性下痢。用之爲下劑。

（用量及性狀）每用○·三至二·○。爲橙黃色之粉末。性芳香而帶有苦味。

甘汞（功用）此爲緩下劑。用於各種腸胃病。欲一回之便通者。用之頗效。

（用量及性狀）每服○·二至一·○。爲帶黃白色之細微粉末。水及酒精不能溶解。

（七）制瀉藥

抑止腸內水分之分泌。用以奏止瀉之效者。謂之制瀉藥。約有三種。曰次硝酸蒼鉛。曰單甯酸。曰阿仙藥。

次硝酸蒼鉛 (功用)此藥能防黏膜之糜爛。故治腸病之效驗頗著。其省名曰次蒼。

(用量及性狀)每服〇・五至一・〇。乃至二・〇。爲白色之粉末。難溶於水。

單甯酸 (功用)下痢及腸胃出血者。用之有收斂及止血之效。

(用量及性狀)一回服〇。〇五至〇・三。爲黃白色粉末。味澀。故又有收斂之性。

阿仙藥 (功用)有止瀉之效。以其價廉無毒。故常用之。

(用量及性狀)每服〇・五至一・〇。係南洋所產之植物用其枝葉所製成之粉末也。

現代醫家應有之知識

俞天荒

注射法

- 皮下注射
- 皮內注射
- 靜脈注射
- 肌肉內注射
- 硬膜外注射
- 腰椎穿刺法
- 神經幹內注射
- 派拉芬注射

▲注射之法分列八種
▲病灶深淺各有所宜
▲能知注射收直接治療之效果
▲專用注射有直攻病灶之能力

(三)靜脈注射法(續四)

「靜脈內注射之意外不幸事」

「續前」亦有因藥液之刺戟。而發靜脈炎。致成廣大之硬變者。但爲數不多耳。

用依爾利加篤兒注射。其橡皮管中之毒質。混入藥液而入靜脈。致發生全身症狀者。在注射後三十分鐘。惡寒發熱。熱度甚高。嘔吐下痢。頭痛汗出。遍身痙攣等。名曰管反應。

「空氣拴塞」 此爲靜脈注射最不幸之事。但除伊爾利加篤兒外。其他注射器中。如有空氣竄入。易於發現氣泡。其最多之量。足以致死者。尚無定則。而其經過情形。就經驗上之研究。則因空氣吸入靜脈管中。發生一種吸吸雜音。氣泡向心臟而進。及入心亦發此音。乃障礙心臟及呼吸機能。發痙攣。呼號而死。有時此種症狀。持續數分鐘即恢復者。間有手術後經過二三日。而始發症狀者。解剖所見。每無一定。或爲全身血管中。瀰蔓性氣泡。或僅存於心右室。或在大靜脈。腦血管之中。由是以知。空氣拴塞之足致死原因可分爲下三種

(一)心臟死　(二)肺臟死　(三)腦髓死

心臟及肺臟死之理由。因細胞通過於右心室。拴塞肺臟毛細管。小循環被其阻碍而死。腦髓死之理由。因氣泡通過心肺二臟混入動脈之故。其組織變性。故致危險。

傷科一般療法

許半龍

■內消

內消之法。以連翹消毒飲爲主方。如診得脈來浮弦。其腫散漫無緒者。風毒也。宜疏風解表之藥。以取汗。脈來濡緊。其腫平塌色白肌寒者。寒毒也。宜溫經通絡。攻散其寒。夏令脈來虛數。其腫赤熾熱如火灼者。暑毒也。宜消暑清熱。脈來細而急。腫形堅硬重墜者。濕毒也。宜滲濕行氣之藥。脈來散數。其患皮膚枯燥憔悴。或發舂坼者。燥症也。宜滋陰潤燥之藥。脈來洪數。其腫焮赤。其熱烙手者。火毒也。宜清火涼血之劑。脈來弦滑。其腫色白。結核圓滑。推之搖動者。痰毒也。宜行氣豁痰。脈來沉弦。其腫色白。有頭有根。捏之軟而起縐紋者。氣滯也。宜流氣散腫。脈來芤濇。其腫堅硬。其色或紫或黯者。瘀血凝滯也。宜行血消瘀。或用鍼法。薛立齋云。外科內消之法。爲萬全之功。惟以服藥爲主。其餘艾火刀針所備諸法。其病勢急者用之。以施其煎藥不及者。如痛勢綏者。宜用王道藥品調之。不可造次。致傷肌膚。

傷寒今釋（續六十八期）陸淵雷

葛根湯。恐是桂枝中但加葛根耳。案林說是也。方中既去麻黃。則方後煮服法中。七味當作六味。先煮下當去麻黃二字。二升下當去去上沫二字。仲景用麻黃葛根皆先煮。煮麻黃有沫。葛根無沫也。

此方用桂枝湯以解沫出惡風之太陽病。加葛根以治項背強也。神經拘急。由於津液不達。津液之府庫。在於消化器官。葛根能流通津液。上達於項背。使神經得養而拘急舒。本草經言葛根能起陰氣。古人文字簡。略讀之不易明瞭。起陰氣者。謂升達津液也。張潔古謂葛根升陽生津。李東垣謂葛根之氣輕浮。鼓舞胃氣上行。生津液。皆體驗有得之言。

葛根亦能解肌而與桂枝有溫涼之異。病之性質。太陽屬寒。陽明屬熱。熱者宜涼。寒者宜溫。故太陽解肌用桂枝。陽明解肌用葛根。李東垣以葛根為陽明經藥。說固可通。張潔古太陽初病。不可便服葛根。反引邪氣入陽明為引破賊家。則葸葸過慮矣。桂枝加葛根湯及葛根湯。皆治項背強。仲景皆言太陽病。是知葛根為項強之特效藥。太陽病兼見項背強。則加葛根以治之。等於嘔者加半夏。喘者加厚朴杏仁而已。註家有以項背強為太陽之明合病者。皆踵張李之誤也。

太陽病。下之後。其氣上衝者。可與桂枝湯。方用前法。若不上衝者。不得與之。

此條以下後氣上衝與否。商量桂枝之可與不可與。然病理治法。俱甚可疑。何以言之。太陽病當解肌發汗。不當下。下之為逆。既下之後。若病證已變。當隨其變證而施救。固不得仍與桂枝湯。若病證不變。其頭痛發熱汗出惡風之桂枝證仍在者。當然仍與桂枝湯。以其雖經誤下。而病則不變故也。然則下後桂枝可與不可與。當問桂枝證仍在與否。不當問氣之上衝與否。設如原文所云。則下後氣上衝而桂枝證已罷者。將仍與桂枝湯耶。氣不上衝而桂枝證仍在者。不得與桂枝將與何藥耶。故鐵樵先生。謂此節是可與不可與篇之文。是叔和文字。非仲景文字也。諸家註釋以上衝為邪不下陷。則循文敷衍而已。

太陽病三日。已發汗。若吐。若下。若溫針。仍不解者。此為壞病。桂枝不中與之也。觀其脈證。知犯何逆。隨證治之。

太陽證須六七日而罷。若起病三日左右。則猶在太陽時期。照例當用桂枝湯。三日當活看。非設二日之後四日之前也。統觀全書。凡言日數者。皆不可拘泥。不中與猶言不當與。柯韵伯云。壞病即變證也。若誤汗則有遂漏不止。心下悸。臍下悸。等證。妄吐則有饑不能食。朝食暮吐。不欲近衣等證。妄下則有結胸痞鞕。協熱下利脹滿清穀等證。火逆則有發黃。圊、血、亡、陽、奔豚、等證。是桂枝證已罷。故不可更行桂枝湯。桂枝以五味成方。減一增一。便非桂枝湯。非設桂枝竟不可用。

鐵樵先生云。西醫治傷寒無特效藥。僅有對證治療法。無根本治療法。常聽病毒循自然進行之軌道。故有病型。病型即巢氏病源所設病候。凡病候不循常軌無型可言者。即是壞病。因不經誤藥或誤藥。不甚。病型必不亂。病型不亂。則各須皆有定法。亂則不能泥於常理。起病日數雖尚在桂枝證時期。亦不得遽與桂枝湯。故曰桂枝不中與也。

桂枝本為解肌。若其人脈浮緊。發熱。汗不出者。不可與之也。常須識此。勿令誤也。

此桂枝湯過之禁例。脈緩、汗出。之中風。則用桂枝湯解肌。若脈緊汗不出之傷寒。則當用麻黃湯發汗矣。中風汗自出。則皮膚不縮。汗孔不閉。皮膚上之散溫機能不病。惟因血運不暢。則體內高溫不得適量輸出。有似被阻於肌腠。故用桂枝以暢血運。謂之解肌。

若汗不出之傷寒。則桂枝既不能弛皮膚而開汗孔。又以芍藥攝斂血漿。汗將愈不得出。而體溫愈不得散矣。故不可與桂枝湯。

從實際言。桂枝湯是輸運體溫。麻黃湯是放散體溫。古人名桂枝爲解肌。麻黃爲發汗。名實雖不合。猶可以區別二法也。然解肌發汗之名。又有混用者。如本論云。傷寒發汗。解半日許。復煩。脈浮數者。可更發汗。宜桂枝湯。太陰病脈浮者可發汗。宜桂枝湯。是桂枝亦稱發汗也。名醫別錄麻黃通腠理解肌。外臺祕要。有麻黃解肌湯。是麻黃亦稱解肌也。古人定名如此漫無限制。讀古書者。自不宜拘泥文字。又傷寒治法凡七。曰汗。吐。下。溫。清。和。補。而解肌發汗俱屬汗法。

若酒客病。不可與桂枝湯。得之則嘔以酒客不喜甘故也。

酒客是否不喜甘。酒客服桂枝湯是否作嘔。須經實驗方能明確。註家隨文解釋。終是紙上談兵。若酒客中風。而桂枝證悉具者。不可與桂枝湯。將與何藥耶。鄙意桂枝湯之主藥芍味皆不甘。甘味乃在甘草大棗。甘草大棗既是副藥。則去之無關宏旨。嘗遇酒客患桂枝證。仍用桂枝湯。去草棗。加葛花枳椇子以解酒。應手而愈。乃知讀書治病。貴心知其意。隨機應變。不正死煞句下也。又醫藥雖貴實驗。然不可以病人爲試驗品。此是道德問題。與其試驗病人。毋甯試驗自身。惜鄙人不嗜飲。無酒客資格。不然亦當躬親嘗試矣。

喘家作桂枝湯。加厚樸杏子佳。

此言病有宿因及副證者。可酌加副藥以兼治之也。病有主證有副證。治之當先其主證。有宿病有新感。治之當先其新感。其副證與宿病。或於主方中加副藥以兼治。或姑置之。當酌其輕重緩急也。當見時醫治病。不能分別主證副證。凡病人所訴諸證。皆爲之疏一二藥以治之。一方之藥。多至二十味左右。又或因病證簡單。藥味太少。則以果子藥足之。冬瓜皮絲瓜絡隨手拉入。必欲湊成三味一排。三四排以成一方。前者由於學識不足。後者由於江湖套習。有志振興中醫者。皆當痛革之。桂枝加厚扑杏仁湯。方。在太陽中篇。解擇於彼。

凡服桂枝湯吐者。其後必吐膿血也。

以經驗言。服桂枝湯吐者。不特來見。亦所未聞。以病理言。吐膿血是胃癰肺癰。服桂枝湯而吐。絕無造成肺胃癰之理。此條是否可信。當俟有經驗之老醫證明。

太陽病。發汗。遂漏不止。其人惡風。小便難。四肢微急。難以屈伸者。桂枝加附子湯主之

發汗之法。當使遍身漐漐。微似有汗。不可令如水流離。遂漏不止。即汗出如水流離也。乃發汗太過。或藥不對證之故。凡汗出過多。常有兩種病變相因而至。一曰傷津。二曰亡陽。傷津者。血漿中液體不足也。亡陽者。體溫放散過多。細胞之生活力因而衰弱也。蓋汗液出自血漿。汗出多則血漿鹹分泌而液體不足矣。細胞之營生活。須賴適當之濕度。故體溫以三十七度爲無病。汗出多則體溫之蒸散亦多。細胞感溫度不足。其生活力遂衰弱矣。然液體之來源。由於飲食水穀。須經消化吸收分泌種種作用而後成。管此種種作用。仍賴各臟器細胞之生活力。故津傷而陽不亡者。其津自能再生。陽亡而津不傷者。其津亦無後繼。陽明病之津液乾枯。少陰病之津液乾枯。陽亡而津不繼也。撤其熱則津自復。回其陽則津自生。明乎此理。則時醫一見舌乾。便用石斛養津者。其爲悖謬不言可知。「用石斛之弊。猶不出此」。桂枝加附子湯之證。傷津而兼亡陽也。然仲景之治法。但回陽而不養津。學者當深長思之。

汗漏不止。其人惡風者。桂枝湯仍在也。小便難。是傷津之徵。水分蒸泄於皮膚。則無以下輸於膀胱也。四肢微急。難以屈伸。是

中国近现代中医药期刊续编·第一辑

瘰癧概論

急性瘰癧發之暴而易潰

慢性瘰癧發之緩而難消

- ◉痰癧起於多痰而兼有外感或忿鬱
- ◉濕癧起於濕滯經絡致生腫脹
- ◉氣癧起於過怒傷肝血液滯而結核

（緒言）是症分急性慢性兩種。急性者發之暴。易生而易潰。故易治。慢性者。發之緩。旣生之後。堅硬難消故不易治也。其生於頸部或腋下者。以其部肌肉柔軟淋巴腺最多。血熱痰毒。凝滯於內。易生腫脹故也。或多粒集合。細如葡萄。或大塊凝結。巨如刀柄。故古時稱爲馬刀俠瓔者。初起之時間有作痛。但多數不覺痛苦。故不甚注意。冀其自愈。及至經過時間旣久。其形腫大。其數亦增。後或化膿潰爛。或竟變爲危險重症。本品集合中西醫學之結晶。而爲專治瘰癧之特效藥。特說明爲原理如此

痰癧

（原因）痰涎壅滯。平素濕重多痰。肺胃之氣。不能清肅之素因。或有感受外邪。或精神上受忿怒之戟刺。氣血鬱而不行。致淋巴腺脹大。則成痰癧。（病狀）痰癧病狀。初起項間。生一小核或數核。在皮裏膜外。不覺痛癢。皮色亦不變異。日久漸大。傍附小粒不一。久則成膿腐爛。又有謂之失榮者。生於背之上。耳之後。初起腫核。日漸腫大。堅硬如石。推之不移。按之不痛。半載一年。方覺隱痛。久亦爛潰。（治法）痰癧之病。治之最易。以本品瘰癧金丹。每服二粒至四粒。以仿單所載之服法。按法服之。一星期後。即能全愈。惟失榮之症。最爲難治。但用本方瘰癧金丹治之。亦能防止其脹大。消化其毒液。使其日漸軟化。實急救之良法也。至中國通用之方藥。惟犀黃醒消丸犀黃醒消等。遠不及此藥功效之速且確也。

濕癧

（原因）天氣亢熱。感受暑濕之邪。搏結血絡。凝滯於淋巴腺內。發爲瘰癧。（病狀）此症因痰涎流聚成塊。不紅不腫不硬。不痛。推動滑軟。多生頸項肩背腰股亦有生者。癧形如梅李。甚則遍及全身。久則紅腫潰破。而易於收斂者。此由飲食寒熱不調。飢飽喜怒不節。脾氣不能傳運所致。法尚豁痰行氣。（治法）大抵生於上半身者●多兼風熱。下半身者。多兼濕熱。其或生咽喉結核腫痛。頸項不得回轉。兩腋下有塊如石者。宜消解散。風痰鬱結而生核若。宜消風化痰湯。生於耳後連及項下三五成簇者。宜合化丹。項後疙瘩。亦硬而腫痛者。宜山藥膏。通治痰癧。宜小胃丹或控涎丹等。但藥方。旣多配合非易。反覺煩而無當。不如用瘰癧金丹。最爲效而功速。

氣癧

（原因）憂思恚怒。肝家鬱火。困遏不舒。血液循環上發生障礙。凝結於淋巴腺內。發生結核。（病狀）頸腋之內。初如豆粒。後如梅李。累累如貫珠。推之移動無根。易治。可用針灸敷貼腐蝕之法。推之不移動。有根。難治。不用針灸敷貼腐蝕之法。誤用則破潰難於收斂故也、凡男子患此。憎寒壯熱。咽痛項強。面部青筋暴露。潮熱。咳嗽。自汗。盜汗等症。婦人眼紅絲。經閉骨蒸。五心煩熱。白帶頻仍、少腹脹痛等症。久則必變瘡勞。而成絕症。（治法）普通治癧之法。如內消瘰癧丸。瘰癧仙方等類。其用蜈蚣山甲巴豆牽牛者。實屬不知病情。無知妄作。其用消痰化滯。鹹寒清熱。軟堅行血之劑。亦不能收其全功。蓋斯症之發生。必因身中血分礦質之變化。用西法無機礦質。又不常服。多服則有中毒之處。用中藥能昆布海藻等藥。內雖含有機礦質。惟雜有他質。不經製煉。不克純全。惟本品係中國昆布海藻及其他藥品。經名醫手定。用化學方法。製煉而成。專治一切瘰癧病症。無不投劑立效。功用神奇。不可盡述。

治瘰癧唯一之特效聖藥

瘰癧金丹

每瓶二十四粒　實售大洋二元

外埠郵購△寄費加一△

初起兩瓶包好◎久病十瓶痊癒◎

專治一切瘰癧。功能消痰解毒。去結散核。和血活絡。不論新起久患。已潰未潰。投以此藥。無不奏效如神。誠救世之金丹也。

上海浙江路五馬路口清和坊對過瘰癧金丹發行處謹啓

●已讀過醫藥新聞報者　●未見過醫藥新聞報者　●均不可不備

醫藥精華集

✿本書爲醫藥新聞報第一年全年之精華編成✿

△硬面金裝▽　△六百餘頁▽　△一大厚冊▽　△價值足值三元▽

定價只有二元　現售特價一元四角　另有平裝一種特價一元（函購寄費二角）

上海　法租界薩坡賽路　西門路豐裕里　醫藥新聞報館啓

代售處　中華書局　世界書局　泰東圖書局　中西書局

戒烟

本院立志拯救黑藉同胞。早日脫離苦海。特用靈妥良藥。配成戒烟補身水。更爲便利外埠戒者起見。特製戒烟補身粉。性質和平。功效神偉。絕無嗎啡海洛因等毒質。無論男女老幼。烟癮深淺。均按吸者之體格配藥。戒時保無絲毫痛苦。戒後絕無反癮重吸之弊。

價目（戒烟補身水）每吸烟一錢。配藥水一瓶。附補身水一瓶。價洋八元。如多吸每錢加四元。

（戒烟補身粉）每吸烟一錢。配藥粉五十包。價洋十元。如零購。每五包一元二角

（外埠函購。寄費加一）（本院包戒備章函索即寄）

上海南浙江路五馬路口中一醫院戒烟科謹啓

欲得本報全璧者

請　購

衛生報彙刊

第一第二集

本書自本報第一期起至念五期止。彙訂洋裝一厚冊爲（第一集）念六期起至五十期止。彙訂洋裝一厚冊。爲（第二集）合購一二彙刊。方湊齊本報全份。內容都五十餘萬言。撰述者都二百五十餘人。集各人之心得經驗著爲學說。對於人體各症。莫不詳述無遺。所以人手一篇。猶如聘請常年之醫藥顧問。更有女子作品。爲他報所不載。而爲本報所獨有。良以女子諱病。凡人隱病。忌醫者多。今由女子口中。由曲寫出。不留[illegible]書。故本書不但爲醫家所必備。而亦爲醫林之南針也。存書無多。欲購從速。實價每集大洋一元二角。合購二冊。實收二元。郵票九五。寄費加一

本館發行部啓

衛生報

主編　丁濟萬
主幹　趙公尚

THE HYGIENIC WEEKLY

Editors Dept.
18 Jen Woo Lee, Rurkill Road, Shanghai

Circulation Dept.
780 Chekiang Road, Shanghai

總事務所
上海白克路珊家園人和里十八號

發行所
上海浙江路五馬路口清和坊對過

第七十號

本期要目

注意

凡訂閱本報全年一份一律贈送百病醫方大全一册六人同時訂閱祇收五份報費

中華民國十八年四月廿七號（星期六）

本報每逢星期六出版一册

全年五十期連郵費二圓四角（國外加半）

◉已讀過醫藥新聞報者 ◉未見過醫藥新聞報者 ◉均不可不備

醫藥精華集

❀本書爲醫藥新聞報第一年全年之精華編成❀

△硬面金裝▽ △六百餘頁▽ △一大厚册▽ △價值足值三元▽

定價只有二元 現售特價一元四角 另有平裝一種特價一元（函購寄費二角）

上海 法租界薩坡賽路 西門路豐裕里 醫藥新聞報館啓

代售處 中華書局 世界書局 泰東圖書局 中西書局

戒烟

本院立志拯救黑籍同胞。早日脫離苦海。特用靈妥良藥。配成戒烟補身水。更爲便利外埠戒者起見。特製戒烟補身粉。性質和平。功效神偉。絕無嗎啡海洛因等毒質。無論男女老幼。烟癮深淺。均按吸者之體格配藥。戒時保無絲毫痛苦。戒後絕無反癮重吸之弊。

價目（戒烟補身水）每吸烟一錢。配藥水一瓶。附補身水一瓶。價洋八元。如多吸每錢加四元。（戒烟補身粉）每吸烟一錢。配藥粉五十包。價洋十元。如零購。每五包一元二角（外埠函購。寄費加一）（本院包戒簡章函索即寄）

上海南浙江路五馬路口中一醫院戒烟科謹啓

欲得本報全璧者 請購

衛生報彙刊 第一第二集

本書自本報第一期起至念五期止。彙訂洋裝一厚册爲（第一集）自念六期起至五十期止。洋裝一厚册。爲（第二集）合購一二彙刊。方湊齊本報全份。內容都五十餘萬言。撰述者都二百五十餘人。集各人之心得經驗著爲學說。對於人體各症。莫不詳述無遺。所以人手一篇。猶如聘請常年之醫藥顧問。更有女子作品。爲他報所不載。而爲本報所獨有。良以女子諱病。凡屬隱病。忌醫者多。今由女子口中。曲曲寫出。不留豫言。故本書不但爲醫家所必備。而亦爲醫林之南針也。存書無多。欲購從速。實價每集大洋一元二角。合購二册。實收二元。郵票九五寄費加一

本館發行部啓

中西醫的比較

王一仁

中西醫學術上的比較

我自己對於中學醫術。不過學了十幾年。對於西醫尤其沒有甚深的研究。現在要把他學術上比較起來。豈非笑話。不過指眼前的事實情景，說說罷了。中醫的根本學說，是陰陽、五行、六氣。是追究人的來源。他的所說生理、病理、以及治病的方法。是包含着天時、地理、飲食、起居、做一個根本解決的。我在前面已經講過了。我嘗聽見從歐美學醫的人，回來說。外國醫學堂讀書學生。起頭：是從解剖兔類入手。再進而研究解剖人的軀骸。了解臟腑生理的病態的情形。有顯微鏡，及各種器械的幫助。對於人身腸腑生理，病理，自然精確許多。不過把臟腑生理、病理、的由來一段。忽略過去了。在這種科學昌明的時代。就醫論醫。專從人身上着想。研究出他的生理病理所以然。又加上有各種科學工藝幫忙。治病的藥物。日新月盛。西方的醫藥學。當然有很多的成績表現出來。但是不推究人的生理來源。于是對于病理的變化。不免側重實質方面。却將人來當個機械了。機械出了毛病。不中用了。可以折開來修理一番。依然還是有用。人是血肉之軀。却不能與他同論。我常怪：西國製藥。每把畜類來先行試驗。論起畜類的飲食、起居、性情、與人各別。他的腸腑生理、也就與人各別。不過他一般是受天時、地理、五行、六氣的、影響。把他來試驗。總算有一兩分意思。于是可想西藥發明的審慎。但是對于解剖一件事。何以只是在初讀書的時候。為研究生理。還解剖兔類、猴類。至于畜類的病症。應該多多的解剖，試試看。能不能叫他回復。却對於人的病症。動手便要解剖。雖然有很好的手術，及消毒。到底是很少把握的事。在一種腸胃胆府膀胱病。常有解剖後會痊愈的。可是：中醫吃藥。一般會好。為什麼一定要用手術呢？我並不是反對解剖。總要萬不得已的時候再用，才好。所謂佳兵不祥啊！還有內症、外症、在國內國外、有多少中國名人，以及我所曉得親戚朋友。受害的。假使有醫藥裁判官。我可以在一月以內。調集一千人證到來。對質於公庭之上。再召集我們中醫界治好的內症外症的病家，雙方辨論。以明學術之是非。再說到西醫所用的聽心筒。寒熱表。本可幫助診斷。就是顯微鏡及化學法的驗尿辯菌。都有他的好處。是中醫應該採用的。論到X光鏡。能殼看見臟腑的癥結。總算是有點意思了。但是：還沒有到完善的境界。我眼睛裏所看見，耳朵裏所聽見的。許多病人。照過X光鏡。病反加重。以致終于不起。這是因為電光強烈。刺激臟腑本身的原素。而且就是看清了病狀。還依然無法治好。將來醫學進步。總當有改好的一天。我常想中國人學西醫要是不到外洋。（日本還是不成功）總得不到他的好處。要是個個都到外洋。那就不經濟極了。而況有許多到過外洋。得着學士。博士、銜頭。假使沒有深入的工夫。依然得不到好處。銜頭是與學問無關的。就國內情形而論。學中醫的。從一個先生，或一個中醫學堂畢業。只要本國文字清通。四五年間。用到千元。差不多連書本都在內了。加上臨證工夫。自己再肯用功。就有成功良好的中醫希望。學西醫的費用。就大得多了。買一本西醫書。比買一部中醫叢書。還要貴。如果單在國內。得不到精深學術。要往外國留學。經費更多。回來了。有許多理論治法。不適合中國民情。業務不好。灰心下來。學術更無進步了。所以中國人學西醫。有兩種問題不經濟。一是文字的關題。一是經費的問題。我們要吸收西學精華。應該要定一種極經濟的有效方法。（說見後）

中西醫業務上的比較

我聽見某西醫學校的教授。對學生演說：『你們不要看輕中醫。現在社會上的勢力。還是中醫大。真是不得了啊！』又聽見某有名的西醫說：『中醫真是有點神秘。他的看病。神出鬼沒。勝過我們西醫。』這是奇怪極了。』這兩種說話。可以代表許多西醫的意思。我來淺顯的下斷幾句：中醫在社會上的勢力。完全根據能看病的一點。至於神秘的說法。我已經在前面演述過了。一種因。收一種果。這是很平常的事。並沒有什麼神秘與稀罕的可言。論中醫的業務。分內科。外科。咽喉。婦科。眼科、傷科。針灸科。推拿科。花柳科。有許多兼行的。有許多單行的。或者有藥。或者沒有藥。或送或賣。就是開方向藥肆中取藥。也沒有什麼扣頭。除掉少數的昧心圖利者之外。大多數的中醫。是很大方的行道。至於門診。出診。定例。多數門診是六角。一元兩角。到了兩元兩角。四元四角。要算頂多。出診是加上一倍。有的是要加上十倍八倍。這眞是例外的例外。要說到定好了醫生公法。浪漫着。加價。是應該有限制的。論到中西醫的業務發達。在內地當然中醫是多數。因為他的診金。不計較的。他的草頭方。是有效驗的。不過西醫也還佔上小部份勢力。以上海論起來：中醫門診號數。多的有百數十號。其次也有數十號。少至數號。出診的四五十家。少的數家。門診出診這樣忙。並沒有很好的學問經驗作根據。或者家傳。或者師授。得上幾張平安方子。看好幾個半輕不重的病症。年代多了。中傳十。十傳百的。來了。醫生的營業。就是建築基礎頂困難。因為病人是喜歡湊熱鬧。越忙。越要請。越清閒。就越沒有人家來問了。不過醫生的得法。也要靠上天時。地利。人事的。相幫。要不然。就難了。至於說到西醫。可以說大多數是靠着賣藥的。或者就是叫病人向指定藥房中買藥。也有扣頭的。醫生本祇要看病的錢。為什麼藥裏頭。也要賺外花呢？在中醫最早。原是自己備藥。譬如韓康賣藥。就是最好的例子。但是他的目的。並不在金錢。我常常說笑：從古醫生。都像現在一樣。中國醫藥進化。也沒有這樣博大精深了。閑話少說。再談西醫的業務、大概他最大的收入。除了藥的進款外。就是打針與解剖了。其餘如驗菌。驗胎。電氣療法等進項、也就可觀。加上他說新發明要很多的錢。也就無法辨論了。這當然不是說一切的西醫。都是沒有道德的。不過總有敗類就是了。西醫的號數。遠不如中醫之多。就是我前面所說：那個西醫教授歎氣的緣故了。一來是西醫的診斷繁複。二來是許多治療的方法。確不免有弊害。引不起普通社會的信任。不過有一層。西醫佔便宜。因為堂哉皇也的學校醫院。到處都有。中醫只有幾處可憐未准立案的學校。及簡陋的醫院善堂。而且辦理還是不得法。對門面宣傳方面。中醫是萬萬不敵西醫的。凡是一個人。多少有以耳為目的。總是：以西醫為天之驕子。不敢不信從他我在這裏要補上一句。不是說西醫完全不能看病。不過他對於學術。以及中國的社會經濟民性情形。還不十分了解。所以業務總抵不過中醫。但是上海醫生。個人最大的進款。還要算是西醫。因為他每年收入最多的。有靠近十萬左右。也就可驚了！其餘的平均收入。總比較於醫為強。因為他尋錢的方法多些呢。

疾病與心理之關係

季君

內經云。病不許治者。病必不治。治之無功矣。余嘗讀斯言而疑之。竊謂治病之有功與否。在乎醫者用藥之巧拙。而何有於病者之許與不許也。使病不許治。而吾所用之藥不適宜。治之決不能有功也。何內經所言令人若是不可解耶。吾思之。吾重思之。而吾恍然悟矣。是蓋心理之關係也。夫百病之成多由於氣。而氣之轉變則關乎心。故自信以為可治者雖重病尚易愈。自信以為不可治者雖輕病每難愈。余性素多憂鬱。故病則歷久不瘳。蓋既恐疾病之將增。又患醫者之術淺。百愁交感而反以自傷也。若夫明達之士。偶患疾病。視之如常。毫無憂念。或歌或琴以樂其心。於是疾病漸減。或竟不藥而愈。此等高尚心理。其益於身體為何如耶。反之而諸多狐疑。服藥而不信藥。求醫而不信醫。必致輕病變為重病。重病竟至死亡。非醫藥害之也。自害之也。可不痛哉。吾願病者於服藥之後安心靜臥。自信必愈。勿有慾恐之念。則疾病之愈。易如反掌矣。甯非人生之大幸乎。

疔瘡之起因及其治法

朱鶴皋

疔瘡一症。世人皆知其關係生命之大。而不知此症之發生何經。蘊毒由來。待既成之後。治而失當。則束手無策。坐以待斃。孫總理所以說知之維艱。鄙人不敢言臨症之多。見聞之廣。謹將疔瘡之起因。及治療之方法。條分縷晰。列陳如下。以備明達研究其害。及早預防。勿使其發生之後。不敢盲從洋醫。濫施剮割。昔胡將軍笠生。患一極輕之紅絲疔。經洋醫一割之後。竟致蔓延。即中國古代醫書所云。疔之毒潰而散。不可挽救故也。倘使療之得當。未始無挽救之方。考疔之劇否。須視於何經而生。如成於氣份爲輕。成於血份稍重。成於精份則極險矣。氣份之疔。屬於肺與大小腸所轄之部位。血份之疔。屬於心肝脾所轄之部位。精份之疔。屬於腎與膀胱所轄之地位。總而言之。由於飲食不潔。風濕熱毒流注而來也。視人體之強弱爲疾病之發源。分其部位。察其形色。以斷定其氣血精之輕重。若起初白色微癢不堅。時作寒熱。此爲氣份。初生形似小瘡。內若粒米。發現紅絲。此屬血份若麻木堅硬。恙之根盤深潤而色黑者。此屬精份。治療之法。手術各異。內服之藥。以七星劍爲主。再加引經之藥。以司各經之運。惟在醫者臨症神而明之。倘一錯誤。必致毒陷。則發生蔓腫。噁心神昏。竟入危途。或不即治。

△疔瘡主治法

(內服)七星劍野菊三錢。艸和豐二錢。蒂丁艸二錢。蒼耳頭二錢。麻黃八分。體虛勿用。稀簽艸二錢半。枝蓮五分。以散其毒。而斷疔根。屬於氣份加銀花二錢。貝母二錢。血份加丹皮二錢。紫草五分。屬於精份加黃柏三錢。知母二錢。

(外搽)立馬回疔丹(蟾酥硇砂輕粉白丁香各一錢。炙蜈蚣一條。雄黃硃砂乳香各六分。麝香二厘。金頂砒五分。爲末。)凡遇疔瘡破處。用以搏入孔內膏蓋好。次後追膿出斷疔根爲止。末用生肌散搏即可告痊。雖誤治或疔走黃亦可挽救於萬一也。

手淫

張士奇

手淫之原因
手淫之治療
手淫之豫防
△手淫與結婚之關係
△手淫之防止法

手淫一症。開業醫生每少注意及之。尤以在小兒科爲甚。即在一般醫生當中，對於這相類的性慾科學，亦茫然無知。一部份以爲手淫之結果，無論如何用不着注意；他部份之意則大抵恐佈於敍述此問題，最後有以爲抵抗此種疾患，全然無法可想者。以上三種意見，在通常均完全錯誤。此種錯誤之由來。由於大部份醫生迄今未對於此方面從事研究。

手淫係性的自己刺激，(或用器械及手等，或純粹精神的)至於性慾亢進，即達到性興奮之最高點同射精。因之假使發生手淫之結果，(也有手淫無甚結果者)多半是有關於神經系統或感覺器官，精神，消化系，以及生殖器頭。

依此等發生結果之現象各有不同，而治療之法遂亦各異。其他方面，在知道手淫之原因，有很多不同之可能。亦甚重要。(一)內因的，即在身體內者，如皮膚病，寄生蟲病，內科病症，生殖器病，特別是性慾過強或性的早熟，即比較的過度早期性慾覺醒。(二)外因的，即在身外的，如家庭及學校中不良教育，不正當營養。(在童年飲酒)社會情況，陽萎，節慾等。以上種種關係，必須性的既往症之確定，而與以有效之治療，但有不可忽視者，即除患者首先陳述其爲手淫患者，請求救濟外，一定之徵候，固定的症

狀，由此可推知患者或以前曾犯手淫尙無有也。現時

更有不容忽視者，卽無一定之年齡可除去其有犯手淫之嫌疑。德蘭得氏有云『手淫自童年到老年均可能』其實實行者也不在少數。手淫症例由於性交隔絕者，（寡婦，鰥夫，老處女及其他）並在成熟年齡及在老年而犯者，依予之經驗，絕對不在少數。但無從得知，因醫生方面對於病症，特別在已成熟年齡內，從未向此方面搜求。只是在青春期中之兒童有此嫌疑，自然特別適當。故在此時期，每個醫生只要稍稍記起在此生活時期犯手淫者非常普遍。卽應對於無論何種身體障碍，而其病原不明者，卽有犯手淫之嫌疑。因一般的統計學所示，人類之大部。均犯手淫，至少有百分之九十。而其中大半多在青春期內自十歲到二十歲之間。

醫生究如何决定一個可能的客觀診斷？

手淫加於器官之主要損傷，在中樞神經。腦神經衰弱。所以大多數的多年手淫者，均爲神經衰弱患者。特別是性神經衰弱。及腦神經衰弱。精神的無力，渙散，記憶力特別減弱。不喜悅嚴格的長時間的精神工作，特別是憂鬱的情調，無力的疲倦態度。恐懼的生活，爲其重要症狀。再加以消化系及循環系障碍之訴說，眼花閃發，暈眩等，則診斷已屬具備況。如更有客觀的症狀，如無可解釋的精神動作，投擺生活，提睪筋反射之減弱。包皮破裂，陰門及陰核之損傷，處女膜消失，及穿通。如此，則手淫之事已有幾分可定。但絕對安全而確實之手淫診斷症狀，仍無有也。完全確定，只有在褲上有精液斑點，及用顯微鏡檢查，在如此之斑點內有精蟲存在。

預後。依根本原因而異，疾患之久長，性格之賦與，由育制度環境等，而於性慾之強度特別有關。

手淫之治療，因並非一種病症，只是由於某種素因激成促進的不良習慣之存在，以預防爲第一要義。極力預防性的惡行之勃發。卽每個小孩之監督與觀察均從此點着眼，並從童年得起卽與以合理的性衛生教育。

實際的法療，在每個手淫症例。必須確定其病原，因此病之有效治療。舍此無特別之方也。

在通常治療，應注意手淫者之年齡，一個三十歲與他一個十五歲者。特別是精神療法，完全不同。如一個在青春期的手淫者。加以嚴重的攝生之處理，卽過度的爲此病患結果之描寫，希冀赫阻此犯罪者。完全陷於予盾。因有不容忽視者，彼義是性慾常常遏強之犧牲者，由於生殖腺過度之分泌，全器官均注入過多之性刺激素。此種生理的變化，吾人必須注意及之。此種器官之刺激，特別關於腦部，用力逼迫其作性行爲。

於此絕對所需要者（一）適當的性解說。（二）正當的精神感化。此輩青年性的成熟，經青春期已向上增高其強度之性慾，若仍完全不與以性的解釋，自然毫無意味。

故對於青年男子，從十五歲起，宜給以精神的感化，舉出手淫及於精神能力，腦筋之影響，並指出如再經長時間，則記憶力減弱，而精神大受影響，至於有時完全拋棄其畢生前程。特別對於高等學校學生。此點最爲重要。

在此種年齡之少女，予提醒伊們之虛榮心，爲一有效之方法，用過於誇張的言詞，告訴伊們手淫及於美麗之壞影響。年幼小孩，（五歲至十歲）用小小體罰恐嚇。最小小孩將手脚縛於牀上，有時亦可行之。

還有屬於手淫之一般療法者，爲水治法。除精神療法外，此法最爲重要。其法爲在晨間之全身上半體，及生殖器部冷浴。最好行全身浴，游泳，或海水浴。

除上面之一般療法外，進而研求適合病原之特殊療法。在小孩方面發癢之皮膚病頗爲重要。由此所致之手淫，醫生於治療上，頗爲有利之範圍。特別是癢疹及慢性濕疹。所有止癢藥，用爲治發癢之皮膚病，如蕁麻疹，紅色苔癬，疥瘡，錢節，天疱瘡等，藥

如煤膠，硫磺，石炭酸，昇汞石炭酸等，均有效。同樣內科致手淫之病症，如肺癆，糖尿症，除依病狀之療法外，(例如胆黃病)宜再施以止癢療法。

如究應否以藥物治療手淫？則每個有見解之醫生將回答曰，如此療法，在通常無甚意味，因手淫只是一種性慾發泄。一種性的惡習。誤入歧途之性衝動。由於不良教育。缺少思想力。乃至如此。此種之意志薄弱如何可用藥物影響之。但也有過度的性慾加強。雖不必有淫慾狂病。或慕男狂病症之存在。只是性慾加高。則常用一種鎮靜劑。對於年幼的。正在青春期或青春期已過手淫者。確係必需之制淫藥。

在制淫藥中。應有鎮靜劑。及臟器療法類藥品之分。刺激素特效藥。在直接減輕性慾或壓服之。

前時所稱爲制淫藥之大部。如溴素及其製劑。巴而得巷。亞打林。費若拿耳奴米拿耳。嗎啡。鴉片。及其誘導體。均爲無特殊性之鎮靜劑。恰如上面所介紹之水治法。

然則究可使用與否。在強度之性興奮。最初宜用無害的溴素。其形狀爲愛而能邁爾氏混合劑。溴化鉀一分。溴化鈉一分。二分之一溴化錏。發泡性的溴鹽。或一種溴藥片。晚間及必要時服一片。有時過後再改服亞打林。布苦母拿爾屋利爽及同類藥品。但決不可用嗎啡及鴉片製劑。

純粹的刺載過強狀態。可改用性刺載素藥品。此物爲何。因松菓腺疾患。而性慾早發之事實。得一結論。即從此腺有制止性慾之功効驗發出。其實此宰抽出劑。在性慾增高。性慾感覺過敏。(性慾狂症。慕男狂。性慾早熟。膣痙攣)及由此發生之高度手淫。用爲有效的實用制淫藥。在性病實地治療上已完全確定。

此種藥片之最好者我喜用。(一)松菓腺越幾斯(spi land l Lenach)原包裝小瓶)每二三日注射一次。或每日二次。每次一片。(二)愛皮拖達耳(spisogal Lab scin)每日飯後二次或三次。每次一片。

如作者以十年間從事手淫之治療。深知治療之種種困難。則用此種臟器療法。在吾人整備治療或年未婚手淫。此所遇之困難中頗爲有益之企圖。然一種永久繼續治療強度及正常的性慾之法。則此仍非。不過暫時服用此藥。則頗爲必要。有時其效果頗佳也。

有時尤其有後尿道炎。或攝護腺炎症候。用硝酸銀溶液灌注後尿道。功效最佳。起始用二千分之一之強度。徐徐加至五百分之一。如患者爲小兒。其手淫多半爲本能的動作。故將其手縛於床上。或束上防手淫帶。也無其他妨碍。

然而如上所述。最大困難。爲老年患者之手淫治療。尤是成長之人。有正常或已增強之性慾。此輩大多爲未婚者。因倫理或宗敎之原由。亦或恐怖疾病傳染。而拒絕婚外之交接。

吾人應否介紹未婚手淫者。以婚外交接之法。此問題異常重大。而一般醫學家。亦有很不相同之答案。此種婚外交接之在今日。大多由公開的。或秘密的賣淫爲其媒介。但此即爲男女兩性性病之源泉。如斯男子幾完全在婚外。而女子在婚外後被傳染。因此除倫理及道德的反對原由。如此建議已屬錯誤。若再介紹一成年手淫者則以婚外交接。大有使其被傳染花柳病之危險。

或有人將反對予說曰。吾人可同時介紹患者預防藥品。以防性病。但吾人又知。如此達到之傳染預防。並非絕對的，即使婚外交接之性病傳染最少，或全無此種婚外之交接，仍非治療手淫疾患之良方，因大部分老年手淫者，的確曾在性成熟年齡內，已從事交接。如手淫者尚無此種情事，則此種方法，爲道德的犯罪。故菲爾變根氏有至理名言曰。『欲手淫患者由婚外之自然交接而去其重患之治法，吾人覺爲此種難題之危險解決』關於如此方法給與少女之錯誤，因顧及，或然之受孕，此地更無容費語也。如此之方法，在醫生方面，依予之意見，更是一種道德之罪人。

然而對於未婚手淫者。由一種激烈的性

衝突。促其作用行爲。究有治療之法乎？則有人必答曰。（一）結婚（二）節制性慾。

許多有經驗之醫生，均介紹結婚可治好手淫此種方法，依予之意，完全錯誤。因結婚並非節制及治愈手淫之可靠良方。其證明多有許多於不幸之結婚中，己身爲人父者，而其通常性慾之滿足，仍陷於手淫之一途，且有許多手淫者，並未有醫生之參加，已早從事結婚問題之解决矣。但結婚仍然是與婚外交接一樣，少有治療手淫之效。

（二）勸其節制性慾。仍非善策。性成熟之身體。有性行爲之要求。無論其爲正常。或手淫的。因此節制手淫。通常不過只能暫時行之。決不能一生如此。因之惟一宣告手淫者一。致到結婚前絕對長久節制性　。而未婚者。應終身如此爲全無意識之舉。因爲人類渴望滿足性慾是天然的。所以不能永久用力壓制。然此究不能與醫生以介紹婚外交接之口實也。

吾人正在困難之中，而其解决之法，至今尚未能發見。因即如精神療法，催眠術，精神分析等，自然不能改變生殖腺之内分泌，以至性慾發生之改善，因之開業醫生均避婚外交接之介紹，而只限于減低其過强之性慾。

有少數醫生，特別對於性慾過敏（性慾狂症，及慕男狂）曾有施手術之建議。如陰部箝制等陰核切除，甚至去勢，予對此種種。完全反對。因爲用陰部箝制及陰核切除術仍不能除去不正當之性慾。及性慾過敏症。因前者係卵巢（或睪丸）所致陰核　。除只造成一種人工的交接不能。而缺少此種由陰核發出之快覺。其他同業例如康得爾氏曾有一手淫者性慾過强之症例。用斯坦那氏手術輸精管兩側切除爲最後之方法。如此加斯氏曾用此以代以去勢法。但均毫無結果。因以後發生之青春線增殖依斯坦那氏之理論，反增高性慾，故如此適得其相反之效用也。

予反對以最悖理之去勢法治青春期中，或過青春期後之手淫，因只造成一種無性狀態，即如此之狀態，其結果較極端手淫尤甚。更有進者，以後者接種別的生殖腺，在通常己證明其有損失無益矣。

基於性慾異常之手淫，目今尚無善法可治，其治療之重要點，即在此種異常之自身，此種治療，現時包括在精神分析内，但希望尚甚少也。

遺精病理中西相通之我見

王治華

健康之體。氣盛精旺。淡色慾。節房勞。其有偶然一遺者。非病也。乃盈滿而遺也。若每夜一遺。或三五日一遺。致疲勞倦怠。耳鳴頭眩。則病矣西醫有生理病理遺精之分。而病理遺精則又有有夢無夢之別。與中醫之說。實相吻合者也。

中醫之論遺精。不外有夢無夢濕熱三者。以有夢爲心病無夢爲腎病濕熱爲肝經下注病。西醫則曰神經衰弱。脊髓中樞神經衰弱。局部疾患鄰近疾患三者。細繹其理中西醫可相通者。爰爲歷證明如左。

一西醫之所謂神經衰弱先後天神經衰弱。貧血而兼衰弱者。即中醫之所謂無夢屬腎而遺也亦即虛勞症也。金匱曰。勞之爲病。其脈浮大。手足煩。春夏劇。秋冬瘥。陰寒精自出。又曰。失精家小腹弦急。陰頭寒。目眩髮落。脈極虛芤。爲清穀亡血失精是也。

一西醫之所謂脊髓神經衰弱而促其遺精者。多脊髓病患。及中毒慢性後部尿道淋。即中醫之所謂有夢屬心而遺者也。然腎主骨髓。則此症應合腎矣。殊不知脊髓神經中樞受傷者。蓋因房事手淫過度。或淫思所致。而房事手淫淫思。實由君火一動。相火隨之所致。心腎二臟。同時受病。特心爲主使。而腎受其傷。以主要原因言之。故曰合於心也。

一西醫謂思之主宰在腦。與心何關。抑知思屬於腦。中醫亦嘗經先賢丹溪論定曰。見人之思。每以手按腦而尋索。則可知思之在腦。其說較西醫尤簡括明確但西醫亦嘗言腦筋有通於心者矣。大凡人見美色觸於目。

中国近现代中医药期刊续编·第一辑

即入印於腦而起智思。因腦筋通於心。而君火搖。相火遂因之而熾。吾之合思於心者。仍本西醫腦筋通心之說也。

一西醫之所謂局部疾患。鄰近器疾病。即精囊炎腫傷。尿道狹窄。龜頭炎。痔結核。及直腸炎等。在中醫即屬肝經濕熱下注。乃濕邪入裏化熱傷陰所致也。蓋肝經濕熱下注。則小便短濇而成五淋。或者陰生濕瘡。且痛且癢。甚至腿腹交界之處。發生結核。若濕傷陰者。則多在後便血而成直腸炎者是也。

由上說觀之。中西醫於遺精病症。雖持論各異。而理則一也。惟名詞不同。說理因之而異耳。其學理相通。所謂異曲同工。殊途而同歸也。雖然。病理上之立論。固難免無是是非非者。是當平心靜氣而研究之。以闡明學理。豈容存畛域之見。而互相攻訐每笑淺見者流。學未窺徑。於異己者則嘵嘵不休。妄肆批評。亦多見其不知量耳。

遺精芻言

秦丙乙

遺精一病。患者每多未婚之青年。除因生理上關係外。苟症屬病理。往往經年累月。纏綿不清。其痛苦可想見矣。於此有術焉。可令不藥而治。即令患者速就婚事。完姻之後。不特宿恙可愈。身體亦將由茲而健康。此乃經驗。誠非虛語也。欲明此中原因。當先知遺精病之所由來。人皆知遺神可分二種。一有夢。一無夢。有夢症輕。無夢症重。然有夢者。無夢之先導也。無夢者。有夢之結果也。不論有夢無夢。皆屬思想紛紜。相火沸騰所致。以腎精為所振迫。而下行不禁也。苟使君有婦。衾枕不孤。則大欲已遂。如魚得水。非分自息。妄想當絕。況琴瑟既調。英華發育。尚何遺精之有。猶之無羈野馬。本飄蕩奔逸。無所底止。今則駕馭有人。按轡徐進矣。此理也。本極平常。無足神祕無如病家計不出此。故遂湮沒而不彰耳。芻蕘之見。想亦為讀者所樂聞歟。然而天下之事。利弊互見。此事亦何獨不然。苟新婚之後。任情妄為。不知節止。甚或心猿意馬。舊習未改。則末流之弊。轉不若未婚時之為烈害矣。必也寡慾自矢。心無旁及。庶有益而無損也。質之醫家高明。以為何如。

遺精之病理及其攝生法

過有容

病症之最不幸者。莫甚於男子之遺精。經過太久。必致成為陽痿早洩。興味不感等症。在一般未婚的青年。受外界異性的引動。腦筋中深應着。所見的女性。夢眠求之。性慾衝動的時候。精液隨意漏出名為遺精。或有用手淫發洩精液。貪一時偷快。受終身貽害。但患者每含羞不治。因循自悞。如斯症候。統稱之曰遺精。通常分別為兩種。曰生理的遺精。及病理的遺精。

（甲）生理的遺精　生理的遺精者。乃是身體強健的男子。精液分泌旺盛。不得正當之交合。常於睡眠中。因夢想而遺精也。遺精次數。人各不同。有一月中遺泄數次。然身心均甚健全。毫無衰弱現象者。不得視其為病症也。

（乙）病理的遺精　病理的遺精者。陰莖不勃起。亦無春情發動而遺精。迨醒覺後。始知精液漏出。身心甚覺不快之症。常有漸至白晝醒覺時。亦遺遺精者。如斯症狀。名之曰病理的遺精。其初或因受刺戟而致遺精。漸次病根日深。或瞥見女性。忽有所思。即致遺精。患此病理的遺精者。其交接有不快之憾。陰莖之勃起力愈衰弱。從此遺精之次數愈多。身體日現衰弱。面無神色。皮膚蒼白。頭昏腦脹。耳鳴心悸。腰酸腳軟。失眠早泄。首食乏味。多夢善驚。記憶衰弱。日漸消瘦。致成癆瘵重症。或竟不治。

遺精攝生法　遺精。為青年男子最多之疾患。健體之遺精者。可使為正當之交媾。本無大礙。倘若病理的遺精。大半多由於妄行手淫。及房事過度所致。宜速為戒絕。毋貪一時之樂。貽終身之害。此外如性史戀愛小說。均不可看。務宜注意精神修養。煙酒有刺戟性食物。一概戒除。以免引發慾念。至其日常之執務。當依嚴格之規定。使其成爲習慣。試看鄉村之男子。日出而作。日入而息。終日勤勞。其所患遺精病者較少。此明証也。預防之法。當注意睡眠被褥不宜過暖。身宜側臥屈膝。兩手不宜近陽物以免接觸勃起。清心寡慾，爲避免遺精之良法也。

石膏之研究

余擇民

△西醫謂爲毫無醫治作用
△中醫特爲熱症要藥
△張仲景與以白虎之別名
△余用以治愈一垂死痘症
△余爲他醫之攻擊
△余之譽隨毀至
△余之傷心一笑

石膏一物。西醫謂爲不供藥用。只有燒石膏。可裂爲石膏綳帶而外用之。又可供塑像。或造窯器模型。及製造裝飾品之用。而在中醫。則用以外解肌熱。內清實熱。治熱狂斑疹等大熱症。均隨手而效。應如桴鼓。由此觀之。西醫謂爲毫無醫治作用者。重誣石膏矣。

（形狀）本品化學名曰硫酸鈣。又名含水硫酸鈣。其透光者。爲元精石。不透光者。乃爲石膏。爲菱形結晶。或燕尾狀雙晶。每層厚數寸。硬度甚低。爲纖微狀者。曰。纖微石膏。細粒相集。色白如雪者。曰。雪花石膏。又有黃。黑。紅。青。等色。可供肥料之用。山西之舊汾州府。（汾水中域。）及浙江。雲南。等處。皆產之。

（功用）本品體重質堅。氣味俱薄。性寒。能清熱降火。氣辛。能發汗解肌。味甘。能和脾生津。爲胃肺諸經實熱之要藥。

（主治）治胃經實熱。肌膚燔熱。發汗。時行溫疫實熱。傷寒實熱。中風。中暑。煩躁。熱狂。大渴引飲。大汗。自汗。發斑。發疹。口乾。舌焦。實熱咽痛。及牙痛。胸悶腹滿。腸胃結氣。小便赤濁。等之由於熱者。以及小兒丹毒等。皆有奇效。

（別名）石膏。又名白虎。爲漢代醫聖張仲景氏所命名。傷寒論有白虎湯。方用石膏一斤。知母六兩。甘草二兩。硬米六合。治傷寒汗出。渴欲飲水。脈洪大浮滑。不惡寒。反惡熱。立效。其所以名白虎者。虎力最猛。石膏解熱之力亦最猛。故名石膏曰白虎者。美其名而昭其色也。後世庸俗者流。視石膏如眞虎。一若其眞如虎之能傷人命。而不敢一用。殊可笑矣。至金元以後。一般醫家倡導陰陽。五行。運氣之說。謂仲景名之曰白虎者。取西方金水之義。謂其能止熱邪之陽亢也。余生平愛讀中醫之古書。而不喜後世陰陽五行之說。彼所謂爲取金水之義云云。則非余所敢知矣。

（治驗）顧君雲青之子。年十三歲。於上月（九月）出痘。二十日見點。始延甲醫某治之。甲醫見痘不起發。用參。耆。歸。芎。肉桂。姜蠶。炮甲皂刺。桑樹虫。之屬。以溫補烘托之。至四朝依然如昨。次延乙醫某診之。乙知甲醫之誤。改進活血化毒清液之劑。如紅花。紫草。大貝。知母。連翹。石膏之屬。如無該乙醫胆小。石膏雖用至一兩。（彼已自居爲大胆）奈因病重藥輕。且又泥于活血。故仍不能見效。乙醫復託人轉告顧君曰。『此死症也。我無法療治矣。』顧君一聞此言。其傷悲焦急爲如何。此第五朝之情形也。

時余方出診於他方。顧君急以長途電話招余回。余診之。見其顏面碎密。有如蠶子。脣下成餅。兩頤及頷下。只有菉豆大五六粒之亮殼痘而已。胸腹甚少。背部亦不多。兩臂成片。均如蠶子。而不成爲痘。腿以下更無論矣。肌膚炙手。脣焦裂口。喉痛。舌苔焦裂斷津，鼻腔燥而無涕。大渴引飲。譫語神昏。奄奄一息。余覩此情形。隨問曰。「在未發熱見點之前。曾食何物否。」顧君沉思少傾。忽曰。「微先生言。余幾忘之矣。發熱前。曾食蟹。」余又問曰。「曾服何

中国近现代中医药期刊续编·第一辑

藥否。」顧君急取甲醫。及乙醫方箋與余。余審視一過。曰。「乙醫之方。雖未完全到家。然尚不不害事。甲醫之針。實害之矣。但余今既來。以盡人事。服不服主權在君。好與否。我不負責。君能許我。我即處一方。否則余不處方也。」於是得顧君之一諾。余乃爲之處方如左。

（診斷）

痘症五朝頭面碎密。胸腹稀少。舌燥唇焦。肌膚灼熱。以致腠理不開。故痘不外出。不可認爲體虛。誤進溫托之劑。非服涼下大劑。不能收效於萬一姑擬一方。聊盡人事。

（處方）

生石膏「四兩」鮮石斛「一兩」生大黃「三錢」烏犀角磨冲「一錢」上川連「二錢」銀花「一兩」羚羊尖磨冲「六分」生黃芩「三錢」淨連翹「五錢」鮮生地「一兩」生梔子「五錢」活水蘆芽「五兩」「熬水煎藥」鮮竹葉「三十片」

（未完）

梅毒檢查法

其淦

△邁尼凱氏梅毒溷濁反應液應用法▽

現時梅毒檢查法。應用各國血清反應。概難免互有短長。結果仍以瓦氏反應爲最確實。用爲梅毒診斷之標準。然檢查材料。殊難得適當之臟器浸出液。且檢，術式複雜。設備難週。而日常忙碌之開業醫家。殊感用之不易。是以醫界同人。渴望甚久。希得一代用瓦氏反應而準確及簡單操作之新法。故世界學者。莫不焦思研究之。允推邁尼凱氏發明溷濁反應。試驗簡單。而其成績確實優良。經一九二三年十一月。開第三次萬國血清研究會議。爲世界諸專門學者承認之。

戒鴉片銘

（仿劉禹錫陋室銘）（張幹芬）

家莫言富。吸久則窮。身莫言健。成癮則癃。是斯鴉片。惟吾很忡。牙齦相炮黑。面色欠燈紅。談笑覺鬼子。往來無仙翁。可以短介壽。少善終。無助吹之資產。有可鬻之妻童。壞譽於鄉里。法犯在衙躬。曾子云。戒之戒之。

本試驗所必要之設備及術式。極其簡便。而其試驗祗需室溫一小時。即可由肉眼識別。時間經濟殊節省也。

△試驗術式

一，以甲試驗管取邁氏越幾斯○•一西西。

更以乙試驗管取三%食鹽水一•○西西此兩試驗管。放入攝氏四十五度溫水中。加溫十五分鐘。（試驗管係用一種口徑薄壁者）

二，次以所檢血清○•二•貯於丙試驗管。血清係用活動性者。（如瓦氏及其他各種血清反應。須將血清加溫于攝氏五十五度中。二十分鐘毀爲非動性）。本反應無須此種手續。

三，以前取邁氏越及食鹽水。在攝氏四十五度溫水中。加溫至十五分鐘。即將乙管內食鹽水。迅速傾入甲管越幾斯內混合。再將甲管內液。迴注乙管爲要。（注意 混合時。將食鹽水加入越幾斯內。務宜操作迅速。此時越幾斯食鹽水稀釋液。已變爲乳白色狀態。呈不透明之溷濁液。以滴液管採取觀察。則仍透視也。

四，如上操作。所得稀釋之越幾斯液。用滴液管吸取一•○西西速即注入丙試驗管血清內。速爲振盪混和之。（注意）吸取稀釋越幾斯之滴液管。臨用時。須通過火焰內二三回。俟稍溫用之。前項各種操作。所用之滴液管。須分別應用至要。

五，右混和液。放置於室內溫度一小時之久。持試驗管。對窗格前明亮處視察如。

完全透視爲陰性 −

完全不透視爲陽性 ＋

半透視爲半陰陽性 ±

本試驗之結果。係操作終了時間。後用肉眼觀察爲原則。强陽性者。及確實陰性者。僅需五六分鐘。卽可得陰陽判別。倘將所試混合液。放置於室温。達至翌日。在陰性血清。其透視狀態依然不生變化。如在陽性血清。本爲不透視狀。試驗管內容。因時久則漸次沉澱。其液亦變爲透明。不過此液如振盪温和後。仍爲不透視狀態也。

▲關於試驗諸要點

「一」對於所檢血清一分。用邁氏越〇·一。食鹽水一·〇。患者血清〇。二。爲必要配合之成分。如欲易於觀察。越幾斯及食鹽水血清。照量加一倍調製可也。

「二」越幾斯加食鹽稀釋液。一時爲多量調製。以備分別加入多數血清內試驗。則稀液將漸次冷却。因冷却則首尾成績不能一致。故一時不可調製多液。最大限度。祇能一次調製稀釋一〇·〇「可檢血清十份」不能再超過此數也。

「三」未將血清注加稀釋液之先。用滴液管吸取稀釋幾斯。對窗格處仔細觀察。透視與否。預練習之。如對於本試驗操作不熟練時。往往以稀釋液本身涸濁。不透視之故錯悞。致陷試驗成績不能有眞確結果也。

「四」一般血清反應試法。因使用越幾斯純品。及不純品。或已變壞者。成績上最爲有關重要。

「五」留意絕對不能混入水分。假使僅微潮濕滴液管。一經取用。遂致原液不堪再用。

「六」越幾斯置於室內。或櫥中均可。禁忌受熱。及氷室貯藏至要。(未完)

「現代醫家應有之知識」

俞天荒

- 注射法
  - 皮下注射
  - 皮內注射
  - 靜脈注射
  - 肌肉內注射
  - 硬膜外注射
  - 腰椎穿刺法
  - 神經幹內注射
  - 派拉芬注射

▲注射之法分列八種
▲病灶深淺各有所宜
▲能知注射收直接治療之效果
▲專用注射有直攻病灶之能力

(三)靜脈注射法(續五)

「靜脈內注射之意外不幸事」

「中毒」 因藥液性質之不純。而致發生意外事者。其原因爲藥液之含有毒質。及製造之不良二種。如因藥液之含有毒質。其發病形狀甚多。當於各藥品項下論之。如因藥液製造之不良。或調度與血液不合。或因酸性反應之太過。或因强鹼性反應之故。此外則爲過敏性之一種。凡若此者。皆足發生意外之危險。不可不防。現經多數有識者之考證。謂藥液中毒。否認其他諸項。謂專屬於藥液混入血液。必發生反應。假使。迅速注射大量。則發劇烈之中毒病狀。而致危險。故必量用適中。乃免意外。

「疼痛」 在手術練熟之醫生。行靜脈注射法。疼痛極微。決不使患者。感受疼苦。又疼痛之部份。以皮下爲限。針尖在靜脈管內。決不疼痛。倘針尖在靜脈管內。而覺疼痛。乃刺破對壁之故。卽宜抽出少許。更變平行方向插入。以針尖部不覺疼痛。乃可注射藥液。又神經過敏之患者。於穿刺之際。非常恐懼。宜用局部麻醉劑。塗於穿刺部皮下。或用極微細之小針。注射一二滴。使成小邱。再於小邱處。刺入靜脈中。以注射藥液。但此種方術。易行失敗。因局部麻醉。肌肉澁滯。不易達於靜脈管壁之故也。

傷寒今釋（續）

陸淵雷

亡陽之證。而其理稍隱。蓋微急難以屈伸。是四肢之運動神經失於濡養而拘急也。神經所以失養。因津液受傷之故。然津液眞正乾涸。其人當立死。豈但四肢拘急而已。今不過津液缺乏。不能輸達於四肢耳。輸達津液。須有適當之體溫。以鼓動細胞之生活力。體溫之來源在內臟。四肢距內藏最遠。則體溫最難達到。故病至逆冷。必先從四肢之末端起。古人心知此理。故以四肢之溫涼。候體溫之盈虛。而謂四肢爲諸陽之本。其實四肢非製造體溫之地也。今津傷而陽又亡。則體溫最難達到之處。津液亦最難輸達。故病變不在他處而在四肢。故曰四肢微急。是亡陽之證。明乎此理。則時醫一見拘急。便用羚羊定風者。其爲悖謬不言可知。

又吾此處所謂亡陽。不過取文字上便利。並非眞正陽脫之亡陽。若陽脫之亡陽。則是四逆湯附子乾姜湯證矣。

桂枝加附子湯方　桂枝三兩去皮

芍藥三兩　甘草三兩炙○玉函作二兩

生薑三兩切　大棗十二枚擘　附子一枚炮去皮破八片

右六味。以水七升。煮取三升。去滓。溫服一升。本云桂枝湯。今加附子。將息如前法。

此方以桂枝湯暢血運斂汗漏。以附子恢復細胞之生活力。所謂回陽也。李氏綱目。引虞摶曰。附子稟雄壯之質。有斬關奪將之氣。能引補氣藥行十二經以追復散失之元陽。引補血藥入血分以滋養不足之眞陰。引發散藥開腠理以驅逐在表之風寒。引溫暖藥達下焦。以祛除在裏之冷濕。按細胞生活力之作用。各隨其所屬臟器而異。附子之用。若非興奮全身細胞之生活力。豈能無所不至。如虞摶所言乎。凡興奮之藥。皆具刺激作用。附子自不能獨異。然西藥之興奮劑。不過刺激腦脊髓及末梢神經。西醫所習用者爲強心劑。乃專於刺激心臟。使張縮加強加速。不知病至心臟衰弱。脈微欲絕者。其津液無有不涸。細胞之原形質。無有不損。是不但陽虛。其陰亦傷矣。今乃刺激心臟。使勉強興奮。譬如無膏之火。煽之使焰。無源之水。激之使行。雖能取效當前。不旋踵而竭熄耳。故所見注射強心劑者。結果俱不良。惟附子則不然。其刺激作用。普及於全身細胞。而各臟器平均興奮。津液之來源自盛。原形質不致竭絕。故一度刺激之後。絕無衰弱反應也。然陰虛之甚者。但用附子。危險亦甚。蓋原形質雖由生活力而滋生。生活力亦藉原形質而發動。此卽陰陽互根之理。今原形質虧損已甚。而遽以附子刺激其生活力。興奮一起。陰津未及滋生。先自告罄。必須大劑養陰藥。引之以附子。或有萬一之望耳。以上所論。因附子而暢發其義。至桂枝加附子湯之證。本不甚劇。不過津液略傷。陽氣微損而已。眞正傷津亡陽。則桂枝湯又在所禁矣。

太陽病。下之後。脈促胸滿者。桂枝去芍藥湯主之。

本論中言脈促者。太陽中篇云。太陽病桂枝證。醫反下之。利遂不止。脈促者表未能也。太陽下篇云。太陽病。下之其脈促不結胸者。此爲欲解也。與此條而三。皆是太陽誤下。爲逆不甚之脈。自王叔和以後。皆言脈來數。時一止復來名曰促。爲陽盛。（辨脈法。脈經同。）然叔和又言。桂枝下咽。陽盛則斃。（傷寒例。）此條脈促。竟用桂枝。且去芍藥。則叔和之說自相矛盾。故錢潢云。脈促非脈來數。時一止復來之促。卽急促。亦可謂之促。顧憲章云。促有短促之義。然如錢形之說。則與數脈何異。促仍當是促結代之促。卽脈搏有間歇也。凡間歇之脈。必因心之張縮有間歇。或因心臟衰弱。無充分噴射血液之力。鐵樵先生所經驗下後汗後濕後。常有見間歇脈者。則下後脈促是事實。大概因藥力太暴。生活機能急劇變化之故。此係暫時之局。卽能自復者也。誤下之甚。至於結胸痞鞭。則當用陷胸得心諸湯。今雖不痞結。而胸滿已不宜芍藥之酸斂。故去之。

桂枝去芍藥湯方

桂枝三兩去皮　甘草二兩炙　生姜三兩切

大棗十二枚擘

右四味以水七升。煮取三升。去滓溫服一升。本云桂枝湯。今去芍藥。將息如前法。

若微惡寒者。桂枝去芍藥加附子湯枝主之。原本無所字。今據成本玉蘭補。

承上條而言。下後若不但脉促胸滿。且因陽虛而微惡幾。則於前方加附子也。

桂枝去芍藥加附子湯方

桂枝三兩去皮　甘草一兩炙　生姜三兩切

大棗十二枚擘　附子一枚炮去皮破八片

右五味以水七升。煑取三升。去滓溫服一升。本云桂枝湯。今去芍藥。加附子。將息如前法。

（三十四）太陽病。得之八九日如瘧狀。發熱惡寒。熱多寒少。其人不嘔。淸便欲自可。一日二三度發。脉微緩者。爲欲愈也）脉微而惡寒者。此陰陽俱虛。不可更發汗更吐更下也）（面色反有起色者。未欲解也。以不能得小汗出。身必痒。宜桂枝麻黃各半湯）

淸便欲自可。玉函千金翼俱作淸便自調。釋名云。圊。淸也。至穢之處。宜常修治。使潔淸也。案圊卽廁所。本論中淸便淸穀淸血。俱係圊字之假借。淸便謂大小便也。此條首二句爲總旨。以下分作三段。從如瘧至愈也。爲第一段。從脉微至下也爲第二段。從面色主來爲第三段。逐段釋之如下。

動脉血管有兩種神經。一司血管之擴張。一司血管之收縮。太陽中風傷寒之始。因皮膚驟遇寒冷而起。故皮膚收縮。小血管亦收縮。血之達於表層者益少。故惡寒不己。及體溫鬱積既多。血管中兩種神經交互興奮。血管時而擴張時而收縮。血管擴張時。熱血達表。則不惡寒但發熱。血管收縮時則復惡寒是卽寒熱往來之少陽病。得病八九日。正當少陽期。如瘧狀發熱惡寒。亦似少陽之寒熱往來。然少陽有證嘔。今其人不嘔。則非少陽也。病亦有不見少陽。由太陽透傳陽明者。則八九日正當陽明期。然陽明不惡寒且有裏證。今其人仍惡寒。且清便欲自可。是無裏證。則非陽明也。血管之擴張收縮。一日二三度發。脉搏亦以漸和緩。是知體溫將復其常度。故爲欲愈。可以弗藥」。

若心臟張縮無力而見脉微。體溫不及常度而感惡寒。是爲陰陽俱虛。陰謂裏。陽謂表。古人以脉微爲內守之陰虛。惡寒爲衛外之陽虛。若是者當溫之。輕則桂枝加附子。重則附子湯。（見少陰篇）發汗吐下。俱所當禁矣。

若面有潮紅之熱色。則鬱積之體溫未能盡散。故爲未欲能。然熱已微。且已達表。汗液亦已停蓄於汗腺中。但以體力已弱。未能擠出於皮膚。故汗液乃作痒於皮下。與麻桂各半湯小發其汗。則愈矣。

桂枝麻黃各半湯方

桂枝一兩十六銖去皮　芍藥　生姜切　甘草炙　麻黃各一兩去節　大棗四枚擘　杏仁二十四枚湯浸去皮與及兩仁者

右七味。以水五升。先煮麻黃一二滯。去上沫。內諸藥煎取一升八合。去滓。溫服六合。本云。桂枝湯三合。麻黃湯三合。幷爲六合頓服。將息如上法。

漢晉以二十四銖爲一兩。林億計算此方藥量。乃麻桂二湯各用三分之一相合而成。

偽藥條辨

特價展期

廣告

是書內容已詳去年各醫報廣告。定價六角。特價六折。加郵掛號八分半。兩部以上。每部加二分半。十部以上加贈一部。每部附贈白喉忌表抉微駁議一册。原限舊曆年終截止。前蒙各醫報介紹。在近省銷數已鉅。惟遠省俟廣告到達來信。非月餘不可。而特價期限已滿。以致不能普及。爲此再展期三月。以舊曆三月底爲止。一切贈品。仍照前例附贈。惟直向紹興大街和濟藥局購者爲限。凡寄售處應不附贈。概售七折

（總發行所）紹興大街和濟藥局　（分售處）上海四馬路大東書局　上海三馬路千頃堂

幸福報

第一集　彙訂

現已出版　實售一元

本書共一百頁計三十萬言由全國數百位名醫選述內容所載完全切合實用無論內外婦幼花柳等症以及一切急救自療方法莫不應有盡有得此一書小病能自行治療大病免藥石亂投稱之爲『康健保障』誰曰不宜存書無多欲購從速

總發行所　上海浙江路北京路北首洪德里幸福報館

國醫許半龍近著

藥籤啓秘　一册　實價四角二分

本書經數年來藥物研究和外科臨診的實驗選取最需要幷爲上海各醫院善堂所常用的外科藥品百餘種分外用內服二類每類所屬的方劑附有名稱效用和製法用法等打破神秘明白宣示便於醫士的製煉藥舖的製售醫校的教學病家的參攷一般的需要

內經研究之歷程攷略　一册　實價二角七分

本書爲提供內經研究上必要的準備智識爲限度幷就其實際上之背景而予以有系統的說明在理論方面力求考證明確對於歷來學者研究之作品各就其得失分代討論誠爲最近內經研究之唯一佳構

烏瞰的中醫　一册　實價一角二分

本書分緒言定義範圍目的價值源流與西醫之比較與教育之關係整理與推行外人之信仰十章跳出中西醫學的圈套就鳥瞰的見解爲國醫的概論

（以上各書函購郵費加一）

寄售處　上海三馬路望平街千頃堂書局　上海四馬路棋盤街文瑞樓書局

瘰癧概論

急性瘰癧發之暴而易潰
慢性瘰癧發之緩而難消

◉痰癧起於多痰而兼有外感或忿鬱
◉濕癧起於濕滯經絡致生腫脹
◉氣癧起於過怒傷肝血液滯而結核

（緒言）是症分急性慢性兩種。急性者發之暴。易生而易潰。故易治。慢性者。發之緩。既生之後。堅硬難消故不易治也。其生於頸部或腋下者。以其部肌肉柔軟淋巴腺最多。血熱痰毒。凝滯於內。易生腫脹故也。或多粒集合。細如葡萄。或大塊凝結。巨如刀柄。故古時稱爲馬刀俠癭者。初起之時。間有作痛。但多數不覺痛苦。故不甚注意。冀其自愈。及至經過時間既久。其形腫大。其數亦增。後或化膿潰爛。或竟變爲危險重症。本品集合中西醫學之結晶。而爲專治瘰癧之特效藥。特說明爲原理如此

痰癧

（原因）痰涎壅滯。平素濕重多痰。肺胃之氣。不能清肅之素因。或有感受外邪。或精神上受忿怒之戟刺。氣血鬱而不行。致淋巴腺腫大。則成痰癧。

（病狀）痰癧病狀。初起項間。生一小核或數核。在皮裏膜外。不覺痛癢。皮色亦不變異。日久漸大。傍附小粒不一。久則成膿潰爛。又有謂之失榮者。生於背之上。耳之後。初起腫核。日漸腫大。堅硬如石。推之不移。按之不痛。半載一年。方覺隱痛。久亦爛潰。

（治法）痰癧之病。治之最易。以本品瘰癧金丹。每服二粒至四粒。以仿單所載之服法。按法服之。一星期後。即能全愈。至惟失榮之症。最爲難治。但用本方瘰癧金丹治之。亦能防止其脹大。消化其毒液。使其日漸軟化。實急救之良法也。中國通用之方藥。惟犀黃醒消丸犀黃醒消等。遠不及此藥功效之速且確也。

濕癧

（原因）天氣亢熱。感受暑濕之邪。搏結血絡。凝滯於淋巴腺內。發爲瘰癧。

（病狀）此症因痰涎流聚成塊。不紅不腫不硬。不痛。推動滑軟。多生頭項肩背腰股亦有生者。癧形如梅李。甚則遍及全身。久則紅腫潰破。而易於收斂。兼者。此由飲食寒熱不調。飢飽喜怒不節。脾氣不能轉運所致。法尚豁痰行氣。

（治法）大抵生於上半身者。多兼風熱。下半身者。多兼濕熱。其或生咽喉結核。腫痛。頸項不得回轉。兩腋下有塊如石者。宜消解散。風痰鬱結而生核若。宜消風化痰湯。生於耳後連及項下三五成簇者。宜合化丹。項後疙瘩。赤硬腫痛者。宜山藥膏。通治痰癧。宜小胃丹或控涎丹等。但藥方既多。配合非易。反覺煩而無當。不如用瘰癧金丹。最爲效而功速。

氣癧

（原因）憂思恚怒。肝家鬱火。困遏不舒。血液循環上發生障礙。凝結於淋巴腺內。發生結核。

（病狀）頸腋之內。初如豆粒。後如梅李。累累如貫珠。推之移動。無根。易治。可用針灸敷貼腐蝕之法。推之不移動。有根難治。不用針灸敷貼腐蝕之法。誤用則破潰難於收斂故也。凡男子患此。增寒壯熱。咽痛項強。面部青筋暴露。潮熱咳嗽。自汗。盜汗等症。婦人眼有紅絲。經閉骨蒸。五心煩熱。白帶頻仍、少腹脹痛等症。久則必變瘵勞。而成絕症。

（治法）普通治癧之法。如內消瘰癧丸。瘰癧仙方等類。其用蜈蚣山甲巴豆牽牛者。實屬不知病情。無知妄作。其用消痰化滯。鹹寒清熱。軟堅行血之劑。亦不能收其全功。蓋斯症之發生。必因身中血分礦質之變化。用西法無機礦質。又不常服。多服則有中毒之虞。用中藥能昆布海藻等藥。內雖含有機礦質。惟雜有他質。不經製煉。不克純全。惟本品係中國昆布海藻及其他藥品。經名醫手定。用化學方法。製煉而成。專治一切瘰癧病症。無不投劑立效。功用神奇。不可盡述。

治瘰癧唯一之特效聖藥

瘰癧金丹

每瓶二十四粒　實售大洋二元
外埠郵購△寄費加一△
初起兩瓶包好◎久病十瓶痊癒◎

專治一切瘰癧。功能消痰解毒。去結散核。和血活絡。不論新起久患。已潰未潰。投以此藥。無不奏效如神。誠救世之金丹也。

上海浙江路五馬路口實和坊對過瘰癧金丹發行處謹啓

衛生報 第七十一期 一

衛生報

主編 丁濟萬
主幹 趙公尚

THE HYGIENIC WEEKLY

Editors Dept.
13 Jen Woo Lee, Rurkill Road, Shanghai
Circulation Dept.
780 Chekiang Road, Shanghai
總事務所
上海白克路珊家園人和里十八號
發行所
上海浙江路五馬路口濤知坊對過

第七十一號

本期要目

注意

凡訂閱本報全份一年一律送醫全六時祇份報費

中華民國十八年五月四號（星期六）
本報每逢星期六出版一冊
全年五十期連郵費二圓四角（國外加半）

◉已讀過醫藥新聞報者　◉未見過醫藥新聞報者　◉均不可不備

醫藥精華集

✽本書爲醫藥新聞報第一年全年之精華編成✽

△硬面金裝▽　△六百餘頁▽　△一大厚冊▽　△價值足值三元▽

定價只有二元　現售特價一元四角　另有平裝一種特價一元（函購寄費二角）

上海　法租界薩坡賽路　西門路豐裕里　醫藥新聞報館啓

代售處　中華書局　世界書局　泰東圖書局　中西書局

戒烟

本院立志拯救黑籍同胞。早日脫離苦海。特用靈妥良藥。配成戒烟補身水。更爲便利外埠戒者起見。特製戒烟補身粉。性質和平。功效神偉。絕無嗎啡海洛因等毒質。無論男女老幼。烟癮深淺。均按吸者之體格配藥。戒時保無絲毫痛苦。戒後絕無反癮重吸之弊。

價目（戒烟補身水）每吸烟一錢。配藥水一瓶。附補身水一瓶。價洋八元。如多吸每錢加四元。

（戒烟補身粉）每吸烟一錢。配藥粉五十包。價洋十元。如零購。每五包一元二角

（外埠函購。寄費加一）（本院包戒簡章函索卽寄）

上海南浙江路五馬路口中一醫院戒烟科謹啓

欲得本報全璧者

請　購

衛生報彙刊　第一第二集

本書自本報第一期起至念五期止。彙訂洋裝一厚冊爲（第一集）念六期起至五十期止彙訂洋裝一厚冊。爲（第二集）合購一二彙刊。方湊齊本報全份。內容都五十餘萬言。撰述者都二百五十餘人。集各人之心得經驗著爲學說。對於人體各症。莫不詳述無遺。所以人手一篇。猶如聘請常年之醫藥顧問。更有女子作品。爲他報所不載。而爲本報所獨有。良以女子諱病。凡屬隱病。忌醫者多。今由女子口中。曲曲寫出。不留蘇言。故本書不但爲醫家所必備。而亦爲醫林之南針也。存書無多。欲購從速。實價每集大洋一元二角。合購二冊。實收二元。郵票九五寄。費加一

本館發行部啓

讀西醫公會宣言之感想

趙公尙

▲爲學識之糾正耶
▲爲妬業之排擠耶
▲衆目睽睽之——麵包——問題

學識無新舊之分。醫理無中西之別。但求解除疾苦。有益民生而已。乃不料學校畢業少數之西醫。把持衛生行政。非但中醫爲其所嫉視。卽西醫由醫院實習畢業者。不問其經驗如何。成績如何。爲妬業競爭。概在排擠之列。請讀西醫公會之宣言。便可得其大意矣。附錄該會宣言於下。

『啓者。西醫輸入我國。爲時已久。遜清之末。國內尙無專門醫學校。一般醫生。大都學自教會醫院。或從私人學習。出而問世。成績不弱。近十年來。醫校始漸興。留學外國者始漸衆。自衛生局成立以來。聘請少數衛生委員把持一切。行使官廳威權。壓迫多數出身醫院。或從醫學習之資格較老之醫生。勒令其考試登記。且加以種種不平之待遇。否則不問其開業多年。成績如何。均須罰款停業。摧殘其生計。窺其用意。無非爲妬視同業。競爭營業起見。蠢人皆知。當此西醫萌芽時代。吾國醫校。尙未發達。試問自醫院出身。開業多年之醫生。與新自學堂畢業者。其技能孰優孰劣。稍有智識者。當能辨別。又況醫爲人民生命所寄託。其技能之良否。社會人士。自有公論。非藉一紙文憑。卽可回天有術。而能強人信仰者。迺彼輩利用官廳之勢力。竟欲剝奪多數人之生計以爲快。處此青天白日之下而出此黑暗不公之待遇。官廳縱有無上之威權。卽使能箝制與論。究不能折服人心。爲特聯合首都上海兩埠西醫。發起中華西醫公會。對於政府作積極之請願。並援助各埠確有學術經驗之西醫而受不平之壓迫者。倘乞各省各縣西醫同志。如有高見。隨時賜敎。無任歡迎。並希各界主持正論以彰公道。是所切盼。特此宣言。』

按由醫院畢業。或從私人學習。經驗則有餘。對於學理一項。或有缺少之處。救濟之法。宜從學識方面。提携進步。今乃『勸令其考試登記。且加以種種不平之待遇。或則罰款停業。摧殘其生計。』其爲麵包問題而發生排擠之方法。照然若揭。爲此『援助各埠確有經驗之西醫而受不平之壓迫者』爲不平之鳴云。西醫內幕。旣因待遇之不平。發生問題。頗難解决。而西醫又欲禁止中醫學校。停止中醫登記。以一人之腹。本食盡世間之粟。豈可得耶。今日之西醫。自命爲科學化之健者。假使在三五十年後。科學日益發達。則將來所造就之西醫。必較今日自命科學化之西醫爲勝。若無妥當安插之方法。而猶在排擠之列。『勸令考試登記。加以種種不平之待遇。或則罰款停業。摧殘其生計。』如是者。果合於民生之道否耶。試觀將來麵包奴隸之西醫。定卽今日自命科學化之新西醫是也。揆之天演進化公例。必不能出此範圍。違背民生主義。強人以難堪者。則以其人之道。反嗣其人之身。請君入甕。成例可稽。吾是以書此爲自命新西醫者勸。

流行性腦脊髓膜炎之——原因——證狀——及療治

顧允若述宋愛人錄

△發揮中醫學之精粹
△說明腦膜炎之眞理

中醫以溫毒名稱。包括一切急性傳染病症。注重清開下奪。决逐解毒。宣肺舒絡諸法。辨別上下氣血之殊。選用輕重緩急之治。則防疫之功不讓西醫專長也。

▲原因　按歐醫細菌學家。斷爲本證有特殊細菌。繁殖。脊椎神經。及腦神經。能令神經起有劇變。確爲本證之重大原因。然對於該項細菌之性類。則尙未確實明瞭。故歐醫於本證

療治。尙無特效發明。無怪毒菌飛揚。而人類將受其荼毒矣。然而歐醫無特效療治。而中醫則確能隨證處方。歐醫未識細菌之性類。而中醫轉有辨別細菌生殖原素之可能。何以故。蓋中醫根據於天時氣候之變化。而菌類生殖死亡之原理。迺不難推究而得也。說者謂『氣化』之說。不合於二十世紀之科學。吾卽以歐醫沛登考否氏之三因鼎立之說以證明之。沛氏曰。『所謂三因鼎立者。—一爲細菌潛入人體。—二爲氣候不適於人類的生活。而適于病菌之發育。—三爲人體自身之抵抗力薄弱。不能抵禦疾病。—凡此三者。幾成鼎立。如缺一卽不能成病。』則沛氏之所謂氣候不適於人類的生活。而適於病菌之發育者。非卽中醫之推究氣化。根據六氣。爲萬病之原因。療法之方針乎。况近日於流行性腦脊髓膜炎而外。同時尙有實布的里。（卽白喉）猩紅熱。（卽喉痧）等急性傳染病。其所以然者。無非正合沛氏所謂氣候不適於人類的生活。而適於病菌之發育故也。且根據細菌學家考驗。實布的里等細菌。其報告謂『喉風桿菌。能耐常期之燥空氣。雖加以銷毒。不稍促其生命』。可見菌類形態不一。而生活亦各稟受。如喉風桿菌等。既能耐常期之燥空氣而不促其生命。則該項同時發生之菌類。爲稟受於氣候燥火太過。淫氣（非其時而有其氣。謂之淫氣。）所感者。已可証明。則所謂『膜腦炎菌』。亦可一變同推矣。今春天氣亢燥。久晴不雨。自然界之空氣。迺有亢燥而無濕潤。燥之太過。空氣劇變而稟受此燥氣之菌類迺生。近時之最著者。爲『實布的里菌』。爲『猩紅熱菌』。爲流行性腦脊髓膜炎菌』。同時竊發。而時疫迺成。其不盡人而病或病而間可生者。從淺顯的說。卽沛氏所謂『人體自身之抵抗力薄弱。爲病菌所潛入』。視其人之抵抗力爲何如耳。其有或病實布的里或病猩紅熱一或病流行性腦膜炎者。此病竈各異。受邪不同。（中醫對于時疫感證。其原因則根據六氣。其診斷則根據六經。辨晰明白。生死無不立判也，）而爲天氣之過于亢燥。不合時令之需要則一也。故本證原因。對於中醫學說。可斷爲燥火太過。結爲溫毒。（卽如上述幾種菌類。亦皆稟受此溫毒而生。亦可斷言也）。溫毒從口鼻而入。直行中道。橫竄表裏。遂致全身證狀。同時俱發。（症狀詳後）。其最爲緊張而顯著者。厥爲神經性起有劇變。中醫謂之動風者。（卽痙病）以其象形而言。中醫責之爲厥陰肝經者。（此指溫毒內陷而言）。以肝爲最大腺體。全身神經系統。與肝臟尤爲息息相關。故內經謂『諸風掉眩。皆屬於肝。』而凡病之搐掉眩者。欲以淸肝柔肝之劑。効多卓著。此證之實驗。無可諱飾也。故『溫毒』爲本證重大原因。已可證實。固無須道旁作舍者焉。若以是言爲河漢。設一致淡氣增夥。而濕流行，則該菌必滅。而腦膜炎亦可暫告結束。請觀之日後可也。證狀本證證狀之顯著者。厥爲惡寒。發熱。頭痛如劈。項強不能俯。兩腿屈而不伸。四肢麻木。嘔噁交作。旋卽神識不淸。或發狂。登高。棄衣。或妄語。不休。脈象勁疾。瞳仁放大。急性者。數小時卽斃。慢性者。延至數日。亦終於不治。然非不治也。無善法以治之也。其證狀雖如此。而其所以然之故。則不得不逐條說明。與海內方家一商榷之（一）惡邪有兩種原理。傷寒初起。病在太陽。（寒邪從表入裏。必先經太陽之絡。以太陽爲軀體之最表層故也。太陽爲膀胱經絡）。惡寒不解。此衛氣（卽歐醫謂之體溫）。爲寒所折。醫不能獨衛其外。故在表之體溫。遠不若外界之空界。故惡寒。此惡寒之屬於表證者一也。若陽明胃熱極。體溫內攻。奔集于裏。則體溫失其均勢。所以裏愈熱則外愈寒。皮毛膚腠。反不勝外界之寒。故內經謂『重熱則寒』。此惡寒之屬於裏證者二也。然而本證原因。既爲溫毒。溫毒與傷寒大異。故卽有表證惡寒。亦決不若傷寒之甚。而裏證惡寒。實較多於表證惡寒也。再於兼證。一一對勘。自能明辨。（二）發熱發熱。本有六經之殊異。（見柯韻伯傷寒論注）。然其大致。一爲表證發熱。一爲裏證發熱。表裏合熱者。即根據于惡寒而來。（此指表證傷寒而言）。中醫謂『寒鬱生熱』。即現代之所謂『反動力』作用也。如冬月兩手搏雪。始則寒極作痛。繼則熱烙如火。此其例也。若裏證發熱。爲陽明胃府必有之見端。傷寒論所謂『陽明經症。不惡寒。反惡熱』。者。即近世根據科學。謂燃燒性熾盛是也。（三）項強不能俯者亦爲太陽表證之特徵。緣太陽之絡。上額交巔。絡腦下項。分行肩背腰脊。本經既爲大寒所傷。寒性拘攣。血液凝泣。故神經性起有劇變。而項爲之不柔和也。然而厥陰肝絡。與督脈會於巔。督脈通脊椎神經。血熱之極。血液不能營養神經。（肝藏與神經之關係。已如上述）。則亦有項不柔和。角弓反張。肢體強直。或爲拘攣等証。此中不可不辨。若本證既爲溫毒。似與寒中太陽，性質不同，此不可不活變者也。（四）兩腿屈伸不利。足之三陽。從頭走足。足之三陰。從足走腹。凡兩腿屈伸不利。亦爲血絡熱甚。筋膜乾枯。足經失血液營養。故拘攣不能屈伸。然與寒中少陰。（腎臟）惡寒踡臥。喜向壁睡者。大爲殊異。（五）四肢麻木。四肢皆稟氣於胃。胃氣布化則血氣俱到。而肢體柔和。今溫毒壅遏胃腑。胃氣不到之處。即血毒停滯之所。故四肢麻木。不能運用。此足見溫毒之盛。凡疫證切起。其四肢驟然麻木者。皆爲險惡之證。（六）嘔吐交作爲陽明『胃』少陽『胆』厥陰『肝』三經必冷有之見證。傷寒論。謂『陽明病。面赤緣緣嘔。多者不可攻。（即用下藥』。）以其胃氣逆上也。（當以梔子豉湯主之）。又謂『少陽之爲病。心煩善嘔』。此以膽爲中清之腑。邪初入腑。表裏氣逆故也。然要以厥陰爲最劇。論曰。『厥陰之爲病。消渴。氣上冲心。甚則吐蚘』。故厥陰爲病。善痛善嘔也。若吐有寒熱之分。吐出清冷。爲厥陰寒。吐出渾濁。爲厥陰熱。此其大較也。本證原因。既屬溫毒。則爲毒火上冲。氣上而不下。類可知也（七）施即神識不清或發狂登高。棄衣或妄語不休此陽盛之極。熱迫神經。經謂『血之與氣。并走於上。則爲大厥。厥者。昏不識人。厥則暴死。氣復返則生。不返則死』。又曰。『陽盛則狂。狂盛則厥』。此理固彰彰易明也。（八）脈象勁大脈爲心臟血液循環之表見。凡脈搏大率有兩種。極爲危險。一爲心臟衰弱。脈搏微細如絲。或沉濇不耐久按。一爲心臟耗有劇大變化。血液或爲毒火灼乾或爲毒菌侵染神經遽衛緊張。脈搏迺勁硬如緊張弓弦。此兩種者。皆不可治。本證之脈搏勁大而疾。職是故也。（九）瞳仁散大。此精氣渙散之特徵。較之目不了了。（見傷寒論。陽明篇。謂目光昏黯。視若無覩。如腹滿不太使者。即爲可攻之候）。尤爲危惡。即目直上視。方書謂肝臟精氣已絕。然獨不若目光散大之百無一生。其有眼白火赤如鳩者。此爲毒火上衝之特徵。較之目光散大猶輕也。其餘兼證。尙難盡述。而亦無一定之定局。或兼發斑疹痧。或兼症發頤喉痺。頭額累塊隆起等證。皆爲溫毒攻竄見證。總之溫毒蔓傳已廣。竟至連村闔戶。所病皆類。即謂之疫。陳修園集。有七十二種疫痧。詳載無遺。（如黑死病等。均可校勘而得）可爲醫家病家對於急性傳染病。奉爲參考也。治之得法。非盡死候。今再紀述本證療治如後・

▲療治　本證原因。既屬溫毒。則治法當以清溫解毒爲主方。既不可以辛溫發表。又不可以辛香散竄。清醫喻嘉言先生。謂。『治溫毒以逐解爲功。上焦如霧。升逐解毒。中焦如漚。疏逐解毒。下焦如瀆。抉逐解毒。』。（並見邵步青溫毒病篇）誠要言也。爰以經驗所得。彙述如後。總之治溫毒。令其外散。令其下解。（治一切感證。實證。亦何獨不然）。無使結毒上壅。攻衝巔頂。則曲突從新之功。實勝於焦頭爛額者爲夥矣。（一）苦辛輕劑徐子才謂輕可去實。較爲藥之氣清而上浮者。蓋在表之邪。當輕而揚之也。本證溫毒。雖與傷寒異。而病毒從口鼻而入。其從表入裏。則與傷寒同。故初起。如裏證未熾。（即毒菌尙未深入臟腑之謂）。表證方張。當進苦辛輕劑。冀其邪之從外而內者。仍從內而達之於外。此治初起而有表

證之要圖也。證狀如惡寒。(此爲表證惡寒。說理見前。然此惡寒。雖屬表證。終不若傷寒惡寒之甚。蓋傷寒惡寒。必面色慘淡。皮膚攣急。雖近烈火。猶尙惡寒也)。發熱。頭項強痛。然口不甚渴。溲便如常。或溲色略帶微黃。(若再參以脈象苦胎。更爲周詳。惟苦辭費。限於篇幅耳)此時進以苦辛輕劑。最爲中病。爰立『梔豉桔梗湯』。如左。生山梔。香豆豉。苦桔梗。蘇薄荷。嫩桑葉。製殭蠶皂刺或用晚蠶沙。杭甘菊青連喬。小川連。鮮竹茹。(一)咽痛者。加『紫金錠』。兩三錠。磨冲。大青葉。三錢(二)鼻衄者。加生側柏。四錢。鮮茆根。(去心)五十枝。(三)咳嗆痰多者。加眞川貝。三錢。白杏仁。五錢。(四)胸痞嘔噁者。加廣鬱金。錢半。天竺片。三錢。如舌黃膩者。『紫金錠』仍可冲服。或『香連丸』一二錢。白湯送下。如肝膽實火冲激。舌色絳紅者。改用『當歸龍薈丸』錢半。惟有表證者。不可驟用。(五)表裏俱熱盛者。加青蒿。綠豆。甚則再加生石羔。白知母。隨證酌加。此表裏雙解法也。

(二)甘涼輕劑如表邪化熱。已入陽明。經氣。(按中醫所辨六經證狀。至爲精細。即如同一陽明證。而有在經在腑之異。讀傷寒論自知)見證爲惡寒發熱。惟此時惡寒極微。而發熱則熾盛。頭痛。項背不柔和。口渴喜飲。嘔吐頻作。溼溲變色者。急進甘涼之劑。立『加味葦莖湯』如左。活水蘆根。桂府滑石。生山梔。香豆豉。粉葛根。青連喬。天花粉。鮮竹茹。若陽明熱甚者。合『新加白虎湯』爲一劑。酌加生石羔。白知母。寒水石。生米仁。以清解陽明經氣之熱。若兼四肢痲木者。張石頑謂此卽時疫之報使。當卽參加解毒。如川連。黃芩。銀花。人中黃。犀角。羚羊等。均可隨證酌加。雖有定法。然須變通也。

(三)清熱解毒輕劑疫邪無有不間毒者。故清熱之外。當參解毒。如身尙微惡寒。(按此惡寒。爲自覺性)。而壯熱如焰。神識漸蒙。皮膚或現斑點。頭痛項強。嘔吐煩悶。此時溫毒已入陽明血絡。(較之陽明經氣又進一層。)非清熱解毒不可。爰進『銀花解毒湯』金銀花。山豆根。鼠粘子。生山梔。青連喬。馬勃。射干。板藍根。生甘草。上川連。淡苦芩。嫩薄荷。鮮蘆根。於清熱解毒之中。仍以宣絡舒氣爲溫毒出路。蓋有出路。則斷不致上壅。此治法要訣也。

(四)清熱解毒重劑如大熱。大渴。狂言見鬼。登高棄衣。撮空理線。頭痛如劈。項背牽強。或斑疹掀紅。發頤喉痺等證。此熱毒熾盛。已成燎原。當以清熱解毒重劑與之。爰立『加味犀羚白虎湯』。如『神犀丹』。『紫雪丹』等。皆可與之。烏犀角。羚羊尖。上川連。生石羔。生知母。生白芍。鮮菉豆。大青葉。陳年金汁。金銀花。薔露。生米仁。鮮蘆根。若頭痛如劈。大便鞭祕。舌胎如沉香色。而堅斂如刷者。可參以『承氣』法。如中加生只實。玄明粉。甚則加生川軍。以蕩奪之。使毒火下洩。則斷不致上壅。此去火抽薪之法也。然本至此。已入危途。方書有脈弦者生。濇者死。然要以陽病得陽脈者生。若過於弦硬如索。亦非佳兆。(說理已詳前章)。按烏犀角。羚羊角。及神犀。紫雪等。若至發狂熱極者。均須重用。竟有用至二三錢者。此歷驗之方也。

(五)清熱宣絡重劑 絡爲血絡。直行者爲經。橫行者爲絡。卽歐醫之所謂動脈靜脈也。故溫毒襲傷血液。經絡不能營養。則神經性必起有劇大變化。爲頭痛如劈。爲項背強硬。爲肢體拘攣。中醫謂之『痙病』於小兒俗謂之『驚風』。歐醫斷爲『腦膜炎』者如此謂實則血液爲溫毒灼傷。神經爲之緊張是也。（當參觀前章）然療治之中。有滋潤血液以淸其源者。有宣通經絡以開其支流者。然血液雖枯。而病毒必盛。經絡空虛之處。溫邪熱毒。必有稽留。故欲養其經。必先宣其絡。使絡無所瘀。則經自可舒。而拘攣強直可減。爰立『犀羚甘露飲』。烏犀角。羚羊尖。生山梔。生白芍。生石決。鮮生地。鮮竹瀝。鏡面硃砂。明淨雄黃。金銀花。人中黃鮮甘露根。五兩。打汁。冲。蚌殼水代藥水。另取白頸蚯蚓。長約六寸許者。二條。井水冲洗。打汁冲。如蚯蚓不易得者。乾地龍代之。或取鮮細葉菖蒲。重用打汁。冲。亦佳。蓋皆藉此以淸熱宣絡也。如有毒血壅滯者。當參用刺法。

（六）淸肝鎭衝重劑　如陽毒熾盛。陰血素虧。方書所謂肝陰薄弱者。如肚熱頭痛。項背強直。肢體拘攣。而舌色絳剝。（若舌質枯萎如秋葉者。爲陰血已竭。十死八九）脈細而數者。治法於鎭肝淸絡之中。當兼顧陰分。立『鎭衝玉女煎』主之。生石羔。鮮生地。石決明。紫石英。生白芍。白知母。嫩白薇。葛麥冬。生鱉甲。生牡蠣。靈磁石。川牛膝。此方滋養陰血。導火下行。以淸肝熱。此邪實正虛之一法也。其餘補正驅邪等法。全在臨時活變。此不過述其大者耳。總之『腦膜炎』。爲溫毒之攻冲於腦者。溫毒卽爲產生此項病菌之原素。故能治溫毒。卽能治腦膜炎。固無煩乎抽取權脊。減輕腦部之壓迫。雖不致抽盡脊髓而致他變。然決非妥善法也。質之明達。以爲然否。　（已完）

喉痧症用中藥能治西醫所不治之症

（蕭漢露）

◉經過治療　實驗報告

◉以喉痧症爲比例、可以別中西醫術之優劣

◉西醫排擠中醫必致影響病人之生命、

醫之爲道。在能救人而已。本無中西之界限。西醫因營業競爭。以排擠中醫爲事。藉名科學化。取締舊醫學。明目張胆。立打對敵地位。試一考其治病之成績。其不若中醫也。然雖善無徵。請以喉痧症爲比例。可以別中西醫術之優劣。三月間予隨丁師濟萬。應閘北海甯路余宅之請。至則余宅之家長。及外甥女與娘姨共三人。皆因其子患喉痧之故。而致傳染。初其子之染喉痧也。延西醫診治。用西醫藥注射。症勢日見加重。已至於痧毒結於兩頸口舌腐爛。不能言語。西醫已固絕不治。又受其傳染者三人。西醫稱爲不治。特請救濟云云。余師爲之診察。見其外甥女。面目紅赤。反復煩躁。家長及娘姨。精神尙好。惟喉間疼痛而已。外甥女。乃痧遏於裏。未能透出。倘投以鮮肌透達。卽可無妨。何至不治。娘姨微有疾痛。寒涼淸鮮。二劑可愈。予師一一擬方。至明日復診。結痧毒者已逝。小者痧子已佈。傾添亦淺。連診三數日。小女娘姨。均告無事。余宅之家長。亦登坦途。予於此症。見丁師治愈之後。不禁有感於懷。彼自命爲科學化之西醫、遇此一喉痧症。尙不能治。亂投以紅痧針。血清針。視病家生命如敝屣。反不自己悉心研究。徒以相形見絀。愧而生恨。以爲非取締中醫不能掩己之

吐血症論治

秦丙乙

吐血一症。不可謂輕。亦不可謂重。謂爲重乎。則一劑卽愈。經年無恙。原無大害於事。謂爲輕乎。則纏綿入損。虛勞不起。洵爲可畏之途。是可知病雖凶危。終可救藥。所最足顧慮者惟治療耳。然則吐血症之治療。顧不綦重歟。爰草斯篇。分爲四大治法。卽請高明指正。

第一法　起居不節。感受外邪。鬱伏不解。醞釀成熱，因而陽絡受傷。血液上溢。初起不甚利害。宜治以此法。（藥品）桑葉。丹皮。蘇子。茜草。側柏川貝象貝。光杏。竹茹。冬瓜子。藕節。枇杷葉。

第二法　素體陽藏。內有蘊熱。重感外邪。因而盈盈盈盂。一發不可復遏。宜治以此法（藥品）生地。白芍。丹皮。黃芩黃連。連翹。山梔。側柏。艾葉。地榆。荷葉。　如症勢重者。不妨加以犀角羚羊。

第三法　重色之人。嗜慾不節。腎水虧損。相火亢盛。因而患此症者。宜治以此法。（藥品）熟地。山萸。山藥。丹皮。髓癸。不應、則用丹溪大補陰丸。（熟地。龜板。黃柏。知母）

第四法　陰虛於下。陽格於上。眞陽失守。龍雷熾盛。血隨而溢。此其見證。必手足厥冷。六脈細脫。命在須臾。危如朝露。亟宜治以此法。（藥品）熟地。肉桂。附子白朮麥冬。牛膝。五味。

綜前四法。已足盡吐血症治療之梗概。其中以第一法爲最普通。第四法之病症。則不大經見。卽惟施治之時。切宜審愼。須切中肯綮。斯能立效。否則失之毫釐。錯以千里矣。

黃疸病理之研究

黃彝鼎

△研究中西醫黃疸病之學說

△說明疸症根本病灶之內容

（一）導言　疸與癉同。說文。疸。黃病也。醫籍或作癉。或作疸。無二義。總言黃病也。歷來言黃疸最古者。首稱內經。若素問玉機眞藏論。靈樞經脈篇。論疾診尺篇。素問平人氣象論等篇。皆一言及之。玉機眞藏論詳言風邪不解。肝病傳脾之發癉症。亦不過失治成黃之一種。未可以括一切。經脈篇所言足太陰少陰脾腎生病之黃疸症。以及各篇所敍之色黃、齒黃、爪黃、目黃、溺黃之黃疸。已食如饑之胃疸。既不詳其所因。又不定其方治。使後人無所取則。仲景傷寒論有傷寒變症之發黃。蓄血之身黃。瘀熱在裏之發黃。濕家之身色如熏黃等。其治療一本其所因。而施對症療法。未可以治諸黃也。雖病

中国近现代中医药期刊续编·第一辑

之黃疸。（如穀疸酒疸等）莫詳于金匱。有因有症。有治有方。可謂備奕。然或詳於症而略於因。或詳於脉而略於治。或祇言治法而不詳其症狀原因。古文簡奧。學者大惑。他若千金外臺以及金元明清諸大醫家。著書立言。獨於黃疸病語焉不詳。或鋪敍支離。而無系統。千古研求醫學者一大恨也。鼎不揣愚昧。爰將平日研究所得。本諸金匱傷寒。參以中西學說而詳究之。並各種黃病之原因、症狀、病理、治療、歷敘于後。是否有當。質之高明。

（二）定義　凡全身各部。自外可見之處。顯然成爲黃色。如皮膚。眼結合膜。口腔黏膜。爪甲上等處是。在尸體中。則如漿液膜。肺、腎、肝、皮下組織。肌間組織。血管內膜。小便色素。均染成黃色。故名之曰黃疸。其各種原因之不同。而無不現爲黃色者。概貫以疸字。

（三）類別　古人有五疸之說。一、黃疸。二、黃汗。三、穀疸（卽胃疸）四、酒疸。五、女勞疸（卽色疸）（其名詞一存舊說、不敢自作聰明亂舊章。爲世所詬病。按黃汗一症。金匱列于水氣病篇。孫思邈千金方始入五疸之列。嗣見于各籍。論者宗之。）六、陰黃。七、陽黃。（按陰黃陽黃之分。並非另具一症。不過區別各疸陰陽之殊。而爲用藥之準。陰陽二字。假定二者之症狀。症見陰象（如肢冷脈伏之類）卽屬陰。非用芪附不可。後人以寒濕爲陰黃。濕熱爲陽黃。或以濕勝於熱爲陰黃。熱勝於濕爲陽黃。戴北山廣溫熱論以濕邪未化火爲陰黃。已化火爲陽黃。治分辛淡溫。辛淡清二法。語偏迂拘。要之。黃而鮮明爲陽黃。黃而晦暗爲陰黃。五疸皆有陰陽之判。囿于濕與熱。未可與語也。）

（四）原因　疸病原因。約分外、內、虛、實四因。

（外因）黃家一症。大率從水濕得之。經云。濕熱相交。民病疸也。喻嘉言曰。夏月天氣之熱。與地氣之濕交蒸。人受二氣。內結不散。發爲黃疸。丹溪云。此如盦麴盦醬相似。皆不越濕熱交蒸一途。夫濕熱交蒸。膽熱液泄。與胃之濁氣相併。上不得越。下不得泄。薰蒸鬱遏。侵于皮膚。則身目皆黃。流於膀胱。鬱滯變赤。此外因也。

（內因）食飲所傷。房勞過度。如因胃熱消穀之穀疸。因飢中飲酒。大醉當風入水所致之酒癉。房勞過度。血蓄少腹而發黃之女勞疸。皆內因也。

（實症）外因濕寒熱。內因食飲。精液無虧。皆屬實症。可汗可下。瀉熱淡滲淸利。中病爲良。

（虛症）因失血後崩後。大病之後。脾胃肺元氣大傷。面色發痿黃者。女勞傷腎陰者。一切表虛裏虛而發黃者。久瘧而成黃者。

（五）病理　中醫之言黃疸病理。都言濕熱鬱蒸。玆引仲景傷寒金匱文以證之。

傷寒論曰。「……太陰身當發黃。若小便自利者。不能發黃。」

「陽明病汗出者。此爲熱越。不能發黃。」

「此兩條言不能發黃之理」
又曰。但頭汗出者。身無汗。劑頸而還。小便不利渴飲水漿者。此爲瘀熱在裏。身必發黃。
陽明病無汗。小便不利。心中懊憹者身必發黃。
陽明病被火。額上微汗出。小便不利者。必發黃。
陽明病面合色赤。不可攻之。必發熱色黃。小便不利也。
傷寒瘀熱在裏。身必發黃。
金匱云　脈。沉渴欲飲水。小便不利者。皆發黃。
(此六條言發黃之理)

總上以觀。發黃原理。重在汗與小便。海藏云。「凡病當汗不汗。當利小便不利。皆生黃。」夫汗與小便。皆人身之排泄物。爲流動性之液體。小便利則排泄物從小便出。故不能發黃。汗自出則排泄物從汗腺外泄。亦不能發黃。若外不得從汗腺泄。內不得從小便出。排泄物無外泄之路。勢不得不蘊蓄肌膚。鬱蒸而發黃。古人無顯微鏡。無醫化學。不能確知汗液與滲出物之成分。以其不過是水分。故概謂之濕。世人不明個中眞諦。好爲應響之談。曰水濕客於皮膚所致。不思甚矣。

濕非外來說　黃梅多雨之時。潮澤之地。每多病濕。鬱久發黃。或大汗入水。汗出冒雨者多成黃病。倉醫見其然。遂爲水濕客於皮膚之說。其殆未之思乎。夫健康人之汗量排泄。平均一晝夜有二磅之多。勞力之人及夏日猶不止此。而皮膚不多見汗液者。以其一出汗腺。即蒸發成汽。飛散於空氣故也。黃梅時節。潮溼之地。空氣中水蒸氣飽和。汗液不得蒸發。因不得適量排泄。大汗入水。汗出冒雨蓋當汗液排出之時　。被水濕陰寒氣刺激。而阻止其排泄。與水蒸氣阻礙者無二致。所以汗液之已出汗腺者。不得蒸發。未出汗腺，者。阻於腺口未蒸發之汗。不得排泄。於是乎濕熱鬱蒸而成疸。濕居六淫之一。故屬之外感。並非外界水分透皮膚而客於人體也。不然。臨海濱而處者。捕魚蝦爲生者以及。沒人、篙工、舵師、漁蕪。洴澼之傭。日與水居。又何嘗人人病疸哉。所以傷寒化熱之發黃。非外受濕也。穀疸酒疸女勞之發黃。非外感水濕也。類似之蓄血與虛黃等症。非確有外來水濕也。則發黃之由水濕客於皮膚之說。不攻自破矣。然則謂濕熱鬱蒸成疸則可。謂水濕客於皮膚則不可。

黃病在氣分血分說　金匱云。「脾色必黃。瘀熱以行。」陳修園註云。「脾病者色必黃。脾以其所瘀之熱以外行。則肢體面目皆黃。」其意蓋本內經脾爲中央戊己土。其色黃爲太陰濕土之說。玩仲景瘀熱以行之瘀字。即知黃在血分不在氣分也。凡氣分之熱。不得稱瘀。小便黃赤短澁。而不發黃者多矣。若謂脾屬太陰濕土。主統血。熱陷血分。脾濕過鬱發爲黃。語雖非科學化。而黃病之必在血分可信。證之西醫所謂血色素沉着變性而益信。然氣血非截然兩途。氣爲血之帥。氣行則血行。血之所以瘀。氣分不宣通也。故治瘀有宣通氣分之治。氣通血行暢。而病愈矣。下引西說以明之。

西說　西醫之言黃疸病理。約有三端。一、胆汁色素沉着性黃疸。二、肝藏性黃疸。三、血液性黃疸病。

一、以胆汁色素與血液混合。沉着於全身各部。染成黃褐色。謂之胆汁色素沉着性黃疸。

二、由肝細胞之特異機能。排泄膽汁之路生有障礙。則膽汁從肝之小細管。以迄肝小葉內之毛細膽管。無不鬱滯。纔乃破管壁而入周圍之淋巴管內。遂自胸管混入血液。至沉着於全身各部。曰肝藏性黃疸。——膽汁排泄路所以狹窄閉塞之原因十二指腸加答兒致輸膽管開口部閉塞膽石膽囊腫瘍肝之腫瘍膽瘍——又有敗血症。傷寒猩紅熱。肺炎等傳染病。因而發生黃疸者有之。中毒——化藥毒物——或傳染病。——細菌毒素——使赤血球溶崩破壞。血氣索游濁溶解于血漿。其結果肝藏生成膽汁之量過多。肝細胞爲多量之濃厚膽汁所沉浸。染成爲膽汁色。故亦謂之鬱滯性的黃疸。

三、血液在血管內多量破壞溶崩。時生黃褐色。含鐵性色素粒。沉着於各藏器。此名血液性發黃疸。——血疸性黃疸之說西說會論其不確以黃疸非由血液自身之變化必以膽汁色素沉着變性證之前說無疑——

按西醫之言傷寒猩紅熱肺炎等因。與中醫所說瘀熱者近似。西醫所謂鬱滯性黃疸。與丹溪之取譬盦麴盦醬者隱相吻合。但丹溪生當元時。科學尚未發明。不過本物理之自然變幻。憑理想推測。而言之成理。設使而在今世。必大有所發明矣。然西醫言疸由於胆。中醫言疸由於脾。一胆一脾。南轅北轍。今欲強爲溝通。難免附會之嫌。閱嘗考中醫籍中。則由胆之說。并非西人之發明。清初喻嘉言曾道及之。其言載寓意草中。論錢小魯嗜酒積之症。節錄以供研究。「夫酒者清冽之物。不隨濁物下行。惟喜滲入。滲入之區。先從胃入胆。素爲陽旺之軀。胆熱既無可宣。又繼以酒熱。胆之熱汁滿而溢出於外。以漸滲於經絡。則身目皆黃。爲酒胆之病。以其滲而出也。可轉驅而納諸膀胱。從溺道而消也。此言與新說主胆之說相同。喻公精思冥悟。又非西醫所能望其項背。孰謂中醫理想荒謬不可憑乎。

竹筍與櫻桃

盧育和

留光易逝。又近暮春。食品漸多。新鮮可愛。如竹筍之味美。堪作盤飧。櫻桃之味甘。可供消遣。憶香山之詩有云。爲憶家園須速去。櫻桃欲熟筍應生。是見古人嗜此二物。形諸歌詠。然竹筍其性大寒。凡陽虛胃弱之人。不可多食。食則有損陽氣。櫻桃味甘性熱。其色赤而屬火。性大熱而發濕。昔張子和云。舞水一官家有二子。好食紫櫻。日啖一二升。長者發肺痿。幼者發肺癰。相繼而死。據上觀之。之二物者。對於人身。豈有損而毫無益乎。曰。是又不然。考櫻桃竹筍。在藥物上極有功用。凡時行痧痘等症。因血分熱重而不能發透者。醫家方內。多用竹筍尖爲引。(最好取竹園中新出土者。)蓋取此物。具有升發之氣。且性又清涼故也。又痘症於灌漿時。每用鯽魚同竹筍煮湯食之。亦取其升發之意。至於櫻桃亦能治痧痘隱伏。不出胸悶氣急而爲煩躁喘促者。以櫻桃數斤。入磁罐內。埋土中。過兩二月。卽化爲水。臨用時。取此水一杯。燉溫灌下。能起死回生。櫻桃核之功用。亦與上同。惟實力較遜。逈不及前方之神效耳。

(附說)櫻桃一物。雖具有升發之功。然其性大熱。用治痧痘等症。因血熱重而不能透發者。是則以熱濟熱。甚不相宜。故將此物埋土中數月。去其熱性。用其原汁。可升發痧痘。又能清潤血分以除毒熱。一舉兩得。奏效神速。由此可知哲之心思靈敏製出此方。以嘉惠後世。今之西醫者。又何能明是方之精義乎。

醫方淺釋（續十一）

時逸人

柴胡薑桂湯（和解偏重溫法）（金匱方）

柴胡五錢桂枝二錢五花粉三錢炙草一錢黃芩一錢乾姜二錢五牡礪三錢陰陽水四碗分二次煎

(主治)瘧發寒多。微有熱。或但寒不熱。口渴不欲飲脈絃遲苔白膩者。又治汗下後。胸脇滿微結小便不利。渴而不嘔。但頭汗出。往來寒熱心煩者。

(方解)夏傷暑邪深入陰分。至深秋新感風涼。重傷衛陽。發爲痎瘧。其証寒多熱少。肢冷脇痛。故當溫和其陽。微和其陰。因病在少陽。用柴胡所以宣達腠理。祛邪外出。用花粉。所以清熱生津。實寓和陰之意。用桂枝乾姜。所以溫還中陽。卽以扶助衛陽之不振。用黃芩牡礪。所以清熱散結。卽以清洩濕熱之凝滯。因此病外雖寒多肢冷。而內實暑濕潛伏故有心煩口渴之現象。且兼胸脇滿。但頭汗出。而小便不利者。不然寒多熱少之症。黃芩花粉。豈堪輕試甘草和其藥性。陰陽水。分其陰陽。俾得其平也。爲和解少陽。偏重溫運之法。此治寒濕之本也。半夏廣皮。開胃行氣。按陰陽水之名有三。一新汲水與百沸湯和勻。二河水與井水合用三井泉水與天雨水同煎是也。余意主用天雨水與煎沸清泉水和勻。尤見妙用之深意。故前人以陰陽水。一名生熟湯。良有已也。至此方金匱要略云。初服微煩。復服汗出而愈王氏晉三云用得其當。一劑如神。然以余所驗。現以上之見証。內暑熱。輕而外感風寒重者始易見功。亦惟與藥體相宜。則不可妄試。

柴平湯（和解偏重溫燥法）（張潔古活法機要方加減）

妙川朴八分生茅朮三錢柴胡一錢五分黃芩一錢半茯苓三錢生草八分半夏一錢半陳皮一錢半生姜一片大棗二個。

(主治)寒熱往來四肢倦怠。肌肉煩疼。脈象沉遲無力。苔色白膩寒濕停滯。脘腹滿悶者

(方解 寒濕停滯脘腹滿悶之內症。外發爲寒熱往來四肢倦怠者。夏秋雜感。斯症最多。惟或之以漸。治之者。非旦夕所可見效。當緩以圖之。蒼朮川朴。溫運脾陽。宣化濕濁

降逆化痰。此治寒濕之標也。柴胡宣透少陽之外邪。黃芩清洩手裏之濕熱。一以壯火之灼津。一以制蒼朴之苦燥。此用方之妙義也。甘草和藥茯苓利水。姜葱調和營衛亦所以和之意

新加木賊煎。（和解偏重清洩法）（新方八陣）

木賊草一錢　正淡豆豉三錢　桑葉一錢五　夏枯草三錢　山梔一錢　五丹皮一錢　五菊花一錢五　炙草五分　葱白三支　鮮荷梗五寸。

（主治）往來寒熱熱多寒少。汗出不透。頭痛耳鳴。心煩口渴舌赤舌白津液不多。脈絃數浮。頸有瘰癧者。

（方解）木賊草氣清質輕。色青中空。節節通靈。與柴胡之輕注疏達。不甚相遠。連節用之。本有截瘧之功。故張氏景岳。代柴以平寒熱、俞氏根初加減其方。木賊草。合葱豉之辛通。從腠理而達皮毛。以清解少陽之表寒。山梔丹皮。合桑菊之清涼洩熱。以清泄胆之肝裏熱。佐以甘草和之。荷梗透之。枯草清之。合而爲和解少陽。熱重寒輕之劑。

西藥類編

王人龍

「八」補血藥

補血藥供給血內所需之成分。增加血球之效者。謂之補血藥。常用者有三種。曰還元鐵。曰林檢鐵越幾斯。曰沃度鐵含利別。

還元鐵（功用）凡貧血症及萎黃病。用之最有效力。

（用量及性狀）每服〇·〇五至〇·三。爲灰黑色極細之粉末。宜密封而儲之。

林檢鐵越幾斯（功用）（答）越幾斯者。吾國所謂膏也。其效用與還元鐵不相上下。

（用量及性狀）用量每服〇·二至〇·五。能溶於水中。爲黑綠色澄明之液。

沃度鐵含利別（功用）用於腺病梅毒性貧血等。有偉效。惟須連服。

（用量及性狀）每服二·〇至五·〇。小兒接照年齡遞減。爲微綠色或微黃色澄明之液。

「九」止血藥

體內與體外出血之時。用之能奏制止血流之效者。謂之止血藥。最普通者有兩種。曰過格魯兒鐵液。曰白阿膠。此外尚有多種。究不若是藥顯著。

過格魯兒鐵液（功用）此液不可過於濃厚。則爲有方之止血藥。

（用量及性狀）每服〇·二五至〇·七五滴爲澄明黃色之液也。

白阿膠（功用）治咯血、吐血、及外出血時。並皆有效。

（用量及性狀）外用以五至二〇%之溶液塗布。內服則以一〇%之溶液。每回一食匙。本品從牛骨製出。爲無色透明之薄片也。

鼻加答兒治療法

黎肅軍

鼻加答兒者。一種最易罹之疾病也。人無論任何健康。任何調攝。一生中必有一罹此病之時期。其原因最多爲感冒。次則爲熱性傳染病之合併症。輕者經過數日。不加治療而自愈。重者經過十餘日。歷久不治。足致傷身。諺所謂傷風不醒變成癆是也。治之之法。在西醫內服解熱鎮痛清涼等劑。外用鼻寒冒劑。中醫亦同此法門。冲和湯。防風通聖散。漢藥之解熱鎮痛清涼劑也。天然透邪丹。皂角吹鼻方。漢藥之鼻寒冒劑也。木病蔓延最易。上移而患淚囊炎。結膜炎。前額靈炎。則川芎茶調散可用。下移而患喉頭氣管炎。五拗湯。參蘇飲可用。要視反應之強弱、病勢之微甚。善爲運之而已。若急性轉爲慢性。則將變全身療法。而專注於局處療法。松花粉白礬硇砂之撒布。食鹽溫湯之洗滌。可以防腐。可以取斂。不拘拘於西藥之硼酸知母爾等也。至脈病性人體有必施強壯療法者。集靈膏頗效。魏玉璜艷稱之。操此以往。吾敢曰鼻加答兒之病魔。當遠避三舍。

研究醫學之良機——請看

上海中醫學會出版的

中醫雜誌 特價通告

本會出版中醫雜誌。已經七載。風行海內。爲醫林名貴之著作。現已出至第二十七期。每期定價二角五分。自第十一期起至現期止。每期尚餘存五百餘册。茲爲普及社會醫藥學識起見。一律照定價八折出售。寄費在內。郵匯不通之處。郵票十足通用。凡好研究中醫學識者。務請從速購閱爲荷。

上海西門石皮弄中醫學會內 中醫雜誌發行部啟

介紹醫學要書

初等診斷學

爲奉天醫士公會編輯部劉景素先生編訂內分十一章共一百念餘節都十萬餘言凡中醫用望色辨舌苦切脈聞聲問症諸法包括歷代諸家之特長參以最新科學以程式以淺之筆談高深之理使初學者一目瞭然已學者可資參攷

全書中式裝訂二大册 定價一元 實售八折 郵費加一

寄售處 上海浙江路七百八十號本館寄售部

偽藥條辨

特價展期

廣告

是書內容已詳去年各醫報廣告。定價六角。特價六折。加郵掛號八分半。兩部以上。每部加二分半。十部以上加贈一部。每部附贈白喉忌表抉微駁議一冊。原限舊曆年終截止。前蒙各醫報介紹。在近省銷數已鉅。惟遠省俟廣告到達來信。非月餘不可。而特價期限已滿。以致不能普及。爲此再展期三月。以舊曆三月底爲止。一切贈品。仍照前例附贈。惟直向紹興大街和濟藥局購者爲限。凡寄售處庶不附贈。概售七折

(總發行所)紹興大街和濟藥局　(分售處)上海四馬路大東書局　上海三馬路千頃堂

幸福報

第一集彙訂　現已出版　實售一元

本書共一百頁計三十萬言由全國數百位名醫選述內容所載完全切合實用無論內外婦幼花柳等症以及一切急救自療方法莫不應有盡有得此一書小病能自行治療大病免藥石亂投稱之爲「康健保障」誰曰不宜存書無多欲購從速

總發行所　上海浙江路北京路北首洪德里幸福報館

國醫許半龍近著

藥籤啓秘　一冊　實價四角一分

本書經數年來藥物研究和外科臨診的實驗選取最需要幷爲上海各醫院善堂所常用的外科藥品百餘種分外用內服二類每類所屬的方劑附有名稱效用和製法用法等打破神秘明白宣示便於醫士的製煉藥舖的製售醫校的教學病家的參攷一般的需要

內經研究之歷程攷略　一冊　實價二角七分

本書爲提供內經研究上必要的準備智識爲限度幷就其實際上之背景而予以有系統的說明在理論方面力求考證明確對於歷來學者研究之作品各就其得失分代討論誠爲最近內經研究之唯一佳構

鳥瞰的中醫　一冊　實價一角一分

本書分緒言定義範圍目的價值源流與西醫之比較與教育之關係整理與推行外人之信仰十章跳出中西醫學的圈套就鳥瞰的見解爲國醫的概論

(以上各書函購郵費加一)　寄售處　上海三馬路望平街千頃堂書局　上海四馬路棋盤街文瑞樓書局

瘰癧概論

急性瘰癧發之暴而易潰
慢性瘰癧發之緩而難消

◉痰癧起於多痰而兼有外感或忿鬱
◉濕癧起於濕滯經絡致生腫脹
◉氣癧起於過怒傷肝血液滯而結核

（緒言）是症分急性慢性兩種。急性者發之暴。易生而易潰。故易治。慢性者。發之緩。既生之後。堅硬難消故不易治也。其生於頸部或腋下者。以其部肌肉柔軟淋巴腺最多。血熱痰毒。凝滯於內。易生腫脹故也。或多粒集合。細如荷菂。或大塊凝結。巨如刀柄。故古時稱爲馬刀俠瘿者。初起之時。間有作痛。但多數不覺痛苦。故不甚注意。冀其自愈。及至經過時間既久。其形腫大。其數亦增。後或化膿潰爛。或竟變爲危險重症。本品集合中西醫學之結晶品。而爲專治瘰癧之特效藥。特說明爲原理如此

痰癧

（原因）痰涎壅滯。平素濕重多痰。肺胃之氣。不能清肅之素因。或有感受外邪。或精神上受忿怒之戟刺。氣血鬱而不行。致淋巴腺腫大。則成痰癧。

（病狀）痰癧病狀。初起項間。生一小核或數核。在皮裏膜外。初起腫核。不覺痛癢。皮色亦不變異。日久漸大。傍附小粒不一。久則成膿腐爛。又有謂之失榮者。生於背之上。耳之後。初起腫核。日漸腫大。堅硬如石。推之不移。按之不痛。半載一年。方覺隱痛。久亦爛潰。

（治法）痰癧之病。治之最易。以本品瘰癧金丹治之。每服二粒至四粒。以仿單所載之服法。按法服之。一星期後。即能全愈。惟失榮之症。最爲難治。但用本方瘰癧金丹。亦能防止其腫大。消化其毒液。使其日漸軟化。實急救之良法也。至中國通用之方藥。惟犀黃醒消丸犀黃醒消等。遠不及此藥功效之速且確也

濕癧

（原因）天氣亢熱。感受暑濕之邪。搏結血絡。凝滯於淋巴腺內。發爲瘰癧。

（病狀）此症因痰涎流聚成塊。不紅不腫不硬。不痛。推動滑軟。多生頸項肩背腰股亦有生者。癧形如梅李。甚則遍及全身。久則紅腫潰破。而易於收斂者。此由飲食寒熱不調。飢飽喜怒不節。脾氣不能傳運所致。法尚豁痰行氣。

（治法）大抵生於上半身者。多兼風熱。下半身者。多兼濕熱。其或生咽喉結核腫痛。頸項不得回轉。兩腋下有塊如石者。宜消解散。風痰鬱結而生核。宜消風化痰湯。生於耳後連及項下三五成簇者。宜合化丹。項後瘡瘻。赤硬腫痛者。宜山藥膏。通治痰癧。宜小胃丹或控涎丹等。但藥方既多。配合非易。反覺煩而無當。不如用瘰癧金丹。最爲效而功速。

氣癧

（原因）憂思恚怒。肝家鬱火。因遏不舒。血液循環上發生障礙。凝結於淋巴腺內。發生結核。

（病狀）頸腋之內。初如豆粒。後如梅李。累累如貫珠。推之移動。無根。易治。可用針灸敷貼腐蝕之法。推之不移動。有根難治。不用針灸敷貼腐蝕之法。誤用剖破潰難於收斂故也、凡男子患此。憎寒壯熱。咽痛項強。面青筋露。潮熱咳嗽。自汗。盜汗等症。婦人眼有紅絲。經閉骨蒸。五心煩熱。白帶頻仍、少腹脹痛等症。久則必變瘡勞。而成絕症。

（治法）普通治癧之法。如內消瘰癧丸。瘰癧仙方等類。其用蜈蚣山甲巴豆牽牛者。實屬不知病情。無知妄作。其用消痰化滯。鹹寒清熱。軟堅行血之劑。亦不能收其全功。蓋斯症之發生。必因身中血分碘質之變化。用西法無機碘質。又不常服。多服則有中毒之虞。用中藥能昆布海藻等藥。內雖含有機碘質。惟雖有他質。不經製煉。不克純全。惟本品係中國昆布海藻及其他藥品。經名醫手定。用化學方法。製煉而成。專治一切瘰癧病症。無不投劑立效。功用神奇。不可盡述。

治瘰癧唯一之特效聖藥

瘰癧金丹

每瓶二十四粒　外埠郵購△　初起兩瓶包好◎
實售大洋二元　寄費加一△　久病十瓶痊癒◎

專治一切瘰癧。功能消痰解毒。去結散核。和血活絡。不論新起久患。已潰未潰。投以此藥。無不奏效如神。誠救世之金丹也。

上海浙江路五馬路口清和坊對過瘰癧金丹發行處謹啓

衛生報

主編　丁濟萬　主幹　趙公尚

THE HYGIENIC WEEKLY

Editors Dept.
18Jen Woo Lee, Rurkill Road, Shanghai

Circulation Dept.
780 Chekiang Road, Shanghai

總事務所
上海白克路珊家園人和里十八號

發行所
上海浙江路五馬路口清和坊對過

第七十二號

本期要目

注意

凡訂閱本報全年一份一律贈送百病醫方大全一冊六人同時訂閱祇收五份報費

中華民國十八年五月十一號（星期六）

本報每逢星期六出版一冊

全年五十期連郵費二圓四角（國外加半）

◉已讀過醫藥新聞報者　◉未見過醫藥新聞報者　◉均不可不備

醫藥精華集

❀本書爲醫藥新聞報第一年全年之精華編成❀

△硬面金裝▽　△六百餘頁▽　△一大厚册▽　△價值足值三元▽

定價只有二元　現售特價一元四角　另有平裝一種特價一元（函購寄費二角）

上海　法租界薩坡賽路　西門路豐裕里　醫藥新聞報館啓

代售處　中華書局　世界書局　泰東圖書局　中西書局

戒烟

本院立志拯救黑籍同胞。早日脫離苦海。特用靈妥良藥。配成戒烟補身水。更爲便利外埠戒者起見。特製戒烟補身粉。性質和平。功效神偉。絕無嗎啡海洛因等毒質。無論男女老幼。烟癮深淺。均按吸者之體格配藥。戒時保無絲毫痛苦。戒後絕無反癮重吸之弊。

價目（戒烟補身水）每吸烟一錢。配藥水一瓶。附補身水一瓶。價洋八元。如多吸每錢加四元。

（戒烟補身粉）每吸烟一錢。配藥粉五十包。價洋十元。如零購。每五包一元二角

（外埠函購。寄費加一）（本院包瓜備章函索即寄）

上海南浙江路五馬路口中一醫院戒烟科謹啓

欲得本報全璧者

請購

衛生報彙刊

第一第二集

本書自本報第一期起至念五期止。彙訂洋裝一厚册爲（第一集）念六期起至五十期止彙訂洋裝一厚册。爲（第二集）合購一二彙刊。方湊齊本報全份。內容都五十餘萬言。撰述者都二百五十餘人。集各人之心得經驗著爲學說。對於人體各症。莫不詳述無遺。所以人手一篇。猶如聘請常年之醫藥顧問。更有女子作品。爲他報所不載。而爲本報所獨有。良以女子諱病。凡屬隱病。忌醫者多。今由女子口中。曲曲寫出。不留餘言。故本書不但爲醫家所必備。而亦爲醫林之南針也。存書無多。欲購從速。實價每集大洋一元二角。合購二册。實收二元。郵票九五寄費加一

本館發行部啓

論日本以醫藥政策滅中國

劼餘寒蟬

抵制日貨爲我國今日救亡之絕妙辦法。蓋日本謀吞我中國。滅絕我種族。摧殘我國粹。變易我美俗。誘壞我青年。種種毒狠手段。其處心積慮已非一朝一夕。大有中國不滅。其進不休之勢。我中國爲防衛計。既不能驅逐日人出境。又不能以數百萬海陸雄師困其三島。更不能於樽俎壇坫之間。保存山東之自主。不得已而爲此抵制敵貨之決計。而促日人之覺心。非排外也。不得已也。三月以來。南省行之有效。北省豈不知愛國。獨天津一埠。於抵制日貨一事。醜態百出。直使痛哭流淚。豈日本與我國民之情誼。倘未斷斷歟。抑爲官僚性之政治機關所誤歟。我真百思而不得其解。

各行生意。無不立會、抵制嚴禁。獨中國人所開設之西藥房。公然照常交易。京津兩處藥房林立，名爲西藥房。所售者實皆日本藥也。十年前。日本藥之進口者。每年約八千萬元。而嗎啡之數。尚不知若干億。日本藥何以如此發達。蓋其醫藥政策。爲滅我中國各種政策中之一種政策也。不然。二十一條約中何以有一條云。日本得在中國內地各省各埠鎮。任便設立醫院云云。豈真病瘋在抱。拯我同胞之災難乎。非也實欲推廣其藥物商務、以吸收我全國之金錢操縱我全國之性命生殺權也。黃興蔡鍔之枉死。是其明證。日本人用意之深險。可不懼哉。然而其政策之能行於我中國。其進行辦法頗足令人心折。在中國設立陸軍各醫學校。在北京又設立醫學專門學校。名爲中國所設。而實權則操之於日本人。其造就之學生愈多。其藥材之銷路愈廣。甚至故作缺乏之狀。而倍昂其値。中國人之西醫不敢與較也。以我國優秀之青年。於無意中。竟作日人藥商之活廣告。而各省之大藥房又不啻爲日本之轉運公司。拋棄金錢戕賊民命。殊可痛恨。今日抵制之計。惟有由我陸軍醫學士。及一切西醫。本我良心上自動之覺悟。將各校之日本教員。一律辭退。如合同未滿。可將薪金一律補發。然後將校務認眞修改所有職教員一律聘請本國人充之。一面急速研究漢藥。以維國貨。而厚民生。向日所存之日本藥。悉數焚毀。以絕根株。如是則二十一條之亡國條約。已隱然廢去一條矣。

至於各省之西藥房。亦須由各界聯合會及拒毒會。嚴重取締。勿瞻徇情面。勿因私廢公。即令其將所有之日本藥。自由焚燒。如因資本所關。有所吝惜。可以作一極廉之價。歸併於同業中合資本厚者。然後另圖別業。或改售中國藥。如此則於生計愛國。兩問題無抵觸矣。（各省陸軍即日一律用中國藥而此只在各營之醫藥官真心愛國做去亦不難辦到也）

中國各藥店。近來亦多有攙售日本藥者。圖其價廉而獲利厚也。但形色雖彷彿。而性味已大差。誤病人於無形之中。其罪惡亦不可恕。近年最銷於中國各省各鄉之日本藥如枳殼。白芍。黃柏。乾薑。陳皮。當歸。洋參。藿香。萆薢、冰片。花粉。枳實。黃連。丹皮。中國人謂之鬼退。以其價格底賤。可獲鉅利。不知暗暗之中。誤殺幾許病人矣。今請先由天津辦起將聯合會。所調查之藥舖有貨單。即日宣登各報。使病家皆知某藥舖倘存有日本藥。病家自然知所趨避。如藥店恐生意受虧。可將存之日本藥。定日當衆在馬路上焚燬。以明心跡。而堅信用。則今日所失者。不轉瞬仍可取之於購藥者矣。總之日本以醫藥政策爲滅中國之第一利器。我愛國同胞。若仍執迷不悟。沉睡不醒。是甘心願當亡國奴。余亦惟有忍泣吞聲從此緘口不言。以追隨於諸君之後而供異族之驅使可也。巫匠亦然故術不可不慎也今日國賊與奸商誰中國人誰無天良祇以操術不慎爲生計地位虛榮所迫誤乘賊船而已然即今圖之尚不爲晚倘再因循不悟則噬臍無及矣我願家有子弟者此後之入學校與謀生活不可不慎之於始也

山藥爲遺精良藥　（德眞）

△嵩治遺精之實驗報告

市肆所售之山藥。人皆以爲食品。不知其實有治病之功能。鄙人前歲。因勞心過度。致得遺精之恙。遍往各處名醫診治。迄少回春之術。延至去秋。轉勞瘵。奄奄垂斃。幾成不治之沉疴矣。後有友人過訪。探以鄙人病情。云山藥能濇精補脾。有回生再造之功。堅命速購食之。鄙人因病至於此。出於無奈。遵友人之囑。購山藥數觔。於每日清晨。煮食。不圖食來兼旬。精神大振。遺精亦止。即平日所患咳嗽，潮熱，骨痛，盜汗等症，亦皆痊愈。不治之沉疴。由此霍然矣。豈不快哉。爰將煮食之方法。詳列於後。以便閱者採擇焉。

一（煮食法）以山藥段許。約十兩餘洗淨打爛。投於開水鍋內。煮至極爛。用鍋鏟攪之。使成粥糜。和以白糖。頓食之。如置飯鍋上煮熟。則其內之蛋白質凝滯。只可充飢。不能治病。

二（食時）以早晨爲適當。午後亦可。晚間不宜。因晚間之消化力。遲鈍故也。食後不可即臥。須從容緩步數分鐘。以其性膩。恐有停積之虞。

三才封髓丹大補陰丸不能治遺精　（也農）

稍讀醫報者。無不知大補陰丸與三才封髓丹爲治遺精之特效。殊不知該二種藥品。對於遺精一症。並無若何功効。余作此語也。人必疑余夢語。以爲古人發明之方法皆是苦心研究得來。我人正宜崇拜之提倡之。焉能妄議。此種設想。余豈未曾想到。惟當此醫學革新時代。凡百學說。無正確之明示。無把握之治療。迨不能自立。玆篇所言并非妄闢古人。正爲國有學術增光輝耳。考之方書。三才封髓丹。乃黃柏，炒仁，甘草，三味製成。黃柏之功能。在於清濕熱。炒仁之功能。在於理氣。甘草之功能。在於和中。此三味平淡無味之藥。對於遺精。有何意義。大補陰丸。乃熟地龜版知母黃柏。四味製成。熟地龜版之功能。在於滋陰養血。知母黃柏之功能在於清濕熱。瀉相火。此種藥品。以之治腎虛骨痛等症。確有功效。以之治遺精。祇能滋其源而不能塞其流。無異揚湯心沸。且陰寒滋膩之品大不利於脾胃。脾胃受傷。生化告乏。與遺精之受傷。有何分別。原遺精發生之原理。大致在靑年期內。內經云。男子二八而腎氣盛。精氣溢瀉。陰陽和而能有子。精氣溢瀉者。射精之謂也。惟其腎氣盛則生殖機能必易於興奮。惟其易於興奮。於是興奮。則不得不爲之設法減去其興奮。於是手淫意淫。相繼而來矣。試看犬馬。當其發興時候。若無雌者遂其欲。則必狂跳叫喊。如飲顛狂之藥。人爲萬物之靈。有禮義爲之規矩。廉恥爲之約束。雖在發性時期。苟無配偶。只能強認。豈能如犬馬之狂跳叫喊。然強認亦非佳策。於是不得不行其待償作用。待償作用者。手淫也。意淫也。當其初犯之時。亦不過偶一爲之。及至後來。并不要犯手淫意淫。而精亦能自如而來。此遺精病之所由來也。遺精病之大要。得分爲二種。一種是夢遺。一種是滑精。凡患夢遺者。大抵已有戀人。或膩友。或外遇。不然。不會形諸夢寐中。佛氏云。有因必有果。可以知天下斷無無因之人而患夢遺者。至於夢中如何邂逅。如何遺泄。則又非局外人可知矣。患滑精者大致手淫過度。精關不固。生殖機能一受外界刺激。或睡眠時受被單壓迫。或睡後過熱。即不能自制。余讀折肱漫錄內有記載一滑精事甚有趣。一併錄之。以餉讀者。「先大夫少年時。患遺精。百藥不效。苦極。此病蓋用功過苦。名心大急所致。每臨場則愈頻陽事。少著物即遺。苦無可奈。將牀席俱穿一大孔。以臥使其無着。是科發解武林。居停邀其親戚女客飲喜酒。相率觀解元公書室。則牀席有一大孔。皆莫解其故。以

矣。」由此事觀之可以知道精神一症狀非藥物完全可以療。（未完）

治肝概說

孔藹如

△治肝病有六法

△非逍遙散一方所能盡

△欲知詳細…請讀本文

肝爲萬病之賊。風爲百病之長肝爲風臟中寄相火。風與火。性皆上行。故其爲病亦以上行者爲多。肝主筋。抽搐筋病也。因於外風者。宜驅風。因於內風者。宜養血。目爲肝竅。目痛夜甚者。屬肝脅爲肝位。除痰飲瘀血二項脇痛外。則有肝實脇痛。肝虛脇痛之二種。厥陰之脈上至巔頂。故巔頂頭痛。有屬肝者。至世所稱肝胃氣者。嘔吐痰涎。胃呆嘈雜。種種現象。各人各症。萬無一例施治。即金匱九種心痛丸。附子。生狼牙。巴豆。乾姜。吳茱萸。人參。斷難包盡各症。經云。木主達之。後世治肝。每用柴胡香附玉金綠萼梅等藥。按之經旨。未嘗不是。惟是等品。性味辛燥。辛則耗氣。燥則耗血。耗液。治標不治本。可暫不可常。況經云。達之者乃肝陽受鬱之症。而非肝陽僭越之症。此魏玉橫一貫煎之製。可以識時弊也。沙參

不膩標本兼治之意。仲師之甘麥大棗湯。爲治肝之一大法門。後世葉繆二氏。加味。較魏氏更有進焉。大凡治肝陽僭越之症。不外二端。實則苦辛通降。虛則酸甘滋養。前者如左金丸。金鈴子散。當歸龍薈丸等。如謂此等藥品。苦辛峻利太過。不妨立一和氣平肝湯劑。吞上列丸藥幾何。亦由一貫煎用川楝之意也。仲師治婦人藏燥。悲哭。以甘草。小麥。大棗三味。甘以扶脾。苦以通心。葉天士加白芍。萸肉。酸斂肝陽。白石英。重壓肝陰。繆秋心加萱花連翹。開洩心陽。茯神安頓心陰。均治肝疾。均經得手。從以上諸方尋繹。可得治肝標本之分矣。又汪石山有一方。治肝頗宜。以人參。黃芪。甘草之甘溫。扶中。禦其肝之所勝。以麥冬知母之甘寒養肺。資其肝之所不勝。以青皮白芍之辛酸。伐其肝之橫肆。以竹瀝茯苓之涼淡。治其肝之痰結。面面俱到。而肝陽有不甯者也。又繆仲淳治肝虛一方。蘇子。橘紅川貝。沙參。石斛。麥冬。生地。菊花。天麻。白芍。五味子。酸棗仁。牛膝。竹瀝。亦治虛風之平穩湯劑也。以上所述。係就肝寄相火。非清不甯之主義而言。然有肝寒一症。其症面色清白。肝脈微弱。或左脈竟不起。治法以辛酸溫爲主旨。遵金匱九種心痛丸。方出入可也。經云。酸生肝。肝生筋。又

品。設其症爲血枯寒燥。豈不重潤其陰。辛溫而左以酸味。則酸可生津肝陰。庶不致受辛溫之刼。況又得從陰引陽。斂陽入陰之妙。故以九種心痛。方。治肝。必須加減。仲傷寒論。又有吳茱萸湯一方。亦爲治厥陰虛寒之妙劑。擇而用之可也。此症用藥得宜。收效較速。而辯症較難。要而言之。治肝之道。不外苦辛通降。酸甘滋甘。辛香流氣三法。其間治之法。不外實土制肝。助金伐肝。滋水養肝三法。六者。上論盡之矣。吾人按症按候。隨機取法。自然中病。轉覺古人之爭執方法。爲多事也。

水與疾病

（不凡）

水之功用。至爲宏大。地漿。取山上黃土一方。研末。投入水。而頻攪之。澄清冷飲。混和服之。方書謂之陰陽水。臘雪之於熱症。凡熱症取冬雪裹藥。爲效更捷。冰雹之於傷寒。皆爲世人所習知。醫家所常用。固無待不才之縷述也。茲所論者。乃輕淺之病。治以簡單之療法。不但功効卓著。抑且隨人隨地。僉可施行。爰樂爲介紹於讀者諸君。胃病胃弱之人。恆苦食不消化。若於食時。或食後多飲熱水。膳後或假寐。不宜睡着。

成散步。俾血集於胃專營消化。雖日久痼疾。行之數月。必奏奇効。又法膳後用熱面巾。熨其胃部。數次。能使胃酸胆汁。分泌增多。食物易於消化。此法爲拋薈君發明。曾試驗六人。皆獲圓滿之効果。且施行一次。其功用可延長數時之久云。（第一法。作者行之已久。功効甚著。）

便秘　余前患常習性便閉。服用瀉藥。其功僅在一時。且偏後便秘更甚於前。乃知本病。非下藥所能奏効也。因於臨臥時。啜熱湯一杯。晨起飲冷開水一杯。逾時如廁。按摩腹部。運行月餘厥疾若失。蓋冷水按摩。均能激刺胃腸。增進蠕動故耳。（卡斯卡拉藥片。爲最和平之瀉藥。於此症甚相宜也。）

失眠　失眠之因。都係腦中停血。精神不甯所致。如臨臥以溫水濯足。導血下行。復屏除雜念。滅燭登床。則精神統一。不期而自睡矣。昔曾滌生。平日應作之事有五。而沐足居一。則又不僅治病而已也。

附錄水之養生法　清晨起身之後。卽用冷水擦體。復以毛巾拭乾。以皮膚紅潤爲度。功能鼓舞神經。增加皮膚抵抗力。於夢遺神經性胃痛。施於局部。）均有奇效。且常人對於冷水浴恆絀焉不敢嘗試。此則不論年之老幼。體之強弱。食能行之而獲益也。

體溫之研究

楊白城

人之所以能生活。能動作者。果何係而致之耶。曰。以有體溫之故。人之有體溫也。雖當冬寒凛冽。而體則常溫。此非緣多著衣服而始然也。人第知多著衣服。所以禦外寒。而不知實所以護內熱。試觀人就眠時。被褥皆冷。越旦而起。則一變而爲溫煖。蓋人身不翅火鑪。溫其體。且並及附近之物體。匪直人類爲然。卽各種動物。如飛禽類。如走獸類。亦莫不具有體溫。此盡人所知也。至於爬蟲類魚類。蛙蛇昆蟲之類。所稱爲冷血動物者。似乎無體溫矣。然亦具有體溫。特其溫度微且小耳。是人與各種動物。在生活時皆有體溫焉。及至死亡則僵矣冷矣。體僵且冷。斯不能動作矣。如稍有熱度。則猶將蠕未蠕也。

然則人能生活能動作者。由於有體溫何自而來耶。試思除動物而外。何物有熱。並其動作之由於熱。而動作僅於有熱，時。曰、此惟水蒸機器爲然。然機器之能動作。由於燃燒煤炭。蒸水化氣。經過喞筒。於是機器變熱。且能動作。但機器作工之時。必燃燒煤炭。以保持其熱度。若煤炭燒盡。則機器必不能動作。且變而爲冷。一如死亡之動物也。人體亦如水蒸機器。能動作。且有熱。因人體內有一眞火。時時燃燒。恰如機器之爐火。亦時時增益其新鮮之燃料。此燃料非煤炭也。卽食物耳。經云。人生受氣於穀。清者爲營。濁者爲衛。營行脈中。衛行脈外。相隨上下。如環無端。以周遍於全身。人身肉之大會爲谷。不會爲谿谿谷之會。以行營衛。以會大氣。是卽衛氣與營血相會。而發生溫度之部也。計人身谿谷三百六十五穴會。行營衛以會大氣。相與發生溫度。則大絡衆絡及孫絡。無非導熱之管矣。經云。衛氣者。所以溫分肉。充皮膚。肥腠理。司開闔。其理已昭然若揭矣。然又探源於衛出下焦。是指衛氣之生化。由於丹田氣海。謂人吸天陽。入肺歷心。循脊過腎系。而至胞宮。蒸化穀氣。爲衛氣發生之所。是爲眞火。卽曰元氣。在下衛脈稟之。滲三陰。灌諸絡。以溫肌肉。在上宗氣宣之。薰肌澤膚。如雨露之漑。是以衛氣內走臟腑。外達皮膚。衛氣之所分布、卽爲溫態之所分布也。

治腫脹秘方

俞鑑泉

水脹一症。治不如法。最爲難愈。見患此者。每云官料藥無功。或求專門秘藥。或商草藥醫生。然所謂秘藥者。大都峻厲害藥、實症牽愈慮者殆矣。吾虞有工界中人。專治腫脹。每亦有見其獲效者。其人惟強記藥名。方必遣人代書今偶於其所親處。見其方云郎某之治脹症秘方也。閱之共七法。在溫運方中。用小茴蘆巴。而不用附桂。想必製自古人。別成家數。惟方有分量。不別丰治必傳鈔遺缺。鄙人爰置篋中。以備一格。才識不逮。未經贅語分釋。今乘貴報發明醫學。特將七方。鈔錄於左。

（第一方） 香附酒炒四錢 烏藥二錢 木通二錢 小茴一錢 萊菔子三錢 生軍二錢 防己三錢 川楝子四錢 車前四錢 浙苓皮四錢 腹絨三錢 澤瀉三錢 紅棗七枚

（第二方） 酒炒香附四錢 烏藥三錢 萊菔子二錢半 蘆巴三錢 小茴一錢 川楝子四錢 漢防己三錢 炒車前四錢 炙甘一錢 桃仁一錢 生軍錢半 炒青皮三錢 木通二錢 腹絨三錢 炒澤瀉三錢 棗七枚 薑三片

（第三方） 酒炒香附四錢 浙苓皮四錢 炒青皮三錢 炒車前三錢 腹絨三錢 炒澤瀉三錢 廣木香錢半 小茴一錢 木通錢半 漢防二錢 川楝子四錢 烏藥二錢 萊菔子三錢 薑三片

（第四方） 川朴錢半 炙甘一錢 赤芍二錢 烏藥三錢 木香八分 桃仁錢半 紅花錢半 炒香附四錢 枳實錢半 醋炒莪朮三錢 歸尾三錢 茯苓皮四錢 澤瀉三錢

（第五方） 川朴三錢 穀芽四錢 良薑錢半 廣木香八分 薑夏二錢 炒白芍二錢 炒香附四錢 玫瑰花七朵 淡吳萸一錢 烏藥二錢 蔻殼錢半 紫丁香五分

（第六方） 當歸四錢 炒米仁六錢 穀芽四錢 川牛膝二錢 冬朮三錢 酒炒丹參四錢 杜仲三錢 炙甘錢半 浙苓三錢 澤瀉四錢 紅花錢五分 炒香附四錢 山藥四錢 廣皮五分 木瓜二錢 紅棗七個

（第七方） 芫花五錢 大戟一錢 商陸四錢 甘遂四錢 上四味如法製 甜葶藶一錢 澤瀉三錢 防己一錢 黑白丑各二錢半 蘆巴五錢 車前三錢 腹絨三錢 研為末 每服一錢半或二錢 以意消息 小青皮煎湯下 忌鹹一百二十天

竊按腫脹一症。洞溪道人謂千頭萬緒。最為難調。又云。此症雖在形體。實內連臟腑。管窺古籍。不乏至理名言。若費氏膽義中。於此症分經擬方。多闡發後人心思。并貴報及濕溫時疫症治所載。亦透發精確矣。鄙人試於千慮之中。更纖伸其說焉。夫濕在皮膚則腫濕在臟腑則脹。有腫而不脹者。風痰濕熱鬱遏三焦。升降倒置。咳嗽浮腫。小便赤溢。似可倣衛生寶鑑香蘇散。（紫蘇木通防己橘皮）參以蟬衣金砂蜀漆殭蠶葶藶天仙桑葉地膚之屬。以清疏滌化焉。又許學士濕熱腫方。羌活生朮桑皮葶藶黑丑防己橘紅澤瀉郁李生薑。出入化裁。每每桴應。而蘆茅萱草諸根。麥桴黑豆。均合引用。其內因者。如童體冷熟諸疳。或症經痧痦而愈）油膩不節。穀食致傷。胃不變潛。大腸傳道不行不痺氣困頓中宮。運磨不健。藏氣不振。衛運斯乘。如徐云雖在形體實在臟腑。形症俱實者。即俗云食積脹。似可以八正叢加以消導蕩滌矣必甘遂之通隧。五皮之抓靴其或食氣相搏痰濕相凝或肝氣而生或痞塊至變此治病為本。行水為輔。再審挾熱者清其肝。挾寒者溫其脾。共腎至若正水石水經方諸在至于孟英按中。謂腫起腎囊。氣逆便溏溺清且長。士虛不製。治以補士勝火大劑參求。更別有腫脹數案亦另有手眼。足資啓迪。此數方大致鼓運脾陽。溫通腎水。或佐消導。或和肝氣。或通血絡以丹方決其壅。以湯藥流其氣。其丹方較於金大腹水腫方與丹溪小胃丹為溫。比舟車濬川而略緩。實症氣息不通。危在旦夕。時症酌用眩瞑之藥。或亦可瘳厥疾與。總之執方治病。智者不為。而有開必稽。吾人天職。不敏錄之者。請高明家 覽及之耳。

又按醫經原旨。腫脹節中。薛生白注。有「病眼皆發衛氣」一言。經旨三陰結爲脹則脾肺又爲此症之關鍵。夫肺爲脾氣之上輪。二腸爲脾之下輪。結則氣不流行。氣之不行。濕卽停焉。人身水濕之運行。由脾肺之宣化。而分泌水穀淘汰渣滓。尤賴二腸之傳道化物。方可完全脾肺之功用。濕邪阻之。腑氣不宣。方中以烏藥青皮川樸腹絨。皆堪疏泄腸中之者氣化卽可輔助脾家之健運而肺金之壅滯於上者。亦可籍以展舒。故症勢之確 亦可用生軍以去陳瘗。佐以防己木通川楝之苦泄。苓澤車前之痰滲。卽以小茴蘆巴溫運其水藏。君以通行十二經之香附。流周其氣化。方義亦妥當。而腫脹之熟重者。似可參以苓柏之苦寒。而少加茴巴以反佐。或亦有當。若第四方。用赤芍當歸紅花桃仁。似治在血分。而味經旨厥氣在下營衛留止至氣病及血理亦有諸此見症而施。未敢強解。若其丹方之芫載商甘右人諄諄示戒。不憚煩言惟天生一物。必有所用。用得其宜。猛烈之藥。亦爲疾病所需症實病驟。水勢漫衍。籍以決瀆。亦所不廢。如或一鼓未下卽當改轍迴轅。曲求原委。卽或果中病機。亦當念衰半而止之戒化裁調治。毋使涸液竭津。過藥生害。鄙人見患此症者之慘。更念洄溪老人難治之言。世間有此派方藥之流傳。而贅以此語者。無非欲推測研究其用意之所在。人之才識。誰不如我。若鄙人囿於見聞。予智自矜。反貽笑高明矣。

帶下論治

周越銘

(原因)此症分遺傳性及傳染性二種。遺傳性者。或其母素有帶下之病。所生之女。亦多有患是症者。此病從母胎而受。天癸一通。卽當發生。若脾胃強。壯年必漸止。傳染性者。或其夫與不潔之婦人交接。因而累及其妻。此病由淫慾所感。內含梅毒。治不易愈。衰弱之婦。爲害尤深。二種之外。必其平日操作過勞。思慮太甚。血氣損耗。營衛不和。又復不忌房事。不愼飮食。或素性嗜酒。或多飮茶水。或過食肥甘。或喜啖生冷。痰溼內盛。濁飮停留。脾氣既虛。而乏健運之能力。帶脈又弱。而無約束之功能。運行失其常度。清濁不免混淆，遂致淋漓下降。不斷如絲。其所下之物。又各因其體之燥濕。氣之寒熱。臟腑陰陽之偏勝。一一分呈其形色。故有白帶青帶黃帶赤帶黑帶五色帶之名目不一。總之皆因換經之時。排洩未淨。濁積子宮。而成是症者爲最多。

(症候)凡患是症者。子宮內膜必發炎。尿道及陰唇必腫。小溲必淋瀝短澁。少腹必拘急脹痛。其發露之狀。初起時頭脹身熱。胸滿不飢。痰多氣喘。手足重滯。或兩膝及足跗皆腫。然停止半月一月之間。氣體卽能復舊。故常不以爲意。及其中度。胃納漸衰。飮食無味。行動少力。倦怠思臥。或日晡發熱。煩燥不甯。或五更泄瀉。下體覺冷。迨年久不愈。津液日涸。內風旋動。口苦咽乾。頭暈心悸。聞聲則驚。冷汗時出。或發瘞發厥。或妄言妄見。此乃血海已枯。臟陰失守。病至此已成不治。卽或有時發時愈。數十年不見大患。而既有此症。其月事萬不能調。最難受孕、孕亦易墮。竟有終身不生育者。

(治法)宜首禁房事。使陰部常清潔。又居處宜擇爽塏。以吸新鮮之空氣。身體宜勤洗濯。以除陳穢之濁氣。飮食起居尤宜加意。凡物之有載刺性。有發助力者。均不宜入口。勞心勞力之事。尤宜切戒。如是或半年。或一載。病必漸愈矣。至內服之藥。則當按症而分治之。

(方劑)

一（心火不靜）加減清心蓮子飮

石蓮肉　三錢　西洋參　一錢　麥冬連心　一錢五分　地骨皮　二錢　青子芩　一錢　焦山梔　一錢　車前子　一錢五分　生甘草　五分

右方加燈心七根。淡竹葉十四片。水煎。清晨服。

二（心氣虛）硃砂安神丸

飛辰砂　五錢　川連　五錢　生地　三錢

歸身 二錢 炙甘草 二錢
右藥研末。酒蒸爲丸。每日淸晨。淡鹽湯
送下錢半。或二錢。
三（氣虛挾痰飲）六君子湯合腎氣丸
白朮 一錢 茯苓 二錢 半夏 一錢五分
廣皮 八分 西潞黨 一錢 炙甘艸 五
分 腎氣丸 三錢
右方水煎。熱服。
四（血虛內熱）柴芩四物湯
柴胡 七分 靑子芩 一錢五分 細生地
三錢 歸身 二錢 川芎 一錢 炒白芍
一錢五分
右方水煎。臨臥服。
五（氣血並虛）加味八珍湯
西潞參 一錢 白朮 一錢 茯苓 一錢
炙甘草 五分 歸身 一錢五分 炒白芍
一錢 川芎 八分 地骨皮 一錢 靑子芩
一錢 鹿角膠 一錢 大熟地 一錢五分
車前子 五分
右方加紅棗。二枚。水煎服
六（肝火盛）龍膽瀉肝湯
龍膽草（酒炒） 一錢 絲通草 一錢五分
澤瀉 二錢 柴胡 四分 車前子 一錢五
分 生地 二錢 生甘草 五分 當歸 二
錢 焦山梔 一錢五分 靑子芩 一錢
右方水煎。候涼服。
七（脾胃虛痰濕盛）加味補中益氣湯

西黨參 一錢 江西朮 八分 茯苓 二錢
炙甘草 五分 歸身 一錢五分 廣皮 一
錢 淸炙耆 一錢 升麻 二分 柴胡 二
分 製半夏 一錢 泡淡乾薑 三分
右方水煎食遠服。
八（下焦虛寒臍腹痛）九霄丸
蘄艾（酒浸焙乾）一兩牡蠣（煆）一兩龍骨煆
一兩當歸（酒炒 一兩乾薑（泡淡）五分胡茱
萸（沸水泡炒） 五錢 白芍（酒炒）一兩淮藥
「薑汁炒」 一兩 白朮（煆） 七錢
右藥研細末。酒和丸。每日白湯送下三四
十丸
九（慾事過多下元不固）秘元煎
西潞參 一錢五分 白朮 一錢 茯苓 二
錢 炙甘草 五分 淮山藥二錢棗仁 一錢
遠志肉 一錢 北五味三分 芡實三錢
金櫻子二錢
右方水煎。熱服。
十（帶久不止變爲白崩）既濟丹
鹿角霜 二兩當歸 二兩茯苓 二兩 石菖
蒲 一兩五錢 遠志 一兩五錢 龍骨（煆）
一兩（白石脂煆） 一兩 益智仁 五錢
右藥研細末。用山藥紛糊丸。空心服。以
補心腎。
又蹄下丸
頭二蠶砂（炒）三兩 黃荊子（炒）二兩 海螵
蛸（磨去黑甲）一兩 標根白皮一兩

右藥研末麵午糊丸。飯服。以燥中宮之濕
。
十一（帶下過多液涸風動）阿膠地黃湯
淸河膠 二錢 細生地 三錢 生牡蠣 四
錢 淡蓯蓉 二錢 柏子霜 一錢茯神二錢
川斛 二錢
十二（久患帶下陰虛陽浮） 加味固陰煎
西洋參 一錢五分 炭地灰 二錢 淸阿
膠一錢 生龍骨、三錢 生牡蠣三錢 茯神
二錢 淮山藥 二錢 芡實 三錢 湖蓮
三錢罪 衝任損傷） 加味震靈丹 禹糧石
（煆） 四兩 赤石脂（煆） 四兩 紫石英
（煆） 四兩 代赭石（煆）四兩 乳香（去油）
二兩 沒藥 （去油）二兩 水飛硃砂子 一
兩 炒五靈脂 二兩 熱地炭 六兩 甘杞
子 四兩 龜膠 二兩 坎氣丸氣四具右藥
共研細末。先將烊膠烊化。杵合爲丸。具沉
香汁湯送下，每服一錢五分。

麻症治法

楊星垣

痲爲小兒之陽毒。蘊於肺胃。所以初起時勢
必咳嗽噴嚏。鼻流淸涕。眼胞略腫。目流汪
汪。惡心嘔乾。面浮腮赤。身體發熱。三五
日始見點於皮膚。形似痲粒。色若桃花。形
尖稀疏。漸見稠密。有顆粒而無根暈。微起

泛而不生漿。一日出三遍。三日出九遍。至六日而始出盡矣。雖較痘症稍輕。而變化則速。始終調治。俱宜留神。必須謹忌風寒葷腥生冷水菓辛熱等物。凡是葷腥俱能滯毒。菓生則難尅化物。冷尤能冰伏。伏而不化。毒乃滯留。風寒則易閉塞毛竅。毒氣何由而達。辛熱酒是火上加薪。助毒愈橫。之數者於小兒發痲時。不可不愼也。況其痲症有順逆之分。或熱或退。而無他症者為順。出透三日而後漸收者為順。紅活潤澤頭面勻淨者為順。若紅慘紫暗乾焦不潤者為逆。黑暗乾枯。一出卽沒者。及鼻青糞黑。鼻扇口張。胸高氣喘。均為逆而難治。初起用藥。先以清毒解表。使肌膚通暢。腠理開張。毒從汗解。如熱毒深重者。卽紫雪丹之類。隨可採用。倘神昏譫語。灼熱驚狂。二便祕結。卽牛黃至寶丹亦可加入。其痲發不出。氣喘欲絕。用櫻桃汁一杯燉溫灌服。大有起死回生之妙。此汁須預時製備。濟人活命。功德無量。并將製法列下。以供仁人君子預時多製贈送。其方用櫻桃十餘斤。入磁瓶內。密封埋入土中。二三個月後俱化為水。凡遇痲症不出者。燉溫服下。靈驗無比。如臨時欲用。無處採辦。為之奈何。不防用小米一撮。小米卽粟米。要有紅穀者。煎湯不拘時服。一面用芝蔴五合。以滾水泡之。乘熱令小兒之頭面薰之期間。雖用內之小兒發痲。則不須服藥。祇要乳母忌食葷腥油膩烟酒辛辣等味。謹其風寒。避其厭穢。當心顧護而已。再痲毒必賴嗽甚而解切不可見嗽而止嗽。至在於泄瀉嘔吐腹痛。亦是痲毒使然不得妄用補澀之藥。執而不化。以致不救。為小司命者。對於斯症。愼毋忽焉。

十八傷之注意

薛葆忱

久視傷精。目得血能視。精由血化。故傷精。

久聽傷神。神滋於腎。腎通竅於耳。故傷神。

久臥傷氣。臥時張口散氣。合口壅氣。故傷氣。

久坐傷脈。脈宜運動。坐則不舒展。故傷脈。

久立傷骨。立以骨幹為用。故傷骨。

久行傷筋。行以筋力為用。故傷筋。

暴怒傷肝。肝屬木。怒如暴風動搖。故傷肝。又肝主血。肝傷則血不榮。必筋痿。

思慮傷脾。思慮時脾必運動。太過則脾倦。故傷脾。

憂極傷心。心屬火。於味主苦。憂則苦甚。故傷心。

過悲傷肺。肺屬金。主聲音。悲哭久則聲啞。故傷肺。

過飽傷胃。飽食運化難消。故傷胃。

多恐傷腎。腎屬水。主北方黑色。人受驚恐則面黑故傷腎。

多笑傷腰。笑時必腎轉牽腰動。故傷腰。

多言傷液。言多則口焦舌苦故傷液。

多唾傷津。津生於華池。散為潤澤。灌溉百脈。唾則損失故傷津。

多汗傷陽。汗多亡陽。陽隨汗出。故傷陽。

多淚傷血。血藏於肝。哭泣多則肝損目枯。故傷血。

多交傷髓。人之陽物。百脈貫通。及慾火動而行事。聚一身血髓至於命門。化精以洩。不知節慾。致骨髓枯竭。眞陽無寄。如魚之失水以死。

食物和味作料的功用

前人

和味作料。對於烹調方面。可以增加菜的滋味。使我們食時容易下咽。功用很大。并且在對於生理上。也有許多作用。我來分別寫在下面。

油類 性滑潤。含着很多的脂肪質。能使食

物容易下咽。可以帮助營養作用。發生體溫。

鹽類　性鹹。鹽分到了胃裏。變成帶酸性的胃液。可以帮助消化作用。能夠使腸胃滑潤。并且有防腐之效。

醬類　鹹。有特別鮮味。可以增進我們的食慾。鹽分也。很多。作用和鹽相彷。

醬油類　性味同醬。一樣是可以代鹽的。即比鹽鮮美。使食物增加滋味。也可以助消化的。

醋類　性帶着酸味。到了胃裏。就有帮助消化力的。也有止渴的作用。

糖類　性甜。含有一種滋養質。能添食物的美味。糖分到了身體裏面。能彀增加體溫。并且中間也含着酸性。所以能彀帮助消化的。

酒類　有刺激性很強的。能彀除掉食物中的腥味。還能彀刺激腸胃幇助消化。催促血液的循環。但非作爲和味之用者。多飲則有碍衛生。

其他　像胡椒粉芥末等等。都是有刺激性的。能彀促進食慾。少加也可以幇助消化的。

菜蔬。食物之主要成分。約分蛋白質脂肪炭水化物等三種。食物中具此三種而無缺者。惟菜蔬而已。至構成人體之主要原質。爲炭氫氧氮硫鉀鈣　磷鐵等十種。吾人飲食。即攝取食料中之此類原質以滋養身體者也。食物中具此十種原質而無缺者。亦惟菜蔬而已。由是觀之。菜蔬一物。實爲吾人日食所不可缺者矣。昔時操航海業者。每至飄流海面。數月不達陸地。無新鮮菜蔬以爲食料。故多患敗血症如嘔血腸熱病等而死。蓋硫鉄二質有清血之功。綠色菜蔬。含此至富。尤以菠菜萊菔豆類爲最多。菜蔬之所以有療病功能者。亦即以此。昔航海者。祇以魚肉穀類爲食。而不食菜蔬。故體內缺乏硫鐵而患敗血症也。自維他命發明後。菜蔬之價值益增。良以菜蔬富有維他命。凡患血枯症者。但須常食青菜。足以治病。至於魚肉之成分。富於蛋白脂肪而乏炭水化物。其價值遠遜於菜蔬。何世人貴魚肉賤菜蔬耶。

醫方淺釋

時逸人

柴胡白虎湯（和解偏重清降法）（經驗良方）柴胡一錢　知母三錢　生草八分　粳米三錢　鮮荷葉包煎黃芩一錢　生石羔打八錢　花粉三錢

（主治）寒熱往來。寒輕熱重。甚或壯熱灼手。心煩。口渴引飲。汗出甚多。而熱不退。苔色燥白。脈弦數有力。按之實者。

（方解）柴胡達膜原之邪。黃芩清肝胆之火。合爲和解少陽之主藥。白虎之症。須全四大。即大汗、大熱、大渴、脈大是也。余以實際驗之。脈大固爲白虎之的症。惟脈形弦數有力。按之實者。多肝胆實熱內蘊。必特白虎。爲救焚之具。故合白虎之清熱。佐以花粉之生津。荷葉之升達、火熱還於少陽。寒輕熱重。故用和解偏重清降之法。

柴胡陷胸湯（和解兼開結法）（傷寒論方複劑加減）柴胡一錢　小川連八分　黃芩一錢　枳實一錢　姜半夏三錢　桔梗一錢　括蔞仁五錢　生姜汁五滴冲

（主治）少陽柴胡症悉具。胸脘痞滿。按之痛者。

（方解）小陷胸湯。加桔梗枳實。善能疎氣解結。本爲寬胸開[illegible]之良劑。專治胸膈痞滿。按之痛者。惟其外有寒熱往來。耳聾咽乾。口苦目眩之見症。故用小柴胡方中主藥三味。減去參草棗之膩補。生姜用汁。取其辛潤流利故也。陶氏節庵曰。少陽症具。胸脘滿、按之痛者。若以柴胡枳桔湯未効。用小柴胡。合小陷湯一劑即瘳。妙在苦以辛合。能通能降。且瓜蔞之仁。善滌胸中垢膩。具開膜化痰濁之功。故爲少陽結胸之良方。歷試皆驗。

大柴胡湯（和解兼輕下法）（傷寒論方）柴胡三錢　枳實三錢　赤芍錢五分　生姜三片　黃芩一錢五　大黃錢五分　半夏三錢　大棗二個

（主治）外感發熱。繼則寒熱往來汗出不解。陽邪入裏。熱結於內。心下痞鞕嘔而下利（亦有不嘔不利者。）或煩渴譫語。腹滿便閉。表證未除。裏症又急。脉沉實或絃數者。

（方解）少陽症本不可下。而此於和解中兼以緩下者。以邪從少陽而來漸結於明陽。而少陽症未罷。或往來寒熱。或胸痛而嘔。不得不用柴胡生姜以解表半夏黃芩以清裏。但裏症已急。或腹滿而痛。或面赤煩渴。或便祕溺赤。故加赤芍以破血滯。枳實大黃。以疏通腸胃之熱結。佐以大棗。爲調和脾胃之用。而爲和解以後少陽陽明。表裏並治之方與小柴胡湯專於和解少陽一種者不同。此方力量較大。故稱大也。

小柴胡湯（和解兼益氣法）（傷寒論方）

柴胡一錢　姜半夏一錢　甘草六分　大棗二個　黃芩一錢　東洋參八分　生姜二片

（主治）往來寒熱。胸脇不暢。中氣虛弱下陷。不能鼓舞。脉弱而不靜。舌無多苦。其色薄白。舌尖凹陷。或有口苦咽乾。目眩耳聾以心煩嘔渴之見證者。

（方解）少陽半表症。卽往來寒熱。脇脇不暢。指外邪在腠理而言。半裏症。卽口苦咽乾。目眩耳聾。心煩嘔渴。指肝胆之火。內蘊而言。寒熱互拒。所以有和解一法。柴胡以解在經之表寒。黃芩以清肝胆在腑之裏熱。猶恐表邪退而裏氣虛。故以半夏參草。和胃陽以壯裏氣而禦表。姜棗調和營衛。以助胃氣。蓋因裏氣虛不能抵禦外邪。故外邪得乘虛而入。識透此訣始識仲景用參之精义。蓋上焦得通。精液得下。胃氣因和。不强發其汗。而自能汗以解。此爲和解少陽風寒。助胃化汗之方。

按小柴胡湯治邪在少陽者宜之。且必現邪少虛多之病狀。方足用參甘棗等補膩之品。若溫熱暑熱。諸病。雖形狀似瘧。但其實因肺胃之氣。先已窒滯。病發卽不肌惡穀。脘悶苦黃。苟不分別惟特此湯。奉爲聖法。則溫補助邪。驟則邪正混結。變成神昏痙厥。緩則邪留結痞。且有耗傷津液。成爲勞瘵者。此王孟英氏。閱歷之言。用此方者。所當愼也。

柴胡四物湯（和解兼補血法）（愈氏根初方）

柴胡一錢　半夏一錢五　歸身二錢　生白芍二錢　黃芩一錢　炙草八分　生地三錢　川芎八分

（主治）往來寒熱。胸脇串痛。血液虛弱。頭痛盜汗目眩。舌乾口渴。脉弱無力。苔色薄白。而舌質鮮紅者。

（方解）少陽症初病在氣。久則入於血分。其血在將結未結之先。而寒熱如瘧。胸脇串痛。入夜尤甚。且發盜汗者。是邪陷於肝胆之血分也。若但據寒熱現狀。便投小柴胡原方。則參甘姜棗。補膩雜投。必不合珀。反令血愈虧。而熱愈結。熱結則表裏閉固。內火益熾。立竭其陰。而致變症多端矣。柴黃芩清熱散結。以解外邪之鬱。而清內熱之蒸。川芎行血。而去頭面之風。半夏降逆。以化胃脘之濁。地芍歸草養血和中。津液充盈。正氣有抵抗之能力。外邪去。內清。則寒熱胸脅串痛皆能蠲除矣。此爲疏氣和血。治少陽病入血分之方。（未完）

西藥類編續六

王人龍

（十）止喘鎮咳藥

能緩解呼吸。鎮靜咳嗽。且可奏止喘之效者。謂之止喘鎮咳藥。最要者有兩種。曰杏仁水。曰硝石紙是也。

杏仁水（功用）一切咳嗽劇烈之時。用之有偉效。

（用量及性狀）每服〇•五至一•〇。本品爲澄明之液體。有似苦扁桃之香氣。

硝石紙（功用）緩解氣管支之痙攣。而使之輕快。

（製法及用法）以濾紙浸於火硝溶液中乾燥之。於喘息發作時。燃燒此紙。以吸其烟。

（十一）祛痰藥

氣管積痰。呼吸不暢。用之能快利呼吸。使痰稀薄者。謂之祛痰藥。普通有五種。曰攝湼瓦根。曰亞莫尼亞水。曰精製松節油。曰安息香酸。曰安息香酸亞莫尼。

攝湼瓦根 （功用）用於肺炎及炎性不烈之氣管支炎。服之有祛痰之作用。（用量及性狀）每服五·〇至一〇·〇。煎水一〇〇·〇。以其乾燥之末而用之。類黃色。味黏滑而苛辣。

亞莫尼亞水 （功用）能增加汗及氣管支之分泌。故可用爲祛痰及發汗之藥。（用量及性狀）內用〇·一乃至〇·五。其他用爲單味之嗅藥。乃無色透明揮發性之液。有特異之臭氣者也。

精製松節油 （功用）治氣管支粘膜炎。有抑止分泌之效。故痰多者。服之甚宜。（用量及性狀）每服〇·五至一·〇。爲澄明無色之液。能溶解於酒精中。

安息香酸 （功用）於無熱或微熱時。服之有催咳祛痰之效。（用量及性狀）每服〇·一至〇·五。爲黃白色之結晶。能溶於冷水。

安息香酸安莫尼 （功用）有祛痰利尿之功能。用於老人之喘息最宜。（用量及性狀）每回服〇·五至一·〇。爲片狀之結晶。能溶於水。

藥死鬼控庸醫狀（詼諧文）

活火

告爲草菅人命。仰祈昭雪事。竊思天地以全生。煦物爲德。君子以惠愛。慈和爲本。故草木禽獸蟲魚。使其無害於人。在知仁達義者。猶皆謹保養護。而勿忍摧伐斲割。戕賊其生命。而況萬彙中最貴之人乎。乃有庸醫某某者。不學無術。凶驁成性。等生命如鴻毛。殺人不用操刀。未通盧扁之技。未讀靈樞玉版之篇。貿然懸壺市上。效蘇耽之橘井救世。眞傳既非。授自長桑。方藥之功。遂亦不能同於聖火。猶復顏甲十重。罔知羞恥。每自稱揚。謂擅活馬療龍之術。具針茅徒柳之能。以爲負局先生所不及也。而讙愿者。輒爲欺紿。並因欲沉痾速起。亦急不待擇。渠乃五藥妄投。刀圭胡施。因之寃死者。不可擻指計數。何怪枉死城中。怨氣瀰漫。郎中牌下。羣厲嗚咽。吾等生時。呻吟呼暴於床簀。飽受苦痛。問醫求藥。亦屬何可奈何。初意誠欲生。而不欲死。倘早知必死於醫。曷若任其病之危篤。而死較爲爽直。且吾等雖爲造化小兒所困。然或亦有不至於死者。該醫旣能推恩布德。以救世活人自任。應如何恪愼將事。詳爲療治。今鹵莽滅烈。顚倒觸突。一至於此。豈不大可憤激。夫生而爲四魔五鬼揶揄。病而爲萬惡庸醫逼斃。天下哀傷之事。孰有過於茲者。登望鄉臺而遙矚故鄉無恙。人事已非。滿堂子女。枕塊寢苦。極風木蓼莪之痛。寡妻少妾。守素帷而號哭失聲。此情此景。能無愴懷。吾等沉寃莫白。抱恨終天。惜不能分身。化爲多數螫毒之蛇蟲。亦如彼之殺我而殺彼。總之無端死人。須受法律之制裁。豈准其逍遙於法外。若該醫者。略識湯頭。兒戲生命。天良業已汨沒淨盡。焉能寬蕭何三尺之刑條。伏乞冥王迅飭走無常。將該醫拘案。秉公判斷。峻法以繩。則雖枉死之魂。亦洩洩猶生。並可殺一儆百。使習醫者。知所鑑戒。不敢造次。而三折肱九折臂者。亦能更加勗勉矣。念幽明界限。雖然畫若鴻溝。而陰陽賞罰。必出於一理。用特籲請。即予伸雪。以泯宿怨。實爲德便。謹呈。

有甲乙丙三病夫。誤就治於某庸醫。不一旬。而均爲藥斃。余竊不平。特擬此文爲死者呼寃也。

研究醫學之良機——請看

上海中醫學會出版的

中醫雜誌——特價通告

本會出版中醫雜誌。已經七載。風行海內。爲醫林名貴之著作。現已出至第二十七期。每期定價二角五分。自第十一期起至現期止。每期尚餘存五百餘册。茲爲普及社會醫學識起見。一律照定價八折出售。寄費在內。郵匯不通之處。郵票十足通用。凡好研究中醫學識者。務請從速購閱爲荷。

上海西門石皮弄中醫學會內 中醫雜誌發行部啟

介紹醫學要書

初等診斷學

爲奉天醫士公會編輯部劉景素先生編訂內分十一章共一百念餘節都十萬餘言凡中醫用望色辨舌苦切脈聞聲問症諸法包括歷代諸家之特長參以最新科學以程式以清淺之筆談高深之理使初學者一目瞭然已學者可資參攷

全書中式裝訂二大册 定價一元 實售八折 郵費加一

寄售處 上海浙江路七百八十號本館寄售部

偽藥條辨

特價展期 廣告

是書內容已詳去年各醫報廣告。定價六角。特價六折。加郵掛號八分半。兩部以上。每部加一分半。十部以上加贈一部。每部附贈白喉忌表抉微駁議一冊。原限舊曆年終止。前蒙各醫報介紹。在近省銷數已鉅。惟遠省俟廣告到達來信。非月餘不可。而特價期限已滿。以致不能普及。為此再展期三月。以舊曆三月底為止。一切贈品。仍照前例附贈。惟直向紹興大街和濟藥局購者為限。凡寄售處庶不附贈。概售七折

（總發行所）紹興大街和濟藥局 （分售處）上海四馬路大東書局 上海三馬路千頃堂

幸福報

第一集 彙訂

現已出版 實售一元

本書共一百頁計三十萬言由全國數百位名醫選述內容所載完全切合實用無論內外婦幼花柳等症以及一切急救自療方法莫不應有盡有得此一書小病能自行治療大病免藥石亂投稱之為『康健保障』誰曰不宜存書無多欲購從速

總發行所 上海浙江路北京路北首洪德里幸福報館

國醫許半龍近著

藥欲啟秘 一冊 實價四角二分

本書經數年來藥物研究和外科臨診的實驗選取最需要并為上海各醫院善堂所常用的外科藥品百餘種分外用內服二類每類所屬的方劑附有名稱效用和製法用法等打破神秘明白宣示使於醫士的製煉藥舖的製售醫校的教學病家的參攷一般的需要

內經研究之歷程攷略 一冊 實價一角七分

本書為提供內經研究上必要的準備智識為限度并就其實際上之背景而予以有系統的說明在理論方面力求考證明確對於歷來學者研究之作品各就其得失分代討論誠為最近內經研究之唯一佳構

烏瞰的中醫 一冊 實價一角二分

本書分緒言定義範圍目的價值源流與西醫之比較與教育之關係整理與推行外人之信仰十章跳出中西醫學的圈套就烏瞰的見解為國醫的概論

（以上各書函購郵費加一） 寄售處 上海三馬路望平街千頃堂書局 上海四馬路棋盤街文瑞樓書局

瘰癧概論

急性瘰癧發之暴而易潰
慢性瘰癧發之緩而難消

◉痰癧起於多痰而兼有外感或忿鬱
◉濕癧起於濕滯經絡致生腫脹
◉氣癧起於過怒傷肝血液滯而結核

（緒言）是症分急性慢性兩種。急性者發之暴。易生而易潰。故易治。慢性者。發之緩。既生之後。堅硬難消故不易治也。其生於頸部或腋下者。以其部肌肉柔軟淋巴腺最多。血熱痰毒。凝滯於內。易生腫脹故也。或多粒集合。細如葡萄。或大塊凝結。巨如刀柄。故古時稱爲馬刀俠癭者。初起之時。間有作痛。但多數不覺痛苦。故不甚注意。冀其自愈。及至經過時間既久。其形腫大。其數亦增。後或化膿潰爛。或竟變爲危險重症。本品集合中西醫學之結晶。而爲專治瘰癧之特效藥。特說明爲原理如此

痰癧

（原因）痰涎壅滯。平素濕重多痰。肺胃之氣。不能清肅之素因。或有感受外邪。或精神上受忿怒之戟刺。氣血鬱而不行。致淋巴腺脹大。則成痰癧。

（病狀）痰癧病狀。初起項間。生一小核或數核。在皮裏膜外。不覺痛癢。皮色亦不變異。日久漸大。傍附小粒不一。久則成膿腐爛。又有謂之失榮者。生於背之上。耳之後。初起腫核。日漸腫大。堅硬如石。推之不移。按之不痛。半載一年。方覺隱痛。久亦爛潰。

（治法）痰癧之病。治之最易。以本品瘰癧金丹。每服二粒至四粒。以仿單所載之服法。按法服之。一星期後。即能全愈。至。惟失榮之症。最爲難治。但用本方瘰癧金丹治之。亦能防止其脹大。消化其毒液。使其日漸軟化。實急救之良法也。中國通用之方藥。惟犀黃醒消丸犀黃醒消等。遠不及此藥功效之速且確也

濕癧

（原因）天氣亢熱。感受暑濕之邪。搏結血絡。凝滯於淋巴腺內。發爲瘰癧。

（病狀）此症因痰涎流聚成塊。不紅不腫不硬。不痛。推動滑軟。多生頸項肩背腰股亦有生者。癧形如梅李。甚則遍及全身。久則紅腫潰破。而易於收斂者。此由飲食寒熱不調。飢飽喜怒不節。脾氣不能傳運所致。法尚豁痰行氣。

（治法）大抵生於上半身者。多兼風熱。下半身者。多兼濕熱。其或生咽喉結核。腫痛。頸項不得回轉。兩腋下有塊如石者。宜消解散。風痰鬱結而生核若。宜消風化痰湯。生於耳後連及項下三五成簇者。宜合化丹。項後痞瘩。亦硬而腫痛者。宜山藥膏。通治痰癧。宜小胃丹或控涎丹等。但藥方。既多配合非易。反覺煩而無當。不如用瘰癧金丹。最爲效而功速。

氣癧

（原因）憂思恚怒。肝家鬱火。困遏不舒。血液循環上發生障凝。凝結於淋巴腺內。發生結核。

（病狀）頸腋之內。初如豆粒。後如梅李。累累如貫珠。推之移動。無根。易治。可用針灸敷貼腐蝕之法。推之不移動。有根難治。不用針灸敷貼腐蝕之法。誤用刺破。潰難於收斂故也、凡男子患此。憎寒壯熱。咽痛項強。面部青筋暴露。潮熱。咳嗽。自汗盜汗等症。婦人眼有紅絲。經閉骨蒸。五心煩熱。白帶頻仍、少腹脹痛等症。久則必變瘡勞。而成絕症。

（治法）普通治癧之法。如內消瘰癧丸。瘰癧仙方等類。其用蜈蚣山甲巴豆牽牛者。實屬不知病情。無知妄作。其用消痰化滯。鹹寒清熱。軟堅行血之劑。亦不能收其全功。蓋斯症之發生。必因身中血分礦質之變化。用西法無機礦質。又不常服。多服則有中毒之虞。用中藥昆布海藻等藥。內雖含有機礦質。惟雜有他質。不經製煉。不克純全。惟本品係中國昆布海藻及其他藥品。經名醫手定。用化學方法。製煉而成。專治一切瘰癧病症。無不投劑立效。功用神奇。不可盡述。

治瘰癧唯一之特效聖藥

瘰癧金丹

每瓶二十四粒　實售大洋二元
外埠郵購△寄費加一△
初起兩瓶包好◎久病十瓶痊愈◎

專治一切瘰癧。功能消痰解毒。去結散核。和血活絡。不論新起久患。已潰未潰。投以此藥。無不奏效如神。誠救世之金丹也。

上海浙江路五馬路口清和坊對過瘰癧金丹發行處謹啓

中国近现代中医药期刊续编·第一辑

衛生報 第七十三期 一

衛生報

主編 丁濟萬 主幹 趙公尚

THE HYGIENIC WEEKLY

Editors Dept.
13Jen Woo Lee, Rurkill Road, Shanghai

Circulation Dept.
780 Chekiang Road, Shanghai

總事務所
上海白克路珊家園人和里十八號

發行所
上海浙江路五馬路口濟和坊對過

第七十三號

本期要目

注意

凡訂閱本報全年一份一律贈送百病醫方大全一冊六人同時訂閱祇收五份報費

中華民國十八年五月十八號（星期六）

本報每逢星期六出版一冊

全年五十期連郵費二圓四角（國外加半）

研究醫學之良機——請看——

上海中醫學會出版的

中醫雜誌——特價通告

本會出版中醫雜誌。已經七載。風行海內。爲醫林名貴之著作。現已出至第二十七期。每期定價二角五分。自第十一期起至現期止。每期尚餘存五百餘册。茲爲普及社會醫藥學識起見。一律照定價八折出售。寄費在內。郵匯不通之處。郵票十足通用。凡好研究中醫學識者。務請從速購閱爲荷。

上海西門石皮弄中醫學會內 中醫雜誌發行部啟

◉已讀過醫藥新聞報者 ◉未見過醫藥新聞報者 ◉均不可不備

醫藥精華集

❁本書爲醫藥新聞報第一年全年之精華編成❁

△硬面金裝▽ 定價只有二元

△六百餘頁▽ 現售特價一元四角

△一大厚册▽ 另有平裝一種特價一元

△價值足值三元▽ (函購寄費二角)

上海法租界薩坡賽路西門路豐裕里 醫藥新聞報館啓

代售處 中華書局 世界書局 泰東圖書局 中西書局

中醫落後的原因

（姚文錫）

▲學術無統系
▲偏重於玄理方面

我國是文化先進的國家。一切科學文學……等。在從前都比外國的發明和創造先許多。不過後來有人繼續以研究而進化之。所以一切經已發明和創造的事情。學理。到現在就落後了。

我國國故醫學。也是一樣。試觀從前是多麼好的成績呢。不過其沒經幾許的變化。研究的無人。而終至於落後。落後到不可收拾了。考其原因。不外下列幾種。現在寫出來。請一般研究中醫的人。指教指教。

一。學術無系統

我們知道。中國國故醫學之所以不能進步。其最大致命傷。就是學術沒有系統。因此設使有心去研究中醫的人。不能得到門徑。既不能得到門徑。又怎能進步呢。而且中國國故醫學。是各家說法不同。並沒有一定研究討論的標準。甲說這樣。乙說那樣。說說不同。不知那樣方是正確。雖然。每一件事情。定有許多學理。不過每個學理的本身。要有明瞭的定律。方可以能夠使人明白。這所以中醫沒有一定的律例。所以研究的門徑格外難。比諸西醫則大大不同。因為西醫的學術。是有條理的。有根據的。有系統的。因此。要學習之。就很易入手。祇要你自己學問根底好一點就行。沒有徬徨十字街頭的害處。所以西方醫術進化得這麼快。也是這種原因。

中醫既是這樣的零散無系統。我們想一想。西醫的學術難道自始至今。就很有系統和現在一樣嗎。我以為。這又未必。不過後來有些研究更清楚的人。拿來收理收理。所以有現在的成績吧。根據這一段推理。我們就可以知到其以無系統的原因。就是無人整理吧。現在我們既知道。他的原因。第一是因無有人整理。以致無系統。而至於零散。所以，不能不想一想補救的方法。這種補救的方法。最好在國內集合全數有學術知識的中醫組合一種會社。會同研究。然後把研究所得的結果。創設中醫學校。藉以養成良好的中醫。這種方法。是最好不過的。雖然現在國內中醫學校有幾所。但這不過是幾個黃六們的腿錢地吧。

二。偏重於玄理方面

某次。我們要討論到中醫學術的內容。中國醫學。在從前時本來是實驗和理論並在一起的。不過。後來。因衆說分歧。竟給一般人偏着於理論方面。把實驗的學問。一筆抹煞。即如現在有當中醫。連內臟都不清楚。你說這樣的叫醫生。還可以說是醫生嗎。

我們要知道。無論什麼的一種科學。通通是由實驗。然後能夠生出理論的。醫學就是一個大實例。所以說。若單有實驗。其學術終不得良好的發展。單有理論。那末。這理論。便無根據。所以我以為。實驗是縱的。理論是橫的。彼此不可一日離。和唇齒之不可相亡一般。

而且。中醫用的名詞太沒理解了。甚麼。太陰。陽明。這究竟是個什麼。雖然。這是一種符號式的標誌。但是做得這樣抽象。那末、好容易使人發生了最利害的誤會。這一種的誤會。使初學者好容易麻木去了。同時。他的理論太玄妙了。什麼陰陽五行。甚麼屬火屬水。這樣的理論去做他的病理學的基礎。這是多麼可惜的事呵。

他們既偏重於玄理方面。所以。現在中醫生能會解剖學的工夫的有多少。即如現在現有的中醫學校。連解剖學一科也沒有設立。來做課呈。這又怎可以得着長足的進步呢。所以。我以為最好中醫學校裏。加設解剖實習。來弄好一點基礎。藉以增進中醫的實驗。以補從前的損失吧。

論西醫與老太婆手段之高下

楊慶鴻

余此次過杭。荆花樂叙。長夜煮茗清談。偶及余甥女（纔五齡以下余兄語）于年殘歲逼時。右手背忽患凍瘡。初起略紅腫。以嚴寒時小孩所不免。聽之。越二日腫勢益高。形同猪脬。按之軟。內似飽儲水分。當卽携往某西醫處求療。據云此凍瘡之變症。症勢甚劇。恐非開刀不可。予問開刀後是否發生危險。該醫云。開刀則毒有出路。自不成問題。否則險。予又以能否保險詢。答曰。恐有別種關係連帶。此事誠難負責。斯時予乃進退兩難。嗣思該醫亦略負時譽者。今旣登門。自應求敎。不得已遂以奏刀請焉。該醫卽施麻醉手術。繼于中指兩歧間。以刀剖之。當時出水頗多。嗣于剖處塞以藥布。之後日日驅車換藥。腫雖漸退。而開刀處屢爛。總不見愈。且每換藥布。則鮮血溼溼。小孩因痛叫囂。苦亦萬狀。連診兩月。手背之腫雖退。而指筋則虬。不便屈伸矣。中指迄今尙腫。勢如桴矣。此西醫之療凍瘡。其成績有如此者。後是孩之手未痊。而足背忽又發生同等之浮腫。適遇鄰嫗。見而謂曰。此疾甚易易。何須求敎西醫。西醫徒然赫赫人耳。卽囑向中藥鋪購蘆甘石五錢。冰片一錢。共研細末。用猪油調好。將腫處以針刺破。塗以前藥可也。當卽如法配製。豈知功效果著。不半月而全瘳。（蘆甘石性能燥濕冰片則淸熱解毒豬油無非潤肌之意不謂有如是效驗較諸西法之手忙脚亂爲何如）然所費懸殊。不啻百倍。其效驗又判若雲泥。余聞之不禁嘆然嘆曰。西醫向以科學智識自命。有雄視一世之概。而攻擊中醫。不遺餘力。抑知區區一凍瘡。其手術成績尙不如一老太婆。此實社會明達之所不料。而貽自命合乎科學原理者之羞也。況乎中西醫術。同立一水平線上。而欲是己非人。多見其不知量年。嗚呼。吾爲此言。吾非謂彼西醫之術。必不如一老太婆也。亦足見學問之道無窮。而聰明才力有時或盡。自宜虛心向善。互求不足。以闡維生之術。豈一管之窺。遂可自驕自滿乎。此莊生之所以有慨夫井蛙也。不聞老氏有言曰。自見者不明。自矜者不長。夫惟不爭。故天下莫能與之爭。斯言信焉。吾甚願當今醫者。勿存黨同伐異之心。互相揣摩。樂取諸人以爲善。斯社會之福。學術界之幸耳。因遂提毫而記其巔末。亦可以供社會之月旦云。

人間森羅殿

（紳偵）

近頃有主廢中醫·而專存西醫者。吾因之有所感焉。請述所見之西醫。幽 扁鵲。首推某醫院。畫棟連雲。翠瓦耀日。規模之大。卽在全國。恐亦無與倫匹。該醫院不但爲人治病。且兼研究學術。是以於病人之入院。便不待病家之同意。而遽施以刀圭。或中途而求出院。則又不能許可。有時須親人之隔離。病者不但失其主權。家人更無見面之機。以故入院死亡者。不乏其人。旣死之後。則又先淸帳目。而後方還以屍身。燕人於該院。大似談虎色變。咸呼之曰森羅殿。間有醉心西醫者。一經往試。亦未有不追悔者。該院對於傭工人役。常有取血之舉。更有窮民前往賣血。身體強壯者。亦僅取得兩三次。售十餘元。便卽送命。亦可憐矣。且嘗親見戚友之赴該醫院者。甚少生還。某君夫人。患腹痛。經該院剖腹。於腸上割下一小肉瘤。但腸置腹外三日。據云。覘其是否去根。至三日發炎。遂不能救。某君夫人。亦腹痛。至院飲以藥水。一暈而絕。某君女公子患春瘟。頸腫。施之以刀。遂不起。某君戒烟之後。患胃痛。該院給以藥水一瓶。服後腹中雷鳴。逾日而逝。某君自疑有花柳疾。前往査驗，臥榻上。用布蒙其首。乃以銅條探入龜眼中。一痛而絕。比某君蘇醒後。醫生告以無毒。但龜頭血流不止。調治兩月。方始就痊。此君雖飽受痛苦。能保生命。亦云幸矣。某君患胃病。到院後。醫生告以時機甚巧。昨有一與君同病者。業經治死。施以剖解。已悉病源。甚有把握。某君聞而駭然。設早一日。必將互易其地矣。類此者甚多。殊不勝紀也。

打破醫書之神祕談

朱淑伊

吾國醫書。自傷寒金匱而外。如金元四大家之書。每有陰陽五行午支等說 入其間。然古人不過假爲氣血臟腑之代名詞。學者能會通醫理。已無存在之價値。尤可笑者。陳遠公一流。其著書立說。如石室祕錄洞天奧旨等書。非間無可取。而所用之方一皆託之岐天師雷眞君等以示神祕。餘如三指禪及原刻之白喉忌表等書。並各書丸散修合等法。亦多有神祕之色彩。竊謂醫者治病。祇須對證立方。病非神祕之病。方豈有神祕之方。而遠公者流必託爲神祕以示不測。以致謬種流傳。亂方仙丹。尙時時發見於社會。愚民無知。趨而奉之。其遺誤受殃不知凡幾。此誠吾國醫家之一大弱點也。凡吾同志當一舉而擴清之。

奉侍病人應有的常識

楊亦峯

俗語說『人無千日好。花無百日紅』這句話。明明道着康健的幸福。難以長享的。人不幸而罹了疾病。其痛苦不必說。如果病得利害些。精神因之失態。身體不能動彈。那不絕如縷的生命。就懸在奉侍人的手裏了。

退一步說。即使病症原不甚重。因爲奉侍人沒有常識。措置乖方。動輒貽誤，則病亦必由輕而重，由重而危矣。所以奉侍人常識之有無。關係病者之安危是很大的。玆就管見所及把奉侍病人應有的常識。拉雜瑣屑說明于左。

第一要鎭定。人罹疾病。痛苦難熬。神經每易錯亂。所有事情。皆賴奉侍人作主。倘奉侍人心不鎭定。一聞人家沾病 倉惶失措。請醫則一時中醫。一時西醫。雙管齊下。臟腑裏已成矛盾。用藥則溫補也好。涼瀉也好。錯雜亂投。肚皮裏變作戰場。這樣鮮有不僨事的。

第二要擇醫專任。醫有良醫庸醫之別。有眼不識良醫。而請庸醫。縱使病人命不該終。也必焦頭爛額。大吃苦頭。那時埋怨造次。悔不當初。却已遲了。倘良醫已經請得。用藥已有成效。就要任賢勿貳。不可遽易生手。致墮前功。否則藥石雜投。必致病入膏肓。不可救藥。

第三要安病人心。心理作用。足以生人殺人。關係之大。蓋可想見。病勢縱極沉重。亦不必對病人說知。或嗚咽垂涕。病人聞見。心裏難過。病勢必然增加。其他各事。亦不宜大驚小怪。使病人恐怖。善侍病的人。於病人面前。必和顏悅色，常說可喜之事。或談談詼諧故事。開開頑笑。以解其鬱。大可助藥力之不逮也。

第四審病。醫之望聞問切。雖然來得詳細。病無遁情。但究竟走馬看燈。總不若侍者之終日接近也。侍者果能審察病情。以告醫者。（如胃氣好不好。便溺之有無多少。與色黃白。身之寒熱與汗之有無。安寐口渴與否。痰之有無多寡色之黃白。及身痛胸悶噁心之類。）則更加確切。處方更爲周到。若待病人自己說來。恐未必能詳盡也。（病人或神倦懶言。或所言不對。卽令能言。言之詳盡。亦能傷氣傷神而增病也）

第五審藥。藥以治病。不可稍有輕忽。宜先把藥。二與方查對。審其優劣眞假。辨其有無錯誤。分量有無增減。查對無誤。就審那個先入後入。要絹包的。就要包好紮好。更要講究如何煎法·或久煎法略煎。猛火。緩火。多水。少水。而用水則有長流水甘瀾水。井華水。逆流水。百沸湯。陰陽湯。之屬。和藥物或則。和以酒。或和以鹽或和以醋。或和以糖。或和以飴。或和以米麥。或以蔗漿。或以梨汁及冰雪等等。皆有成法可遵。而服藥則有冷服。熱服。頓服·數次服。早服。晚服。空心服。飯後服。半飢服等等都宜講究的。不過要留心於平時。方不致臨事倉卒也。

第六檢查。除細察病狀外。應該檢查病人的衣服被帳。或過熱。或過寒。居室或宜通風·或宜閉塞。（比方感受風寒痧子。宜閉塞。感受暑熱。宜通風之類）飲食之相差。便溺之比較。病進病退的形色精神。久偃在床有無瘡疤之類。。若婦女則須注意經事。飲食尤宜特別謹愼。倘服藥不見有什麼好處。就要幡然變計。另請良醫。

以上所說。不過舉其大略。而奉侍病人之道亦不外乎此。果能處處留心。與服藥相輔而行。大之則能使病者轉危爲安。小之亦可減少病人多少痛苦啊。

小兒病預防及治療

嚴倉山

▲一胎毒之預防

▲二胎疾之治療

小兒呱呱墮地。卽爲有生之始。將來爲聖賢爲豪傑。雲龍變化。亦豈可逆料哉。吾人固不能因其幼小而忽之也。小兒初出母腹。如蠶初孵。草初芽。偶一不愼。卽致夭折。推其病源。不外三端。一則母胎受毒。從內而發。一因風寒水濕。從外而受。一因乳母粗疏。將護失宜。苟能於此三端。無病時爲之預防周密。有病時爲之治療得法。則普天下自無不長大之小兒矣。

（一） 預防胎毒

拭口法　嬰兒初生。卽須用軟棉裹指。拭淨口中不潔。蘸甘草銀花湯、輕擦口舌齦頰之間。則口病自少矣。(按)古人云。子未啼時。先取口中穢血。語似不經。予所經驗。間亦有之。然不能謂其必有耳。

斷臍法　凡將斷臍。必須先用熱湯浴過拭淨。不使水氣入內。一手握臍帶。一手將臍帶向臍推擠三四次。使胞血貫滿臍穴。離胞寸許。用線紮緊。以磁鋒烘熱割斷。或隔布咬斷。勿使臍血外流。則兒血旺易育。又將暖氣呵七口。以免臍風之疾。不用刀者。蓋鐵器寒冷。恐傷生氣也。或用香紙油捲艾絨。將臍帶燒斷。使暖氣入腹爲尤妙。臍帶剪斷後。用後藥敷之

摻臍散　枯礬　硼砂各二錢半　硃砂二分　冰片　麝香各五厘　共爲末。凡小兒下地洗過後。將此末摻臍上。用軟絹新棉封裹之。每日換尿布時仍摻此末。摻完一料。永無臍風等症。

浴兒法　兒生三日。以桑槐榆桃柳各取嫩枝三寸長者。二三十節。煎湯看冷熱。入猪胆汁二三枝浴之。臨浴時。須擇無風處。適可而止。不可久在水中。浴畢。以乾軟布或棉花拭極燥。再撲以六一散。或市上所售之爽身粉。

開口法　新產小兒。飲食未開。胃氣未動。是混一淸虛之府。雖有胎毒。未可遽服苦寒之藥。玆列方於後。先以甘草湯。次第服之。庶不戕及胃氣也。

(一方)生甘草八分　水煎濃。以棉濡指蘸水。令兒吮之。(按)甘草味甘平。和五藏。解百毒之藥也。故第一次開口。最爲相宜。

(二方)川黃連三分　湯浸出汁。時時滴兒口中。以臍糞下爲度。(按)黃連苦寒。淸熱解毒之要藥也。看兒胎熱面赤者。恐熱蘊於中。變生百病。宜服此方。

(三方)硃砂(大豆許一粒)　研細水飛過。煉蜜調勻。乳汁化服。(按)硃砂鎭心定驚。兼能除邪。蜂蜜解毒潤腸。更能淸熱。一錢一潤。功效殊常。

(四方)淡豆豉　生甘草各三錢　濃煎汁。頻與兒服。(按)淡豆豉。輕腐宣發之藥。甘草和平解毒。凡怯弱之兒。此方最宜。既能解毒。又能助養脾氣。且兒驚風。

惟以上四方。均宜於有胎熱之小兒。倘若產母素體虛寒。小兒淸弱者。及產時收生遲慢。致受風寒者。兒必面色㿠白。唇色淡紅。只可以淡薑湯服之。功能溫胃祛寒。而免吐瀉。

▲諸預防法

臍帶散　小兒臍帶落下。卽用板刷洗淨。放於新瓦上。四圍用炭火燒逼。待至烟將盡取出。研爲細末。每用四分。加入飛淨硃砂二分。和勻蜜[illegible]。塗敷乳母乳頭上。令兒吮食。限兩日食完。功能解毒補臟。誠保赤要法

也。

茶鹽湯　茶葉一撮　食鹽少許　湯泡。每日用棉花醮洗兒口二三次。可免鵝口重舌木舌等症。因口病生於粘涎。粘涎淨則胎毒去。一切口病自不生矣。此方至穩至便。毋忽視爲要。倘兒面唇皖白無火者。以淡薑湯代之可也。

剃頭法　俗倘剃髮。向於滿月後行之。剃時須就暖無風處。剃後用　薄荷葉三分　杏仁去皮尖三粒　搗爛入生麻油三四滴。和勻擦頭上。可避風邪。又可免生瘡癤。（按）小兒剃頭最好在三四月後。因此時頭顱較堅。顖門較固。不易受水濕風寒也。

（二）　胎疾治療

不能啼　兒生下地。卽不啼哭。不能吞乳。奄奄如死者。急看喉間懸癰前腭上有一泡。用指摘破。或帛拭去惡血。勿令嚥下。卽能出聲吮乳。

小兒初生。氣絕不能啼者。必是難產。或冒寒所致。急以棉絮包裹抱懷中。且勿斷臍。用紙醮油。點火於臍帶下往來熏之。令火氣由臍入腹。寒得溫散。氣得暖通。啼聲自出矣。

小兒有臥胞生者。可用左手掬兒。右手摑其背。噎當下而醒。小兒氣悶不啼者。以葱一束。輕鞭其背。氣通卽啼。如無葱時。可捻小兒雙足。令其倒轉。以手其背。屢試多驗。凡小兒初生不啼者。可取貓一隻。以布袋裹其頭足。使伶俐婦人拿住貓頭。向兒耳邊。以口咬貓耳。貓必大叫一聲。兒卽醒而開聲矣。

凡小兒生下未啼時。萬不可先斷臍帶。臍帶一斷。卽不可復治矣。須切記之。

不能乳　兒初生一二日。用藥開口後。產母卽宜哺之以乳。若小兒不肯吃乳。必其瘀熱內蘊。臍糞未下。以致腹脹不食。其形症爲面紅舌赤。哭能壯厲。宜一捻金散主之。

一捻金散　生大黃　黑丑　白丑　人參　檳榔各等分　共爲末。每少許。蜜水調服。

若小兒形症爲面色青白。多啼聲低。此乃產母過食寒涼。胎受其氣。以致中寒腹痛而不乳宜勻氣散主之。倘四肢厥冷者。理中湯主之。

勻氣散　陳皮　烏藥各一錢　炙甘草六分　廣木香四分炮薑　砂仁各五分　右共爲細末。每服五分。紅棗煎湯調服。理中湯　人參　炒白朮　乾薑　炙甘草　引用紅棗。水煎服。

眼不開　小兒初生目不開者。因孕婦飲食不節。恣精厚味。熱毒熏蒸。以致熱蘊兒脾。眼胞屬脾。其脈絡緊束。故不能開也。或因目痛畏明者。乃肝經火旺之故。列方於后。

生地黃湯　治脾熱目不開。生地黃　赤芍藥　全當歸　川芎　生甘草　花粉各一錢水煎服。

（自製）瀉肝湯　治肝經胎火上升。目痛不能開。

小生地二錢　潼木通六分　黑山梔八分　甘菊花一錢　冬桑葉一錢　生甘草六分　小川連四分　龍胆草六分　全當歸一錢　共爲細末。每〻分。硃燈芯湯。調服。

經驗方　生甘草八分　用豬胆汁拌過。焙乾研末。每用一二分。乳汁調服。

又方。蚯蚓泥。搗敷顖門。乾則再換。三四次卽效。

洗目方。熊胆。川黃連各少許。用開水浸洗之。

吐不止。兒生後卽嘔吐不止。其故不外四端。一因臍糞未下。腹中穢惡不淨。令兒腹滿作吐者。一捻金散主之。一因產時感冒風寒。邪入於胃。曲腰啼哭。吐沫不止者。香蘇飲溫散之。一因胎前受熱。面黃赤。手足溫。口吐黃涎酸黏者。二陳湯加川連竹茹主之。一因胎前受寒。面青白。四肢冷。口吐清稀白沫者。理中湯進服。

一捻金散（方見不乳）

香蘇飲。藿香。蘇葉。製厚樸。陳皮。炒枳殼。茯苓　炒甘草。廣木香煨各五分。引用生姜水煎服。

連茹二陳湯。製半夏六分。陳皮五分。茯苓生八分
甘草四分。黃連薑汁炒三分。鮮竹茹八分。
引用生薑水服。

為慈母者所應當注意之「幼兒教育」

黃花

育的方面
甲　食物
乙　衣物
丙　居住
丁　懷抱及提攜

教的方面
甲　暗示
乙　引導
丙　匡正
丁　信仰
戊　遊戲

▲育的方面

（甲）食物　嬰兒最初發達之本能。即為食。而最初之食物。即為乳。故哺乳為育兒之第一著。母之乳汁。實幼兒之天然食料。其中不特含有育兒極合宜之元素。而乳在母身。亦隨時可得而有。無儲備之煩。變壞之虞。其效益莫與匹也。顧世人常有視哺乳為勞苦事。或以已之乳不甚充分。遂於兒生後。即以他物或牛乳食之。雖幼兒一樣可以長成。而實質上無論其究不能如人乳之善。即儲備變壞等之危害煩難。已不能免。且即不用他物或牛乳。而以他人（謂非兒母）代為乳哺。非真至萬不得已時。亦甚為不可。蓋他人所受之教育。圓滿與否。吾不得知。其於道德上。智識上。技能上。習慣上。衛生上。種種之點。皆非吾所素悉。而亦未必能使吾認其為與吾所持之育兒目的及方法。不生若何之衝突。吾之道德智識等種種之點。有不善處。吾可以隨時藉自已之感情。或他人之指導。自為改善。若他人則非吾權力所及。惡不能強之改。善不能強之行矣。此種弊痛。歐美文明諸國。在所不免。余則實認為人生根本教育之唯一的障害。而對於幼兒之食料。則惟以人乳為準。而對於哺乳者。則惟以兒母為準也。凡乳母所當注意之點大概如次。

（一）當疲勞忿恨暴怒憂感苦時。不可以哺乳。蓋此時神經興奮。體質有特別變更。乳汁不能平善如常。勉強飲之。必有幾許危害。

（二）乳母當食和平滋補之品。凡不易消化。香味太濃者。及茶咖啡與一切酒類。皆當禁食。蓋乳母飲酒。即引入乳中。凡嗜酒婦人所生之女。將來每致不能有充分乳汁。以自乳其子女。此可見其害之一斑。

（三）乳哺時間。須有一定秩序。按時規定。不可紊亂。大概每三小時或四小時乳一次。每次以十分鐘或二十分鐘為度。

（四）未乳之先及既乳之後。須將乳頭以清水洗淨而拭乾之。以免乳頭腫痛及乳癰等患。

（五）初生二十四小時內之嬰兒。哺乳不得過四次。如非當乳時。兒啼甚。可以清水飲之。茶及糖水皆不可用。三朝後母乳既來。則按照前定秩序時間酌計兒之食量。及乳之多寡。每次以兩乳並吸。或兩乳輪次更換。如三朝後。母乳不來。亦當以乳頭與兒吮呷。以疏引其來源。

（六）一至應乳之時間。即令兒醒。久之自成習慣。每到當乳之際。即自然睡醒。

（七）如乳母有孕。或有其他重病時。即當免乳。免乳須漸漸行之。使雖有食物代替。而仍更換於不覺。如以瓶貯食物。仍置母乳之際。與之吸食是也。惟夏日則不宜免乳。（有特別原因者不在此限。）

（八）凡哺乳期間。九個月或十個月以內。不可雜以他項食物。如乳不足而必須雜以食物。或免乳時。則非問明醫生。不可妄行。

（九）小兒神經幼弱。不能激刺太甚。食物之氣與味。皆不宜濃。我國古書所謂調以滑甘。實知此理。蓋滑則入口易。甘則激刺輕。然須知甘非所謂甜凡含有糖分之物質。本來之味即甘。不必另加味也。

（十）如萬不得已。必須他人乳哺。或他物代替。若用人。則須檢定其人之性情人格。如上述之各方面。雖不能事事盡如所欲。至

少必須有十分七之滿意。方可爲此至重至貴之幼兒之乳母。若用他物。（牛乳性質與人乳較近。最爲適用。）則須求對於此物有鑒別。製作。保護。施用等之充分知識。庶差可免於危害。

（乙）衣物　幼兒衣物。原頗單簡。服用亦甚容易。然以成人代爲料理。必有不能體貼盡致。而多失宜及謬誤者。蓋成人之體質與幼兒甚相懸殊。惟藉種種推測及經驗以施之。故不能不特殊注意。

（一）空氣之溫度。隨時隨地不同。育兒者當刻刻注意。以衣物之加減爲調節。不可圖省事。怕費事。亦不可以成人爲標準。蓋成人體質壯大。略有寒熱。倘未之覺。而小兒則已暗受其害矣。

（二）衣履清潔。人所共知。亦人所共欲。對於幼兒清潔。尤爲重要。不可因一己之惰性或他項紛擾而輒爲忽略。

（三）衣履之大小寬窄。須以兒體之安適爲準。決不能有所謂時世裝。衣履原爲護體。若不能安適。其必有害於體。可以斷言。一有不愼。體格之生長。神經之發達。血脈之流行。肌肉之構造。無一不以衣履之故而蒙極大之影響矣。

（四）被服不可過暖。據生理學家言。成人之體溫平均在攝氏三十七度。而幼兒及老人則均較此爲強。故幼兒被服太暖。則不能保其標準溫度。而致生熱病。如驚風之類。多以過暖所致。諺曰『若要小兒安常帶三分飢與寒』此誠不易之語。不可以其里俗而漫忽之。若一歲以後自發運動漸多之時。每由運動加增體溫。成人每不能覺。此時尤不可不特爲注意。

（丙）居住　幼兒之居住。當亦如成人。各就家庭生活以爲判斷。但無論其家庭情況若何。以幼兒柔脆純潔之體。絕不可爲一種穢濁之氣所汚染也明甚。

（一）所居之室。當常啓戶牖。務使空氣流通。不必因太避風寒。深居簡出。有田園者。當置小兒於樹陰之下。尤佳。

（二）日光爲健康唯一恩物。小兒當使常親日光。以清潔其皮膚。流暢其血液。即少有微疾。大半可以日浴療治。

（三）冬日室內不宜有過熾之火爐。室內過暖。與被服過暖。同一危害。

（四）幼兒所處之地。一如被服肢體之常易汚穢。須常與清理更換。但時間及度數。均須計量。對於幼兒衛生絕無妨害。方可行之。

（五）可常移置不同之地。以改變其感覺。煥新其觀念。

（六）幼兒之寢具。當極良善。蓋睡眠爲幼兒發育身心之最好時間。幼兒腦部增長。多在於熱睡之際。此時務使其充分酣暢。須得良善之寢具。以助其安適。所謂良善者。只以合乎衛生者爲標準。非奢華之謂也。

（丁）懷抱及提攜　幼兒莫能自主其行動。一切幸福。多寄托於懷抱提携之人。此人必須有育兒之研究或經驗。否則畢生危害。早受之於不覺矣。

（一）此事以屬之於兒母爲最宜。恩義深重。休戚切膚、自不容少有疏虞。每見有兒母圖自身一時安閑。以幼兒任付一人提抱者。此其危害。與任付一人哺乳者同其程度。兒母所最當注意。

（二）幼兒運動經神之發展。多賴提抱時之引導。如手之把握。足之伸縮。視線之轉移。頭項之顧却。皆極當注意。（詳述於後）務增進其靈活敏捷之程度。常見春初所產之幼兒。其手足之活動。必較早較靈。蓋由春入夏天時漸煖。衣服漸簡單。運動日趨於便利也。提抱者善。其效亦同。

（三）幼兒能行。以多行爲佳。運動既多。筋骨自易壯健。體格自易發展。疾病自易減少。不可恐其疲倦。動輒抱負。不使自由行動。但於其自已厭棄行走時。可施以適宜之抱負。以爲休息。凡此等處有育兒經驗者固類能知之。然蔽於感情。囿於習慣。知未必能實行。行未必能盡善。故不得不考其所以然。而以科學的方法研究之也。

中国近现代中医药期刊续编·第一辑

腥紅熱與腦膜炎之淺解

單大年

近來市上發生二種急性流行病。我中醫以其爲害速。羣起研究治法。妥定病名。于是名喉痧之劇者。曰猩紅熱。內風肝病觸時邪而發者。曰腦膜炎。又名痙病。其實即神經病也。余得見喉痧症。輕者用桑葉大力子薄荷生石膏山豆根甘菊等味而愈。其有惡寒汗不出。喉痛較劇。已服過輕藥不應者。用麻杏石甘立效。又遇腦膜炎症數人。與清肝祛風如石決明天麻羚羊甘菊鈎尖鮮生地等。亦愈。以上原爲管窺之見。不足以貢獻社會。即請海內大醫家進而教之。是爲至幸。

痢疾發熱之研究

章壁如

▲初病發熱易治
▲久病發熱多危
▲全在兼症脉象上區別

痢疾無表症者易治。有表症者難治。所謂表症者。即除大便下痢之局部症狀外。復有身熱怯寒。頭疼脈浮之全體症狀也。是項全體症狀。最爲治療之掣肘。蓋以下劑。蕩滌腸垢。則表邪即有內陷之虞。惟仲景之葛根黃芩黃連湯。（葛根黃芩黃連甘草）以苓連治痢。即以葛根解表。內外。合治。並行不悖。誠治痢症身熱之良方也。內經云。腸澼（下痢之別名言登圊澼澼有聲也）便血。身熱則死。寒則生。腸澼下膿血。脈懸絕則死。滑大則生。蓋腸澼而至身熱。其病已久。陰血耗竭。孤陽獨熾。故身熱如灼。脈懸絕者。久病氣虛。脈至如絲。此二條陰虛陽虛雖不同。其爲邪實正虛則一。故皆不治。然吾人治醫。操生殺之權。當存割擁之心。症雖不治。亦當耗心絞腦。別擬妙藥。以生死肉白也。世之庸工。拘泥「腸澼身熱則死」一語。見痢疾發熱。不問初久。每加危詞。委爲不治。不知初痢之身熱。乃兼感外邪。故於身熱之外。尚有頭痛惡寒脉浮之表症。輕者解表與清裏並用。重者先去其表。後治其裏。若此症者。我見實多。按法施治。應手而愈。久痢之發熱。必無頭痛惡寒之症。脉象浮洪而散。或無力。用藥得當。亦非絕對不治之症。爰將初痢發熱。與久痢發熱不同之點。分晰如上。俾庸俗之輩。不至亂投藥餌。草管人命焉。

喉癬—喉頭結核—與肺癆同源之研究

張贊臣

西醫所謂喉頭結核者。與肺癆同源。中醫亦有此等病證之發明。茲將中西學說參證於左。

中西醫學。流異而源同。言各有別。理實無差。孜肺癆一證。中醫謂由虛而致。故論證用藥。一本於虛。喉頭結核既與肺癆同源。欲於中醫學說中。孜喉頭結核之病名。不可不于咽喉之虛證方面探求。則喉癬一證。庶乎近焉。

按丁福保醫學叢書內科大全。喉頭結喉之原因診候及診斷條曰。本症爲原發性者極少。多續發于肺結核。患者喉頭疼痛。聲音嘶嗄。甚至失音。兼以咳嗽略痰。嚥下時喉頭疼痛加劇。終至全身狀態。漸次被害。遂因原發之肺病。及聲門水腫而死

瘍科心得集云。喉癬之生也。始時必有陰虛咳嗽。後遂喉中作癢而痛。嚥唾隨覺乾燥。不與西說原發性者極少。多續發於肺結核。不謀而合。見症亦類似。又云。若久不愈。必至失音而成損怯。不可救矣。此與西說終至全身狀態。漸次被害。遂因原發之肺病。及門內水腫而死合符。蓋全身被害。則爲損怯。聲門水腫而至失音也。西醫用喉頭鏡而得本症之映像。可分爲四種。一浸潤。二潰瘍。三腫瘍。四粟粒形成。中醫機械不精。雖報告無此詳細。然除浸潤一種有初發期現狀。猶未漫延於外。不能斷察外。餘亦約略述之。醫宗金鑑云。喉癬調理不慎。致生霉爛。漫延開大。疊起腐衣。此西說之潰瘍也。景岳

全書云。喉癬症因喉生瘡紅腫。久不能愈。此西說之腫瘍也。中國醫學大辭典云。發癬於喉。上有斑點。如芥子大。或如針孔菉豆大。每點生芒刺。此西說之粟粒形成也。以上諸例。可以証明喉癬卽喉頭結核。至於喉癬之是否源同肺癆。又有數例可証。

瘍科心得集云。喉癬一證。以眞陰虧損。腎火上冲。肺金受爍。營血枯槁而結。節齋云。凡人二十前後。色慾過度。或勞心竭力。以致傷其精血。必生陰虛火動之病•睡中盜汗。午後發熱。咳嗽。倦怠無力。飮食少進。甚則痰涎帶血。咯吐出血。或咳血。或吐衂血。身熱。脉沉數。肌肉消瘦。此名癆瘵•睡中盜汗。午後發熱。倦怠少食。由于色慾過度。眞陰虧損也。血出而咳。腎火上冲。肺金受爍也。身熱。脈沉數。肌肉消瘦。營血枯槁也。此喉癬與肺癆同源可証者一也。景岳全書云。喉癬吹敷藥。內服滋補眞陰之劑。此與一般醫家謂虛癆之疾。百脈俱虛。非粘膩塡之。不能實也。同一見解。而醫學大辭典所云治喉癬用加味知柏地黃湯。合四物湯。亦中醫治肺癆之要力。此喉癬與肺癆同源可証者二也。醫宗金鑑云。患喉癬者。淸心寡慾。戒厚味發物。或有十全一二。按肺結核最難治愈。藥物治療。本不及自然療法之易見效。金鑑所云。爲肺結核一種自然療法。此喉癬肺癆同源可証者三也。

砂眼談

楊興祠

砂眼分急性慢性二種。爲目病中之最多者。據有人精密調查吾國人之患此者。估全國人數百分之三十。是四萬萬同胞中。有一萬二千萬人染此症也。閒嘗於臨診之餘。參攷西籍。因略述砂眼之經過。藉供有心者之參攷云爾。

(甲)急性砂眼之經過

患此症者。或秉賦薄弱。或向患梅毒。或得諸傳染。初起之時•結膜發炎甚劇。微呈腫狀。生多量之顆粒。作黃灰白色。患者自覺灼熱。羞明流淚。眼中澀痛。數日結膜漸厚。乳頭增大。分泌膿樣之粘液。亦能傳染。其實與天行赤眼大同而小異也。然一發卽重。人多急于求治。故染此而失明者。較慢性者爲少。爰略於此而詳於彼。（其由於秉賦薄弱者。愈後須加滋補。其患梅毒者。須兼解毒。）

(乙)慢性砂眼之經過。

患此症者。或水土不服。或攝生不良。或得諸傳染。其經過可分三期。玆略分述於后。

第一期本期現狀。爲眼瞼下垂。羞明流淚。晨起兩瞼膠粘。視物不清等症。其結膜之面。滿佈扁平如砂之新生物。作半透明灰白色。微有隆勢。上結膜較多。然驟視之。初與健全之結膜無異。卽患者自覺。亦殊無苦楚。惟稍感輕微之不適而已。斯時苟卽來就醫。點以解毒消散之藥。飮以通脾瀉胃之劑。不過一來復可愈。

第二期　醞釀旣久。顆粒半吸收。半破潰。又互相併合。其乳頭增大。而破潰之處。肉芽簇生。結膜發炎漸重。膿淚交流。眼瞼溼爛。且向外翻，而角膜蒙害最甚。蓋唇齒之際。不免礙及。於是其面呈粗糙之狀。而角膜炎。星翳。潰瘍等症併發。斯時也爲症較雜。爲治亦較難。治必兼顧。須參入移星退翳。凉泄肝腎之劑。

第三期　破潰之處。併結爲巨瘢。瀰蔓全面。及瘢痕全結，結膜堅而且厚。高下不平。及第三期終了。結膜萎縮。色澤亦失其常態。呈灰白之色。甚至穹隆部消失。淚枯液竭。時覺乾燥。眼瞼下垂而皺。睫毛亂生。瞼緣內捲。上眼瞼呈紅色膠樣之小塊。角膜垂翳佈滿。亦呈萎之縮象。此時壞象已成•難全愈矣。雖幸而獲愈•目力亦必銳減。且偶一不愼。又必猝發。蓋此症最難去其根蒂故也。（其由於水土不服者。須設法改良其生活。遷於淸曠之地。由攝生不良。須服適合於養生之食品。）

(丙)砂眼之傳染

砂眼之原因。爲一種有毒之黴菌。（至其究竟。雖經東西各國多數醫士之研究。尙未完全明瞭。）然此種黴菌，有傳染之可能。故患者之所接者。（如手巾等。）健者觸之。如入於眼。則必同罹是症。故一人病此。染之全家。一家病此。染之全村。如此輾轉相傳。爲害寗堪設想。考患此症者。多吾國。及日本。埃及。荷蘭等處之人。而尤以吾國人爲最多。願吾國人留意及之。

結婚年齡之商榷

秦丙乙

夫婦者。人倫之始也。是以婚姻一事。在舊說則云百年之計。在新說乃謂幸福之基。攸關一生。至重且大。獨世人於結婚年齡之問題。則主早主遲。持論各異。聚訟紛紜。莫衷一是。竊謂茲事體大。實有研究之價値。今當爲文之先。將主早主遲兩派之學說。簡述於下。用資討論。

結婚之於人。遲早終不能避免。與其延宕不決。無如及早完姻。俾男有室而女有家。盡爲人之道。以期自立於世。而爲父母者。亦得早遂向平之愿。免常懸懸於懷。…………甲派之說。

人不患無婦。而亦不患無夫。但使男效才良。女慕貞潔。則美綠夙締。佳偶天成。直遲早之間耳。何必汲汲於此。而自貽伊戚哉。…………乙派之說。

上述二說。雖持論平允。實不無流弊。由前之說。則於生理上。事業上、經濟上。俱欠妥當。蓋年事過小。身體發育。尚未完全。一旦締以婚姻。勢必融融洩洩。極盡宴爾之樂。然含苞之蕊。摧折堪虞。榮旣早而枯亦不能獨遲。或且中途夭傷。情歡不永焉。試觀鄉壤野俗。男女多極早訂婚。然罕聞其得亨遐齡。卽其明證。此其流弊一也。少年之時。正可以奮發有爲。徐圖貢獻於社會。乃早婚以後。勢必纏綿悱惻。日消磨於閨闥之中。無論學業職業。終不免蒙其影響。奚若未婚時之專心壹意。易於圖功。又豈同晚婚者之學成致用。障礙較輕者哉。（未完）

西藥類編（續七）

王人龍

（十二）利尿藥

能增多尿量。排洩暢利之效者。謂之利尿藥。普通常用者有五種。曰海葱。曰酒石酸加僭謨。曰醋酸加僭謨液。曰咖啡涅。曰奇烏累欽。

海葱（功用）用於各種水腫。又有用氣管支加答兒者。

（用量及性狀）每服〇•〇二至〇•三爲貝殼牛透明之物質。無臭氣。其味甚苦。

酒石酸加僭謨（功用）凡水腫性疾患。用之有利尿且緩和。

（用量及性狀）每回二•〇至五•〇。爲白色結晶性粉末。或白色堅硬之結晶。溶解於冷水及少許之沸水中。

醋酸加僭謨液（功用）功能消炎退水腫。故用爲利尿藥有卓效。

（用量及性狀）每服二。五至五•〇。爲澄明之液體。而應用頗廣。

咖啡涅（功用）最宜用於心臟肺病所發之水腫。服之有强心利尿之效。

（用量及性狀）每服〇•一至〇•五。爲白色針狀結晶。味苦溶解於水。

奇烏累欽（功用）爲最良之利尿藥。各種水腫均可用之。

（用量及性狀）每服〇•五至二•〇。爲白色之粉末。味甘。易溶於水。

（十三）發汗藥

能刺戟汗腺。以增加皮膚水分之排泄者。謂之發汗藥。普通有兩種。曰鹽酸必魯加兒必涅。曰加密列花。

鹽酸必魯加兒必涅（功用）此藥又名鹽酸匹羅卞品。爲最有效之發汗藥。

（用量及性狀）。大人用〇•〇一至〇•〇二。小兒用〇•〇〇一至〇•〇〇五。爲白色之結晶。微有苦味。易溶解於水及酒精。

加密列花（功用）用於感冒。最爲有效。卽婦女小兒。亦甚相宜。

（用量及性狀）每回〇•五乃至二•〇浸於水液中而用之。外用可爲罨法及灌腸料。

中国近现代中医药期刊续编·第一辑

傷寒今釋

（續第七十期）

陸淵雷

又按麻桂二湯。皆以三升分三服。若二湯各取三合。併爲六合頓服。亦與此方一服之量適等。此方及桂二麻一湯。桂二婢一湯藥量皆甚輕。皆是表解不了了之輕劑。麻黃杏仁。釋在麻黃湯條。

太陽病。初服桂枝湯。反煩。不解者。先刺風池風府。却與桂枝湯。則愈。

柯云。桂枝湯煑取三升。初服者。先服一升也。却與者。盡其二升也。皇甫謐甲乙經云。風池二穴。在顳顬後髮際陷中。足少陽陽維之會。風府一穴。在項髮際上一寸。大筋中宛宛中。督脈陽維之會。按服湯反煩。而外熱不解。舊說是風邪凝結於經脈。故刺以泄之。今既知風邪之說不能成立。刺法又已失傳。（徐靈胎有針灸失傳論當參）則將如之何。是當究其何故煩。煩者熱鬱於心胸。因造溫機能亢盛故也。造溫機能亢盛。本是陽明白虎證。桂枝證所以不得爲陽明者。因造溫之腦中樞受刺激。其亢盛爲一時性。且並不甚劇。故仍繫之太陽也。然造溫機能既已亢盛。又得桂枝之辛溫。則其傳陽明也甚易。下條服湯大汗出脈洪大。即有傳陽明之機。更下一條服湯大汗出。不僅脈洪大。且大煩渴。則已傳陽明矣。兩條之異。惟在煩渴。而治法迥異。一與桂枝。一與人參白虎。人參白虎之主藥爲石膏。故以石膏治煩渴，若細析之。則石膏治煩。知母人參乃治渴也。又大青龍之證。與麻黃證悉同。惟多煩躁一證。即用石膏。由是言之。石膏治造溫機能亢盛之煩。乃甚眞確。今初服桂枝湯。反煩不解。若於湯中加石膏。雖不刺亦必得愈也。煩輕者加黃芩亦得。

服桂枝湯。大汗出。脈洪大者。與桂枝湯。如前法。若形似瘧。一日再發者。汗出必解。宜桂枝二麻黃一湯。

服桂枝湯大汗出爲總冒。以下分爲兩股。派洪大者與桂枝湯如前法爲一股。下文爲又一股、

脈洪大者。玉函脈經作若脈但洪大者。服桂枝湯大汗出後。脈之浮緩者。變爲洪大。是爲傳入陽明之兆。因洪大是白虎脈也。若熱壯汗多煩渴。不惡寒反惡熱。則當與白虎湯。今脈但洪大。可知脈變而證不變。並未煩渴惡熱、故仍與桂枝也。如前法者。謂遍身漐漐微似有汗之法也。初服桂枝湯時。惟因不能如法。令汗出如水流離。而脈變洪大。故仲景特於服法叮嚀焉。於此有一事堪注意者。仲景治病須脈證互參。不全恃脈是也。此處若憑脈。則當與白虎湯。然煩渴與否。不能驗之於脈。須問而知之。今因不煩渴。故仍與桂枝湯。是從證不從脈。從問不從切也。近時某名醫治病。不許病人自訴證狀。以示脈法之神。欲以求勝仲景。適成其江湖而已。

桂二麻一湯之證。與各半湯略同。形似瘧一日再發。即如瘧狀發熱惡寒。熱多寒少一日二三度發也。彼云其人不嘔。清便自可。以明非少陽陽明。此不言者。省文也。惟此條得之大汗之後。與各半湯自來未經發汗者不同。故更減麻黃之量。爲桂二麻一。又大汗之後。而形似瘧。則表層之小血管乍張乍縮。可知汗後閉汗。故仍須少許麻黃以發之。

桂枝二麻黃一湯方

桂枝一兩十七銖去皮　芍藥一兩六銖　麻黃十六銖去節

生姜一兩六銖切　杏仁十六個去皮尖　甘草一兩二銖炙

大棗五枚擘

右七味。以水五升。先煑麻黃一二沸。去上沫。內諸藥。煑取二升。去滓。溫服一升。日再服。本云。桂枝湯二分。麻黃湯一分。合爲二升。分再服。今合爲一方。將息如前法。

林億等計算。取桂枝湯十二分之五。取麻黃

湯九分之二。合成此方。分量適等。按此方藥品。與各半湯悉同。惟分量稍異耳。

服桂枝湯。大汗出後。大煩渴不解。脈洪大者。白虎加人參湯主之。

此卽陽明病也。造溫機能亢盛之極。皮膚雖竭力放散而體溫之去路仍不能敵其來源。凡陽明病病人所放散之體溫。比健康人多一倍半乃至二倍。而造成之體溫。有比健康人多至三倍者。故汗出雖多。身熱反壯。熱壯則心張縮強盛。故脈洪。皮膚之小血管擴張。使熱血得充份達於毛細管。以放散體溫。故脈大。臟腑受高溫熏灼。故煩。汗出不已。且新陳代謝之機能增盛。則津液之消耗多，腸胃得高溫。消化反致不良而不能食。則津液之來源少。是卽所謂津傷而陽不亡之病也。因其津傷。故唾液不能照常分泌而渴。』腸胃之營消化。須有適當溫度。過寒過熱。皆能使消化阻滯。消化阻滯則不能食。不能食而強食之。則養身之食物。一變而爲害身。然消化雖阻滯。不過因體溫過寒過熱之故。腸胃之本體固不病也。腸胃不病。則對於害身之食物。必起救濟作用。思所謂排除之。於是在胃則吐。在腸則利。故胃熱則食入卽吐。胃寒則朝食暮吐。腸熱則泄熱下利。腸寒則太陰下利。明乎此。則知消化機能不因熱高而亢盛矣。惟新陳代謝則不然。熱愈高則新陳代謝愈亢盛。蓋蛋白脂肪養氣輕氣淡氣候氣等。因化合分解而生熱。熱愈高則化合分解亦愈盛。故陽明之病理。始則因新陳代謝亢盛而熱高。繼則因熱高而新陳代謝亢愈盛。二者迭爲因果。以成一往不反之局。然散溫機能則有限度。於是身體失其調節之能力。而白虎湯不容不服矣。

白虎與桂技。藥性逈異。一劑誤投。不死卽劇。而此條與前條上半。脈證與原因皆同。所異者。不過煩渴二證。然服桂技湯而煩者。又有刺後仍服桂技之例。則白虎桂技之去取。將僅憑口渴一證矣。凡學醫不能從病理上根本解決。徒讀古書。固當一步不可行。須知同時造溫機能亢盛。而桂技證是輕微的。是暫時的。白虎證是重劇的。是一往不返的。且桂技爲太陽。白虎爲陽明。陽明從燥化。太陽從寒化。故桂披證惡寒。白虎證惡熱。此條不言惡熱。前兩條不言惡密。且不言發熱者。皆省文也。傷寒論四十中醫專門學校

鐵樵先生常言。讀書當於無字處着眼。治醫當從根本上解決。正謂此也。桂技枝之證。上文已甚明悉。白虎湯或人參白虎湯之證。則全身壯熱汗出不止。煩躁而大渴。脈洪大或滑。其人惡熱。欲去衣被者是也。

以上所論，爲陽明病之一種。其別一種有燥屎結於腸中者。須甲承氣湯下之。醫家或稱白虎證爲陽明經病。稱承氣證爲陽明腑病。亦甚明晰。蓋經病之主證爲壯熱。是全身症狀。腑病之主證爲。腹痛不大便。近於局部症狀。經病不愈。往往進而爲腑病。故陽明之經病腑病。是先後二級。非若太陽之中風傷寒。是平列兩種。腑病詳陽明篇中。

白虎加人參湯方

知母六兩石膏一斤碎綿裹甘草二兩炙
粳米六合人參三兩

右五味。以水一斗。煮米熟。湯成。去滓。溫服一升。日三服。

外臺秘要。此方煮服法云。右五味。切。以水一斗二升。煮米熟。去米。內諸藥。養取六升。去滓。溫服一升。日三。

白虎湯。石膏爲君。知母爲臣。甘草粳米爲佐使。石膏之寒。爲機能亢盛之特效藥。猶附子之熱。爲機能衰弱之特效藥。諸本草雖不言石膏附子相及相惡。然傷寒遺諸方。無有二藥同用者。則因機能之亢盛衰弱。不能同時並見故也。

機能亢盛則液之來源少而消耗多。已如上述。故潤之以知母。且具性苦寒。於造溫機能亢盛之病亦宜。惟不若石膏之直折其熱耳。慢性病中陰虛而熱之證。因原形質虧損。細胞起救濟作用而典奮。則亦發熱。是爲虛熱。虛熱忌石膏。而知母有宜用者。葛可久之保眞湯保和湯太平丸是其例也。用粳米之故。日人丹波元堅論之最精。元堅云。仲景方用峻藥。必配和胃之品以監制之。其最至

中国近现代中医药期刊续编·第一辑

全國中醫藥界

欲知

中衛會決議廢止中醫案之內幕者
外國西藥商賄賂西醫打倒中醫者
全國醫藥團體代表大會之情形者
中醫藥界聯合運動請撤消原案者
當局之表示社會之與論的一斑者
中醫界今後處置民衆擇醫方針者

不可不讀

張贊臣醫士編輯的

廢止中醫案抗爭之經過

△上海醫界春秋社出版
△精裝一冊特價洋二角四分
△外埠加寄費洋一分

本社成立迄今已歷三載對於中國醫藥界歷次之革命運動無不首先奮鬬極力宣傳發行『醫界春秋』月刊作中西醫界公允之評論盡削筆之能事出版以來深蒙社會許為革新醫學之先鋒與論之喉舌此次中央衛生委員會在首都會議由少數西醫操縱壟斷議決廢止中醫案後一時與論騷然全國震動醫藥兩界在滬舉行全國醫藥團體代表大會據理力爭旋向國府請願當局顧全民意深表容納本社鑒於各地中醫藥界同志未能明瞭此事之前因後果特編

『廢止中醫案抗爭之經過』

一書詳敍始末情由以告國人內容分評壇宣言提案函電口誅筆伐大會情形請願結束當局表示社會與論議案選錄政府批令等欄目凡百餘編插圖十餘幅精裝十一冊定價洋三角

特價大洋一角四分

按此次廢止中醫案之內幕如似者可為我中醫藥界當頭之棒喝因宜人人手置一冊以備紀念耳

『醫界春秋』

月刊現已出至第三十四期每冊定價洋八分訂閱全年十二冊連郵祇收大洋一元該刊詳細內容及定單函索即寄

總發行所 上海雲南路安康里二二七號

醫界春秋社代售處 上海三馬路 路文明書局　千頃堂書局 上海南京　上海棋盤街 國民書局

幸福報

第一集 現已出版

彙訂 實售一元

本書共一百頁計三十萬言由全國數百位名醫選述內容所載完全切合實用無論內外婦幼花柳等症以及一切急救自療方法莫不應有盡有得此一書小病能自行治療大病免藥石亂投稱之為『康健保障』誰曰不宜存書無多欲購從速

總發行所　上海浙江路北京路北首洪德里幸福報館

瘰癧概論

急性瘰癧發之暴而易潰
慢性瘰癧發之緩而難消

◉痰癧起於多痰而兼有外感或忿鬱
◉濕癧起於濕滯經絡致生腫脹
◉氣癧起於過怒傷肝血液滯而結核

（緒言）是症分急性慢性兩種。急性者發之暴。易生而易潰。故易治。慢性者。發之緩。既生之後。堅硬難消故不易治也。其生於頸部或腋下者。以其部肌肉柔軟淋巴腺最多。血熱痰毒。凝滯於內。易生腫脹故也。或多粒集合。細如荷荷。或大塊凝結。巨如刀柄。故古時稱為馬刀俠纓者。初起之時。間有作痛。但多數不覺痛苦。故不甚注意。冀其自愈。及至經過時間既久。其形腫大。其數亦增。後或化膿潰爛。或竟變為危險重症。本品集合中西醫學之結晶。而為專治瘰癧之特效藥。特說明為原理如此

痰癧

（原因）痰涎壅滯。平素濕重多痰。肺胃之氣。不能清肅之素因。或有感受外邪。或精神上受忿怒之戟刺。氣血鬱而不行。致淋巴腺脹大。則成痰癧。

（病狀）痰癧病狀。初起項間。生一小核或數核。在皮裏膜外。不覺痛癢。皮色亦不變異。日久漸大。傍附小粒不一。久則成膿腐爛。又有謂之失榮者。生於背之上。耳之後。初起腫核。日漸腫大。堅硬如石。推之不移。按之不痛。半載一年。方覺隱痛。久亦爛潰。

（治法）痰癧之病。治之最易。以本品瘰癧金丹。每服二粒至四粒。以仿單所載之服法。按法服之。一星期後。即能全愈。惟失榮之症。最為難治。但用本方瘰癧金丹治之。亦能防止其脹大。消化其毒液。使其日漸軟化。實急救之良法也。至中國通用之方藥。惟犀黃醒消丸犀黃醒消等。遠不及此藥功效之速且確也

濕癧

（原因）天氣亢熱。感受暑濕之邪。搏結血絡。凝滯於淋巴腺內。發為瘰癧。

（病狀）此症因痰涎流聚成塊。不紅不腫不硬。不痛。推動滑軟。多生頸項肩背腰股亦有生者。癧形如梅李。甚則遍及全身。久則紅腫潰破。而易於收斂者。此由飲食寒熱不調。飢飽喜怒不節。脾氣不能傳運所致。法尚豁痰行氣。

（治法）大抵生於上半身者●多兼風熱。下半身者。多兼濕熱。其或生咽喉結核腫痛。頸項不得回轉。兩腋下有塊如石者。宜消解散。風痰鬱結而生核若。宜消風化痰湯。生於耳後連及項下三五成簇者。宜合化丹。須後痊瘥。赤硬腫痛者。宜山藥膏。通治痰癧。宜小胃丹或控涎丹等。但藥方。既多配合非易。反覺煩而無當。不如用瘰癧金丹。最為效而功速。

氣癧

（原因）憂思恚怒。肝家鬱火。困遏不舒。血液循環上發生障礙。凝結於淋巴腺內。發生結核。

（病狀）頸腋之內。初如豆粒。後如梅李。累累如貫珠。推之移動。無根。易治。可用針灸敷貼腐蝕之法。推之不移動。有根。難治。不用針灸敷貼腐蝕之法。誤用則破潰難於收斂故也。凡男子患此。憎寒壯熱。咽痛項強。面部青筋暴露。潮熱。咳嗽。自汗。盜汗等症、婦人眼有紅絲。經閉骨蒸。五心煩熱。白帶頻仍、少腹脹痛等症。久則必變瘵勞而成絕症。

（治法）普通治癧之法。如內消瘰癧丸。瘰癧仙方等類。甚用蜈蚣山甲巴豆牽牛者。實屬不知病情。無知妄作。其用消痰化滯。鹹寒清熱。軟堅行血之劑。亦不能收其全功。蓋斯症之發生。必因身中血分碘質之變化。用西法無機碘質。又不常服。多服則有中毒之處。用中藥能昆布海藻等藥。內雖含有機碘質。惟雜有他質。不經製煉不克純全。惟本品係中國昆布海藻及其他藥品。經名醫手定。用化學方法。製煉而成。專治一切瘰癧病症。無不投劑立效。功用神奇。不可盡述。

治瘰癧唯一之特效聖藥

瘰癧金丹

每瓶二十四粒 實售大洋二元
外埠郵購△寄費加一△ 初起兩瓶包好◎久病十瓶痊癒◎

專治一切瘰癧。功能消痰解毒。去結散核。和血活絡。不論新起久患。已潰未潰。投以此藥。無不奏效如神。誠救世之金丹也。

上海浙江路五馬路口清和坊對過瘰癧金丹發行處謹啓

衛生報 第七十四期 一

衛生報

主編 丁濟萬 主幹 趙公尙

THE HYGIENIC WEEKLY

Editors Dept.
18 Jen Woo Lee, Rurkill Road, Shanghai
Circulation Dept.
780 Chekiang Road, Shanghai

總事務所
上海白克路鄭家園人和里十八號

發行所
上海浙江路五馬路口清和坊對過

第七十四號

本期要目

注意

凡訂閱本報全年一份一律贈送百病醫方大全一冊六人同時訂閱祇收五份報費

中華民國十八年五月念五號（星期六）
本報每逢星期六出版一冊
全年五十期連郵費二圓四角（國外加半）

研究醫學之良機——請看

上海中醫學會出版的

中醫雜誌——特價通告

本會出版中醫雜誌。已經七載。風行海內。爲醫林名貴之著作。現已出至第二十七期。每期定價二角五分。自第十一期起至現期止。每期尚餘存五百餘册。茲爲普及社會醫藥學識起見。一律照定價八折出售。寄費在內。郵匯不通之處。郵票十足通用。凡好研究中醫學識者。務請從速購閱爲荷。

上海西門石皮弄中醫學會內 中醫雜誌發行部啟

疾病問答須知

本報爲便利閱者。商榷病症起見。凡定閱本報後。概贈以問病紙一份。憑紙問病。不取分文。惟每一定。戶祇以一次爲限仍不便利。茲特爲優待閱者。每問一症。並附郵花洋六角，外加回件郵力。本館收到後。卽行詳細答復。決不延誤。以示限制。而謀普及。此啓。

◉已讀過醫藥新聞報者 ◉未見過醫藥新聞報者 ◉均不可不備

醫藥精華集

✽本書爲醫藥新聞報第一年全年之精華編成✽

△硬面金裝▽ △六百餘頁▽ △一大厚册▽ △價值足值三元▽

定價只有二元 現售特價一元四角 另有平裝一種特價一元（函購寄費二角）

上海法租界薩坡賽路西門路豐裕里 醫藥新聞報館啓

代售處 中華書局 世界書局 泰東圖書局 中西書局

中醫改進平議

惲鐵樵講
徐衡之錄

中醫之不能改進者因份子複雜之故本篇爲惲鐵樵先生在上海國醫學院演講昌明醫學改革不良習慣確定進行方針詢中國醫學前途之曙光也爰刊載公佈之

▲新中醫不惟其名惟其實

鄙人鑒於中醫之衰落。因公布其一知半解。於時醫既極端反對。於古人亦多所不滿。自吾說公布之後。遂有今日之團體。現在無論局中人局外人。皆稱此種學說爲新中醫。諸君須知新中醫云者。不惟其名惟其實。僅僅有名。無多用處。所謂實者。乃實際有效之謂也。

舊中醫夫豈無效。其不如新中醫者。在無標準。標準者形能也。形能之說。已散見拙著各篇中。如今只能簡要點說兩句。形是病狀。能是病的勢力。又不但病有形能。生理亦有形能。軀體中血肉筋骨。此呼彼應。便是生理之形能。若分開說。病的症狀是病形。病的傳變是病能。各組織的構造。是生理之形。消化食物。吸收營養。耐勞忍苦。是生理之能。注意在這上面。讀書自然別有會心。注意在這上頭診病。自然能有標準。時醫卻不如此。他們講的是太陰濕土。陽明燥金。自然模糊影響的地方太多了。這個可以隨便舉一個例證明吾說。

即如近日流行之腦炎證。據西國人說。是一種病菌。中醫向來不講菌學。似乎中醫不能治此病了。然而我從去年到今年。醫此病在念人以上。就中有四分之一醫不好。四分之三卻好了。何以能醫好的。我的方法是先就病形推考。腦炎病形。在西說是神經系病。卻與中國的痙病是一個樣的病形。傷寒金匱痙病病形不詳細。千金方中所說的。纖屑畢合。因而知道腦炎確是痙病。心中已有把握。知道照千金治法。必然有效。又根據這個去考證內經。內經上說。肝之變動爲握。王注。握是痙攣。因而知神經系病在中國內經是屬之於肝的。腦炎病之初步。總是頭痛。古人將肝經頭痛屬之於胆。千金謂之胆府病。謂少陽乙木。化火上炎之故。所謂肝與胆相表裏、我不管他是火是木。但是治胆氣上逆。法當苦以降之。我就用川連胆草爲治。所以爲苦降也。藥後成效甚佳。已經神昏譫語的。會神志清明。目上視的。會恢復恆狀。執果溯因。益知我所推測的不誤。於是參用千金治法、定了一個方子。用犀角胆草當歸生地爲主藥。其餘隨證加減。竟得四分之三成績。我已將該方在申報上公布了。胆氣上逆。因而頭痛。因胆氣上逆之頭痛。可以神昏。這都是病能。

流行性腦炎。就是[illegible]項痠。時醫不知形能。只用豆豉豆卷石斛等套藥。若問他何故此病會神昏譫語。他必定引葉桂之說。溫邪犯肺。逆傳心胞絡之故。他這話。豈復有些微理由可說。所以藥與案都無有是處。他畢竟想不出一個有效的治法。如此看來。豈不是新中醫的新字。是有實際的效力。不僅僅虛名麼。

我爲的是醫學衰落。不趕緊振刷一番。無幸存的希望。所以刊布自已的心得。並不是有意與舊中醫爲難。舊中醫腐化的學說。與拚命集會結社。出種種抄胥式的雜誌和醫報。想借形式上的熱鬧。保全飯碗。這種謬妄舉動。當然我是極端反對的。但是我反對者是學術。並不是人。是中醫團體謬妄的舉動。並不是私人的交情。但他們那裏分得清這個界限。他們對於我恨極了。種種鬼蜮手段。可以加害於我的。無所不用其極。這豈不是笑話麼。而且他們並不知道新中醫有何學說。妙在終年不肯看書。他們以己度人。以爲新中醫也不過和妓女衣裳一般。換個式樣。出出風頭罷了。惟其如此。所以永遠與我們合不來。至于西醫。別人還我沒有深談過。只有余雲岫。數年前爲他著有靈素商兌一書。我表示反對。他曾和我大打過其筆墨官司。當時我的著作。一樣也沒有成功。苦於無說話的材料。他所說的。卻是洋人販賣的西洋學說。我自然說他不過。他卻大得其意。以為戰勝了。我對於雲岫學說。所未能滿意者。第一是根據內經淺層。痛加抨擊。不復研究深層。第二是自己並無發明。僅僅將其留學日本所得之本領。以蹂躪祖國故物。至於余氏的學問文學與知識。絕非舊中醫所可比擬。那原是我所佩服的。不過就學術上說。余氏即與我立於敵對的地位。其他西醫。不能相諒。亦何消說得。因此我們這一個團體。在醫界中兩面是敵。更無誰何向我們表示親善的。我們既在這種情形之下。絲毫無依傍。亦絲毫不容假借。有存在的價值。便前途有希望。無存在的價值。就不必客氣了。不過我想我所著的書雖淺。總是一條路。只要我們團體中人照這條路努力向前。不怕不生於憂患。

▲中醫適合國情

所不歉於舊中醫者。為其顢頇無標準。不但時醫。金元以後的古人。都是如此。只要看各種傷寒注家的著作。就可以證明吾言。顢頇無標準。功效自然不良。倘然有標準。不模糊影響。論適宜於中國民族。可是正正碻碻。遠駕西醫之上。第一是便當。無論何種熱病。當其初起。未甚敗壞之時。倘斷為可治。只須三五七日。便可以霍然全愈。第二是順生理之自然。寒不用火熏。熱不用水漬。殺菌抗毒。利用體工之本能。無須種種繁復之手續。第三是公開。新中醫之學說。人人可懂。現在己成之書。人人可讀。脈案藥方。人人可以明白。所以藉手于醫師者。不過資其閱歷經驗。第四是近人情。西醫往往以命令式限制病人不許見客。又於某種病。必須轉地療養。於某種病。必須與親屬隔離。吾不敢謂其不是。不過有十之六七。值中醫之良者。投藥取效。可以操券。西醫所謂必須者。實未見其有真個必須之處。且以我國社會生活之簡單。財力之寒儉。凡西醫所謂必須者。委實有多數未能勉強企及之憾。以上四者。明眼人試一平心探討。當知吾非有意詆毀為此言也。

▲西醫之長處自不可及

雖然。西醫之長處。有適非吾人所及者。在新中醫所能治之病。為傷寒溫病喉痧痧疹痲痘瘧痢急性肺炎腦炎中風便血吐血衄血腫脹水腫腳氣諸症。其餘大多數之病。均未能醫治。即此能治之各種病。在傳變敗壞之時。亦有少數束手無策。而為西醫治愈者。固自尺有所短。寸有所長。況新中醫所以能有此成績。一部分亦由參考西國學說而後能之。豈得攘人之善。況西國學說之精密。可以為吾人師資者。正不勝指屈。科學之精深細密。亦適非吾新中醫簡陋之學說所能比其百一。不過此中有當知者二事。其一。東方學說。本來疏陋。全靠治學者自身之工力。不特學術本身之組織。不但醫學如此。即如政治與給事二者。將中西兩派一相比擬。便顯然可見。在中國。凡事順自然。其妙處以神理見長。而能手必曠代過之。在西國。凡事征服自然。其妙處以精能見長。而人才可以輩出。自今以往。此種不同之點。在理有互相調和之可能。故吾人祇慮自己無毅力向學。正不必以東方所固有者失之疏漏為嫌。其二。西醫之所以能如此精密。初非個人才智能造此境。其最要關鍵在分科。藝術愈精分科愈細。結果乃為學術上之事。絕非普通應用上之事。例如眼耳口鼻專科。例無不治神經學者。而神經專科所知。有絕非耳目口鼻專科所能知者。此種精深之學者。能發明新義。以供給他人。絕對不能委屈其人。使充普通醫師。此亦形格勢禁。百工之事。固非可耕且為也。明乎此二者。吾儕治醫當如何致力。可以從容自擇。正不必以學說疏密為棄取。醉生夢死固不可。嗒然自喪亦不必。不過在自身。當養成一種虛衷自克的習慣。能取諸人以為善。在社會。當養成崇拜學術的風氣。勿蔑視書獃。勿專徇虛榮欺騙。則國家前途之幸福。不僅吾新中醫之曙光也。

▲化合是必然的

宇宙是無究竟的。宇宙中萬事萬物。是進行的。這個、中西哲人都知道。所以易經終了是未濟。西國人往往有若干年之後地球患人滿。煤炭當告絕。種種恐慌的預測。惟其是無究竟。而又是進行的。所以凡事凡物。都是逐漸禪變。看看逝者如斯。實在後水適非前水。根本這個觀念。可以知道世界上竟無鐵案如山。一成不變之事物。但是就自身說。變所以求生存。就環境說。必須變得適當。方能生存。我們新中醫。就是舊中醫禪變而來。在我們自身。可謂已知道求生存之道。畢竟我們的變。是否合於適者生存一句話呢。鄙人對於這個問題。有三個觀念。舊中醫本在漂颻風雨之中。全靠幾張老方子。有經驗。有效力。所以能博得社會信仰。其餘大多數學說。都是醉生夢死。如今更遇著西醫的攻擊。有本領的還是牢守祕密。無本領的竟是反舌無聲。懵懂的社會。決不長此懵懂。就各方面觀察。實在無幸存的可能。這是一層。西國醫藥。就是因爲不適於國情。不能替代得中醫。況就事理衡之。西醫若欲替代中醫。亦非改造不可。褚民誼先生。說中醫要研究西醫。西醫也要研究中醫。他這話自然指的是中國的藥效。但我想不但藥效當研究。即學說亦有當研究的所在。我原不是指表面的五行學說有研究價值。須知中醫深層。絕非五行。西醫若不從這深層略一探討。藥效是研究不出來的。如其西醫高視闊步。不以我這話爲然。那就就使假政治勢力以行。恐怕有多數人民不情願領教啦。倘然歐洲的學說不變不動。搬到亞洲來。就可以應用。那末。總理亦不是難事。爲甚麼總理要特創三民主義呢。這是第二層。宇宙中事物。是進行的。是禪變的。講到禪變。卻有一個原則。是化合。從歷史上觀察。深信此說不誤。宋儒的學說。是有佛學色彩的。日本的文化。是東西洋合併的。都是絕好證據。大約非化合不會變的。這是第三層。照以上三層說。舊醫不能存在。西醫不適國情。我們采取西醫學說。以成新中醫。是不二法門。不過現在尚是萌芽時代罷了。以故我的預測。如今西醫。雖然借政治勢力。排詆中醫。將來卻未必能通行全國。舊中醫聯合藥界。抵抗西醫。亦是假借勢力。將來更不能長久存在。中國適用的醫學。當有兩種。一種是帶有西醫學色彩的新中醫。一種是含有中醫學色彩的改良西醫。

▲設立新中醫學會

人事紛紜。是非兩字。最是難說。要知道眞是非所在。最好是訴諸良心。譬如嘴裏不肯服輸。腦子裏常常起廻護自己的念頭。而心下總是兀臬不安。不消說這件事什九是錯了。若是心安理得。當然是什九不錯。諸同學若覺得心下有些微兀臬不安的情形。最好是不要勉強。須從速改業。若是覺著心安理得。儘可不憂不懼的努力向前。並且可以不必和人家作無謂的爭執。不是俗說有瓶水滿者不響的一句話麼。意思是內部充實。無取虛說。鄙人常常自認。要從努力新中醫。實在是心安理得的一件事。本不願向人多話。如今未能免俗。忽然歡喜說閒話。委實因處這種環境之下。不容你不響。所以我想結合一個新中醫學會。先出一種雜誌。對於新中醫。用適當的語言宣傳。并徵求各界意見。討論出一個程序的進行方法出來。這個學會。我想不必限定醫生。凡是智識階級中人。贊成我們主義的。就請他入會。至於細則。可要請各位從長計議了。

濕之研究

蔣文芳

溼居六淫之一。我滬逼近海濱。地勢窪下。感受濕邪之機會極多。時屆黃梅。濕邪之中人最易。特草此篇。貢獻社會。使有相當之認識。指示防禦之方法。以資避免。

△濕之爲物▽　濕爲六氣之一種。非若固體液體有易見之物質供人直觀。又非若「風」「火」之於人身。由顯明之觸覺覘覺。可以領悟。欲提出一種淺近之證物，殊感困難。無已。惟有假借大自然之現象。以爲譬喻。便可心領而神會。濕之爲物。在天爲霧露。在地爲還潮，故霧露爲天空之濕。還潮爲地面之濕。人體感受大自然界之霧露潮霉之氣。而外感之濕以生。恣食酒漿甜膩之品。入

胃發酵熏蒸。而內生之濕以起。於是濕病乃發。

△濕之爲患▽　濕邪既入人身。自必發作而爲患。特因其發作之部分不同。而我人感到之疾苦各異。發於上。則濕蒙清竅。而頭暈目昏。口淡無味。發於中。則濕阻中焦。而胸悶胃呆。消化滯鈍。發於下。則濕邪下注。而痢下後重。淋濁溲痛。發於筋。則酸軟無力。而爲痿痺。發於肌肉。則血凝氣聚。而爲腫脹。發於皮下。則騷癢流水。而爲瘡瘍。濕與風合病。則謂風濕。與溫合病。則謂濕溫。尤爲纏綿可懼。

△濕之療治▽　濕之爲患既有種種之不同。其療治自當因證而各異。玆爲便於常人採用計。約之爲濕熱寒濕二途。大抵濕病而兼熱證者。可斷爲濕熱。濕病而兼寒證者。可斷爲寒濕。辨別之法。以觀察舌苔。最爲可靠。舌苔黃膩。都爲濕熱。舌苔白膩。都爲寒濕。我人既能大略辯明。則療治方面。不致大誤。療治溼熱。當以清利爲主。如車前木通澤瀉山梔萆薢之類。均可擇用。青麟丸爲清利濕熱之專劑。療治寒濕。當以溫燥爲主。如蒼朮猪苓青皮陳皮木瓜之類。均可擇用。濕在上焦。宜加白芷。中焦加川朴。下焦加懷山藥。兼風者加秦艽羌活。平時常以焦薏米白朮茯苓泡水代茶。非但可以祛濕。並可健脾。增加食慾。

△濕之預防▽　濕之來源。半關天時。半關人事。霧天潮地。勿立爲宜。居室須鋪地板。屋基宜高而向陽。多闢窗口。使乾燥之空氣。流通入室。霉溼之氣。自不發生。端午適當霉令。古人深知濕邪爲患之烈。故令民衆煨燒蒼朮白芷。其意亦無非預防濕患。顧當時抱「民可使由之。不可使知之」之見解。假借神話。以促人們之奉行。時處今日。此種神話。固不值一笑。然亦當體會古人之苦心。非但當於端節照例煨燒。即非端節日。苟遇潮濕之氣。滿佈室內。亦宜煨燒蒼朮白芷。以資祛解者也。熱天汗沾衣服。若不替換。濕邪亦足中人。至於飲食。則醇酒肥肉。尤當摒絕者也。

肺癆病之症狀

鄭政之

本症自成病至不治。可分三期。（第一期）微有咳嗽。或頻頻咯痰。人每認爲傷風感冒。不加注意。（第二期）則發熱盜汗。身漸瘦弱。痰中見血。就醫者多在此期。（第三期）各狀增重。不克起床。至此已無救治之善法。凡癆症襲人。其來也漸。故遇下列症狀之一者。亟宜就良醫診斷。切勿延誤。（甲）無故咯痰。（乙）咳嗽。（丙）易怒。不寐。常覺乏力。（丁）身瘦。血薄。（戊）氣促。脈數。（己）消化不良。（庚）午後面色紅艷。體溫微升。（辛）睡時盜汗。（壬）胸部隱痛。（癸）吐血。咯血。又各重病後。久不復元。及久患潰瘍或瘰癧等症者。皆易罹肺癆。

痢疾養息法

（黃眉孫）

痢疾之起。原因多端。或由於內有積穢。外感風寒。或由於瘴癘侵人。挾毒下痢。或因暑熱。或受寒濕。原病之發生。更僕難數。特其下痢也。或紅或白。或紅白相兼。或如豆汁。或如魚腦。或裏急後重。晝夜不甯。或腹痛燥渴。噤口不食。甚者日夜百餘次。肛門腫爛。痔出血流。其辛苦有難以形容者。玆僅就出恭之辛苦言之。上下起落。蹲立時久。用暗力。努糞門。糞穢似有似無。欲起不能。欲下不得。日夜或數十次。多至百次。此出恭之時期。爲最苦之光景也。去年四月初旬。余得此疾。始悟一法。至爲簡便。用大張草紙五張。小張草紙十張。貼病人臀上。出恭時。依舊眠在牀上。不必動身。下出糞穢。在草紙上。即時擲去。另用綿軟草紙。拭淨糞門。不可用粗紙。方免痢疾日久。糞門腫爛也。較之上牀下牀。日夜百次。蹲一二點鐘之久。其勞逸有若天淵。況房中不必設糞桶。以免穢氣侵人。其便一。下出臭穢。或紅或白。紅多白少。白多紅少。一目了然。其便二。所有糞穢。隨紙擲去。投入糞缸。房無臭味。可免傳染。其便三。病人精神。最宜愛惜、唯此裏急後重。蹲久足痛。幾不能起。用此法。可無顧慮。其便四。病人夜間出恭。緊急未及披衣。至爲常事。用此法可免另受風寒。其便五。有此五便。又何憚不爲耶。南洋風俗。間居並不着袴。止用布幔。以圍下體。便時全身不動。僅將布幔張開。卽可大便。若在中國。可用大手巾代之。則無脫褲着褲。洗濯穢衣之苦。余在南洋。已親身試驗。復以此法。敎諸患痢者。無不稱便。蓋痢疾最苦。爲裏急後重。忽起忽落。晝夜多次。蹲而努力。爲日已久。有不神昏欲脫者哉。今則眠在牀上。不用動身。已無起落之艱難。復無蹲坐之辛苦。不過多用草紙而已。所省精神。實爲無量。至於治痢方法。因病而施。非本篇所能盡。茲故不贅。

藤黃治愈走馬牙疳危證

諸葛岐

丁卯三月。岐偕友數人。偶至仁塘觀優。有潘氏子。年四歲。患走馬牙疳。起纔三日。牙齦腐化。門牙已脫數枚。下唇亦潰穿。其熱甚劇。問尚有可救之理否。詢其由。則在發痲之後。其爲邪熱入胃。毒火猖狂。一發難遏。證情危險。路人皆知。告以止有白馬乳汁涼飲。幷不時洗之。塗以溺涌之垽。（卽人中白）內服大劑白虎湯。或有可救。但勢已穿唇。效否不敢必耳。因書生石膏。生知母。生打寒水石。象貝等爲方與之。其時同遊者。有老醫倪君景遷。因謂之曰。牛黃研末。外摻腐爛之處。亦或可治。遂彼此各散。後數日。則此兒竟已痊愈。但下唇缺不能完。因詢其用何物療治。乃得速效若是。則曰用倪先生說。亟購藤黃。屑而摻之。果然一摻則腐勢卽定。滋水不流。漸以結靨落痂。止三日耳。內服石膏等一方。亦僅三服。此兒獲愈。誠二位先生再造之恩也云云。因知鄉愚無識。誤聽牛黃爲藤黃。然以此一誤。而竟治愈極重之危證。開藥學中從古未有之實驗。確是此孩有福。病不當死。得此意外之良藥。然從此可知藥物功力。未爲古今本草所發明者。數亦何限。岐無意中經此見聞。則藤黃確能速愈走馬牙疳。足爲藥學史中闢一新紀元。是胡可以不誌。嘗考李氏綱目蔓草類中。曾載藤黃。而功用甚略。至趙恕軒本草綱目拾遺。言之甚詳。雖曰有毒。而可爲內服之藥。則本非大毒之品。趙引粵志。且謂其性質最寒。能治眼疾。又謂性酸澀。治癰疽。止血化毒。斂金瘡。亦能殺蟲。又同麻油白蠟熬膏。敷金瘡湯火等傷。止疼止血。收口。取效如神。而其餘消腫解毒之用。又甚多。可知此藥竟是外科中絕妙良品。而世多不知用者。誤於李氏海藥本草有毒之兩字。而張石頑更以能治蟲牙蛀齒。點之卽落。而附會爲毒能損骨傷腎。於是畏之甚於蛇蝎。實不知石頑之說不可信。今之畫家。常以入口。雖曰與花青並用。可解其毒。愚以爲亦理想之談耳。既曰性寒。毒於何有。然後知能愈牙疳。正是寒涼作用。且味酸性澀。止血止疼。收口殺蟲。皆其所以能治牙疳之切實發明。而今而後。此藥之大功。可以表襮於天下後世。是爲藤黃之大幸。而亦斯世斯民之大幸也夫。

四生丸方解

王映和

熱伏陰分。逼血上行。而爲吐衄者。四生丸係主方也。何言之。方內用側柏葉。取其清肺以止血。生地味甘性寒。入心清熱以涼血。荷葉入肝清熱。又輕宣散瘀。惟艾葉一味。則生溫熟熱。又爲能治熱迫血行。而爲吐衄之證。以熱治熱。豈不愈治愈壞。終至無救耶。然用是藥者。則以人身絡中之血。爲熱所迫。全用涼藥。恐氣血冰凝。必賴艾葉之溫。以散涼藥之滯。方無瘀凝之害。非然者。吐血雖止。而又變爲瘀血癥瘕等症矣。

癩疥瘡之原因及治法

叔屏

（原因）皮膚中寄生一種微菌而發生。多發于小兒。

（症狀）此症多於臂腿之內面。及胸腹頸臂等處。額面甚少。手掌足則絕對不生。初生微黃色或暗褐色之小粒。漸漸展開。日益增多。患處甚癢。搔之大快。出血方止。若不醫治。甚難斷根。

（治法）患處如覺微癢。不可搔爬以防指甲內帶有微菌。傳染他處。方用雄黃。硫黃各五錢。黃丹。天南星。白礬。（枯）蜜陀僧各三錢。研爲末。先以姜汁擦患處。再用姜片蘸藥末擦之。又方用篌草。酸漿草各三錢。擣爛。硫黃一錢。輕粉五分。研細。合擾。盛絹袋中。以擦患處。每日三次。自有奇效。內服白花蛇肉（煮熟。忌見鐵器。）

醫方淺釋（續）

時逸人

加減柴胡通瘀湯（和解通瘀法）（新方輯要）

柴胡一錢　桃仁三錢　歸尾一錢五　粉丹皮二錢　黃芩一錢　紅花一錢　生地二錢　益元散三錢

（主治）婦女經水適來。因受病而止。發爲身熱煩躁不臥等症。腰脇及少腹有牽引作痛拒按者。此爲熱入血室。必用清熱消瘀之劑。

（方解）按傷寒論云婦人中風七八日。經水適斷者。此爲熱入血室。其血必結。寒熱如瘧。發作有時。此因經水適斷。瘀血停積。故用行血破瘀之法。以化其瘀積。清其外邪。調其寒熱之偏勝。用柴芩和解寒熱。歸尾桃仁破其血結。生地丹皮。凉血泄熱。以清解血中之伏火。益元滑竅導瘀。從小便而出。此爲和解寒熱。熱結血室之方。

葉天士云。婦人經水適來適斷。邪陷血室。仲景立小柴胡湯。提出所陷熱邪。用參棗扶胃氣。以衝脉隷屬陽明也。此惟虛者合宜。若熱邪陷入。與血相結者。當從陶氏小柴胡湯。去參草姜棗。加生地丹皮桃仁查肉。或犀角等。若本經血結自甚。必少腹滿痛。身體重滯兩側連胸背皆拘束不遂。每多譫語如狂。當從小柴胡湯去參草棗。加酒炒元胡歸尾桃仁製香附枳壳等。去邪通絡正合其病。往往延久。上逆心包。胸中痺痛。卽陶氏所謂血結胸也。王海藏氏出一桂枝紅花湯。加海蛤桃仁原爲表裏上下一齊盡解之劑。此方甚爲靈巧。

柴胡羚羊湯（和解偏重破結法）（愈氏經驗方）

柴胡二錢　歸尾二錢　紅花一錢　碧玉散三錢　羚羊片三錢　桃仁二錢　青皮一錢　炒山甲片一錢　吉林參一錢　冲醋炒大黃三錢

（主治）婦人溫病發熱。經水適斷。晝日明了。夜則譫語。如見鬼狀。甚則昏厥。舌乾口臭。便閉溺短而赤。此爲熱入血室。當用此方。通利疏逐之。惟脉必絃數而無力者。始爲相宜。否則必須加減用之。

（方解）熱入血室。晝日明了。夜則譫語。此其常也。惟脉虛弦無力。神昏瘈厥。乃正虛邪實之象。少陽病邪內陷。與血熱相搏結。外無向表之機。內無下行之勢。是證之重而又重者也。此方注重在逹其內陷之邪。清其血熱之結。柴胡芳香疏逹。羚羊鎮瘞凉肝。佐以歸尾桃仁。破其血結。青皮化其滯氣。川山甲碧玉散炒大黃。直逹瘀結之所。以攻其堅。引血室之結極。一從小便而出。一從大便而解。因中氣之虛弱。故加人參以扶正。因神識之昏糊。故加牛黃膏以清神。此爲和解陰陽。攻破血結之要方。

爲慈母者所應當注意之幼兒教育（續）

黃花

育的方面

甲 食物
乙 衣物
丙 居住
丁 懷抱及提攜

教的方面

甲 暗示
乙 引導
丙 匡正
丁 信仰
戊 遊戲

▲教的方面

（甲）暗示 「斯賓塞」曰。兒童者寫其父母行爲之鏡也。換言之。卽父母者印其兒童狀況之模也。據「普來葉耳」之研究。兒生四閱月後。已有反射性之摹仿。幼兒最切近者莫父母若。其摹仿於其父母者。當然多而且久。在父母無意中之尋常言動。實爲幼兒最有力之行爲根本。默化潛移。雙方皆未嘗自覺也。故於子女前。一切言動。皆極宜審愼。毫厘千里。其機甚微。猶有在父母未必爲不善行爲。而在幼兒。一經摹仿。卽產生惡果者。尤不可不知。如申斥奴僕。或其他子女。在父母行之。原爲正義之督責。而在幼兒仿之。卽已啓其傲慢輕侮之心矣。

暗示固不限於父母已也。凡服食居住往來交際。及一切環境。皆屬於暗示範圍。要當隨處留心。不令誤爲薰染。昔孟子母三擇其鄰。其知此義深矣。

施行適宜之暗示時。尤非善體兒童之心理不爲功。濮德芬氏。謂兒童精神之發達。約有三期。(一)受動期(二)自證期(三)發動期。按其各期精神之狀況。而施以相當暗示。庶其效易且大。故吾甚主張心理學及兒童心理學。爲婦女惟一必修之科。未通斯學。決不能肩教育子女之任也。

（乙）引導 幼兒一歲以內之動作。多爲本能的。及反射的。至一歲以後。身心均漸發達。能爲自發之運動。本能亦漸擴張。卽反射的動作。亦較爲活潑。然無論其爲本能的反射的或自動的。其最初之萌芽。必甚細微。教得其道。則增長極速。苟能善乘其機。因勢利導。誠事半功倍也。例如幼兒好吮其手。卽因以教其認識此手爲自身所出。其名曰手。漸能張握。則教其取物。或把握玩具。幼兒好爲連綿之跳舞。乃導之爲足之運動。如以玩具置案。令其踢蹴。或以物置前。誘其開步。近日聞美國兒童教育大家司通勒夫人。能教生後二日之幼兒蹴球。（懸球足前引之使蹴。）生後八日之幼兒步行。卽利用此法者也。

幼兒愛觀察物。卽因以教其顏色形狀美惡專之區別及比較。

幼兒好摹仿。卽因以教其何謂眞實。何謂僞作。何謂遊戲。何謂欺罔等。

幼兒好聲音。卽因以教其辨聲音之高下遠近及種類等。

幼兒好出聲。卽因以教其字句之發音言語之次序。問答之氣調事物之述說等。

幼兒好破壞。（幼兒實無所謂破壞性。其破壞皆有種種之原因另篇述之）卽因以尋其破壞之故。而爲之解釋及防範。並以破壞後之惡果。詳細示之。使知所痛惜。自可以求免破壞。

幼兒好無理取鬧。（此指一歲以後言）卽因其無理而從容和藹爲之說理。順其來意。不爲纇然之反對。以平其氣。或以新鮮有趣之言語或事物。轉移其注意。

食時可因以教其味之區別。質之良否食物之名字或原料爲何。吾人何以須食。不食則若何。

衣時可因以教其衣之用處。及質料顏色。何爲粗細厚薄。何爲冷煖何以此時須服此種之衣。

凡如右述之類。其關於一切感情感覺。觀念。欲念。動作。行爲等之各方面。無處不可施以引導之方法。卽無時不負有引導之責任。此種方法及責任。實將來三育最要之基礎。然須知引導云者。係就幼兒已有之本。已發之機，引導之於不覺。非特一種目的。強之使必學必知。以損其幼弱之腦力。不可不愼也。

（丙）匡正　責罰爲育兒所不可用之敝法。匡正爲教兒所不可少之良法。幼兒之身心柔脈薄弱。謬誤之處極多。當尋其謬誤之根本。詳爲理說矯正。凡於認識上。稱謂上。語言上。動作上等種種之謬誤。必其觀念記憶感覺習慣等之精神及體質兩方面有不確不詳不安等之病。無不迎刃而解。但有不可不注意之點如左。

不可有威猛之辭色

不可使幼兒受痛苦及被勉強。

使改正後兒不之覺。或反覺有樂境。

當啓發之使自行轉移。不可使居完全被動地位。謬誤太多。當用種種不同之方法。不可終日絮聒。令兒生厭。或疲玩不生效力。

當依順幼兒之心性。不可強作解人。致至謬誤

當利用惟一適宜之語言及時機。

當有極詳審之觀察。極鄭重之發表。毋使兒負屈。當有極正確之歸宿。極明白之指示。毋使兒出於此又入於彼。

此其較重大而顯明者。能一本教育之精神。行之以科學的方法。其餘一切細微。所不及述者。亦不難神明之矣。

（丁）信仰　予此之所謂信仰。非如宗教家之對有神而言。乃欲使被教育者。對於自身有一種信仰也。願此信仰。原爲教育術之一。初亦無關於道德。蓋教者以被教者之服從。所教爲目的。實事理之必然。然育兒者。對兒童每不能達此目的。乃因不能達此目的。致用種種不正當之方法以勉強其服從。亦所不惜。如恐嚇虛言等類。究竟目的能與否。猶未可定。而先以不正當之暗示。輸入兒童之精神矣。兒童之精神。既爲此不正當之根本所占據。其爲將來教育上之一切障礙。可以斷言。故欲使之自然服從。惟先使之絕對信仰。由信仰而變爲樂從。庶可免除前弊。所以能使兒童信仰之要素。大概如左。

有可親愛之顏色及聲音。

有趣味之談話及理論。

多令自動

無猛厲之約束。

有過誤不遽強爲糾正。姑放任之。使自感過誤之痛苦。再詳爲解釋引正。

不欺。

不禁止其遊戲。

爲多製戲具及多教遊戲之新法。

善伺其意旨。啓發或防範於未然。

帶與適當及可得之希望。

悲啼歡笑過激時。不爲強硬難堪之禁止。

（戊）游戲　初生嬰兒。雖除寢食而外。無所謂生活。然及稍有知識。（一二月後）即未有不能解遊戲者。年齡漸長。則遊戲漸複雜。通常幼兒之光陰。可謂大部分爲遊戲。所佔據。是遊戲對於幼兒生活之重要。不待解釋。而盡人能喻者也。然通常育兒者之對於兒童遊戲。有二種觀念。（一）放任的。以爲遊戲爲幼兒天職。無足重輕。更無勞成人之干涉。若因遊戲而發生惡果時。每曲爲原諒。謂漸長即善矣。（二）壓制的。以爲遊戲爲幼兒無知之惡劣行爲。其害處殊多。非萬不得已。當爲絕對的禁止。前者之弊生於育。蓋以溺愛之故。惟恐或拂兒意。致生疾病。其結果馴至使放蕩無行。每見幼兒較多之家庭。終日喧鬧雜遝。一切秩序與甯靜。無不爲幼兒之遊戲所破。習處此境之幼兒。其將來對於社會之安甯秩序。亦不能遵守。可以斷言。且即遊戲過當。亦極易招報身體上之危害。仍未足以達其溺愛之目的也。後者之弊生於教。蓋極欲幼兒甚有秩序。與夫一切高尙之智識及行爲。決不可以無用之遊戲。擾其精神。其結果至使兒了無生氣。終日規行矩步。寂寂寡歡。不特體力不能充分發展。即精神亦爲彼柔懦懼所束縛。而養成一種迂拘滯膩之性情。前者之病多在知識較淺之人。後者之病多在知識較高之人。前者多在婦人。後者多在男子，使幼兒之父若母。恰於二種觀念各懷其一。則壓制者以爲彼已放任。其壓制也愈甚。而二者之間。又同時生出一矯飾作僞的行爲。父前則爲令子。母前則作驕兒。究其終結。實皆違乎教育者之初心。而悔亦晚矣。推其所以然。皆由只知

兒當教育。（或猶未必知）而不知所以教育之之原理及方法。昧舉實行。坐使吾清潔純一之幼兒。蒙不白寃。殊可恨也。其改善之方法。在先正其本。卽須認游戲爲幼兒生活之正當實將來處世之影兆。而特加注意焉。游戲元素。不外戲具戲法同伴地點時間等項。試爲剖舉其例。

戲具當擇其關於身心發育等有意思者。或對於國家社會能引起一種精神者。或對於禮貌上。愛情上。交際上。能養成良好之習慣者。凡近於貪淫。（如賭具類）鄙惡及危險等具。皆當早爲禁避。

遊戲有用方法運動戲具者。有不用戲具而純由方法組成者。如戲作體操學爲賓客等。無論如何。總宜擇其方法之新穎有興。簡樸易從。或別有意義及作用者。善爲教導之。

同伴爲遊戲重要之部。所謂獨樂之不若與人樂樂然幼兒對於遊戲同伴之感情最篤。同伴之良否。最易爲所類化。當擇其良善者使與之遊。彼心性習慣皆不可信者。最好與之離絕關係。卽不得已，亦總以關係極少爲標準。較小之兒。每喜與較大者戲。以其能使之增進多量之知識及興味。可利用此機。使大者敎導小者。然大者又每不喜與較小者游。以其能力薄弱。不能爲一致進行。致減興味。故於此處，又不可不留意。以防其厭棄拒絕。使小者之活潑動機。反遭壓抑也。

家庭最好有清靜軒敞之地。爲幼兒遊戲場。卽不能有。亦總以與市井惡習接觸最少之處爲宜。（我國每有成羣之幼兒遊戲通衢。歐美無此風）幼兒遊戲。原不能爲預定一定時間。然究宜有無形之節制。無使其筋力精神有過勞之病。及飲食睡眠等時間有衝突也。

既認遊戲爲幼兒生活之正當則監督引導等之責任。自無能放棄。幼兒遊戲結果之良否，唯司令者之馬首是瞻。可無疑矣。

結婚年齡之商榷（續）

秦丙乙

夫以一人言。誠無足重輕。而合多數人論之。則其關係非小矣。此其流弊二也。人當少時。惟依父母。罕能自立。宜如何黽勉求進。以冀達仰事俯蓄之目的。今乃於自顧不遑之際。驟增妻室之累。又奚以養。流光迅駛。三年五載。兒女盈前。試問如此重任。何堪負擔。於是乎向之量入爲出。綽乎有餘裕者。今且時告竭蹶。而不勝其苦矣。不甯唯是。又竊爲此繞膝之兒女。將來婚嫁慮。此其流弊三也。由後之說。則似於道德上。倫理上生將恐慌。夫食色性也。飲食男女。人之大欲存焉。苟婚事過期。則良時坐失。快感毫無。男起好逑之思。女嗟標梅之歎。抑鬱寡歡。侘傺無聊。甚或春情萌動。克制爲難。桑間濮上。私贈夜奔。凡此罪惡。且不幸而發生。是說也。非言之過當。乃勢所容然。其有束身自愛。而不墮此陷阱者。則一時爲情感所衝動。易入狎妓一途。藉以發洩其慾。然色最迷人。偶一不悟。必致入其彀中。流連忘反。禍及而後已。是可知晚婚之流弊。實不亞於前者。蓋所謂過猶不及也。

（未完）

戲擬民國老先生身體培補法（詼諧文）

濟航

民國老先生。先天本屬不足。自誕生以來。屢遭困阨。爲事多不愜心。以致百病叢生。身體內虧。形容大變。去歲洪君一來。頓制先生之死命。幸有醫國手蔡君。痛下針砭。居然起死回生。先生雖蘇。而元氣大傷。身體仍屬虛弱。苟非極力培補。一時恐難得健全身體。惟先生來自歐美。中國醫藥品。多與先生性質不合。玆擇其與先生對症。及應禁忌者。開列於左。

（甲）對症藥品

一如意丸。　先生前病。諸事乖違。此丸最合先生之意。有從心所欲之妙。可日日服。之

一熱血膏。　先生肢體孱強。弊在熱血之不充足。此膏苟能時時服用。自可精神暢旺。轉弱爲強。

一鐵光丸。　生此競爭世界。非人人自強。不足以生存。此丸可俟先生身體復元後。

服之。自可具眞實力量。因應咸宜。一洗東方病夫之恥。

一金銀花。　先生素患貧血病。此花爲補血品。於先生最宜。惟培植此花。以歐美爲善。苟能師其培植之法。使之繁殖。則先生可隨時取用。自不患貧血矣。

(乙)禁用藥品

一使君子。　此藥一名六君子。前制先生死命者。卽屬此种。性陰毒。最不可用。

一二陳湯。　査二陳。出陝西湖北兩處。其性冷熱無常。其湯尤壞。服之能使血脈僨張。終不利於先生。故不可用。

一郁李仁。　此李本北方產。嗣移植於福建江西二處。其性質與先生極反對。內中之仁尤壞。切不可用。

一地龍。　此物本雲南產。後移植於廣東野。生性猛烈且毒。服之必爲心腹之患・切不可用。

一敗醬。　此醬出自北方。均前淸時造成。性質亦猛烈異常。昔人所恃爲益補爪牙者。與先生性質極不合。切不可用。

西藥類編（續八）

王人龍

(十四)　制汗藥

凡減少分泌。收縮汗腺。而制止出汗者、謂之制汗藥。以樟腦酸制汗之功效爲最著。

樟腦酸（用量。及其性狀）用一・〇至二・〇。於每夕發汗前二時許服之。爲無色無臭之小片。能溶於水。其味略酸。

(十五)　通經藥

凡婦人月經困難。或月經閉止。而奏通經之效者。謂之通經藥。普通用者有兩種。曰蘆薈。曰密兒拉是也。

蘆薈（功用）用於月經閉止有效。又適用於慢性便祕。（用量及性狀）〇・二至一・〇。爲暗褐色之塊。味苦。有特異之氣。

密兒拉（功用）用爲健胃及通經、然於氣管支膀胱子宮等。分泌黏液過多時。有抑制之効。（用量及性狀）每服〇・二至一・〇。爲褐色之塊。味苦。而有香氣。

(十六)　鎭靜藥

能止痛、鎭痙、寧神。催睡眠之效者。謂之鎭靜藥。普通有五種。卽斯爾仿那兒。抱水格魯拉兒。鹽莫。阿片。臭素加里也。

斯爾仿那兒（功用）爲最良之催眠藥。眠時安靜。及醒後無不快之感覺。（用量及性狀）每服〇・五至二・〇。爲無色稜柱狀結晶。或爲結晶性粉末。無味無臭。難溶於水。

炮水格魯拉兒（功用）用於喘息、小兒急癇、破傷風、躁狂。有鎭靜之效。（用量及性狀）每次一・〇。乃至二・〇。爲無色之結晶。味苦。水及酒精、俱能溶解。

鹽莫（功用）用於發狂、疼痛、喘息、咳嗽等。均有大效。（用量及性狀）每服〇・〇三至〇・〇。一爲白色針狀之結晶。惟久服成癮。

阿片（功用）用於下痢。及內臟出血時。有收斂之效。（用量及性狀）每回〇・〇一五至〇・五。爲褐色之粉末。效能與鹽莫同。

臭素加里（功用）以之治癲癇。小兒急驚。遺精等。爲最良之鎭痙藥。（用量及性狀）普通一次一・〇乃至二・〇。爲白色 子形結晶。味辛鹹。溶解於水及酒精均可。

(十七)　興奮藥

凡體弱或病久虛脫。用以振刷精神。而奏奮興之效者。謂之興奮藥。普通用者有三種。曰精製樟腦。曰依的兒。曰番木鼈越幾斯。

精製樟腦（功用）凡急性心臟病或虛脫時。均以此爲要藥。（用量及性狀）每服〇・〇三至〇・一爲純淨無色之片或粉末。有特異之氣。能溶於千培之水中。

依的兒（功用）於失神時。嗅之能淸神。且有痛之效。（用量及性狀）每服五滴至二十滴、爲澄明之液體。易於蒸散。

番木鼈越幾斯（功用）有亢進血壓。鼓舞心動、增進呼吸之作用。（用量及性狀）〇・〇一至〇・〇五。爲褐色之乾膏。溶解於水。

傷寒今釋

（續七十三期）

陸淵雷

妙者。如白虎湯竹葉石膏湯桃花湯之粳米。厚朴麻黃湯之小麥。消石礬石散之大夏粥汁和服。深推其理。凡物不與胃相慣者。莫如金石。與胃甚相慣者。莫如米穀。今懼石藥之損胃。故配米穀以制之也。又古人以大熱屬於胃。故謂石膏爲清胃藥。其實急性病之發熱。是全身證狀。不得專繫於胃。又以陽明爲燥金之氣。故名陽明方曰白虎湯。白虎者西方金神也。

昔人知實熱之病不可補。求其故而不得。乃云補品能助外邪。今既知疾病是生活機能之變化。並無外邪入於人體。則助邪之說乃根本錯誤。不過機能亢盛之病。得補則愈亢盛耳。然白虎證明明是實熱。明明是機能亢盛。仲景乃加人參於白虎湯。何也。如吾上文所述。大汗之後。可以亡陽。可以傷津。而機能亢盛之極。又往往轉爲衰弱。此條之證。得之大汗之後。汗出不止。而大煩渴。則陰津既傷。陽亦岌岌可慮。故於知母之外。別加兩補陰陽之人參。以善其後。既有石膏以直折其熱。則人參不致轉增亢盛也。

太陽病。發熱惡寒。熱多寒少。脉弱微者。此無陽也，不可發汗。宜桂枝二越婢一湯。

越婢湯之主藥爲麻黃石膏。此條既云脈微弱無陽不可發汗。又云宜桂枝二越婢一湯。自相牴牾。舊註絕少可采者。柯韵伯直以爲錯誤。鐵樵先生引日人喜多村之傷寒疏義爲釋。喜氏原書。鄙人未見。敝篋中有丹波元堅之傷寒述義。其合論三複方。與喜氏如出一轍。疑二人有師友淵源也。述義之文如下。

桂枝麻黃各半湯。桂枝二麻黃一湯。桂枝二越婢一湯。皆表虛經日不愈。以致邪鬱者也。其證輕重不均。故有三方之設。蓋桂枝證失汗數日。邪鬱肌肉。故熱多寒少。其滯稍深。故如瘧狀。發作有時。但本是表虛。故有嫌麻葛之發。今則鬱甚。有桂枝之力不能及者。是以酌量麻桂二方。言日二三發者。其邪稍重。言日再發者。其邪稍輕。不言發數者。其邪尤重。且桂枝二越婢一其力緊。桂二麻一其力慢。桂麻各半在緊慢之間矣。自註云。此三條。其意互發。各半湯其證特審。他二條則文甚略矣。蓋各半湯條。八九日者約略言之之辭。而二條亦冒之。發熱惡寒。熱多寒少。三證疊言。而麻一湯省寒熱。但言如瘧狀。越婢一湯言寒熱。而省如瘧狀。其人不嘔清便自可。亦二條所蘊。如瘧狀疑於少陽證。故別以不嘔。熱多疑於陽明證。故別以清便自可。桂二越婢一湯證。其熱最重。猶麻黃之有大青龍。假石膏之力。以越散鬱陽。脈微弱者不可發汗者。蓋戒此方之不可輕用。與各半湯之脈微而惡寒。大青龍之脈微弱同例。乃係倒筆法。但此條文甚約。故諸家不察及。要之此三條從未見確解。今以經解經。非敢好異也。

按桂二越婢一湯方中用桂枝湯小劑。故知是桂枝證經過一候。未經解表。病勢自衰之證。觀其用麻黃。則知汗閉。觀其用石膏。則知鬱久而造溫機能亢盛。經文雖略。然從藥測證。固自可知。丹波氏謂表虛經日不愈。以致邪鬱熱重者。蓋由於此。至謂脈微弱者三句係倒筆法。雖於病理可通。而文法終覺不順。不能援各半湯大青龍爲例也。彼二條皆段落分明。絕無疑義。此條於不可發汗下更不著一語。逕接宜桂二越婢一湯。以文法論。不當如此倒裝耳。

桂枝二越婢一湯方

桂枝去皮 **芍藥** **麻黃** **甘草**炙 各十八銖 **大棗**四枚擘 **生薑**一兩二銖切 **石膏**二十四銖碎綿裹

右七味。以水五升。煮麻黃一二沸。去上沫。內諸藥。煮取二升。去滓。溫服一升。本云。當裁爲越婢湯、桂枝湯合之飲一升。今合爲一方。桂枝湯二分越婢湯一分。

越婢湯見金匱要略，其名義不可解。方用麻

黃甘草各二兩。石膏半斤。生薑三兩。林億等計算。取桂枝湯四分之一。越婢湯八分之一。合成此方。分量適等。

服桂枝湯。或下之。仍頭項強痛。翕翕發熱。無汗。心下滿。微痛。小便不利者。桂枝去桂加茯苓白朮湯主之。

頭項強痛。翕翕發熱。桂枝證未罷也。無汗至小便不利。前人註皆以爲水飲。水飲之病理與水腫同。略舉於下。

生理上毛細血管常漏出液狀成分。以滲潤組織而供其榮養。是卽淋巴。或名生理的濾出液。此液更吸收組織之代謝產物。自組織腔輸入淋巴管。經淋巴總管而入靜脈。以還歸於血液。有時毛細管之漏出較多。則淋巴管之吸收還流亦因而旺盛。藉以維持平衡。若毛細管漏出甚多。而淋巴管不能儘量吸收。則濾出液停滯於組織或體腔中。西醫俱名爲水腫。其停滯於體腔中者。卽中醫所謂水飲。水飲亦有得之出淋巴者。因淋巴管破裂。管中淋巴漏出於體腔之內。臟腑之間也。惟淋巴之壓力。遠不及血壓之高。故淋巴管破裂時。出淋巴不如出血之多。破裂處亦易於恢復。

水飲在脇下者。停於骨盆之上。西醫謂之腹水。金匱所謂水走腸間。瀝瀝有聲者也。在脇上者。因膈膜穹起之故。停於脇上四周西醫謂之胸水。金匱所謂水流在脇下。欬唾引痛者也。此條云。心下滿微痛。則是水飲停於脇上也・若水飲之濾出液不多。則由組織吸收。仍入於淋巴管及毛細血管。卽可安然無病。今無汗而小便不利。則血中水分充溢。又曾服桂技湯。則血運暢盛。毛細管血壓增高。其濾出液必多。或經下之。則腸蠕動亢盛。淋巴管被擠壓。管中壓力高。設有破裂之處，淋巴卽漏出不已。若是者不藥不能自愈矣・

脉經引此條。朮上無白字。蘇頌云。古方云朮者。皆白朮也。鐵樵先生引傷寒疏義云。所謂赤朮分赤白・昉見陶宏景本草經集註。所謂赤朮。卽蒼朮也。蓋仲景之時。未曾有蒼白之分。素問病能論云。澤瀉朮各十分。本草經亦只稱朮。不分蒼白。此後人所加明矣。

桂枝去桂加茯苓白朮湯方

芍藥三兩　甘草二兩炙　生薑切、

白朮　茯苓各三兩　大棗十二枚擘

右六味。以水八升。煮取三升。去滓。溫服一升。小便利則愈。本云桂枝湯。今去桂枝。加茯苓白朮。

桂枝湯去桂者。不欲血運過速也。血運緩。則毛細管之壓力得以低減。仍用芍藥者。攝飲血漿。使不致繼續漏出也。加茯苓者。利其小便。減殺血中之水分也。凡此皆所以斷濾出液之來源。加白朮者。使組織增加吸收力。所以使濾出液有去路也。別錄云。朮消痰水。逐皮間風水結腫。故知白朮能使組織吸收液體。綜觀傷寒金匱用白朮之方。皆爲吸收而設。

此條病證方藥。昔賢多有疑詞。徐氏傷寒類方云・凡方中有加減法・皆佐使之藥。若去其君藥。則另立方名。今去桂枝而仍以桂枝爲名。所不可解。殆以此方雖去桂枝・而意仍不離乎桂枝也・錢氏傷寒溯源集云。桂枝去桂加茯苓白朮湯。未詳其義。恐是傳寫之誤。卽或用之。恐亦未必能效也。醫宗金鑑云。去桂當是去芍藥。此方去桂。將何以治頭項強痛發熱無汗之表乎。論中有脈促胸滿汗出惡寒之證。用桂枝去芍藥加附子湯主之。去芍藥者。爲胸滿也。此條證雖稍異。而其滿則同。爲去芍藥可知矣。丹波元簡云。若不去桂。而用此方於此證。或有效驗。鐵樵先生亦疑去桂與無汗皆誤。今從病理藥理上推勘。原文實不誤。蓋此方以逐飲爲主。解表反在可緩。五苓散證表有邪而裏有水。然裏重而表輕。故專於利水而略發其汗。可以互證。

傷寒脈浮。自汗出。小便數。心煩。微惡寒。脚攣急。反與桂枝。欲攻其表。此誤也。得之便厥。

中国近现代中医药期刊续编・第一辑

全國中醫藥界

欲知

中衛會決議廢止中醫案之內幕者
外國西藥商賄賂西醫打倒中醫者
全國醫藥團體代表大會之情形者
中醫藥界聯合運動請撤消原案者
當局之表示社會之輿論的一斑者
中醫界今後處置民衆擇醫方針者

不可不讀

張贊臣醫士 編輯的

廢止中醫案抗爭之經過

△上海醫界春秋社出版
△精裝一冊特價洋二角四分
△外埠加寄費洋一分

本社成立迄今已歷三載對於中國醫藥界歷次之革命運動無不首先奮鬭極力宣傳發行『醫界春秋』月刊作中西醫界公允之評論盡削筆之能事出版以來深蒙社會許爲革新醫學之先鋒輿論之喉舌此次中央衛生委員會在首都會議由少數西醫操縱壟斷議決廢止中醫案後一時輿論騷然全國震動醫藥兩界在滬舉行全國醫藥團體代表大會據理力爭一旋向國府請願當局顧全民意深表容納本社鑒於各地中醫藥界同志未能明瞭此事之前因後果特編**『廢止中醫案抗爭之經過』**一書詳敘始末情由以告國人內容分評壇宣言提案函電口誅筆伐大會情形請願結果當局表示社會輿論議案選錄政府批令等欄子目凡百餘編插圖十餘幅精裝一冊定價洋三角**特價大洋一角四分**按此次廢止中醫案之內幕如似者可爲我中醫藥界當頭之棒喝因宜人人手置一冊以備紀念耳**『醫界春秋』**月刊現已出至第三十四期每冊定價洋八分訂閱全年十二冊連郵祇收大洋一元該刊詳細內容及定單函索即寄

總發行所 上海雲南路安康里二二七號

醫界春秋社代售處 上海三馬路 路文明書局 千頃堂書局 上海棋盤街 上海南京 國民書局

幸福報

第一集現已出版

彙訂實售一元

本書共一百頁計三十萬言由全國數百位名醫選述內容所載完全切合實用無論內外婦幼花柳等症以及一切急救自療方法莫不應有盡有得此一書小病能自行治療大病免藥石亂投稱之爲『康健保障』誰曰不宜存書無多欲購從速

總發行所　上海浙江路北京路北首洪德里幸福報館

瘰癧概論

急性瘰癧發之暴而易潰
慢性瘰癧發之緩而難消

◎痰癧起於多痰而兼有外感或忿鬱
◎濕癧起於濕滯經絡致生腫脹
◎氣癧起於過怒傷肝血液滯而結核

（緒言）是症分急性慢性兩種。急性者發之暴。易生而易潰。故易治。慢性者。發之緩。既生之後。堅硬難消故不易治也。其生於頸部或腋下者。以其部肌肉柔軟淋巴腺最多。血熱痰毒。凝滯於內。易生腫脹故也。或多粒集合。細如葡萄。或大塊凝結。巨如刀柄。故古時稱爲馬刀俠僂者。初起之時。間有作痛。但多數不覺痛苦。故不甚注意。冀其自愈。及至經過時間既久。其形腫大。其數亦增。後或化膿潰爛。或竟變爲危險重症。本品集合中西醫學之結晶。而爲專治瘰癧之特效藥。特說明爲原理如此

痰癧

（原因）痰涎壅滯。平素濕重多痰。肺胃之氣。不能清肅之素因。或有感受外邪。或精神上受忿怒之戟刺。氣血鬱而不行。致淋巴腺脹大。則成痰癧。

（病狀）痰癧病狀。初起項間。生一小核或數核。在皮裏膜外。不覺痛癢。皮色亦不變異。日久漸大。傍附小粒不一。久則成膿腐爛。又有謂之失榮者。生於背之上。耳之後。初起腫核。日漸腫大。堅硬如石。推之不移。按之不痛。半載一年方覺隱痛。久亦爛潰。

（治法）痰癧之病。治之最易。以本品瘰癧金丹治之。每服二粒至四粒。以仿單所載之服法。按法服之。一星期後。即能全愈。惟失榮之症。最爲難治。但用本方瘰癧金丹。亦能防止其脹大。消化其毒液。使其日漸軟化。實急救之良法也。至中國通用之方藥。惟犀黃醒消丸犀黃醒消等。遠不及此藥功效之速且確也

濕癧

（原因）天氣亢熱。感受暑濕之邪。搏結血絡。凝滯於淋巴腺內。發爲瘰癧。

（病狀）此症因痰涎流聚成塊。不紅不腫不硬。不痛。推動滑軟。多生頸項肩背腰股亦有生者。癧形如梅李。甚則遍及全身。久則紅腫潰破。而易於收歛者。此由飲食寒熱不調。飢飽喜怒不節。脾氣不能傳運所致。法尚豁痰行氣。

（治法）大抵生於上半身者。多兼風熱。下半身者。多兼濕熱。或生咽喉結核腫痛。頸項不得回轉。兩腋下有塊如石者。宜消解散。風痰鬱結而生核。宜消風化痰湯。生於耳後連及項下。三五成簇者。宜合化丹。項後痃瘩。亦硬而腫痛者。宜山藥膏。通治痰癧。宜小胃丹或控涎丹等。但藥方既多配合非易。反覺煩而無當。不如用瘰癧金丹。最爲效而功速。

氣癧

（原因）憂思恚怒。肝家鬱火。困遏不舒。血液循環上發生障礙。凝結於淋巴腺內。發生結核。

（病狀）頸腋之內。初如豆粒。後如梅李、累累如貫珠。推之移動。無根。易治。可用針灸敷貼腐蝕之法。推之不移動。有根難治。不用針灸敷貼腐蝕之法。誤用則破潰難於收歛故也、凡男子患此。憎寒壯熱。咽痛項強。面部青筋暴露。潮熱咳嗽。自汗。盜汗等症、婦人眼有紅絲。經閉胃蒸。五心煩熱。白帶頻仍、少腹脹痛等症。久則必變瘡勞。而成絕症。

（治法）普通治癧之法。如內消瘰癧丸。瘰癧仙方等類。其用蜈蚣山甲巴豆牽牛者。實屬不知病情。無知妄作。其用消痰化滯。鹹寒清熱。軟堅行血之劑。亦不能收其全功。蓋斯症之發生。必因身中血分碘質之變化。用西法無機碘質。又不常服。多服則有中毒之虞。用中藥能昆布海藻等藥。內雖含有機碘質。惟雖有他質。不經製煉。不克純全。惟本品係中國昆布海藻及其他藥品。經名醫手定。用化學方法。製煉而成。專治一切瘰癧病症。無不投劑立效。功用神奇。不可盡述。

治瘰癧唯一
之特效聖藥

瘰癧金丹

每瓶二十四粒　實售大洋二元

外埠郵購△　寄費加一△

初起兩瓶包好◎　久病十瓶痊癒◎

專治一切瘰癧。功能消痰解毒。去結散核。和血活絡。不論新起久患。已潰未潰。投以此藥。無不奏效如神。誠救世之金丹也。

上海浙江路五馬路口清和坊對過瘰癧金丹發行處謹啓

衛生報　第七十五期　一

衛生報

主編　丁濟萬
主幹　趙公尚

THE HYGIENIC WEEKLY

Editors Dept.
13 Jen Woo Lee, Rurkill Road, Shanghai
Circulation Dept.
780 Chekiang Road, Shanghai

總事務所
上海白克路珊家園人和里十八號

發行所
上海浙江路五馬路口清和坊對過

第七十五號

本期要目

注意　凡訂閱本報全年一份一律贈送百病醫方大全一冊六人同時訂閱紙收五份報費

中華民國十八年六月一號（星期六）
本報每逢星期六出版一冊
全年五十期連郵費二圓四角（國外加半）

注意

本報革新以來。內容方面。自覺不愜意處尚多。爲謀整頓與改善起見。更擬精益求精。理論務求簡約。治法必合實用。稿件豐富。校對準確。誠以醫藥關係生命。一字之差。每易誤人於不覺。故俟後審愼編輯。務使讀者一紙在手。靡不收其實效。庶不負讀者愛護本報之熱心耳。惟是集稿付印。勢必另起爐灶。故自七十六期起。暫停數週。以資籌備。深恐讀者不明眞相。疑慮滋多。特此聲明。伏維
公鑒

編輯部啓

敬告振興中醫之同志

尸龍

近年來中醫界所出報章雜志。不可謂不多。鼓吹宣傳。本是報章雜志之天職。然如滬上某週刊者。目的不過爲個人招徠病家。「學識最宏富。經驗最充足」之論調。滿紙皆是。無如請教一次之後。方藥不靈。病家即裹足不肯再往。彼固以爲上海人口以百萬計。但求日日有人上當。於願已足。比及紙老虎折穿。個人已穀一世吃着矣。然以學識最宏富經驗最充足之中醫。而治病成績不過如此。則中醫之信用。掃地盡矣。况該報所載議論方藥。荒謬甚多。但求個人目前之利。不顧全體大局。此種報章。實爲中醫界之蟊賊。

近年來中醫界所立學校。不可謂不多。公家既不肯稍分教育費於中醫學。中醫學自不能不藉私人資助。夫出私財以辦學。其人不可謂非長者。然而貧苦親朋。無聊醫士。紛紛以醫校爲廣廈。濫充教授。外界之責難。學生之反對。不顧也。中醫受西醫之攻擊久矣。發奮自新。猶恐不敵。豈堪此輩之蠹蝕。此種學校。實伏中醫界之危機。

近年來中醫界所結團體。不可謂不多。章程所列冠冕堂皇之事。未嘗見其一行。每年惟產生若干會長委員。若干衛生局試驗委員。供個人招牌名片中之點綴而已。此種團體。實爲中醫界之贅疣。

尸龍爲中醫界一份子。雅不欲暴中醫之短以示國人。然內政修明。方可以禦外侮。正氣充實。方可以禦賊風。國民黨欲完成北伐。必先肅清共黨。今吾中醫界之蟊賊危機贅疣。如此其多。欲求對抗西醫之壓迫。庸可得乎。西醫團體中固亦有不堪聞問之事實。然以滑頭出名。辦中西函授之某甲。已被迫入某校補習。第二次試驗登記時。西醫團體主張嚴格甄別。致引起手槍鐵血之恐嚇。事雖虎頭蛇尾。猶有振作之氣。不若吾中醫之奄奄無生意也。

普告有志振興中醫之同志。對於中醫界之蟊賊危機贅疣。當切實加以勸告。勸告不聽。繼之以干涉。干涉不受。則羣起而攻之。必使磨光刮垢。匿迹銷聲而後已。不然者。中醫無振興之望也。

庸醫釋

王蘭遠

中庸云。庸。平常也。醫之平常。一遇大症。投首投尾。只得用平平常常之藥。養癰貽患。莊子云。爲是不用而寓諸庸。庸又迪用言當用而不用。有是症而不用是藥。僅能用其所用之藥。以誤人生命。書舜典有能奮庸。熙帝之載。庸，又訓功。醫生貪功之心重。不研究學術。專伺諂媚。以人參平淡之藥。而邀功於富貴。視一切毒藥有病。病當胆小如鼠。不敢選用。詩王風。我生之初。尚無庸。箋云庸勞也。好爲醫外之勞。不爲醫中之勞。勞於拍馬屁也，勞於吹牛屙也。勞於奔走勢利也。其甚者勞於戲蒲樗。勞於抽鴉片。種種嗜好。勞心勞力。而醫中之生理。病理。診斷。治療。配藥。處方。未嘗一勞其神。以爲醫界光直謂之庸愚之醫。庸而且愚之醫生。以社會人之生命付託之。真輕如草芥矣

治咳之研究

李健頤

俗云。咳者皆爲肺病。余曰。肺病固是。雖心肝脾肺腎。亦皆能致咳。非獨肺也。靈素咳論曰。五臟六腑。皆能令人咳。可見咳之來源。是因他臟有病。移之於肺也。然五臟之咳。惟肺爲本病。而四臟之病。即爲肺病之原因。如心熱盛。則血亦熱。肺與心連近。熱氣相灼。肺受刺戟。肺氣不暢。即爲咳嗽。濕脾太盛。濕爲水分過多。水甚轉變爲飲。復加體温度之升熬。由飲煮變爲痰。痰湧以上。壅塞氣道。呼吸阻碍。遂爲咳嗽。腎水內竭。火氣必炎。子不能爲母復仇。其母必損。清肅失職。咳嗽頓生。肝爲將軍。相火內寄。火甚則肝中之血弛張。傳流肺臟。釀爲痰飲。以作咳嗽。此皆因四臟之病。

干之於肺也。若外感風寒。伏於肺臟。肺之機。障碍。而咳嗽者。卽純屬肺病。西醫所謂肺傷風咳嗽是也。夫五臟之咳不已。卽傳於六腑。六腑有病。故咳而兼見六腑之證狀。如肺咳不已。則傳大腸。大腸失傳道之力。故咳而兼見大腸之病。心咳不已。則傳小腸。小腸失收盛之能。故咳而兼見小腸之病。肝脾腎之咳不已。則傳於膽胃三焦膀胱。而膽胃三焦膀胱諸病乃作焉。此卽西醫所謂合併證者是也。由此觀之。人病咳。非獨專於肺。而於治法。亦不可專治其肺。如五臟之咳未傳於六腑者。宜用根本之治。審其咳由何來。卽用何藥。以療其臟。若既傳六腑者卽宜治其臟。兼療其腑。脉症相悉。自獲有效。不然。不察其奧。遽用燥痰降氣之藥。刦奪其氣。氣耗病危。而咳仍不止矣。吁。世之醫者。不知治本。但圖療末。故咳症無一日之除根。嗚呼。滋蔓之害。爲禍之烈。可不懼哉。際此公開研究之時。海內之明哲者。當有所發明以貢獻也。

咳嗽與肺之關係

謝炳耀

咳嗽之恙。人每以輕微忽之。不知於肺大有關係者。夫肺屬金。主氣。在上焦。其形如華蓋。司氣之出納。既畏火而惡燥。亦惡寒。在外主皮毛。在內司呼吸。寒傷於外。而內則肺先受之。一有所感。則開藏之機失。氣逆上衝。咳嗽所由來矣。此際宜先去其邪。肺得清肅之令。氣漸納而咳逆自平。若失治留邪。咳逆日甚。則肺氣日傷。肺與脾爲母子之臟。子傷必牽竭其母。脾既連帶受損。便洩。納少。所緣起。肺與腎亦屬子母相生之本。肺虛則金不生水。腎亦因此而日虧。緣咳久則寒已化火。而肺受燔蒸。內熱惡食。諸症必備。此因外感而傷者也。有內因而致者。或因肝鬱而木火刑金。或緣心緒而君火上擾。或係腎勞而相火妄動。肺之本經既受諸臟之牽制，而爲咳逆。則日久爲勞爲損。勞所必然。此言五臟歸根於肺。而成咳嗽。爲傷肺之最大緣因。外此而六腑亦能致咳。若胃咳則嘔逆。膽咳則口苦。大腸咳則遺屎。小腸咳則失氣。膀胱咳則遺溺。三焦咳則腹滿。種種咳症。雖有臟腑之殊。而腑之因無不由乎臟。非外感卽內傷。若施治不認其原委。隨其機勢。久而久之。其因咳而爲肺勞則一也。吾願患咳嗽者。愼其始而勿忽之可也。

痢疾概論

治痢不難。所難者在認識病因。辨症既確。原。未嘗洞悉。而妄加猜想。以藥物爲勾引使以。病體爲試驗品。朝換夕更。今是明非。則蔑蔑乎難矣。是猶望問聞切四者。爲醫家治病最重要之事。而尤以痢疾一症爲尤甚。良以痢疾纏綿難治。而變態者出也。蓋痢症每起於夏秋之鬱熱。又感受水濕雨露之氣。或過食生冷。多進滋膩。以致臟腑運化失司。津液受傷。而奔迫下注。雖變證多端。不外虛實寒熱四者。且寒者必虛。熱者必實。惟四者之中。又有種種疑似。不容一概論之。譬如痢下白者屬寒。赤者屬熱。此乃情理之常。嘗爲不易之理。殊不知赤痢固屬血熱。而白痢乃氣分之熱。腐化成汁。有如烈日之流金爍石。非必定屬陰寒也。人皆以口渴爲實熱。安知夫下痢必傷津液。津液涸。則口焉得不渴乎。皆以腹痛爲實熱。安知夫下痢必傷腸胃。胃傷。則腹焉得不痛乎。皆以小便短赤爲實熱。安外夫下痢必亡陰去水則溲溺焉得不色變而短少乎。皆以裏急後重爲實熱。安知夫下痢必氣陰兩傷、則倉何焉得不藏。而門戶焉得不閉乎。然則如之何。曰。凡此當兼辨之於性之好冷好熱。痛之緩急按拒。液之涸與不涸。便之熱與不熱。以及病之新久。體之強弱。脈息之有力無力。苔色之光絳與否。夫然後可斷定其虛實寒熱。而言治法也。大抵治痢最宜調氣和血

中醫要滅亡麼

袁復初

這個問題應該分兩方面推斷。一是『學』的問題。一是『術』的問題。

近閱日本中山忠直著的中醫學之新研究（昭和二年出版。東京寶文館發行）裏面把西醫不能治。中醫能治好的實驗。公布給大家看。我想。同是一種病西醫治不好。中醫治得好。那末•中醫『術』—技術—的存亡問題。自然容易推斷。說到中醫『學』—理論—的存亡問題。日本人雖自誇科學上的才能占世界第一位。可是對於中醫學的基礎—陰陽五行—是什麼意思。還尋不着門路。這也不必說他。最可嘆的。中醫名家。恐怕人家說他『腦筋陳腐』。只得反對『陰陽五行』。同時却又尊崇內經。這是何等矛盾的事。滑稽的事。

中醫學是。『能力系統』的醫學。不是『器官系統』的醫學。各種能力。合成一個『電磁場』反應地球的『電磁場。』這便叫做『五行。』輻射個體的能力是「陽」。吸引外界的能力是「陰」。人身能力系統。西醫還在暗中模索。所以要發揚中醫學。只有一條大路。就是陰陽五行的『科學化』人們是喜新的。說句『男女相悅』。似乎是了。有志的中醫們。要洗舊醫的恥辱麼。研究十年科學。十年國學。把『陰陽五行換一套科學的新衣。那末。一定能夠引起世界學術界的歡迎。

痲疹論治

舒進賢

經云痘稟于陰。而成于陽。痲稟于陽。而成于陰。此陰陽互根之妙也。痲乃先天眞陽中之胎毒。然必得陰與之交感而後能生其化。故曰成于陰也。方其初發熱三日。必周身漐漐微似有汗而苗乃見。汗者陰之液。苟非有漐漐之汗。則營衛乾澁。腠理閉固。其苗何由而得出耶。及其齊苗。務令顆粒紅活鮮明。是乃營血附隨氣鏃成佳碩而精華發見於外也。其後以漸回場。場後之暴悍餘氣亦必由交感而化。陰得之而爲症迹。症迹者陰血之所爲也。不欲其速收。恐其餘毒復返入內。必有後患是功成于此。豈非成于陰乎。所謂痲稟陽而成于陰如此。然必內外無邪方能成功。邪則傷正有害于痲。法當分經辨証依法定方。使邪去而正無害。則營衛和順。陰陽交會。無所往而無不得之矣。凡痘症重在養漿。痲症只要齊苗。苗齊功居八九。其後不過調理而已。形色喜鮮明而嫌暗滯。不妨其多。總要出得透

咽痛治法。以甘草桔梗爲主。相症加減。若紅腫惡熱口渴尿赤。宜加黃芩生地牛蒡子。外用蘄艾蛇床子研末。新煙筒盛燃。吸咽取出痰涎。咽痛漸愈。若不惡熱。舌胎白滑。宜加半夏南星。外用蘄艾半夏南星研末。吸咽取涎。若聲音重濁。更加阿膠玉竹雞子白之類。若不紅腫舌胎滑而冷。不渴惡寒喜熱。宜用半夏南星附子肉桂之類。外用油蘸大紙撚照其後頸。或用生附子研末吹之自愈。凡此不過但引其端。而未詳其法。非略也。用法不外六經驗症。重在本氣。毋庸復贅。

附案

曾醫老庚者。年二十有七。夏月出疹。頭身微熱。苗色淡紅。咽喉痛甚。時醫誤用柴葛牛子甘桔等藥。轉加作泄。大泄數次。疹頓沉沒。咽喉閉。口不能言。人事恍忽。暈眩欲絕。時天有在坐。予謂天有曰，此証全是一。團陰寒。在裏。若用疹家通套藥。必不可生。天有曰。何以言之。予曰。若內實有火。苗當紫赤。何得淡紅。且咽喉雖痛。而不赤腫。又無煩渴惡熱各証。明明腎臟虛寒陰火上攻也。且陽和在命。百體順昌。痲疹屬陽。必純陽始得出透見點之時。如萌芽初吐。逆陰慘肅殺之氣。摧殘所生。靡不子遺。今値其陰邪横熾堙沒其陽。而疹不沉沒者幾希矣。惟是亟進附子乾姜半夏甘草白朮茯苓肉桂黃芪溫補兼行。以驅陰回陽。俾取

可除後重。血和能愈膿膿也。初起宜疎解推盪。俾邪離腸胃。宜泄於外。厥後宜清裏溫補。庶裏氣一清。寒熱自去。營衛氣旺。津血自生也。總之。寒熱通塞。各因其用。神而明之。是在達者。

(一)曰白痢之專主肺氣也。肺金一清。肝木不侮。脾土不尅。病亦霍然矣。治法輕者銀菊散。重者白虎湯。如或小便不利。納呆腹痛。可參酌加減。

(二曰血痢之專主肝血也)仲聖治熱痢後重。重用苦辛。空風清火。升水氣之下陷。堅腎氣之滑脫。引肝上達。使不下迫。故有白頭翁湯之一方。惟痢久當用烏梅丸。虛脫則宜八珍湯。餘加胃風理中四物等湯。均可參用。正不必拘泥於一也。

(三曰赤白痢之宜清並重也)赤白並下。乃氣血兩傷之徵。故一方當宜泄氣分之邪。一方宜清瀉血分之火。是以香連丸乃其唯一良方。惟腹滿脹痛。口渴溲濇。則宜導氣丸。傷冷肢厥。食減胸悶者。連理茯苓等湯主之，

(四)曰五色痢之通利是尙也。五色雜下。是濕熱鬱蒸。腸胃食積。不通利邪何得宣。食何得消，宜導滯丸承氣湯。若洩泄無度。夜劇於晝。煩躁發熱。膿血稠黏。小腹急痛。此乃陰虛。亟宜養陰，駐車丸歸連丸主之。

(五日噤口痢之救焚生津也)噤口不食。乃腸胃灼熱。津液涸竭。是以舌枯咽澀。食不得下。此時用藥。急宜救焚沃焦。切忌芳香滲燥。救胃煎即其通治之劑。他如石蓮子萊菔鯉魚水鴨等類。皆可治之。惟寒濕內鬱之噤口。則宜治中湯。積膩過多之噤口。則宜大黃黃連瀉心湯。縮食未化。邪留胃府。而成噤口。則倉廩湯尙焉。

(六曰休息痢之補瀉互分也)痢似休息。時發時止。此乃初起之時。兜澀太早。失於通利。積濕未宣。瘀熱未清。留戀於衝任之間。是以逾時逾年。猶能復發。仲聖治以承氣。時人多用香連。所以瀉其熱而退其邪也。惟是休息痢久。則氣血大陷。清陽不升。必以調和氣血。培補脾胃爲要。補中益氣湯主之。此則各就其病因而施治矣。

(七曰蟯蟲痢之攻補兼清也)蟯爲九蟲之一。乃腸胃中寒濕之。氣鬱結而成。患此者膚黃腹大。或發奇癢。或從穀道流出。當以攻破爲主。惟一方宜兼補脾胃。更清濕熱。使營衛不衰。邪從外達。否則愈攻愈多。將無窮日矣。

(八曰奇恆痢之急宜攻下也)痢曰奇恆。顧名思義。亦可以見其非常矣。此症必喉間作痛。氣嗆喘逆。乃火逆攻肺之象。有摧枯拉朽之勢。旦發夕死。夕發旦死。急用大承氣湯攻下。幸或得救、然症勢危殆。生少死多也。此外如寒痢。虛痢。風痢。溫痢。勞痢。積痢等等。名目正多。不勝枚舉。然其原因。皆屬單純。治療尙易。非若前述八者之煩繁而較難也。故茲不具論云。(完)

痢疾簡易療法

(佚名)

痢疾之黴菌。係自飲食物傳染。致全身違和。胃口不開。下腹兩旁或全部。發疝痛。裏急後重。而排泄混有血液之粘稠糞汁。惡臭刺鼻。同時發頑固之嘔吐呃逆。重者則四肢厥冷。身出冷汗。脈數神昏。呈虛脫症狀。起是病時。可餓一二日。不進飲食。至第三日始服篦麻子油一酒杯。再用次硝酸蒼鉛一分半。作一次服之。日服三次。連服二日。此數日中飲食極須謹慎。祇可用牛乳薄粥等。嚴禁生冷不消化之物及油類。腹痛及肛門灼痛者。可行半身浴法。用溫湯入浴桶中。將下身坐於桶內。每回約十分鐘。每日可行七八次。

中藥治痢之良方。取生大黃四兩。川烏二兩。羌活二兩。苦杏仁四十五粒。(去皮尖)。茅蒼朮三兩。(米泔水浸一夜香油拌透炒)。共研極細末。裝入磁瓶。勿令洩氣。隨時取用。每服三分。老者小兒可減半。孕婦輕者少服。重者不可服。水瀉用米湯引。紅痢燈芯引。白痢薑引。紅白痢燈芯薑引。病輕者一服卽愈。重者早中晚一日三服。此方屢試屢驗。又方。蘿蔔汁一酒盅。薑汁半酒盅。蜂蜜半酒盅。陳細茶葉一小撮。和煎成汁。乘熱飲之。治紅白痢均奇效。

劣悉返沖和。乃得功收再造。危平復事。

從姪經千。年三十出疹。初熱時。心中煩燥。腹內疼熱。甚爲剝床。彼因問三豆湯可服乎。余曰可。急煎服。於是心腹煩燥乃解。苗不出現。人事暈眩。咳逆喘促。鼻翳扇動。詳察其証。知其爲熱毒。壅塞於肺。肺壅則津液不行。肌竅不開。苗故不見。因用黃芩以清裏熱。阿膠麥冬以潤肺燥。桔梗開提肺氣。乾葛旁薄清解外熱。甘草緩中。杏仁定喘。服二劑。苗雖出透。而色皆紫黑。人事更覺沉重。飲食一點不能下。余悄謂其家曰。痲書有云。淡紅者生。紫黑者死。其家駭怖無似。余復安之曰。豈眞死症耶。但其症極險耳。此爲內熱甚而血結也。其証舌乾口鼻惡熱喜冷聲音响亮。仍用黃芩麥冬阿膠。以清內熱而潤肺燥。加以丹皮瀉血中之熱。合紅花之活血者以散血結。蟾退牛蒡解其外毒。黃連甘草解其內毒。連進三劑。人事漸安。飲食漸可。紫黑漸退。而痲疹場矣。然有陰邪內盛者。苗赤紫黑。法宜驅陰回陽。其症舌闊不渴。聲低息短。惡寒喜熱。與此不同。

前月其弟。字志千者。年二十二歲。疹出甚艱。信任內戚所薦之醫。不知解托。概用寒涼。遏鬱苗氣。而不能出透。至九日而死。經千謂弟不自謹慎。起居失節。飲食失調。以致此耳。傷哉。其弟爲庸醫所殺。不歸罪於醫。而反躬自責。足徵心地惇良。皇天豈無默庇。所以自出痲疹。其證雖險。而終無害也。竊謂賞善自應罰惡。殺命之醫。甯不速誅之耶。抑何日得蒙上天併顯誅其薦醫之人。方快吾心焉耳。諺云。賢不薦醫。醫爲賢人所不薦。獨愚人可得而薦乎。於是余又痛恨夫薦醫殺人者。

曾醫天瑞之子。大熱大渴。舌乾口苦。咽喉腫痺。氣喘腹痛。下痢紅白。小便赤熱苗色紫而暗滯。此爲火邪克斥三焦。俱爲熱壅傷津而渴。觸肺而喘。上攻而爲喉痺。下迫而便紅白。精津血脈受其煎熬。故苗色不紅活。口苦者。少陽之裏熱也。方用柴胡黃芩清解少陽。大黃通瀉三焦實熱。枝仁引三焦之火。屈曲下行。生地紫草以解血分之熱。杏仁定喘。桔梗開提。甘草和中。服一劑。諸證略殺。但腹痛未減。小便如故。是夜神砂六一散二錢。桔梗煎湯化服。使桔梗通天氣於地道。則氣不滯而壅自疎。六一散開支河以瀉小腸之熱。一服而小便通。腹痛即愈。次日苗轉紅活。諸證俱已。於是方中減去柴胡黃芩大黃梔仁。更加當歸茯苓。數劑而全愈矣。

曾醫國先之孫。苗色淡紅。煩燥口渴。唇爛而腫。清涎成流。飲食不思。小便短。大便閉。予細察之。此證內眞寒而外假熱。其人惡寒。身倦欲寐。乃少陰證也。內有眞寒。舌胎滑而冷。口雖渴而喜熱飲且不能多飲。小便短大便閉者。以清涎上湧津液逆而不降也。諸證皆非眞熱。乃假象也。方用附子白朮茯苓半夏吳萸服一劑。苗色略轉。人事飲食亦漸就康。再投一劑。口唇全愈。清涎亦不吐矣。大便初硬後溏。旋即又行轉紅白痢。吾知其裏邪從下行矣。亦胃氣有權穢腐當去之徵也。但小便仍短。方中重用肉桂末。藥內化服。三四劑。諸證皆愈而成功矣。

神經衰弱淺談

（沈仲圭）

▲學生病之一

目下肄業中大學及專門學校之青年。有二種最普遍之學生病。一爲遺精。一爲神經衰弱。遺精都由意淫手淫而來。其人平素喜閱淫詞。思慕少艾。而於一己學業。恝置腦後。神經衰弱都由過用腦力而來。其人平素埋首芸窗。孜孜不倦。而於娛樂場所。罕見足迹。故前者之病。多屬不良青年。後者之病。則係優秀分子。特是二者病名雖異。而患之日久。則遺精者記憶銳減。思想遲鈍。而現神經衰弱之症狀。神經衰弱者。因龜頭神經。感覺過敏。每致幻爲綺夢。泄漏精液。待二病併發。則身心交弱。壯志銷沉。或感慨身世。書空咄咄。而萌厭世之念。或神志昏朦。辦事無能。致成分利之人。直接爲害於家庭。間接影響於國家。世間可痛可怕之病。

儻有過於是乎。願吾可愛之青年。有則速行治療。無則加意防範。慎毋以有用之身。而輕自戕賊也。

本病之症狀。爲記憶力減退。精神易於感動。小有成就。即欣然自得。稍受挫折。又焦然大戚。雜念頻發。多疑善慮。此關於精神方面也。頭暈目倦。讀書不能持久。夜不成寐。寐則惡夢縈擾。皮膚知覺敏捷，隙隙微風。亦覺砭骨。心悸亢進。少驚重物。怔忡不已。食慾缺乏。陰萎早泄。體疲腰痠。便秘耳鳴。此關於肉體方面也。

本病之病理的原因。實爲腦中缺乏養分所致。故治療之法。以燐質與鐵質爲最効。蓋燐爲搆成腦髓之主要成分。而血液(鐵質補血)乃其養分也。執斯義以求特效方藥。則菲亭燐米。(補腦)林檎鐵酒。(補血)鐵燐養糖漿。(補腦補血)大可購服。他如糙米。燕麥。魚子。蘋果。牛豕之腦。鷄卵之黃。均含燐質。亦爲神經衰弱者重之食品也。

思本病者。對於眠食。尤宜注意。以睡眠充足。則神經休息。乃能充分。胃力不衰。則所食養分。吸收靡遺。證諸經驗。本病見失眠胃閉之症者。恆重而難愈。否則。多輕而易瘳也。

中醫方劑。有黑歸脾丸者。治本症甚靈。緣其方中諸藥。(人參白朮茯苓甘艸黃芪當歸桂元熟地遠志棗仁木香生姜紅棗)有健胃補血安神之効。惟丸藥不易消化。不如煎膏爲妥。

淋濁之原因及治案

李健頤

淋濁一症。世人皆知爲濕熱下注膀胱。惟專用清濕熱爲前提。而他之原因不之究也。以是病根不除。日轉日深。成爲癃閉。不知濕熱僅爲淋濁之誘因。而其原因，實由淫慾無度。精竅弛開。其濕熱乘精竅之開而內陷。熱濕相蒸。以成白濁。既染白濁。即宜清心絕慾。庶不致轉爲淋病。不然。日夜沉迷於青樓女觀之地。柔戀於慾海愛河之鄉。且且以伐。尿管因之以發炎。精竅由之以閉塞。遂成爲淋。故治此症者。首宜戒色。其次清熱化濕。方可獲效。鄙人所治此症者。其方案注重在於戒色。閱者可以爲鑑。謹錄二案於下。

(一)陳修安年二十歲。民國十六年。四月廿日診。

▲初診

色慾過度。淫火熾甚。精液遂被鼓動以離其位。敗精瘀塞於溺竅。每欲溲而點滴不通。不溲而急急難當。日數十次。懨懨不堪、夜間不寐。口渴身熱。頭暈腹脹。敗精閉塞。阻碍排洩器之機能。以是排尿之力衰弱。膀胱之氣不宣。宜用通利行氣。兼除敗精。

瞿麥草二錢　木通三錢　懷牛膝五錢
大生地三錢　原滑石五錢　車前子三錢
乳香一錢　川萆薢三錢　光杏仁三錢
白蔻花一錢　益智錢半　炒知母三錢

▲二診

敗精閉塞。溺管窄小。濕熱鬱聚。尿道發炎。敗精爲有形之物。濕熱爲無形之氣。有形之物壅閉在裏。無形之氣熏蒸在下。以是小便癃閉不通。此屬有形硬塞。濕熱不化。湯藥恐難速效。惟仿西醫用通淋法而改用芹菜管通之。以治有形之窒塞。內服虎杖散加味。以療無形之氣鬱。兩方夾攻。效驗必速。

杜牛膝一兩　眞麝香一分　乳香一錢
車前子二錢　桃仁泥二錢　川鬱金二錢
本通三錢　廣木香八分　浮大海二錢

通法　用芹菜管一條。(取順直)剪去分叉之枝葉。浸於鹽水片刻。(取鹽能軟堅之意)醮猪胆汁於外端。插入尿道通之。其尿即由芹管之孔洞湧出而愈。

▲三診

連通二次。小便如湧。敗精已除。內腎虛饋。腎脉通於腰脊。上貫於腦。外播於目。故腰脊常痛。視物朦朧。宜用腎氣丸。補固腎陽之虛痿。加知柏清瀉相火之焰灼。又須戒色百日。則津液方能恢復於原狀矣。

九蒸地二兩　淮山藥二兩　牡丹皮八錢

懷牛膝八錢　石韋肉一兩　建澤瀉五錢
炒知母五錢　炒黃柏五錢　車前子八錢
鹽水炒同冬蜜煉爲丸每日二次食前服三錢鹽湯送下

(二)薛子民年三十一歲。民國十七年。二月十二日診。

▲初診

火毒直受於尿管。尿管發炎。精竅窒塞。釀成粘膠之物・淋濁不絕。熱氣刺戟作痛。小便點滴不通。食慾不振。身體倦怠。脈象滑大。舌質燥黃。毒盛釀成熱氣。熱氣上騰。故身熱口渴。尿管爲導尿之器。尿管發炎腫痕。故小便不通。治宜瀉火解毒。以治其本。火毒若除。則腫痕消。而淋痛愈矣。

大生地五錢　甘麥草二錢　萹蓄艸二錢
輕木通三錢　川大黃三錢　車前子二錢
山梔仁二錢　肥知母三錢　川黃柏二錢

△二診

外熱已平。內火未息。小便刺痛更劇於前。遂轉成血淋。細查昨夜夢洩。因之精竅大開。血管破傷。血隨精以外洩。精雖止而血猶〻淋不絕。急宜瀉君火以防內燄。平相火以瘵其血。

小生地五錢　肥知母三錢　炒黃柏三錢
當歸身錢半　赤芍藥二錢　川木通二錢
車前子三錢　原滑石六錢　炒地榆二錢
懷牛膝三錢　川鬱金錢半

△三診

古云。淋濁是因濕熱爲病。吾謂濕熱僅爲淋病之誘因。然其直接之原因。實由於慾火ㄧ遏。瘀毒結聚以致也。前因火盛而夢洩。夢後而病加重。推其病情。可知其因慾火所釀成而無疑矣。前方連服數劑。病減大半。再仿前法。減地于牛膝加益智草薢乳香除敗精分清濁。

結婚年齡之商榷

（續）　秦丙乙

然則如之何而可也。曰。有折衷之道焉。素問上古天眞論曰。女子七歲。腎氣盛。齒更髮長。二七而天癸至。任脈通。太衝脈盛。月事以時下。丈夫八歲。腎氣實。髮長齒更。二八腎氣盛。天癸至。精氣溢瀉。陰陽和。是可知女子之發育。較早於丈夫者二年。古有男子三十而娶。女子二十而嫁之定例。蓋本於此。惟時至今日。物質文明之進步。十倍於曩昔。人體之組織生長。亦今非昔比。譬如昔之嬰稚。咿啞笑語。當在胎生五六之月。今則三四月已識矣。昔之青梅竹馬。兩小無猜者。今且知夫婦之事。男女之私矣。足見古來三十二十之說。決不復適用於今日矣。間嘗謂男女結婚年齡。衡情度理。不可過早。亦不可過遲。男以念二至念五爲準。女以十九至念一爲準。當此時也。兩性間情感正濃。發育亦完。即智識當亦不至於偏狹淺薄。其於所業。自無大礙。旣不可謂爲遲。亦不可謂爲早。誠再無其宜之時期也。惟作者書至此。竊有不能已於言者。即處現今之時代。生活程度。繼長增高。前述年齡。恐一般人尙未屆自立之期・或獨身差能自贍。而難增妻室之負擔・是在女方面固無問題。(婚後亦未能亨美滿之幸福)在男方面則作繭自縛誠至愚之尤也。再如身有疾病之人。年齡雖屆。仍不足以實行者。又比比然也。然而此等問題。又非在本文範圍以內矣(完)

婦女懷孕

預知男女胎的法子

（錢壽林）

生育。是女人們必須經過的一回事。當受孕的過程中。她們所最渴望的。便是生一個男孩子。所以她們在未產之前。對於預知胎的是男是女。多非常心急的啊。我們錢氏。是十九世紀的專門婦科。對於女人的一切隱秘的病情。都有很多經驗的研究。但是多祕不示人。從來沒有人發表一些過。現在我將這預知男女胎的法子。來公開宣佈吧。我想你們的婦女界。必定很歡迎的呀。那預知男女胎的法子。可以分作四個方法。

現在我一一的都寫明在下面。

第一個方法。是用脈來決斷。婦人寸口。脈來滑實。便是男胎。尺中脈至滑實。就是女胎。兩寸脈來。俱呈滑實。是兩個男胎。兩尺脈至。按之皆作滑實。是兩個女胎。右尺左寸。脈至滑實。是一個男胎和一個女胎。那是頂要緊的訣門。至於照古人所說。脈左大為男。右大為女的一句話。那就有不同了。何以故呢。因為素稟亦有偏大偏小的呀。

第二個方法。是觀其自然。在她不留心的中間。突然叫婦人向前行走。婦人左回首者便是男胎。的把名字叫她一聲。婦人左回首者便是男胎。右回首者。便是女胎。因為男左女右。牠的勢力是有偏重的。這個法子。就是看她回顧時的偏重而斷定的。我試驗過好幾次。成績非常美滿。第三個法子和第四個法子是從形式上斷定的。攬腹像覆盆的便是男子。像肘頸參差的便是女子。懷孕五六月以後。左乳房有奶餅者是男子。右乳房有奶餅的是女子。總而言之。實不外乎陰陽左右的兩個字啦。

醫方淺釋（續十三）

時逸人

犀牛黃膏（涼透血絡芳香開竅法）（方出劉河間六封）

西牛黃二錢　廣玉金三錢　梅片五分
生甘草一錢　丹皮三錢　辰砂三錢

共研極細末。每服一錢。用湯藥頻頻調下

（主治及方解）血熱內藴。神志昏糊。讝語心煩。甚則手足躁擾。治宜涼透血絡。兼以芳香開竅。最為合法。劉河間立此方。注重溫邪傳入血分。故用清熱活血之劑。加入清神透竅之品。俾神志安和。熱邪自解。借治熱入血室。瘀熱內結病症。與柴胡羚羊湯合用。收效甚宏。

按熱入血室。當分經適來因受病而止。經適來受病而自行。經適斷而受病三種。則實與虛自見。如經水適來。因熱邪陷入而搏結不行者。必有瘀血。察其腰脇少腹牽引作痛拒按者。必以清熱消瘀為治。如因邪熱傳營。逼血妄行。致經水未當期而至者。必有身熱煩躁不臥等症。治宜涼血以安營。如經水適斷。而受邪者。經行已淨。則血室空虛。邪必乘虛而入。治宜養營以清熱。如伏邪病發。而經水自行者。不必治其經水。但治其伏邪。而病自愈。臨症必須詢其經期。以杜熱入血室。

附錄　夏秋應用三方

王氏新定清暑益氣湯

治暑熱傷氣。四肢困倦。精神減少。身熱氣高。心煩溺赤。口渴。自汗。脈虛者。

西洋參（另煎）一錢五分　石斛（打）三錢
麥冬二錢　黃連五分　淡竹葉二錢　荷梗一尺
知母二錢　甘草五分　粳米一撮
西瓜翠衣三錢

（方解）薛生白曰。同一熱渴自汗。而脈虛神倦。便是中氣受傷。便非陽明鬱熱。清暑益氣湯乃東垣所製。方中藥味頗多。學者當於臨症時。斟酌去取可也。王孟英曰。此脈此證。自宜清暑益氣以為治。但東垣之方。雖有清暑之名。而無清暑之實。余故另訂本方。以治此症。清暑熱。益元氣。藥証相合。故能應手取效也。按此病扼要。在脈象虛弱。確為暑熱傷氣。故用西參扶正。佐以麥冬石解之生津。黃連知母之清熱。淡竹葉所以利小便。甘草粳米。所以和中。荷梗西瓜翠衣。所以祛暑。俾暑熱清。元氣足。定名清暑益氣。實屬名實相符。

六和湯

治暑溼傷脾。素本脾陽不健者。故發為泄瀉。小便清利。四肢困倦。精神減少。脈弱苔白等症。

藿香　川朴　杏仁　半夏　木、　赤苓
白朮　人參　甘草　扁豆　砂仁

姜棗同煎。感寒加蘇葉。感暑加香薷。

（方解）局方立法。諸多呆滯。朱氏丹溪。攻之甚力。然其佳方甚多。視用方者。識見如何耳。本力云。能調和六氣。實屬太泛。後世醫者。奉為暑病不易之法。亦屬誤會。蓋本方主之治。在脾胃虛弱。寒溼內困。之本病。加以臨時暑令之感冒。故用參甘朮扁之補中。砂仁半夏川朴之溫胃行氣燥溼。杏仁降肺化痰。茯苓利溼通小便。木瓜舒筋活絡。藿香宣胃行氣。感寒者加蘇葉。感暑者加香薷。此隨症加減之法也。

藿香正氣散 治暑溼流行之感冒

藿香 蘇葉 白芷 桔梗 大腹皮 草
白朮 茯苓 半夏 陳皮 川朴 棗
為引

方解）藿香理氣和中。蘇芷桔梗。散寒利膈。以散表邪。腹朴消滿。陳半除痰。茯苓利溼。以疎裏滯。甘草所以和藥。白朮所以健脾。因暑濕之邪。易傷脾胃也。按古之醫者。因病以立方。隨症加減。藥必合於病情。方必本乎古法。故能藥到病除。名垂醫乘。後世醫者。立方以俟病。病形變化無窮。惟執一印板呆方以治之。豈能扣絃合節。即如本方。局方云。統治四時不正之氣。四時之感冒。豈可立一方統治之理。故吳鞠通王孟英輩。皆竭力反對。職是故耳。即如暑濕流行之感冒。亦當有虛實寒熱之不同。初病之時。白朮所當慎用。暑熱重來。藿香。川朴。蘇葉。亦非所宜。滑石芩連。亦當加入。學者臨症匯參可也。（完）

西藥類編（續九）

王八龍

（十八）收斂藥 能於皮膚及黏膜上。呈收斂作用者。謂之收斂藥。普通常用者有四種。曰亞鉛華。曰硝酸鉛。曰明礬。

亞鉛華

（功用）撒布於創瘍之表面。能抑止內部分泌。而結痂皮。

（性狀）為白色之細粉。無嗅無味。全不能溶於水及酒精。

硝酸銀

（功用）能抑制分泌。消除炎熱。如用濃厚之液於皮膚。則呈腐蝕之作用。

（用法及性狀）以一．〇至〇．五%之溶液。為無色片狀。能溶於水。惟見光則變黑。宜密藏之。

醋酸鉛

（功用）為口腔炎之含嗽劑。其他火傷及外傷。可用以洗滌。內用於腸出血有效。

（用法及性狀）一%之溶液為外用。內服〇．〇二至〇．〇五。為無色透明之結晶。能溶於水

明礬

（功用）治各種粘膜之疾患。內用於腸胃出血。及腐敗性之下痢。其收斂之功甚大。

（用量及性狀）每服〇．〇五至〇．二。為白色半透明之結晶。易溶解於水。

（十九）刺戟藥

凡治皮膚內部之炎痛。用之能牽引赤發泡之效者。謂之刺戟藥。通常有三種。曰芥子。曰斑蝥。曰苛性加里。

芥子

（功用）用以治頭痛。胃痛。嘔吐。及其他內部充血時。貼之有鎮痛。鎮吐之效。

（使用法）研為粉末。壓去其油。以微溫湯調之成泥。塗於布片而貼之。

斑蝥

（功用）治筋肉酸痛。神經痛。而眼炎則於耳後貼之。

（使用法）以此蟲之乾燥粉末。研調而貼之。但作用過久。必致發炎化膿。

苛性加里

（功用）用於硬性之表皮腫。能奏軟堅之效。故適用於雞眼。

（用法及性狀）三%之溶液。洗滌患部。為白色乾燥之片塊。破碎而呈結晶性。易溶於水。

（二十）變質及驅黴藥

凡能變更體內之惡質。或驅除黴毒之效者。謂之變質及驅黴藥之常用者有三種。曰沃度加里。曰水銀軟膏。曰昇汞。

沃度加里

（功用）治瘰癧之腺病及痛風等。於第二三期之梅毒亦有效。

（用量及性狀）內服〇．一至〇．五。為白色方形之結晶。能溶於水。

水銀軟膏

（功用）於第二期之黴毒。以之塗擦皮膚最效。

（用量及性狀）驅黴用二・〇至二・五。爲帶青灰白色之軟膏。

昇汞（功用）內用於第二期梅毒。又可爲各種材料消毒之用。但金屬器物。不可用之。

（二十一）消毒藥

用以防物質腐敗。而能奏殺菌之效者。謂之消毒藥。普通有六種。曰鹽剝。曰結麗阿曹篤。曰硼酸。曰石炭酸。曰依比知阿兒。曰沃度丁幾。

鹽剝（功用）本品主要之效用。爲口腔咽頭疾患之含嗽劑。

（用量及性狀）內服量用四%之溶液。一日〇・〇五至〇・三。爲有光澤無色之葉狀或片狀之結晶。能溶解於水及酒精。

結麗阿曹篤（功用）能殺滅結核菌。故用於肺結核。最爲效驗。

（用量及性狀）一日〇・〇三可漸增至二・〇。爲澄明之油狀液。味灼有竄透性之烟臭。溶解於沸湯中。

硼硼（功用）洗滌藥中之最普通者。爲無刺戟性。而有防腐之效者也。

（用量及性狀）用二%乃至四%之溶液。爲白色小葉狀結晶。溶解於水 在酒精內溶解更易。

石炭酸（功用）本品有強劇之殺菌力。故可用爲一切之消毒劑。

（用量及性狀）以五・〇%至二・〇%溶液。用爲洗滌。乃無色細長之結晶。有異臭。能溶於水。

依比知阿兒（功用）能收縮血管。減少分泌。故凡皮膚病。用之立效。

（用量及性狀）以一〇至五〇之軟膏。而外用之。爲帶赤褐色稠粘之液體。有焦性之臭氣。

沃度丁幾（功用）瘰癧未化膿時。以此品塗其表面。能使細菌不復侵入。

（用量及性狀）用量可不必限定。視症而施治之。爲澄明赤褐色之液體。

（二十二）驅蟲藥

驅除寄生於皮膚或腸內之蟲類之藥。謂之驅蟲藥。常用者有四種。曰綿馬越幾斯。曰石榴根皮。曰珊篤甯。曰昇華硫黃。

綿馬越幾斯（功用）治滌虫及十二指腸蟲有大效。

（用量及性狀）以四・〇爲一回量。入膠囊而服之。爲淡綠色味甘粘稠之膏。

石榴根皮（功用）爲殺腸管縧虫之藥。用於慢性赤痢亦有效。

（用量及性狀）以三・〇〇至六・〇〇爲浸劑。分三次服。每半時服一次。乃反曲之薄片。略具管狀。色褐而帶灰者也。

珊篤甯（功用）爲殺滅蛔蟲之特效藥。於十二指腸等亦有效。

（用量及性狀）每日服〇・〇一至〇・一。隨小兒年齡而增減之。爲有光澤小葉狀結晶。味苦。溶解於水及酒精。

昇華硫黃（功用）治疥癬及皮膚病。有毒殺下等寄生蟲之效。

（用量及性狀）用一%之軟膏。而塗擦之。爲黃色之粉末。

（二十三）緩和藥

用以調和他藥。或製煉他種藥劑之用者。謂之緩和藥。普通常用者有五種。曰澱粉。曰華攝林。曰乳糖。曰含利別。曰絆創膏。

澱粉 配伍於刺戟藥中。而爲撒布濕疹等之用。

華攝林 俗稱凡士林者卽此也。爲軟膏料。有潤皮緩和之作用。

乳糖 爲白糖之粉末。味甘。不易潮解。故爲調味藥最佳。

含利別 卽糖漿以白糖調水成稠厚之粘液。用以配伍他藥。爲矯味劑之最佳者。

絆創膏 俗謂橡皮膏。用以貼於小傷。以保護皮膚及附着繃帶之用。（完）

傷寒今釋（續）

陸淵雷

咽中乾。煩躁吐逆者。作甘草乾薑湯與之。以、其陽。若厥愈足溫者。更作芍藥甘草湯與之。其脚卽伸。若胃氣不和、譫語者。少與調胃承氣湯。若重發汗。復加燒針者。四逆湯主之。

此條本證。依下條。當與桂技增桂加附子。鐵樵先生亦擬桂枝加附子湯。然未誤之前。既宜附子。則誤表之後。其陽益虛。附子在所必用。乃僅以甘薑復陽。芍甘復陰。或且因胃燥譫語而與承氣。必待重發汗復加燒針。始用四逆。豈非可疑之至。柯氏來蘇集於未發汗前議用芍藥甘草湯。尤氏貫珠集謂此本桂枝證。然陰虛而裏熱。當以甘辛攻表。而以甘寒顧裏。差爲近似。惟喜多村及丹波元堅議小建中及桂枝新加湯。殆不可易。蓋脉浮自汗微惡寒是桂枝證。小便數心煩脚攣急。是裏虛液少證。此必其人素稟陰虧。故不宜但用桂枝以攻表也。厥卽內經下厥上冒之厥。陰虧之人。得桂枝之攻表。則陰不能內守。而陽氣浮越於上。陽浮於上則咽乾煩躁。陽浮而胃中虛寒。則吐逆。故與甘草乾薑湯。救其胃寒。若厥愈足溫。再與芍藥甘草湯。益其陰津。則神經得養。而脚之攣急伸。若胃燥譫語。陰津大傷。則與調胃承氣湯。除其燥實。惟病屬傷津。故宜少與。譫語是知覺昏蒙之腦病。然在急性熱病。多因胃不和而起。若重發汗則亡其陽。復加燒針則傷其陰。陽亡則消化吸收分泌之機能。俱受障礙。此時若與益陰。決不能運化。故主四逆湯還回其陽也。

甘草乾薑湯方

甘草四兩炙　乾薑二兩

右二味。以水三升。煮取一升五合。去滓。分溫再服。

芍藥甘草湯方

白芍藥　甘草各四兩炙

右二味。以水三升。煮取一升五合。去滓。分溫再服。

乾薑性太熱。專於溫腸胃。兼能溫肺。本經云。溫中腸澼下痢。言其溫腸胃也。又云胸滿欬逆上氣。言其溫肺也。其作用是局部的。與附子興奮全身細胞者不同。故古人謂附子走而不守。乾薑守而不走也。若以沸湯泡去其味。謂之淡乾薑。等於薑渣。功用全失。時醫乃樂用之。柯氏云。仲景回陽。每用附子。此用乾薑甘草者。正以見陽明之治法。夫太陽少陰所謂亡陽者。先天之元陽也。故必用附子之下行者回之。從陰引陽也。陽明所謂亡陽者。後天胃脘之陽也。取甘草乾薑以回之。從乎亡也。然先天之陽不易回。回則諸證悉解。後天之陽雖易回。既回而前證仍在。變證又起。故更作芍藥甘草湯繼之。蓋脾主四肢。胃主津液。陽盛陰虛。脾不能爲胃行津液。以灌四旁。故足攣急。用甘草以生陽明之津。芍藥以和太陰之液。其脚卽伸。此亦用陰和陽法也。甘草乾薑湯得理中之半。取其守中。不須其補中。芍藥甘草減桂枝之半。用其和裏。不取其攻表。案柯氏釋兩方之意皆是。惟多用古醫書學術名詞。令人目眩。今所當知者。古人言胃。乃指腸胃之消化作用。古人言脾。乃指腸胃之吸收作用。食物經消化而成爲液汁。所謂胃主津液也。胃壁腸壁之毛細血管淋巴管。吸收此液汁。入於血液。循環全身。所謂脾主爲胃行其津液也。四肢距臟腑最遠。津液最不易達到。若吸收失職。四肢必先受影響。所謂脾主四肢也。其餘先天後天陽明太陰等名目。學者當自得之。吳遵程方注云。甘草乾薑湯。卽四逆湯去附子也。辛甘合用。專復胸中之陽氣。其夾食夾陰。面赤足冷。發熱喘欬。腹痛便滑。外內合邪。難於發散。或寒藥傷胃。合用理中。不便參朮者。並宜服之。眞胃虛挾寒之聖劑也。若夫脈沉肢冷。嘔吐自利。雖無厥逆。仍屬四逆湯。芍藥甘草湯即桂枝湯去桂枝薑棗也。甘酸合同。專治營中之虛熱。其陰虛陽乘。至夜發熱。血虛筋攣。頭面赤熱。過汗傷陰。發熱不止。或誤用辛熱。擾其營血。不受補益者。並宜用之。眞血虛挾熱之神方也。

調胃承氣湯方

大黃四兩去皮湯酒洗　甘草二兩炙　芒硝半升

右三味。以水三升。煮取一升。去滓。內芒硝。更上火微煮令沸。少少溫服之。

大黃之苦寒。蕩滌腸胃。推陳致新。通利水穀。調中化食。芒硝之鹹寒。逐六腑積聚。結固留癖。和之以甘草。取其滋燥除熱。不欲其峻下。故曰調胃。

四逆湯方

甘草二兩炙　乾薑一兩半　附子一枚生用去皮破八片

右三味。以水三升。煮取一升二合。去滓。分溫再服。強人可大附子一枚。乾薑三兩。

此是少陰主方。謂之四逆者。以四肢厥逆爲候也。素問陰陽應象大論云。清陽實四支。陽明脈解云。四支者諸陽之本也。陽盛則四支實。蓋機能衰弱。體溫低落。則四肢先見逆冷。故治之以薑附。乾薑溫裏。附子興奮細胞之生活力。即所以恢復機能。機能恢復。則體溫漸高。厥逆自除。然四肢逆冷之證。有因熱聚於裏者。則當辨之於脈與舌。四逆湯證。脈微細。舌淡潤。或乾燥而萎。遍身汗出津潤。若舌絳脈實者。愼不可投四逆。此條用四逆。因重發汗復加燒針。然發汗燒針非四逆證。亡陽厥冷乃四逆證也。

問曰。證象陽旦。按法治之而增劇。厥逆。咽中乾。兩脛拘急而讝語。師曰。言夜半手足當溫。兩腳當伸。後如師言。何以知此。答曰。寸口脈浮而大。浮爲風。大爲虛。風則生微熱。虛則兩脛攣。病形象桂枝。因加附子參其間。增桂令汗出。附子溫經。亡陽故也。厥逆。咽中乾。煩燥。陽明內結。讝語煩亂。更飲甘草乾薑湯。夜半陽氣還。兩足當熱。脛尙微拘急。重與芍藥甘草湯。爾乃脛伸。以承氣湯微溏。則止其讝語。故知病可愈。

陽旦即桂枝湯之別名。金匱產後門陽旦湯。原注云。即桂枝湯方。千金方別有陽旦湯。乃桂枝湯加黃芩。師曰之曰字。玉函無。此條設爲問答。申明上條之義。然語無精要。舒馳遠尤在涇等俱以爲非仲景原文。柯氏直刪去之。不爲無見。其尤足疑誤後學者。脉大何以知是虛。虛何以知其兩脛攣。信如所言。則脉大者兩脛必攣。有是理乎。又自病形象桂枝。至亡陽故也。似誤服陽旦之後。先與桂枝加附子湯。再與甘草乾薑等湯。與前條逕與甘草乾薑不同。若有亡陽證者。固當加附。學者於審證用藥之理。了了胸中。正不必拘拘於文字也。

以上太陽上篇。共三十二條。自首條至十二條。(病人身大熱條)爲太陽綱領。寒熱大要。十三條以下。皆中風汗出表虛之治法。諸方皆從桂枝湯加減變化而來。惟二十八條白虎加人參湯。因桂二麻一湯連類及之。明大汗後有此一種傳變。末兩條是誤藥之救逆法。其病亦從表虛來。故以此殿焉。(卷一完)

注意

本報下期之

內容

研究醫學之良機——請看

上海中醫學會出版的

中醫雜誌——特價通告

本會出版中醫雜誌。已經七載。風行海內。爲醫林名貴之著作。現已出至第二十七期。每期定價二角五分。自第十一期起至現期止。每期尚餘存五百餘册。茲爲普及社會醫藥學識起見。一律照定價八折出售。寄費在內。郵匯不通之處。郵票十足通用。凡好研究中醫學識者。務請從速購閱爲荷。

上海西門石皮弄中醫學會內 中醫雜誌發行部啟

六

疾病問答須知

本報爲便利閱者。商榷病症起見。凡定閱本報後。槪贈以問病紙一份。憑紙問病。不取分文。惟每一定。戶祇以一次爲限仍不便利。茲特爲優待閱者。每問一症。並附郵花洋六角，外加回件郵力。本館收到後。即行詳細答復。決不延誤。以示限制。而謀普及。此啓。

◉已讀過醫藥新聞報者 ◉未見過醫藥新聞報者 ◉均不可不備

醫藥精華集

❀本書爲醫藥新聞報第一年全年之精華編成❀

△硬面金裝▽ △六百餘頁▽ △一大厚册▽ △價值足值三元▽

定價只有二元 現售特價一元四角 另有平裝一種特價一元（函購寄費二角）

上海法租界薩坡賽路西門路豐裕里 醫藥新聞報館啓

代售處 中華書局 世界書局 泰東圖書局 中西書局

贈送再板百病醫方大全

通告

百病醫方大全。分門別類。切於實用。前印二千部。專贈本報訂戶。茲因存書已罄。而函訂者。仍復紛至。本館爲謀普及醫學。酬答閱者起見。特將本書大加革新。再版一千部。凡介紹訂閱本報全年一份者。除仍舊隨報奉贈訂報人一部外。介紹人亦得享受優待利益。另贈本書一部。以資酬謝。每部原價二元。優待期內。凡訂閱本報全年者及介紹訂閱本報者。一律各贈一部。不取分文。（書由掛號寄奉。郵費並不外加）。優待時期。陽歷六月一號起七月十五號止。

再版百病醫方大全 四大特色

編選精粹

本書所輯方案。經海內名醫選訂。無方不備。奏效如神。早已有目共賞。此次再板。精益求精。重加選訂。尤爲精美。誠屬近代醫科中傑作。

內容宏富

本編分八十餘類。集三千餘方。不問內外疑難雜症。莫不探原下藥。詳載無遺。家置一編。洵爲醫方寶庫。治病之良師也。

綱目明晰

本編雖爲巨册。但分門別類。朗若列眉。不論何病。均可按綱尋目。隨手檢查。每案既無魯魚之弊。檢方尤免需時之煩。

編製新穎

本編用最新方式編定。每一病症。分病原、病狀、診斷、治法、處方、等。極爲明瞭。且均屬經驗良方。閱者披覽。一若有問必答。且校對精詳。尤其餘事。凡研究醫學講求衛生者。此書不可不備。

上海英界浙江路清和坊對過 衛生報館發行部啟

第一卷　第七十六號

HYGIENIC WEEKLY

衛生報

主編
丁濟萬
趙公尚

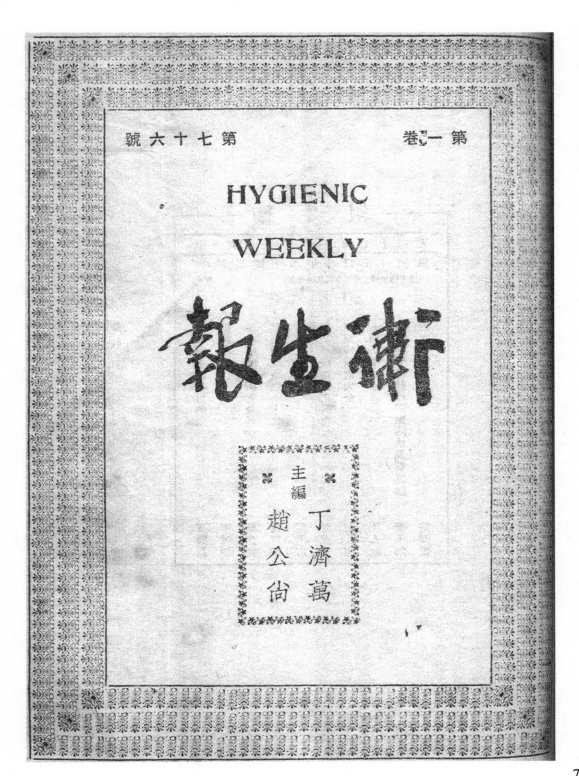

衞生報

第一卷 第七十六號
中華民國十八年八月十日初版
（發行所）（上海浙江路五馬路口清和坊對過）

本期要目

亂投方是吃不得的

丁濟萬

世間無知的病家。一經有病。不曉得請醫診治。只曉得往藥舖購服亂投方。如身熱頭痛。就服五虎湯、瘡毒則購敗毒散。產後就買生化湯。咳嗆則買麥冬胖大海等。不知同一病狀有寒熱虛實各異。藥性有溫涼寒熱不同。味有酸苦甘辛鹹分別。藥店夥既不曉得病症。藥料也不配君臣佐使。豈可如此的冒昧亂服。以致小病化大。輕病變重咧。又凡病家向本報館來問治療病的信札。不寫明人形的肥瘦。生平的勞逸。年齡及病狀。脈象和舌苔。前服何藥。今服何藥的斃端。我們尚不敢冒昧擬方。病家何故如此的膽大呢。我勸病家。若有急症。要省錢。可向施醫處問津去。亂投方是吃不得的。

僞藥辯眞

李健頤

人之有病。全恃乎醫。醫之治病。專藉乎藥。藥之關係於病。不亦大哉。藥苟不眞。服之匪徒病者不愈。且變症蜂起。茫無措手。卽病家亦起猜疑。問神求卜。百計營謀。迨至技窮術盡。惟坐以待斃而已。卽或不死。則病者之臟腑。受此僞藥之害。已不堪言。今日藥肆中僞藥甚多。鄙人略知梗概。特錄其大要者。十餘種。以告誡醫家。幷爲病家提醒。

(一)犀角

眞犀角形如笠。色黑。角之外端。略起波浪綯縐成紋。如假山狀。角底有孔。剖之內如雞肉絲。性質堅硬。氣味臭腥。有攻毒升斑之功。近有市儈。以兕牛角僞充。兕角只可製器。服之有害。蓋兕角有毒。不堪入藥。購者愼之。

(二)羚羊角

羚羊角。近來價昂百部。故假者日出日多。與眞者形色相同。係用水羊角之大者製造而成。本非天然之質。外面略帶刀痕。中心無溝。又無孔。性質大乖。誠無益而有害。用者宜細審之。

麝形似麞而小。色黑。常食栢葉。及蛇蟲。其香在臍。故名麝臍香。又名當門子。生陰莖前皮內。別有膜袋裹之。至冬香滿。入春臍內急痛。自以爪剔出。覆藏土內。此香最佳，今市貨多僞。皆以香貓腎囊一個。摻入辛荑荔核等末屑。以僞眞麝。良心最壞。眞可痛恨。然欲辨別眞僞者。大抵鼻嗅香氣。芬烈與微薄。以辛荑等香料之香。與麝香之香。顯然分別。眞者氣味不僅能裂人。且日久不散。僞者香不能裂人。稍久嗅之。已乏香氣。或用麝香少許。彈於燃炭火上。眞者如燃人髮。其質爆裂。奇香四溢。僞者不但無香。且質如灰燼而爆裂。以此試之。立分眞僞。

(四)三仙丹

眞三仙丹。係用水銀煆煉以成。近日藥肆中。多用明礬同雄黃。研爲細末。以水濾淨。加水膠少許。傾于薄瓦上。晒乾。僞作三仙丹。性質大乖。用者宜察之。

(五)三七

假三七。卽莪涉。假造混充。誤人匪淺。按三七卽山膝。因其葉左三右七。故有三七之名。產廣西南丹諸州。皮黃黑色。肉內黃白兼紅潤者最佳。或如綠豆色。或黃色亦佳。產湖廣者。名水三七。其色黃黑。皮總有節。又名竹節三七。次之。或云。以三七研末。摻豬血中。血卽化爲水者眞。用者不可不明辨也。

(六)肉桂

眞肉桂。出桂陽山谷。及廣州者最佳，必肉厚氣香。色紫黯。有油。味甘。嘗之舌上極淸甜者。方可用。若嘗之舌上不淸甜而過辣。及切開有白點者。是洋桂。洋桂性質極熱。不堪用。

(七)牛黃

眞牛黃。由病牛凝結所成。而吐出者。如雞子黃大。重疊可揭。輕虛氣香。若磨于指甲上其色染甲而色不落者爲眞。其僞造者。卽禹糧石硃砂二味。研爲細末。調水飛淨。傾於磚上曬乾。質帶重墜。亦無香氣。以此僞充。最爲害人。

（八）川貝母

川貝母。產於四川省。形如瓜瓣。尖端似孩口。色白微黃。味帶微苦。有清肺潤痰止嗽之功。近有用西貝母僞充。西貝氣味較薄。形質比川貝母大而鬆。尖端禿而平扁。無孩口之狀。可以別之。

（九）廣木香

廣木香。氣味芬香。肉質油潤。微苦帶甘。有行氣止痛之能。平潭各鄉間。每用川木香僞充。川木香卽川省之青木柴。性質與氣味。大相懸殊。不特無芬香之氣。與油潤之質。而且無形氣止痛之能，用者愼之。

（十）西洋參

西洋參。形似遼參而小。產於美國。向來祇有光白二種。近時更增毛皮參一種。因光參由日本人作僞。以生料小東洋參擦去表皮。名曰副光，售與我國貪利市儈。僞充西參。以售同胞。天良斲喪。至欲辨別眞僞。必須分氣味。形色。性質。眞光西參。色白質輕。性鬆。氣清芬。切片內層肉紋。有細微花心之紋眼。味初嚼則苦。漸含則兼甘味。又甚滑爽。氣味久留口中。若副光僞參。色雖白。質重而堅。內層肉紋多實。無菊花心紋眼。亦無清芬之氣。嚼之初亦苦後甘。數咽後卽淡　而無味。不若眞者能久留口中。毛西參。皮紋深縐。微灰。肉色白。質亦輕。性鬆。氣清芬、味苦兼甘。僞毛參。皮紋深陷。質堅實。味微苦兼微甘。後卽淡而兼澀。味黏舌者，卽僞也。近有新山之太極參僞充之。其味不苦。以苦參煎湯浸入晒乾。非其本有之味、嚼之極苦。虛寒之體。誤服卽瀉。亦屬有害無益。願衞生家注意之

錄此十餘味。已足揭藥肆之奸。然僞藥之多。不可盡述。有心救世者。當自考之。

肺癆咳嗽之研究及治法

施惠寰

語云。醫生怕咳嗽。蓋咳嗽爲難治之症。而咳病爲尤難也。因咳屬肺。而肺主呼吸。常吸取空中風寒及病菌。所以傳染易而治療難。嗟我華人。徒知咳嗽爲難治之病。旣不講求衞生。設法抵抗。反視傷風咳嗽。爲無關緊要。因循從事。而致躭誤生命者不知凡幾。然傷風咳嗽。確爲肺病之導線。久而不治。則病重而肺弱。（無抵抗之力。故名肺弱）肺弱則血瘀。（因肺受久咳以致血絡運行困頓。故血瘀積。故名血瘀。）血瘀則癆菌得以叢生。而肺癆成矣。虛熱鬱蒸。咳嗽不止。平旦病減。午後病增。心煩口燥。咽痛咯血。以至於不治。鄙人深爲太息。故於不治之中。謀一治法。特擬三方。筆之報端。以公病者。

（初步）宜疏風殺菌清肺法。

處方　荊芥一錢　巴杏錢半　桔梗八分　川貝錢半　炒甘草四分　蒸百部一錢　廣鬱金一錢　乾漆八分　清水略煎　上午四點鐘時服之

咳多加綠海粉錢半　麥冬一錢　嗽多加炒芥子五分　陳橘紅一錢

方案　肺部或氣管枝。受風寒而咳嗽。致津斷血瘀。失却抵抗之力。而癆菌生焉。例如木必先腐而後蟲生之。所以治法疏風爲君。殺菌爲佐。冀肺部清肅及虛熱鬱蒸諸狀。得以漸漸而消。

（再步）宜化瘀清火潤肺法。

處方　獺肝五錢　參三漆二錢　蒸百部二錢　生地黃三錢　阿膠三錢　麥冬三錢　杭菊花三錢　冬桑葉三錢　川貝母三錢　白茯苓五錢　淮山藥三錢　清水煎　分二次服

方案　癆菌之生。由於肺弱血瘀所致。而咳嗽不止者。則由於痰熱所熇。痰熱熇則癆菌熾。是以人之精血日耗。若不化其瘀。清其火。兼潤其肺。則病終不愈也。

（三步）宜培脾滋腎補肺法。

處方　西洋參一錢　鮮生地三錢　杜淡秋石二錢　鮮藕汁三錢　白茯苓三錢　淮山藥四錢　清水煎服

方案　患肺癆者。多脾衰而腎弱。故救濟之道。亦以此爲首務。例如城內匪匪。匪除後。立卽安民之意。

中国近现代中医药期刊续编·第一辑

注意 痧愈後。須服鴨汁為佳。以潔淨無梅毒的紫河車（即人胞）一具。置長流水中漂淨。切斷給老鴨食之。鴨食後眼紅者。剖鴨煨汁食之。

夏天的惡魔之一……蚊

賈育芸

討厭的蚊

火傘高張。汗流浹背。這是夏天的到臨了。人們等到這位惡很很的火球一落到地平線以下。便大家搬椅搬凳。去風涼一回。可是一坐定。就有不少的嗡嗡先生追隨左右。寸步不離。剛欲迷朦的睡去。嗡嗡先生的山歌。越是哼得起勁。扇兒一揮。便溜之大吉。扇兒一停。却又來包圍了。唉、可咀咒的蚊呀。你是多麼的討厭啊。

蚊的種類

談起這蚊來。種類可就多啦。黑色有花的。灰色的。長脚的。……不過大概分做家蚊野蚊兩種。家蚊吸血而無毒。給野蚊一咬。便得紅腫疼痛。有的竟然發寒發熱而變成瘧疾。蚊虫是逢人便咬的。除非那膨哼的小腹不能再容納血液。牠決不甘休。所以咬了病人再咬不病的人。居然也有傳染病毒的可能。可咀咒的蚊啊。你非但嗡嗡吸血而已。簡直要危及人的生命。討厭的小動物。到不可忽視呢。

蚊的產生

家庭裏的水缸。積存汚水的任何器具裏。都是蚊先生最好生殖的所在。還有陰溝裏。積水的潭裏。生草的池塘裏。陰濕的草皮裏。也是蚊先生的大本營。牠吸了血便浮卵在水中。飄流四散。一兩日後。就成孑孓。一星期就變成蛹。蛹兒一破。小蚊先生便出世了。牠發育的快慢。是看氣候冷煖而定的。瘧蚊藏在陰處過冬。有些卵經過雪的冰凍。仍然可以保持不壞。春天依舊可以發育。小小動物。本領也算不小的了。

防蚊與滅蚊

要撲滅這區區的小動物。看來似乎不費吹灰之力。可是有時候。拿着扇兒趕着蚊先生打。也許忙了半天。弄得一身臭汗。末了、一只打不着。到是平常的事。小小的翅膀。雖飛不到一里遠的路程。知覺的靈敏。確乎人而不如蚊。牠仗着這點本領。每日橫衝直撞。和你糾纏不休。人們遇着牠。祇有仰首長空。徒嘆奈何而已的分兒。然則終於就沒法了嗎。不、對付的方法儘多着。倘若不憚煩瑣。且舉出幾種來試試看。第一殺賊先要搗他的巢穴。蚊先生的巢穴。不過在積水不流的地方。若潑一些火油在裏面。子孓就呼吸不來而悶死。水缸水井常常蓋緊。使得蚊太太沒有下水傳種的機會。池塘裏多養幾條魚。因為魚專門吃牠們的種子。陰濕地方的草完全割掉。其他呢。溝渠要時常通。積水要時常去。這是治本的辦法。至於蚊子蚊孫。已經來光顧。怎麼辦呢。喏、密眼的紗帳是一塊免戰牌。薄荷油搽些在臉臂上。却是一套絕妙的的鋼絲馬甲。可咀咒的蚊啊。怕你也無所施其技了罷。

夏天到臨了。諸位衛生家。快起來撲滅這惡魔似的蚊罷。

帶下之研究

程門雪

江南之人。十女九帶。良以土地卑濕．風俗靡侈。或以思想之無窮。或屬六淫之浸賊。故病者甚衆。然輕者不為病。重者則非藥不可。至帶下之名。亦有數說。帶脈環腰。狀如束帶。帶失約束。白液綿綿而下。故曰帶下。此一說也。帶下者。婦人隱疾。不便明言。古人束裳以帶。故諱言腰以下之隱疾。為帶下。此二說也。痢出後竅。乃邪熱傳於大腸。帶出前陰。乃邪熱傳於小腸。二證大致相同。痢古稱滯下。帶亦即滯下也。其云帶下者。滯下之誤耳。此三說也。雖各不同。均有其理。但與帶下之病理治法無干。可以存而不議。

病源

素問以為任脈為病。其文曰。任脈為病。男子內結七疝。女子帶下瘕聚。王註謂任脈起于胞中。上過帶脈。似束帶狀。故曰帶下。但以文義言之。不曰帶脈為病。而曰任脈為病。則帶下之名。決非如上過帶脈似束帶狀之義。以帶下與瘕聚并言。則滯下之理似當。若以帶脈不束為論。則不當引經義任脈為病之旨。然以

中国近现代中医药期刊续编·第一辑

實驗所得。則帶任二脈。均有造成此病之可能。且普通帶病。亦不能限定一因。其源甚衆。言病、則有內因。有外因。言症、則有虛有實。虛者有虛寒虛熱之不同。實者有風冷濕熱之各異。更有純虛之症。嘗全用塡補者。純實之症。全用攻下者。（未完）

婦科產後病症之研究

時逸人

◎時氏醫學叢書之一

◎編輯小言

婦女以生育爲唯一之天職。生育善後之不良者。此產後病症所由起也。臨產諸項。屬於產科之範圍。與產後病症無涉。金匱以婦人產後有三病。一病痙。二鬱冒。三大便難。注重在津液消亡。孤陽獨旺之見證。或爲痙攣。或作眩暈。或爲便燥。是爲產後病學之首先發明者。嗣後于千金外台胎產門中。附載產後病之治法處方。然曲商和寡。立意太深。且病症亦有古今不同之概。無怪古方之難用矣。宋史藝文志載郭稽中撰。產育寶慶集方。以方法附于產論之後。遂成宋代產科專書。惜於經氣妊娠胎前各症。諸端混入。不免有界限不淸之弊。永樂大典載產寶諸方一帙。賴四庫提要以傳。著作者之姓氏。已不可復攷。惟於保產諸法頗爲賅備。其中所用方法。多爲近代奉爲典型者。如胎前病之枳殼湯。所用爲枳殼白朮二味。方下注明。熱者以黃芩易枳殼。此方卽束胎飲之始祖。而丹溪氏以黃芩白朮。爲安胎聖藥。蓋亦本此而言。又古拜散之治產後血風。傳流至今。膾炙人口。人參飲子一方。丹溪改爲達生散。雖品味有多寡不同。而以大腹皮爲君。人參爲輔。命意無異。惟多用降氣破血辛溫香燥之劑。近今所不可浪施。又卜氏之產家要訣。任喆之產科心法。日本片倉氏之產科發蒙。淸張曜孫之產孕集。以產孕集之內容爲最佳。收羅全備。王節齋之胎產指南。論胎產之病。亦多扼要。若竹林女科、通俗婦科、香濟陰綱目、婦科良方、傅青主女科、女科輯要、婦科準繩、金鑑婦科、女科要旨、大生要旨等。於產後病症。皆有深切之發揮。玆篇唯以私人之見解。參致各家之學說。竊爲東施之效顰云爾。編錄既竣。爰記其原起於此。

◎產後病症大綱

金匱以產後有三病。一者病痙。二者鬱冒。三者大便難。準繩以產後危急之症。有三。嘔吐、盜汗、泄瀉、是也。總錄載產後十八證（一）因熱病胎死腹中。（二）難產。（三）胞衣不下。（四）血暈。（五）口乾心煩。（六）乍寒乍熱。（七）虛腫。（八）脹滿。（九）腹痛泄瀉。（十）偏身疼痛。（十一）血崩。（十二）咳嗽。（十三）惡露不下。（十四）寒熱心痛。月候不來。（十五）嘔逆不定。乳汁少。（十六）口鼻黑氣。及鼻衄。（十七）喉中氣喘急。死不治。（十八）角弓反張。不省人事。竹林女科。載產後三衝症。以嘔吐逆氣爲衝胃。氣喘鼻煽爲衝肺。神昏痙厥爲冲心。三衝皆爲危險之急症。以上古書所論產後病症之大概。　按近世硏究產後病症。以惡露不下瘀血停積爲一類。血崩淋瀉不止爲一類。是爲產後主要之病症。餘皆屬於雜病之範圍。非產後所獨有也。故當以產後兼症夾症屬之。

◎產後治法大綱

丹溪云。座後當大補氣血。雖有他症。以末治之。凌嘉六氏云。產後雖當大補。亦須審慎於外感惡露之有無。傷食鬱悶之停滯。苟有他症。仍當以調理其病爲主。庶爲合宜。　按治產後病症。與普通之治法相同。所不同者。惟惡露不下瘀血停積。及血去過多。孤陽獨旺之症。或則注重通降瘀血。或注重滋養血液。審其爲虛爲瘀。更當明其致虛致瘀之由。而攻補之劑。皆有所不可妄施。試以仲景于產後證。同一腹痛也。有虛寒煩滿瘀血熱結之分。同一發熱也。有胃實中風裏虛之殊。或用當歸生姜羊肉之溫補。或用白頭翁湯之涼泄。或用承氣下瘀血湯之攻下。以此例彼。不可固執產後宜補之成見也。

◎產後脈診

產後之脈。宜平沉靜弱小。若弦洪滑大急疾者凶。臨產之脈。亦和緩沉弱爲順。實大堅牢急疾皆爲逆候。古人以爲將產之脈。離而離經。此臆說也。（未完）

同經病特効藥之一

經痛除根丸

（說明）痛經一症。古醫學說。多謂其瘀血停滯使然。市醫根據此理。狼投攻破重劑。誅伐無辜。反致有害。鄙人悉心研究。知經痛之原因。爲衝任帶脈之障碍。必使血室機能恢復。分泌照常。則疼痛之現狀自止。

月經病証治大全

趙公尙

第一章 月經之來源

第一節 子宮與卵巢之解剖及生理

子宮位於腹腔之下膀胱之上骨盤之內處女時期前後扁平如梨子狀已若生產之婦則略形長大子宮可分三部曰底曰體曰頸所謂子宮底者卽最上部之遊離部份兩側有輸卵管與卵巢靱帶附着於其上子宮體者卽底部之下面漸下乃漸狹子宮頸則在體之下部尤狹小呈圓柱形半出膣中於是名之曰子宮膣部末端有橫溝管名之曰子宮外口其末如脣狀卽子宮脣又有子宮腔者爲扁平三角形基底兩側直達輸卵管尖端而下逐漸狹小及至頸部則又膨大而呈圓形謂之子宮頸管子宮之構造可分內層中層前層前層曰漿液膜與腹膜爲一系被覆於子宮外口中層曰筋織層甚肥厚內層曰粘液膜平滑於子宮腔一至頸管則呈樹狀皺襞在子宮膣與頸管之上部有毵毛上皮頸部則有水泡狀之液體職在收容卵巢中受精卵子而使其發育長成分娩於體外子宮爲一堅厚之臟器官其功用一以排洩月經一則容納胎兒卵巢者形扁平而長圓各有卵巢靱帶附着於子宮之外側緣可分內外端上下緣前後面六部內端尖銳連着靱帶而繫於子宮上外端圓鈍而對向骨盤稍凸降者卽上緣平坦而連腹膜囊者卽下緣前後面處女時則平滑壯年時則膨大而凸凹不平老婦則萎縮而變硬卵巢之構造係由固有膜髓質與皮質三者連合而成皮質之內含有大小無數之透明細胞最巨者

（服法）每日服三次。每次服四至六丸。自月經未來之五六日前服至月經淨後爲止。

（價目）每瓶一百粒。實售大洋壹元五角。外埠函購。寄費加一。

（主治）專治行經時一切障碍。而於經痛一症。尤有特效。無論其爲經前痛經後痛、喜按拒按。皆可統治斷根。蓋此藥根據科學之精製。能使衝任帶脈所發生之障碍。完全解除。既能除痛又能補身。且無攻破之害。

內經病特效藥之二

經漏神效丸

（說明）昔賢以爲經漏病症。因肝熱太甚。疏泄無度所致。或以爲縱慾太過。血室受傷所致。迨試用清熱固澀諸法。不能見效。則束手無策。本品之作用係在衝任之脈。使其運行失職者。扶助之。血絡受傷者。塡補之。在子宮內發揮其特別之功能。故克收根本療治之效果。

月經病証治大全　二

其內容含水狀之液質滿貯卵胞液每四週發育成熟一次突出於固有膜胞之內壁附有顆粒層其中央有一大細胞曰載卵丘卵子之產生卽在其中迨胞擴張卽吸收液質至女子長成時胞卽充分成熟而成嵩於血管之獨立膜於是卵子由卵巢之深部向上進行冲破胞膜運入輸卵管而入子宮子宮容納多量之卵子及液質等血管亦因而破裂於是出血而至外陰部卵子四週成熟一次而子宮亦因以排出血液此月經之所由來也

第二節　輸卵管與任脈之關係

子宮及卵巢爲女性生殖器之主要部份上節已經言明而輸卵管係卵巢與子宮相通之道路在生殖器上尤爲重要幼齡時代係緊相盤繞迨年漸長則不甚紆曲如曾經生產之婦則輸卵管幾作直形因輸卵管之逐漸伸直故卵巢分泌得以輸入經所謂任脈通者是也古醫以衝爲血海是衝卽大動脈任主胞胎而以任爲輸卵管徵之於千金所謂兒生百日任脈生能反覆則任主運動可知近代醫家以督脈屬動物性神經而主四肢軀殼之知覺運動任脈爲植物性神經亦名交感神經專司臟府之知覺運動此以任爲輸卵管者言輸卵管爲任脉之一部份舉任脉可以槪輸卵管不能執輸卵管卽任脉也女子屆成年時期青春腺發育完全卵細胞於卵巢中分泌含蛋白質之黃色液體經輸卵管達子宮與子宮粘膜內靜脈鬱血之停滯同時併下此輸卵管功用之大槪也

（服法）每日服三次。輕症每次服一粒。重症每次服二粒。

（價目）每瓶二十五粒。實售大洋一元五角。外埠函購。寄費加一。

（功用）專治月經太多。過期不退。時時漏下。淋漓不斷。產後子宮不收。血崩血漏等症。

立止痛丸

舒肝化鬱

（註明）婦女精神易於鬱結。常覺氣悶不舒。脇肋作痛。性情變易。常作躁急。或嘔吐食少。頭痛帶下等症。前賢於此。謂爲木鬱化火。木旺剋土等說。宜用疏肝扶脾補腎諸法。鄙人研究此等症狀。知其關於精神之變化。前人所用舒肝扶脾補腎諸法。實不可廢。尤必參以治精神方面。通神靈異之品。則收效更捷。

第三節　月經之生理

女子屆成熟之年齡。其發育完全者。以行經爲主要之特徵。惟經水之行。根據於卵巢之分泌液。茲將二項功用。分條解釋之。

一　行經。

經水之色。較尋常之血色略稀而淡。因內有黏膜之分泌液。及卵珠之故。亦有呈紫色者。因子宮內靜脈鬱血破裂外出之故。其原理。卵巢中釀生卵子。卵子既繁。其卵巢必發炎。因其所分泌之卵巢黃體容積太多。是時子宮內面之粘膜。亦直接受其影響。漸見漲大而軟。最後則軟至幾如液體。惟於實質無損。但行經時則上皮脫落耳。迨卵巢中透明之巨細胞破裂之際。其黏膜中之血管鬱血。亦有同時破裂者。其支配黏膜面之黏液腺。亦起脂肪變化。而分泌過多之黏液。所謂月經者。卽卵巢黃體與黏液及靜脈鬱血漏滲之血液三者混合而成。卵巢之分泌液。中醫以天一之水名之。子宮靜脈鬱血破裂外出之血液。中醫以衝任所化之血與水相應而至胞中名之。新陳代謝。四週一次。是曰經水。此月經之生理也。

（附記）　昔西班牙格物學家。研究植物學。致得每月潮水漲落。與花草樹木體質。大有相關之理。花木體質中之漿汁。每日與潮相應。潮漲則漿汁行。潮落則漿汁藏。凡花木刪枝採葉。須別潮之漲落爲之。然則女子胞室中之經水。每月與潮水相應。亦

（功用）凡精神失常。因境遇之刺戟。而起鬱悶煩躁、怔忡善怒、肝胃氣痛、等症。服此立效。因本方重用通神靈異之品。專疏解精神之鬱結。行氣止痛。尤有特效。故又兼治經來腹痛。經行頭痛。經期不調。及帶下等症。孕婦服之。能安胎氣。因母之氣順。兒胎自安。血崩症服之。能使血行歸經。而崩自止。

（服法）每日服三次。每次服二粒。

（價目）每瓶五十粒。售大洋二元五角。外埠函購。寄費加一。

精製通乳粉

（說明）乳爲小兒天然食品。以母乳最爲合宜。蓋能隨小兒年齡增長成分之需要而變其性質。惟婦女氣血。易於不足。故乳汁缺少者多。市人用牛乳或乳娘等代替之。但牛乳中含雜質。乳娘體質恐有不潔。鄙人研究此種原理。取中藥參耆歸朮二冬麥精山藥等。佐以通利乳腺之品。製成精細粉末。救濟一切乳少之患。

可類推。故中醫稱此曰月經。又曰月信。又曰月潮。卽此意歟。

二　產卵

女子月經根據於卵巢中透明之巨細胞破裂之排泄。無卵巢之婦女。則終身無月經。卵巢之重要由此可見。卵巢發育極盛之際。釀生卵子最夥。卵子太多。胞乃破裂。卵子遂溢出。喇叭管承受之。不使其散失。氈毛細胞輸送之。不使其停滯而輸入子宮。其所分泌之卵巢黃體中含蛋白質。子宮黏膜內所分泌之液體中含極強之鹹性。以及子宮黏膜中細血管之靜脉鬱血。同時排泄。是爲月經。卵子之一小部份。隨月經而排泄。其大多數則藏於子宮之內。俟經水盡後。遇精虫則成胎。苟不遇精虫。則旬日之後。便失其本性而爲廢物。故婦女受孕之時。多在經水盡後七日之內。假使經淨後已逾十日之外。而能受孕者鮮矣。於是可知因卵子之太多而透明之巨細胞破裂。卵巢黃體於以漏下。此經水與卵子之關係也。

第四節　月經之性質

經水之最要特點。爲不能凝固。因其中含有子宮黏膜之上皮細胞。及多種液體之故。當卵子成熟時期（卽月經將至之時）子宮黏膜內充滿極強之鹹性液體。其卵巢中分泌卵巢黃體。含有蛋白質。故近代醫家攷察月經成分。謂（一）呈酸性反應。（二）富於蛋白質。（三）雜有黏膜之上皮細胞。皆爲實地經驗之談。若所下爲完全之血液。無此三種混合之成分。則子宮血管破裂。成崩漏失血諸症。非月經所宜有也。

（功用）用多數補藥。以科學方法精製之。使增加乳液之功效。超過通草鯽魚穿山甲王不留行諸方。不啻在百倍以上。或疑產後瘀血未盡。服補劑必致留邪爲害。不知參耆等藥之原質。對於瘀血痰濁諸症。誠不可妄服。本品係注重在通利乳腺之劑。使補氣養血諸藥。完全增加乳汁。決不助邪。功效準確。用敢保證。

（服法）每日服三次。每次服一錢。糖開水和服。乳少甚者。每日可服五次。忌飲濃茶。

（價目）每瓶大洋二元。外埠函購。寄費加一。

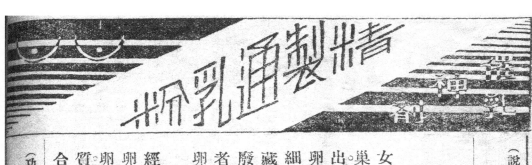

人體剖解一夕談

王人龍

(一)骨之解剖

人體之骨骼。由二百餘條彼此連接所構成。有骨與軟骨之別。骨者。以手重按身體之諸部。覺有堅硬之部分是也。軟骨者。按鼻耳等處。比骨稍覺柔軟。而富有彈力者是也。骨有長短扁平之不同。而其質亦有異。其外面緻密而堅硬者。謂之硬固質。內部之疎鬆而多空隙者・謂之海綿質。又長骨之中心。藏有骨髓・而外有骨膜被覆之。

(骨骼之分部及其構造)全體之骨骼。可分為頭、軀幹、四肢之三大部。

(1)頭部　頭部之骨骼。謂之頭蓋。由前後二部所成。前部為顏面之基礎者。曰顏面頭蓋。後部之藏腦髓者。曰腦頭蓋。腦頭蓋為八骨所構成。其易於區別者。後頭骨、顱頂骨、前頭骨、及顳顬骨是也。後頭骨。構成頭蓋之後下部。顱頂骨。構成頭蓋之頂上部。前頭骨。構成頭蓋之前上部。顳顬骨。構成頭蓋之兩側。顏面頭蓋。為十四骨構成。其易於明者。上顎骨、口蓋骨、鼻骨、顴骨、及下顎骨是也、上顎骨、在顏面中央。構成口之上部。及鼻之兩側部。下顎骨、構成口腔之下全部。口蓋骨、構成口腔之壁。鼻骨、構成鼻根。顴骨、則構成頰部。

(2)軀幹　軀幹之骨骼。從脊柱、胸骨、肋骨、及舌骨而成。脊柱者。從三十三節椎骨而成。上端連接於後頭骨。其在頸部之七節。曰頸椎。次在腦部後壁之十二節。與肋骨相連者。曰胸椎。再次在腹上部之後壁之五節。曰腰椎。以上二十四椎之骨。互相重疊。成一長管。各有椎孔以藏脊髓。末次五節、互相湊合。形成三角。曰薦骨。最後四節。曰尾骶骨。胸骨在胸部前面之中央。形狀頗類於劍。肋骨略似弓形而長。橫於肋間。左右十二對。其後端皆直接椎骨。前端由軟骨間接於胸骨。惟末端之兩對肋骨。則不與胸骨連接。舌骨在喉頭之上部。卽舌根處也。其形狀類似下顎骨。

(3)肢部　肢部之骨骼。從上下二對長骨所成。在上者曰上肢骨。在下者曰下肢骨。上肢骨從四部而成。其連接於幹部者。曰肩胛帶。次曰上膊骨。再次曰前膊骨。末端曰手骨。肩胛帶、由兩節骨而成。一為略似S形之長骨。在胸廓之前上部。其前端與胸骨連接。名曰鎖骨。又一為略似三角形之扁平骨。在胸廓之後上部。與鎖骨及上膊骨連接。名曰肩胛骨。上膊骨為堅強之長骨。上端連接於肩胛骨。下端連接於前膊骨。前膊骨亦為二長骨所成。在內側者曰尺骨。在外側者曰橈骨。尺骨與上膊骨及橈骨連接。橈骨則與上膊骨尺骨及手骨連接。手骨乃連接於前膊骨者也。其主手部之動作者曰腕骨。次卽手之體部曰掌骨。其末端曰指骨。下肢骨亦由四部所成。連接於幹部者。曰下肢帶。次曰大腿骨。再次曰下腿骨。末稱曰足骨。下肢帶從數小骨結為一體。以成大骨者。曰無名骨。左右之無名骨。與薦骨尾骶骨相連接。共構成骨盤・大腿骨為身體中最堅牢長大之骨。上端連接於無名骨。下端連接於下腿骨。下腿骨從一栗子形骨與二長骨所成。栗子形骨。在膝部之前側。曰膝蓋骨。又二長骨之在內側者。曰脛骨。在外側者。曰腓骨。脛骨與大腿骨腓骨及足骨連接。腓骨則與脛骨及足骨連接者也。足骨乃連接於下腿骨者也。其主足脛之動作者曰跗骨。次卽足之體部曰蹠骨。其末端曰趾骨。

(關節及韌帶)　骨與骨互相連接之處。名曰關節。可分為二類。如上肢下肢諸關節。可互為運動者。曰可動關節。腦頭蓋諸骨。不能運動者。曰不動關節。其在關節部。有強韌之纖維帶。用以聯絡兩骨。使關節固定而不易脫者。則曰韌帶。

(二)筋肉之解剖

以手指按身體諸部。覺骨上有柔軟之部分。是曰筋肉。人體之筋肉。共有五百餘數。有狹、有廣、有管形者。類皆赤色柔軟。而富於收縮性。因收縮而生運動。

(隨意筋與不隨意筋)　筋肉能隨意運動者。謂之隨意筋。如舌、唇、手、足、諸筋肉是也。不能隨意運動者。謂之不隨意筋。如心臟、胃、腸、諸筋肉是也。隨意筋之構造。爲細微之絲形。試以針引開之。必能分斷。此絲形之物。稱之爲筋纖維。而筋纖維之周圍。有薄膜被覆者。名曰筋纖維鞘。筋纖維由極細微之纖維結束所成。此極細微之纖維。名之曰原纖維。又有橫紋者。特稱謂之橫紋筋。隨意筋之末端。有白色而強韌之腱。爲附着筋肉於骨之用。不隨意筋之構造。由兩端尖銳細長之纖維所成。因無橫紋。故稱之曰平滑筋。

西醫對於肺結核之豫防法及看護法

李玉如

(病因) 由於結核菌。在攝氏三十七八度間。最能成長。在四十二度以上。二十九度以下。亦有死者。或直射日光二三分時。乃至二三時。亦死。

本病多爲慢性傳染病。肺之組織。爲結核菌所腐蝕。全身之營養益惡。遂至於死。古昔所以稱肺勞也。

本病爲最蔓延之傳染病。占死亡數中七分之一。德國及日本。蔓延爲尤多。

結核最初多發於肺臟。有初結核於他部。再傳於肺臟者。結核入肺臟。多由呼吸之際。經氣道而入。病人咯痰中。多有黴菌。乾則飛散於空氣中。因吸入而傳染者。又有與病人對話之際。吸入其痰末中之病菌而傳染者。又間有以食物爲媒介。至胃消化力弱。食物至腸而起腸結核者。又有夫傳於婦。母染於子。及粘膜之創傷而入者。此外則有肺炎氣管枝加答兒呼吸器病者。亦易罹之。

肺結核非遺傳者。多因小兒先天體質薄弱。易罹此病也

(症候) 其初消化不良。神經衰弱。略似感冒。徐徐而起。間有突然咳血者。咯嗽咯痰。呼吸困難。高熱亂發。身體漸弱。夜出盜汗。全身倦怠。極速者數月而死。或一時病勢靜止。而病勢徐重。因衰弱而死者。然肺結核決非不治之疾。於適當之時期。加適當之治療而全治者。固甚多也。

(豫防法) 與病者相對時。因其咳嗽飛散。嘗吸入唾沫。所宜注意。牛結核流行時。牛乳非煮沸不可飲。其容器亦宜以熱湯消毒。病者之排泄物等。混以鹽酸石炭酸之後。棄於便所。

結核病者。不可結婚。

小兒罹此病時。與以滋養之食物。居於氣候最佳之地。自其幼時。使別居於他室。亦一策也。

(看護法) 住病者於寬大通空之室。發熱咳嗽時。禁止運動。靜臥擲床。有氣管枝加答兒肋膜炎之合併症時。須居於溫煖而不乾燥之室。略血時。須絕對安靜。與以冷食。

患肺病者。雖在輕症。不可執務。須靜適以攝養之。而以轉地療養爲最佳。古傳療法。歐洲治肺病者。例遊行於意大利西班牙海岸。海岸空氣純潔。氣溫同度，寒煖一定。散步於山林海濱。最適於養肺病。食思亦亢進焉。

若加感冒。則諸症增惡。體力不甚衰弱者。每晨起可以冷水摩擦身體。以強皮膚。

略血時。急無醫治。可飲食鹽水以待醫來。胸間作痛時。塗以沃度丁幾。或行溫濕罨法。病室雖在夜中。必開一窗使空氣流通。而夏日尤甚。

咳嗽甚時。以鉄瓶發散水蒸氣以熱其室溫。

出盜汗時。每夜以冷水或醋酸水(水五分醋一分)拭身體。食物必擇其強壯者。治肺結核病者。以食機之高爲要務。惟病者之所欲。雖少有不易消化者。亦可與之。

飲牛乳以多爲宜。加嫌其氣味。可少加以食鹽咖啡茶合飲之。其他麥酒葡萄酒。亦可少飲之。但禁止吸烟。

中国近现代中医药期刊续编·第一辑

傷寒今釋

陸淵雷

辨太陽病脈證并治中

太陽病。項背強几几。無汗惡風。葛根湯主之。

無汗惡風。乃散溫機能退減之病。本是傷寒麻黃湯證。以其項背強。津液少。不宜麻黃湯大發其汗。故主葛根湯。下文云。尺中遲者。不可發汗。以榮氣不足。血少故也。彼言不可發汗。謂禁麻黃湯。與此條合看。其意自明

葛根湯方

葛根四兩　麻黃三兩去節　桂枝二兩去皮　生薑三兩切　甘草二兩炙　芍藥二兩　大棗十二枚擘

右七味。以水一斗。先煮麻黃葛根。減二升。去白沫。內諸藥。煮取三升。去滓。溫服一升。覆取微似汗。餘如桂枝法將息及禁忌。諸湯皆倣此。

此是桂枝湯加麻黃葛根也。無汗本當用麻黃湯。以麻黃湯有發無歛。不宜於項強液少之人。故用桂枝湯。加麻黃以發汗。葛根以治項強。不曰桂枝加麻黃葛根湯。而曰葛根湯者。以其無汗。非桂枝一系之表虛病也。

太陽與陽明合病者。必自下利。葛根湯主之。（原注一云用後第四方）

成氏云。傷寒有合病。有併病。本太陽病不解。併於陽明者。謂之併病。二經俱受邪。相合病者。謂之合病。合病者。邪氣甚也。案觀其用葛根湯。可知有發熱惡寒無汗之太陽證。觀其自下利。可知病涉於裏。裏爲陽明。故爲太陽與陽明合病。然下利正因表熱不解。熱向裏迫所致。是協熱下利。經所謂諸嘔吐酸。暴注下迫。皆屬於熱也。嘔吐酸即下條之不下利但嘔。暴注下迫即此條之自下利。以其表熱不解。故用桂枝湯加麻黃以解表。以其屬熱。故用葛根之涼解。輸達津液。使水分不致聚於腸中。則下利自除。

自利有寒有熱。熱者葛根湯葛根芩連湯。寒者四逆湯理中湯。成氏明理論曰。下利家何以明其寒熱耶。且自利不渴屬太陰。以其藏寒故也。下利欲飲水者。以有熱也。故大便溏。小便自可者。此爲有熱自利。小便色白者。少陰病形悉具。此爲有寒。惡寒脈微。自利清穀。此爲有寒。發熱後重。泄色黃赤。此爲有熱。皆可理其寒熱也。

林億原注。一云用後第四方、謂用葛根黃芩黃連湯也。千金翼亦注云。一云用後葛根芩連湯。蓋二方皆治協熱下利。無汗惡寒。表熱甚者。宜葛根湯。汗出而喘。裏熱甚者。宜葛根芩連。

太陽與陽明合病。不下利。但嘔者。葛根加半夏湯主之。

熱聚於腸則利。熱聚於胃則嘔。嘔與利皆是裏證。胃與腸皆稱陽明。故爲合病。用葛根湯。則知太陽證爲發熱惡寒無汗也。

葛根加半夏湯方

葛根四兩　麻黃三兩去節　甘草二兩炙　芍藥二兩　桂枝二兩去皮　生薑二兩切　半夏半升洗　大棗十二枚擘

右八味。以水一斗。先煮葛根麻黃。減二升。去白沫。內諸藥。煮取三升。去滓。溫服一升。覆取微似汗。

生薑二兩。可發汗篇成本及諸家並作三兩。是。半夏。本經但言主心下堅。胸脹欬逆。別錄以下始言主嘔逆。今西醫用爲鎮嘔劑。功效

大著。惟有腸病者不用。云半夏有毒。得薑則解。用時皆以薑製。古方多與生薑同用。故但洗去其粘液。

太陽病。桂枝證。醫反下之。利遂不止。脈促者。表未解也。喘而汗出者。葛根黃芩黃連湯主之。(原注促一作縱)

脈促是誤下而爲逆不甚之脈。釋在第一卷中。以其脈促。故知表未解。熱結膈上。故喘而汗出。熱勢及於經下之腸胃。故利遂不止。若是者。裏熱已盛。當然不宜用桂枝。然熱在膈上局部。不在全身。故不宜白虎。葛根芩連湯爲常用之藥。凡表熱猶在。裏熱已甚。熱之重心在膈上者。皆宜此湯。不必誤下之後。亦不必見下利之證也。

葛根黃芩黃連湯方

葛根半斤　甘草二兩炙　黃芩三兩　黃連三兩　右四味。以水八升。先煮葛根減二升。內諸藥。煮取二升。去滓。分溫再服。

芩連合用。最能清膈上之熱。故諸瀉心湯皆用芩連。此條因無心下痞鞕之證。故不用瀉心。而用葛根芩連。徐靈胎云。因表未解。故用葛根。因喘汗而利。故用芩連之苦。以泄之堅之。芩連甘草爲治痢之主藥。丹波元堅云。此方移治滯下有表證。而未要攻下者。甚效

太陽病。頭痛發熱。身疼腰痛。骨節疼痛。惡風。無汗而喘者。麻黃湯主之。

此卽散溫機能失職之太陽傷寒也。身疼腰痛。骨節疼痛。皆是神經痛。西醫用以治神經痛之藥。多有退熱發汗之效。麻黃湯亦惟發汗退熱。並無一味止痛之藥。故知急性熱病之神經痛。正因汗不出熱不退所致。

無汗而喘最有精理。而舊注絕少中肯者。喘是呼吸急促。呼吸則出於肺。太陽傷寒不過皮膚之散溫機能失職。何致病涉於肺。不知肺之喘。正因皮膚之無汗也。肺之專職爲呼吸。所以吸取養氣。呼出炭強酸。皮膚亦能略營呼吸。惟其吸養排炭之量甚小。僅得肺呼吸二百分之一。故不能變靜脈血爲動脈血。居於屋小人多之地。往往覺室悶困倦。此因屋中養氣不足以供呼吸。吸入之氣含有多量炭強酸故也洗滲之後。往往覺精神爽慧。此因皮膚上宿垢滌除。皮呼吸暢利故也。皮膚之專職爲出汗。爲放散體溫。汗液蒸發。又爲散溫之一大端而肺之吸氣。與冷俱入。呼氣與熱俱出。故呼吸亦能放散少量之體溫。由是言之。呼吸與散溫。乃肺與皮膚之職司。彼此互助者也。呼吸肺爲主。皮膚助之。散溫皮膚爲主。肺助之。古人謂肺主皮毛。正從此等機能上看出。犬之皮膚。不能出汗。故皮膚之散溫力甚小。每至夏日。必張口喘息。吐舌流涎。以促體溫之放散。蓋以喘息代皮膚之放射。以流涎代汗液之蒸發也。病太陽傷寒者。肌腠固密。血管收縮。熱血不得達於表層。則體溫不得從皮膚放散。於是呼吸乃不得不急促。呼吸急促。所以放散體溫救皮膚之失職也。故麻黃證之喘。正因無汗所致。與夏日之犬同一機杼。諸家注釋。或謂榮強衛弱。故氣逆而喘。(成無已)或謂太陽爲諸陽主氣。陽氣鬱於內故喘。(何琴)或謂寒水上逆。不嘔卽喘。(王丙)眞是去題萬里。

柯氏云。麻黃證。頭痛發熱惡風。同桂枝症。無汗身疼。同大青龍症。本症重在發熱身疼。無汗而喘。

麻黃湯方

麻黃三兩去節　桂枝二兩去皮　甘草一兩炙　杏仁七十個去皮尖

右四味。以水九升。先煮麻黃減二升。去上沫。內諸藥。煮取二升半。去滓。溫服八合。覆取微似汗。不須啜粥。餘如桂枝法將息。

贈送再版百病醫方大全通告

百病醫方大全。分門別類。切於實用。前印二千部。專贈本報訂戶。茲因存書已罄。而函訂者。仍復紛至。本館爲謀普及醫學。酬答閱者起見。特將本書大加革新。再版一千部。凡介紹訂閱本報全年一份者。除仍舊隨報奉贈訂報人一部外。介紹人亦得享受優待利益。另贈本書一部。以資酬謝。每部原價二元。優待期內。凡訂閱本報全年者及介紹訂閱本報者。一律各贈一部。不取分文。（書由掛號寄奉。郵費並不外加）。優待時期。陽歷八月底止

再版百病醫方大全　四大特色

內容宏富

本編分八十餘類。集三千餘方。不問內外疑難雜症。莫不探原下藥。詳載無遺。家置一編。洵爲醫方寶庫。治病之良師也。

編製新頴

本編用最新方式編定。每一病症。分病原病狀診斷治法處方等極爲明瞭。且均屬經驗良方。閱者披覽。一若有問必答。其校對精詳尤其餘事。凡研究醫學講求衛生者。此書不可不備

編選精粹

本書所輯方案。經海內名醫選訂。無方不備。奏效如神。早已有目共賞。此次再板。精益求精。重加選訂。尤爲精美。誠屬近代醫科中傑作。

綱目明晰

本編雖爲巨册。但分門別類。朗若列眉。不論何病。均可按綱尋目。隨手檢查。每案既無魯魚之弊。檢方尤免需時之煩。

上海衛生報館發行部啓

中醫楊志一著

吐血與肺癆

現已出版

每册實價大洋兩角
外埠函購寄費加一
郵票代現十足通用

楊志一先生。學職經驗兩臻豐富。近除主編幸福報及執行醫務外。并專心撰述「吐血與肺癆」一書。以應社會之需要。內容關於吐血與肺癆之關係。及其證象、診斷、原因、預防、治療、休養。食養，諸項。均有精切實用之論列。末附入遺精不藥療法，吐血急救法。肺癆特效藥。傳尸特效方。尤爲可貴。誠病家之保障。醫家之範本也。存書無多。欲購從速。

發行所　上海三馬路雲南路口　幸福報館

消夏聲中之讀物

燕石觚翰

馮承緒著

文藝界中之巨製

緒承先生粱溪碩學。雅擅詞章。每有短什。報章雜誌輒爭相刊載。近集其歷年佳構。彙爲一編。類爲論文。詩歌。詞賦。傳奇。題詞。頌詞。輓歌。聯語。函扎。象贊。箋啓。劇曲。謎語。及雜俎。補遺等二十餘目。都篇八萬餘言。精裝一巨册。其間文字亦莊亦諧。宜雅宜俗。可供觀摩。足資消遣。際此炎天酷暑。若一篇讀罷。定覺風生肘腋也

(定價)精裝盪金布面大洋一元

平裝影紙封面大洋七角

(代售處)上海浙江路七百八十號本館發行所

若聲明由本館介紹。概以六折計算。郵費十足代洋。掛號寄費另加一角。存書無多。欲購從速。

第一卷　第七十七號

HYGIENIC WEEKLY

衛生報

主編
丁濟萬
趙公尚

衛生報

第一卷　第七十七號
中華民國十八年八月十七日出版
發行所（上海浙江路五馬路口清和坊對過）

本期要目

病家衛生

施惠霖

吾國之人。體衰力弱。疾病纏綿。呻吟床褥。推其原由。無非以不講求衛生所致。而講求衛生。非僅無病者應注意。即已病者。亦不可一日忽也。奈病家不察。偶患病症。惟曌請醫服藥。遂足了事。而不知病室、臥床、及飲食等。亦爲治療之輔佐。若不力求合於衛生。雖徒服藥。仍難見効。例如先病瘧而後繼之以痢。先霍亂而後繼之以濕溫。種種痛苦。不可言喩。茲將管見所及。表示於後。祈病家三致意焉。

(一)病室　要開靜開豁。並時常開放窗牖。以攝取日光。通流空氣。因人藉吸空中之養氣以生活。誠不可一日或缺。至室內塵埃。亦宜常常灑掃。糞器尿器。每次必須傾洗清潔。務使惡臭之氣。不致敗壞清新空氣。以害病者呼吸。

(二)臥床　無論木鐵。總以清潔爲要。所以衣被枕蓆等。須常常洗晒。免致汚穢染積。有妨病者身體。至晚上點燈。要燈笠蓋之。恐光力過劇。有損精神。同時侍坐床旁看護者。宜時時以適當之談話安慰病者。

(三)飲食　凡所食之物及食具等。須嚴防蒼蠅。以免搬傳病菌。至病者所食何物。如米粥麵包牛乳雞蛋等。應聽醫生之指示。萬勿私給。遇病者一時之口慾。以礙其脾胃。餘如飲料之水。當以源大而澄澈者爲主。如得自來水爲最佳。切不可就便用井沼中陳腐之水。致招不潔。

上項所指衛生方法。乃病者所必需。苟能照此進行。則病者可收良好之効果矣。

最普遍的衛生障碍

楊亦琴

現在衛生學家談起最有碍衛生的東西。莫不首推洋煙。即關心國事的人。亦常引以爲憂。乃者。革命統一告成。政府對於煙禁。已下决心。除頒布條例懸爲厲禁外。復組織禁煙委員會。專責辦理。可謂急所先務。而國內有志之士。自動組織團體。推進監督。不稍鬆懈。則民衆對於拒毒。亦已有深切的認識。衛生的大障碍。當可以消除了。可是大家的視線。只集中於洋煙。而方興未艾的香烟。竟未加以注意。在下爲衛生前途計。殊難安於緘默也。論起香烟害處。雖然敵不過洋煙。論其普遍。則實有過之無不及。試擧目一觀。無論上下貧富。婦人孺子。莫不口含一枝以爲時髦。即社交往來酬酢。總以香烟爲酬應惟一的物品。所以紙捲烟廠。到處林立。而舶來品之輸入。更不可數計。每年外溢金錢。爲數極鉅。此實不容忽視者也。在吸者初意。原爲無聊解鬱。偶一爲之。抑知亦能成癮。而生種種毛病。蓋其中含有尼古丁毒質。激刺神經。傷腦海。損肺氣。耗血爍陰。多吸久吸。每有頭眩、目昏、失眠、咽痛、欬血、失音、等症。奉勸同胞。不要以有用的金錢。而換得戕賊身體的物品吧。

面部外瘍診治之經驗談

劉佐同

> 劉佐同先生。歷任上海特別市中醫協會執行委員。中醫學會常務委員。福嚴醫院醫務主任。中醫專門學校外科教授。現任上海特別市衛生局中醫登記試驗委員。學識經驗。皆有獨到之處。本篇爲先生診治外症經驗之談。分門別類。編訂成帙。將陸續在本報披露。以發展中醫治瘍之特長。諒爲閱者所樂聞也。（編者）

(一)　顖癰顖疽

(形狀)　二症皆發於顖骨尖處。屬小腸經。不論左右。初小、漸大如榴。

(見證)　初起焮紅浮腫疼痛者。名曰顖癰。七日即潰。初起色紫漫腫堅硬麻木疼痛者。名曰顖疽。三七方潰。

(原因)　顖癰是皮膚病。由於外感風熱。與血相搏。發爲癰腫。易潰易斂。顏疽是骨肉病。由於飲食不節。積熱小腸。小腸蘊毒上炎。毒滯血凝。由內而及於外也。難潰難愈。

(治法)

顏癰內服方
- 初期……仙方活命飲
- 中期……透膿散
- 末期……四物湯

癰顏外治法
- 初期……紫金錠…金黃散
- 中期……金黃散…金箍散…大紅膏
- 末期……太乙膏…九一丹…海浮散

顏疽內服方
- 初期……內疏黃連湯
- 中期……托裏消毒散…麥靈丹
- 末期……四物湯

顏疽外治法
- 初期……離宮錠
- 中期……金黃散…金箍散…陽和膏…黑虎丹
- 末期……陽和膏…海浮散

◎治療大意

凡外症癰疽大毒。內外治法。約分初中末三期。循序療治。未有不愈者也。初期皆當消散。如毒盛而消散不應。則內服宜消托兼施。消其未成之毒。托其已成之膿。外治宜提毒箍毒。使其速潰速斂。以免毒勢蔓延。緣毒之所至。其肉必腐。所謂防腐劑是也。至既潰後。當培養氣血。排膿托毒。提毒生肌。此一定不易之理也。餘症准此。後不再述。

(所列醫方陸續披露)

帶下之研究(續)

程門雪

【治法】

溫清通濇。升補攻下。均可依症而施。今特分言如下。

素問曰。思想無窮。所願不得。意淫於外。入房太甚。發為白淫。卽白帶。如泉濇而腥氣特重。近身則聞。其因則以思想無窮所願不得八字為總綱。而有室女與已嫁之別。意淫於外。所願不遂。每多發於室女。以及師尼寡婦。若已嫁有夫之婦。以及妓流。則……為純粹內因。入房太甚者。為內因中之兼不內外因者矣。論治。則房室太過者。以寡慾為根本解決之法。以多慾則陰精消耗。水竭泉枯。相火愈熾。火爍津液。如泉而下。不竭不止。左尺主水。右尺主火。水虧火旺。故右尺必洪大弦數。不節慾而徒言方治。終非根本之法。白淫既多。經水必少。久則成勞。妓女犯此。每成不治。以其不能節慾也。節慾之外。再以方藥助之。則養陰清火。滋腎制相。為一定不移之法。如六味丸。知柏八味丸。大補陰丸。三甲飲之類。均可按症取用。意淫於外。所願不遂者。五志過極。鬱而成火。慾念既熾。火無所發。較之房室太過者。尤為難治。所謂情志之疾。仍以情志治之。決非草木藥石可為功。如室女勸其早嫁。有夫則愈。師尼寡婦。則勸其清心寡慾。并當告以此病將來之危險。恐懼之念一生。則慾心自減。更當使其耳不聞亂聲。目不睹亂色。識字者。令其多看正式書册。佛老哲學之書尤佳。以其能恬淡虛無。能甯神靜志也。昔賢謂婦女性情偏隘。遇有七情之病。鬱而不發不解。而鬱愈治愈危。最好令其作一極有趣味之事。日日為之。則神情專注。情志轉移。所念自忘。可以不藥而愈。眞為閱世有得之言。不從此治。徒進藥餌。鬱火不消，必蘊焚其五液。五液焦枯。不死何待。每見室女尼寡。患血枯經斷勞瘵者獨多。均以白淫為起點。輕則絕斷子嗣。重則殞命傷身。蓋白帶之最重症也。若脈不數而遲而紘而弱。面色痿黃。唇口皖白。舌淡納少。少腹作痛。腰痠冰冷。或重墜如帶重物。則屬虛而兼寒。溫又非溫補不可。初則溫脾。繼則溫腎。終則以有情血肉、溫補奇脈。如異功、理中、香砂、豆蔻、益智、之類。溫脾。如腎氣、四神、膠姜、膠艾、之類。溫補奇經。如鹿茸、鹿角、狗脊、巴戟、羊肉、虎膠、之類。初起宜溫。溫之不應。則補之。補之不應。則升之。升之不應。則濇之。濇之不應。則非治奇經不可矣。其腰重墜而作冷者。近效附子白朮湯甚效。若帶下如崩欲脫。非大劑補中益氣。加熟附龍牡不為功。老年體虛者。每多此症。不可不知也。若症見虛弱熱。其帶必兼黃色。或赤白相雜。宜補虛之中。少佐清熱爲用。如洋參、沙參、川斛、麥冬、天冬、蓮子、玉竹、扁豆、之類、一派淸靈之品。補而不膩者。爲君。以治其虛。少佐知柏、丹澤、芩連之品。一二味爲佐。以治其熱。其必取用苦寒者。一則以苦寒之品。能淸下熱。一則以苦寒之質。能堅陰、厚腸也。若胃氣強者。可用厚味。則三甲復脈、大補陰丸、知栢八味、各方。均可加減取用。兼赤者。丹地四物、荊芩四物、六味丸、諸屬效方。依症進退。治無不效。此虛熱帶下之大要治法也。其屬實症者。有風冷所致者。聖惠方曰。婦人帶下。由受於風冷入於脉絡而成。嚴氏亦云。勞傷衝任。風冷據於胞絡。婦人平居。血欲常多。氣欲常少。而疾不生。或氣倍於血。氣倍生寒。 血不化赤。風冷乘之。遂成白帶。其症腰冷重墜。下半體無汗。帶下淸稀。子戶作冷。少腹時痛。喜熱畏寒。雖無虛象。實屬寒邪。治非溫散不可。楊仁齋謂帶下之由於風冷停宿者。官桂干姜細辛白芷爲要藥。先散寒邪。後爲封固。若初起卽用溫補。風冷便無出路。可謂要言不煩。其治宜用辛溫香燥之品。燥以勝濕。溫以勝寒。辛以散風也。風冷甚者。可以坐藥暖之。風冷旣除。再用溫腎燥土之劑。以善其後。如參朮艾附之類可也。若無風而但屬濕痰勝者。其人必屬體豐。體豐多痰。痰滯下流。帶脈不舉。帶下稠濃。白滑如涕。但重不痛。脈來沉滑。宜二陳平胃星香導痰之類。或用風藥勝濕亦可。但治其痰。痰淸而帶自減。痰滯結者。可用十棗滾痰之類攻之。峻去其痰。源淸則流自潔。此通因通用法也。方雖峻而用靈。症重者非此不效。惟少見耳。世傳威喜丸爲濕痰帶下效方。 實則黃蠟油膩犯胃欲嘔。殊不適用。惟帶脈虛滑。而脾有濕痰。虛多濕少者。頗宜。亦當煎好去油。然後可服也。其濕熱帶下。其帶必黃。身無虛象。但常帶下。苦黃口苦。小溲短赤。宜苦辛燥濕。苦寒淸熱。如二妙丸之蒼朮、黃栢、同用。甚爲可法。傅氏女科。多無足取。惟用苡仁黃栢一方。以治濕熱帶下。淸靈周到。取用極效。亦不可沒其長也。兼赤者。夾心火。心與小腸相表裏。小腸爲火府。宜瀉小腸。用導赤散。加山梔。兼青者。夾肝火也。土濕木陷。肝鬱不舒。鬱而化火者。宜加味逍遙散。或黑防風、白芍、川楝、烏梅、左金、等疎之和之。肝胆相火有餘。熱逼下注。症現有餘者。龍胆瀉肝湯。柴胡淸肝飲之類。瀉之。濕熱旣除。始用淸養之品。以資調理。若赤白帶下已久。少腹作痛。來而甚多。體見弱象。而氣滯血不調者。用震靈丹。虛實同治。氣滯血凝。故用乳沒。體虛滑脫。故用禹脂。一則濇其久帶。一則通其痛。亦一通補之良方也。而世人莫用。藥肆中十九不備。妙藥不傳。其湮沒者衆矣。誠可惜哉。昔賢謂女科帶下。有如男子白濁。均爲濕熱下流。非通不可。其言誠是。惟不能統治一切帶下耳。昔人有分白帶、白濁、白淫、爲三症者。謂白帶時時流出。淸冷稠粘。白濁則濁隨小便而來。渾濁如泔。白淫常在小便之後而來。來亦不多。此男精不攝。滑而自出也。其辨白淫。另出一解。頗覺新穎。其症亦多。其因非相火旺。卽腎氣虛。腎氣虛。不能攝精。相火旺。亦不能攝精。至其所論白帶。乃白帶屬虛寒者之一種耳。所論白濁。與帶下之屬濕熱者同。治同實異名。固可辨而不必辨者也。大抵濕熱帶下初起。宜通利。如四苓。八正、六一、分淸之類。治濁者。均能治帶。久則傷其腎陰。純用通劑、或致虛虛之流弊。當育陰與通利同用。豬苓之用阿膠。春澤之用人參。威喜之用黃蠟。六地之用地黃山藥。均是虛實同顧。王冰謂壬水患其不流。癸水患其不足。其不流者。正由不足而來。欲通其流。誠非滋其不足不可。此濕熱帶下之大略也。更有純虛之症。宜於因補者。如脾虛者。甘溫補脾。必佐升陽。腎虛者。鹹溫補腎。必佐濇精。肝虛者。甘酸歛肝。必兼伸木。奇經虛者。更以血肉塡補。兼以介類潛之。甲類鎭之。鹹以引之。酸以收之。苦以堅之。濇以固之。治虛之法備矣。又有純實之症。非攻不可。帶下本爲通病。而更用通法。卽所謂通因通用也。潔古謂濕熱帶下。宛結而痛者。先以十棗湯下之。子和治痰實帶下。以導水禹功丸瀉之。丹溪治痰滯帶下。以小胃丹通之。均爲痰水結滯純實之症立法。若準繩所謂腸有敗膿。淋瀝不已。腥穢特甚。臍腹結痛者。當去瘀排膿。金匱所謂小腹裏急。腹滿唇燥。曾經半產。瘀在少腹者。宜去瘀破蓄。則又爲瘀血結滯純實之症立論矣。總之純虛之症。治不離於肝脾腎。而極於奇經。純實之症。治不出於瘀凝痰結。論帶至此。其大法已漸備。若再詳其細則。考其變遷。則在乎博覽各家之專書矣。

婦科產後病症之研究（續）

時逸人

◎惡露不下

（原因）或子宮寒冷。或臨產受風。或中氣虛弱。惡露遂停留不下。延之日久。必生他變。

（症候）初則小腹脹滿。雖痛可忍。繼而積瘀成塊。漸漸發熱。食量缺減。腹中發劇烈之疼痛。甚則惡心嘔吐。譫語昏狂。不時昏厥。或再感新邪。多成不治。凡血昏悶絕。心腹痛。積癥聚瘕。四肢腫滿。血癥癆瘵等症。皆因此而起。故惡露不行。爲產後最緊要之症。

（治法）產時去血過多。敗血已少。不必治也。但徐徐調養。新血自能生長。惟留瘀在腹。所當急治。初治宜生化湯加減。芎歸散失笑散亦可服。而童便爲清瘀妙品。如遇惡露未淨。瘀血上冲。頭目昏暈。心腹脹悶。急取清童便。去頭尾乘熱服之。無不立效。

產後化瘀湯

炒山查一錢　延胡一錢　廣玉金一錢
炒牛膝一錢　赤芍三錢五　製香附二錢

右方用益毌草湯代水煎服

又　方

當歸三錢　查肉炭一錢　炒丹皮一錢
澤蘭一錢　川斷二錢　製香附二錢

清熱消瘀湯

細生地三錢　丹參五錢　大豆卷二錢　茺蔚子三錢
丹皮一錢半　茯苓三錢　桃　仁八分　山　查錢半
梔子一錢半　澤蘭錢半　琥珀末三分

右方水煎溫服

加減生化湯

當歸三錢　川芎錢半　益母草三錢　桃仁一錢
紅花一錢　蘇木一錢　丹　皮二錢　炮薑三分

右方水煎溫服

（集說）陳自明曰。產後惡露不下。多因勞傷虛損。或風冷相搏所致。治宜用失笑散。若氣滯血凝用花蕊石散。若因勞傷虛損。以四物湯合炮姜加行瘀之劑。其因風冷者。用五積散。其兒枕痛者。用失笑散。行之既淨而仍痛者。四神散調之。若惡心作嘔。此屬氣虛。參用六君子。若發熱頭痛，而腹痛喜按。此屬血虛。用四物加炮姜參朮。若惡露不下。而虛煩發熱。宜用當歸補血湯。沈堯封曰。產後惡露不來。輕則奪命散。重則無極丸。寒凝者。加肉桂紅花芍藥。或花石蕊散。王孟英曰。產後苟無寒症的據。一切辛熱之藥皆忌。惡露不來。腹無痛苦。勿亂投藥餌。聽之可也。如有痛脹者。祇宜丹參丹皮元胡滑石益母艸山查澤蘭桃仁歸尾通艸之類爲治。愼毋妄施峻劑。張壽頤曰。產後無瘀。非可概用攻破。苟其體質素泄。血液不充。即使惡露無多。而腹無脹痛之苦。輙投攻破之劑。必致崩脫之虞。生化湯過於辛熱。產後惡露不行。而發熱者。生化湯原爲禁劑。孟英深惡此方。不爲無見。（未完）

月經病特効藥之一

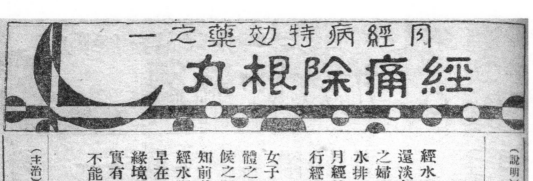

經痛除根丸

（說明）痛經一症。古醫學說。多謂其瘀血停滯使然。市醫根據此理。浪投攻破重劑。誅伐無辜。反致有害。鄙人悉心研究。知經痛之原因。爲衝任帶脈之障礙。必使血室機能恢復。分泌照常。則疼痛之現狀自止。

（服法）每日服三次。每次服四至六丸。自月經未來之五六日前服至月經淨後爲止。

（價目）每瓶一百粒。實售大洋壹元五角。外埠函購。寄費加一。

（主治）專治行經時一切障礙。而於經痛一症。尤有特效。無論其爲經前痛經後痛、喜按拒按。皆可統治斷根。蓋此藥根據科學之精製。能使衝任帶脈所發生之障礙。完全解除。既能除痛又能補身。且無攻破之害。

第五節　月經之分量

經水初潮。色作淡紅。量亦不多。迨漸行漸多。色變殷紅。或作紫暗。有腥臭氣。至將淨時仍還淡色。量亦減少。每次經來所排泄之分量。平均計之。未嫁者約二兩。已嫁及曾經生產之婦則略多。於此又各隨體質而異。或因運動太過。精神受重大之激刺等。皆能增加經水排泄之分量。

月經持續之日數。通常約自五日至七日。其有延至旬日以上者。則爲病徵。須經醫治。

行經以每屆二十八日排泄一次爲常例。古稱按月行經。乃約計之詞。

第六節　月經與年齡之關係

女子月經初來之時期。平均在十四歲之譜。或有早至十三歲。遲至十六歲者。大抵因身體之強弱而異。此乃正當之行期。昔人謂此爲專指居住温帶者而言。若寒帶熱帶。因氣候之關係。必有不同。或疑寒帶之人必較遲。熱帶之人必較早。據最近歐西醫家之調查。知前此之論調不甚確實。

經水斷絕之時期。平均自初來時經過三十年之譜。卽在四十五歲時則經期斷絕。間有早在四十歲以內而經水已止。遲至五十歲以上而經水仍來者。其所以有早遲之別。實緣境遇有苦樂。體質有強弱之故。有謂早期經停及晚期經停。皆爲病症發現之表示。其實有無病症。當以生活居住及全體動作上辨別之。苟無其他疾苦。乃生理秉賦之異常。不能便謂之病也。

月經病特效藥之二

經漏神效丸

（說明）昔賢以爲經漏病症。因肝熱太甚。疎泄無度所致。或以爲縱慾太過。血室受傷所致。迨試用清熱固澀諸法。不能見效。則束手無策。鄙人經多次實地試驗。知此症必用增加子宮組織之劑。而後經漏方可獲愈。

月經將閉之現象。大抵先爲排泄持續之時期減短。間歇延長。所下經水非常之少。如是半年或一二年。卽行完全停止。

古醫以女子七七任脉虛。故形壞而無子。此指輸卵管與卵巢萎縮而言。子宮無卵子之刺戟。則積血與分泌液自少。此經水所以斷絕之原理也。至太衝脉衰少。乃老人性之血管變厚。血液循環遲緩。週身組織、皆呈萎縮之現狀。子宮何獨不然。古醫以爲任脉虛太衝脉衰少之結果。便成天癸竭、經水絕。地道不通之老境。與現代之生理學旨意相孚。或以衝作卵巢。誤矣。衝爲血海。主週身之血液。卵巢之功用。何足當之。

第七節　月經與內分泌之關係

體內有一種無管之腺體。其細胞分泌含有化學質之液體。名內分泌液。內分泌於人體生活。非常重要。設分泌之液體成分稍有變化。則體中必起絕大變動。於生理病理。皆有關係。故近代醫家之研究。對此皆特別注重。惟其種類甚多。茲取其與月經有關係者。略述於下。

（一）卵巢　卵巢之功用與形狀。一二節內、已經言明。茲所列者。證明其爲內分泌器耳。除去卵巢之人。生殖器外形。必日見萎縮。月經停止。慾性消失。生育之機能缺乏。其與月經之關係如此。所分泌液。一爲卵子。卽胚胎之基礎。一爲卵巢黃體。卽月經之成分。

（二）大腦垂體　大腦垂體之前葉與生殖腺在宮能上有最密切之關係。能促成生殖

（功用）本品之作用係在衝任之脈。使其運行失職者扶助之。血絡受傷者塡補之。在子宮內發揮特別之功能。克收根本療治之效果。專治月經太多。過期不退。時時漏下。淋漓不斷。產後子宮不收。血崩血漏等症。

（服法）每日服三次。輕症每次服一粒。重症每次服二粒。

（價目）每瓶二十五粒。實售大洋一元五角。外埠函購。寄費加一。

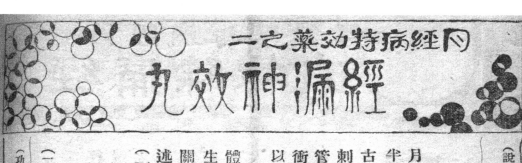

立止氣痛丸

舒肝化鬱

（註明）婦女精神易於鬱結。常覺氣悶不舒。脇肋作痛。性情變易。常作躁急。或嘔吐食少。頭痛帶下等症。前賢於此。謂爲木鬱化火。木旺尅土等說。宜用疎肝扶脾補腎諸法。鄙人研究此等症狀。知其屬於精神之變化。前人所用舒肝扶脾補腎諸法。實不可廢。尤必參以治精神方面。通神靈異之品。則收效更捷。

器之早熟。而大腦垂體之後葉。能催促乳腺之分泌。增加乳細胞之興奮。故大腦垂體前葉之製劑。可促卵巢之分泌。大腦垂體後葉之製劑。可作催生催乳之用

（三）甲狀腺　婦女行經時甲狀腺必增大此爲普通現狀以甲狀腺之分泌液有制止月經過多之功能使將甲狀腺以手術除去之必有經來過多之慮治以甲狀腺膏便能有效又凡患經閉症者甲狀腺多腫大在懷孕時期尤爲顯著因其分泌液停滯之故

（四）腎上腺　卵巢萎縮之人腎上腺必多肥大此爲一種代償性之作用又妊娠時期腎上腺內外質（卽皮質髓質）之組織皆變肥厚行經時亦然以其官能增加之故

（五）松果體　松果體在腦腔之內爲腺體之一昔時以松果體分泌液太多者能妨礙生殖器之成熟近代醫家謂松果體之製劑能使生殖器之發育較早似與前說相左刻下尙未能確定

（六）胎盤　胎盤亦爲一種內分泌器其製劑能增加子宮之組織歐西醫家已証明其有確實偉大之效果中醫用胎盤亦爲補子宮之專劑惜製不得法故功力較遜

第八節　月經與全體生理之關係

月經之來潮古人視爲局部之問題其實與全體生理皆有重大之關係茲分別言之

（一）乳腺　月經初潮乳房增大妊娠期內乳房肥大而乳頭呈黑色四月以後且有乳

（功用）凡精神失常。因境遇之刺戟。而起鬱悶煩躁、怔忡善怒、肝胃氣痛、等症。服此立效。因本方重用通神靈異之品。專疎解精神之鬱結。行氣止痛。尤有特效。故又兼治經來腹痛。經行卽痛。經期不調。及帶下等症。孕婦服之。能安胎氣。因母之氣順。兒胎自安。血崩症服之。能使血行歸經。而崩自止。

（服法）每日服三次。每次服二粒。

（價目）每瓶三十粒。售大洋二元五角。外埠函購。寄費加一。

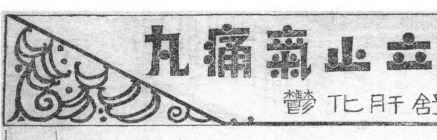

醫神

精製通乳粉

（說明）乳爲小兒天然食品。以母乳最爲合宜。蓋能隨小兒年齡增長成分之需要而變其性質。惟婦女氣血。易於不足。故乳汁缺少者多。市人用牛乳或乳娘等代替之。但牛乳中含雜質。乳娘體質恐有不潔。鄙人研究此種原理。取中藥參耆歸朮二冬麥精山藥等。佐以通利乳腺之品。製成精細粉末。救濟一切乳少之患。

（服法）每日服三次。每次服一錢。糖開水和服。乳少甚者。每日可服五次。忌飲濃茶。

（價目）每瓶大洋二元。外埠函購。寄費加一。

（功用）用多數補藥。以科學方法精製之。使增加乳液之功效。超過通草鯽魚穿山甲王不留行諸方。不啻在百倍以上。或疑產後瘀血未盡。服補劑必致留邪爲害。不知參耆等藥之原質。對於瘀血痰濁諸症。誠不可妄服。本品係注重在通利乳腺之劑。使補氣養血諸藥。完全增加乳汁。決不助邪。功效準確。用敢保證。

汁。至年老經絕之時。則乳房萎縮。

（二）皮膚　月經期中皮膚有發現赤色之疹於胸腹股膝等部者。多屬血熱壅遏使然。

（三）眼鼻　月經來時或有眼紅赤腫。或有鼻乾而燥。其原因亦如上條所述。有代償性之月經而爲口鼻出血者。此乃生理之異常。宜鎮逆導濁之劑治之。

（四）消化系　月經來時。致消化系發生障礙者如嘔吐、噁心、胃痛、氣脹、便秘、泄瀉、味覺喪失、惡嫌肉食等類。其原因爲月經之分泌排泄。致妨礙腸胃之功用。又有因個人之特殊體質。足誘起此種病症。經來即發者。因經來之時。體中缺乏抵抗力之故。

（五）呼吸系　月經來時聲帶略顯生理上之改變。以歌唱爲業者頗有妨礙。平素有肺病或咯血者。當經來之時。必加重。又凡感冒咳嗽鼻塞等症。遇經來之時必增劇。因生殖腺當新陳代謝排泄之際。致肺部之組織衰弱故也。

（六）血液　前人以爲每月所排泄之經水爲完全血液。故認月經與血液有重大之關係。不知月經之原質、爲卵巢黃體與黏膜之分泌液。及子宮黏膜內血管破裂之血液、三者混合而成。與血液之關係甚小。至卵巢萎縮、經水不行之萎黃病。（屬腎虛）膠質太多凝結力增加之血栓病。（屬血熱）血管太薄易於出血之血友病。（屬肝虛）前人皆以爲與月經有關。但據病理而研究之。則知當分別論治。

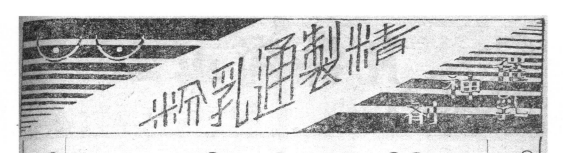

人體解剖一夕談（續）

王人龍

（三）皮膚之解剖

包裹於身體之外面者。曰皮膚。亦可稱爲觸覺器。與皮膚相連。而包裹於體中諸腔內面者。曰黏膜。皮膚有表皮眞皮辨別。表皮爲強韌角質之膜。位於體之最外層。無血管及神經之分布。故刺之不痛。又不出血。其厚薄則從身體之部分而異。如手掌、足蹠等處。最爲堅厚。而含有色素。色素者。表皮之內部。常含有色之質。以顯皮膚固有之色者也。眞皮柔軟而厚。多神經與血管。故刺之出血。且覺疼痛。其與表皮所接之處。常爲乳頭之突起•含有汗腺及皮脂腺。又生毛髮及爪甲。皮膚之外面。有無數之小孔。通於細管。此細管深入於其皮中。蟠曲如毬狀。謂之汗線。其細管名之曰汗管。皮線脂類似汗腺。上端開口於表面。端下深藏於眞皮。其最多之處。在顏面與頭部。毛髮生自眞皮。其根曰毛根。藏毛根之處曰毛囊。爪甲亦生自眞皮。在指趾之末端。

（四）消化器之解剖

始於口腔終於肛門之長管並附屬於其間諸腺器。總稱曰消化器。（消化管之分部及其構造）消化管分爲五部。卽口腔。咽頭。食道。胃腸。是也。

口腔在顏面之下部。爲不齊之腔洞。其內面以黏膜包裹之。有口蓋齒牙舌附焉。口蓋分前後二部。在口蓋前部者。以其堅硬。故曰硬口蓋。在後部者。以其柔軟。故曰軟口蓋。後端之突起者。曰懸壅垂。齒牙位於上顎骨之下面。及下顎骨之上面。嵌入於顎骨中者。曰齒齦。圍繞於齒齦者。曰齒頸。露出於齒齦之上者。曰齒冠。齒牙之主部。稍堅硬於骨。名之曰象牙質。覆於象牙質之外面。色白而光澤。在齒冠部而堅硬者。名之曰琺瑯質。其質頗似於骨。亦覆於象牙質之外面。在齒齦部者。名之曰白堊質。其內部又有小腔。藏血管與神經。入之齒數。幼時爲二十枚。名曰乳齒。成長時爲三十二枚。名曰永久齒。永久齒者。代乳齒而生。永不脫落者也。舌由運動自在之筋肉所成。其上面多乳頭。舌及口蓋又可稱味覺器。

咽頭爲連續於口腔狹小之腔洞。而內面被以黏膜。上通兩鼻腔。其上部之兩側。通於耳氣管。下部之前方。通於喉頭口。下部之後方。連於食道。又當喉頭之前方。有匙形突起者。曰合厭軟骨

食道爲連續於咽頭之長管。自頸部而過胸腔。貫通橫隔膜。而達於胃。內面則以粘膜被覆之。

胃在橫隔膜之下。從左橫右。形如囊狀。其左端之上口。連於食道者。曰賁門。右端之下口。連接小腸者。曰幽門。其周圍有括約筋以司開閉。

腸爲迂曲之長管。占腹腔之大部。其上部細長。下部粗短。故上部曰小腸。下部曰大腸。小腸占全腸五分之四。其上端連接於胃。下端通於大腸。生有瓣膜。是曰盲腸瓣。大腸占全腸五分之一。上端連接小腸。下端直至肛門。肛門有強固之括約筋。以圍繞之。

（消化腺之種類及其構造）消化腺者。爲唾腺。胃腺。腸腺。膵臟。及肝臟是也。各因其部分之細管。以通於消化管者。

唾腺爲複葡萄狀腺。其排泄管通於口腔。能化分鹼性黏滑透明之液。

胃腺在賁門之端。爲分化胃液之管狀腺。幽門亦有管狀腺在其端。

腸腺有兩種。一爲管狀腺。散布於小腸及大腸之全黏膜。而分化腸液。一爲葡萄狀腺。散布於十指腸之上部。

膵臟爲長複葡萄狀腺。其右端卽頭部。在十二指腸之彎曲內。左端卽尾部。狹小而達於脾。其排泄管開口於十二指腸內。能化分鹼性黏稠之膵液。

肝臟爲體中最大之腺體。在橫隔膜之直下。腹帶之右側上部。其色暗赤。上面爲凸形。下面爲凹形。下面之右部。有綠色囊體。謂之

膽囊。其排泄管。亦開口於十二指腸內。膽囊之形。似歐洲之梨。中藏膽汁。係肝臟所分化。爲中性或鹼性之透明液也。

小柴胡湯韻讀詳解（續）

鄒趾痕

本篇爲四川鄒趾痕老先生研究傷寒之結晶。發揮小柴胡湯之功用。將經文中。所有關於小柴胡之主治。完全列入。詳細解釋。閱者觀此。可以知古醫學之精義。可以知鄒先生對於傷寒上指造之精深。（編者）

（太陽篇九十七節韻讀）　小柴八兩夏半升。打棗三薑草芩參。斗二煮六汁煑三。寒五六風巨復臨。太陽不能從胸出。往來寒熱開闔沉。胸脇苦滿涉樞部。不欲飲食胃不禁。默默心神不外達。神機內鬱心煩侵。喜嘔喜得舒逆氣。或脇痞鞕腹痛深。或胸煩不嘔或欬。或尿不利悸於心。或渴或否身微熱。皆由陽樞棄責任。柴香根白感一陽。夏辛圓白一陰強。同啓二氣達中土。參草薑棗補中央。芩外肌皮內空腐。軀形邪熱藉清涼。中氣橫達四旁解。運樞却病力莫當。邪雖未干有形臟。干動臟氣勿徬徨。干何臟氣見何證。七或證內細參詳。胸煩不嘔熱上乘。夏燥參補去毋忘。蔞實一枚應加煮。導胸煩熱降遐荒。渴由陽明燥熱氣。夏助火土去不邊。加蔞根四啓陰液。參四兩半胃液洋。腹痛土寒去黃芩。芍三導心入土藏。脇下痞鞕陰棗補。蠣四鹹軟生陽翔。小便不利心下悸。芩寒腎泛少陰妨。芩寒除去加苓四。伏苓助土制水狂。不渴外有微熱者。太陽心神外發揚。加桂三兩煖心血。覆取微汗參毋嘗。欬則太陰肺不利。生薑參棗屏遠方。五味半升棄春氣。經從肝腎達肺鄉。乾薑二兩煖寒金。散肺之逆有特長。太陽逆於五運土。病涉三陰柴湯良。

詳解　首句小柴二字。指小柴胡湯言。而柴字又指柴胡言。蓋謂本方柴胡。依漢衡法八兩。半夏。依漢量法半升。幾凡言衡量皆準此。打棗者十二枚棗也。俗以十二爲打。故以紀棗數。三薑草芩參者。謂生薑甘草黃芩人參各三兩也。斗二煮六汁煑三者。謂煮法以水一斗二升。煮取六升。去滓留汁。以六升汁納火上。再煮至三升。分三次服之也。寒五六風巨復臨者。寒謂傷寒。風謂中風。巨太陽也。猶言無論傷寒中風。而至五六日。六日六氣已周。七日便是太陽復臨之期。此期乃太陽之氣。合心主之神。從胸而出。運行於周身皮表之期。今雖未至七日。而證見往來寒熱者。蓋緣太陽之氣。不能合心主之神。從胸而出之顯著也。太陽主開。開則發熱。有出表之意。陽明主闔。闔則惡寒。有內陷之勢。今正當不能出表。尚未內陷之際。而作此往來寒熱之病情也。所以作此病情者。因太陽與陽明之開闔不利故也。爲甚麼開闔不利。因胸脇苦滿。阻其出入之路故也。胸乃太陽出入之部。脇爲少陽所主之樞。開闔不利。因於樞轉窒碍。故曰胸脅苦滿涉樞部也。不欲飲食胃不禁者。上焦出胃上口。上焦開發。宣五穀味。今因胸脅苦滿。而胃上口。不納水穀。故不欲飲食也。默默者靜默不欲聞問外事。神機內鬱故也。心煩者邪熱迫心也。喜嘔者因胸脇之痞滿。頗覺其苦。嘔則痞滿少解故喜也。以下七或字。乃太陽之邪。內干五臟之氣。而見諸證也。或脇下痞鞕者。脇下爲季脇。乃厥陰之分部。痞鞕則太陽之邪。內干肝氣也。或腹中痛者。腹乃太陰之分部。腹中痛則太陽之邪。內干於太陰之脾氣也。或胸中煩而不嘔者。胸乃手少陰之分部。煩而不嘔。則邪內干於心主之氣分矣。或欬者。太陽寒水之氣。內干於手太陰之肺氣矣。或心下悸小便不利者。太陽之邪。內干於手足少陰腎心之氣也。或渴者。邪犯陽明之燥氣也。不渴身有微熱者。不渴則無胃熱之証。而裏氣清瀞也。身微熱乃太陽愈主之神。欲達表而未能。故鬱蒸於身而微熱。爲欲愈之候也。此七或證。乃太陽之氣。逆於太陰所主之地中。而見五臟氣分之證。但見一證便是。非必悉具。總之皆由少陽之樞內逆而不能外旋之故。皆宜小柴胡湯轉旋樞機。從中土而達太陽之氣於皮毛之外。（未完）

傷寒今釋（續）

陸淵雷

麻黃爲發汗藥。元以前無異說。自王好古以麻黃爲手太陰肺之劑。李時珍遂以麻黃爲肺經專藥。以麻黃湯爲發散肺經火鬱之藥。時醫乃無不謂麻黃肺藥矣。李氏之說雖辨。然據以立論者。乃在肺合皮毛。肺主衛氣二語。肺合皮毛之實際。已如上述。衛氣是體溫。旣非呼吸之氣。自於肺臟無與。則肺主衛氣之說。乃根本誤錯。所以致誤之故。則因不知喘之由於無汗也。學者得吾說而存之。則類於李氏之一切謬說。可以不攻自破。丁氏化學實驗新本草引日人西尾重之說。謂麻黃發汗。除瞳孔散大。短時間之視力疲勞外。別無他種不快之副作用。勝於「柳酸納」「匹羅卡浦」等西藥。又引三浦博士之說。以麻黃煎劑冷服。頗得利尿之效。而始終不見發汗云。按依兩日人之試驗。知麻黃溫服則發汗。冷服則利尿。古方皆用以發汗。故皆溫服而溫覆取汗。麻黃若又能利尿。則其功用。實爲增加排泄分泌。汗與尿皆由排泄分泌而來。溫暖則分泌於汗腺而爲汗。寒冷則分泌於腎臟而爲尿。與其謂麻黃發汗。無甯謂麻黃利分泌。

麻黃湯以麻黃利分泌。而溫覆以取汗。以桂枝暢血運。使熱血達於表層。而熱從汗泄。以杏仁順氣而定喘。甘草則調和諸藥而已。麻桂爲方中主藥。故知方意爲發汗退熱。從藥方以測病情。益足以證傷寒是散溫機能失職。迴想寒邪傷榮榮強衛弱諸說。眞如聾肓評古。然欲釐理中醫學。使合科學軌道。必須參合生理病理証狀藥方。四面膠合。方可自出新理。翻駁前人。若執一二近似之事。穿鑿附會。則議論愈多。是非愈晦。可以誇衆取寵。不可以指導學者也。杏仁與麻黃同用之故。釋在金匱痰飲篇。

柯氏云。此方治風寒在表。頭痛項強。發熱。身痛腰痛。骨節煩疼。惡風惡寒。無汗。胸滿而喘。其脈浮緊浮數者。此爲開表逐邪發汗之峻劑也。又云。予治冷風哮。與風寒濕三氣成痺等證。用此輒效。非傷寒一證可拘也。

太陽與陽明合病。喘而胸滿者。不可下。宜麻黃湯。

胸滿是裏證。以其見胸滿。故謂之陽明。以其兼見陽明。故謂之合病。陽明有下法、僅見胸滿則不可下。且喘而胸滿。正因體溫不得從皮膚放散。壅於肺部所致。以麻黃湯發汗散熱。則喘與胸滿自除。

太陽病。十日以去。脈浮細而嗜臥者。外已解也。設胸滿脅痛者。與小柴胡湯。脈但浮者。與麻黃湯。

十日以去。猶言十日以上。以已古字通。玉函千金翼並作已。上篇云。表解而不了了者。十二日愈。彼雖舉風家。其實太陽病皆如此。脈浮乃病勢向外之象。脈細則血中液少也。液何以少。因汗出而疏洩也。何以知其汗出。傷寒汗不出。則外不得解。今云外已解。故知其汗出也。嗜臥乃病後體力未復。疲倦故也。十日以去。是太陽欲愈之期。又已汗出熱退。則太陽外證已解。雖脈浮細而嗜臥。不須服藥矣。若見胸滿脅痛之少陽證。則知浮細是少陽脈。十日以去又是少陽時期。故與小柴胡湯治其少陽。若脈不細而但浮。且無汗而熱不退。則爲日雖多。太陽未解。故與麻黃湯。

程應旄云。脈浮細而嗜臥者。較之少陰爲病之嗜臥。脈浮則別之。較之陽明中風之嗜臥。脈細又別之。金鑑云。論中脈浮細。太陽少陽脈也。脈弦細。少陽脈也。脈沈細。少陰脈也。脈浮細。身熱嗜臥者。陽也。脈沈細。身無熱嗜臥者。陰也。脈緩細。身和嗜臥者。已解也。是皆不可不察也。

小柴胡湯方

柴胡半斤　黃芩　人參　甘草炙　生薑各三兩切　大棗十二枚擘　半夏半斤洗

右七味。以水一斗二升。煮取六升。去滓。再煎取三升。溫服一升。日三服。

方解詳後文百條。彼證候具。且有加減法。

太陽中風。脈浮緊。發熱惡寒。身疼痛。不汗出而煩躁者。大青龍湯主之。若脈微弱。汗出惡風者。不可服之。服之則厥逆，筋惕肉瞤。此爲逆也。

外臺祕要第二卷。引古今錄驗大青龍。方後注云。張仲景傷寒論云。中風見傷寒脈者可服之。朱肱南陽活人書云。蓋發熱惡風煩躁手足溫。爲中風候。脈浮緊爲傷寒脈。是中風見寒脈也。按成無已等本此立說。又見下條有傷寒脈浮緩之文。乃謂傷寒見風脈。中風見寒脈者。服大青龍湯。然有汗無汗。爲中風傷寒之鑑別法。今既不汗出。何得謂之中風。且發熱惡寒身疼痛而不汗出。明明傷寒之候。煩躁亦非中風之候。是活人書之說竟不可從。大青龍之用竟無標準也。柯韻伯云。仲景憑脈辨證。只審虛實。故不論中風傷寒。脈之緩緊。但於指下有力者爲實。脈弱無力者爲虛。不汗出而煩躁者爲實。汗出多而煩躁者爲虛。證在太陽而煩躁者爲實。證在少陰而煩躁者爲虛。實者可服大青龍。虛者便不可服。大青龍湯爲風寒在表而兼熱中者設。不是爲有表無裏而設。故中風無汗煩躁者可用。傷寒而無汗煩躁者亦可用。蓋風寒本是一氣。故湯劑可以互投。論中有中風傷寒互稱者。如大青龍是也。有中風傷寒兼提者。如小柴胡是也。仲景但細辨脈證而施治。何嘗拘拘於中風傷寒之別其名乎。案柯氏以表寒裏熱。其病屬實者。爲用大青龍之標準。斯得之矣。然於脈緊脈緩之外。平沾出有力無力。不免自生枝節。且無汗之病何以名爲中風。亦無確實見解。是仍不能澈底也。丹波元簡云。中風二字。諸家紛紜。無有的據細證，故姑置之闕疑之例而可已。案置中風二字於闕疑。則大青龍證之病理。可得而言已。

脈浮緊。發熱惡寒。身疼痛。不汗出。與麻黃湯證悉同。是爲散溫機能退減。煩躁由於裏熱。裏熱爲造溫機能亢盛。造溫機能亢盛於內。散溫機能退減于外。則病視傷寒中風尤重。麻黃桂枝二方。皆不能治。故主之以大青龍。大青龍卽麻黃湯倍麻黃。加石膏薑棗。倍麻黃所以治散溫機能之退減。加石膏所以治造溫機能之亢盛。加薑棗者。恐其熱盛傷津。益脾以保津液也。造溫機能亢盛是陽明。兼太陽者是合病併病。今不云合病而云太陽者。以其惡寒甚。且病勢須從表解也。用石膏不用知母者。以其不汗不渴。且法當解表之病。不宜知母之苦降也。若脈微弱。汗出惡風者。是體溫不足之虛寒病。當用桂枝加附子湯。誤服大青龍。則體溫大傷。必致四肢厥逆。筋惕肉瞤。是治之逆也。筋惕肉瞤是失于煦濡之故。經云。陽氣者。柔則養筋。血氣盛則充膚熱血也。

不汗出。從事實上言。卽是無汗　從文義上言。當與無汗有別。傷寒述義引山田正珍云。不汗出。言雖服麻黃而不汗出。與無汗有別。山田之說。未知其有當經義否。然嘗與大青龍之病。若與麻黃湯。必不能得汗。鐵樵先生治一嬰兒。六小時中連進麻黃三劑。不得汗。甚異之。旣而其脈大。忽悟傷寒論有傷寒三日陽明脈大之文。陽明當從涼解。乃加葛根再進。半小時卽遍身得汗。語在藥盦醫案中。由是言之。同是汗劑。若配合之副藥不適當。仍不能得汗。故中藥之妙。在於配合。不在於性味。中醫之治療。在於方。不在於藥。西人動輒言特效藥。宜其治療無進步也。

大青龍湯方

贈送再版百病醫方大全通告

百病醫方大全。分門別類。切於實用。前印二千部。專贈本報訂戶。茲因存書已罄。而函訂者。仍復紛至。本館爲謀普及醫學。酬答閱者起見。特將本書大加革新。再版一千部。凡介紹訂閱本報全年一份者。除仍舊隨報奉贈訂報人一部外。介紹人亦得享受優待利益。另贈本書一部。以資酬謝。

每部原價二元。優待期內。凡訂閱本報全年者及介紹訂閱本報者。一律各贈一部。不取分文。（書由掛號寄奉。郵費並不外加）。優待時期。陽歷八月底止

再版百病醫方大全　四大特色

內容宏富　本編分八十餘類。集三千餘方。不問內外疑難雜症。莫不探原下藥。詳載無遺。家置一編。洵爲醫方寶庫。治病之良師也。

編製新穎　本編用最新方式編定。每一病症。分病原病狀診斷治法處方等。極爲明瞭。且均屬經驗良方。閱者披覽。一若有問必答。其校對精詳尤其餘事。凡研究醫學講求衛生者。此書不可不備。

編選精粹　本書所輯方案。經海內名醫選訂。無方不備。奏效如神。早已有目共賞。此次再板。精益求精。重加選訂。尤爲精美。誠屬近代醫科中傑作。

綱目明晰　本編雖爲巨册。但分門別類。朗若列眉。不論何病。均可按綱尋目。隨手檢查。每案既無魯魚之弊。檢方尤免需時之煩。

上海衛生報館發行部啓

中醫楊志一著

吐血與肺癆

現已出版

每册實價大洋兩角
外埠函購寄費加一
郵票代現十足通用

楊志一先生。學識經驗兩臻豐富。近除主編幸福報及執行醫務外。并專心撰述「吐血與肺癆」一書。以應社會之需要。內容關於吐血與肺癆之關係。及其證象、診斷、原因、預防、治療、休養、食養，諸項。均有精切實用之論列。末附入遺精不藥療法，吐血急救法。肺癆特效藥。傳尸特效方。尤爲可貴。誠病家之保障。醫家之範本也。存書無多。欲購從速。

發行所　上海三馬路雲南路口　幸福報館

痔瘡之特效藥

痔瘡靈藥

痔瘡一症患者極多故諺有十男九痔之說北地患者尤過於南方余乃博覽古方研探新知製就此藥以貽親友之患此者效果如神惟此藥成本過巨不能過於應供乃設代售處於滬初製兩百瓶不旬日已告罄函售面購者紛至踏來不得不重製以應病者特延藥劑師多人配藥務求道地製藥務求精詳製須及時煉須合度方能直達病源得袪病務盡之效歷時一年始克製就既無藥商砒礬刲製之流弊尤無醫者手術之痛苦此藥專治內痔外痔清肝火理濕熱止痛生肌藥性王道絕無流弊洵靈藥也輕者兩瓶重者倍之（用此藥可立覺清涼舒適卽是藥性直達病源之徵一宿卽見功效）

每瓶大洋一元二角　不折不扣　延壽氏啓

總代售處上海四馬路中華書局對面西中和里壽仁公司

第一卷　第七十八號

HYGIENIC WEEKLY

衛生報

主編
丁濟萬
趙公尚

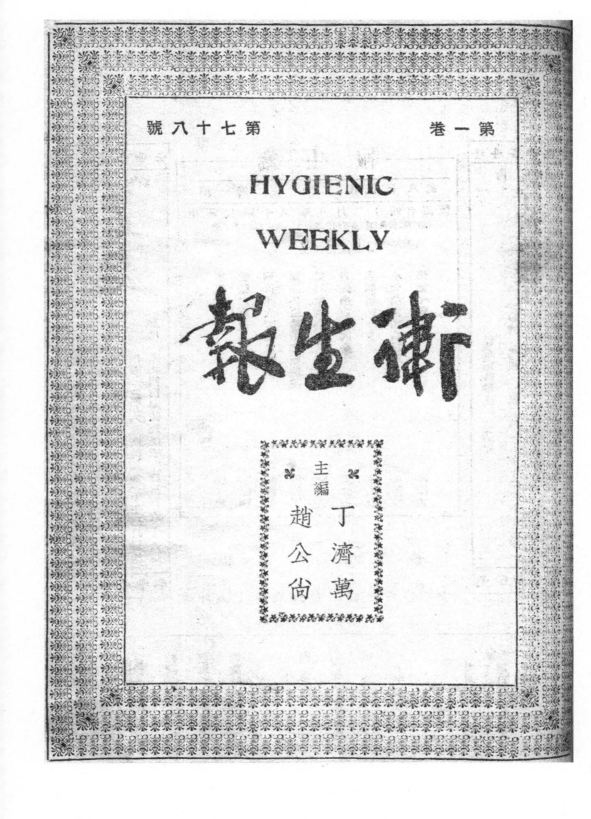

內外科及喉科
劉佐同醫士
精理一切內外症及咽喉危險病症用中國古法
參合最新科學手術毫無痛苦功效確實
診例
門診 壹元二角(上午八時至下午三時)
出診 三元六角路遠遞加(下午三時以後)
診所
老北門內福佑路潘家弄口三百六十六號

衛生報

第一卷 第七十八號
中華民國十八年八月二十四日出版
發行所(上海浙江路五馬路口清和坊對過)

本期要目

本報每逢星期六出版一冊
全年五十期連郵費二圓四角(國外加半)

內外科
丁濟萬醫士
精理四時雜感一切病症
診例
門診 一元二角(上午十時至下午三時)
出診 八元八角路遠遞加(下午三時以後)
診所
英界白克路人和里十八號

內科時逸人
精理秋溫溼溫伏暑
瘧疾痢疾癆損咳嗽
氣喘吐血喉痧等症
診例
門診 一元二角
(下午一時至五時)
出診 四元四角
(下午五時以後)
診所
英界浙江路五馬路口清和坊對過
本報發行所內

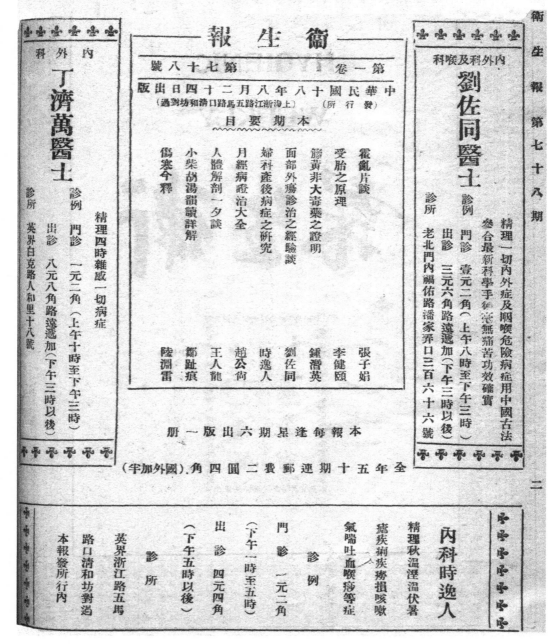

霍亂片談

張子娟

(一)導言　霍亂病。爲夏秋間一種流行時症。其來也極速。罹之恆有不及延醫而頃刻斃命者。實爲人類生命最大之勁敵也。我國衛生行政。對於防疫政策。尙未完善。故霍亂之爲患。遍國之內。無歲無之。而每當此病流行之際。人多委爲天災。對於起病之源。則多不加意研究。未病既不知預防。既病亦無妥善之方以爲挽救。故各地之以霍亂病症而喪身者。每年不可勝計。今者各大城鎮之慈善家。多有創設時疫醫院。採用泰西注射之法。以利病家。既施防疫針以爲預防之用。復有鹽水注射以供救急之需。法至善也。然從實際所見。注射之法。未可統治一切霍亂病症。且注射鹽水救急之後。似尙須加以調理。方能全愈。否則恐未必盡收轉危爲安之功。予故不揣譾陋。本其所得。草成是篇。以爲社會衛生之一助云。

(二)原因　中醫謂此病由於邪氣入於腸胃。與正氣相搏。以致邪正交爭。清濁混淆。揮霍悶亂。故名之爲霍亂。所謂邪氣者。指受暑、受濕、寒熱夾雜、挾食積滯、過食生冷、或霉腐之物、之類。西醫則謂由於霍亂細菌之傳染所致。

(三)病狀　霍亂病初起。心中悶亂。氣鬱不舒。或四肢痲軟。其欲吐不吐。欲瀉不瀉。腹痛如絞。俗名絞腸痧者。卽乾霍亂也。此症如至神昏不語。汗出欲厥者。多屬危險。其上吐下泄。交作不止。甚至手指螺紋癟陷。人事不省。俗名癟螺痧者。卽濕霍亂也。此症如至體內水分泄盡。下部頭足拘攣。面削眼陷。口內奇渴。或肢體厥冷。脈伏聲啞者。多至不治。其他尙有一種假症。僅有洩瀉而不霍亂者。則因多食生冷。胃運不健所致。辨症者不可一例治之也。

(四)治方

(甲)乾霍亂　外用刺痧法。及刮痧法。或以臥龍丹吹鼻。或以鹽塡臍中。以艾絨灸之。或以肉桂末納臍孔。上置薑片。再以艾絨灸之。均有奇效。內服先以鹽湯探吐。再服痧藥水。或飛龍奪命丹。蘇合香丸。八寶紅靈丹。至寶丹等。宜隨症斟酌用之。

(乙)濕霍亂　以西醫之鹽水注射補充水分。爲唯一救急之要法。如用針刺痧。不徒無濟於病。且當此危急之時。反有泄氣之虞。既經注射鹽水以救臨時之急。尤須卽進內服方藥以善其後。因此症經過大吐大瀉。腸胃必大受損傷。元氣津液。亦必因之耗散。宜以大劑理中湯。或獨參湯。復脈湯。六和湯。黃連解毒湯。蠶矢湯。六味地黃湯。及藿香正氣散等。隨症施治。不可泥也。

(五)預防法

1. 每年夏初。注射防疫針二三次。以防傳染。
2. 夏時微感不適。卽速購藿香正氣丸。或六合定中丸服之。以作預防。
3. 清潔飲料。勿喝未沸之水。
4. 勿食隔宿或腐壞之物。少進冷瓜水菓。及油膩等難消化之品。
5. 注意食品之貯藏及保存。凡蒼蠅叮過之物。不宜入口。
6. 除去汚穢。捕滅蒼蠅。住宅各處。切宜保守清潔。並常洒防疫藥水。
7. 早睡早起。常沐浴。勤換衣。日不赤膊。夜蓋單被。弗貪涼露宿。勿在烈日下工作。

受胎之原理

李健頤

人胎卽精蟲與卵珠相合成、女子之卵、月生一次、隨月經溢出於子宮、需待精蟲而後受胎、男子之精、與女子之卵、所生不同、其精之生、是由血精所成、日生日積、藏於睪丸、交媾之時、受摸搓之力、發生電氣、刺戟睪丸、迫壓擠出於外、女陰戶之內、(卽子宮)、當經淨之後、羣卵集聚於宮口、互相突起、以待精蟲吸入、精蟲攙入卵核之後、精蟲之尾、卽消失於外、是爲男性前核、漸漸移近於女性前核、名曰胚胎、由胚胎再起變化、過一月之間、其變化乃異、月更月異、至十月滿足、五臟六腑、皆處完備、其胞膜即破裂、胎兒隨之而產出矣、此只論卵與精吻合、爲受胎之原因、至欲明受胎之詳細情形、及胎兒發育之層次、當再研究胎產學專書、庶得瞭然胸中矣、

籐黃非大毒藥之證明

鍾潛英

閱本報第七十四期。諸葛岐君之籐黃治愈走馬牙疳一則。闡發籐黃功用。至詳且盡。誠道人所未道。足爲藥學史中闢一新紀元也。而鄙人又有一實事。可爲諸葛君之一證。民十五年。余執教姚西湖隄。有雜貨舖十人戚某。每夜置熱水瓶於床頭。醒則取飲。如是以爲常。固不生問題也。詎料某夜。不知被誰何惡作劇。將籐黃潛置熱水瓶中。戚某醒時。照常取飲數杯。黑夜固不辨水之色變。睡夢初醒。亦不防水之味走。及黎明又飲。則水混黃。傾瓶視之。固赫然籐黃也。戚某大懼。家人咸爲之惴惴。急足詢解救之方。余書菉豆衣生甘艸。囑即煎服。當時余亦深爲戚君憂。恐二藥力薄。不足解大毒也。而戚君不過中心惶惶。懼大禍之將至。起居飲食。固安然無恙。歷久而其毒不發。余疑信參半。豈菉豆衣生甘艸。其解毒之功。有如是哉。今觀諸葛岐君之說。始知籐黃原非大毒之品。今人畏如蛇蝎。轉致功用不彰。戚君之事。可爲諸葛君證明。故特表而出之。俾世之患走馬牙疳者。不致疑而不用也。

面部外瘍診治之經驗談

劉佐同

（二）顴疔

（形狀部位）生在顴骨之間。屬足陽明胃經。不論左右。初起粟米。黃色小皰。次如赤豆。頂凹堅硬。按似疔頭。

（見　證）麻癢疼痛。初起或有寒熱。或無寒熱。便結。甚則心煩泛嘔等症。

（原　因）是皮肉病。由於過食炙煿藥酒以致胃經積火成毒。循經絡而上升。血凝毒滯。

（治　法）

內服方
- 初期……五味消毒飲……蟾酥丸
- 中期……黃連消毒飲……麥靈丹
- 末期……四物湯加減

外治法
- 初期……猪胆膏
- 中期……大紅膏
- 末期……太乙膏……九一丹

備急方……琥珀蜡礬丸……野菊花葉汁……芭蕉根汁

（三）面發毒

（形狀部位）生在面上頰車骨間。初生一個。漸發數枚。形如赤豆。色紅焮痛。堅硬似疔。時流黃水。

（見　證）輕則或有寒熱。或無寒熱。脉象洪數。重則唇焦。口渴。便燥。

（原　因）由於風熱客於陽明。循經上攻。發於皮肉之間。

（治　法）

內服方
- 初期……荆防敗毒散……重加涼膈散
- 末期……竹葉石膏湯……六一散

外服法
- 紅腫者……黃連膏
- 不腫者……解毒丹

（四）面遊風

（形狀部位）生於面上。初發面目浮腫。肌膚乾燥。時起白屑。

（見　證）初起痒如蟲行。繼則抓破。或流黃水。或流血水。痛楚難堪。

（原　因）是皮膚病。由于平素血燥。過食辛辣厚味以致胃熱上蒸而成。內分二種。流黃水者屬濕熱。流血水者屬風燥。

（治　法）

內服方
- 痒甚流黃水者……消風散
- 痛甚流血水者……黃連消毒飲

外治法
- 流黃水者……黛鵝黃散五成二味敗毒散一成
- 流血水者……摩風膏

（五）痄腮（一名䰄發又名頷腮瘡）

（形狀部位）生在兩腮肌肉不着骨之處。漫腫無頭。

（見　證）初起焮痛。寒熱往來。甚則口渴便閉。

（原　因）是皮裏肉外病。無論左右。總發端於陽明胃熱也。若紅腫焮熱者屬胃經風熱。倘平腫色淡不鮮者屬胃經濕熱。

（治　法）

內服方
- 初期……柴胡葛根湯……便閉口渴加凉膈散
- 中期……托裏消毒散
- 末形……四物湯加減

外治法
- 初期……色紅者金黃散……金箍散
- 　　　　色淡者乾蟾散……冲和膏
- 中期……冲和膏……金箍散
- 末期……陽和膏……九黃丹……海浮散

（六）頰瘍

（形狀部位）生於耳後頰車骨間。始發如粟。色紅漸大如榴。

（原　因）由陽明經積熱而生。是皮肉病。

（治法大意）初起宜犀角升麻湯清解之。若失治或過敷寒藥。致肌冷毒滯難消難潰者。宜升陽散火湯發之。將潰宜托裏消毒散。膿熟針之。倘膿出膿厚者。瘡口易斂易愈。膿出稀稀因而成管。久生多骨或牙關緊閉經年纏綿不愈者。內服附桂八味丸。外用豆豉餅加艾灸之。外蓋陽和膏。瘡內插七仙條。

內服方
- 初期……犀角升麻湯
- 中期……升陽散火湯……托裏消毒散
- 末期……毒散去皂角刺……桂附八味丸

外治法
- 初期……硇砂膏……十將丹……平安散
- 中期……冲和膏……金箍散……陽和膏
- 末期……陽和膏……九黃丹……七仙條……灸法

婦科產後病症之研究（續）

時逸人

（編者按）陳自明之學說已成現代通行之官方藥。夫人皆知之。惟因風冷而惡露不行者。用五積散。未免泛而不切。余意宜用蘄艾荊芥炭炮姜桃仁歸尾紅花等味。若惡露不下。而虛煩發熱。便以當歸補血投之。眞是籠統立言。毫無分別。煩而著名爲虛者。其必有心悸怔忡。頭眩口渴之見證。其爲孤陽上冒無疑。當歸黃芪。可艸率從事乎。或問如是者。竟無寒症耶亦非也。發熱之際以惡寒與不惡寒爲斷。非在未發熱之初。問其惡寒與不惡寒也。惟以當發熱之際。喜着衣被。與不喜着衣被。便可得其寒症熱症之大概。仲景所謂身大熱。而反欲得近衣者。此熱在皮膚寒在骨髓也。其寒其熱。於以證明。民七之冬。歲在戊午。儀邑之鄉婦蘇氏。產後十餘日。惡露不下。心煩口渴。夜不成寐。目紅面赤。唇焦舌燥。壯熱灼手。不欲着衣。脈在六至以上。絃而細數。熱勢如此其急。前醫尙以保元。八珍。當歸補血。生化等湯。以爲和陽攝陰之劑。或以六味八味。沾沾於壯水之主。益火之源。滋膩雜投。適足爲病樹幟。余深知前方之誤力主用青蒿、鱉甲、知母、丹皮、花粉、小生地、元參、赤芍、滑石、丹參、益母艸、等投劑獲效。數服而安。此以熱而不欲着衣。故知其爲熱也。又圩地張氏婦產後五日。因妄行交合而惡露不行。少腹作脹。小便通利。寒熱大作。頭眩昏暈。延醫用四物湯加發散之劑。遂關熱勢昏狂。讝語煩亂。苦絳口渴等證。更醫謂熱入血室。用小柴胡湯。服後病勢轉甚。余診其熱勢甚壯。時或如狂。少腹拒按。小便自利。因思此乃傷寒下焦蓄血症。處方以桃仁承氣湯。一劑而安。設明知其敗精瘀血。而用失笑虎杖等方。和緩處之。必致曠日持久。非治產後病之良法也。於此可見惡露不行。其方非一。又壬戌之春。余室人初產後。因身體太弱。服補劑而惡露不行。骨蒸身熱。白帶甚多。醫者以育陰退熱爲事。余以其身大熱而不喜去衣。引被蒙首。決爲虛陽外浮之象。乃以生化湯加減治之。用當歸、川芎、桃仁、紅花、桂枝、炙艸、炮姜炭、赤白芍、蘄艾葉、益母艸等。一劑而熱退。再劑而瘀行帶止。無徵不信。故略述設身處置之經歷。而作產後惡露不行之贅言。

又按達生篇載生化湯用當歸、川芎、炙艸、桃仁、炮姜、陳酒等。注重辛溫回陽溫運法。若陰虛火旺之體質。大非所宜。王孟英與鞠通輩。竭力攻之誠是也。石芾南氏。另訂新生化湯。用益母艸、丹參、童便、當歸、益元散、桃仁、藕汁等。於活血行血藥中。加益元散童便之清熱利小便。藕汁之清熱生津液。不可謂非石氏之巧思神悟。惟皆用以治產後瘀血停滯之病。無故而服之。斯不可也。達生篇勸人產後宜多服生化湯。眞庸人自擾矣。但以余之所驗。以產後病症。陽虛不運者。實居多數。如脘悶。嘔噁。肢涼自汗。身熱惡寒。瘀行不暢等症。用舊生化湯。加化痰順氣藥品。大有殊功。非石氏新訂之方所能及。惟熱甚煩燥。不欲近衣。瘀熱內浩之見證。宜以新生化湯治之。非舊方所可攀侔也。西醫以產後爲子宮血管破裂。宜用麥角腎上腺等收斂之劑。中藥代用。以阿膠最佳云云。衡以中醫治產後症。專以行瘀爲事。洵爲極端相反。惟彼用手術。將瘀血洗滌淨盡。投收斂劑。尙無大礙。中國產科惟恃天然之作用。無手術之可言。瘀血停滯於子宮者實居多數。故中醫治產後變生諸症。用行瘀劑。殊爲合拍。若盲從西說。以收斂劑嘗試從事。則害不旋踵矣。所當戒之。

附方

(四神散) 菊花一錢五分 當歸二錢 旋覆花一錢 荊芥穗一錢 葱白三寸 茶葉一錢 同煎

按陳氏用此方治瘀行腹痛。實屬不切。

(奪命散) 沒藥二錢 血竭一錢 研末分二次糖調下

(無極丸) 生大黃一斤切作四份 一份童便食鹽製 一份醇酒製再與巴豆同炒微焦去豆 一份紅花製 一份當歸淡醋製

◎惡露不絕

(原因) 有瘀血不盡。停留腹內。以致延久不止者。有衝任脉虛。血不收攝。宛如平時漏血。淋漓不斷者。二證虛實不同。治法各異。

(治法) 但視其血色。或深紫。或淺淡。或腥臭。或穢濁。辨其爲瘀爲虛。而用攻補之法。切不可輕用固澀。使敗血凝聚。變爲癥瘕。反致終身之患。

通絡逐瘀湯

光桃仁一錢半 澤蘭一錢半 生山查二錢 茺蔚子二錢

藥名文虎

（孫克忠）

下列謎面六則每則打一藥名

（一）羅衫一寸是天成
（二）淡粧何必買胭脂
（三）此是童年遊釣處
（四）嶺上梅花冒雪開
（五）天涯冷落是初臨
（六）子身無祟影爲陪

同經病特効藥之一

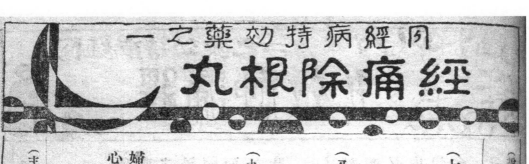

經痛除根丸

（說明）痛經一症。古醫學說。多謂其瘀血停滯使然。市醫根據此理。浪投攻破重劑。誅伐無辜。反致有害。鄙人悉心研究。知經痛之原因。爲衝任帶脈之障碍。必使血室機能恢復。分泌照常。則疼痛之現狀自止。

（七）循環系　婦女之心臟及血管比男子較小而弱。且其血管舒縮之感應。特易受情緒之影響。甚至能令子宮出血。當經水行時。最易發現心悸、怔忡、頭暈眼跳。甚則心部疼痛、潮熱盜汗、呼吸短促、自覺鬱悶等症。於經行淨後。則逐漸消除。中醫所謂木旺侮土、水不涵木、肝陽上亢云云。其實因子宮排泄多種液體。致循環系發生變化而已

（八）神經系　經來之時。其感覺敏銳、情緒易動、性情乖戾、無故反復、自治力較弱而易於鬱悶、及才能與機敏較遜。者因經來之際。神經反射力妨害故也。故凡干法或自殺之趨向。多於經期中實行之。又有因精神受非常之震盪。易起暫時的經閉。月經與神經系之關係。於此可知矣。

（九）泌尿器　生殖系與附近器官之關係。當以泌尿器爲首要。在懷孕時易發現之因。孕婦之子宮擴張壓迫膀胱。可使小便頻數。若子宮基底向後屈者。則子宮頸壓迫膀胱頸。致礙及排泄之作用。而致小便困難。其於輸尿管之關係亦然。至於經水行時。則無甚變化。

第九節　經中之變化

婦女當經來之時。起居如常者固多。而發生變化者亦不少。質言之。有生理上之變化。有心理上之變化。茲分別言之。

一　生理上之變化

（主治）專治行經時一切障碍。而於經痛一症。尤有特效。無論其爲經前痛經後痛、喜按拒按。皆可統治斷根。蓋此藥根據科學之精製。能使衝任帶脈所發生之障碍。完全解除。旣能除痛又能補身。且無攻破之害。

（服法）每日服三次。每次服四至六丸。自月經未來之五六日前服至月經淨後爲止。

（價目）每瓶一百粒。實售大洋壹元五角。外埠函購。寄費加一。

月經病特効藥之二

經漏神效丸

（說明）昔賢以爲經漏病症。因肝熱太甚。疏泄無度所致。或以爲縱慾太過。血室受傷所致。迨試用淸熱固澀諸法。不能見效。則束手無策。鄙人經多次實地試驗。知此症必用增加子宮組織之劑。而後經漏方可獲愈。

經水既來之時以及未來之前。自覺腰腹墜重、或作牽痛、常欲小便、精神困倦、懶於動作。或有頭痛、眩暈、身熱等症者。皆表示其子宮充滿經水將作排泄之候也。以子宮鏡檢查之。得見經前期之子宮內膜。中部之腺擴張。其上皮皺起上皮細胞腫脹、而實行分泌黏液。間質細胞加大。色淡而腫脹。含有水腫性滲液。行經期之子宮內膜。表面上皮已脫落各腺之分泌物已排盡而塌陷。間質細胞仍有輕微之水腫經期後之子宮內膜。粘膜之表面上皮開始復生諸腺雖仍有擴張之形。惟不久卽平復血管皺縮比平常略小。所有滲於管外之血液。漸被吸收。暫時現褐色之小點。此生理上變化之大概也。又經水未盡之時。易於慾性亢進。苟誤犯房勞。必致釀生疾病不可不戒。

二　心理上之變化

人當幼時。其飲食居處。皆無男女之別。然至六七歲時。雖同屬天眞爛漫。而女性必有一種幽靜之氣概、忽而思想忽而懊惱。迨至行經時期。則心理上之變化至大。其態度、其思想最敏銳而顯著。間有發生劇烈之旨趣。悠然神往。如醉如痴。此乃青春腺發動之徵兆。又中年婦女當經來之先一二日。體中之血壓脉搏溫度。均超過平常二倍以上。因子宮內血液及黏液壅積故也。因其壅積。血液運行失常。故精神方面。時而興奮時而憂鬱。思想銳。常作忿怒。最易釀生頭暈、怔忡、嘔吐、脇痛、經來疼痛等症。歐西醫家謂婦人犯法、多在經來之時。良有以也。故經水來時生理上之變化。宜調攝之。而心理上變化。尤當注

（服法）每日服三次。輕症每次服一粒。重症每次服二粒。

8

（價目）每瓶二十五粒。實售大洋一元五角。外埠函購。寄費加一。

（功用）本品之作用係在衝任之脈。使其運行失職者扶助之。血絡受傷者塡補之。在子宮內發揮特別之功能。克收根本療治之效果。專治月經太多。過期不退。時時漏下。淋漓不斷。產後子宮不收。血崩血漏等症。

立止痛藥丸

舒肝化鬱

（註明）婦女精神易於鬱結。常覺氣悶不舒。脇肋作痛。性情變易。常作躁急。或嘔吐食少。頭痛帶下等症。前賢於此。謂爲木鬱化火。木旺尅土等說。宜用疎肝扶脾補腎諸法。鄙人研究此等症狀。知其屬於精神之變化。前人所用舒肝扶脾補腎諸法。實不可廢、尤必參以治精神方面。通神靈巽之品。則收效更捷。

（服法）每日服三次。每次服二粒。

（價目）每瓶三十粒。售大洋二元五角。外埠函購。寄費加一。

（功用）凡精神失常。因境遇之刺戟。而起鬱悶煩躁、怔忡善怒、肝胃氣痛、等症。服此立效。因本方重用通神靈巽之品。專疎解精神之鬱結。行氣止痛。尤有特效。故又兼治經來腹痛。經行頭痛。經期不調。及帶下等症。孕婦服之。能安胎氣。因母之氣順。兒胎自安。血崩症服之。能使血行歸經。而崩自止。

意休養。不可使精神受環境之戟刺也。

第十節　經中之迷信

經水之排泄。每屆四週一次。此其常也。惟其中含有卵巢黃體及黏膜分泌之鹹性液。故臭氣特甚。注重洗滌。自能清潔。前此東西各國。每以經水爲有毒之物。女子當來潮之候。亦自信已身爲不潔之身。凡祀神建築製造修合藥料等事。皆忌之。以防穢氣之衝觸也。甚或謂經來婦人之穢氣。五穀草木、逢之卽凋。鐵觸之則銹。犬嗅之則顚。蜂感之則斃。種種謬說。不勝枚舉。現代人類。智育進化。早已糾正其謬妄。革除其迷信。反觀吾國。尚有迷信舊說者。故言之以爲世戒。

第十一節　經期之衞生

經水排泄之際。欲求心身之強健者。必須注重於衞生。其道有二。曰精神上之衞生。曰身體上之衞生。室女於行經時期。尤爲重要。茲分別言之。

（一）室女初期行經時之衞生　室女初期行經。往往不知原因。深自駭異。爲母若姑者。宜預爲告其原委。並及其處置之方法。無使臨時恐怖疑慮。致發生神經衰弱之病症。又處置手續。宜略爲練習。不可聽其散溢。致汚他處

（二）行經時精神上之衞生　勿誦讀傷氣。勿思慮傷神。求其精神之安慰。宜摒除悲傷憤怒之戟刺。

（三）行經時身體上之衞生　久坐久行。皆在禁例。登高負重。亦屬非宜。家庭瑣務。不可

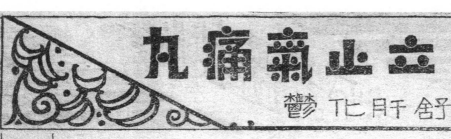

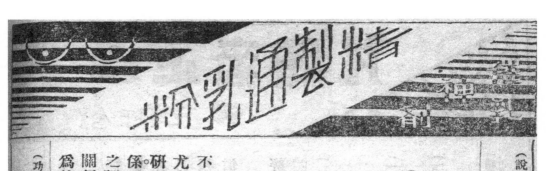

精製通乳粉

（說明）乳爲小兒天然食品。以母乳最爲合宜。蓋能隨小兒年齡增長成分之需要而變其性質。惟婦女氣血。易於不足。故乳汁缺少者多。市人用牛乳或乳娘等代替之。但牛乳中含雜質。乳娘體質恐有不潔。鄙人研究此種原理。取中藥參耆歸朮二冬麥精山藥等。佐以通利乳腺之品。製成精細粉末。救濟一切乳少之患。

（服法）每日服三次。每次服一大茶匙。冷開水調成糊狀。糖開水和服。乳少甚者。每日可服五次。忌飲濃茶。

（價目）每瓶大洋二元。外埠函購。寄費加一。

（功用）用多數補藥。以科學方法精製之。使增加乳液之功效。超過通草鯽魚穿山甲王不留行諸方。不啻在百倍以上。或疑產後於血未盡。服補劑必致留邪爲害。不知參耆等藥之原質。對於瘀血痰濁諸症。識不可妄服。本品係注重在通利乳腺之劑。使補氣養血諸藥。完全增加乳汁。決不助邪。功效準確。用敢保證。

過勞。飲食眠睡尤須注意酸冷之物。切勿沾唇房勞之事更不可犯。

（附記）婦女每次經水將盡之際。慾念頓熾苟不知禁而誤犯之。男子易患下疳淋濁等症。婦女易患子宮炎經漏白帶等症。市人以爲花柳病之現証不知誤犯經水未盡之婦女有以致之者。酸冷之物爲行經時所切忌。婦女嗜之者多苟誤食之。必成經痛經停諸症。蓋婦女病症多半因經而起。故行經時之衞生實爲首要。又經期所用之綳帶最宜清潔。因行經之際。子宮內黏膜血管破裂。新生組織瘢痕縱橫。最易宜侵入細菌而釀成病症。鄉婦無知以破爛之壞布作吸收經水之用。其不發生淋帶等症者幾希。有力者宜用曾經消毒之布製成中窾入藥水棉花時時換之。中下之家多用布製上舖棉紙或草紙。尤宜常換常洗。必使汚垢不積。方合衞生之道。

第十二節　結論

不知生理病理。則診斷處方、形同虛設。此中醫之所以見絀也。鄙也不敏。努力建設之途。尤必根據生理病理基礎之學說立論。婦女病症。既以月經爲主體。則月經之來源所當研究。知子宮卵巢之解剖及生理。方足以知其形迹及功用。將月經之生理與衞任之關係。以及其性質分量詳細而攷察之。方足以成立月經正確之學說。無含溷之詞。無虛造之語。化神祕玄渺之醫學。而納於科學正軌之中。次攷証月經與內分泌及全體生理之關係。知調經治療之方法。不當專重局部之症狀。必參究全體生活之常態。而內分泌尤爲首要。知內分泌之重要。則月經之眞理得矣。

人體解剖一夕談（續）

王人龍

（五）　循環器之解剖

循環器者。形似管狀。輸送血液於身體諸部。及輸出諸部之老廢物者也。其主動器曰心臟。從心臟輸出血液之器。曰動脈管。輸入血液之器。曰靜脈管。兩管相連之處。爲微細之毛狀器。曰毛細管。

心臟在左胸腔之下。橫膈膜之上。介於肺臟之間。狀似圓錐。其尖端向前左下方。其廣端卽基底。向後右上方。於左乳房之下。有鼓動之部分。卽心臟之尖端也。心臟由筋纖膜而成。其內腔可分爲左右兩半部。不能爲直接之交通。而此兩半部。更分爲上下之二部。得以互相交通。其左右之兩上部曰房。兩下部曰室。房則連於靜脈管。室則連於動脈管。惟房室之間。介有瓣膜。以防血流之逆行。瓣膜分三種。在右房右室之間。從三膜片而成者。曰三尖瓣。在左房左室之間。由二膜片而成者。曰二尖瓣。又曰僧帽瓣。在室與動脈管之間。自半月形之膜片而成者。曰半月瓣。

動脈管有全身及肺之差異。全身動脈。其最大者。曰大動脈幹。從強有彈力之膜壁所成。出於左心室。從心臟受清潔之血液。輸送於身體之諸部、肺動脈者。出於右心室。受不潔之血液。從心臟而輸送於肺臟者也。

靜脈管。亦有全身及肺之差別。靜脈管之膜壁。較動脈薄弱。彈力亦劣。且有許多之瓣膜。其入於右心房者。有上大靜脈幹。及下大靜脈幹。而體之上下部。賴以輸不潔血液於心臟者也。肺靜脈者。從肺臟輸送清潔血液。入於左心房者。

毛細管者爲極微之脈管。膜壁極薄。常連合爲網形。

血液由無色鹼性之液體。與微細之小體而成。此液體曰血漿。小體曰血球。血之鮮紅色者。其血液中富於養氣。血之暗紫色者。以血液中富於炭氣故也。

（六）　呼吸器之解剖

人[illegible]否則不能生活。其作用之[illegible]。曰呼吸器。其營此作用之部分。卽鼻腔、咽頭、喉頭、氣管、及肺臟是也。

鼻腔在口腔之上方。爲不齊之腔洞。前方開口於外。上端則通於淚管。而後端通於咽頭。咽頭已詳於消化器內。而喉頭則爲許多可動性之軟骨構成。形如短管。在舌骨之下。恰當咽頭與氣管之間其頂上有會厭軟骨。而爲其蓋。並有發聲音之帶附屬之。氣管從一種軟骨連續而成。下部分爲二枝。入左右肺中而細分之。此分枝曰氣管技。肺臟者。爲富於彈力之海綿質。其形如囊。有左右二枝。包藏心臟。充塡胸廓之全腔。而右肺爲三葉。左肺爲二葉也。呼吸最有關係之切要筋肉。爲肋間筋及橫隔膜。

肋間筋。卽肋骨間之筋肉。有內外二層。內肋間筋。從斜行於後下方之筋纖維而成。外肋間筋。從斜行於前下方之筋纖維而成。

橫隔膜。卽橫於胸腔與腹腔間之筋膜也。

（七）　泌尿器之解剖

泌尿器者。能令體中之不用物。而排泄於體外。屬於此器之部。爲腎臟、輸尿管、膀胱、及尿道、是也。

腎臟在上部腰椎之左右兩側。形如扁平之蠶豆。其色褐赤。而其凹部。則向於腰椎。爲平滑之硬質。腎臟之凹部陷沒處。曰腎門。爲血管及輸尿管出入之所。而動脈管之入腎者。曰腎動脈管。是從大動脈幹下行枝分出者。從腎所出之靜脈。曰腎靜脈。連接於大靜脈幹。而輸尿管之上端。形如漏斗者。曰腎盂。

輸尿管。左右各一。爲上連腎臟下接膀胱之管。膀胱爲一強韌之囊。有三口。兩口通輸尿管。一口通尿道。其近接尿道之處。有括約筋圍繞之。

從腎臟。分化之液體。透明而臭。是曰尿。尿道者。爲尿排泄所經過之道路也。

小柴胡湯韻讀詳解（續）

鄒趾痕

柴胡氣味苦平。其根白色。嫩弱可食。其氣馨香而上升。稟太陰少陽之氣。而上出於太陽之藥也。半夏氣味辛平。形圓色白。生於五月。稟夏至一陰之氣。本草謂主治傷寒寒熱心下堅。胸脹。蓋稟一陰之氣。而達於半表半裏之藥也。柴胡和半夏。啓一陰一陽之氣。達於中土。用人參甘草生薑大棗。滋補中焦之氣。而橫達於四旁。黃芩苦寒中空。能清腸胃之熱。外象肌皮。能解肌表之熱。佐柴胡轉動陽樞。使從胸脇而入。干犯臟氣之邪。仍從胸脇而出。此所以爲運樞却病之神方也。然七或證。雖非病臟之有形。當及此邪犯氣分時。査其犯何氣分。卽用本方依法加減。因勢而驅出之。或胸中煩而不嘔者。煩乃火熱上乘。故去半夏之辛燥。不嘔則中胃不虛。無庸人參之助胃。加括蔞實導胸中之煩熱以下降。若渴者。乃陽明燥熱之氣。故去助火土之半夏。易啓陰液之蔞根。倍人參以滋胃中之津液。或腹中痛者。太陰土氣虛寒。故去黃芩之寒涼。加芍藥以助心火之神。而益太陰之氣。若脇下痞鞕。乃厥陰肝木不舒。牡蠣鹹能軟堅。能啓厥陰之生陽。以解脇下之痞鞕。大棗補土而無解痞之用故去之。或心下悸小便不利者。腎臟陰寒之水。上逆於心陽之位。故加茯苓。伏心神助脾土而制伏其水邪。黃芩乃苦寒之品故去之。若不渴外有微熱者。太陽合心主之神以外浮。故加桂枝三兩。助心主之血液。而覆被取微似汗。只通太陽於毛竅。而不損乎津液。無陽明燥渴之證。故不須滋胃之人參。若欬者。太陰肺氣不利。加五味子稟春陽宣達之氣味。從肝腎而上達於肺。乾薑辛溫煖太陰之寒金。散肺氣之欬逆。人參大棗生薑。皆補中益胃之品。肺氣逆不宜補。故去之。明此七證之加減法。而後小柴胡湯之大用乃備。總之太陽之氣。因風寒之邪。逆於五運之地中。病涉三陰。皆小柴胡湯能力之所能及者也。夫三陰者。五臟之氣也。在於太陰所主之募原。募原者臟腑之膏膜。內有肌理。太陽之氣。逆於募原之中。循募原之肌理而行。病三陰而涉於臟氣。非病有形之五臟也。

（太陽篇九十八節韻讀）血弱氣盡腠理開。邪入與正搏成團。結於脇下默不食。休作往來時熱寒。藏府相連痛必下。邪高痛下使嘔干。服柴湯已渴屬明。以法治之自獲安。腠從正開邪入團。爭使寒熱往來雜。邪正離休爭則作。巨默明不欲食嗑。邪在巨明必下脾。胃脾相連腹痛匝。明紀不達故使嘔。柴轉樞使巨外踏。渴爲明燥闔於土。溉燥輸脾以法答。

詳解　腠開邪入。與正相當搏者。承上節而言。上節言傳邪之小柴胡證。此節言自受之小柴胡證。其自受之原因。其先本未受邪。乃因新用力。過於勞頓。以至于血弱氣盡。腠理大開。邪氣乘開而入。入則與三陽之正氣相搏。結于脇下。邪正之氣並逆。而少陽樞轉不利。上節往來寒熱。胸脅苦滿。默默不欲飲食。因脇樞痞塞。阻礙其開闔之作用。致使其心主之神。不得合太陽之氣以外出。胃氣亦乏消化之力。此節往來寒熱。默默不欲飲食。亦因脅樞痞塞。開闔阻礙之故。可知傳邪與自受。其義一也。上節往來寒熱。因胸脇並滿。故正邪分爭無休止時。此節往來寒熱。因止結脅下。故正邪分爭。休作有時也。巨默明不欲食嗑者。巨指太陽。明指陽明。夫默默者病在太陽。不欲飲食者病在陽明。陽明主胃府而居中土。太陰主脾土而亦居中土。此臟腑之相連也。三陽之氣逆于陽明之中土而不得外出。必下及於太陰所主之腹部而痛。故其痛必下。邪在太陽之高。痛在太陰之下。而陽明少陽之氣逆于中土不能外達。故使嘔也。小柴胡湯主之。適加減法。去黃芩加芍藥三兩。以轉少陽之樞機。從腹部達太陽之正氣於外。服柴胡湯已渴者。屬陽明。言服柴胡湯。而太陽之氣。從少陽之樞轉。既已外出。陽明燥熱之氣。闔於中土而未解。故使渴也。以法治之者。當査其爲燥渴者。則有飲水溉燥之法。其爲脾不輸津之渴者。則有轉輸脾土。水津四布之法。審其表裏虛實而治之也。

麻黃六兩去節　桂枝二兩去皮　甘艸二兩炙　杏仁四十枚去皮尖　生薑三兩切　大棗十枚擘　石膏如雞子大碎

右七味以水九升。先煮麻黃減二升。去上沫。內諸藥。煮取三升。去滓。溫服一升。取微似汗。汗出多者。溫粉撲之。一服汗者。停後服。若復服。汗多亡陽。遂（原注一作逆）虛。惡風煩躁不得眠也。

大棗十枚。玉函成本金匱千金俱作十二枚。石膏下。玉函千金翼外臺俱有綿裹字。

此是發汗清裏之劑。石膏不協知母。其意重在發汗。謂之大青龍者。取其能興雲降雨也。傷寒蘊要云。大青龍湯。治傷寒脈浮緊。頭痛身疼痛。惡寒發熱。不得汗出。煩躁擾亂不安者。以此汗之。

溫粉未知是何物。傷寒遮義引元和紀用經陽粉散。謂病當發汗而不止。不止則亡陽。當溫撲之。用麻黃藁本白芷米粉。末之。以粉止身汗。總病論引肘後辟溫粉方。川芎蒼朮白芷藁本零陵香。和米粉粉身。凡出汗太多。欲止汗。宜此法。活人書去零陵香。直爲溫粉方。載大青龍湯後。本事方三因方明理論等。皆以辟溫粉爲溫粉。吳氏醫方考有撲粉方。龍骨牡蠣糯米。各等分爲末。服發汗藥出汗過多者。以此粉撲之。案龍骨牡蠣糯米。試用有效。

惡風煩躁不得眠。得之汗多亡陽。自是表裏陽虛之故。汪琥傷寒辨注以爲邪熱未除非。

傷寒脈浮緩。身不疼但重。乍有輕時。無少陰症者。大青龍湯發之。

大青龍之主證。爲發熱惡寒不汗出煩躁。身疼由於汗不出熱不退。與麻黃證同理。然非必見之證。麻黃證亦不必有身不疼者。不但大青龍也。身雖不疼而重。且見發熱惡寒不汗出煩燥之證。是大青龍主證已具。然脈緩身重。疑於少陰之脈遲身重。故別之以乍有輕時。更別之以無少陰證。此乃臨床上精心辨察之法也。

吾常言仲景書文字簡奧。讀者當於無字處留意。然簡奧亦須有條理。無字處留意亦須有方法。否則簡奧之極。可以不著一字。無字處留意。可以不讀一書。豈非惝怳無憑之至乎。今當舉仲景之條理。學者卽知讀仲景書之方法矣。桂枝湯之主證爲發熱汗出惡風。仲景於第二條十三條十四條明言之。其後二十六條但言太陽病。四十四條四十六條但言外証未解脈浮弱。四十七條但言脈浮。五十五條五十六條但言時發熱自汗出。五十八條但言小便淸當須發汗。五十九條但言發汗復煩脈浮數。皆省文也。麻黃湯之主證爲發熱惡寒無汗。仲景於第三條三十七條明言之。其後三十八條言但合病喘而胸滿。三十九條但言脈但浮。五十三條但言脈浮病在表。五十四條但言脈浮而數。五十七條但言脈浮緊不發汗致衂。二百四十、條。但言陽明病脈浮無汗而喘。亦皆省文也。大青龍主證。視麻黃湯多一煩躁。於前條明言之。此條但言身重乍有輕時無少陰證。卽省去主證不言。與桂枝麻黃諸條同例。此之謂簡奧之條理。或疑省主證而詳副證。似乎輕重倒置。不知用一方。須具一方之主證。舉其方名。則主證自在言外。至於詳言副證。則爲辨析疑似之故。詳所當詳。省所可省也。明乎此。然後可以讀仲景書。前人不知此理。以謂病不過脈浮緩身重。遽與大青龍險峻之劑。未免不倫。於是徐靈胎疑之。程應旄張璐竟改爲小青龍。疑之固非是。投小青龍亦豈有一證相似哉。

傷寒表不解。心下有水氣。乾嘔。發熱而欬。或利。或噎。或小便不利。少腹滿。或喘者。小青龍湯主之。

小青龍湯爲重證發熱欬嗽之峻劑。其主證爲發熱惡寒無汗劇欬而喘。喘卽西醫書所謂呼吸困難。爲必見之證。鐵樵先生指出氣急鼻扇。云卽扁鵲心書之肺傷寒。可謂金鍼度與。然則經文之喘。不當列入或然證中。乾嘔却非必見證。玉函千金翼無此二字。此條經文當云。

傷寒表不解。心下有水氣。發熱而喘欬。或乾嘔或渴或利或噎或小便不利少腹滿者。小青龍湯主之。

壯熱劇欬氣急鼻扇之病●求之西醫書中。有大葉肺炎。枝氣管肺炎。枝氣管螺旋體病。急性枝氣管炎。滲出性胸膜炎等。證候皆相似。小青龍湯皆主之。此等病之異於尋常傷風欬嗽者。爲呼吸困難。病勢重篤。甚則鼻扇。初起皆惡寒戰慄。繼之以高熱。所謂傷寒表不解也。發炎之部。毛細血管充血。血中液體成分及固形成分。滲出於管外。名炎性滲出物。所謂心下有水氣也。炎部往往覺刺痛。欬時尤甚。其欬始則乾澀無痰。繼則有黏厚之鐵色痰。呼吸困難。不能平臥。所謂發熱而喘欬也。氣急之甚。血中養氣不足。則顏面爪下均發紫色。繼而浮腫。此時氣息坌湧。死期至矣。經文中或然諸證。隨證加藥治之。不須深究。噎卽膈噎。

小青龍湯方

麻黃去節　芍藥　細辛　乾薑　甘草炙　桂枝去皮各三兩　五味子半升　半夏半升洗

右八味。以水一斗。先煑麻黃。減二升。去上沫。內諸藥。煑取三升。去滓。溫服一升。若渴。去半夏。加栝蔞根三兩。若微利。去麻黃。加蕘花如一鷄子。熬令赤色。若噎者。去麻黃。加附子一枚。炮。若小便不利少腹滿者。去麻黃。加茯苓四兩。若喘。去麻黃。加杏仁半升。去皮尖。且蕘花不治利。麻黃主喘。今此語反之。疑非仲景意。

發熱惡寒無汗。故合麻桂二方以解表。去大棗者。以其性滯。不宜於水氣也。去生薑者。以有乾薑也。乾薑五味子細辛。專能鎮欬。細辛與五味。一開一闔。得相制之妙。半夏止乾嘔。除痰飲。本方爲初病寒實之劑。若病已化熱。可加石膏。日本醫學士野津猛男。問業於漢醫井上香彥。著漢法醫典。以小青龍麻杏甘石合劑。治肺炎枝氣管炎喘息百日欬等。其方卽小青龍湯加石膏杏仁蘇子桑皮。蓋因裏熱用石膏。因喘用杏仁蘇子桑皮也。喘既是小青龍必具證。則杏仁爲小青龍必用藥。此等當以意消息。不可拘執成方。若有虛寒證。則加附子。

柯氏云。兩青龍俱治有表裏證。皆用兩解法。大青龍是裏熱。小青龍是裏寒。故發表之藥相同。而治裏之藥則殊。案大青龍治無形之熱。小青龍治有形之寒。以西法言之。大青龍證是官能上疾患。無病竈可見。小青龍之外證。雖亦是官能疾患。然肺藏或胸膜有病竈可見。金匱以本方治溢飲。治欬逆停息不得臥。又加石膏。治肺脹欬而上氣。煩燥而喘。脈浮。心下有水氣。是皆有炎竈及炎性滲出物之病也。

加減法中。凡去麻黃者。或因水勢下注。不須發汗。或因病屬虛寒。不可發汗之故。要之。有汗者。不可發其陽者。麻黃皆所必去。若渴去半夏加括樓根者。樓根主消渴。半夏逐痰除水故也。乾嘔者仍須用半夏。微利去。麻黃加蕘花者，蕘花下十二水。蕩滌胸中留癖飲食。寒熱邪氣。利水道。以水勢下注而利。故去麻黃加蕘花以利水也。千金蕘花作芫花。二物功用相似。然皆峻利有毒。用者愼之。金鑑改爲茯苓四兩。亦可。若噎去麻黃加炮附者。虛寒不可發其陽。當以附子溫之也。且蕘花不治利二十字。當是王叔和語。大柴胡方後云。不加大黃。恐不爲大柴胡湯。本事方引叔和語。此段語氣。與彼相類。玉函外臺亦載此語。可知唐以前已有。林億等原注云。謹案小青龍湯。大要治水。又案本草。蕘花下十二水。若水去。利則止也。又案千金。形腫者應內麻黃。乃內杏仁者。以麻黃發其陽故也。以此證之。豈非仲景意也。

傷寒。心下有水氣。欬而微喘。發熱不渴。服湯已渴者。此寒去欲解也。小青龍湯主之。

贈送再版百病醫方大全通告

百病醫方大全。分門別類。切於實用。前印二千部。專贈本報訂戶。茲因存書已罄。而函訂者。仍復紛至。本館爲謀普及醫學。酬答閱者起見。特將本書大加革新。再版一千部。凡介紹訂閱本報全年一份者。除仍舊隨報奉贈訂報人一部外。介紹人亦得享受優待利益。另贈本書一部。以資酬謝。每部原價二元。優待期內。凡訂閱本報全年者及介紹訂閱本報者。一律各贈一部。不取分文。（書由掛號寄奉。郵費並不外加）。優待時期。陽歷八月底止

再版百病醫方大全　四大特色

內容宏富　本編分八十餘類。集三千餘方。不問內外疑難雜症。莫不探原下藥。詳載無遺。家置一編。洵爲醫方寶庫。治病之良師也。

編製新穎　本編用最新方式編定。每一病症。分病原病狀診斷治法處方等。極爲明瞭。且均屬經驗良方。閱者披覽。一若有問必答。其校對精詳尤其餘事。凡研究醫學講求衛生者。此書不可不備

編選精粹　本書所輯方案。經海內名醫選訂。無方不奏效如神。早已有目共賞。此次再板。精益求精。重加選訂。尤爲精美。誠屬近代醫科中傑作。

綱目明晰　本編雖爲巨册。但分門別類。朗若列眉。不論何病。均可按綱尋目。隨手檢查。每案既無魯魚之弊。檢方尤免需時之煩。

上海衛生報館發行部啓

中醫楊志一著

吐血與肺癆

現已出版

每册實價大洋兩角
外埠函購寄費加一
郵票代現十足通用

楊志一先生。學職經驗兩臻豐富。近除主編幸福報及執行醫務外。并專心撰述「吐血與肺癆」一書。以應社會之需要。內容關於吐血與肺癆之關係。及其證象、診斷、原因、預防、治療、休養。食養，諸項。均有精切實用之論列。末附入遺精不藥療法，吐血急救法。肺癆特效藥。傳尸特效方。尤爲可貴。誠病家之保障。醫家之範本也。存書無多。欲購從速。

發行所　上海三馬路雲南路口　幸福報館

內科專家程門雪醫士

精治傷寒溫病內傷雜症婦人經產小兒痙厥一切疑難雜症

診例　門診　一元二角

（上午十時至下午三時）

出診　五元六角路遠遞加

（下午三時以後）

診所　法界太平橋白爾路寶安坊一號

女科專家趙公尚醫士

專治　月經不調　超前落後　經期腹痛　赤白帶下

崩中漏下　月經閉止　子宮寒冷　久不生育　等症

診例　門診　二元二角（上午九時至下午三時）

出診　八元八角路遠遞加（下午三時以後）

診所　英界東新橋同春坊北首清和坊對過（卽浙江路五馬路口）

第一卷　第七十九號

HYGIENIC WEEKLY

衛生報

主編
丁濟萬
趙公尚

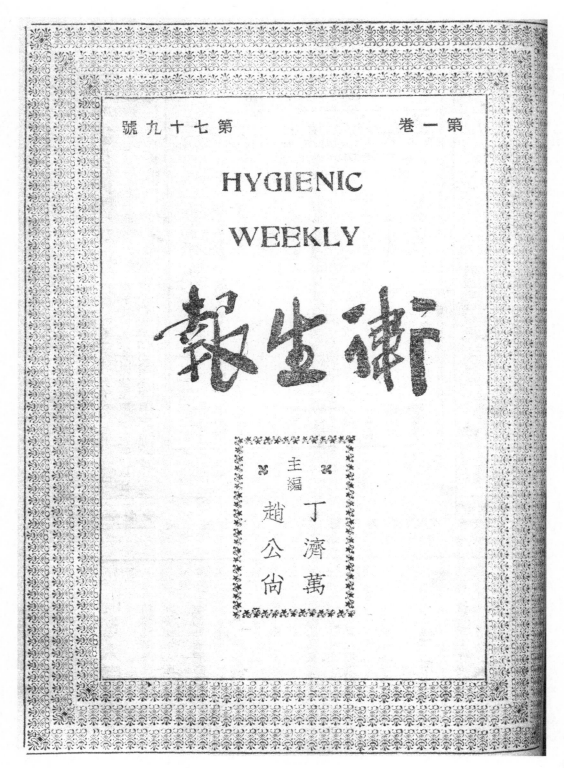

衛生報

第一卷 第七十九號

中華民國十八年八月三十一日出版

發行所（上海新江路五馬路口清和坊對過）

本期要目

本報每逢星期六出版一册

全年五十期連郵費二圓四角（國外加半）

內外科及喉科

劉佐同醫士

精理一切內外症及咽喉危險病症用中國古法
參合最新科學手術毫無痛苦功效確實

診例 門診 壹元二角（上午八時至下午三時）
出診 三元六角路遠遞加（下午三時以後）

診所 老北門內福佑路潘家弄口三百六十六號

內外科

丁濟萬醫士

精理四時雜感一切病症

診例 門診 一元二角（上午十時至下午三時）
出診 八元八角路遠遞加（下午三時以後）

診所 英界白克路人和里十八號

內科及幼科

時逸人醫士

精理秋溫溼溫伏暑
瘧疾痢疾癆損咳嗽
氣喘吐血喉痧等症

（診例）

門診 一元二角
（下午一時至五時）

出診 四元四角
（下午五時以後）

（診所）

英界浙江路五馬路口清和坊對過
本報發行所內

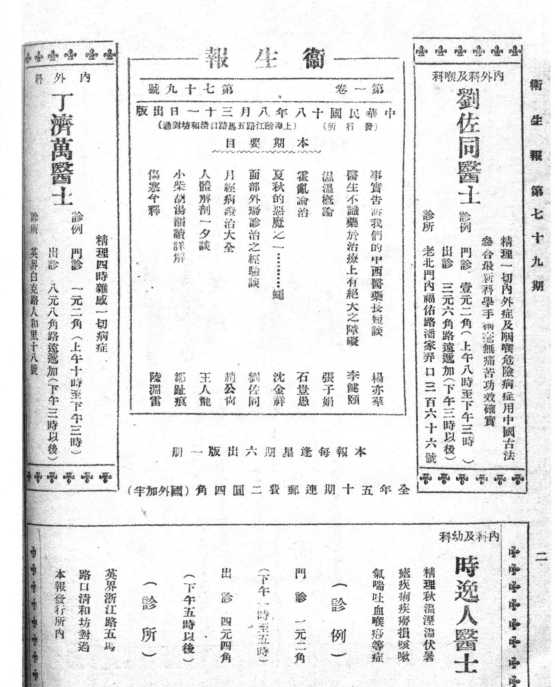

事實告訴我們的中西醫藥長短談　楊亦華

西醫治病的方法。每取單純直進。治其局部而遺其全體。不效的勿論。即有效的。往往愈其一部。而他部依然。若國醫。則統籌兼顧。一病愈而各病俱愈。比方傷寒為病。形寒發熱。頭痛。胸悶作噁。國醫治以溫散。兼以寬中止嘔。無不應手取效。而西醫則謂為發炎。有微菌作祟。除用消滅微菌的藥外。用冰。大涼特涼。致邪內陷而成不救者很多很多。又如發熱出痧。國醫用辛涼輕解。務求痧子透達。而西醫則叫做猩紅熱。用清血解毒之劑。致痧隱。而成不救者。亦復不少。然此猶可諉曰內科。非其所長。至於其所擅長之外科。宜乎百治而百驗了。而事實又未必盡然也。如鍾某之面疔。藉非科學最發達。機械最完備的德醫開刀。安得而走黃呢。藍某之腸癰。非素善解剖之西醫。截腸補綴。安得而殞命呢。其他我耳目所不及的，正不知有多少啦。西醫之所誇耀于人的。厥為解剖與注射。不知解剖之術。我國自秦漢以上。扁鵲已擅其能。後漢之世。華陀復精其術。剖腹刳背。接骨續筋。神妙無比。術雖不傳。要亦知解剖非西人新創的。且洋化諸君。亦知國醫針科之出神入化乎。無論何病。一針立愈。溫涼補瀉。各得其宜。繞指柔的金針。運用如百鍊之鋼鐵。針於血肉之中。不見絲毫血漬。而視解剖之不可靠者。相去眞不可以道里計也。至言注射。亦不過取效一時。言且入空氣之針。注射人體。生命立危。此為余所親見。可知注射非萬全的法子。不可以驕人的。或言西醫之生理學。較中醫為有系統。庸詎知生理學亦跳不出國醫的內經圈子。按內經所說。若者為臟。若者為腑。若者為經。若者為絡。表裏陰陽。有條不紊。與西醫生理學所說循環器。消化器。排洩器。生殖器。骨骼。神經。筋肉。並無異處。試舉例以證之。西醫生理學所說肺。腎。皮膚。尿管。大腸。為排洩器。若者排洩水。若者排泄炭酸氣。若者排洩廢料。而內經所說肺主氣。為水上源。通調水道。下輸膀胱。其合皮毛。與大腸相為表裏。兩兩比較。有什麼異處。又如西醫所說。胃為消化器。消化不良。宿食停滯。就影響全身。用藥消導之劑。以通為補。試以內經所說。胃為倉廩之官。五味出焉。又曰。胃為陽土宜降宜通。意義又有什麼異處。如此之類。殊途同歸。有何軒輊之可言。不過名目不同罷了。或又疑中藥不及西醫之靈驗。竊謂西藥大抵以中藥為原料。而靈驗亦未可一概論也。如烏路託之為當歸製成。阿特拉靈之為麻黃製成。是其明證。西藥中之靈驗的。亦有之。然總不若中藥靈驗之多。況國醫之青草藥。靈驗非常。亙非西藥所可及。嘗見人之拔牙的。西醫必用迷藥。然後用鉗力拔。國醫則用藥擦牙。或僅用膏藥貼於外面。一聲欬間。其牙已脫。又見被槍傷的。子彈未出。西醫亦用迷藥。剜瘡口肉。取出子彈。國醫則僅用青草藥拔出之。比較起來。那個盡善。明眼者自然曉得的。以上種種。非余對于西醫。故甚其辭。對於中醫。曲為迴護。乃根據事實。赤裸裸地說來的。不過國醫國藥既經昔賢發明於前。繼往開來。端賴吾人發輝於後。如有良法良藥。務要公開研究。精益求精。行見國醫國藥。普遍世界。豈止限於本國已哉。願我醫藥界同人。共同努力。開我國醫藥界的新紀元焉可。

醫生不識藥於治療上有絕大之障碍　李健頤

醫之治病。全恃乎藥。藥有地道性質之異。眞假之別。雖然。非其地道。用者有害。然猶次之。其最者，即假藥也。故為醫者。不可不先研究藥之眞假。倘能明白眞正。用得對症。無不靈效。否則。醫生開方。聽藥肆撮藥，藥肆存心不良。或以陳久腐敗者。或似偽藥混充者。比比皆是。然陳腐偽造之藥。爰能抵制病邪。邪既不除。留戀為害。甚至病危而死。病家不知死者是因偽藥所害。乃反疑忌醫生罵其藝術不眞。庸醫殺人。吁。醫生受此影響於名譽大有關係。鄙人歷練有年。深知世之眞方假藥。以誤死者。眞不知恆河沙數。觸目傷心。無不為之仰天嘆息也。顧世之醫生。多因不識藥之故。以是有其方而無其藥。所以不能達於最良之結果也。誠矣。醫生不識藥。於治療上有絕大之障碍。我們同道。亟與公開研究。先明識藥。則將來病者不致偽藥害命。醫生不受無辜之責。誠大有裨益於世矣。

濕溫概論

張子娟

（一）濕溫之病原

此病之成因。為濕與暑二者。故又有濕暑之稱。有先傷濕而後感暑者。有先感暑而後傷濕者。暑濕相搏。鬱而化火。故諸症悉起也。

（二）濕溫與地理之關係。

此病多見于南方。而北方甚少。蓋因北方地勢高爽。南方地勢卑濕耳。

（三）濕溫與氣候之關係

此病最盛於夏季。蓋是時空間之濕度既高。地下之濕氣又旺。交相蒸發。人感受之。而病作矣。

（四）濕溫受病之經分

太陰為濕土之臟。陽明為水穀之海。故此病多在脾胃二經。

（五）濕溫之病狀

此病初起。發熱發寒。或先惡寒而後不惡寒。或竟不惡寒而有汗。或無汗。身重多眠睡。周身痠痛。四肢無力。神志不清。舌苦黃厚。小便黃赤。胸滿不欲食。大便難。或間有下利者。

（六）濕溫之病理

此病外感風寒。故發寒發熱。或僅受暑氣。故但熱無寒。濕盛故身重。土困神昏多眠睡。濕由脾胃流于四肢或關節。加以外感之風寒。閉塞毛孔。故周身痠軟。或疼痛。脾主四肢。脾有病。故四肢無力。濕蘊心宮。故舌苦黃厚。蓋舌為心竅也。苦黃為土困之徵。濕熱下注。故小便黃赤。濕壅上脘。肺胃不降。故胸滿不欲食。濕滯不能化生津液。故大腸津枯。大便難。然濕性就下。故亦有下利。

（七）濕溫之治法

此病首宜發汗清熱。利濕開胸。以解其表。倘裏熱兼有宿食。非表裏雙解不可，若熱甚津液灼乾。致變口大渴舌燥裂之症。急宜進以滋肝[illegible]之藥。以救其陰。不可再進利濕之品。耗盡津液。[illegible]之不清。慮之失當。則誤人不淺矣

（八）濕溫之治方

（甲）惡寒發熱身重關節疼痛者。此濕在肌肉。不為汗解。宜滑石、大豆卷、茯苓皮、蒼朮皮、藿香葉、鮮荷葉、白通草、桔梗、等藥。不惡寒者去蒼朮皮。

（乙）惡寒無汗身重頭痛者。此濕在表分。宜藿香、香薷、羌活、蒼朮皮、薄荷、牛蒡子、芍藥、頭不痛者去羌活。若暑勝者。藿、朮、羌活，皆宜禁用。

（丙）初起發熱汗出胸痞口渴舌白者。此溼伏中焦。如藿梗蔻仁、杏仁、枳殼、鬱金、蒼朮、厚朴、草果、半夏、乾菖蒲、佩蘭葉、六一散、之屬。均可酌用。若舌根見黃色者。宜加瓜蔞、山查肉、萊菔子、之屬。

（丁）初起卽胸悶不知人昏亂大叫痛者。此暑濕阻閉中上二焦。宜草菓、梹榔、鮮菖蒲、薤白、六一散、酌用。

（戊）口渴胎黃起刺脈弦緩囊縮舌鞭譫語昏不知人兩手搐搦者。此津枯邪滯。宜鮮生地、蘆根、生首烏、鮮稻、之屬。若脈有力而大便不通者。可酌加大黃。

（已）壯熱煩渴舌焦紅或縮斑疹胸痞自利神昏痙厥者。此熱邪充斥表裏三焦。宜犀角、羚羊角、生地、玄參、銀花露、紫草、竹瀝、鮮菖蒲之屬。餘如紫雪神犀丹等。亦可酌用。

霍亂論治

石豈愚

霍亂一症。論治者或專主乎寒。或專主乎熱。或專主乎補。或專主乎瀉，豈知寒熱反對。補瀉懸殊。一經誤投。生命隨之。可不深為研究乎。余目擊心傷。不得不為剖折臚列以告諸同胞。夫吐瀉之云者。特指病之形證而言也。然形證雖同。而病原不一。何則。蓋或由於貪食瓜果冷物致令寒氣傷脾而然者。此飲食內傷之症也。治當消導調氣為主。[illegible]。或由胃氣空虛感受外邪而然者。此形[illegible]

中国近现代中医药期刊续编·第一辑

亂之症也。治當温中散寒爲主。用藿香正氣散。或不換金正氣散可也。或由暑熱傷脾火迫下注而然者。此協熱下利之症也。治當清脾解暑爲主。用五物香薷飲可也。或由熱蓄膀胱焦迫津液致水不歸經而然者。此膀胱伏熱之症也。治當利水清熱爲主。用四苓散可也。以上數者。皆夏秋常有之症也。若夫中氣素虛。起居不慎。致令寒邪中臟而然者。此直中三陰之例也。治急大加温熱以消陰翳而復亡陽。遲則不救。用大劑回陽。如四逆湯附子理中湯均可。或由天氣不調旱潦暴雨清濁混淆誤中癘氣而然者。此直中火毒之症也。一經染着。即揮霍撩亂。上吐下瀉。四肢厥逆。大渴引飲。甚則轉筋聲啞。藥不及治。遇此之症。則當大用苦寒。宜大劑白虎湯加黃連以清熱而止瀉。然亦有先用寒涼後用温補者。此乃火邪以退元氣受虧之候也。是以治病者須當審症施治。斷不可執定成見。總之病原雖多。而其要則寒熱二字足以盡之。寒熱不差。雖不中亦不遠矣。然要知寒熱在知醫者固不待言。而在素未知醫者。雖欲告之醫術亦難曉悟。惟以外候梗概可爲辨別。如火病者。必大渴引飲。且喜飲冷水。寒症者。惟有乾而無渴。縱有飲水。亦必無多。且飲熱湯。不喜冷飲。况寒症者。舌雖乾濇而無胎。火病者。舌胎黃而且厚。甚者黑。此其辨別也。若夫温症變幻。惟在人之神明耳。

夏秋的惡魔之一……蠅

沈金祥

稱維時當夏秋，每每疾病叢生，死亡相繼，傳其稱而播其毒者，厥維蚊蠅，蚊蠅殺人，甚於虎狼；虎狼之食人可見，蚊蠅之致病無形，人第知求醫服藥，爲治病之唯一方法；而不除蚊滅蠅，又爲防病之唯一方法。惟除蚊滅蠅。非少數人之事，必待羣策羣力，方能有濟。上期（七十六期）賈育崇君已將蚊虫中述無遺，而蠅之爲害尤烈，爲病菌之推銷王，願各界人士，加倍而注意焉：

（一）蠅之產生及生活狀況……蠅類在冬日，常潛匿於地穴及房屋板縫中，或在馬牛槽廐內，度過嚴冬，一至春日，則出外散卵，入夏愈盛，因蠅喜逐臭，而夏令物易腐敗，故其滋生爲易，以厠所，陰溝，廚房垃圾堆，水果攤，以及一切腐臭污穢之動植物中，由卵變蛆，由蛆變蠅，喜食腥臭甘污之品。

（二）蠅類繁殖之速……蠅散卵後越六七小時至十二小時而成幼蟲，更四五日成蛹。再越五日至二十日而成蠅，其期限之遲速，因溫度之高低而異。若自幼蟲至成蠅，平均以二十日計，則假設四月中旬，一母蠅產卵百二十，至五日初，孵化成蠅，雌雄各半，雌者又各產卵百二十，五月下旬即有蠅七千二百餘頭，如斯遞進，六月中旬，當有四十三萬餘頭，七月下旬當有十五億五千五百二十萬餘頭，八月中旬、當有九百三十三億一千二百餘萬頭，九月上旬，當有五兆五千九百八十七億二千餘萬頭。故自夏至秋，一蠅之子孫。其數爲全世界人類之三千三百餘倍，此乃生物學家精確之統計，然則當初夏時，除去母蠅一個，即不啻除去百千萬億之子蠅也。

（三）蠅之傳染疾病……蠅既聚集於污穢之地，又好食穢物，其脚多毛，喙爲圓管狀，周圍亦多毛，故當帶穢濁細菌以散佈於食物上，一通常之蠅，其之體外部，能帶四十二萬至六百六十萬之微菌，幷其內部，能帶微菌二千餘萬，故蠅爲傳染病菌之唯一媒介物，傳染病中，如霍亂，痢疾，痘疹，肺癆，泄瀉，傷寒，赤眼。癰疽，等病，由蠅從病人膿痰便溺中傳來者甚多。

（四）防蠅與滅蠅之法…………

（1）庭前及廚房等處。勿積污水，以防生蛆。

（2）食物用紗罩，以避免蒼蠅的羣集。

（3）瓜皮，肉屑，魚腐等污物，切勿亂投，以免蠅羣集。

（4）用捕蠅罩，捕蠅籠，速蠅拍等撲滅之。

（5）馬糞及死亡動物極易產蛆一概掃除。

（6）沿路及菜園及糞坑尿坑常用水清洗並加蓋，免得蒼蠅產卵。

（7）用石灰放糞缸，可以殺蛆。

（8）用煮滾之水，澆在有蛆之糞土上，糞蛆立即就死

(9)用稀薟青化納溶液，亦能殺蛆。

(10)以臭藥水，澆之亦佳。鐵硫氣溶液亦可。

(11)夏令窗門，宜以紗為□，俾蠅類不易飛入室內。 完

面部外瘍診治經驗談 (續)

劉佐同

(七)骨槽風

(部位)起於耳前牙叉骨間 連及腮頰。

(見証)漫腫無頭。皮色不變。隱隱痠痛。或不痛。牙關拘緊。或寒熱紅腫焮痛。

(原因)是筋骨病。少陽陽明兩經主之。有表裏虛實。外感內傷之別。少陽少血多氣。脉絡空虛。其脉經頤頰而入項。易招風邪入內。陽明多氣多血。主牙關開合。倘厚味積熱。壅塞血脉。與少陽風火互結為病。治得其法。尚可消散。稍延則脉熱肉敗。膿遂成矣。此言本症之屬於陽性者。可以依法治愈。倘係七情鬱火。或寒涼太過。凝結難以起發。久則穿腮齒落。莫可挽矣。

(治法)病有虛實。方有攻補。症有寒熱。藥有溫涼。以外感先言之。屬於風熱者。清陽散火湯主之。風寒者。陽和湯主之。荊防敗毒散亦主之。外感易治。內傷較難。屬于陰虛者。宜養陰柔肝。化痰通絡。屬於陽虛者。中和湯主之。冀其得膿速潰。潰後以和托為主。視其體之強弱。照潰瘍門法治之。此症初起易。中末兩期難。難在不易收功也。至於外治。屬風熱者。宜敷散。屬風寒者。宜膏散，并當以艾灸之。內症陽虛者同。陰虛痰熱入絡者。但用膏丹可矣。

內服方
- 初期
  - 外感風熱者……清陽散火湯
  - 外感風寒者……陽和湯：荊防敗毒散
  - 內傷陰虛者……石斛，川貝，知母，白芍，料豆，姜蠶，黛蛤散，元參，牡蠣，龜版，
  - 內傷陽虛者……中和湯
- 中期
  - 外感風熱風寒者……托裏消毒散
  - 內傷陰虛者……前方加生黃耆，炙甲片，皂角刺，金銀花，
  - 內傷陽虛者……神功內托散
- 末期
  - 外感風熱風寒者……加減四物湯
  - 內傷陰虛者……初期方內加生黃耆，西洋參，紅棗
  - 內傷陽虛者……歸芍六君子湯

外治法
- 初期
  - 外感風熱者……金黃散：冲和膏：乾蟾散
  - 外感風寒者……陽和膏：十將丹：平安散：桂射散：外用針灸法
  - 內傷陰虛者……陽和膏：十將丹：平安散
  - 內傷陽虛者……陽和膏：十將丹：平安散：桂射散：外用隔蒜艾灸法
- 中期……同上
- 末期
  - 外感風熱風寒者……陽和膏：九黃丹：海浮散
  - 內傷陰虛陽虛者……陽和膏：黑虎丹加升降丹少許：海浮散

(八)發頤 又名汗毒

(部位形狀)發於頤頷之間。屬足陽明胃經。腫如結核。漸大如李。

(見證)初起寒熱。患處微熱微痛。漸大則疼痛增加。

(原因)是皮肉痛。由傷寒發汗未盡。邪鬱陽明。或疔毒未透。壅積而成。

內服方
- 初期……荊防敗毒散：身涼不渴者牛蒡甘桔湯
- 中期……透膿散
- 末期……歸芍異功散

外治方
- 初期……金黃散：冲和膏
- 中期……冲和膏：金黃散
- 末期……太乙膏：九黃丹：海浮散

月經病特効藥之一

經痛除根丸

（說明）痛經一症。古醫學說。多謂其瘀血停滯使然。市醫根據此理。濫投攻破重劑。誅伐無辜。反致有害。鄙人悉心研究。知經痛之原因。爲衝任帶脈之障碍。必使血室機能恢復。分泌照常。則疼痛之現狀自止。

內分泌腺之形。在外不可得而見。然其全體聯合。共成一大統系。例如屆發身年齡、而聲音變換。昔時我國男子之被宮刑者。則其聲不揚。此生殖腺與扁桃腺之關係也。婦女懷孕。則乳頭發黑而有乳汁。既產則乳汁增多。此生殖腺與乳腺之關係也。第七節內已詳細言明。茲復重言於此者。因內分泌之重要、與月經之關係最爲密切、故當三致意焉。至攷証其治法。內分泌腺發生障碍時、用藥療治、亦非有特奇之可言也。譬如風熱之咽喉腫痛。用廠杏石甘以治之。惡寒汗出之心下痞。用附子瀉心以治之。子宮卵巢之萎縮。用動物臟器製劑以治之。蓋喉症之癥結、在扁桃腺、而治愈之樞鈕、在汗腺。扁桃腺腫則汗腺閉。汗腺開則扁桃腺腫消。心下痞而惡寒汗出。其致病之癥結、在脾腺、而治愈之樞鈕、在副腎髓質之分泌液。故用附子以增加副腎髓質之分泌液。用三黃以瀉其積滯。子宮卵巢之萎縮。用紫河車海狗腎等物。卽臟器製劑之治療。以增加內分泌之作用者也。惟前人以爲補先天補命門等說。其意相同。不過名詞之有別而已。

第二章　月經病總論

第一節　月經病之原因

女子當完全發育時期。經水按月而下。此其常也。惟因種種之關係、誘起其症狀之發現。則經來之時。或超前、或落後、或太多、或太少、或爲不行、或爲崩漏。失其生理自然之常。而爲月經病矣。試一攷其原因。不外七情、六淫、內臟虛弱、（卽卵巢萎縮）之三種。茲分別言之。

（服法）每日服三次。每次服四至六丸。自月經未來之五六日前服至月經淨後爲止。

（價目）每瓶一百粒。實售大洋壹元五角。外埠函購。寄費加一。

專治行經時一切障碍。而於經痛一症。尤有特效。無論其爲經前痛經後痛、喜按拒按。皆可統治斷根。

（主治）蓋此藥根據科學之精製。能使衝任帶脈所發生之障碍。完全解除。既能除痛又能補身。且無攻破之害。

月經病特效藥之二

經漏神效丸

（說明）昔賢以爲經漏病症。因肝熱太甚。疎泄無度所致。或以爲縱慾太過。血室受傷所致。迨試用清熱固澀諸法。不能見效。則束手無策。鄙人經多次實地試驗。知此症必用增加子宮組織之劑。而後經漏方可獲愈。

月經病証治大全　十四

（一）七情內因　吾人身體。以精神爲主宰。而精神實受環境所支配。如悲哀太過。則心系急、肺焦葉舉。而心肺之功用失職。忿怒太過。則肝氣橫逆、經絡痙攣。而血液壅積於上。鬱結不舒。則循環障碍。而致消化不良。驚則靜脉擴張。血液無還流之力。恐則中氣下陷。循環無鼓動之機。此精神與形體。交相爲病。歷時既久。則身中腺體分泌失常。卵巢之功用。或興奮。或萎縮。此月經病原因於情志者也。

（二）六淫外因　身體之內。循環貫注。一氣流通。感觸外邪。乃生病症。此盡人所當知也。婦女按月行經。子宮之內。新陳代謝。運行不息。故最易發生局部之病症。而影響於經期。如風冷之襲入。致瘀血敗濁、凝滯不行。發生少腹脹痛、經水不行之症。間亦有之。惟唐宋以前方書。凡月經病。什九歸之風冷。實不盡然。溼熱之侵淫。致經水淋漓不斷。或如豆汁。或如米泔。或下鮮紅。似血。其氣腥臭特甚。脘悶脇痛。同時併發。月經病之原因。不外肝氣溼氣。清代諸醫。尤樂道之。其實當以現狀爲衡。籠統立論。非所宜也。若夫因溼生痰。痰濁停滯。流入子宮。或爲阻塞之經閉。或爲下泄之濁帶。因燥生熱。血液乾枯。發爲經閉經少。症狀亦事之數見不尠者。此月經病原因於六淫者也。

（三）卵巢萎縮　上述內傷外感之原因。乃全體病症。影響於月經者也。茲惟卵巢自身萎縮。分泌功用失職。子宮因無卵子之產生。經水之來源斷絕。俗稱爲乾血癆。昔賢所稱爲腎虛陽虛及陰虛等。是治宜大補奇經。重用紫河車等品。西法亦用臟器製

（功用）本品之作用。係在衝任之脈。使其運行。失職者扶助之。血絡受傷者填補之。在子宮內發揮特別之功能。克收根本療治之效果。專治月經太多。過期不退。時時漏下。淋漓不斷。產後子宮不收。血崩血漏等症。

（服法）每日服三次。輕症每次服一粒。重症每次服二粒。

（價目）每瓶二十五粒。實售大洋一元五角。外埠函購。寄費加一。

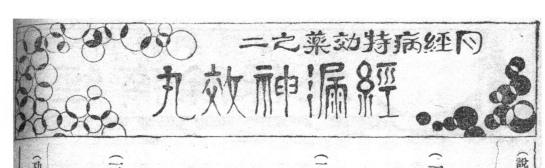

立止氣痛丸

舒肝化鬱

（註明）婦女精神易於鬱結。常覺氣悶不舒。脇肋作痛。性情變易。常作躁急。或嘔吐食少。頭痛帶下等症。前賢於此。謂爲木鬱化火。木旺尅土等說。宜用疏肝扶脾補胃諸法。鄙人研究此等症狀。知其屬於精神之變化。前人所用舒肝扶脾補胃諸法。實不可廢。尤必參以治精神方面。通神靈異之品。則收效更捷。

劑。以直接扶助卵巢之功用。可謂中外一揆矣。此月經病原因於內臟虛弱者也。

綜上列三項原因而觀之、屬於情志者。宜用心理療法、屬於六淫者宜求其原因而治之。屬於卵巢之萎縮者。宜扶助其功用增加其組織而後方可畢醫家之能事。此原因之首宜講求也

第二節　月經病之病理

沈堯封曰。天癸是女精由任脈而來、月事是經血由衝脈而來。斯二語已將月經來源詳細說出、惟古人認衝任爲身中特別之機關。實屬誤會。輸卵管爲任脈之一部份。卵巢之分泌液。是曰天癸。子宮黏膜內毛細血管破裂外出之血液、皆直接由大動脈而來。衝爲大動脈。故稱曰衝脈。經水爲卵巢黃體黏膜分泌液、及子宮內靜脈鬱血之血液三者混合而成。前章已經詳細述明。茲復重言以申明之。子宮內膜之分泌液及破裂外出之血液。所以按時而下者。實以卵巢產生卵子、及卵巢黃體之輸入。假使卵巢萎縮。子宮無卵子之輸入則爲月事不行。卵巢功用失常。卵子時常輸入則月事淋漓不斷。由是可知其所以有超前落後過多過少。皆由於卵巢功用發生變化。宜治其卵巢之疾患。使用原因的療法。子宮內膜靜脈血管破裂。則爲漏下。動脈血管破裂則爲崩中。故所下爲完全之血液。無黏膜分泌之鹹性液體、及卵巢分泌之蛋白質液體。至若痛經病症。古說以經前痛多實。經後痛多虛。其實靜脈充血之疼痛多痛在經前。黏膜脫落之疼痛多痛在經後。此外帶下之病理。乃屬子宮內黏膜分泌鹹性液體太多之故。治宜注重局部洗滌。兼用

（服法）每日服三次。每次服二粒。

（價目）每瓶三十粒。售大洋二元五角。外埠函購。寄費加一。

（功用）凡精神失常。因境遇之刺戟。而起鬱悶煩躁、怔忡善怒、肝胃氣痛、等症。服此立效。因本方重用通神靈異之品。專疏解精神之鬱結。行氣止痛。尤有特效。故又兼治經來腹痛。經行期痛。經期不調。及帶下等症。孕婦服之。能安胎氣。因母之氣順。兒胎自安。血崩症服之。能使血行歸經。而崩自止。

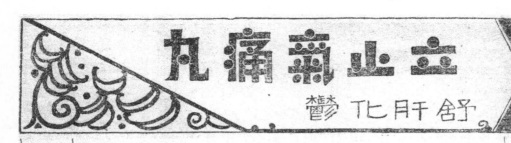

精製通乳粉

(說明)乳爲小兒天然食品。以母乳最爲合宜。蓋能隨小兒年齡增長成分之需要而變其性質。惟婦女氣血。易於不足。故乳汁缺少者多。市人用牛乳或乳娘等代替之。但牛乳中含雜質。乳娘體質恐有不潔。鄙人研究此種原理。取中藥參耆歸朮二冬麥精山藥等。佐以通利乳腺之品。製成精細粉末。救濟一切乳少之患。

外治方法以收直接治療之效果。此月經病理之大概也。

第三節 月經病之診斷

月經病診斷之方法甚多。茲擇其簡要者五則分別言之於左。

(一)分寒熱 世醫以經至之時期超前爲熱。而退後爲寒。稽之古說。亦皆相似。余以經病之寒熱。當以現症衡之。假使怔忡少寐。骨蒸盜汗。經水先期而至。脈虛神倦。氣怯懶言。症狀爲虛。豈可便斷其爲熱。假使內熱血枯。經水遲滯不來。心煩口渴。唇焦舌燥。症狀屬熱。豈可便斷其爲寒。故欲求其寒熱之眞諦者。當於症狀上。詳細診察之。

(二)辨虛實 古醫學說。經水將行。腹痛拒按者。爲氣滯血凝之實症。經行以後腹痛喜按者。爲氣血衰弱之虛症。又以陣痛爲實。疞痛爲虛。余嘗究其實際。子宮靜脈鬱血之經前痛。謂爲氣滯血凝之實症。子宮內黏膜脫落之經後痛。謂爲氣血衰弱之虛症。理尚可通。於此可見中外學者。對於月經病之研究。同軌合轍矣。

(三)審體質 病症之發現。以體質爲主。例如猝中質之易患中風。肺癆質之易生肺病等。是非必如新說所謂神經質多血質之別。蓋此乃根據於病理之學說。而不糾纏於生理之說也。婦女經來之時。易於受病。然當以體質爲其藁因。例如痰溼素重身體肥胖之人。易於經閉。古謂之痰溼阻經。宜化其溼痰。思想靈敏。精神時而忿怒時而憂鬱之人。易於經期不調。古謂之思慮傷脾。又曰二陽之病發心脾。女子不月是也。治宜和中舒鬱。血液虛弱。內熱獨旺。身體羸瘦。經期不調。古稱陰虛則內熱。其經

(服法)每日服三次。每次服一大茶匙。冷開水調成糊狀。糖開水和服。乳少甚者。每日可服五次。忌飲濃茶。

(價目)每瓶大洋二元。外埠函購。寄費加一。

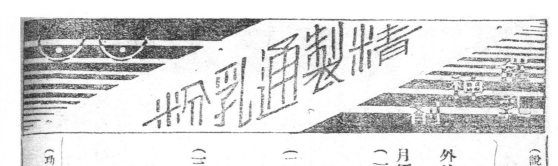

(功用)用多數補藥。以科學方法精製之。使增加乳液之功效。超過通草鯽魚穿山甲王不留行諸方。不啻在百以上。或疑產後瘀血未盡。服補劑必致留邪爲害。不知參耆等藥之原質。對於瘀血痰濁諸症。誠不可安服。本品係注重在通利乳腺之劑。使補氣養血諸藥。完全增加乳汁。決不助邪。功效準確。用敢保證倍

人體解剖一夕談（續）

王人龍

（八） 神經系之解剖

神經系者。爲腦、脊髓、交感神經節。及連接於以上各部之神經之總稱也。腦者。充滿於腦頭蓋之中。其質柔軟。而其所成之部分。則以大腦。小腦腦橋。延髓爲之。大腦爲腦之最大部分。構成上部及前部。分左右兩半球。其實質內部爲白色。外部爲灰白色。灰白質則有多數之迂曲。故面積亦大。小腦在大腦之後下部。其形質似大腦。惟迂曲之面積頗小。腦橋在大腦之前下部。其兩側連於小腦。其下部接於延髓。延髓爲腦之最下部。連接於脊髓。其實質內部爲灰白色。外部則爲白色。脊髓爲長筒形。其下端終於第二腰椎。從前後之縱列。而分左右兩半部。其實質色同延髓神經及腦神經、脊髓神經之別。腦神經。從腦之下面所出者。有十二對。分布於顏面諸器官。脊髓神經。有三十一對。分布於軀幹及四肢。交感神經者。從神經節與脊髓神經連接而成分布內臟及血管

（九） 視覺器之解剖

視覺器者。眼球是也。眼球由外中內之三膜。及其內腔。並結膜淚腺等、所構成者。外膜可分二部。其突出於前部之中央者。曰角膜。在角膜之旁者。曰硬膜。角膜透明而無血管。硬膜則白色而不透明。頗強韌也。中膜從虹彩及脈絡膜而成。虹彩爲環形之中隔。自排列於環形之筋纖維所成。有固有之色。而其外緣。接續於外脈絡膜。有一孔開其中央。名曰瞳孔。而脈絡膜。含有血管及黑色之色素者也。內膜從視神經之分枝。錯綜而成。爲多層如網之膜。網膜之後部。將至中央。有一小窩。名曰黃斑。角膜與虹彩間之腔洞。謂之前房。內含水樣之液。虹彩之內方。有堅固複凸形之水晶體。而此體內面。有大腔洞。謂之後房。內含膠樣之硝子液。其沿眼瞼之內面。而翻展於眼球之粘膜。曰結膜。其在眼窩之上外部。類似唾腺者。曰淚腺。以分泌淚液。使淚液輸送於鼻腔之管。曰淚管。

（十） 聽覺器之解剖

聽覺器者。耳也。耳由外耳中耳內耳所成。外耳分耳翼及外聽道二部。其出於外耳之部分者。曰耳翼。連於耳翼之腔洞者。曰外聽道。其橫於外聽道與中間之膜。曰鼓膜。中耳在內耳與鼓膜之間。有聽骨互相連接。其一端附着於鼓膜。又一端附著於內耳。而中耳內之空氣。從耳氣管通於咽頭。內耳隱於顳顬骨內。從骨與膜所成。其間所存之液體。謂之內淋巴。淋巴者。即水脈腺也。

小柴胡湯韻讀詳解（續）

鄒趾痕

（太陽篇一百零三節韻讀）太陽逆中見柴證。下之不罷柴復贈。小柴原非發汗劑。蒸蒸而振摳轉應。却復發熱汗出解。鬱蒸爲雨理必定。

詳解　何謂柴胡湯病證。凡太陽之氣。逆於中土。當從摳轉而出之病。皆爲柴胡湯病。凡往來寒熱。胸脇苦滿。默默不欲飲食。心煩喜嘔等證。皆爲柴胡湯證。凡見柴胡湯病證。而又同時見急下證者。醫不得不急下之。下之而急證解。柴胡證不罷者。知太陽之逆於中土之證。仍可從摳轉而出表。故可復與柴胡湯。但太陽之氣。因下後中土新虛。出表之時，必先蒸蒸而振。却復發熱。得汗而解。所以然者。地氣上升。天氣四布•而後爲雲爲雨。今中土新虛。升氣較弱。故必由鬱蒸而生振慄。由振慄而後發熱汗出。陰陽應象大論云。陽之汗。以天之雨名之。故蒸蒸振慄。汗出而熱退身凉。亦如天氣鬱蒸爲雨。雨後而蒸散凉生也

附論汗解六法。代汗三法。汗解六法者、發汗、小汗、自汗、煖水取汗、蒸汗、戰汗、是也。代汗三法者。自衄、自和、小便利、是也。先論汗解六法。一曰發汗法。如太陽十二節桂枝湯證。三十五節麻黃湯證。十四節桂枝加葛根湯證。三十一節葛根湯證。三十八節大青龍湯證。四十三節桂枝加厚朴杏仁湯證。皆是。凡發汗法。服藥後皆須覆被取微似汗。病人禁食生冷粘滑肉麵五辛酒酪臭惡等物。蓋覆被取汗。斯謂之發汗。所以只取微似汗不令

如水流漓者。因風寒初中人。只在皮膚肌腠之間。只取微似汗者。只取皮膚肌腠之汗。則皮膚肌腠之邪。隨微汗而盡出。其病卽解也。若令如水流漓。則皮膚汗盡。臟腑之汗繼之。竭其三焦臟腑之津液。邪反乘虛內入。病必不除。每見今無識庸醫。譖醫聖書。不肯精心體查。凡用麻桂諸方。輒令病者。厚被重衾。大洩其汗。致使輕病變重。害何可言。二曰小汗法。如太陽二十三節。不能得小汗出。身必癢之桂枝麻黃各半湯證。二十五節。形如瘧日再發之桂枝二麻黃一湯證。四十節心下有水氣乾嘔發熱而欬之小青龍湯證。四十八節汗先出不徹可小發汗證皆是。凡服小汗諸方。不須覆被取汗。服藥後病必自發熱自微汗出出而解也。三曰自汗法。如陽四十九節。若下之身重心悸者。不可發汗當自汗出乃解。五十節假令尺中遲者榮氣不足。不可發汗。皆不須服藥亦無須覆被。當聽其自汗而解也。以上小汗自汗兩法。皆必先自發熱而後乃得汗。醫當與病者警告。發熱時禁當風。不然不能得汗。病必不解。四曰煖水取汗法。如七十節。小便不利微熱消渴證。七十一節。脈浮數煩渴證、皆是。五曰蒸汗法。如九十五節必先振慄汗出乃解。又如本節蒸蒸而振却復發熱汗出而解皆是。六曰戰汗法。此法經無明文。其義自在經文內。非讀經熟。臨證久。別有會心者不知焉。愚寢饋於聖經數十寒暑。而知我醫聖實論中。有戰汗以解大病一法。其法有不戰以取汗不可。戰汗而中止亦不可。戰汗而太過又不可。戰汗既竟而復覆被逼汗尤不可。此一戰也。乃病人之生死關頭。亦卽戰汗太過不及、毫厘千里、大問題也。毫釐之差吉凶判焉。譬如臨崖勒馬。有進一步則死。退一步則生之時。亦有退一步則死。進一步則生之時。進一則死者。如汗已大出。熱退汗竭。而又覆被取汗是也。退一步則死者。如戰汗方大出未止。病未盡出之時。而迎涼取冷以遏止之。是也。此旨聖經既無明文。後世又無人道破。因戰汗太過而誤死。因戰汗不及而誤死者不知凡幾。今特鄭重言之。此事不惟醫有事前警告之責任。爲看護者。尤有敬遵醫旨不敢忽之法律。願醫家病家注意焉。夫戰汗乃蒸汗之最烈者。方其戰汗將作時。病人必先大寒顫、齒震震有聲。身振振搖。劇者四肢冷目忽無見。速覆被一刻頃。卽必寒去熱復。繼卽大熱大汗出。如水流漓。法當聽其汗自出。熱自退。身涼體和。諸病自解。何謂不戰以取汗不可。凡風寒溫熱大邪。傷人皮毛。或入肌腠。其病尙淺。只取微似汗去之可也。餘邪未盡。小汗以解之可也。惟風寒深入。或久瘀着臟。津竭血虧。將欲引邪出臟。由臟出表。必藉資於汗。此際不汗不解。汗又津液耗盡。不能作汗。不獲已而出於戰是也。戰之云者。謂病者邪強積堅。津竭血虛。本無作汗之資料。醫以攻堅消瘀。却邪生津之藥。查其病之所急。相機而進。待其積消血復。新生之津。足以灌輸全體。而後大起攻邪之旅。背城借一戰退邪熱。灌輸新津。陰陽和調。乃告成功。綜而言之。兵凶戰危。聖人不得已而用之。縱令醫具全才。看護盡職。所得者生死各半。其戰之而生者。乃其正能勝邪。聖人不任功也。其戰而死者。乃其正不敵邪。聖人不任過也。故陰陽應象大論曰。治五臟者半生半死。此之謂也。何謂戰汗中止。當汗大出源源不息時。正是裏陰大邪。隨汗而出之時。不可中途阻止其汗。若揭被掀衣。迎受寒風。以止其汗。則當出之汗。不得盡出。裏陰之邪。亦不得出。此次邪不得出。以後永不得出。立刻變爲壞證是也。何謂戰汗太過。當戰汗大出時。不可覆被太嚴。亦不可加被助熱。助熱太高。是爲過逼其汗。過逼其汗。致令汗出不止。遂爲漏汗。甚至爲絕汗。絕汗者。俗稱爲大汗亡陽。危險可畏。所貴調護者。斟酌於不止其汗不逼其汗二者之間。熱度太高者。微微鬆被。勿使熱極漏汗。亦勿使迎受寒風而閉汗。是爲得之。何謂戰汗既竟而復逼汗。當戰汗大出後。熱退身涼。病解汗竭。若再覆被逼汗。便犯病人無汗而強發之之禁。犯之必動其血。或從口出。或從鼻出。是爲難治。蓋汗乃營血內之津液所爲。大汗後則營血內津液匱竭。

（未完）

上條言表不解。此條言不渴。皆謂有太陽證。卽省去惡寒字也。此條但舉主證。不言或然證。而舉微喘。不舉乾嘔。可知喘是必見證。嘔是或然證。服湯已。謂服小青龍湯也。末句小青龍湯主之。卽注明服湯已句。非謂寒去欲解之時主小青龍也。本篇百二條云。服柴胡湯已渴者。屬陽明也。以法治之。金匱肺痿篇甘草乾薑湯條云。若服湯已渴者。屬消渴。蓋急性病表解而渴者。屬陽明。慢性病病衰而渴者。屬消渴。謂當於陽明及消渴中求治法也。此條服湯已渴。寒去欲解。不言治法。可以類推。然既寒去欲解。則津液自復。渴將自已。弗藥可也。

自此以上十一條。皆論麻黃湯一類證治。

太陽病。外證未解。脈浮弱者。當以汗解。宜桂枝湯。

方有執傷寒條辨云。外證未解。頭痛項強惡寒等猶在也。浮弱卽陽浮而陰弱。此言太陽中風。凡在未傳變者。仍當從於解肌。蓋嚴不得下早之意。

趙刻本每篇重出各方。如此條復出桂枝湯方。今從成本删。他條仿此。

太陽病。下之。微喘者。表未解故也。桂枝加厚朴杏子湯主之。

成氏云。下後大喘。則爲大虛。邪氣傳裏。正氣將脫也。下後微喘。則爲裏氣上逆。邪不能傳裏。猶在表也。案成說是也。人體對於病毒及有害物。本有抵抗消弭之力。卽所謂正氣也。不當下而誤下之。則下藥爲有害物。斯時正氣於抵抗病毒之外。又須抵抗下藥。下藥之性下降。正氣起抵抗。則竭全力以上升。惟下降之藥力局限於下焦。而上升之抵抗力普及於全身。藥力與抵抗力平衡。則下焦不見何種證候。中上焦之抵抗力有餘。則爲脈促胸滿。爲微喘。爲結胸。爲痞鞕。見胸滿微喘等證。則知正氣有餘。不因誤下而裏陷。故爲表未解。仍當從解表治之。若下後大喘。則是正氣暴脫。肺氣垂絕之候。法在不救。內經所謂下之息高是也。

程氏云。喘之一証。有裏有表。不可不辨。下後汗出而喘者。其喘必盛。屬裏熱壅逆。火炎故也。下後微喘者。汗必不大出。屬表邪遏閉。氣逆故也。表未解。仍宜從表治。於桂枝解表內加厚朴杏子。以下逆氣。不可誤用葛根芩連。寒從熱治。變證更深也。

太陽第一篇云。喘家作桂枝湯。加厚朴杏子佳。彼是宿疾。與此條下後之喘。原因不同。然喘證同。則用藥亦同。以用藥從證不從原因也。

桂枝加厚朴杏子湯方

桂枝三兩去皮　甘草二兩炙　生薑三兩切　芍藥三兩　大棗十二枚擘　厚朴二兩炙去皮　杏仁五十枚去皮尖

右七味。以水七升。微火煮取三升。去滓。溫服一升。覆取微似汗。

別錄。厚朴主溫中益氣。消痰下氣。本經。杏仁主欬逆上氣。本事方云。戊申正月。有一武臣。爲寇所執。置舟中艎板下。數日得脫。垂飢恣食。良久。解衣捫虱。次日遂作傷寒。自汗而膈不利。一醫作傷寒而下之。一醫作解衣中邪而汗之。雜治數日。漸覺昏困。上喘急高。醫者愴惶失措。予診之曰。太陽病下之。表未解。微喘者。桂枝加厚朴杏仁湯。此仲景之法也。指令醫者急治藥。一啜喘定。再啜熱粥微汗。。至晚身涼。而脈已和矣。醫曰。余平生未曾用仲景方。不知其神捷如是，予曰。仲景之法。豈誑後人也哉。人自寡學。無以發明耳。

太陽病。外證未解。不可下也。下之爲逆。欲解外者。宜桂枝湯•

外證謂頭痛惡寒等證•金鑑云。凡表證未解。無論已汗未汗。雖有可下之証。而不在急下之例者。均不可下。柯氏云。外証初起。有麻黃桂枝之分。如當解未解時。惟桂枝湯可用。故桂枝湯爲傷寒中風雜病解外之總方。凡脈浮弱。汗自出。而表不解者。咸得而主之也。即陽明病脈遲汗出多者宜之。太陰病脈浮者亦宜之。則知諸經外証之虛者。咸得同太陽未解之治法。又可見桂枝湯不專爲太陽用矣。傷寒選錄引張兼善曰。或問。有言汗不厭早。下不厭遲。斯言何如。予曰。凡汗証固宜早。仲景謂不避晨夜者。此也。夫下証須從宜定奪。當急則急。當緩則緩。安可一概而治。假如陽明病。已有可下之理。但爲面合赤色。其在經之熱猶未斂。又如嘔多雖有陽明証。謂熱在上焦。未全入府。皆言不可攻。凡此之類。固宜遲也。若陽明篇中言急下者。事不可緩。其可遲乎。所言從宜定奪是也。按張氏說與此條金鑑注同意。今人執定傷寒下不厭遲。是執一而無權也。至眞要大論云。病之從內之外者。調其內。從外之內者。治其外。從內之外而盛於外者。先調其內。而後治其外•從外之內而盛於內者。先治其外。而後調其內。按從內之外。謂內傷七情之病也。從外之內。謂外感六淫之病也。外感之病。雖盛於內。猶當先治其外。故外証未解者不可下。西醫治腸熱病。輒先以甘汞下之。於是舌尖胎剝。成所謂三角胎。三角胎由于下之爲逆。西醫乃以爲腸熱病之特徵。溫熱家主張伏氣。以爲溫熱自裏達表。乃倡謬說。謂傷寒下不厭遲。溫熱下不厭早。不知溫熱猶是外感。猶當先治其外。且議論則云不厭早。用藥猶其豆卷豆豉。適所以成其溫熱家而已。

太陽病。先發汗不解。而復下之。脈浮者不愈。浮爲在外。而反下之。故令不愈。今脈浮故在外。當須解外則愈。宜桂枝湯。

太陽用汗法，本不誤。汗後病不解。脈仍浮者。當再汗之。桂枝湯有服至二三劑者。正爲表證仍在故也。粗工不知。審証惟以藥試病。一汗不愈。以爲不當汗也。乃改變方針。從而下之。不知脈浮者。病勢欲外達之象。今乃下之。則與自然療能相左。故令不愈。然幸而下後脈仍浮。則桂枝湯仍在。不爲壞病。故仍宜桂枝解外。成氏云。經曰柴胡湯症具。而以他藥下之，柴胡湯証仍在者。復與柴胡湯。此雖己下之不爲逆。則其類矣。

太陽病。脈浮緊無汗。發熱身疼痛。八九日不解。表證仍在。此當發其汗。服藥已微除。其人發煩目瞑。劇者必衄。衄乃解。所以然者。陽氣重故也。麻黃湯主之

病雖至於八九日。然麻黃湯仍在。則當與麻黃湯發其汗。服湯微除。而反發煩目瞑。甚則鼻衄者。乃所謂瞑眩也。日人和田啓有瞑眩論。節其文如下。

藥劑之有效者。曰汗曰吐曰下曰和。藥得其效。則隨毒之所在。而汗吐下和。各有其所。病以大瘉。是曰藥之瞑眩。小病小瞑眩。大病大瞑眩。書曰。若藥不瞑眩。厥疾弗瘳。是千古不滅之論也。或曰。汗劑之效汗。吐劑之效吐。下劑之效下。和劑之效和。此爲自然之藥效。焉足名藥之眩瞑。吾人處方。年不下數百千。然未嘗見藥之瞑眩。雖有因多用劇藥。與誤用而瞑眩者。是不能瘉病。止能加病。畢竟誤治之所致也。衛書所言。不過中醫之經驗耳。今察之曰。汗劑之效汗。吐劑之效吐。和下之效和下。乃西醫之對症療法。

消暑聲中之讀物

燕石觚翰

馮承緒著

文藝界中之巨製

緒承先生梁溪碩學。好擷詞章。每有短什。報章雜誌輒爭相刊載。近準其歷年佳構。彙為一編。類為論文。詩歌。詞賦。傳奇。題詞。頌詞。輓歌。聯語。函扎。象贊。箋啓。劇曲。謎語。及雜俎。補遺等二十餘目。都篇八萬餘言。精裝一巨册。其間文字亦莊亦諧。宜雅宜俗。可供觀摩。足資消遣。際此炎天酷暑。若一篇讀罷。定覺風生肘腋也

（定價）精裝螢金布面大洋一元
平裝影紙封面大洋七角

（代售處）上海浙江路七百八十號本館發行所若聲明由本館介紹。概以六折計算。郵費十足代洋。掛號寄費另加一角。存書無多。欲購從速。

中醫楊志一著

吐血與肺癆

現已出版

每册實價大洋兩角
外埠函購寄費加一
郵票代現十足通用

楊志一先生。學識經驗兩臻豐富。近除主編幸福報及執行醫務外。并專心撰述「吐血與肺癆」一書。以應社會之需要。內容關於吐血與肺癆之關係。及其證象、診斷、原因、預防、治療、休養。食養，諸項。均有精切實用之論列。末附入遺精不藥療法，吐血急救法。肺癆特效藥。傳尸特效方。尤為可貴。誠病家之保障。醫家之範本也。存書無多。欲購從速。

發行所　上海三馬路雲南路口　幸福報館

內科專家程門雪醫士

精治傷寒温病內傷雜症婦人經產小兒痙厥一切疑難雜症

診例 門診 一元二角（上午十時至下午三時）

出診 五元六角路遠遞加（下午三時以後）

診所 法界太平橋白爾路寶安坊一號

女科專家趙公尙醫士

專治 月經不調 超前落後 經期腹痛 赤白帶下

崩中漏下 月經閉止 子宮寒冷 久不生育 等症

診例 門診 二元二角（上午九時至下午三時）

出診 八元八角路遠遞加（下午三時以後）

診所 英界東新橋同春坊北首清和坊對過（卽浙江路五馬路口）

第一卷 第八十號

HYGIENIC WEEKLY

衛生報

主編
丁濟萬
趙公尚

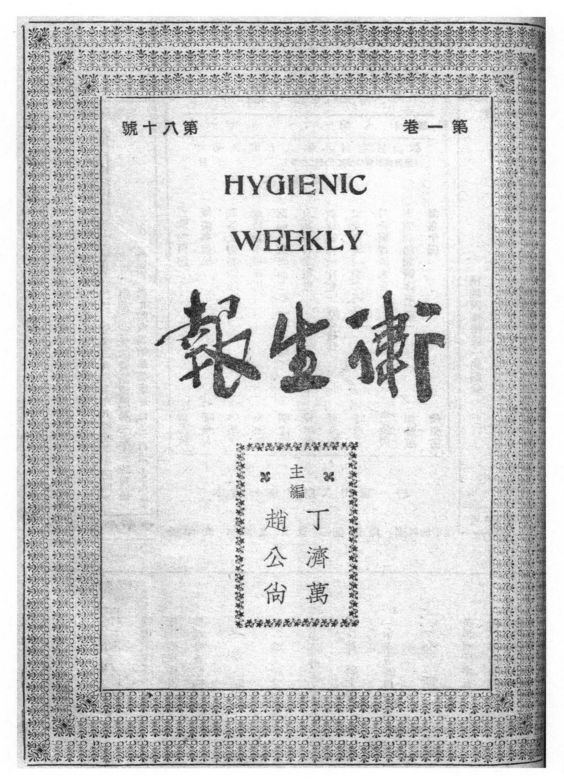

內外科及喉科

劉佐同醫士

精理一切內外症及咽喉危險病症用中國古法參合最新科學手術毫無痛苦功效確實

診例　門診　壹元二角(上午八時至下午三時)
出診　三元六角路遠遞加(下午三時以後)

診所　老北門內福佑路潘家弄口三百六十六號

衛生報

第一卷　第八十號

中華民國十八年九月七日出版

(發行所)　(上海浙江路五馬路口清和坊對過)

本期要目

本報每逢星期六出版一冊

全年五十期連郵費二圓四角(國外加半)

內外科

丁濟萬醫士

精理四時雜感一切病症

診例　門診　一元二角(上午十時至下午三時)
出診　八元八角路遠遞加(下午三時以後)

診所　英界白克路人和里十八號

內科及幼科

時逸人醫士

精理秋溫溼溫伏暑
瘧疾痢疾癆損咳嗽
氣喘吐血喉痧等症

(診例)
門診　一元二角
(下午一時至五時)
出診　四元四角
(下午五時以後)

(診所)
英界浙江路五馬路口清和坊對過
本報發行所內

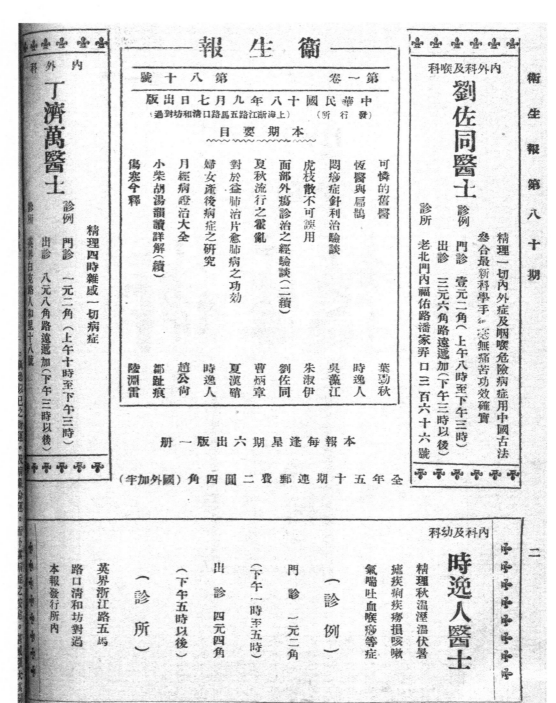

可憐的舊醫

葉勁秋

中醫界認爲最出風頭的一句話。就是開口閉口四千餘年的歷史。那末四千餘年的歷史。眞正舊之又舊。無所用其諱言了。所以去年辦理登記時登記處對於公文上老老實實就用舊醫二字。中醫界固然不則一聲默認了下來。事後雖有一部分人起而爭辯。然而生米已煮成熟飯。只得暗地裏叫幾聲屈。喊幾聲冤罷了。

現在有一部分人說。欲挽救眼前將墜墮之中醫。先當正名。先把舊醫之舊字否認起來。因爲名不正則言不順。否則一切大文章也就無從下筆。但是同時有一部分人說。舊醫之舊字。我們實在有些不敢承當。因爲眞正我們的舊法。恐不止如現在的容易而簡便。祇須病者一伸手。一吐舌間。醫者就揮筆定方畢乃事。攷之中國最古舊之法。針灸爲本。而佐以砭石。熨浴。導引。按摩。酒醴等。病各有宜。缺一不可。可是現在皆廢諸法而不講。方脉之外無餘法。中醫界固然自認僅用湯液法爲正統派。西醫界當然目自認正統派的中醫以概括中醫一切的學術。所以事實上實在中醫早己不是舊醫了。現在還要叫它是舊醫。未免有些可憐。此種言論。雖也有認他爲太滑稽。太殺風景。然而要討論中西醫學術。與爭辯新舊名稱。也未可存而勿論。

恆醫與扁鵲

（時逸人）

論衡有云。「微病恆醫皆巧。篤劇扁鵲乃良」恆醫。則謂尋常之醫也。扁鵲。則春秋時之良醫。姓秦。名越人。少遇長桑君。授之以禁方。因以醫名世。其技之神奇。數見於史記。宜其名爲後世所傳誦而不置。

惜乎居今之世。如扁鵲之醫者。不可復得。而恆醫則比比皆是。雖有自號扁鵲之流。然其索資之昂。又爲貧民所不敢問津。世間又何貴有如此之扁鵲也。雖然彼自號今日之扁鵲者。究能治篤劇之症否耶。竊恐以己之財運。及病象命運。而卜其病症之安危。甚或張大其詞。百端恐嚇。愈則貪天之功。以爲己力。不愈則不任其咎。其實際幾恆醫之不若。故市人有不願見近世扁鵲之嘆也。

余主張恆醫其名。而扁鵲其實。有著手成春之實效。無矜張誇大之虛名。孫子所謂善用兵者。無赫赫之功。願同志者。味乎吾言。

悶痧症針刺治驗談

吳藻江

夏四月。正値刈麥插田。蠶事紛忙之候。吾家蠶桑農業。世守遺風。斯時婦女之操作。自必倍於平常之辛勞。唐人詩云。子規啼徹四更時。起視蠶稠怕葉稀。即此宵短日長。不得穩睡一件。足徵爲致病之由。荆人連宵睡起飼蠶。未免感受寒邪。一日。早起神疲。腹覺微痛。尚可支持任事。至晌午胸腹非常煩悶。遽輟工作。擬入臥室小睡。未行數武。幾乎猝倒。幸有家人。急爲扶托。大聲呼余至。見病者口唇面色。立變臉暗滯淡。余駭極。知是寒邪入營之悶痧險症。擬購藥與服。萬不能待。急以銀針刺其要穴三處。（一少商穴）屬手太陽肺經）在手大指端內側去爪甲角如韮葉（一中衝穴）屬手厥陰心包經）在手中指之端去爪甲如韮葉）一肺腧穴）屬足太陽膀胱經）其穴認法以病者之手由肩搭背左取右右取左當中指末處卽是）以期活血透邪。針刺後。果然煩悶絞脹立時止定。口紫面晦隨轉潤活。卽能自行就榻而臥。余友洪居恬人聞之贊曰。妙哉針法。九轉丹不是過也。若不識其寒邪入營與平時淺學針穴之法。欲瘳斯疾也難矣。信哉內經治病。針居其先。爰是錄入衛生報。俾同斯疾者。倉猝中知有治驗之救法在焉。（席杖卽歡射香土午膳）

虎杖散不可誤用

朱淑伊

丁某業茶食。年三十許。於去冬患淋濁。初延甲醫。治以分利濕熱之劑。不效。丁某因工作煩勞。間吸洋煙。兩月後。淋未止而又便血。甲醫改投升補。仍不效。乙醫診爲腎脾兩虧。用歸脾六味等出入加減。便血已止。淋濁亦稀。惟小便時必用力努掙而後出。然尿道並無痛楚。此蓋氣虛不能遠射故也。轉延丙醫治之。丙因東延西請。時髦極出者也。逕用麝香土牛膝(卽虎杖散)投之。藥甫下喉。病者陰莖腎囊旋卽紅腫疼痛。熱如火烙。復誤爲囊癰。介紹某外科爲之開刀。詎膿血迸流而丁某已不起矣。

面部外瘍診治之經驗談 (續) 劉佐同

(九)時毒

(部位形狀)發於項腮頷頤等處。漫腫無頭。漸漸焮赤。或似結塊有根

(見　證)此症初起。狀類傷寒。寒熱骨楚。心神恍惚。或兼咽痛。

(原　因)是皮肉痛。由於感冒四時不正之氣。容於經絡。與肺胃蘊熱釀結而成。故名之曰時毒。非發於病後之頤毒也。夫項腮頷頤。爲頭之部位。頭爲諸陽之首。清空之區。惟風可到。風爲百病之長。寒熱適中。感於人。則無害。過度變爲不正之氣。遇寒則寒化。遇熱則熱化。所謂善行而數變也。

(治　法)此症初起。須辨寒熱虛實。察色診脉。尤爲要圖。屬於風寒者。宜荊防敗毒散。屬于風熱者。宜連喬消毒飲。熱感氣分者。加羚羊等徹之。傳營分者。犀角地黃等涼之。邪滯於膈。未化熱者。重用朴防開之。瘀滯者。桃仁青皮行之。正虛邪旺參芪等托之。邪熱蒙秘。金汁花露等泄之。服藥後。腫仍不消。是膿將成。當從內托。壯者宜透膿。弱者宜托裏透膿湯。膿熟刺之。提毒收功。

內服方
- 初期
  - 風寒……荊防敗毒散
  - 風熱……連喬消毒飲
- 中期
  - 壯者……透膿散
  - 弱者……托裏透膿湯
- 末期……[illegible]

外治法
- 初期
  - 皮色不變者……冲和膏……金黃散……乾蟾散
  - 皮色紅者……金黃散……玉露散
- 中期
  - 皮色淡紅者……金黃散……金箍散
  - 皮色紫紅者……冲和膏……金箍散
- 末期
  - 有塊者……陽和膏……九黃丹
  - 無塊者……太乙膏……九黃丹……海浮散

(十)鳳眉疽又名眉發

(部位形狀)生於眉稜。左右俱是。足太陽膀胱。手太陽小腸。足厥陰肝。足少陽胆。四經主之。形如長瓜

(見　證)二目合腫。堅硬色赤。按之有根。或出黃水。痛不可忍。悶亂嘔逆。若見色黑。其腰漸漸腫滿。氣逆者。死不治。六日內刺之。得膿則吉。無膿則險。小兒患此者多死。大人十愈五六。

(原　因)是骨肉病。由於膀胱小腸肝胆四經積熱所致。倘不速治。則毒氣內攻。有傷目傷腦之險。

(治　法)本症極類疔瘡。第一提仟瘡根。不使散漫。初起宜仙方活命飲散之。倘散而不效。急服托裏透膿湯。托之。切勿妄投寒涼。破氣傷脾之劑。

內服方
- 初期……仙方活命飲
- 中期……托裏透膿湯
- 末期……四物湯加味

外治法
- 初期……金黃散……金箍散……紫金錠……海馬崩毒法
- 中期……金箍散……大紅膏
- 末期……太乙膏……九一丹

(海馬崩毒法)凡三發背。對口。搭手。眉疽。乳發。等症。于初起時。用熱水自肘後洗至手六經起端處止。日洗數十遍。以泄熱毒。毋洗至指甲皮穢。不可仟手。直洗之瘡勢已衰。方可仟洗。蓋三陽經俱屬督脉所領。洗至指甲皮穢者。俾熱[illegible]本而解也。

夏秋流行之霍亂

曾炳章

△辨別虛實寒熱之病理

△指示表散宣導之治法

（症狀）心胸發熱。手足木冷。泛泛欲吐。脉沉數。舌邊尖紅。中白滑。重則卒然清濁混淆。腸胃乃亂。而爲霍亂。氣道立時閉塞。血絡因而瘀滯。甚則肢冷脈伏。目陷音嘶。汗淋色瘀。立現陽微欲脫之險象。

（病理）霍亂既發。非氣血卒然枯槁。實氣不流行。血肉凝阻而死。故初起亟宜開閉通竅。俾氣通血活。邪得外泄。則正自復。昧者不知邪閉血凝。熱深厥深之理。見肢冷脈伏。即以爲寒。又疑爲脫。然據現狀治驗詳細辨之。而熱症十居七八。寒症十僅二三。苟能認症的確。用藥精當。治不失時、食守禁忌。本無死症。無如近世醫家。多不明寒熱眞假。動手桂附回陽。薑萸止嘔。任意亂投。因此傷生者。比比皆是。一時好行其德者。復以十滴水謌囉巓之類。博施濟衆。而不識其藥性之偏於熱。苟用于眞寒者。果能回生。若誤用於熱症。卒至不救。死者之寃。無從呼籲。嗚呼。此所謂好仁不好學者。其間功與過。相去爲何如哉。炳章有見於斯。玆就時疫霍亂之屬寒屬熱。從臨證之實驗分條辨析如下。俾醫家審證用藥。病家知所從違。皆有標準。庶幾藥不亂投。命不夭枉耳。

（診斷）（一）舌苔　凡舌苔白燥黃燥。或舌中雖白膩邊尖紅赤者。甚則乾黑而糙。皆爲熱症。若舌苔白滑而潤。或灰黑而滑。或灰黃兼白滑。皆爲寒爲濕。

（二）唇口　凡唇紅及唇乾燥者。皆爲熱。唇白及唇潤澤者爲寒。口燥渴喜多飲。甚有急欲涼水。及口氣熱者。皆爲熱。口雖燥而不喜多飲。及口氣冷者皆爲寒。

（三）眼目　若目眶陷而目眥反赤者爲熱。目眶黑陷目眥不赤者爲寒。

（四）肢體　凡肢體冷而欲揭去衣被者爲熱。若肢體冷而自引衣被蓋覆者爲寒。

（五）胸脘　凡心煩脘悶者爲熱。心煩脘不悶者爲寒。

（六）嘔吐　凡嘔酸濁食物苦水者。爲濕、爲食、爲熱、若嘔清白水者爲寒。

（未完）

對於益肺片治愈肺病之研究

夏漢碩

母舅錢穀卿。病咳嗽痰紅。飲食少進。延已一載有餘。疊經中西名醫診治。僉謂肺病。但歷治皆無寸效。遂亦置之。今春其長子亦病。病與乃父同。因恐懼甚。乃來書下問。商治療之法。予報之一書。玆撮其大要如下。『夫肺爲嬌藏。最畏火刑。火又不止一端。有實火。有虛火。所謂實火者。即體溫過高。超過平度。所謂虛火者。即陰液虧損。不足以濟陽熱。驟觀之似陽熱之有餘。其實則陰液之不足。所以乾咳痰紅。固是肺燥而難於潤降。然尤當分辨於虛火實火之間。此外有似肺病而實非肺病者。江湖醫生每故意誇張其辭。以恐嚇病者。病者不察。或因疑惑而生恐怖。或補劑頻投。中西雜治。因此成痰者。實比比也。所以病此者尤須愼之又愼。第一當愼醫。第二當愼藥。現在對於治肺藥品不下數十種。然而其功效之究竟如何。又未能遍嘗盡試。甥亦不敢貿然介紹。以悞病機。云云（後略）

日昨巧遇葉山陀藥學士。無意中談及上海國貨製藥公司出品之益肺片係肺病專家歷代之經驗方。藥品原料。純粹國產。後用科學方法加以化驗。既可殺菌防腐。而不傷正氣。又能培補本元。而無滋膩滯膈之弊。惟其殺菌防腐所以能止血寗嗽。惟其培本固元。所以能開胃進食・人生立命。飲食爲本。胃納漸充。精神自振。精神振則病毒自消。再攷該藥方配合之意義。側重於於救濟肺陰方面。是以咳嗽痰紅之屬於肺熱者。不特無妨。亦且有效。予以葉君之言頗爲中肯。當購一打。郵寄首都。一月後。母舅來書。謂自照服該藥後。病體日見輕減。囑再續購二打。予聞之欣喜甚。日昨又接舅信。謂病已霍然。父子能照常工作矣。夫肺病爲慢性傳染病之一。古今中外概少特效。今母舅竟以一打半之益肺片。愈此一載有餘之肺病。殊出人意外。益肺片洵可奉爲肺病之特效藥矣。

婦科產後病症之研究（續）

時逸人

◎惡露不絕（續七十八期）

（原因）有瘀血不盡。停留腹內。以致延久不止者。有衝任脈虛。血不收攝。宛如平時漏血。淋漓不斷者。二証虛實不同。治法各異。

（治法）但視其血色。或深紫。或淺淡。或腥臭。或穢濁。辨其爲瘀爲虛。而用攻補之法。切不可輕用固澀。使敗血凝聚。變爲癥瘕。反致終身之患。

通絡逐瘀湯

光桃仁錢半　澤蘭錢半　生山查二錢　茺蔚子二錢　花紅八分　丹參錢半　通草八分　絲瓜絡三錢　琥珀末三分

右方水酒各半煎服瘀血停滯用此方

加味四物湯

當歸三錢　小生地三錢　蒲黃炭二錢　淡干姜三分　川芎三錢半　白芍二錢半　延胡二錢

方右水煎服陰虛有瘀少腹痛用此方。如下焦熱。去干姜。加山梔子一錢黃柏八分小便澀。加木通一錢

加減三甲地黃湯

生牡蠣四錢　生熟地各三錢　白薇二錢　生鱉甲三錢　冬青子三錢　川柏一錢炙龜板三錢　旱蓮錢半　海螵蛸三錢

清化湯

生白芍二錢　白茯苓三錢　生地三錢　丹皮一錢　青子芩錢半　川石斛二錢

右方水煎服。血虛有熱用此方。

（集說）大全良方云。產後惡露不絕因傷經血。或內有冷氣。而藏府不調故也。陳氏以平素虛損不足。產後傷于經血。或臨產之際。出血巳多。傷及衝任。致令氣血不調。故惡露淋漓不絕。薛立齋云。治惡露不絕。若肝氣熱。而不能生血。用六味地黃丸。若肝氣虛不能藏血。用逍遙散。若脾氣虛不能攝血。用六君子湯。胃氣下陷而不能統血。用補中益氣湯。若脾經鬱熱。而血不歸源。用加味歸脾湯。若肝經怒火。而血熱妄行。用加味四物湯。若氣血俱虛。用十全大補湯。若肝經風邪。而血熱沸勝。用一味防風丸。沈堯封云。產後惡露過多不止。用伏龍肝三兩。煎湯澄清。烊入阿膠一兩服。如不應加人參。張壽頤云。新產惡露過多。而鮮紅無瘀者。是肝之疏泄無度。腎之閉藏無權。衝任不能約束。關閘盡廢。暴脫大是可虞。伏龍肝。溫而兼濇。阿膠激濁揚。本是血崩上劑。重用獨用。其力最專。其功最著捷。在一味獨參湯之上。必無不應之理。如果不應。則更可危。龍牡救逆。亦所必需。鹽山張氏云。婦女行經。多而且久。過期不止。或不時漏下。以及產後惡露不止者。宜安衝湯。方用白朮生芪龍骨牡蠣各六錢。生地白芍烏賊骨續斷各四錢。茜草三錢。治之多效。（編者按）產後惡露不絕之症治。所注重者。在兼症夾症耳。譬如兼惡寒發熱之感冒。則治宜發散。夾胸滿氣逆之鬱怒。則治宜舒鬱。兼症夾症旣清。本症亦當自止。又在中國舊式之收生婦。無洗滌子宮之能力。每易瘀血停滯。故對于惡露不絕之診查。（一）須詢其距離生產之時期。在以前醫書。必謂經經過一個月以後。而惡露仍然不減少者。（未完）

同經病特効藥之一

經痛除根丸

（說明）痛經一症。古醫學說。多謂其瘀血停滯使然。市醫根據此理。浪投攻破實劑。誅伐無辜。反致有害。鄙人悉心研究。知經痛之原因。爲衝任帶脈之障碍。必使血室機能恢復。分泌照常。則疼痛之現狀自止。

水不行者。俗稱爲乾血癆。以上三種。乃分別體質之大概也。

（四）察苔脉　婦女當經水將來之時其先一二日。體中溫度增高。脉搏滑數有力。苔色乾厚而黃。此乃血液溫度增高之現象。迨經水既行之後則溫度減低。脉搏無力。苔色薄白。此乃常人應有之狀態。惟經水既行之後。而苔色厚膩。此則溼痰凝滯所致。若脈搏仍滑數有力。則爲血熱壅遏使然。又脉象虛弱爲貧血。滑數爲實熱。沉遲爲寒。沉緊爲痛。舌色赤而無苔爲陰虛。舌多腐膩垢苔爲溼濁。此在診斷上淺而易見者也。

（五）別經色　古醫以經來之色紅者爲正。鮮紅爲血熱。紫爲血瘀。淡紅爲虛弱。豈知經水之成分。爲子宮內膜所分泌之鹹性液體。卵巢所分泌之蛋白質液體。及子宮黏膜之上皮細胞等。與毛細血管破裂外出之血液混合而成。故其初來色作淡紅。因液質較血質略多之故。量亦甚少。迨後則漸行漸多。其色略現紫暗。其氣亦稍帶腥穢。至將盡時。仍還淡色。量亦減少。設所下經水。或作鮮紅似血。以及或淡或黑。或多或少。皆爲病徵。我國女科書籍昔賢學說。以經來之時。如米泔水。如屋漏水。如豆汁之黃濁黏液者。謂爲濕熱痰濁流入胞中所致。其實因溼熱傳入血分。使卵巢及黏膜之分泌液成分變化使然。或以成塊成片。其氣腥臭特甚。謂爲氣滯血凝之故。唐宋以前。多歸諸風冷襲入。其實因血中有熱。膠質太多。故成塊成片。以上皆月經發病之特殊症候。

（服法）每日服三次。每次服四至六丸。自月經未來之五六日前服至月經淨後爲止。

（價目）每瓶一百粒。實售大洋壹元五角。外埠函購。寄費加一。

（主治）專治行經時一切障碍。而於經痛一症。尤有特效。無論其爲經前痛經後痛、喜按拒按。皆可統治斷根。蓋此藥根據科學之精製。能使衝任帶脈所發生之障碍。完全解除。既能除痛又能補身。且無攻破之害。

月經病特効藥之二

經漏神效丸

（說明）昔賢以爲經漏病症。因肝熱太甚。疎泄無度所致。或以爲縱慾太過。血室受傷所致。迨試用清熱固澀諸法。不能見效。則束手無策。鄙人經多次實地試驗。知此症必用增加子宮組織之劑而後經漏方可獲愈。

（服法）每日服三次。輕症每次服一粒。重症每次服二粒、

又經來作白色者。古說概謂之虛寒。惟王孟英氏謂色淡竟有屬熱者。古人從未道及。須以脈證互勘自得。但不可作實熱論而濫以苦寒也。據王氏書云。曾治某婦。因生產後經色漸淡。數年後竟至幾無赤色。所下完全作淡白色。平常亦無帶下等症。身體日見羸瘦。診其脈數而有力。口苦。身熱。與青蒿、白微、川栢、龜板、鱉甲、芍藥、烏賊、生地、知母、丹皮、地骨、女貞等類。數十帖後方克收功。此可證明經淡亦有屬於虛熱者。與世俗所傳經淡概屬虛寒之說有別也。

第四節　月經病之治法

調經之道。以去病爲首務。因受病而致經期不調者。去其病則經病自愈。所謂原因的療法是也。如因七情而起者。或爲悲哀之太過。或爲忿怒之損傷。或爲鬱結之不舒。或爲驚恐之失常。致氣血歸併。神經受其影響。俗稱爲神經病。古說包括於氣病項下。以血隨氣行。氣病則血病也。近代醫家以神經系包括氣之作用。知神精因環境之變化而致發生病症。宜用心理療法。舒暢其神志。如因六淫而起者。或爲風冷之襲入。或爲溼熱之侵淫。或爲痰濁之停滯。或爲燥邪之感受。一經傳於胞中。皆足使卵巢分泌發生障礙。經水乃致失常。治宜溫散其風冷。淸利其溼熱。導其痰濁。潤其燥。直接去病爲先。間有經水不調之病。非七情六淫之爲患者。乃屬卵巢分泌失職。不能按時產生卵子。如卵巢萎縮。俗稱乾血癆。宜用直接培補之劑。如紫河車之類。惟我國現時之製劑方法。未臻完善。亦憾事也。此月經病治法之大要。

（價目）每瓶二十五粒。實售大洋一元五角。外埠函購加費寄。一。

（功用）本品之作用。係在衝任之脈。使其運行失職者扶助之。血絡受傷者塡補之。在子宮內發揮特別之功能。克收根本療治之效果。專治月經太多。過期不退。時時滲下。淋漓不斷。產後子宮不收。血崩血漏等症。

立止氣痛丸

舒肝化鬱

（註明）婦女精神易於鬱結。常覺氣悶不舒。脇肋作痛。性情變易。常作躁急。或噁吐食少。頭痛帶下等症。前賢於此。謂爲木鬱化火。木旺剋土等說。宜用疏肝扶脾補腎諸法。鄙人研究此等症狀。知其屬於精神之變化。前人所用舒肝扶脾補腎諸法。實不可廢。尤必參以治精神方面。通神靈異之品。則收效更捷。

（服法）每日服三次。每次服二粒。

（價目）每瓶三十粒。售大洋二元五角。外埠函購。寄費加一。

（功用）凡精神失常。因境遇之刺戟。而起鬱悶煩躁、怔忡善怒、肝胃氣痛、等症。服此立效。因本方重用通神靈異之品。專疏解精神之鬱結。行氣止痛。尤有特效。故又兼治經來腹痛。經行𤺺痛。經期不調。及帶下等症。孕婦服之。能安胎氣。因母之氣順。兒胎自安。血崩症服之。能使血行歸經。而崩自止。

第三章　月經病各論

婦女當完全發育時期經以時下此其常也惟因內傷外感之侵襲致經期或超前或落後或多或少或爲經痛經閉或爲崩中漏下病狀不一原因各異茲分節論之

第一節　經來先期

經來先期者經至之期按月超前而至或早一二日或早三五日或有早至七八日以上者則屬一月經再見矣其超前而至有太多者有太少者茲以其症狀之不同而分別述之於下

一　血熱內壅之經事先期

（原因）血熱內壅致體中之血液運度失常蓋神經與細胞得熱則興奮故超過常度使卵巢之分泌液早熟

（病理）人體之內有適當之温度是曰體温保持其平均之度者則爲常人其太過不及皆爲病徵古說以命門屬腎一陽藏於二陰之內少火生氣爲體温之大源近代醫家知副腎髓質之分泌液爲鹻性有迫血上行之作用設其分泌太過則內熱之症因之而起血液中含有鐵質吸收養氣化燃燒作用體中熱度太過者必傳於血分故曰血熱

（診斷）每月經來超前一二日或三五日或多或少其多者屬陰虛若超前而少者屬熱

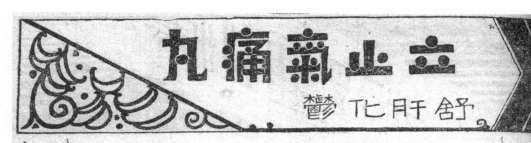

精製通乳粉

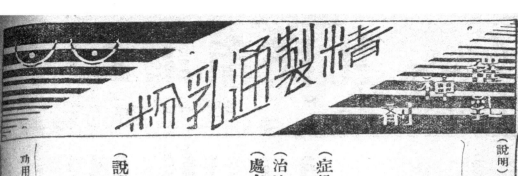

（說明）乳爲小兒天然食品。以母乳最爲合宜。蓋能隨小兒年齡增長成分之需要而變其性質。惟婦女氣血。易於不足。故乳汁缺少者多。市人用牛乳或乳娘等代替之。但牛乳中含雜質。乳娘體質恐有不潔。鄙人研究此種原理。取中藥參耆歸朮二冬麥精山藥等。佐以通利乳腺之品。製成精細粉末。救濟一切乳少之患。

甚。但虛與熱之辨。仍當以脈症詳之。有謂超前七八日以上者爲氣血俱熱。或稱爲子宮熱。其實全體之內熱則均熱。不當如是分別。故血熱併於上者爲目赤、口靡、鼻衄、煩渴等症。血熱併入子宮卵巢。受其薰灼。必致經來先期矣。其脈多弦數。舌赤尖有硃點。苔色微黃。

（症候）面赤口渴。渴喜冷飲。心中煩熱。經色紫或鮮紅。其氣腐臭。或有少腹陣痛、腰膝痠軟等症。

（治法）熱甚者清其熱。陰虛者滋其陰。選用傅氏方。清熱宜清經散。滋陰宜兩地湯。

（處方）　地骨皮三錢　粉丹皮錢半　杭白芍四錢　大生地五錢

青蒿梗錢半　白茯苓三錢　川黃蘗一錢　靑子芩錢半　（加減清經散）

右方水煎服連服二劑

大生地五錢　京玄參三錢　眞阿膠三錢後下烊化

地骨皮三錢　生白芍五錢　大麥冬三錢　（兩地湯）

右方水煎服連服五劑。

（說明）方之於病。惟求其當而已。茲篇選用傅氏二方。分量藥味。皆略爲加減。子芩清熱。治經期超前有捷效。古方有一味子芩丸。其故可深思也。龜板鼈甲能治子宮內膜發炎。蓋寒以淸熱。重以達下。用以治經水先期由於內熱者。必能獲効也。

二　鬱怒不舒之經事先期

（功用）用多數補藥。以科學方法精製之。使增加乳液之功效。超過通草鯽魚穿山甲王不留行諸方。不啻在百倍以上。或疑產後瘀血未盡。服補劑必致留邪爲害。不知參耆等藥之原質。對於瘀血痰濁諸症。識不可妄服。本品係注重在通利乳腺之劑。使補氣養血諸藥。完全增加乳汁。決不助邪。功效準確。用敢保證。

（服法）每日服三次。每次服一大茶匙。冷開水調成糊狀。糖開水和服。乳少甚者。每日可服五次。忌飲濃茶。

（價目）每瓶大洋二元。外埠函購。寄費加一。

小柴胡湯韻讀詳解（續）

鄒趾痕

所存者惟護根津液而已。護根津液者。保守營血根本之津液也。是卽病人無汗之時。若無汗而再覆被以逼其汗。必竭其根本之津液。根本旣竭。必動其營血。營血旣竭。死卽隨之。可不戒懼之哉。以上專論汗解六法。六法之外。又有代汗法。代汗法者。本是汗解證。因有別故。不從汗解。或因病者。津液素虛。無作汗之資料。乃借逕于他途以解之。厥有三法。一曰陽重於上者。借逕於衄解。如太陽四十六節。四十七節。五十四節。五十五節皆是。二曰肌膝之邪。從胃腸而入於中土。心下滿微痛。小便不利者。當借逕於小便利以解。如太陽二十八節是也。三曰病人本無汗。雖有表邪。不可發汗。當俟其陰陽自和而愈。如太陽五十七節。汗吐下後亡血亡津液者。八十四節咽喉乾燥者。八十五節淋家。八十六節瘡家。八十七節衄家。八十八節亡血家。八十九節汗家。九十節病人有寒皆是。蓋汗卽血。血卽汗。所以俗稱衄解爲紅汗。可謂知言矣。靈樞營衛生會篇曰。血之與氣。異名同類。奪血者無汗。奪汗者無血。蓋汗者血中之津液也。無病之時。血與津液。合和爲一。流行於脈絡之內。淡滲于肌膚之中。病則被陽熱蒸發。津液化氣而爲汗。譬如海洋之水。化氣於空爲雲。降於地爲雨。雲與雨。一而二。二而一。汗之與氣。亦如是也。聖經本是說血之與汗。而變言血之與氣者。指其汗化爲氣之時而言也。俗醫不知血卽是汗。汗卽是氣。讀聖經血之與氣句。可以悟矣。

再論陰陽自和。不惟汗後所必需。而汗吐下後。皆屬望之。太陽五十七節云。凡病若發汗若吐若下若亡血亡津液。陰陽自和者必自愈。此卽聖經概論汗吐下皆足以亡血亡津液。但是凡愈大病。非汗吐下不爲功。以汗吐下去。其病未有不亡血亡津液。而病得去者。經義蓋謂汗吐下。皆不得已而用之。凡垂危大病。不用汗吐下法救之必死。用以救之。亦有得生者。亦有不生者。其生也。乃汗吐下。攻堅之大力。又因其人亡血亡津液之後。其陰陽尙能自和。其死也。非汗吐下之過。乃因其正不敵邪。陰陽不能自和。或問良醫。遇垂危大病。用汗吐下法。生之可也。迺亦有因之而死者。毋乃法未盡善乎曰。非法之未善。凡垂危大病。皆瀕於半生半死之時。良醫知其不可必生。而不用汗吐下峻法可也。若知其尙有半生之希望而不救。烏乎可救之。幸而生不幸而死者。只爭陰陽能自和與不能自和。一毫髮之間耳。此一毫髮間之生死何如，雖聖人亦有所不知。其知而救之。所以盡人事。其不幸而死也。乃其本命無救。烏可以此議良醫哉。

（太陽篇一百四十六節韻讀）婦人中風熱惡寒。經水適來七八天。熱除脈遲而身涼。胸脇下滿結胸然。譫語爲熱血入室。當刺期門熱隨捐。

詳解　婦人中風發熱惡寒於經水適來之時。至七八日，經水將斷而未斷。其人熱除而脈遲。身涼者非中風病。從表解也。七八日乃太陽陽明主。氣乃太陽合陽明之熱。乘經行將斷未斷。經水極少之時。而入血室。又循任衝地道上行至胸脇。而爲胸脇下。滿如結胸之證。又因熱迫心。主而爲譫語。此證邪熱充實於脈之內。未出於脈外。故無寒熱之外證。肝脈起於足。大指之大敦穴上。踝循陰股過陰器。抵小腹。終於直乳二肋之期門穴。故當刺其門。以洩其熱。而病可愈。

（太陽篇一百四十七節韻讀）婦人中風七八日。續得寒熱有時作。經水適斷熱入室　。其血必結使如瘧。小柴達巨出胸脇　。胞中血結解自縛，

詳解　七八日爲六氣二週。太陽陽明復臨之期。若中風發熱。不惡寒之證。停止於經水適斷之時。而續得寒發作有時者。乃太

陽合陽明之熱入於血室。其胞停蓄之血。必因熱甚成瘀而凝結。結則厥陰之氣。有所阻凝·遂爲此休作。有時之寒熱也。然此證之熱不在肝脉之內。乃由厥陰之氣上合於少陽。故不爲胸脇。若滿之見於有形。而爲此休作。有時寒熱如瘧之發於無形也。病屬厥陰少陽之氣分。故當用小柴胡湯。從少陽而達之於太陽也。

（太陽篇一百四十八節韻讀）傷寒發熱經適來。晝明暮譫見鬼似。毋犯胃氣上二焦。熱入血室自愈矣。

詳解　上兩節論熱入血室。皆中風之熱。此論熱入血室。乃是傷寒之熱。此熱乃是陰邪所化。循衛氣行於夜。而不行於晝。衛氣之行，晝行陽二十五度。夜行陰二十五度。陰邪之熱。入血室於經水適來之時。與厥陰之風火相合。循衛氣而行於夜。故夜則譫語如見鬼狀。此熱不在經脈之有形。亦不在少陽之半表。不能由肝脈泄出。又不能由少陽樞轉。但當防其上犯胃氣。或犯上二焦。防範合法。則熱不上犯。其熱必隨經水下行而解。經水斷時。即是熱邪出盡而愈之時。

按男女皆有血室。熱入血室證。不惟女子經水行時有之。男子下血時亦有之。玩陽明三十八節自見。

（太陽篇一百五十一節韻讀）傷寒五六頭汗出。微惡寒而肢冷掣。口不欲食心下滿。脈細便鞕陽微結。脈沉在裏汗爲陽。有表復有裏證列。假純陰結無外證。不得有汗此爲別。脈雖沉緊非少陰。可與小柴結自撤。

詳解　此經自太陽一百三十四至一百四十。和一百五十二共八節。皆論大結胃證。一百四十一至一百四十六。和一百五十三。共七節。皆論小結胃證。一百三十二一百三十三一百五十共三節。皆論藏結證。一百四十七至一百五十一共五節。皆論微結證。而本節專論微結。當有陰陽之辨也。五日爲少陰主氣。六日爲厥陰主氣。頭汗出者。少陰水液上蒸。得太陽上額交巔之脉而爲汗也。微惡寒者下厥陰不得少陽之化也。手足冷者。中氣不達於四肢也。口不欲食者。中氣虛也。心下滿者。微結在心下也。脉細者少肢陰之經脉虛也。便鞕者邪熱結於下焦也。此證心下滿微結心下。而有惡寒手足冷。口不欲食。大便鞕等證。又有沉細之之脉。心全是陰象。不可認爲陰微結。所以然者雖諸證皆在裏。而頭汗出則在表。是知此爲有表復有裏之陽微結證。慎勿誤爲純陰結。假令係純陰結。不得復有頭汗出之外證。悉入在裏。因有頭汗出此爲半在裏半在外。夫脈細沉緊·欲爲少陰脈。然而不得少陰病。所以然者。三陰皆不得有汗。今頭汗出。故知非少陰。故可與小柴胡湯。轉少陽之樞。達太陽之氣。其心下滿之微結。化爲全體之汗而解也。反觀之。若誤認爲純陰結。而以少陰之法治之。必至引邪內陷。輕病變重。可不慎哉。

（陽照篇五十一節韻讀）明潮便溏小便可。胸脇滿而不解去。面下合脾上胸膈。憑脇樞轉內外豫。柴達互於中而表。達明于脇內外處。

詳解　陽明病發潮熱者。陽明與太陰互爲中氣。陽明本燥。太陰本濕。燥濕醞釀而發潮也熱。大便溏小便自可者。濕勝而燥平。決瀆能決。小便通而潮可解也。胸脇滿而不去者。陽明合太陽之邪未解也。蓋陽明之氣。下合于太陰所主之腹。上合於太陽所主之胸。及少陽所主之脇。胸乃太陽出入之戶。脇爲少陽轉戶之樞。太陽主開。得樞轉而後開。陽明主闔。得樞轉而後闔。而達樞之方。捨小柴胡其莫與也。蓋小柴胡湯。能達太陽之氣。從中土而出於高表。又能轉陽明之氣於樞脇之內也。

（陽明篇五十二節韻讀）明脇鞕滿不便嘔。舌上白胎與小柴。上焦得通津液下。身濈汗出胃和諧。

詳解　陽明病脇下鞕滿者。太陽與陽明之熱結於脇下也。不大便者。上焦不通。津液不能下濡也。嘔者胃氣不和也。舌上白胎者。津液停滯于脇下。與邪熱醞釀而成胎於舌上也。邪熱未盛。故白也。與小柴胡湯。達太陽之氣。從中土而出表。太陽之氣。得達於表。則脇下鞕滿自解。鞕滿解則上焦得通。脇下停滯之津液得下氣機旋轉。則身濈然汗出。胃氣調和故愈也。

所謂期待其應效者是也。然此期待多不得好結果。唯與待病勢之自然消退者爲同耳。眞正中醫依對原症的療法。所生之應效。汗劑未必爲汗。吐劑未必爲吐。和下劑未必爲和下。易言之。則汗吐下和。非出於醫者之所豫期。乃病毒潛伏之地。爲藥力所攻。全身無餘地可容。隨毒之所在。取最捷之徑以外遯也。。故瞑眩爲病毒遯去間所起之一種反應症狀。雖經驗富足者。不能知其取如何之經過。從何道而外遯也。東洞先生曰夫藥治病。當隨病毒所在而治之。藥中肯則或汗或吐或下或和。均治以余驗之。有下劑反吐者。汗劑反下者。〔以上東洞語〕不其然乎。由多用劇藥與誤治致瞑眩者。是不可言瞑眩。乃中毒也。中毒與瞑眩。全異其性質。免死爲幸。尙何治病之足云。故彼等之瞑眩論。根本謬誤。可笑莫過於此。中醫所謂直正瞑眩者。細胞由藥力起強烈反應。以驅逐病毒於體外之現象。非中毒症狀也。連用其起瞑眩之藥方使病毒全行驅盡。則瞑眩消散。尙書藥不瞑眩厥疾弗瘳之言。洵爲千古不磨之論。行醫者其奉爲圭臬也可。

案發煩目瞑鼻衄。雖爲瞑眩現象。然其所以致此。亦可得而略言焉。據日人廣賴天津久保山等之試驗。麻黃能增高血壓。據西尾重之告報。服麻黃後溫覆。則心臟機能亢進。脈搏增加。全身溫暖。顏面及耳邊尤甚。次卽汗出。然則麻黃之發汗。必先見頤面充血。故發煩目瞑。充血之甚。則鼻黏膜破裂。而爲衄。經此瞑眩現象。則知久鬱之體溫。已得充分放散。故曰而乃解。陽氣重。體溫不得放散。鬱積已久也。末句麻黃湯主之。條注明上文服藥已句。與四十三節同例。非謂衄後仍主麻黃湯也

太陽病脈浮緊。發熱身無汗。自衄者愈。

此條是麻黃證不服藥。自衄而愈者。自然療能戰勝病毒。故鼻黏膜充血而衄。觀其衄。則知鬱積之體溫。隨血以達於頭面。達於頭面者必達於肌表。是必得汗而愈也。何以知達於頭面者必達於肌表。蓋發表之藥。皆輕浮而上行。徐之才曰。輕可去實。麻黃葛根之屬是也。夫麻葛發汗之藥。而性皆輕。輕者上浮。故服麻黃而汗者必先頭面充血。可知達於頭面者必達於肌表也。

二陽併病。太陽初得病時。發其汗。汗先出不徹。因轉屬陽明。續自微出汗。不惡寒。若太陽病證不罷者。不可下。下之爲逆。如此可小發汗設面色緣緣正赤者。陽氣怫鬱在表。當解之熏之。若發汗不徹。不足言陽氣怫鬱不得越。當汗不汗。其人躁煩。不知痛處。乍在腹中。乍者四肢。按之不可得。其人短氣。但坐。以汗出不徹故也。更發汗則愈。何以知汗出不徹。以脈濇故知也。

此條言太陽陽明併病。證之輕重不同。分爲三段。自條首至小發汗爲一段。設面色至熏之爲一段。若發汗以下爲又一段。分釋如下。

傷寒何以有二陽併病。蓋因太陽初病時。發汗不透徹。病不盡除。因循而見陽明證也。太陽時本是無汗惡寒之麻黃證。今微汗出而不惡寒是見陽明證是。斯時若仍有頭痛身疼脈浮之太陽證。則不可下。何以不可下。以外證未解。則下之。爲逆。仍當小發汗。宜桂枝湯。緣緣接聯不已之貌。怫鬱。蘊積也。若面色緣緣正赤。則頭面業已充血。因仍不出。是爲體溫蘊積於肌表而不得放散。因皮膚汗腺固閉太甚故也。如此者非小發汗所能愈。當以大青龍葠解其表。以熏法助其汗。此段雖但言緣緣正赤。必有表鬱熱盛之證。故解之不足。又當熏之。外臺祕要傷寒門。引崔氏方療。傷寒阮河南蒸法。薪火燒地良久。掃除去火。可以水小灑。取蠶沙若桃葉桑柏葉。諸禾糠及麥麵

皆可取用。易得者牛馬糞亦可用。但臭耳。桃葉欲落時。可益收取乾之。以此等物著水處。令厚二三寸。布席臥上溫覆。用此發汗。汗皆出。若過熱。當細審消息。大熱者可重席。汗出周身。輒便止。當以溫紛粉身。勿令遇風。又夫行門引張文仲方。支太醫桃葉熏身法。水一石。煮桃葉取七斗。以薦席自圍。衣被蓋上。安桃湯於牀簀下。取熱自熏。停少時當雨汗。汗遍去湯。待歇。速粉之。并炙大椎。則愈。按陽氣怫鬱之甚。汗之而不汗者。用蒸法熏法。

若服發汗藥而得汗。但汗不透徹。則不可謂之陽氣怫鬱不得越。越卽放散之意也。此證重於首段所云。而輕於第二段。發汗不透徹。則其人煩躁。煩躁之狀。若有所苦痛。忽似在腹中。忽似在四肢。不能按得其苦痛之處。呼吸急促。倚坐而不得平臥。皆因發汗不徹故耳。與麻黃湯更發汗則愈。何以知其汗出不徹。因脈濇也。濇是遲數不勻整。由於血運未暢。故內部高溫未得達表以放散。卽所謂汗出不徹也。

脈浮數者。法當汗出而愈。若下之。身重心悸者。不可發汗。當自汗出乃解。所以然者。尺中脈微此裏虛。須表裏實。津液自和。便自汗出愈。

脈浮數者。發熱而病勢欲外達也。故當汗出而解。若下之。則與自然療能相逆。遂致身重心悸。蓋誤下則氣血集中有裏。以抵抗下藥。故心悸。一面外表之氣血虛。故身重外表之氣血旣虛。則不可發汗矣。

脈之變。寸口主上主外。尺中主裏主下。上之與外。下之與裏。殆有相關之道。今尙未知其所以然。麻黃發汗。必先上部充血。卽是上與外相關之一例。尺中脈微爲裏虛。裏之所以虛。由於誤下。卽是下與裏相關之一例。旣因誤下而虛其裏。則自然療能急於救裏。病勢不復外達。故不可發汗。魏荔彤主建中新加之屬。可以隨證選用。須待也。待表裏實。津液自和者。謂誤下之逆自定。外達之勢復故。淋巴與血循環復與常態。則自汗出而愈矣。吉益氏藥徵。以茯苓主悸。故知心悸是水氣。水氣則是淋巴系循環系之病。故云津液。

脈浮緊者。法當身疼痛。宜以汗解之。假令尺中遲者。不可發汗。何以知然。以榮氣不足。血少故也。

脈浮緊身疼痛。是麻黃湯證。若其人榮氣不足血少者。不可遥用麻黃湯發汗。榮氣不足卽血液少或血漿少也。下文八十七至九十一條所云。皆是血少之人。然彼有顯然之原因。可以知其血少。此條則因尺中遲而知之。尺中主裏主血。理雖難知。事實則確。脈之遲數。與心張縮爲比例。心張縮遲。何以知其血少。當再考。

榮氣不足之人。不可發汗。宜以汗解之病。不發汗則病不得解。外臺引范汪論。黃帝問於岐伯曰。當發汗。而其人適失血。及大下利。如何之。岐伯答曰。數少與桂枝湯。使體潤漐漐汗纔出。連日如此。自當解也。按范汪雖主桂枝湯。然無汗者。桂枝在所當禁。則其說不可從。諸家或擬小建中黃耆建中。皆非汗解之法。鄙意或用桂二麻一。或於發汗藥中加當歸甘草爲是。

脈浮者。病在表。可發汗。宜麻黃湯。(原注法用桂枝湯)

急性熱病前期之病證。皆是官能上疾患。非器質上疾患。雖以今日病理解剖之精。猶不能知其病之所在。以其無病竈可見也。(未完)

消暑聲中之讀物

燕石瓠翰

馮承緒著

文藝界中之巨製

緒承先生梁溪碩學。好擅詞章。每有短什。報章雜誌輒爭相刊載。近準其歷年佳構。彙爲一編。類爲論文。詩歌。詞賦。傳奇。題詞。頌詞。輓歌。聯語。函札。象贊。箋啓。劇曲。謎語。及雜組。補遺等二十餘目。都篇八萬餘言。精裝一巨册。其間文字亦莊亦諧。宜雅宜俗。可供觀摩。足資消遣。際此炎天酷暑。若一篇讀罷。定覺風生肘腋也

（定價）精裝盪金布面大洋一元
平裝影紙封面大洋七角

（代售處）上海浙江路七百八十號本館發行所若聲明由本館介紹。概以六折計算。郵費十足代洋。掛號寄費另加一角。存書無多。欲購從速。

▲中醫界破天荒之巨著▼

中醫新建設

（贈送樣本函索附郵）
（票十五分立卽寄奉）

內容共分生理。病理。診斷。藥物。處方。古醫學之精義。傷寒金匱精義。症治概要。內科。傳染病。時感病。肺病。腸胃病。及婦科。產科。幼科。痘疹。種痘科。瘍科。皮膚科。傷科。花柳科。喉科。眼科等。共廿種。訂成廿巨冊。都六百萬言。整理舊學。輸進新知。以組織有統系之學說。而謀中國醫藥上革新之建設。刻先將各科講義編訂之大概。印成四開大本共一百餘頁。函索者。請附郵花十五分。寄

上海浙江路七百八十號時逸人醫士收

立卽將該書樣本奉贈一冊。

內科專家程門雪醫士

精治傷寒温病內傷雜症婦人經產小兒痙厥一切疑難雜症

診例　門診　一元二角（上午十時至下午三時）

出診　五元六角路遠遞加（下午三時以後）

診所　法界太平橋白爾路寶安坊一號

女科專家趙公尚醫士

專治　月經不調　超前落後　經期腹痛　赤白帶下

崩中漏下　月經閉止　子宮寒冷　久不生育　等症

診例　門診　二元二角（上午九時至下午三時）

出診　八元八角路遠遞加（下午三時以後）

診所　英界東新橋同春坊北首清和坊對過（卽浙江路五馬路口）

第一卷　第八十一號

HYGIENIC WEEKLY

衛生報

主編
丁濟萬
趙公尚

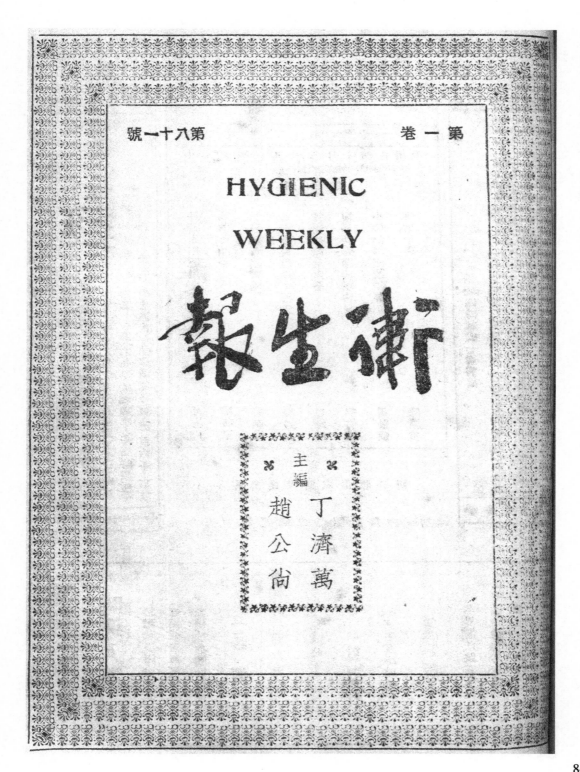

內外科及喉科

劉佐同醫士

精理一切內外症及咽喉危險病症用中國古法參合最新科學手術毫無痛苦功效確實

診例　門診　壹元二角（上午八時至下午三時）
出診　三元六角路遠遞加（下午三時以後）

診所　老北門內福佑路潘家弄口三百六十六號

衛生報

第一卷　第八十一號

中華民國十八年九月十四日出版

（發行所）上海浙江路五馬路口清和坊對過

本期要目

本報每逢星期六出版一冊

全年五十期連郵費二圓四角（國外加半）

內外科

丁濟萬醫士

精理四時雜感一切病症

診例　門診　一元二角（上午十時至下午三時）
出診　八元八角路遠遞加（下午三時以後）

診所　英界白克路人和里十八號

內科及幼科

時逸人醫士

精理秋溫溼溫伏暑
瘧疾痢疾癆損咳嗽
氣喘吐血喉痧等症

（診例）
門診　一元二角
（下午一時至五時）
出診　四元四角
（下午五時以後）

（診所）
英界浙江路五馬
路口清和坊對過
本報發行所內

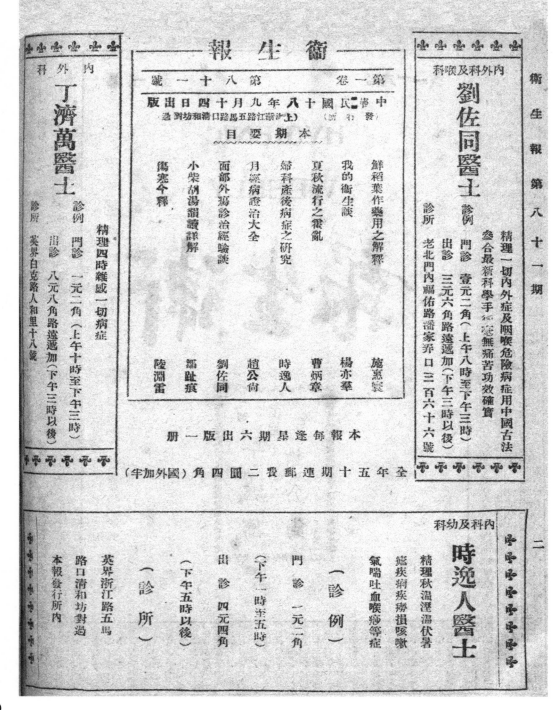

鮮稻葉作藥用之解釋

施惠霖

客有問於予曰。近醫凉解劑中。皆用鮮稻葉一味入煎。其中肯者頗多。所閱諸書。並未得此。祈釋我以開茅塞。予曰。鮮稻葉入劑。三家醫案中。稍有言及。亦無說明其性味及主治。但原其大意。不過取該物味甘。爲土氣之所生。得天地中和之氣。養胃淸肺而已。凡藥甘補苦瀉。一定之理。恐凉解劑多苦瀉。借該物之甘。以調其偏。則甘苦兼施。無苦寒之患。自有除燥淸熱之良。此製方之妙。如仲景竹葉石膏湯。參用粳米。亦與斯義相彷彿。然稻乃芒穀之總稱。種類不一。且有上中晚之分。該醫何不指明何種鮮稻葉耶。尙書洪範曰。稼穡作甘。靈樞五味章。五穀秔（秔俗作粳）米甘。稻葉雖未言及。然既同本而生。其味想亦不遠耳。予固末學。自強辨之。還祈質之高明。得其眞義。勿致貽笑方家也可。

我的衛生談

楊亦韋

人類終日汲汲營營。無非爲謀滿足他的欲望。欲望已經滿足。又必求永久享受。要求永久享受。惟有求長生之一法。

說起長生二字。是人們最希望的一件事。也是最難得的一件事。從前秦皇漢武。貴爲天子。富有天下。取多用宏。無求不得。只恐壽算有限。不能長享富貴。於是信方士。求神仙。冀達其長生目的。無如求之愈切。離之愈遠。頂尊貴的皇帝且然。下此者更無待論。則長生之難求。也可想而知了。余謂長生並不難求。特患求之不得其法耳。彼秦皇漢武。舍近圖遠。忽切身之道。求詭異之術。宜乎南轅北轍。結果適得其反。余的長生秘訣。是不求之求。王道而有近功。中庸而有捷效的。謂予不信。待我緩緩說來。晨曦甫上。景物優美。花香鳥語。空氣淸新。所謂朝氣是也。人於此時起來。悅目賞心。精神上自然得着分外的愉快。若再緩步園亭。徜徉堤畔。或行深呼吸。或練習運動。則血液淸潔。血流通。肺量拓張。胃亦健運。身體日強。百病百却。養生之道。無逾於此。那末我的長生秘訣。思過半了。

我國人士。了解此義的固多。不明此義的亦復不少。鄉村的人。爲職業關係。早起操作。暗合長生的秘訣。所以鄉村的人。壽算總來得加長。都會的人呢？除勞工以外。大都日上三竿。才能起床。遲的就要到午飯以後。甚至日息夜作。晨昏顛倒。精神萎靡。氣息奄奄。叫他作事。則事倍而功半。欲求長生。猶緣木而求魚。國民這樣。自然人家瞧不起。就是國家。也被人輕視。所以遠東病夫的徽號。外人不住的譏笑啊。現在。國運方新。百端更始。深望大家把從前的陋習革掉。一洗病夫譏笑的恥辱。則不求長生而長生自至。那國家的新生命。也就寄托在那裏了。

夏秋流行之霍亂（續）

曹炳章

（八）轉筋　凡轉筋攣而痛者爲熱。若轉筋止收引者爲寒。

（九）下利，凡肛熱如火瀉下臭穢如黃水者爲熱。若肛門不熱下利澄澈如水者爲寒。

（十）小便　凡小便短赤甚則涓滴不適者爲熱。小便清淡而長者爲寒。

（研究）試觀現行之霍亂。其舌多紅。或苔黃燥。皆口渴引飲。肛門熱吐利皆臭穢。小便多不通。種種病狀。多是內眞熱而外假寒。雖有肢冷脈伏似寒象。即所謂熱深厥亦深是也。至於肢冷脈伏手足抽搐。或麻木嘔吐呃逆音斷自汗等狀。寒症熱症俱有最易混惑。苟能細心推究。自易鑑別。姚梓欽云。霍亂脈沉緊爲寒。沉數爲熱。至於寒極時細澀。熱伏亦細澀。寒症細澀多因汗吐下而致脫。熱症細澀或得汗吐下而稍通。非合病狀。體會一一參考。鮮有不誤者也。

又有乾霍亂。亦有寒熱之別。如初起不吐不瀉。胸腹絞痛手足抽搐。或手指麻木。或悶閉無汗。或汗出淋漓。甚則肢冷脈伏辨症。當以驗舌察現症爲主。若舌苔灰黑。或白滑。皆爲寒。乾黑而起絳刺者爲熱。小便赤熱而澀爲熱。小便清冷自遺爲寒。拒溫按爲熱。喜溫按爲張。寒禾芬云。乾霍亂乃觸冒毒穢經隧血瘀。但有熱瘀寒瘀之分。必須先用刮法後。其所現紅紫青黑之色。便可認定寒熱輕重。惟太乙紫金丹腹痛時，研服一顆。則絞痛即瘥，或再用食鹽一錢。放刀上火炙透化水服。若得吐下氣通自愈。切勿先服生薑十滴水等。熱藥苟誤服之。必死無疑。

(治法)霍亂證狀。既有寒熱之分。治法亦當分別。治寒症當以溫經回陽。治熱症當以苦降堅陰。此內服法也。若熱霍亂。初起心中不暢。不吐不瀉。必須引吐引瀉。使其熱毒一出中脘即鬆。中脘鬆則四肢必溫。如外治則取嚏。以開其肺氣。吐則開其胃氣。下則開其脾氣。挑刮開其皮毛經絡之氣。痧藥開其臟腑之氣。總取其通以泄其熱氣。惟熨搨摩擦之外治各法。無論寒熱尚可通用。如熱霍亂轉筋者。用燒酒四兩加樟腦五錢。令人用力摩擦其轉戾堅硬之處。擦一時許。導引其伏熱。達四肢而筋結始軟。再以鹽滷浸之。以杜熱邪復熾。始不致轉戾矣。(又法)熱霍亂。四肢厥冷者。用吳茱萸一兩。研細末和鹽滷調塗兩手足心。以導引內熱達四肢。或以吳茱萸食鹽各數兩炒熱布包。熨搨臍下亦妙。或用生薑二兩。葱頭二兩。生蘿蔔四兩。同搗爛如泥炒熱。用布包紮熨運肚腹。如冷再炒再運。俟手足轉溫為度。以上外治各法。寒症亦可通用。治寒霍亂內服以霍亂定中酒為最效。肢冷轉筋以樟腦。精酒摩擦至手足溫為度。如厥冷已久。胃氣漸敗。再用急雷公散一二分。納入肚臍內。用生薑一片。蓋藥上再用艾火灸之。一面接服溫經通陽之劑。以助元氣。

(應用良方)霍亂普通方。治霍亂舌白胸中泛泛周身不暢。欲吐不吐。欲瀉不瀉。乘其尚未吐瀉。即服此方。使重者轉輕。輕者即愈。

鮮藿香 錢半　新會皮 錢半　赤茯苓 錢半
半　夏 錢半(竹瀝製)　白蔻末 七分(沖)　淡竹茹 二錢
廣鬱金 二錢　滑　石 三錢鮮荷葉包

用陰陽水煎微冷服

霍亂初起方。治霍亂初起舌白。上吐下瀉脘悶腹痛。寒熱口不渴者。即服此方。

杜藿香錢半　製川樸 錢半　製半夏二錢
飛滑石三錢 用荷葉包煎　白蔻仁 八分(沖)　川　連六分(薑炒)
炒黃芩二錢　淡豆豉錢半　紫金片五分(研沖)

陰陽水煎服

熱霍亂初起方。治熱霍亂舌灰膩或舌中薄白邊尖紅。嘔吐酸腐。心胸煩熱。小便短赤。肛門下熱利黃臭糞水。口渴引飲。脈沉數或弦數者此方主之。

淡豆豉二錢　焦山梔三錢　炒黃芩二錢　葛　根錢半
竹　茹二錢(薑炒)　杜藿香錢半　飛滑石三錢(荷葉包)　扁豆衣錢半

右加飛龍奪命丹一分。分沖服另用，左金丸一錢五分。服藥後陰陽水送下。寒霍亂初起方。治寒霍亂。嘔吐清水。瀉下亦清水。自汗肢冷。喜飲熱湯。脈細舌白者。即用此方。

吳茱萸六分　川　連八分(拌炒)　川桂枝錢半
淡乾姜八分　浙茯苓三錢　焦白朮二錢　炒白芍三錢
新會皮一錢

右加霍亂定中酒一瓶(三分)沖入陰陽水煎冷服

上列四方為時疫霍亂。初起時不及請醫診治。可將各方對症選服。不拘寒熱霍亂。見有吐瀉者。藥湯皆宜冷服。若轉筋者。加鮮勒人籐一兩。宣木瓜一錢五分。同煎服更佳。

(完)

婦科產後病症之研究(續八十期)

時逸人

(二)所下之血。為鮮紅色。為紫暗色。或如魚腦魚腸。腐敗腥臭者。或少腹塊痛拒按者。或心悸怔忡眩暈自汗者。綜上二項審其為虛為瘀之大綱。辨其兼症夾症之有無。其因瘀而致惡露不絕者。行其瘀則自止。其因虛而致惡露不絕者。則淋漓不斷。久漏成崩。大是可虞。故陳氏主張。虛損不足。傷于經血。或內有冷氣。而臟府不調云云。是蓋子宮血液之疾患。(一)因靜脈吸收血液之能力減少。(二)因血管壁薄弱。易于破裂。(

三）因產時血管破裂處。侵入細菌。屬於第一項。因身中之陽氣不足。陳氏謂之內有冷氣。藏府不調是也。屬于第二項。因血液虛弱。血漿減少。所謂虛損不足。傷于經血是也。屬于第三項。因用具未經消毒。不潔之傳染。以及局部之創傷。侵入細菌。發炎化膿。排泄膿水。實為斯症發生之主要原因。薛氏主以六味地黃逍遙六君等方。實屬泛而不切。惟陽虛不能攝血者。則甘草干姜湯為正治。配入生化歸脾。酌其虛實而用之可也。虛弱之故。有陽虛及氣虛之不同。則補中益氣人參固本斟酌加減用之為要・若不潔之傳染。注重局部之洗滌。則非中醫內科方法所擅長。沈堯封氏用茯龍肝烊入阿膠一方。尚有深意。實可備用。重者參以龍骨牡蠣續斷等品。必能奏效。若夫黃芪茜草等藥補瀉皆嫌太過。非可以漫試之也。惟虛之極瘀之甚者。所當別論。故並列之云。

◉產後血崩

（原因）或因鬱怒損傷胞脉。或食熱物。鼓動肝陽。或投破血藥過多。或服止澀藥太早。皆有此患。然產後崩血。總屬血不歸經之故。蓋藏血者肝。統血者脾。惟肝虛不能藏血。脾不能統血。所以血不收歛。而泛溢奔溢。眞如山崩水决。而不可制也。

（症候）口唇淡白。面無華色。或汗多神倦形脫氣微。亦有胸腹脹悶。下血雖多。而腹仍作痛者。

（治法）產後血崩治法。與尋常異。平人患血崩不止。尚堪甆懼。況產後血液本虛。故無論有無紫塊。斯時顧不得血瘀。急宜大補氣血。以挽狂瀾。庶幾一線生機。猶堪復續。若泥瘀血未盡。再與攻破必。死無疑矣。

加味四物湯

當歸六錢　川芎三錢　生白芍二錢　大生地四錢　西潞黨三錢

右方水煎溫服。如因房事者本方加黃芪。阿膠艾叶。因服辛熱者。本方加白朮。茯苓。甘草。川連。因固澀早者。本方加香附。桃仁。因攻破多者。本方加生牡蠣海螵蛸。

升舉大補湯

西潞黨二錢　當歸二錢　熟地二錢　黃芪一錢　白朮一錢　陳皮八分　西炙草八分　升麻三分　川芎一錢　炒黑荊芥八分

右方水煎服血脫氣陷用此方

加味逍遙散

當歸二錢　柴胡五分　薄荷七分　青子芩一錢　炒白芍一錢　黑山梔一錢　細生地二錢　生草八分　土炒白朮一錢　白茅根五錢

右方水煎服。暴怒傷肝用此方。

黑神丸

陳京墨二錠　無根水。磨濃汁。晒燥。研細末。每料約用靜墨紛四錢陳百草霜二錢須近山人家。燒各種野草者佳。燒獨種柴草者。勿用。必要灶門上積烟。切勿誤用鍋底煤。　明天麻二錢淮小麥二錢赤金箔五十張。

右藥各研極細。稱準分量。再研勻。即將淮小麥粉一錢打糊為丸。金箔為衣。約重一分外用蠟壳封固。症輕者服一丸。重者服二三丸。童便一鐘。陳酒一瓢。候送。

（集說）陳自明曰。產後血崩。因經脉未復。而勞傷大過。或食酸鹹之味。若小腹滿痛。肝經已傷。最為難治。急以固經丸主之。薛新甫云。產後血崩。亦有實証。若血滯而少腹脹滿。用失笑散。血少小腹虛痞。用芎湯竊。肝火血妄行。加味逍遙散。脾鬱不統血。加味歸脾湯。脾虛氣不攝血。補中益氣湯。厚味積熱傷血。清胃散。加槐花地榆。風熱相搏傷血。四君子防風枳壳。許叔微曰。產後血崩。是為陰血不足。阻邪有餘。宜奇效四物湯。或四物湯加川連。若因氣不調。然後血脉不順。發生中漏等症。香附是婦人仙藥。醋炒爲末。每服二錢清米飲調下。久服爲佳。除朝奉內人。偏藥不效。服此遂安。沈堯封曰。崩症宜理氣清火。金鑑云。生產後更患崩症。則是血脫氣陷。其病不輕。當峻補之。用十大全補湯。加阿膠升麻續斷棗仁山萸炮姜炭等。以升補其脫陷可也。若因暴怒傷肝。血妄行者。宜逍遙散。加黑山梔生地茅根以淸之。若因內有停瘀者。必多少腹脹痛。當用佛手散失笑散以補而逐之。張壽頤曰。產後崩症。多因氣等橫逆。下援衝任。以致關闌不守。漏泄無極。治宜育陰固濇。

編者按產後血崩之病原。不外勞動太早。用力過度。以及房勞內傷。妄笑舉手等所致。治之之法。宜止其崩。以棕櫚皮炭。最有捷効。較西藥之麥角爲勝。餘則以審其兼症夾症治之。或用四物如川連。黃芩。阿膠。地榆之淸熱。或用四物加牡芪潞黨炮姜山萸龍骨牡蠣等。以溫補而固澀。權衡于二者之間。方爲恰當。固經丸中。若艾叶石脂故紙三味。尚在可用之列。若附子之宜忌。所當辨其寒熱而用之。木賊草之用意何在。非余所知。故不敢曲爲阿附。產後之崩。最爲危險。豈丸藥緩投。便可以畢醫家之能事。于此可見前代醫學之簡陋也。薛氏主用失笑及芎窮二方。理尚可取。惟非爲產後設也。餘若逍遙。淸胃。補中益氣。四君子等方。普通治療之官方藥。斷非產後血崩等。所可倖試。凡此皆立齋慣技。最不可訓。一味與附末。及奇效四物無方。或有用之者。但非急救之劑耳。金鑑用十全大補加味。未免呆笨。普通婦科。治血崩之方法。分陰虛陽搏。用知栢四物。勞傷衝任。用大劑芎歸。瘀鬱凝滯。用一味香附。風熱乘肝。用桑叶荆芥合四物。思慮傷脾。用歸脾。暴怒傷陰。用一貫。原氣下脫。用當歸補血。此以分別投之。雖不中不遠矣。惟產後崩症。其方則不能相同。大全良方。載產後誤服攻破之劑。其血如湧。惡寒肢冷。上吐下瀉。用六君子加炮姜。四劑而愈。又因怒而崩。手足抽搐。牙關緊閉。投以和肝養陰之品。厥疾乃瘳。戴復庵云。產後崩症。或淸血。或穢濁。或純下瘀血。或腥臭不堪。甚則頭目昏暈。四肢厥冷急。宜童便調理中湯。加入百艸霜飲之。又有崩甚而腹痛。人多疑爲惡血未盡。又見血色瘀黑。愈信瘀停之說。不敢止澀。殊不知瘀停腹痛。血通則痛。崩行腹痛。血住則痛止。若必拘泥待痛止而後補之。恐此人無生理矣。宜芎歸湯。加炮姜附片。止其血而痛自止。戴氏之言。頗有見道。余于己未之冬。友人婦。產後未週時。患血崩症。因其境不佳。未產前勞動太過。產後又不克靜養。故稍聞人聲。便覺眼目暈發。心慌目眩。而血液大下矣。余診其脉沉細輭弱。似有似無。四肢及面部皆冷。上身冷汗自出。神識昏沉。有欲脫之狀。處方以甘艸炮姜爲主藥。加當歸川芎白朮白芍黨參艾葉益母芎艸等。投劑獲效。數服而安。又前年里戚中。買氏婦。產後旬艸日。並無其他症狀。忽患此症。余以意度之。當爲不愼房勞所致。處以黃芪當歸黨參阿膠艾葉山萸肉龍牡櫻官炭等品。大劑投之。數服乃效。于此可見產後血崩之治法不拘于一格者。

藥名文虎

(孫克忠)

七十八期謎底揭曉

(一) 羅衫一寸是天成 (蟬衣)
(二) 淡粧何必買胭脂 (輕粉)
(三) 此是童年遊釣處 (熟地)
(四) 嶺上梅花冒雪開 (瑞香)
(五) 天涯冷落是初臨 (生地)
(六) 子身無靠影爲陪 (獨活)

月經病特效藥之一

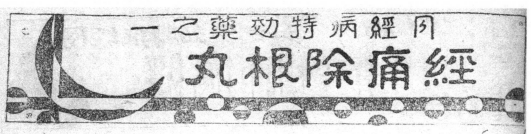

經痛除根丸

（說明）痛經一症。古醫學說。多謂其瘀血停滯使然。市醫根據此理。狼投攻破重劑。誅伐無辜。反致有害。鄙人潛心研究。知經痛之原因。爲衝任帶脈之障碍。必使血室機能恢復。分泌照常。則疼痛之現狀自止。

（原因）精神受環境之感觸。易其常態。或爲憂鬱。或爲忿怒。吾國現時婦女。多半在舊禮教壓迫之下。未受相當教育。故不通世故。而且執拗。稍有不如意之事。必作憂鬱。甚則忿怒。鬱時既久。亦足使月經受其影響。而發生變化

（病理）人當憂鬱之時。則感覺運動諸能力。同時減退。血行遲滯。靜脉膨張。肺氣不舒。時作太息。胸悶脘滿。而鬱極不舒。必有暴發之日。則忿怒是已。怒則肝氣橫逆。即肝細胞之分泌素。具迫血上行之作用。興奮太過。戟刺運動神經之中樞。發爲頭暈、脇痛、肢體拘急、血液發酸而腐敗、及心煩躁急等症。俗說以爲神經病。古說歸之肝病。因鬱怒之故。而肝臟易受病也。肝爲體中最大腺體。分泌膽汁。製造肝糖。且營興奮神經之作用。其工作較勤。故需要營養成分較多。其受病亦易。凡鬱遏不舒。及忿怒太過。血液不能運行常道。肝臟必發生變化。而爲肝氣橫逆。經脈沸騰。月經遂先期而至矣。

（診斷）經期超前之原因甚多。實不限於鬱怒不舒之一種。惟頭暈、脇痛、胸悶脘、滿吞酸、吐苦、脉絃、苔白、爲鬱怒不舒者必有之現狀。鬱則血行遲緩。而腦部貧血。怒則血行加速。而腦部充血。皆足以使頭部昏暈。兩脇爲肝脾之部。肝脾充血而腫大。故脇下痛。胸悶脘滿。爲肺胃不舒之現象。胃酸停滯。則作酸。膽汁上溢。則口苦。脉絃乃緊急之象。屬經脉之強直、氣鬱之不舒。忿怒太過。神經運動中樞受肝細胞分泌液之戟刺。而興奮過度者。多有此象。世俗以爲木來尅土。誤矣。以斯意辨別則

月經病証治大全 廿一

（服法）每日服三次。每次服四至六丸。自月經未來之五六日前服至月經淨後爲止。

（價目）每瓶一百粒。實售大洋壹元五角。外埠函購。寄費加一。

（功用）專治行經時一切障碍。而於經痛一症。尤有特效。無論其爲經前痛、經後痛、喜按拒按。皆可統治斷根。蓋此藥根據科學之精製。能使衝任帶脈所發生之障碍。完全解除。既能除痛。又能補身。且無攻破之害

7

月經病特效藥之二

經漏神效丸

（說明）昔賢以爲經漏病症。因肝熱太甚。疎泄無度所致。或以爲縱慾太過。血室受傷所致。迨試用清熱固澀諸法。不能見效。則束手無策。鄙人經多次實地試驗。知此症必用增加子宮組織之劑而後經漏方可獲愈。

知鬱怒不舒之經來先期。與他種不同也。

（症候）『甲』鬱悶不舒者。精神困頓。感覺減退。懶於運動。靜脉鬱血。肺氣不舒。時作太息。胸悶脘滿。脉絃滯。舌赤苔白。飲食不暢等症。

『乙』忿怒太過者　頭暈脇痛。肢體拘急。吞酸吐苦。心煩躁急。胸悶脘滿。脉絃而數等症。

（治法）因鬱遏不舒者、舒其鬱。忿怒太過者、生津液以養肝。選用八味逍遙、及一貫煎二方。加減治之。

（處方）全當歸　二錢　青子芩　錢半　青柴胡　五分　白稨豆　三錢

生白芍　三錢　炒山梔　錢半　淮山藥　三錢　白茯苓　三錢

右方水煎服、連服三劑、（加減八味逍遙散）治鬱遏不舒

當歸身　三錢　北沙參　錢半　生牡蠣　四錢　川楝子　錢半

大生地　三錢　生白芍　三錢　女貞子　三錢　小川連　八分吳萸二分同炒

右方水煎服、連服五劑、（加減一貫煎）治忿怒太過

（說明）古之醫者、以逍遙散一方。統治諸鬱。謂木鬱達之。木鬱解而諸鬱皆解也。薛立齋、張景岳皆以此爲慣技。清代吳鞠通氏。謂逍遙散之主治。惟宜鬱遏不舒者、以擅其升達之用。若忿怒太過之症。既已上升爲病。復用逍遙。直是助紂爲虐。惟吳氏擬用新絳旋覆花湯以疏通肝著。此專爲痰濁瘀血凝滯者而設。若津液虛弱肝

（服法）每日服三次。輕症每次服一粒。重症每次服二粒、

（價目）每瓶二十五粒。實售大洋一元五角。外埠函購加費寄。一。

（功用）本品之作用。係在衝任之脈。使其運行失職者扶助之。血絡受傷者塡補之。在子宮內發揮特別之功能。克收根本療治之效果。專治月經太多。過期不退。時時漏下。淋漓不斷。產後子宮不收。血崩血漏等症。

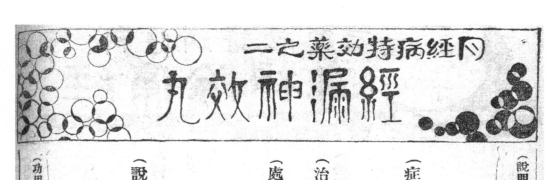

立止氣痛丸

舒肝化鬱

（說明）婦女精神易於鬱結。常覺氣悶不舒。脇肋作痛。性情變易。常作躁急。或嘔吐食少。頭痛帶下等症。前賢於此。謂爲木鬱化火。木旺乘土等說。宜用疏肝扶脾補胃諸法。歸入研究此等症狀。知其屬於精神之發。前人所用舒肝扶脾補胃諸法。實不可廢。尤必參以治精神方面。通神靈異之品。則收效更捷。

（服法）每日服三次。每次服二粒。

（價目）每瓶三十粒。售大洋二元五角。外埠函購。寄費加一。

陽獨旺、發爲心煩躁急忿怒太過之病。新絳旋覆、亦非所宜。余故選用魏玉璜之一貫煎加減治之。庶幾合拍。至鬱遏不舒而兼有痰血食滯凝結者。以用六鬱湯法。如香附、山梔、蒼朮、建麯、赤芍、滑石、通草等類。方足以化其滯兼開其鬱

三　氣血虛弱之經行先期

（原因）氣血虛弱。血管薄弱。氣血運行失常。致子宮內膜之血液。稍停積。即破裂外出。

（病理）動脉有注射力。靜脉有吸收力。此盡人所知也。惟氣血虛弱之人。動脉之注射力減少。而血行遲緩。靜脉之吸收力減少。而毛細管鬱血。子宮內膜之毛細管因鬱血而破裂。則血液不時漏下。而成爲經來先期。我國古說。謂爲心脾內虛。氣血因而虛弱。衝任失職。不時漏下。蓋古說以爲心生血。脾統血。脾虛氣弱。則不能統血。而血液於以漏下。且其來必多。此氣血虛弱而爲經行先期之原理也。

（診斷）舌苔虛白。胖大。脉來虛軟無力。足徵其爲氣血虛弱之現象。

（症候）身體虛弱。精神困倦。少氣不足以息。頭昏目眩。心悸怔忡。飲食無味。或不思飲食。每月經期必超前而至。色多鮮紅。

（治法）宜補心脾之氣。益氣血之虛。擬歸脾湯加減治之。

（處方）

炙壯耆　三錢　炒於朮　錢半　沙白芍　錢半　五味子　五分

潞黨參　錢半　白茯苓　三錢　炙甘草　五分　大熟地　二錢

當歸身　錢半　廣木香　五分　興化桂圓肉　十枚先煎代水

（功用）凡精神失常。因遭遇之刺戟。而起鬱悶煩躁、怔忡善怒、肝胃氣痛、等症。服此立效。因本方重用通神靈異之品。專疏解精神之鬱結。行氣止痛。尤有特效。故又兼治經來腹痛。經行覺痛。經期不調。及帶下等症。孕婦服之。能安胎氣。因母之氣順。兒胎自安。血崩症服之。能使血行歸經。而崩自止。

精製通乳粉

（說明）乳爲小兒天然食品。以母乳最爲合宜。蓋能隨小兒年齡增長成分之需要而變其性質。惟婦女氣血易於不足。故乳汁缺少者多。市人用牛乳或乳娘等代替之。但牛乳中含纖質。乳娘體質恐有不潔。鄙人研究此種原理。取中藥參耆歸朮二冬麥精山藥等。佐以通利乳腺之品。製成精細粉末。救濟一切乳少之患。

月經病証治大全　廿四

右方水煎服、連服三劑或五劑、以愈爲度、（加減歸脾湯）

第二節　經行後期

後期之至、與先期適成反比例。不過超前落後之不同耳。其原因病理、大略相同。其不同者、一爲激動月經早期排泄、一爲致月經排泄機能障礙。較平常略爲遲緩。茲研究其不同之點、分別述之於下。

一　血室虛寒之經行後期

（原因）身體羸瘦、氣血不足、卵巢之機能減退。不能按時產生卵子。或積有寒邪凝結。致血行障礙而經行後期者。

（病理）寒邪之凝結、即血液循環之濇滯。血液運行之能力減退。卵巢中所供給之營養成分不足。故不能按時產生卵子。發爲經行後期。此乃因寒而致虛者。又有因虛而寒者。即身體素本氣血虛弱。下部復感寒邪。則虛寒相搏。發爲經行後期。亦事之數見不鮮者。

（診斷）舌色淡、苔薄白。此血分有寒之朕兆。或白而厚膩者。乃寒濕痰濁之凝滯。脈象兩尺沉弱而遲、或沉緊者。甚或六部皆現沉弱沉緊之象。大抵沉遲宜溫補。沉緊宜散寒。經來色淡而少。亦有經色如常。排泄之量不減少者。惟以色淡而少。爲血海虛寒之確証。若經色如常。其量亦不減少。苟爲屬於虛寒者。當以其全身証狀診斷之。

（服法）每日服三次。每次服一大茶匙。冷開水調成糊狀。開水和服。乳少甚者。每日可服五次。忌飲濃茶。

（價目）每瓶大洋二元。外埠函購。寄費加一。

（功用）用多數補藥。以科學方法精製之。使增加乳液之功效。超過通草鯽魚穿山甲王不留行諸方。不啻在百倍以上。或疑產後瘀血未盡。服補劑必致留邪爲害。不知參耆等藥之原質。對於瘀血痰濁諸症。誠不可妄服。本品係注重在通利乳腺之劑。使補氣養血諸藥。完全增加乳汁。決不助邪。功效準確。用敢保證。

10

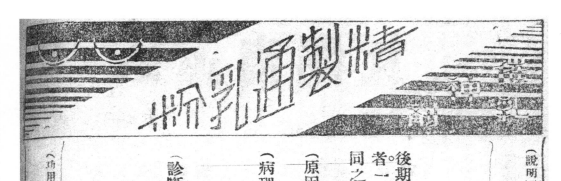

（十一）眉心疽 又名印堂疽。亦名面風毒疽。

部位形狀 發於兩眉之間。形長皮赤。二目合縫。光腫發熱。正者屬督脉。偏者屬膀胱。

見証 腫硬疼痛。色赤焮紅者易治。色黑木痛者難治。既潰膿稠者順無膿黑陷者逆。

原因 發於正者。屬督脉經。風熱蘊結。氣滯而成。發於偏者。屬膀胱經。風熱壅結。陰陽相滯而生。正者易治。因督脉起下貫脊行於上。故毒氣得之。反能紅腫高突。使邪毒不致下陷臟府。乃為外發。故多易治。因督脉主一身之陽。陽主通・故易化易潰。偏者難治。因膀胱之脉起於目內眥。上額貫巔項兩傍順流而下。與瘡毒交合下流。故瘡外平塌。易陷因太陽膀胱為寒水主臟。其質多冷多沉。寒主凝塞。故瘡難起難發。難化難潰。

治法

內服方
- 初期
  - 色紅者 神授衛生湯
  - 色淡者 托裏消毒散 方見前
- 中期 托裏消毒散
- 末期 歸芍異功散 方見前

外治法
- 初期
  - 色紅者 金黃散 冲和膏
  - 色淡者 陽和膏 十將丹 平安散
- 中期
  - 色紅者 冲和膏 金鏽散
  - 色淡者 陽和膏
- 末期……陽和膏……九黃丹……海浮散

（十二）太陰發

部位 發於眼稍臉上瞳子穴。在目外眥五分。屬足少陽胆經。

見証 赤腫有膿。如大渴悶亂。血出不止。及青黑色。不痛作蛀孔者。不治。

原因 病屬足少陽膽經。少陽多氣少血。氣火有餘。血凝毒滯。遂成

治法

內服方
- 初期
  - 風熱病 神授衛生湯 方見前
  - 七情病 香貝養營湯 方見前
- 中期
  - 風熱病 透膿散
  - 七情病 香貝養營湯
- 末期 加味四物湯 方見前

外治法
- 初期
  - 風熱病 金黃散 紫金錠
  - 七情病 硇砂膏 十將丹 平安散
- 中期 金鏽散 冲和膏
- 末期 陽和膏 九黃丹 海浮散

香貝養營湯 人參一錢 茯苓一錢 熟地一錢 貝母一錢（去心） 當歸一錢 桔梗五分 土炒白朮一錢 陳枝一錢 川芎一錢 酒炒香附一錢 白芍一錢 甘艸五分

（十三）龍泉疽

部位形狀 生於水溝穴。屬督脉經。形如赤豆。色紫頂焦。

見証 堅硬木痛。不時麻痒。寒熱交作。

原因 是筋肉病。由於上焦風熱。攻入督脉。勢小根深。毒易走散。散則令人煩悶。惡心乾嘔。神亂昏憒。腮項俱腫多致不救。

治法 照疔毒門治之。俗名人中疔是也。治宜急速。遲則多死。

內服方
- 初期 五味消毒飲見前 蟾酥丸
- 中期
  - 屬於風熱者 黃蓮消毒飲
  - 屬於正虛者 竹葉黃芪湯 方見前
- 末期 四物湯加減

外治法
- 初期 猪膽膏 燈心焠法
- 中期 大紅膏
- 末期 太乙膏 黑虎丹 九一丹

竹葉芪黃湯 人參八分 石膏八分 麥冬八分 川芎八分 黃芪八分 製半夏八分 生地一錢 黃芩八分 白芍八分 甘艸八分

分　當歸八分　竹葉十片　生姜三片　燈心二十根

（十四）虎鬚毒　一名承漿疽　一名承漿疔　一名頦癰

部位　生於頦部。承漿穴。

見証　堅硬腫痛者。曰承漿疽。焮紅腫痛者曰頦癰。形如小豆。麻痒疼痛。寒熱心煩作嘔者。曰承漿疔。

原因　皆由過食炙煿。以致胃腎二經積熱上攻任脈而成。

治法

內服方
- 初期　癰疽　仙方活命加升麻桔梗　內疎黃連湯方見前
- 　　　疔　五味消毒飲方見前
- 中期　癰疽　托裏消毒散
- 　　　疔　竹葉黃芪湯去人參
- 末期　癰疽疔　加減四物湯

外治法
- 初期　癰疽　磠砂膏　十將丹　平安散
- 　　　疔　金黃散　紫金錠
- 中期　癰疽　豬膽膏　金箍散
- 　　　疔　大紅膏　陽和膏　九黃丹　海浮散
- 末期　癰疽疔　太乙膏　九一丹

小柴胡湯韻讀詳解（續）

鄒趾痕

（陽明篇五十三節韻讀）明風脈弦浮而大。三陽逆中短氣帶、脇下心痛腹都滿。久按氣不通內外。鼻乾不得汗嗜臥。一身面目悉黃蓋。尿難有潮時時噦。耳前後腫刺小泰。其外不解過十日。脈續浮者小柴賴。浮無餘證與麻黃。不尿腹滿噦危最。

詳解　此節當合太陽九十九節對看。兩節皆小柴胡湯壞證。而各有不同。九十九節。論太陽之邪。結於胸脇。牽繫於太陰之外合者。得中土之旺氣。乃可以小柴胡救之。不得中土之旺氣。則柴胡不中與也。此論三陽之邪。結于脇下心包絡。牽繫於太陰之外合。連及於太陰之腹部。少陰之臍下。厥陰之少腹季脇間。病已十分可危。不能期其必解。不能決其必不解。但當靜以待之。默以資之，資其中土未至全敗。倘有一線生機者。當迎其機。各以可生之法挽之。蓋得少陽樞轉之機者可解。得少陰、旋之機者可解。得太陽開浮之機者可解。三者若不可得。則無機可迎。惟死而已。明風脈弦浮而大者。陽明中風其脈弦者。少陽受邪也。脈浮者太陽受邪也。脈大者陽明受邪也。三陽受邪。不從表解。而內逆於中土。始則結於脇下。心主之間。證見短氣脇下及心痛。又延及于太陰之外合。及三陰分部之腹。腹都滿者。太陰分部於腹。少陰分部於臍下。厥陰分部于季脇少腹之間。乃腹之上下左右皆滿也。久按之氣不通者。以手久按其腹。而查其腹中之氣。不與三陽相通。鼻乾不得汗者。太陽之邪逆于肺中也。嗜臥者陽明之氣闔而不開也。一身面目悉黃有潮熱者。手太陰外合於皮毛。足太陰外合於肌肉。太陽入陽明之邪。鬱濕熱於太陰之外合也。小尿難。時時噦。耳前後腫者。少陽之邪陷於厥陰也。刺之小泰者。小差也。得少陽之樞轉而可解也。其外不解者。在外之邪不因小差而解也。過十日脈續浮者。少陰主氣之期。陰樞轉邪外達見於脈。其外有可解之機也。法當藉陰樞外達之時。用小柴胡湯轉動陽樞。合二樞之力。達太陽之氣於外以解也。脈但浮無餘證者。但浮則有可發汗之脈。鼻乾不得汗嗜臥。則有可發汗之證。統計短氣腹滿脇心痛身面目黃小便難有潮熱諸證。皆須得小便利而後解。而小便又須得太陽表氣通而後利。今耳前後腫小差之後。諸證不解。皆由太陽表氣不通之故。使此時無可發汗之證、又無可發汗之脈。雖有良醫亦末如之何也已。今幸脈但浮無裏虛之餘證。故曰與麻黃湯。若服麻黃湯汗出。表氣得通。則小便必利。小便利。則身面目黃腹滿可解。若服湯不得汗。更見不尿腹滿加噦。則中土已敗。無可挽救。故曰不治。一說與麻黃湯。謂與麻黃一味煎湯。非謂麻黃湯全方。愚謂此說未足以知經旨。須知經文凡曰某方主之。有主之二字。方是決定之辭。凡曰與某方。皆是待商之辭今云脈浮病在表。實非疾病之本體在表。乃自然療能驅病勢於外。欲使從表解耳。自然療能既欲從表解。則宜因其勢而汗之。經文用麻黃。原註用桂枝。隨宜施治。本無定法。以其言脈浮。則知治法不出發汗解肌。以其不言證。則選方尙無標準也。

脈浮而數者。可發汗。宜黃麻湯。

數與五十二條尺中遲對勘。遲者不可汗。數而麻黃諸具者。更無所忌。可遥發其汗。

病常自汗出者。此爲榮氣和。榮氣和者外不諧。以衛氣不共榮氣諧和。故爾。以榮行脈中。衛行脈外。復發其汗。榮衛和則愈。宜桂枝湯。

榮指血漿。榮氣和謂血漿不虧也。體溫之來源在內藏。血液載之。以傳達於四股軀殼。然血之流行於脈管也。目所能見。故曰榮行脈中。體溫之隨血流行也。目不能見。而徵之生理病理之形能。則體溫之隨血流行。實無疑義。故曰衛行脈外。肌表之血運暢。則體溫充實於四肢軀殼。今因榮氣自和。不妨疏洩。故體溫常隨汗液以俱出。則是衛氣不共榮氣諧和也。桂枝之暢運。隨血運之不暢者而暢之。初不擇地。病惡寒惡風者。肌表之血運不暢也。自汗出而不惡寒者。內部之血運不暢也。內部不暢則肌表必有過暢之患。用桂枝則內部血運之不暢者。肌表血運之過暢者平。而自汗可愈矣。何以知血運不暢。以其用桂枝也。內部不暢，何以知外部過暢。若內外俱不暢。卽有充血鬱血之證。今不爾。故知外部過暢。以代償內部之不暢也。

程氏云。此不必其爲太陽中風而桂枝湯亦宜者。如今人滋陰斂汗等類。柯氏云。下條發熱汗出。便可用桂枝湯。見不必頭痛惡風俱備。只此自汗一症。卽不發熱者亦用之。更見桂枝方於自汗爲親切耳。

病人藏無他病。時發熱自汗出而不愈者。此衛氣不和也。先其時發汗則愈。宜桂枝湯。

藏無他病謂不見裏證也。不見裏證而時發熱自汗出。知是血循環有障礙。血運必有不暢之處。故用桂枝湯。此條申明上條之意。成氏引外臺云。裏和表病。汗之則愈。

傷寒脈浮緊。不發汗。因至衄者。麻黃湯主之。

不發吐致衄之理。已於四十八條四十九條釋訖。彼云衄乃解。又云自衄者愈。謂衄後得汗而熱退也。此條衄後仍用麻黃湯者。必因衄後熱不退。麻黃證仍在耳。

下文九十條云。衄家不可發汗。九十一條云。亡血家不可發汗。內經亦云奪血者無汗。今因衄而用麻黃。似與彼兩條牴牾。舊注皆囁嚅吞吐。不能自圓其說。要知衄家亡血家云者。屢經奪血。榮不氣足。血少故不可汗。今因不發汗而衄。自與屢經奪血者不同。不足言血少。則當汗者豈可不汗乎。若衄不止者麻黃湯加犀角地黃叢亦得。面赤陽盛者。麻黃湯去桂枝亦得。此在學者隨宜增損矣。

寒不大便六七日。頭痛有熱者。與承氣湯。其小便清者。(原注一云大便青)知不在裏。仍在表也，當須發汗若頭痛者必衄。宜桂枝湯。

頭痛有熱。非承氣證。雖不大便六七日。豈可遽與承氣湯。玉函作未可與承氣湯。於義爲長。然此句遥接頭痛有熱句。於醫理文法。俱不允愜。當有闕文。小便清白。是裏無熱。然桂枝承氣之辨。的然易知。不必察之於童便。頭痛乃三陽常見之證。頭痛而衄者。固亦有之。今謂頭痛者必衄。正復未必。要之此條總有闕誤耳。

傷寒發汗已解。半日許復煩。脈浮數者。可更出汗。宜桂枝湯。

已解謂熱退身和也。復煩不必是煩躁乃復發熱也。汗出者桂枝湯。無汗者麻桂各半桂二麻一選用。以其曾經發汗。其熱必不甚。故不用麻黃湯。以上十六條。申明解表餘義。以下至本篇之末。俱論太陽傳變之證。

凡病。若發汗。若吐。若下。若亡血。亡津液。陰陽自和者必自愈。

發汗吐下及亡血。皆足以亡津液。亡津液。卽傷津。釋在第一卷桂枝加附子湯條。毒藥治病。當汗則汗。當吐下則吐下。汗吐下雖亡津液。然病毒既除。則陰陽自和。無所用其補益。故仲景書未嘗言補。補益者。丹溪景岳之徒倡之。非疾醫家言也。陰陽和者。細胞之生活力恢復常態。消化吸收分泌俱無障礙之謂。如是則津液自生可以不藥自愈。鐵樵先生謂陰陽和卽不發熱。蓋熱病以熱退身和爲病去。病去然後細胞之生活力可以復故。故云爾。若雜病本不發熱者。亦須病證除陰陽乃能自和也。

大下之後。復發熱。大便不利者。亡津液故也。勿治之。得小便利必自愈。

小便不利。本是一種病證。今得之汗下之後。則是亡津液而留津自救。非病也。既無他病證。不可用藥利其小便。須陰陽自和。津液自復。則小便自利矣。

下之後。復發汗。必振寒。脈微細。所以然者。以內外俱虛故也。

前兩條是津傷而陽不亡。此條是陽亡而津不繼。卽太陽誤治而成少陰也。振寒脈微是陽虛。脈細是陰虛。內外俱虛。卽陰陽俱虛也。津傷而陽不亡者。其津自能再生。故前兩條皆云必自愈。陽亡而津不繼者。其津不能自復。故此條不言自愈。然則乾薑附子湯四逆湯之屬。擇用可也。

下之後。復發汗。晝日煩躁不得眠。夜而安靜。不嘔不渴。無表證。脈沈微。身無大熱者。乾姜附子湯主之。

此條亦汗下後陰陽俱虛之證。與前條同理。煩躁一證。有寒有熱。煩躁而渴者。屬熱。石膏主之。煩躁不渴。或雖渴不能飲水者。屬寒。姜附主之。此條晝日煩躁而不渴。脈沈微。故知屬寒。不嘔不渴是裏無熱。無表證身無大熱。是表無熱。表裏無熱。明晝日煩躁是假證。故主乾姜附子湯。徐洄溪云。陽虛有二證。有喜陽者。有畏陽者。大抵陰亦虛者畏陽。陰不虛者喜陰。因此下後陰亦虛。故反畏陰也。

乾姜附子湯方

乾姜一兩附子一枚生用去皮破八片

右二味。以水三升。煎取一升。去滓頓服。

此卽四逆湯去甘草也。四逆湯有四肢拘急。手足厥冷之證。故用甘草。甘以緩之。乾姜附子湯證當與四逆證同。但無拘急厥逆。故不用甘草。吉益東洞云。甘草主治急迫也。

發汗後。身疼痛。脈沈遲者。桂枝加芍藥生姜各一兩人參三兩新加湯主之。

汗後漏不止。身疼痛而脈沈遲。是桂枝加附子湯證。今於桂枝湯加芍藥生姜人參。則藥與證不相應。舊註但隨文敷衍。無可取者。吉益東洞以芍藥主結實而拘攣。生姜主嘔。人參主心下痞鞕。然則此方之證。當是汗出惡風。心下痞鞕而嘔。身疼痛者。

桂枝加芍藥生姜各一兩人參三兩新加湯方

桂枝三兩去皮　芍藥四兩　甘草二兩炙　人參三兩　大棗十二枚擘　生姜四兩

右六味。以水一斗二升。煎取三升。去滓。溫取一升。本云桂枝湯。今加芍藥生姜人參。

程氏云。新加人參。而倍姜芍。因知新加字專爲人參而言。蓋芍姜本方固有。而人參本方所無。故彼但言加。此言新加。以爲其別也。

消暑聲中之讀物

燕石瓠翰

馮承緒著

文藝界中之巨製

緒承先生梁溪碩學。好擅詞章。每有短什。報章雜誌輒爭相刊載。近準其歷年佳構。彙爲一編。類爲論文。詩歌。詞賦。傳奇。題詞。頌詞。輓歌。聯語。函札。象贊。箋啓。劇曲。謎語。及雜俎。補遺等二十餘目。都篇八萬餘言。精裝一巨册。其間文字亦莊亦諧。宜雅宜俗。可供觀摩。足資消遣。際此炎天酷暑。若一篇讀罷。定覺風生肘腋也

（定價）精裝燙金布面大洋一元
平裝影紙封面大洋七角

（代售處）上海浙江路七百八十號本館發行所若聲明由本館介紹。概以六折計算。郵費十足代洋。

掛號寄費另加一角。存書無多。欲購從速。

中醫新建設

▲中醫界破天荒之巨著▼

（贈送樣本函索附郵）（票十五分立即寄奉）

內容共分生理。病理。診斷。藥物。處方。古醫學之精義。傷寒金匱精義。症治概要。內科。傳染病。時感病。肺病。腸胃病。及婦科。產科。幼科。痘疹。種痘科。瘍科。皮膚科。傷科。花柳科。喉科。眼科等。共廿種。訂成廿巨册。都六百萬言。整理舊學。輸進新知。以組成有統系之學說。而謀中國醫藥上革新之建設。刻先將各科講義編訂之大概。印成四開大本共一百餘頁。函索者。請附郵花十五分。寄

上海浙江路七百八十號時逸人醫士收

立即將該書樣本奉贈一册。

內科專家程門雪醫士

精治傷寒温病內傷雜症婦人經產小兒痙厥一切疑難雜症

診例 門診 一元二角（上午十時至下午三時）

出診 五元六角路遠遞加（下午三時以後）

診所 法界太平橋白爾路寶安坊一號

女科專家趙公尚醫士

專治 月經不調 超前落後 經期腹痛 赤白帶下

崩中漏下 月經閉止 子宮寒冷 久不生育 等症

診例 門診 二元二角（上午九時至下午三時）

出診 八元八角路遠遞加（下午三時以後）

診所 英界東新橋同春坊北首清和坊對過（卽浙江路五馬路口）

第一卷　第八十二號

HYGIENIC WEEKLY

衛生報

主編
丁濟萬
趙公尚

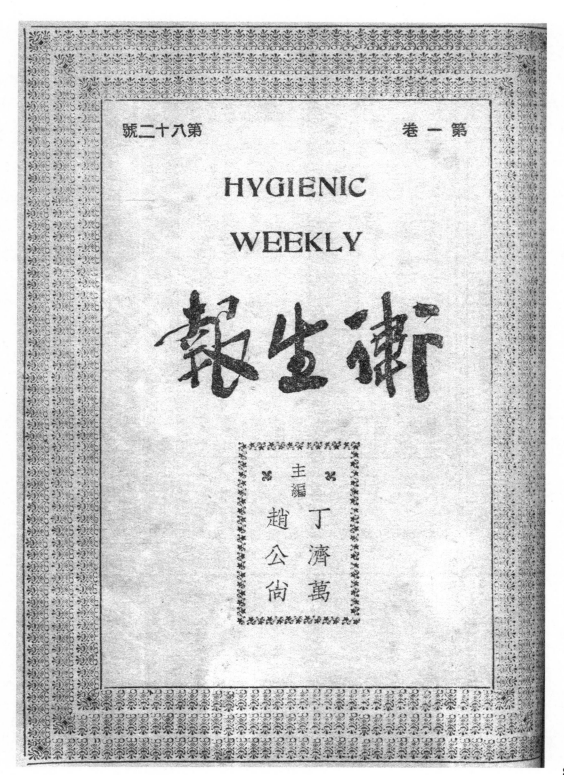

內外科及喉科
劉佐同醫士
精理一切內外症及咽喉危險病症用中國古法參合最新科學手術毫無痛苦功效確實
診例 門診 壹元二角（上午八時至下午三時）
出診 三元六角路遠遞加（下午三時以後）
診所 老北門內福佑路潘家弄口三百六十六號

衛生報

第一卷 第八十二號
中華民國十八年九月廿一日出版
（發行所 上海浙江路五馬路口清和坊對過）

本期要目

本報每逢星期六出版一冊
全年五十期連郵費二圓四角（國外加半）

內外科
丁濟萬醫士
精理四時雜感一切病症
診例 門診 一元二角（上午十時至下午三時）
出診 八元八角路遠遞加（下午三時以後）
診所 英界白克路人和里十八號

內科及幼科
時逸人醫士
精理秋溫溼溫伏暑
瘧疾痢疾癆損咳嗽
氣喘吐血喉痧等症
（診例）
門診 一元二角
（下午一時至五時）
出診 四元四角
（下午五時以後）
（診所）
英界浙江路五馬
路口清和坊對過
中一醫院

論中醫不發達之原因及應改革之途徑　虞纖蓀

嘗考我國醫學。始於神農。當神農之時。醫藥未備。病症未詳。至周秦之時。稍爲進步。兩漢之時極爲發達。其進化有一日千里之勢。非特周秦間所未及。而亦非後世所能及也。至晉魏六朝隋唐之時。亦稍有發明。宋元金時。雖有發明。但分門別戶。雜亂無章。正所謂欲揚而反抑也。及有清一代。又稍覺啓新。總之我國醫學　自神農而迄有清。四千餘年。其間名醫代起。如周秦間之和緩盧扁。兩漢間之諄于意張機華陀董。均有著手成春之妙。藥到病除之功。他如唐宋元明清。代有名醫。未暇一一數也。夫既有四千年之曆史。又代有名醫之發明。則其經驗成績。可想見矣。駕乎歐亞。勢所宜然。而何以時至今日，我國醫學。非特不能駕乎歐亞而上之。反有瞠乎其後之勢。爲人所攻擊。所反對。謂爲哲學玄學。不適用於科學昌明之世。噫本應發達而反墜落。本應進化而反退化。豈無因而致此哉。余嘗反復思之。得其原因有三焉。往知自私自利。不顧大局。卽間有發明特效藥品。又私專不肯公開。以爲公開於世。則利益均分。不如祕藏以專其利。殊不知一人之知識有限。衆人之知識無窮。中醫不興。此其一也。無科學之實驗。徒講五行六氣八卦之理論。以炫高奇。使聞之聽之者。如入五里霧中。莫名其妙。遂使研究醫學者。畏難裹足。中醫不興。此其二也。醫士不行考試。則無學術之庸醫。得以懸壺問世。夫以無學術之庸醫而問世，自無發明醫學之可能。卽稍有學術之醫士。亦以爲彼等不學無術之輩。亦濫竽問世。則吾儕之醫學又奚必更加寢饋乎。於是故步自封。無求進步之觀念。中醫之不發達。此其三也。以上三點。皆我國醫學不發達之原因。知其所以不發達之原因。則應改革之途徑可知矣。此所以欲改革中醫。必先公開祕藏。蓋尺有所短。寸有所長。苟集衆之知識。互相討論。取其精粹。去其糟粕。則發明者自多矣。繼則改用科學。取消玄妙之理論。蓋自二十世紀以來。無論何種學藝。均不能脫科學之範圍。況醫司人之生命乎。醫有科學。則推想之理論。可進[illegible]得行醫問世。而所行醫問世者。均皆學術豐富之倫。則治病見效。可[illegible]博人信仰。人才見舉。又可改良學術。吾知中醫前途。自有蒸蒸日上之勢。然而近日高唱改良中醫之聲浪。嘗於耳鼓矣。公開秘藏也。改用科學也。醫士考試也。種種改革。書不勝書。而何以中醫墜落如故也。是皆由於徒託空言。未能實行普及故耳。譬如公開祕藏之言。報端時有登載。但報章所載之祕方。非本實之祕方也。自欺欺人耳。滬上醫校。雖有改用科學。其他各小商埠。行醫學醫者。只仍知研究玄妙之理論。又其知科學爲何物哉。至於考試亦僅首都上海等處而已。其餘各小商埠。何嘗實行。縱有實行者。亦敷衍而已。吾願以上所應改革者。其務實行澈底。普及各埠。庶中醫有發達之一日。管見所及。區區在是。至於其他良法。則非余之所敢知也。

荊芥之研究　李健頤

本草備要云。『荊芥入肝經氣分。兼行血分。其性升浮。能發汗。』夫汗與尿。皆血中廢料。由皮膚之汗竅。以排出者爲汗。由腎臟所濾之廢物。入膀胱。而出於小便爲尿。夏天炎熱之時。汗多者。其尿必少。飲茶多者。尿量必多。此爲無病以言。如或受風寒。風化爲熱。熱氣鬱於腠理之間。衞氣被熱氣之堅固。皮膚失排泄之能。血中廢料無由以出。廢料與血液互相追逐。脉絡失運行之力。故身體倦怠。頭痛體痛。熱氣與血相逼。榮衞不和。故惡寒發熱。荊芥之性。能直入血分。通榮出衞。開發汗竅。鼓動血中之微生蟲。變化爲汗。發出體外。又能退熱解毒。功力之偉。誠非虛語。夫荊芥特效經驗之功。鄙人發明加減解毒活血湯一方。治鼠疫最靈。曾著鼠疫新篇一書。內分十二篇。條分縷析。說明眞理。雖然此書未敢稱爲救世善書。而平潭各處宗此法而著效者甚多。擬將付刊以廣流傳。其方中用荊芥三錢爲君。卽藉其入血分。鼓動血中之毒菌。變化爲汗。有汗則毒邪自有出路。邪若外出。而病可愈。蓋荊芥發汗之力。比麻黃爲善。麻黃專走氣分。性質猛烈。有傷榮耗氣之碍。誠不如荊芥爲妥也。

婦科產後病症之研究（續）

時逸人

◉產後血暈

（原因）產後血暈其症甚多。或因勞倦而神衰。或因忿怒而氣逆。或血去過多。而神遂失守。或中氣本薄。而力不能支。或惡露停積而沖心。或痰水乘虛而上泛。此皆致暈之由。竟有頃刻之間。昏暈卒仆而不及救治者。此亦產後一大險也。

（症候）眼花頭旋。卒然昏倒。口噤咬牙。不省人事。若口氣不冷。移時可望復甦。口氣冷者多不救。

（預防）小兒墜地之後。宜用被靠坐三時。不可平臥。平臥即有血暈之憂。產房之內。宜取乾漆賁或破漆器燒之。又將鐵石燒紅。放在盆內。以好醋澆之。使產母常聞醋氣可免血暈。又取無病童便淨器收貯。臨產時溫飲一杯。自無血暈。

（治法）一見血暈。卽將燒紅鐵石放醋盆內薰產婦之面。或取生韭菜一握。放在有嘴瓦瓶以熱醋澆浸。塞其大口。以小口向產婦鼻嗅之。暈可立止。

加味生化湯

川芎三錢　當歸六錢　黑姜四分　桃仁十粒　紅棗二枚　炙甘草五分　黑荊芥穗四分

右方水煎服汗多形脫加人參。血塊痛兼送益母丸。

清魂散

澤蘭葉一錢　西潞黨一錢　黑荊芥穗二錢　川芎二錢　歸身二錢　甘草八分

右方水酒各半煎入童便一杯服

補氣瀉暈湯

西潞黨三錢　清炙芪三錢　當歸三錢　荊芥穗二錢　泡姜炭五分

右方水煎服

四汁飲

生地汁　清童便　黃酒各一杯冲溫服

黑神丸

方藥見血崩門

（集說）大全良方云。產後血暈。乃血入肝經。甚至眼花昏悶。用黑神散主之。下血過多。清魂散補之。或預燒鐵器。以醋沃之。薛立齋氏，以惡露不行。用失笑散。血下過多。用芎歸湯。若過勞所傷。補中益氣湯。氣血虛極。用清魂散。大凡產後口眼喎斜等證。當大補氣血爲主。佐以治痰之法。若脾胃虛弱。用六君子湯。苟於七月之前。服安胎飲。至八九月間。加大腹皮黃楊頭。元氣虛弱。用八珍湯。則無前患。竹林寺方。產後血暈。因氣血暴虛。血隨氣上逆。迷亂於心。故眼花。甚則口噤悶絕。神昏氣冷。宜清魂散。或立應湯。若產兒下地時，用荊芥穗。炒焦爲末。每服五分。可預防血暈之患。若下血多而暈者當補血。宜芎歸湯。若下血少而暈者。乃惡露衝心。心下急滿。神昏口噤。不省人事。當破血行血。宜奪命散。金鑑以產後血暈。有惡露不下瘀停上攻。而作迷暈者。面唇必赤色。有因去血過多。血脫而暈者。面唇必色白。血弱者。宜用清魂散。卽荊芥、人參、甘草、川芎、澤蘭是也。若瘀停服痛者，用佛手散。沈堯封氏。以產後去血過多而暈者。宜重用阿膠水化。略加童便服。去血不多。宜奪命散。李東垣曰。產後昏冒目瞑。因陰血暴亡。心神無所依養。心與包絡。君相二火。得血則安。虛火上炎。故令昏冒。火乘肝肺。目瞑不省人事。瞑目合眼。病悉屬陰。但補其血。則神自安。而不昏迷矣。

中国近现代中医药期刊续编·第一辑

飲童便最妙。或醋炭熏鼻亦可。

編者按　血暈一症。以腦充血腦貧血爲主體。因血壓腦部。而致充血者。多面赤煩躁。身熱氣粗。脈洪數有力等症。因腦貧血而致血暈者。多面白無色。氣息微弱。唇色淡白脈息無力等症。其有兼痰飲阻中。兼怒氣傷肝者。必有兼症。足以証明。中醫治血暈症。以瘀血上冲爲主。西醫治血暈症。以腦部貧血爲主。實亦各有所見。沈堯封治產後發暈。二日不醒。產後惡露甚少。暈時惡露已斷。用沒藥血竭等藥。服下卽醒。又于庚辰春。呂姓婦。分娩次日。患血暈。略醒一刻。又目閉頭傾。一日數十發。其惡露甚多。亦不間斷。用阿膠一兩童便服。是夜暈雖少減。而頭汗出。少腹痛。寒戰如瘧。戰已發熱更甚。投沒藥血竭等。酒服二錢。寒熱腹痛發熱皆除。後遂漸愈。于此可見中醫治血暈。多用活血劑。實有見道之言。王孟英治周鶴庭室人。新產血暈。自汗懶言。脈虛弦而大。乃投牡蠣石英龜板鱉甲琥珀丹參甘草小麥等覆杯卽減。數日霍然。此因血虛有素。既產則陰血下奪。陽越不潛，設泥新產瘀衝之常例。而不細參脈証。則非醫者。所忍爲也。箋疏以眩暈昏冒無非陰虛于下。陽越于上。現在新產。下元陡虛。孤陽上越尤甚。淺而易見。素問以下虛上實。爲厥巔疾。血之與氣。并走于上。則爲下厥。厥則暴死。氣返則生。不返則死。古醫以明言。病本在腦。與西醫血冲腦經之說。若合符節。無如後世醫者。各稱臆說。痰迷心竅。謂爲血暈之眞諦。實誤之極矣。苟識此病源。皆是氣火升浮。則鎮納浮陽。卽是無上捷訣。至療病之機以血虛血瘀。作兩大法門。一實一虛。一閉一脫。不容溷亂。陳氏以爲血入肝經。實係想像之詞。惟黑神散及清魂散。尙在可用之列。薛氏之方。終嫌太泛。清魂散及奪命散二方。又可謂爲此症不易之法。而醋炭熏鼻。亦可資急救之需。。丹溪晚出。謂虛火

。其沒藥血竭。雖僅爲破瘀而設。然亦祇滑降下行。以順其靜脈之鬱血。非攻逐後劑可比。惟酒氣升騰。實足爲病樹幟。古醫以爲酒性雄壯。藉作疏通之用。不知昏暈之症。概屬腦病。滋用潛降。尤恐不及。詎可漫投升達之劑。其治呂婦。產後發暈一症。虛象顯然。阿膠童便。本極相宜。然效不顯。而頭汗出乃是酒之誤事。腹痛者氣必滯。阿膠膩補。則非所宜。再投奪命散。效卽大著。但產後血暈。虛症最多。不可誤認瘀血上冲。浪投攻破之劑。奪命散能舒靜脈之鬱血。亦非大破之比。王孟英氏。以新產血暈。爲陰血下奪。而陽不潛。選用鎮攝潛陽之法。不可概投破瘀之品。最是至理名言。故節錄之。以資研究。

面部外瘍證治經驗談（續）

劉佐周

（十五）燕窩瘡　俗名羊鬍子瘡

部位　生於頦下

形狀見證　初生小者如粟。大者如豆。色紅熱痒微痛。抓破時流黃水。浸淫成法。

原因　是皮膚病。此症小孩患者當多。因飲食不潔。釀或濕熱。積留脾胃。循經上升，發爲此瘡。

治法　內服方　芩連平胃湯

外治方
- 但痛不痒者　黛鵝黃散
- 但痒不痛者　皮脂散
- 既痛且痒者　解毒丹

右藥均用麻油調敷。藥乾後。用油洗去。不可見清水。

（十六）雀班

部位　生於面上

形狀　細碎如雨點。其色淡黃。或黑色。

原因　是皮膚病。由鬱血分。風邪外搏所致。或中粉內鉛毒。或由腎

水不足。火滯結而爲斑。
內服方 犀角升麻丸六味地黃丸
外治方 正容散

（十七） 肺風粉刺

部位 生於面上
形狀 小者如疹。大者如瘰。破後內有白粒。如小米而出。宜發不已。
原因 是皮膚病。由於肺氣不清。外感風熱。或冷水洗面。熱血凝結而成。
治法 內服方 清肺散
外治方 滅瘢散

（十八） 黑痣

部位 多生於面上。惟肢體亦有。然較少於面部耳。
形狀 形如衍點。小者如黍。大者如豆。比皮膚高起一線或頭上生毛
原因 是皮膚病。由經絡之血滯於衛分。傷氣結束而成。
治法 此症倘自幼而生。生在穴者。切忌外治。恐有性命之虞。聽其自然爲妙。或係中年生者。根脚不深。可用外治法以除之。將線針挑破。水晶膏塗之。三四日結痂。其痣自落。再用貝葉膏貼之。兼戒醬醋。愈後無痕。

（十九） 黧黑斑

部位 生於面上
形狀 初起色如塵垢。日久黑似煙煤。枯暗不澤。大小不一。小者如粟粒。大者如蓮子黃實。或長或斜或圓。與皮膚相平。
原因 是皮膚病。由憂思抑鬱。血弱不華。火燥結滯。生於面上患者以婦女最多。
治法 內服方 腎氣丸 六味地黃丸加附子肉桂
外治方 [illegible]

（二十） 大頭瘟

部位 發於面部
見證 初起焮紅。漫腫疼痛。發於一處。漸漸蔓延滿面。雙目難張。寒熱頭痛。甚則嘔噁便結。氣喘口乾。舌燥咽喉腫痛。
原因 外感時氣風熱之邪。蘊襲上焦。風爲陽邪。頭爲諸陽之首。兩陽相合。鬱蒸爲患也。
治法 倘邪集太陽一經。則額上腦後。項下兩目均現赤腫。宜荊防敗毒散主之。邪在少陽者。則耳之上下前後。幷頭角。紅腫疼痛。寒熱往來。口苦咽乾。目疼脇滿。宜小柴胡湯。加花粉荊芥連翹芩蓮等味主之。邪在陽明者。則鼻額紅腫連及兩目。面部。宜普濟消毒飲主之。三陽幷痛者。普濟消毒飲亦主之。便閉。加酒製大黃。體虛者。加人參。此症來勢視似甚凶。其實治之合法。可以全活。切忌早用寒涼。致邪閉內陷變成敗症。愼之愼之。
內服方 陽明病 普濟消毒飲
太陽病 荊防敗毒飲
少陽病 小柴胡湯
外治法 金黃散
玉露散 作痒者加二味敗毒散

中國醫學源流寶塔詩
謝濟蒼
初
神農
作本經
軒岐繼起
著述有素靈
難經爲謹手筆
戰國姓秦名越人
漢張仲景醫中之聖
傷寒金匱係古之大成
唐孫王千金外臺世所珍
金元間李劉朱張四家並稱
王薛李張石趙明代各有名聲
李時珍所撰瀕湖脉學其理尤眞
清以來柯喻尤張高葉出望重醫林
時至今日西說橫行駸駸乎莫之與京
努力努力衆同志發揚固有的醫學精華

月經病特効藥之一

經痛除根丸

（說明）經痛一症。古醫學說。多謂其瘀血停滯使然。市醫根據此理。浪投攻破重劑。誤伐無辜。反致有害。鄙人悉心研究。知經痛之原因。為衝任帶脈之障礙。必使血室機能恢復。分泌照常。則疼痛之現狀自止。

（症候）每月經來遲三五日、或遲七八日。色淡而少。或作晦黯色。腰痠腹痛。頭目昏眩。心悸怔忡。飲食減少。間有身熱自汗等症。

（治法）散其寒邪。補其虛弱。補虛用加減溫經湯。散寒用坐藥。

（處方）　　　　　（加減溫經湯）

鹿角霜 三錢　台烏藥 錢半　川桂枝 一錢　炒川芎 八分

巴戟肉 三錢　全當歸 三錢　淡吳萸 五分　杭白芍 錢半

身熱加炮薑五分、炙甘草五分、麥門冬錢半、自汗加浮小麥三錢、炙成著二錢、

飲食減少加生熟穀芽各三錢、

右方水煎服、連服三劑、

（坐藥方）

蛇床子一兩研成細末、和入撲粉二錢、或加肉桂、吳萸、麝香、艾絨、小茴等更佳、

右藥以絹袋盛之、大如指、長三四寸、納入陰中、一日一夜更換一次、下清冷黃水自愈、外用艾湯薰洗尤佳、

二　生冷寒滯之經行後期

（原因）經行之際誤服生冷寒滯之物、或行冷水浴及游泳等事。血液因寒而凝。故經行後期。

（病理）經水之源。為卵巢之分泌液流入子宮、及子宮黏膜之分泌液、子宮內膜之毛細血管破裂外出之血液、同時流下。設排泄之際、適遇寒冷之戟刺、或誤服生冷之寒凝、則血液循環失常、卵巢分泌力退減、發為經行後期。

月經病証治大全　廿五

（功用）專治行經時一切障礙。而於經痛一症。尤有特效。無論其為經前痛經後痛、喜按拒按。皆可統治斷根。蓋此藥根據科學之精製。能使衝任帶脈所發生之障礙。完全解除。既能除痛又能補身。且無攻破之害。

（服法）每日服三次。每次服四至六丸。自月經未來之五六日前服至月經淨後為止。

（價目）每瓶一百粒。實售大洋壹元五角。外埠函購。寄費加一。

7

月經病特效藥之二

經漏神效丸

（說明）昔賢以爲經漏病症。因肝熱太甚。疏泄無度所致。或以爲縱慾太過。血室受傷所致。迨試用清熱固澀諸法。不能見效。則束手無策。鄙人經多次實地試驗。知此症必用增加子宮組織之劑。而後經漏方可獲愈。

（服法）每日服三次。輕症每次服一粒。重症每次服二粒、

（價目）每瓶二十五粒。實售大洋一元五角。外埠函購加費寄。一。

（診斷）脉多絃緊。緊爲寒搏之象。右關兼滑。兼鬱滯、如沉絃之脉有鬱遏不舒之象者。爲生冷宿食之停積。舌色白而苔膩、或有灰黑色。或大腹疼痛爲酸冷之物凝滯在胃。或少腹疼痛爲子宮內壁之血液因受寒凝結之故。

（症候）始則大腹或少腹疼痛。每月經來後期三五日或六七日。或有身熱不寐口渴頭暈等症。亦有不覺其他困苦者。

（治法）宜溫經散寒。宗烏藥散加味。

（處方）台烏藥 錢半　製香附 二錢　川桂枝 一錢　製延胡 錢半

廣陳皮 錢半　川楝子 一錢　淡吳萸 四分　全當歸 三錢

身熱頭暈加荊芥蘇葉各錢半。口渴不寐加茯苓苡米各三錢。因內有寒凝之故。宜分利淡滲之。

右方水煎服。連服二劑。　（加減烏藥散）

三　血熱內熾之經行後期

（原因）血熱內熾。津液乾枯。血絡燥結。發爲經行後期。

（病理）昔賢學說。謂寒則血凝泣。熱則血沸騰。故以超前爲熱。落後爲寒。此其常也。然亦有因高度炎熱之薰灼。血液濃厚。而致乾枯。子宮內膜血管之紫血積滯益甚。而爲瘀結。雖受卵子之衝激。暫時不能外出。必待卵巢分泌液充滿子宮。方始破裂而下。此因熱而致經行後期之病理。與因寒而致經行先期者。適成反比例。

（功用）本品之作用。係在衝任之脈。使其運行失職者扶助之。血絡受傷者塡補之。在子宮內發揮特別之功能。克收標本療治之效果。專治月經太多。過期不退。時時漏下。淋漓不斷。產後子宮不收。血崩血漏等症。

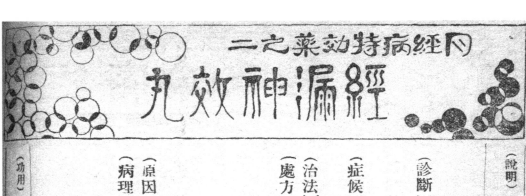

立止氣痛丸

舒肝化鬱

（說明）婦女精神易於鬱結。常覺氣悶不舒。脇肋作痛。性情變易。常作噯急。或嘔吐食少。頭痛帶下等症。前賢於此。謂爲木鬱化火。木旺剋土等說。宜用疏肝扶脾補腎諸法。鄙人研究此等症狀。知其屬於精神之變化。前人所用舒肝扶脾補腎諸法。實不可廢。尤必參以治精神方面。通神靈巽之品。則收效更捷。

（診斷）脉沉數而鬱滯。舌絳苔黃。足徵其爲血熱潛伏之故。

（症候）經行後期。色紫黑而氣極臭腐腥穢。口渴喜飲。心中煩悶而熱。大小便解而不暢。少腹陣痛等症。

（治法）清熱導濁。擬加減芩連四物湯治之。

（處方）大生地 五錢　赤白芍各 一錢　京玄參 三錢　吳萸炒小川連 六分

澤蘭葉 錢半　青子芩 二錢　川楝子 錢半　肥知母 一錢

赤茯苓 三錢　飛滑石 二錢

右方水煎服連服三劑　（加減芩連四物湯）

（說明）因熱而致經行後期。在學理上之研究亦當應有。在臨症上之經驗亦屬常見。爰本實驗之發揮。參入此條。以補婦科書之缺略

四　痰濁阻滯之經行後期

（原因）膏粱自奉太過。脂肪阻滯。消化不良。積滯於內。醞釀成濕。乃生痰濁。因痰濁之阻滯。妨礙卵巢之分泌。發爲經行後期

（病理）思想與運動。乃吾人身中天然之能力。二者不可偏廢。惟吾國婦女解放者少。而守舊者多。往往長於思想。而短於運動。已成不可掩之事實。在貧寒之家。服務家事以代運動。故於體質方面較爲強健。若在富貴之家。安閑好逸。運動廢弛。加以膏粱自奉。脂肪阻滯。致成消化不良。飲食精華、不能運行、以營養全體。乃停滯而

（功用）凡精神失常。因境遇之刺戟。而起鬱悶煩躁、怔忡善怒、肝胃氣痛、等症。服此立效。因本方重用通神靈巽之品。專疏解精神之鬱結。行氣止痛。尤有特效。故又兼治經來腹痛。經行頭痛。經期不調。及帶下等症。孕婦服之。能安胎氣。因母之氣順。兒胎自安。血崩症服之。能使血行歸經。而崩自止。

（服法）每日服三次。每次服二粒。

（價目）每瓶三十粒。售大洋二元五角。外埠函購。寄費加一。

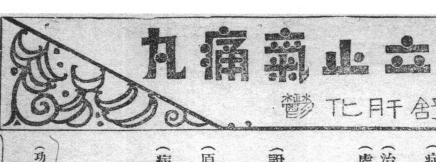

精製通乳粉

（說明）乳爲小兒天然食品。以母乳最爲合宜。蓋能隨小兒年齡增長成分之需要而變其性質。惟婦女氣血易於不足。故乳汁缺少者多。市人用牛乳或乳娘等代替之。但牛乳中含維質。乳娘體質恐有不潔。鄙人研究此種原理。取中藥參耆歸朮二冬麥精山藥等。佐以通利乳腺之品。製成精細粉末。救濟一切乳少之患。

爲痰濁。其壅於中者爲胸悶、脘脹、噁心、嘔吐、等症。滯於下者爲白帶、白淫、等症。使阻於胞中妨礙卵巢之分泌。則發爲經行後期之症狀。

（診斷）舌苔淡白而黏膩。脈軟而滑。或沉而緩。此痰濁停滯肺胃之氣不宣。心臟及動脈受其影響之故。經行後期。色淡而少。或白帶夾下。凡此皆痰濕爲患之象

（症候）每月經行後期。平素白帶甚多。或經水白帶雜下。身體肥胖。安閑好逸。不耐辛勤。故痰濁得以凝滯

（治法）用辛溫快脾芳香化濁合劑。

（處方）製香附　錢半　生茅朮　錢半　白茯苓　三錢

砂仁末　八分　新會皮　錢半　香佩蘭　一錢

潞黨參　錢半　炒半夏　錢半　炒苡米　三錢　（加減香砂六君子湯）

右方水煎服。連服五劑。

（附論）經行或先或後。或多或少。無定型者。多由肝氣鬱遏。腎陰內耗。或脾胃虛弱。中氣受戕。以及思慮之太過。忿怒之不已。皆足令發生如是之症狀。讀者於前列各症方法症候中詳細考察。則不至歧於路矣。

第三節　經行過多

婦女月經每次所排泄之分量。平均計之。未嫁者約二兩。已嫁及曾經生產之婦則略多於此。又我國古說謂爲『三十時辰兩日半』。蓋指排泄經水之時間而言。設或其時間與

（功用）用多數補藥。以科學方法精製之。使增加乳液之功效。超過通草鯽魚穿山甲王不留行諸方。不啻在百倍以上。或經產後瘀血未盡。服補劑必致留邪爲害。不知參耆等藥之原質。對於瘀血痰濁諸症。誠不可妄服。本品係注重在通利乳腺之劑。使補氣養血諸藥。完全增加乳汁。決不助邪。功效準確。用敢保證。

（服法）每日服三次。每次服一大茶匙。冷開水調成糊狀。糖開水和服。乳少甚者。每日可服五次。忌飲濃茶。

（價目）每瓶大洋二元。外埠函購。寄費加一。

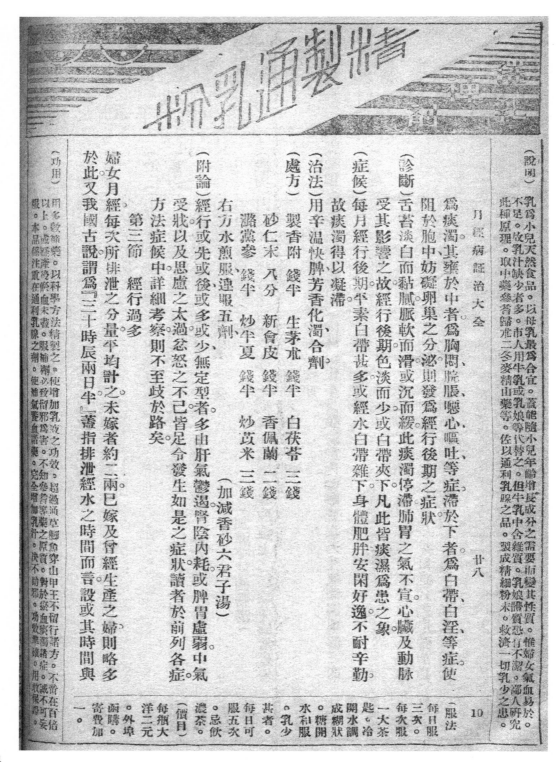

小柴胡湯韻讀詳解（續）

鄒趾痕

本節脈但浮無餘證者。與麻黃湯。此與字何嘗決定。無餘證亦未定指何證。不過曰。但浮便有可發汗之脈。若又無不可發之汗餘證。則麻黃湯全方便可與之。豈僅以麻黃一味煎湯之謂哉。若弦大之脈已解。而脈但浮。又無裏虛之餘證。而鼻乾不得汗短氣諸。一變而爲鼻鳴乾嘔無汗而喘等證。此時若不用麻黃湯全方。便是坐失機會。若僅脈但浮無餘證六字。徑用麻黃一味煎湯。吾未見其可也。

少陽篇四節韻讀）太陽不解轉少陽。脇下鞕滿嘔不食。往來寒熱脈沉（緊。尙未吐下小柴得。

詳解　脇下爲少陽樞轉之部。即太陽陽明開闔之樞紐處也。脇下鞕滿。則樞紐閉礙。此處有阻。則有形之食物。不能食而乾嘔。無形之開闔。不能樞轉而往來寒熱。此乃太陽病。初轉入少陽。尙未干涉本氣之時。若少陽本氣受病。當見口苦咽乾目眩等證。因少陽標本皆火。今既無相火炎上之病。其邪尙在太陽少陽交界之處。脈或浮或弦。尙未一定。若脈沉緊。全屬陰象。恐曾經吐下。中虛內陷。非小柴胡湯所能爲功。若尙未吐下。不虛內陷。與以小柴胡湯。仍可由少陽出太陽也。

（厥陰篇五十三節與易復三節韻讀）厥陰嘔而發熱者。小柴助其樞轉力。傷寒差已更發熱。和其表裏柴之職。

詳解　厥陰者陰之極。陰極而陽生則生。陽不生則死。嘔而發熱者。嘔爲上中二焦寒熱相激。發熱爲中見少陽之熱化。有從陰出陽之機。以小柴胡湯主之。又以見小柴胡湯。能由厥陰而達之於太陽也。傷寒差已。後更發熱者。未盡之餘熱。因勞而復。或因食而復。其熱只在三陰三陽之氣分。以小柴胡湯主之。又以見小柴胡湯。能引一切氣分之熱。達之於太陽以解也。

代名解　素問太陽者巨陽也。故以巨爲太陽之代名。陰陽離合論少陽爲樞。少陰爲樞。少陽爲陽樞。少陰爲陰樞。[illegible]陽類論曰。所謂三陽者。太陽爲經。所謂二陽明也。一陽者少陽也。三陰者。六經之所主也。故太陽一名三陽。陽明一名二陽。少陽一名一陽。少陰一名三陰。少陰一名二陰。厥陰一名一陰。類論又曰。三陽爲父。二陽爲衛。一陽爲紀。三陰爲母。二陰爲雌。一陰爲獨使。故父爲太陽之代名。衛爲陽明之代名。紀爲少陽之代名。母爲太陰之代名。雌爲少陰之代名。獨爲厥陰之代名。

男女知肉慾之弊便是衛生論

醉墨軒

人立於大塊之間。無不喜樂忘憂。富之樂。貴之樂。榮華之樂。終不若肉慾之樂。爲樂中之極樂，何有弊哉。然樂極必生變。專恃肉慾。以爲無弊。而貪歡過度。日虛其精。月耗其神。則百病叢生。知病之蠭起。而猶不自禁。不致夭折得乎。由此以觀。男女知肉慾之弊。便是康健。誠哉斯言。假使人不知弊。但知以酒爲漿。以色爲飯。帶醉入房。竭其淫慾。耗其神經。更揮其猛縱之勢。斬關直入。互相搏擊。相火內熾。鼓勵精關。精驅下流不止。精門不閉。以致脫陽莫挽者。是一弊也。或精虛於內。陽失護於外。起居不時。寒邪襲之。乘少陰之虛而內伏。伏之卽發。寒熱骨楚。少腹痛。腰如折。在男子環縮筋攣。俗名夾陰傷寒。在女子乳縮。或經水滴瀝。俗名夾經傷寒。是二弊也。伏而不發。至春少陽司令。萬物發生。木旺水虧。安能供其滋溉。所伏之邪。向也乘虛而入。今也乘虛而發。木燥火炎。乘太陽之氣。蒸蒸而熱。其標在太陽。其本在少陰。杯水莫救輿薪。是三弊也。或肉慾之火。引動君火。衝斥上下逼迫營血。以致上爲衄血吐血下爲便血尿血。是四弊也。腎陰日虧。虛火內熾。火愈亢。陰愈耗。竊氣於肺。則欬嗽必延癆瘵。是五弊也。女子嘗攀肉慾。陰血消耗。血虛則生內熱。月水爲崩爲漏。血日燥。陰月枯。成爲乾血癆。有妨孕育。是六弊也。男子肉慾之意。思慮不遂。暗苦難鳴。變爲手淫。失其生長之道。絕其孫子之苗。是七弊也。或瘀精未盡。流滯中途。膀胱因致排泄不清。為淋濁症。是八弊也。或瘀精鷄結厥陰之絡。營衛循序失常。為橫痃之毒。是九弊也。或被妓女所迷。貪樂一時。觸其毒。而成殘疾。是十弊也。如此十弊。不知者夭折之根苗。知之者康健之根本。記此十弊。以供貪肉慾者觀之。庶改過自醒焉。斯亦國家多種之兆也。非國家衛生之本乎。

飲食之研究

楊宗濂

（一）飲食對于人生之關係

吾人在天地之間。能終日勞動而賴以生存者。惟養氣與飲食耳。蓋飲食者。為培養人身全體五臟六腑各器官者也。若血也。精也。莫不以食為原料。而人之能調節體溫。以祇抗外界之氣候。亦何莫不是飲食之功能。故飲食健。則氣血旺。氣血旺。則精神充。精神充。則百病無由而生。反是。則病魔至而生命危。徵於常人之一日三餐。理可知矣。然則飲食之關係於人生。既如斯之密切。曷可不加以研究乎。爰將其犖犖大者。試述如左。

甲、（食能變化血液）　飲食入於腸胃。經數度消化作用。奉心化赤而為血。操作不息。而生命得以常存。故經云。目得之而能視。耳得之而能聽。手得之而能攝。掌得之而能握。足得之而能步。臟得之而能液。腑得之而能傳注於脈。循行不息。如環之無端。不能片刻或缺。惟其行也。須氣為之配。蓋血猶水也。氣猶風也。風吹水動。水隨風行。經有云。氣者血之帥也。其非明論乎。然揆其血之營養於週身。而無須臾遏者。則全恃飲食以補充之。故經云。血者水穀之精氣也。然則血雖為人生之至寶。而其飲食之功。亦鉅美哉。

乙、（飲食能調節體溫）　人生之體溫者。所以抵抗外界之氣候也。然能永久保持而不遏者。何也。曰。此亦飲食之功也。蓋飲食在各消化器中。該器便起消化之機能。若磨擦也。運輸也。血之環行也。盡能發生其體溫。消化速。則體溫增。消化遲。則體溫減。故飽必暖而飢必寒。以其消化飽速飢遲之故。又似冬季外界氣候寒冷。則使消化速而體溫增。夏季外界氣候煥暖。則使消化遲而體溫減。觀於人之夏必食減。冬必食增。則飲食調節體溫之妙用明矣。

（二）飲靈對于各器官之關係

甲。（脾及胃之關係）　飲食入口。經過齒牙之咀嚼。唾液之溶解。然後從咽入賁門。而藏於胃中。經脾之磨擦以運轉食物。并得胃液與脾之甜汁。胆之苦汁。肝之酸汁。而起消化作用。變為粘稠之乳糜。隨幽門括約筋之弛縮。經過幽門而入于小腸。

乙。（小腸及心之關係）係乳糜入小腸之中。再經腸液。膵液。及胆汁之消化。而為精微。由小腸壁之白吸管。傳送於淋巴管。而達淋巴幹。奉心化赤而成血。其糟粕及濁液。則從闌門分泌。而入於大腸及膀胱之中。

丙。（大腸及膀胱之關係）　糟粕入大腸後。再經一度之提練。乃盡成渣滓。下從魄門出而成為糞。濁液則貯於膀胱之中。氣化則能經尿道而出矣。飲食之藏於腸胃也。常貯水穀三斗五升。平人日消五升。故一二日不進飲食則病。然尚無生命之虞。至七日則必氣絕而死矣。蓋胃中空虛。津液皆盡。一身失其營養。臟腑停其工作。其不死者幾希。故曰得穀者昌。絕穀者亡。即此之謂也。

產造美貌嬰兒必要之預防

汪志均

骨骼。由動物質礦物質混合所成。壯年之骨骼。礦物質多於動物質。健勁堅緻。不易撓曲（即石灰質多。）但是巨量之壓迫。即時折碎。凡不能勝任之重量。萬勿勉強行之。小兒之骨骼。動物質多於礦物質。柔嫩軟弱。易受撓曲。（即海綿體多之故。凡駝背等病盡屬初生小兒患之。）尤以小兒無知。體質鬆疏。產母略不體察。即多成為畸形小兒。暗受創痛。於不知不覺中。或生產艱難。小兒頭部往往為產戶所逼。致頭顱成扁圓形狀。此時務須細心體察。或小兒安枕。產母略一疏視。即致貽小兒終身之嫌。故小兒初生。勿遽用枕。可略墊軟弱之舊布。假或他日用枕。包夜明砂裹之。亦可。倘能免却用枕之習慣。更佳。（如中人之裹足穿耳。外人之束腰瘦頸。盡屬反對衛生。而用枕亦屬非衛生。）即兒童習慣。亦往往釀成扁圓形狀。甚或有無知婦人。見小兒頭部已扁。揉之使圓。罔恤生理之自然。彼以為愛之。實害之矣。他日思想衰弱。腦筋簡單。職是之故。然女界中不乏明士。盍為婦女中。廣其說而告之。

中国近现代中医药期刊续编·第一辑

張志聰傷寒集註云。曰新加湯者。謂集用上古諸方。治療表裏之證。述而不作。如此湯方。則其新加者也。亦仲祖自謙之意。

發汗後。不可更行桂枝湯。汗出而喘。無大熱者。可與麻黃杏仁甘草石膏湯。

汗出而用麻黃。無大熱而用石膏。向疑此條經文必有誤。然麻杏甘石湯之證。傷寒論中凡兩見。太陽下篇云。下後不可更行桂枝湯。若汗出而喘無大熱者。可與麻黃杏仁甘草石膏湯。兩條文正同。則非偶誤。又此湯即越婢湯。去薑棗加杏仁。越婢湯證云。續自汗出。無大熱。越婢加朮湯證云。治肉極。熱則身體津脫。腠理開。而汗大泄。是知汗出者不必忌麻黃。無大熱者不必忌石膏。故吉益氏藥徵。以麻黃主治喘欬水氣。旁治無汗。石膏主治煩渴。旁治身熱。蓋具此藥主治之證者。不必忌其旁治之證也。本論用此湯。俱有不可更行桂枝湯之文。此必其人汗出而身有微熱。頗似桂枝證。故將言不可更行桂枝湯。以示選方之準。則若此湯用於無汗而喘者。當云不可更行麻黃湯。不當云桂枝湯矣。細審仲景諸方。凡用麻黃發汗者。必協桂枝。不協桂枝則但治喘欬。用石膏治大熱者。必協知母。（惟麻黃升麻湯可疑證亦不具）不協知母。則但治煩渴。吉益氏考徵藥性。用功深而識見卓。惟方藥之妙。在於配合。吉益氏但考每味之功用。於配合之法。未嘗道及。則與西醫言特效藥者無異。此殆天故留此不盡之蘊。使吾儕有所致力以自顯。不令東人專美乎。

丹波元簡云。麻黃杏仁甘草石膏湯證。是表既解而飲熱迫肺方也。成氏以此條與葛根芩連湯相對。爲邪氣外甚。非是。蓋此汗出。殆裏熱外薰所致耳。且考其方意。與小青龍加石膏。越婢加半夏。厚朴麻黃等湯。實係一轍。則知是飲熱相薄之證矣。注家止爲肺熱者。亦未是也。蓋麻黃與石膏同用。則相藉開疎水壅也。

麻黃仁甘草石膏湯方

麻黃四兩去節　杏仁五十個去皮尖　甘草二兩炙　石膏半斤碎綿裹

右四味。以水七升。煮麻黃減二升。去上沫。內諸藥。煑取二升。去滓。温服一升。本云黃耳柸。

此湯主證是喘而煩渴。身熱。或有欬。但欬。不若小青龍證之劇。凡西醫所謂氣管枝炎。氣管枝喘息。百曰欬。白喉等。有身熱煩渴喘欬證者。皆宜此湯。俗傳白喉忌表。當是少陰咽痛。非眞白喉。眞白喉。初起時。壯氣煩渴。無汗而喘。用麻杏石甘則立解。見效之速。視比令氏血清有過之無不及。此法鐵樵先生於所著傷寒研究中發表。近見日人野津猛男之漢法醫典。亦以麻杏石甘治白喉。鐵樵先生常以甘中黃易甘草。酌加牛蒡馬勃板藍根之類。漢法醫典則加蘇子桑白皮也。後云本云黃耳柸文。有闕誤。不可解。

發汗過多。其人叉手自冒心。心下悸。欲得按者。桂枝甘草湯主之。

說文云。悸心動也。仲景假爲藏府間動氣之名。曰心下悸。臍下悸。皆謂內部有動氣也。動在外而可見者。爲筋惕肉瞤。動在內而不可見。惟病人自覺者。爲悸。

此條證舊注皆以爲亡陽陽虛。成氏云。發汗過多。亡陽也。陽受氣於胸中。胸中陽氣不足。故病叉手自冒心。心下悸欲得按。錢氏云。膻中爲氣之海。位處心胸之間。發汗過多。則陽氣散亡。心胸眞氣空虛。而悸動。故欲得按也。柯氏云叉手冒心則外有所衞。得按則內有所依。如是不堪之狀。望之而知其虛矣。案。設如諸家之言。爲亡陽。爲氣虛。則治以桂枝甘草。何濟於事。吾嘗言服發汗藥。必先

卫生报（二）

頭面充血。發汗過多。則氣血壅逆於上部。故心下悸而又手冒心自按也。吉益氏以桂枝主治衝逆。旁治奔豚。頭痛發熱惡風汗出身痛。則此方之君。桂枝者。治氣血壅逆於上部之衝逆耳。氣血壅逆於上部。由於上部之血管擴張。上部血管擴張。則下部血管必收縮。因全身血液止有此數。若血管全體擴張。血液不能充實血管。血壓必致低落。血運必受影響也。用藥以擴張下部血管。使全身血管之張縮均齊。則氣血不復上壅。心悸自除。此雖發汗過多。實於亡陽無與也。惟擴張下部血管。當用桂心。說詳於下。

桂枝甘草湯方

桂枝四兩去皮甘草二兩炙

右二味。以水三升。煮取一升。去滓。頓服。

現今用藥之通例。頭痛發熱汗出惡風身痛者。用桂枝。衝逆奔豚者。用肉桂或桂心。桂心卽肉桂內層。堅實而多脂者。此湯主治衝逆。則當用桂心。傷寒金匱但有桂枝。無桂心。千金外臺引仲景方。則桂枝桂心錯出。知唐以前桂枝桂心尙無分別。潔古東垣以後。始以桂枝上行。肉桂下行。別其功用。徵諸實驗而信。則是金元醫學之進步也。吉益氏信古太甚。乃謂桂枝肉桂桂心一物而三名。反以東垣爲臆測。過矣。本經有牡桂箘桂二種。無桂枝之名。二種中孰爲桂枝。孰爲桂心。頗難論定。

發汗後。其人臍下悸者。欲作奔豚。茯苓桂枝甘草大棗湯主之。

難經五十五難云。氣之所積名曰積。積者陰氣也。其發有常處。其痛不離其部。上下有所終始。左右有所窮處。五十六難云。腎之積。名曰賁豚。發於少腹。上至心下。若豚狀。或上或下無時。久不已。令人喘逆。骨痿少氣。金匱云。奔豚病。從少腹起。上衝咽喉。發作欲死。還復止。皆從驚恐得之。本論亦兩言奔豚。蓋難經金匱之奔豚。是慢性病。時時發作者。故難治。本論之奔豚。則因外感誤治而起。可以卽已者也。欲作奔豚者。言臍下悸動。如欲作奔豚之狀。非眞奔豚也。桂枝去桂加茯苓白朮湯。苓桂朮甘湯。及此湯之證。汴家皆以爲水飲。彼兩條是水在膈上。故主白朮以吸收。此條是水在膈下。故倍茯苓以滲泄。

茯苓桂枝甘草大棗湯方

茯苓半斤　桂枝四兩去皮　甘草二兩炙　大棗十五枚擘

右四味。以甘爛水一斗。先煮茯苓。減二升。內諸藥。煮取三升。去滓。溫服一升。日三服。　作甘爛水法。取水三斗。置大盆內。以杓揚之。水上有珠子五六千顆相逐。取用之。（爛玉函作瀾千金翼作水一斗不用甘爛水）發汗過甚。氣血湧集於上部。値其人本有水飲。水氣隨汗勢上泛而爲衝逆。如欲作奔豚之狀。然則此方之桂枝。亦當用桂心也。君以茯苓者。利小便以泄水。吉益氏云茯苓主治悸及肉瞤筋惕。

甘爛水不知有何作用。靈樞邪客篇半夏湯。以流水千里以外者八升。揚之萬遍。取其淸五升煮之。與此同意。先煑茯苓者。徐靈胎云。凡方中專重之藥。法必先煑。

發汗後。腹脹滿者。厚朴生薑半夏甘草人參湯主之。

此條是汗後表已解。但[illegible]

杭州沈仲圭先生編述

養生瑣言

一名中國衛生格言

精訂一冊實洋八分

發行所杭州上華光巷五十四號

▲中醫界破天荒之巨著▼

中醫新建設

（贈送樣本函索附郵）
（票十五分立卽寄奉）

內容共分生理。病理。診斷。藥物。處方。古醫學之精義。傷寒金匱精義。症治概要。內科。傳染病。時感病。肺病。腸胃病。及婦科。產科。幼科。痘疹。種痘科。瘍科。皮膚科。傷科。花柳科。喉科。眼科等。共廿種。訂成廿巨冊都六百萬言。整理舊學。輸進新知。以組成有統系之學說。而謀中國醫藥上革新之建設。刻先將各科講義編訂之大概。印成四開大本共一百餘頁。函索者。請附郵花十五分。寄

上海浙江路七百八十號時逸人醫士收

立卽將該書樣本奉贈一冊。

內科專家程門雪醫士

精治傷寒温病內傷雜症婦人經產小兒痙厥一切疑難雜症

診例 門診 一元二角（上午十時至下午三時）

出診 五元六角路遠遞加（下午三時以後）

診所 法界太平橋白爾路寶安坊一號

女科專家趙公尙醫士

專治 月經不調 超前落後 經期腹痛 赤白帶下 崩中漏下 月經閉止 子宮寒冷 久不生育 等症

診例 門診 二元二角（上午九時至下午三時）

出診 八元八角路遠遞加（下午三時以後）

診所 英界東新橋同春坊北首清和坊對過（卽浙江路五馬路口）